Terapêutica Oncológica para Enfermeiros e Farmacêuticos

5ª edição

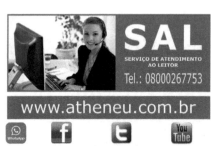

Terapêutica Oncológica para Enfermeiros e Farmacêuticos

5ª edição

Editoras
Edva Moreno Aguilar Bonassa
Maria Inês Rodrigues Gato
Letícia Aragon Rodrigues

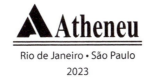

Rio de Janeiro • São Paulo
2023

EDITORA ATHENEU

São Paulo — Rua Maria Paula, 123 – 13° andar
Conjuntos 133 e 134
Tel.: (11) 2858-8750
E-mail: atheneu@atheneu.com.br

Rio de Janeiro — Rua Bambina, 74 – Lojas A e B
Tel.: (21) 3094-1295
E-mail: atheneu@atheneu.com.br

PRODUÇÃO EDITORIAL: Equipe Atheneu
CAPA: Equipe Atheneu
DIAGRAMAÇÃO: Know-How Editorial

CIP-BRASIL. CATALOGAÇÃO NA PUBLICAÇÃO
SINDICATO NACIONAL DOS EDITORES DE LIVROS, RJ

T293

Terapêutica oncológica para enfermeiros e farmacêuticos / editoras: Edva Moreno Aguilar Bonassa, Maria Inês Rodrigues Gato, Letícia Aragon Rodrigues. - 5 ed. - Rio de Janeiro : Atheneu, 2022.
24 cm.

Inclui bibliografia e índice
ISBN 978-65-5586-592-9

1. Câncer - Enfermagem. 2. Medicamentos - Interações. 3. Câncer - Quimioterapia. 4. Agentes antineoplásicos. I. Bonassa, Edva Moreno Aguilar. II. Gato, Maria Inês Rodrigues. III. Rodrigues, Letícia Aragon.

22-79570
CDD: 616.994061
CDU: 616-083-085-006

Meri Gleice Rodrigues de Souza - Bibliotecária - CRB-7/6439

24/08/2022   29/08/2022

BONASSA, E. M. A.; GATO, M. I. R.; RODRIGUES, L. A.
Terapêutica Oncológica para Enfermeiros e Farmacêuticos – 5ª edição

© Direitos reservados à EDITORA ATHENEU – Rio de Janeiro, São Paulo, 2023

Sobre as editoras

Edva Moreno Aguilar Bonassa
Enfermeira graduada pela Universidade de São Paulo (USP), especializada em Enfermagem Oncológica.

Maria Inês Rodrigues Gato
Farmacêutica graduada pela Universidade de São Paulo (USP). Especialista em Farmácia Clínica. Título de Especialista em Oncologia pela Sociedade Brasileira de Farmacêuticos em Oncologia (SOBRAFO). Editora do MOC-Drogas.

Letícia Aragon Rodrigues
Enfermeira graduada pela Escola Paulista de Enfermagem da Universidade Federal de São Paulo (UNIFESP). Especialista em Oncologia pela Residência Multiprofissional da Fundação Antônio Prudente – A. C. Camargo Cancer Center. Enfermeira no Ambulatório de Quimioterapia do A. C. Camargo Cancer Center.

Sobre as colaboradoras

Adriana Marques da Silva
Doutora em Ciências e Mestre em Administração em Enfermagem pela Escola de Enfermagem da Universidade de São Paulo (EEUSP). Especialista em Enfermagem Oncológica pela Sociedade Brasileira de Enfermagem Oncológica (SBEO).

Amanda Nascimento dos Reis
Farmacêutica Oncológica. Especialista pela Sociedade Brasileira de Farmacêuticos em Oncologia (SOBRAFO). Graduada em Farmácia e Bioquímica pela Universidade Federal de Alfenas, MG. Pós-graduada em Farmácia Clínica pelo Instituto de Pesquisa e Ensino em Saúde de São Paulo (IPESSP). Autora de "Transplante de células-tronco hematopoiéticas: introdução para farmacêuticos", publicado pela SOBRAFO (2018). Autora do capítulo "Ordem de infusão de antineoplásicos em protocolos oncológicos", MOC-Enfermagem 2019.

Ana Claudia de Oliveira
Enfermeira. Graduada pela Universidade de São Paulo (USP). Especialista em Oncologia pela Sociedade Brasileira de Enfermagem Oncológica (SBEO). Especialista em Administração Hospitalar pela Universidade de Ribeirão Preto (UNAERP). Coordenadora de Enfermagem do Centro de Oncologia do Hospital BP Mirante SP.

Ana Maria Teixeira Pires
Enfermeira Oncológica. Mestre em Ciências pela Universidade Federal de São Paulo (UNIFESP). MBA em Gestão das Organizações de Saúde. Doutoranda em Enfermagem pela UNIFESP.

Andreia Oliveira da Silva Meira
Coordenadora de Enfermagem dos Ambulatórios de Quimioterapia e Radioterapia da BP, a Beneficência Portuguesa de São Paulo. Especialista em Enfermagem em Oncologia pela Sociedade Brasileira de Enfermagem Oncológica (SBEO). Especialista em Enfermagem Pediátrica pela Universidade Federal de São Paulo (UNIFESP).

Camila Rodrigues Lopes
Especialista em Farmácia Hospitalar Oncológica pela Fundação Antônio Prudente. Supervisora de Farmácia Central de Misturas Intravenosas Samaritano Higienópolis (Grupo Américas), em gestão de processos, farmácia clínica, protocolos de pesquisa fases II, III e IV, uso compassivo e acesso expandido.

Carolina Ferreira dos Santos
Farmacêutica Especialista em Farmacologia e Pesquisa Clínica pelo Instituto de Ensino, Pesquisa e Pós-Graduação (IPESP). Membro da Comissão de Transplante de Células-Tronco Hematopoiéticas (TCTH) da Sociedade Brasileira de Farmacêuticos em Oncologia (SOBRAFO). Membro da Comissão de Farmacologia do Hospital das Clínicas da Faculdade de Medicina da Universidade de São Paulo (HCFMUSP). Farmacêutica Responsável pelo Serviço de Hematologia do Instituto Central (IC) do HCFMUSP.

Cintia Vecchies Morassi
Farmacêutica graduada pela Faculdade de Medicina do ABC (FMABC). Especialista em Farmácia Hospitalar em Oncologia pelo A. C. Camargo Cancer Center. Membro da Comissão de Transplante de Células-Tronco Hematopoiéticas (TCTH) da Sociedade Brasileira de Farmacêuticos em Oncologia (SOBRAFO).

Edvane Birelo Lopes de Domenico

Professora Associada, Livre-Docente do Departamento de Enfermagem Clínica e Cirúrgica da Escola Paulista de Enfermagem da Universidade Federal de São Paulo (EPE-UNIFESP). Líder do Grupo de Estudos em Práticas e Educação Baseadas em Evidências (GEPEBE) (cadastrado no Conselho Nacional de Desenvolvimento Científico e Tecnológico – CNPq). Tutora de Enfermagem do Programa de Residência Multiprofissional em Oncologia da UNIFESP. Coordenadora do Programa de Extensão Universitária Acolhe-Onco: interdisciplinaridade no cuidado integral ao paciente com câncer.

Fabiana Cristina Mari Mancusi

Bacharel em Enfermagem pela Universidade de São Paulo (USP). Especialista em Administração Hospitalar. Proficiência Técnica em Hematologia e Hemoterapia. MBA em Gestão Empresarial. Supervisora de Enfermagem no Hospital Alemão Oswaldo Cruz.

Maria Lurdemiler Sabóia Mota

Mestre e Doutora em Farmacologia pela Faculdade de Medicina da Universidade Federal do Ceará (FAMED-UFC). Professora da Universidade de Fortaleza (UNIFOR).

Patricia Molina

Especialista em Gerenciamento em Enfermagem (pela Sociedade Brasileira de Gerenciamento em Enfermagem – SOBRAGEN), Gestão de Saúde (pelo Serviço Nacional de Aprendizagem Comercial – SENAC/SP), Gestão da Hospitalidade em Serviços de Saúde (pelo SENAC/SP), Enfermagem Oncológica (pela Universidade Paulista – UNIP/SP). Graduada em Enfermagem pela Universidade de São Paulo (USP) e Observership Oncology pelo Silvester Cancer Center da University of Miami (SCC/Estados Unidos). Mestre, como Aluna Especial, pelo A. C. Camargo Cancer Center. Supervisora de Operações e Acesso ao Sistema Único de Saúde (SUS) no A. C. Camargo Cancer Center. Professora-Tutora da Graduação em Gestão Hospitalar no Centro Universitário do Vale do Ipojuca (UNIFAVIP-YDUQS).

Priscila Matiussi Monteiro Gonçalves

Enfermeira especialista em Oncologia e Onco-Hematologia, Hemoterapia e Transplante de Células-Tronco Hematopoiéticas. Coordenadora de Unidade de Internação no Hospital Alemão Oswaldo Cruz.

Rochelle Tocchini

Enfermeira. Graduada pelo Centro Universitário São Camilo. Especialista em Oncologia e Gerenciamento em Enfermagem. Proficiência Técnica em Hematologia e Hemoterapia. Enfermeira da Unidade de Internação de Transplante de Medula Óssea (TMO) do Hospital Alemão Oswaldo Cruz.

Sylvia Regina Suelotto Diegues

Mestre em Economia da Saúde pela Universidade Federal de São Paulo (UNIFESP). Enfermeira Oncológica pela Universidade de São Paulo (USP). Diretora de Apoio Assistencial no Hospital Regional de São José dos Campos.

*Dedicamos este livro aos profissionais deste País voltados
à Oncologia, em especial àqueles que atuam em instituições públicas
de saúde e conseguem, mesmo em condições adversas, oferecer
um tratamento oncológico digno.*

Nota das Editoras

A ciência que estuda o câncer é complexa e inovadora. O trabalho contínuo de pesquisadores contribui para a constante atualização de tecnologias, com a finalidade de controlar e/ou tratar as neoplasias malignas.

A quinta edição deste livro foi dividida em nove capítulos, que abordam desde os conceitos básicos sobre o câncer até temas como o tratamento oncológico por meio de quimioterapia, radioterapia e/ou transplante de células-tronco Hematopoiéticas.

Esta obra oferece, aos enfermeiros e farmacêuticos que atuam ou tenham interesse na área, conhecimento sobre as principais possibilidades terapêuticas medicamentosas em Oncologia que envolvem o uso de agentes com capacidade antineoplásica, desde os clássicos até as terapias mais atuais disponíveis no mercado. Sabe-se que essas substâncias podem ser potencialmente nocivas ao ambiente e aos profissionais que as manuseiam, o que requer conhecimento sobre aspectos referentes à segurança pessoal e ambiental que devem ser observados durante sua manipulação e administração, assunto tratado em dois capítulos desta publicação.

Além de aspectos relacionados à administração, esta obra apresenta as principais reações adversas relacionadas à terapia oncológica e as principais intervenções de enfermagem que devem ser implementadas no cuidado à pessoa diagnosticada com câncer.

São abordados temas que merecem a atenção do farmacêutico para prevenir erros de medicação que precisam ser relatados e monitorados, como implantação de barreiras que reduzam, dificultem ou eliminem a possibilidade da ocorrência de erros; revisão e monitoramento da farmacoterapia; desenvolvimento de ações de farmacovigilância; e o uso de estratégias de conciliação medicamentosa.

Atualmente, a Oncologia conta com um número cada vez maior de profissionais especializados na área. A complexidade e a inovação dos tratamentos vêm aumentando, o que demanda uma necessidade de atualização contínua de toda a equipe, para garantir acompanhamento e cuidado seguros, promissores e humanizados ao paciente oncológico, em toda a sua jornada, do diagnóstico ao tratamento.

Edva Moreno Aguilar Bonassa
Maria Inês Rodrigues Gato
Letícia Arayon Rodrigues
Editoras

Prefácio

Um livro para especialistas, mas que, sem dúvida, servirá para todos os brasileiros

Antes que o leitor manifeste estranheza com o fato de eu ter sido convidada para escrever um curto prefácio desta obra, não sendo profissional de saúde, me apresso em esclarecer: antes de mais nada, cultivo relação de amizade pessoal, admiração e respeito, além de ser testemunha do amor que Edva Moreno Aguilar Bonassa tem por sua profissão, razão pela qual se associou a Maria Inês Rodrigues Gato e Letícia Aragon Rodrigues na organização de *Terapêutica Oncológica para Enfermeiros e Farmacêuticos*, já em sua quinta edição, cada vez mais enriquecida pela abordagem de novas técnicas e conhecimentos relevantes e necessários no tratamento dessa doença que registra mais de 600 mil casos por ano no Brasil.

Falamos de uma doença que, felizmente, tem sido cada vez mais tratável e curável, desde que identificada a tempo e, sobretudo, graças aos medicamentos descobertos e aos tratamentos adotados pelos especialistas, como Edva, Maria Inês, Letícia e as diversas colaboradoras que escrevem para este livro, além dos milhares de profissionais de saúde que dedicam suas vidas a cuidar de pacientes com câncer.

Esta obra, hoje com nove capítulos e mais de 800 páginas, tornou-se objeto de consulta obrigatória para os profissionais de saúde e referência indispensável a esse ramo da enfermagem, da medicina e da pesquisa farmacêutica.

Drauzio Varella já afirmou, sobre este livro, que se trata de um "manual obrigatório para todos os profissionais que cuidam de pacientes com câncer, além de ter se tornado um livro fundamental para médicos e enfermeiros oncologistas". Também é dele a afirmação de que "Edva faz parte de uma geração moderna de enfermeiras oncologistas, que muito têm contribuído para o avanço da Oncologia em nosso país".

Antônio Carlos Buzaid, que trabalhou com Edva no Hospital Sírio-Libanês, considera este livro "não só imprescindível a qualquer enfermeira oncológica, mas como a todos os médicos envolvidos no cuidado de pacientes com câncer". Edva é, sem dúvida, admirável por seus méritos e qualidades profissionais. E é também admirável por ser possuidora de uma visão humanista e generosa do mundo e da vida, que a torna profundamente sensível e solidária diante dos pacientes em tratamento de câncer.

Dito por esses dois grandes especialistas, como acrescentar alguma coisa?

Mas a verdade fundamental, e isso também pode justificar minha presença aqui, como autora deste singelo prefácio, é que estamos diante de uma obra técnica, escrita por renomadas profissionais, mas feita para nós, seres humanos comuns, todos infelizmente suscetíveis a essa doença e, por certo, nesse caso, ao tratamento quimioterápico, com suas qualidades indispensáveis e com seus desafios e sequelas que precisam ser enfrentados.

Este é um livro feito para que aqueles que tratam pessoas com câncer possam fazer melhor esse trabalho essencial, que tem salvado tantas vidas. Não custa lembrar que, em termos estatísticos, é possível afirmar que o câncer é a doença crônica mais curável atualmente. Cerca de 50% dos casos, nos países desenvolvidos, são curados. No Brasil, esse número é um pouco menor, talvez, devido ao fato de que os diagnósticos ainda são feitos mais tardiamente.

Me agrada saber que muitos profissionais de saúde lerão este trabalho porque, assim, usarão como instrumento de apoio e consulta um livro que acabará servindo a quem tem ou vier a ter essa doença e necessitar de profissionais qualificados e mais bem informados, como suas organizadoras e suas colaboradoras.

Eu conheço essa doença. Eu tive câncer. Vivenciei o desafio que ela representa e sei, acima de tudo, o quanto é crucial e decisivo o desenvolvimento de técnicas de tratamento e como é importante poder confiar em profissionais com boa formação. Eu venci o desafio, e esta vitória foi fruto de pesquisas, estudos e trabalho sério e dedicado de gente que ama a profissão que adotou, como os enfermeiros, os médicos, os profissionais de saúde em geral.

Sempre admirei esses profissionais, pelo que fizeram por mim, sem dúvida, mas pelo que fazem pelo SUS, pela saúde pública, e pela esperança que são capazes de oferecer a quem, de outra forma, não teria esperança alguma e sequer um bom atendimento.

Por isso, não posso encerrar esta modesta homenagem às autoras deste livro em tom que não seja de exaltação: aos enfermeiros, aos farmacêuticos, aos médicos, à ciência e à pesquisa médica e farmacêutica.

E vivas, muitos vivas, aos que dedicam suas vidas a lutar contra o câncer – e vencem essa luta com seus conhecimentos e esforços.

Eu sobrevivi e tenho certeza de que muitos sobreviverão quando estiverem nas mãos dos trabalhadores sérios que se dedicam a estudar em obras como esta.

Aos que estudam, aprendem e usam suas técnicas para nos salvar, o meu caloroso agradecimento.

Dilma Rousseff

Apresentação 1

Nos últimos anos, houve uma evolução muito intensa tanto no diagnóstico quanto no tratamento do câncer. Os avanços científicos e tecnológicos permitiram uma nova perspectiva na terapia dos diversos tumores.

O surgimento de um grande número de novas opções terapêuticas vem exigindo do enfermeiro e do farmacêutico oncológico um esforço singular para se manter atualizado e conseguir consolidar todas essas atualizações científicas em meio à árdua rotina de trabalho. Sabemos que uma assistência de qualidade pautada nas melhores evidências científicas garante um cuidado seguro e eficaz ao paciente.

Esta obra, *Terapêutica Oncológica para Enfermeiros e Farmacêuticos*, vem para suprir essa necessidade de atualização desses profissionais, compilando temas de fundamental importância para a assistência ao paciente oncológico nos diversos tipos de tratamento disponíveis.

Sinto-me honrada pelo convite para prefaciar este livro que, além de ser pioneiro da Oncologia contemporânea, representa uma das principais obras direcionadas aos enfermeiros e farmacêuticos que atuam na área.

Esperamos que esta obra seja um instrumento útil, tanto para o enfermeiro e o farmacêutico oncológico como para outros profissionais que atuam na Oncologia, assim como para o ensinamento da assistência oncológica aos estudantes (acadêmicos e pós-graduandos) das diversas universidades do nosso país.

Veronica Torel de Moura
Enfermeira Oncológica.
Mestranda da Universidade Federal
de São Paulo (UNIFESP).

Apresentação 2

É com enorme felicidade que posso afirmar que a obra que vocês têm em mãos é uma das mais importantes referências no Brasil sobre a moderna terapia antineoplásica!

A obra *Terapêutica Oncológica para Enfermeiros e Farmacêuticos*, desde a sua primeira edição, tem por objetivo diminuir as lacunas de conhecimento nessa área que requer profunda especialização. Como esperado, pelo reconhecido valor de suas contribuições técnicas, tornou-se leitura obrigatória entre estudantes e profissionais que pretendem atuar, ou que já atuam, em serviços de terapia antineoplásica públicos e privados em todo o País.

O câncer, um dos mais importantes problemas de saúde pública no Brasil e no mundo, impõe à sociedade moderna desafios diários para sua prevenção, controle e tratamento. Como tal, impulsiona o desenvolvimento acelerado da ciência que, em diferentes campos, busca novas alternativas terapêuticas que recuperem a saúde ou minimizem as dores daqueles que sofrem desse mal.

Nesse contexto, a quinta edição desta obra se apresenta tão seminal, ao proporcionar ao leitor acesso a um vasto e atualizado conteúdo intrinsecamente relacionado às principais terapias antineoplásicas disponíveis no mercado nacional.

Elaborada sob a autoria de três editoras, duas delas importantes profissionais da Oncologia no País e com legítima representação por notório saber entre enfermeiros e farmacêuticos que atuam na área, a obra *Terapêutica Oncológica para Enfermeiros e Farmacêuticos*, em sua quinta edição, sedimenta conhecimentos adquiridos ao longo dos anos, além de inserir em suas páginas novas abordagens da terapia antineoplásica, da segurança do paciente e dos profissionais envolvidos.

Nesta edição, são abordados conceitos básicos sobre o câncer e o tratamento oncológico por meio de quimioterapia, radioterapia e/ou transplante de células-tronco hematopoiéticas, bem como aspectos relacionados às principais reações adversas decorrentes dos tratamentos.

Como pontos de destaque, não deixe de ler o capítulo dedicado à terapia biológica, no qual são apresentados os moduladores de ponto de checagem imunológica e a imunoterapia com CAR-T, o capítulo sobre terapia-alvo molecular com a descrição dos principais alvos moleculares e mecanismos de ação e o capítulo de esquemas quimioterápicos, que foi inteiramente revisto e atualizado com a introdução de novos protocolos.

Também não deixe de se aprofundar na discussão acerca dos aspectos referentes à segurança pessoal e ambiental que devem ser observados durante a manipulação e a administração de antineoplásicos.

Aos leitores, atenção também aos aspectos abordados nesta edição quanto à prevenção de erros de medicação. A importância da implantação de barreiras que reduzam, dificultem ou eliminem a possibilidade da ocorrência de erros, a revisão e o monitoramento da farmacoterapia, o desenvolvimento de ações de farmacovigilância e o uso de estratégias de conciliação medicamentosa na transição do cuidado são de leitura obrigatória!

Desejo que a obra *Terapêutica Oncológica para Enfermeiros e Farmacêuticos*, em sua quinta edição, possa abrir aos leitores as portas de um novo mundo, repleto de oportunidades para ampliação e aprofundamento de tão vasto conhecimento especializado.

Que esta obra estimule os leitores, como agentes de transformação, na adoção de melhores práticas junto ao paciente em sua jornada na luta contra o câncer.

Elaine Lazzaroni
Farmacêutica – Instituto Nacional de Câncer (INCA/MS).
Doutora em Saúde Coletiva.
Presidente da Sociedade Brasileira de Farmacêuticos
em Oncologia (SOBRAFO).

Sumário

1. Conceitos Gerais em Quimioterapia Antineoplásica, 1
- Edva Moreno Aguilar Bonassa • Maria Inês Rodrigues Gato • Letícia Aragon Rodrigues
- Patricia Molina • Maria Lurdemiler Sabóia Mota

2. Terapia Antineoplásica, 23

Quimioterápicos Clássicos, 23
- Edva Moreno Aguilar Bonassa • Maria Inês Rodrigues Gato • Amanda Nascimento dos Reis
- Maria Lurdemiler Sabóia Mota

Terapia Hormonal, 35
- Edva Moreno Aguilar Bonassa • Maria Inês Rodrigues Gato • Camila Rodrigues Lopes

Terapia Biológica, 39
- Edva Moreno Aguilar Bonassa • Maria Inês Rodrigues Gato • Camila Rodrigues Lopes

Terapia-Alvo Molecular, 53
- Edva Moreno Aguilar Bonassa • Maria Inês Rodrigues Gato • Cintia Vecchies Morassi
- Maria Lurdemiler Sabóia Mota

Outras Modalidades Terapêuticas, 68
- Edva Moreno Aguilar Bonassa • Maria Inês Rodrigues Gato

Descrição dos Agentes Antineoplásicos, 75
- Edva Moreno Aguilar Bonassa • Maria Inês Rodrigues Gato • Amanda Nascimento dos Reis
- Camila Rodrigues Lopes • Cintia Vecchies Morassi

3. Manuseio Seguro dos Agentes Antineoplásicos, 313
- Edva Moreno Aguilar Bonassa • Maria Inês Rodrigues Gato • Camila Rodrigues Lopes
- Maria Lurdemiler Sabóia Mota

4. Administração dos Agentes Antineoplásicos, 335
- Edva Moreno Aguilar Bonassa • Letícia Aragon Rodrigues • Andreia Oliveira da Silva Meira
- Ana Claudia de Oliveira

5. Reações Adversas dos Agentes Antineoplásicos, 409

Toxicidade Hematológica, 411
- Edva Moreno Aguilar Bonassa • Patricia Molina • Letícia Aragon Rodrigues

Toxicidade Gastrointestinal, 426
- Edva Moreno Aguilar Bonassa • Patricia Molina • Letícia Aragon Rodrigues
- Edvane Birelo Lopes de Domenico

Cardiotoxicidade, 461
- Edva Moreno Aguilar Bonassa • Andreia Oliveira da Silva Meira • Letícia Aragon Rodrigues

Hepatotoxicidade, 469
- Edva Moreno Aguilar Bonassa • Andreia Oliveira da Silva Meira • Letícia Aragon Rodrigues

Toxicidade Pulmonar, 473
- Edva Moreno Aguilar Bonassa • Andreia Oliveira da Silva Meira • Letícia Aragon Rodrigues

Neurotoxicidade, 479

- Edva Moreno Aguilar Bonassa • Andreia Oliveira da Silva Meira • Letícia Aragon Rodrigues

Disfunção Reprodutiva e Segunda Malignidade, 488

- Edva Moreno Aguilar Bonassa • Ana Claudia de Oliveira • Letícia Aragon Rodrigues

Toxicidade Vesical e Renal, 499

- Edva Moreno Aguilar Bonassa • Ana Claudia de Oliveira • Letícia Aragon Rodrigues

Alterações Metabólicas, 507

- Edva Moreno Aguilar Bonassa • Ana Claudia de Oliveira • Letícia Aragon Rodrigues

Toxicidade Dermatológica, 515

- Edva Moreno Aguilar Bonassa • Patricia Molina • Letícia Aragon Rodrigues
- Edvane Birelo Lopes de Domenico • Andreia Oliveira da Silva Meira

Reações Alérgicas e Anafilaxia, 535

- Edva Moreno Aguilar Bonassa • Ana Claudia de Oliveira • Letícia Aragon Rodrigues

Fadiga, 544

- Edva Moreno Aguilar Bonassa • Ana Claudia de Oliveira
- Edvane Birelo Lopes de Domenico • Letícia Aragon Rodrigues

5.1 Tratamento e Profilaxia de Reações Adversas Provocadas por Agentes Antineoplásicos, 558

- Edva Moreno Aguilar Bonassa • Maria Inês Rodrigues Gato • Carolina Ferreira dos Santos
- Letícia Aragon Rodrigues • Patricia Molina

6. Segurança do Paciente em Oncologia, 639

Erros de Medicação em Oncologia, 639

- Edva Moreno Aguilar Bonassa • Maria Inês Rodrigues Gato
- Letícia Aragon Rodrigues • Patricia Molina • Maria Lurdemiler Sabóia Mota

Farmacovigilância Aplicada à Prática Oncológica, 653

- Maria Inês Rodrigues Gato • Maria Lurdemiler Sabóia Mota

7. Transplante de Medula Óssea e de Células-Tronco Hematopoiéticas, 665

- Edva Moreno Aguilar Bonassa • Fabiana Cristina Mari Mancusi
- Priscila Matiussi Monteiro Gonçalves • Rochelle Tocchini • Carolina Ferreira dos Santos

8. Radioterapia, 703

- Adriana Marques da Silva • Ana Maria Teixeira Pires • Sylvia Regina Suelotto Diegues

9. Esquemas Antineoplásicos, 721

- Edva Moreno Aguilar Bonassa • Maria Inês Rodrigues Gato • Amanda Nascimento dos Reis
- Camila Rodrigues Lopes • Carolina Ferreira dos Santos • Cintia Vecchies Morassi

Índice Remissivo, 837

1

Conceitos Gerais em Quimioterapia Antineoplásica

- Edva Moreno Aguilar Bonassa • Maria Inês Rodrigues Gato
- Letícia Aragon Rodrigues • Patricia Molina
- Maria Lurdemiler Sabóia Mota

Introdução

A quimioterapia antineoplásica, ou seja, a utilização de agentes químicos, isolados ou em combinação, com o objetivo de tratar os tumores malignos, tornou-se uma das mais importantes e promissoras maneiras de combater o câncer. É uma modalidade de *tratamento sistêmico* da doença, a qual contrasta com a cirurgia e a radioterapia, mais antigas e de ação localizada. A abordagem sistêmica tornou possível a cura de leucemias e linfomas, além de permitir o tratamento precoce de metástases não detectáveis[1]. Pode ser empregada com objetivo *curativo* ou *paliativo*, dependendo do tipo de tumor, da extensão da doença e da condição física do paciente, conforme descrito no Quadro 1.1.

Quadro 1.1 Classificação da quimioterapia antineoplásica segundo a finalidade.

Terapia curativa
Quando o tratamento sistêmico é o tratamento definitivo para a doença. Linfomas, leucemias, tumores, germinativos etc.
Terapia adjuvante
Quando o tratamento sistêmico tem o objetivo de aumentar a chance de cura após determinado procedimento cirúrgico. Associado ou não à radioterapia. Câncer de mama, pulmão, colorretal, melanoma etc.
Terapia neoadjuvante
Quando o tratamento sistêmico é realizado antes do tratamento curativo, visando menor radicalidade no procedimento cirúrgico e ao mesmo tempo diminuindo o risco de doença a distância. Mama, pulmão, cabeça e pescoço, bexiga, estômago etc.
Terapia paliativa
Quando o objetivo não é a cura, mas a paliação das consequências da doença. Pode ou não prolongar a sobrevida. Tratamento dos sintomas da doença. Retardar o surgimento de sintomas. Melhora da qualidade de vida. Tumores metastáticos em geral.

Fonte: Baquiran e Gallagher, 1998.

O ataque indiscriminado promovido pelos agentes antineoplásicos às células de rápida proliferação, cancerosas ou normais, produz os indesejáveis efeitos tóxicos conhecidos e extremamente temidos pelos indivíduos que necessitam se submeter ao tratamento. São comuns os tabus, as ideias preconcebidas e os temores que podem afastar os pacientes da possibilidade de cura. É fundamental que, além de seu papel técnico, relacionado ao manuseio dos medicamentos antineoplásicos, o enfermeiro e o farmacêutico atuem como multiplicadores de informações corretas a respeito do tratamento quimioterápico, dissipando dúvidas e desfazendo tabus, temores e preconceitos, enraizados entre os pacientes e a população em geral.

Histórico

Quando nos detemos particularmente na origem da quimioterapia antineoplásica, encontramos que remonta a tempos antigos – ou seja, às civilizações egípcia e grega – a utilização de fármacos como quimioterápicos. Esses fármacos eram utilizados na forma de sais metálicos, como arsênico, cobre e chumbo[3]. Entretanto, os primeiros registros oficiais de tratamento efetivo de tumores por meio da utilização de ferramentas farmacológicas deram-se somente no final do século XIX, com duas importantes descobertas: a primeira, chamada *solução de Fowler*, desenvolvida por Lissauer em 1865, a partir do arsenito de potássio; a segunda, a *toxina de Coley*, combinação de diferentes produtos bacterianos, em 1890[4]. O médico alemão Lissauer administrou baixas doses de arsênico combinadas com iodo e cloreto de potássio (KCl) em uma paciente; esse tratamento provocou a diminuição do tamanho do baço, do número de células brancas e a melhora da anemia, restaurando a sensação de bem-estar[4]. Posteriormente, Coley usou uma mistura (toxina de Coley) de bactérias mortas das espécies *Streptococcus pyogenes* e *Serratia marcescens*, junto às endotoxinas ainda ativas, diretamente em tumores. Com seu método, Coley atingiu a notável taxa de cura de 10% para sarcomas de tecidos moles. As taxas de resposta variaram amplamente e os efeitos colaterais foram consideráveis. Com o desenvolvimento da radioterapia e avanços na quimioterapia, a toxina de Coley foi amplamente esquecida[5].

Em 1854, foi sintetizada a mostarda sulfurada. Entretanto, suas propriedades vesicantes só foram descritas em 1887. As pesquisas sobre os efeitos da mostarda nos olhos, na pele e no trato respiratório tiveram a atenção médica durante a Primeira Guerra Mundial. No entanto, somente mais tarde foi reconhecido que séria toxicidade sistêmica também se seguia à exposição a esse fármaco. Em 1919, Krumbhaar e Krumbhaar fizeram a pertinente observação de que o principal efeito tóxico advindo do envenenamento por mostarda sulfurada era marcado pela leucopenia e, nos casos que foram submetidos à autópsia, por aplasia da medula óssea, dissolução do tecido linfoide e ulceração do trato gastrointestinal[6].

No período que antecedeu a Segunda Guerra Mundial, muitos estudos a respeito das ações biológicas e químicas das mostardas nitrogenadas foram realizados. Em 1943, já durante a guerra, um ataque aéreo alemão destruiu um depósito americano de gás mostarda em Bari, Itália. Como consequência, ocorreu intensa mielodepressão entre o grupo de indivíduos contaminados, causando a morte de inúmeros soldados, com atrofia das glândulas linfáticas e hipoplasia da medula óssea. Esse fato despertou a atenção de um grupo de farmacologistas que tinha à frente Gilman, Goodman e T. F. Dougherty, impelindo-os a estudarem o efeito das mostardas nitrogenadas sobre o lipossarcoma transplantado em camundongos. Em 1946, foram realizados os primeiros estudos clínicos, tendo início a era que marcaria o desenvolvimento da moderna quimioterapia para o tratamento dos tumores malignos[7].

O início da década de 1940 foi marcado por progressos na área da nutrição, e estudos com o ácido fólico levaram Farber et al. à descoberta da aminopterina, uma antagonista do ácido fólico, a qual levou à remissão algumas crianças portadoras de leucemia aguda. Esse fármaco atualmente é classificado como um antimetabólito, ao lado da ametopterina e 5-fluoruracila. Em meados de 1950, um derivado da aminopterina, o metotrexato, foi utilizado em mulheres com coriocarcinoma avançado, um câncer raro e fatal de placenta. Surpreendentemente, uma parcela significativa de mulheres com metástases pulmonares foi curada[8]. Em 1956, identificou-se a primeira cura de tumor de Wilms com o uso de quimioterápicos e foi realizado o primeiro transplante de medula óssea[7].

Ainda nos anos 1950, foram identificados os primeiros antibióticos com atividade antitumoral, sendo o primeiro deles a dactinomicina. Esses bons resultados atraíram grandes investimentos no que tange a pesquisas para descoberta de novos fármacos, sendo que algumas técnicas utilizadas nas pesquisas de novos antineoplásicos permanecem como bases do processo até hoje[6].

A natureza e as abordagens básicas no tratamento do câncer evoluem constantemente. Protocolos clínicos exploram terapias genéticas, a estimulação de elementos Hematopoiéticos normais, a indução de diferenciação em tecidos tumorais e a inibição da angiogênese. A pesquisa em cada uma dessas áreas levou a aplicações experimentais ou, em alguns casos rotineiros, em doenças não malignas. Os mesmos fármacos usados para terapia antitumoral citotóxica tornaram-se importantes componentes de esquemas imunossupressores para artrite reumatoide (metotrexato e ciclofosfamida), transplante de órgãos (metotrexato e azatioprina), anemia falciforme (hidroxiureia), quimioterapia anti-infecciosa (trimetrexato e ácido folínico) e psoríase (metotrexato), além de rituximabe para lúpus eritematoso sistêmico[8].

O século XXI começou com o fim da primeira fase do Projeto (Genoma), que mapeou a sequência de milhões de genes humanos. É preciso refinar ainda mais essa análise e buscar o significado das sequências gênicas em cada tipo tumoral. Também é preciso descobrir como funcionam os fatores que induzem as mutações nos genes, desde vírus a poluentes. Atualmente, já se conta com terapia farmacológica geneticamente guiada para diversos tipos de tumores, o que, sem dúvida, funciona como um importante divisor de águas na luta incansável contra uma doença secular que hoje figura como uma das principais causas de morte de populações do mundo inteiro[9].

Nesse contexto, já há algum tempo, testes moleculares são empregados para identificar pacientes passíveis de alguns tratamentos, como aqueles à base de anticorpos monoclonais, e na própria terapia hormonal para o câncer de mama[10]. Entretanto, é importante ressaltar que, para a quimioterapia convencional, os testes moleculares não são utilizados rotineiramente. As pesquisas continuam no sentido de desenvolver novos agentes, análogos aos já conhecidos, com efeitos tóxicos menos agressivos, especialmente a órgãos-alvo como coração, pulmões, rins e cérebro.

Outra preocupação é com o desenvolvimento de fármacos mais seletivos, ou seja, tóxicos somente aos tecidos tumorais. São substâncias direcionadas a alvos específicos, como "mísseis teleguiados", os chamados *medicamentos inteligentes*. Também crescem os estudos relacionados às características genéticas do paciente que podem influenciar em sua resposta ao tratamento e até mesmo à incidência e à gravidade dos efeitos colaterais. Esse conhecimento permite o emprego de fármacos selecionados, especialmente àqueles que realmente obterão benefício com seu uso.

Ramaswamy et al. (2003)[11] lembra que outros aspectos ligados à biologia molecular são importantes ferramentas na tomada de decisão clínica em oncologia. Como exemplo, o perfil de expressão gênica – em que níveis de ácido ribonucleico (RNA) mensageiro de milhares de genes são randomicamente pesquisados à procura de associações com a progressão de doença, a resposta ou o desfecho do tratamento – revelou a existência de perfis tumorais estreitamente relacionados a metástases.

Ciclo celular e cinética de crescimento tumoral

A quimioterapia antineoplásica consiste no emprego de substâncias químicas, isoladas ou em combinação, com o objetivo de tratar as neoplasias malignas não curáveis por cirurgia ou radioterapia[12]. Constitui-se de fármacos que atuam em nível celular interferindo no seu processo de crescimento e divisão. A maioria dos agentes antineoplásicos não apresenta especificidade, ou seja, não destrói seletivamente e exclusivamente as células tumorais. Em geral, são tóxicos aos tecidos de rápida proliferação, caracterizados por alta atividade mitótica e ciclos celulares curtos[13].

Os agentes antineoplásicos são, em sua grande maioria, essencialmente fármacos anticrescimento planejados e desenvolvidos na suposição de que as células neoplásicas se multiplicam sempre mais rapidamente do que todas as demais células. Assim, esses fármacos devem, de algum modo, interferir na cinética de divisão celular. Para muitos deles, a ação antiproliferativa resulta principalmente de alterações bioquímicas ou estruturais induzidas durante a fase S ou fase de síntese do ciclo mitótico de divisão celular, sendo a apoptose desencadeada pela consequente lesão à molécula de ácido desoxirribonucleico (DNA)[14].

Segundo Rang et al. (2006)[15], as células tumorais não sofrem mitose mais rapidamente do que as células normais. As células do sistema Hematopoiético, mucosa do trato gastrointestinal, folículos capilares e pele chegam, por vezes, a terem taxas de divisão superiores às das células tumorais. Por essa razão, os fármacos que atuam destruindo células de rápida proliferação destroem também os tecidos normais.

Para compreender o mecanismo de ação dos quimioterápicos clássicos, é necessário conhecer alguns aspectos importantes sobre o ciclo celular e a cinética tumoral. O crescimento e a divisão das células normais ou neoplásicas ocorrem em uma sequência de eventos, cujo produto final é a divisão celular (mitose). O processo de divisão tem duração variável, sendo que o ciclo varia muito em células de tipos diferentes[7]. Baquiran e Gallagher (1998)[2] descrevem, de modo preciso e sucinto, esses eventos. O ciclo celular é constituído por duas fases: a interfase e a mitose. A interfase é subdividida em três etapas, G_1, S e G_2, e caracteriza-se por intensa atividade metabólica da célula, além de corresponder ao período mais longo no ciclo celular. A mitose ocupa apenas de 5% a 10% do ciclo. S é o intervalo de tempo em que ocorre síntese de DNA. O ciclo celular está esquematizado na Figura 1.1.

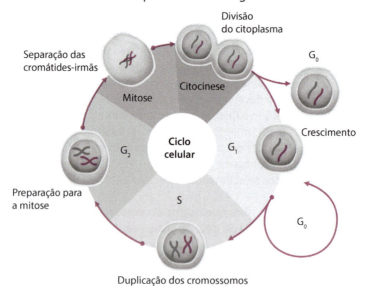

Figura 1.1 Ciclo celular.
Fonte: Adaptada de Baquiran e Gallagher, 1998.

Baquiran e Gallagher (1998)[2] dizem ainda que células em fase G_0 (ou fase de descanso) representam a fração não proliferativa do tecido, pois não se dividem, sendo, portanto, pouco vulneráveis à ação dos agentes antineoplásicos. Portanto, as células nessa fase de divisão são consideradas as responsáveis pelas recidivas e metástases.

No período G_1, a cromatina não se encontra distinguível como cromossomo individualizado. Caracteriza-se por uma intensa síntese de RNA e proteínas, com um marcante aumento do citoplasma. Esse é o estágio mais variável em termos de tempo. Pode durar horas, meses ou anos. Nos tecidos de rápida renovação, cujas células estão constantemente em divisão, o período G_1 é curto; como exemplo, tem-se o epitélio que reveste o intestino delgado, o qual se renova a cada três dias, sendo esse tipo de tecido extremamente sensível a tratamentos que afetem a replicação do DNA (medicamentos e radiações ionizantes), razão pela qual são os primeiros a serem lesados pela quimioterapia ou radioterapia. Outros tecidos não manifestam tão rapidamente as lesões por apresentarem proliferação mais lenta, como ocorre na epiderme, com um período estimado de divisão celular em 20 dias, e no testículo, em 64 dias[16].

Quando a célula entra em seu período de síntese (fase S), ocorre um aumento inicial na quantidade de DNA polimerase e RNA. As duas cadeias que constituem a dupla-hélice do DNA separam-se, e cada nucleotídeo serve de molde para a síntese de uma nova molécula de DNA, em razão da polimerização de desoxirribonucleotídeos sobre o molde da cadeia inicial, graças à atividade da DNA polimerase. Essa duplicação obedece ao pareamento de bases, em que adenina pareia com timina e citosina com guanina, e como resultado obtém-se uma molécula-filha que é a réplica da molécula original[17].

O período G_2 representa um tempo adicional para o crescimento celular, de maneira que a célula possa assegurar uma completa replicação do DNA antes da mitose. Nesse período, ocorre uma discreta síntese de RNA e proteínas essenciais para o início da mitose. É considerado o segundo período de crescimento. Apesar dessa divisão nos períodos de crescimento, atualmente se sabe que se trata de um processo contínuo, sendo interrompido apenas brevemente no período de mitose. A célula agora está preparada para a mitose, que é a fase final e microscopicamente visível do ciclo celular[3]. A Figura 1.2 apresenta o esquema das várias fases da mitose com uma imagem que mostra uma célula em prófase vista ao microscópio de fluorescência.

Todas as células, normais ou neoplásicas, passam por essas fases até chegarem à divisão. A diferença básica reside no fato de que nos tecidos normais o processo de formação celular ocorre de modo a preencher as necessidades orgânicas, ou seja, há um balanço entre células que nascem e células que morrem. No entanto, as neoplásicas não obedecem a esse comando e proliferam-se excessivamente. O que tem sido postulado é que existe um sistema de *feedback* que, em resposta à morte celular, sinaliza às novas células para que iniciem o período G_1. Em pacientes com câncer, esse mecanismo de sinalização e controle não ocorre, então começa uma fase caracterizada, inicialmente, por um crescimento acelerado, quase exponencial, seguido de um período de crescimento mais lento[12], chamado *fase de Plateau*. Esse padrão de aumento da população tumoral obedece a uma curva de *crescimento gompertziano*, conforme demonstrado na Figura 1.3. A porcentagem de células neoplásicas em processo de divisão ativa (fases G_1, S, G_2 e M) é muito grande, o que torna curto o tempo necessário para a duplicação do volume tumoral. À proporção que o tamanho tumoral aumenta, a fração de crescimento progressivamente diminui, provavelmente pela escassez de oxigênio e nutrientes[19]. No entanto, essa pequena massa tumoral começa a produzir um peptídio capaz de estimular a produção de vasos sanguíneos, que possibilitam o suprimento das necessidades, permitindo dessa maneira nova aceleração da reprodução celular e, consequentemente, crescimento do tumor. Essa substância é conhecida como *fator de angiogênese tumoral* (TAF)[20,21].

Em decorrência dessa falha do mecanismo de controle da reprodução, a taxa de células em processo de divisão celular é muito maior nos tecidos tumorais do que nos normais, dos quais se originaram. Nesse processo descontrolado de reprodução, pode haver também a perda da capacidade de diferenciação, ou seja, a produção de células com características morfológicas e biológicas totalmente diferentes do tecido normal[21].

O DNA, material genético de todas as células, age como modelador na produção de formas específicas de RNA transportador, ribossômico e mensageiro e, desse modo, determina qual enzima (proteína) será sintetizada pela célula. As enzimas são responsáveis pela maioria das funções celulares, e a interferência nesses processos afetará a função e a proliferação tanto das células normais como das neoplásicas. A maioria dos fármacos utilizados na quimioterapia antineoplásica interfere de algum modo nesse mecanismo celular, e a melhor compreensão do ciclo celular normal possibilitou a definição clara dos mecanismos de ação da maioria dos fármacos[19].

Foi a partir dessa definição que Bacarat (2000)[6] classificou os quimioterápicos antineoplásicos, conforme a sua atuação sobre o ciclo celular, em: 1) *ciclo-inespecíficos*: aqueles que atuam nas células que estão ou não no ciclo proliferativo, como a mostarda nitrogenada; 2) *ciclo-específicos*: os quimioterápicos que atuam somente nas células que se encontram em proliferação, como é o caso da ciclofosfamida; 3) *fase-específicos*: aqueles que atuam em determinadas fases do ciclo celular, como o metotrexato (fase S), o etoposídeo (fase G_2) e o paclitaxel (fase M) (Figura 1.4).

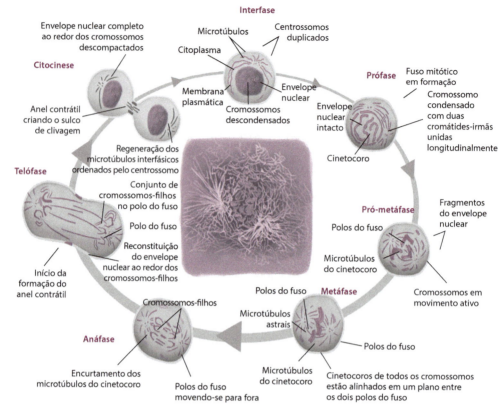

Figura 1.2 Esquema geral das várias fases da mitose. A imagem central mostra uma célula em prófase vista ao microscópio de fluorescência (no centro da imagem, os cromossomos estão representados pela porção cinza escuro. Ao redor, os fios claros correspondem ao fuso de divisão com os microtúbulos).
Fonte: Adaptada de Alberts et al., 2006, 2008.

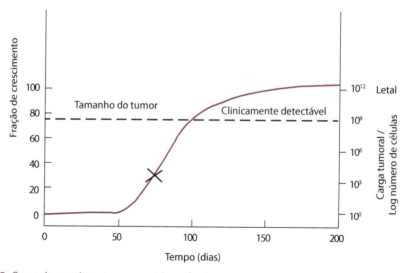

Figura 1.3 Curva de crescimento gompertziano dos tumores.
Fonte: UFRGS, [data desconhecida], tradução nossa.

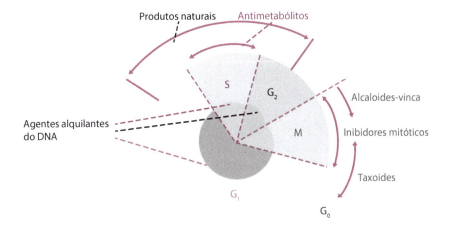

Figura 1.4 Atividade dos agentes quimioterápicos antineoplásicos dependendo da fase do ciclo celular. O ciclo celular e a relação entre a ação dos antineoplásicos. A fase G_1 é o período de intervalo entre a mitose e o início da síntese de DNA. As células em repouso encontram-se em uma subfase de G_1, G_0. O período S refere-se à síntese de DNA, G_2 ao intervalo pré-mitótico e M ao período de mitose. Exemplos de antineoplásicos por momento de ação no ciclo são colocados por fase. Os fármacos com ação sobre a célula em qualquer ponto do ciclo são denominados *agentes inespecíficos de fase do ciclo*.
Fonte: Adaptada de Goodman e Gilman, 2006.

Sabe-se que os fármacos antineoplásicos agem especialmente em células em processo de divisão ativa, portanto são mais eficazes quando utilizados *precocemente*, ou seja, quando o tumor é ainda pequeno e cresce exponencialmente. Além disso, os tumores de rápido desenvolvimento são os mais suscetíveis à destruição pela quimioterapia, pois, nesses casos, mais células estão em divisão ativa, havendo, portanto, mais células sensíveis aos fármacos antineoplásicos.

A redução do volume tumoral, por meio dos recursos da cirurgia (*cirurgia citorredutora*), e o uso da radioterapia associada à quimioterapia (*quimioterapia radiossensibilizante*) são capazes de acelerar a taxa de crescimento, tornando a massa residual e as metástases mais sensíveis à ação dos quimioterápicos. Dessa forma, ficam muito claras as vantagens da associação das diversas modalidades de tratamento oncológico.

Controle do ciclo celular

As células apresentam mecanismos de controle do processo que envolve a divisão celular. Mutações no conteúdo genético (DNA) dessas células podem superar essas defesas e contribuir para a formação de neoplasias. Um desses mecanismos de ação é a morte celular programada (apoptose), que ocorre quando componentes essenciais da célula estão lesados ou o controle do sistema foi, por algum motivo, desregulado. O desenvolvimento de células neoplásicas implica em uma quebra ou falha desse mecanismo[22,23] (Figura 1.5).

A proteína p53 apresenta várias funções, entre elas auxiliar no início da apoptose. Sua inativação, por mutação, reduz a chance de células geneticamente danificadas serem eliminadas, iniciando-se um processo carcinogênico. Outro mecanismo de controle da divisão celular limita o número de vezes em que determinada célula se reproduz[21]. PTEN também é um gene supressor tumoral, capaz de bloquear a progressão das células a partir da fase G_1, induzir a apoptose e modular negativamente a via de sinalização PI3K/Akt (fosfatidilinositol 3-quinase) e MAPK (proteína quinase ativada por mitógeno)[24].

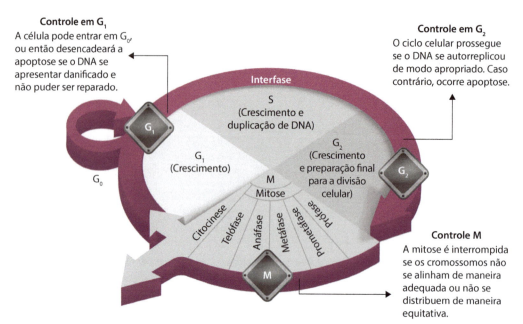

Figura 1.5 Controle do ciclo celular.
Fonte: Adaptada de Choi et al., 2002.

Assim, pode-se afirmar que o ciclo celular é regulado pela interação de proteínas. Essas proteínas compõem o *sistema de controle*, que conduz e coordena o desenvolvimento do ciclo celular. Essas proteínas surgiram há bilhões de anos e têm sido conservadas e transferidas de célula para célula ao longo da evolução[21].

O ciclo celular, em organismos multicelulares, é controlado por proteínas altamente específicas, denominadas *fatores de crescimento*. Os fatores de crescimento regulam a proliferação celular por meio de uma rede complexa de cascatas bioquímicas que, por sua vez, regulam a transcrição gênica e a montagem e desmontagem de um sistema de controle. São conhecidas cerca de 50 proteínas que atuam como fatores de crescimento, liberados por vários tipos celulares. Para cada tipo de fator de crescimento, há um receptor específico, os quais algumas células expressam na sua superfície e outras não[22].

Os fatores de crescimento podem ser divididos em duas grandes classes: 1) os fatores de crescimento de ampla especificidade, que afetam muitas classes de células, como o fator de crescimento derivado das plaquetas (PDGF) e o fator de crescimento epidérmico (EGF); e 2) os fatores de crescimento de estreita especificidade, que afetam células específicas[20].

A proliferação celular depende de uma combinação específica de fatores de crescimento (FC). Alguns FC estão presentes na circulação, porém a maioria é originada das células da vizinhança da célula afetada e agem como mediadores locais. Os FC, além de serem responsáveis pela regulação do crescimento e da divisão celular, estão também envolvidos em outras funções, como sobrevivência, diferenciação e migração celular[20].

Fatores de crescimento e controle do ciclo celular

Os fatores de crescimento liberados ligam-se a receptores de membrana das células-alvo. A formação do complexo receptor-ligante dispara a produção de moléculas de sinalização intracelular.

Essas moléculas são responsáveis pela ativação de uma cascata de fosforilação intracelular, que induz a expressão de genes. O produto da expressão desses genes são os componentes essenciais do *sistema de controle do ciclo celular*, composto principalmente por duas famílias de proteínas[22]:

- *Cyclin-dependent protein Kinase* (CdK), que induz a continuidade do processo por meio da fosforilação de proteínas selecionadas[23].
- *Ciclinas,* proteínas especializadas na ativação de proteínas. Essas proteínas se ligam a CdK e controlam a fosforilação de proteínas-alvo. São reconhecidas duas famílias de ciclinas: ciclinas G_1 e ciclinas G_2. O ciclo de montagem, ativação e desmontagem do complexo ciclina-CdK são os eventos-base que dirigem o ciclo celular[23].

O ciclo é regulado para parar em pontos específicos (Figura 1.5). Esses pontos permitem que o sistema de controle sofra influência do meio. Nesses pontos de parada, são realizados *check-ups*. São reconhecidos dois pontos de *checagem (checkpoints)*[21]:

- Em G_1, antes de a célula entrar na fase S do ciclo.
- Em G_2, antes de a célula entrar em mitose.

Nesses pontos, são checadas as condições do meio extracelular e da própria célula.

No período G_1, ocorre a montagem do complexo ciclina-CdK, que fosforila proteínas específicas, induzindo a célula a entrar no período S. O complexo se desfaz com a desintegração da ciclina. No período G_2, as ciclinas mitóticas ligam-se a proteínas CdK, formando um complexo denominado *fator de promoção da maturação* (MPF), que é ativado por enzimas, e desencadeiam eventos que fazem a célula entrar em mitose. O complexo é desfeito pela degradação da ciclina mitótica quando a célula está entre a metáfase (quando ocorre o alinhamento dos cromossomos no centro da célula) e a anáfase (quando ocorre a separação das cromátides-irmãs do cromossomo, as quais se posicionam nos polos da célula, de maneira oposta), induzindo a célula a sair da mitose. Assim, cada passo da ativação ou da desativação marca uma transição no ciclo celular. Essa transição, por sua vez, inicia reações que servem de gatilhos para a continuidade do processo[20].

Existem duas preposições para explicar a atuação do sistema de controle: cada bloco indica um processo essencial no ciclo (replicação do DNA, síntese de proteínas, formação do fuso). Na hipótese A, cada processo ativa o processo seguinte, em um efeito dominó. A hipótese B ajusta-se melhor ao ciclo celular em que os sistemas de controle do ciclo ativam a continuidade do processo[20].

Apoptose

Como já abordado anteriormente, apoptose é um tipo de morte celular programada que ocorre durante várias situações fisiológicas e patológicas, constituindo um mecanismo de remoção de células lesadas, promovendo dessa maneira a renovação celular e tecidual. Durante o processo de apoptose, ocorrem alterações morfológicas características desse tipo de morte celular, como retração da célula, perda de aderência com a matriz extracelular e com as células vizinhas, condensação da cromatina, fragmentação internucleossômica do DNA e formação dos corpos apoptóticos[25].

A maioria dessas alterações morfológicas é causada por uma série de cisteíno-proteases, denominadas *caspases*, as quais são ativadas especificamente nas células em apoptose. Caspases contêm uma cisteína no sítio ativo e são capazes de clivar outras proteínas que apresentem resíduos de aspartato. O nome *caspase* é derivado dessa função molecular específica: *cysteine-aspartic-acid-proteases*[25].

Na apoptose, agem basicamente dois tipos de caspases: 1) as iniciadoras (caspase-8, caspase-9), que clivam proformas inativas de caspases efetoras, ativando-as e desencadeando o processo de morte celular; e 2) as efetoras (caspase-3, caspase-7), que selecionam e clivam proteínas-chave (substratos), desativando o metabolismo celular e, consequentemente, causando a morte da célula. A iniciação da reação em cascata é regulada por inibidores de caspases[25].

Vias de ativação da apoptose

Diversos são os fatores que podem desencadear a apoptose, entre eles: ligação de moléculas a receptores de membrana, agentes quimioterápicos, radiação ionizante, danos ao DNA, choque térmico, deprivação de fatores de crescimento, baixa quantidade de nutrientes e níveis aumentados de espécies reativas do oxigênio.

A ativação da apoptose pode ser iniciada de duas diferentes maneiras: pela via extrínseca (citoplasmática); ou pela via intrínseca (mitocondrial). A via extrínseca é desencadeada a partir da ligação a receptores de morte presentes na superfície celular (receptores Fas: antígeno associado ao fibroblasto, também denominado *Apo-1* ou *CD95*; TNF-R1: receptor fator de necrose tumoral; e TRAIL), recrutamento de FADD e ativação da caspase-8[25,26]. Essa ligação é capaz de ativar a cascata das caspases. A via intrínseca é ativada por estresse intracelular ou extracelular, como a deprivação de fatores de crescimento, danos ao DNA, hipóxia ou ativação de oncogenes. Os sinais que são traduzidos em resposta a esses insultos convergem principalmente para a mitocôndria. Inúmeros estudos sobre apoptose apontam a mitocôndria como o principal mediador desse tipo de morte. Essa organela integra os estímulos de morte celular, induzindo a permeabilização mitocondrial e consequente liberação de moléculas pró-apoptóticas da família Bcl-2 nela presentes (Bax ou Bak)[25].

Membros pró-apoptóticos e antiapoptóticos da família Bcl-2 regulam a liberação de citocromo c a partir da membrana mitocondrial interna. Este se associa ao fator apoptótico de ativação de protease (Apaf-1), uma proteína ATP ou dATP-dependente, capaz de se ligar à pró-caspase-9, formando um apoptossomo capaz de autoativar a caspase-9. Caspases subsequentes são ativadas, culminando na clivagem de substratos específicos e morte celular por apoptose[27].

Proteínas inibidoras da apoptose

As proteínas inibidoras da apoptose ou *inhibitor of apoptosis protein* (IAP) são moléculas que exercem seu papel antiapoptótico por meio da capacidade de inibir a atividade das caspases efetoras −3 e −7, da caspase iniciadora −9 e de modularem o fator de transcrição NF-kB. Diferentes membros das IAP já foram descritos, entres eles a survivina, considerada uma proteína essencial na regulação da progressão da mitose, inibição da apoptose e resistência à radioterapia e à quimioterapia em diversos tipos de câncer[25].

Angiogênese

A angiogênese, formação de novos vasos capilares a partir de células endoteliais, é essencial para vários processos fisiopatológicos, como o desenvolvimento e a disseminação dos tumores. As integrinas são uma família de macromoléculas mediadoras da adesão celular e reguladoras da angiogênese e da homeostasia vasculares[28]. O estímulo para a angiogênese resulta da liberação local pelo tumor de algumas proteínas com ação estimuladora para o desenvolvimento vascular, dentre as quais se destaca o fator de crescimento endotelial vascular (VEGF). Há atualmente fortes evidências de que os níveis tissulares e séricos de VEGF apresentam uma significativa correlação com os diferentes aspectos clínico-patológicos tumorais, como o tamanho da lesão, presença de invasão vascular, presença de metástases linfonodais, diferenciação tumoral e, em especial, com o prognóstico do paciente observado por meio de taxas de sobrevida após o tratamento[29].

Poliquimioterapia

A poliquimioterapia, ou seja, a utilização de mais de um agente citostático em combinação, revolucionou o tratamento oncológico. Sabe-se que as células cancerosas são capazes de sofrer mutações, o que resulta no desenvolvimento de resistência aos quimioterápicos antineoplásicos. No entanto, o mecanismo de ação dos citostáticos é variável e, por isso, o tumor que adquiriu resistência a um antineoplásico pode ser sensível a outros. A exposição da célula neoplásica a mais de um quimioterápico é capaz de retardar o mecanismo de resistência tumoral, possibilitando melhores respostas ao tratamento[30].

A combinação de fármacos deve obedecer aos seguintes critérios:
- Devem apresentar diferentes mecanismos de ação, diferentes toxicidades e prazos diferentes de toxicidade.

- Devem ser efetivos quando empregados isoladamente.
- Devem conter as bases bioquímicas para o sinergismo.

As principais vantagens da poliquimioterapia são abordadas nos tópicos a seguir.

Sinergismo

Os fármacos em combinação exercem efeito aditivo ou sinérgico. O efeito aditivo corresponde à soma dos benefícios obtidos com o emprego isolado, e o sinergismo ocorre quando um fármaco potencializa o efeito terapêutico de outro, tornando os resultados superiores aos benefícios obtidos com o emprego isolado. Um exemplo de sinergismo é a combinação de prednisona e vincristina no tratamento da leucemia linfocítica aguda em crianças; se utilizadas isoladamente, produzem remissão completa em aproximadamente 50% dos pacientes, mas, quando associadas, elevam para 90% a porcentagem de crianças beneficiadas. Outro exemplo é a combinação de doxorrubicina e ciclofosfamida, que, quando empregadas individualmente, ocasionam 30% de resposta favorável em mulheres portadoras de câncer de mama avançado e, quando associadas, 70% a 80%. O fato é que lesões múltiplas subletais nas células malignas podem levá-las à morte, ao passo que uma lesão única produzida por um agente único pode ser reparada ou ter seu efeito compensado[31].

Retardo da resistência tumoral

Em geral, escolhem-se fármacos pertencentes a diferentes grupos, portanto com mecanismos de ação variados e diversos entre si. Somente um pequeno número de células torna-se resistente à ação de todos os quimioterápicos depois de repetidas aplicações. Dessa forma, é possível empregar várias vezes o mesmo esquema terapêutico sem risco de resistência tumoral precoce[32].

Doses menores

A associação de antineoplásicos possibilita o emprego de doses menores graças aos efeitos aditivos e sinérgicos. Consequentemente, os efeitos tóxicos são menos intensos e limitantes. Em geral, agrupam-se fármacos com toxicidades diferentes, de modo a impedir a sobreposição ou a adição de problemas[33].

Esquemas de quimioterapia

Estudos laboratoriais e observações clínicas sugerem que a sequência e o aprazamento entre os antineoplásicos devem basear-se nos aspectos farmacológicos e citocinéticos de cada fármaco.

Tratamento com altas doses em intervalos intermitentes traz melhores resultados e mostra-se menos imunossupressivo. Como a população de células tumorais em paciente com doença clínica detectável excede 1 g, ou 10^9 células, e visto que cada ciclo de terapia mata menos de 99% das células, é necessário repetir os tratamentos em ciclos múltiplos para erradicar as células tumorais[28]. O conhecimento do intervalo potencial de duplicação tumoral (*doubling time*) e o período de toxicidade aos tecidos normais, ocasionado pelo quimioterápico, são especialmente considerados no estabelecimento dos esquemas de tratamento. Idealmente, o antineoplásico deve ser readministrado antes que ocorra a retomada do crescimento tumoral, porém o intervalo entre as aplicações se baseia na recuperação dos tecidos normais. Em geral, felizmente, as células normais se regeneram mais rapidamente do que as malignas[34,35].

Os protocolos de tratamento estabelecem fármacos, doses, sequências e intervalos com base nesses princípios. Um exemplo de protocolo para o tratamento da doença de Hodgkin é o ABVD, que consta dos seguintes fármacos: doxorrubicina (25 mg/m², EV); bleomicina (10 U/m², EV); vimblastina (6 mg/m², EV) e dacarbazina (375 mg/m², EV) nos dias 1 e 15. O ciclo é repetido a cada 28 dias por 6 a 8 ciclos.

Os protocolos quimioterápicos mais comuns estão relacionados no capítulo 9 – Esquemas antineoplásicos.

Nas neoplasias hematológicas, assim como nos tumores de testículo e de pequenas células do pulmão, os esquemas utilizados apresentam certas diferenças. Iniciam-se com a terapia de indução de remissão, caracterizada por altas doses. Assim que ocorre a remissão, inicia-se a terapia de manutenção menos agressiva. Caso ocorra recidiva tumoral durante esse período, parte-se para a reindução de remissão com os mesmos agentes ou com medicamentos diferentes. Após a terapia de manutenção, segue-se um período caracterizado por baixas doses e longos intervalos de aplicação que constituem a terapia de consolidação.

Quimioterapia adjuvante

Frequentemente, observam-se recidivas, mesmo após tratamento curativo, cirúrgico ou radioterápico. Acredita-se que as micrometástases, clinicamente imperceptíveis, sejam as responsáveis pelo recidiva da neoplasia. A quimioterapia adjuvante tem como objetivo a destruição dessas células residuais, de modo a permitir períodos mais prolongados de remissão ou até mesmo a cura definitiva[36].

Alguns tumores recidivam com mais frequência, especialmente quando diagnosticados mais tardiamente. Além disso, certos indicadores clínicos e anatomopatológicos estão relacionados a maior incidência de micrometástases. Por exemplo: mulheres portadoras de câncer de mama e com quatro ou mais nódulos axilares positivos, por ocasião da mastectomia, têm 80% de probabilidade de recidiva sistêmica; sem envolvimento nodal, as chances caem para apenas 20%. Acredita-se que a disseminação da doença tenha ocorrido antes da identificação e do tratamento da lesão primária. Com base nesses fatores prognósticos, foram definidos protocolos de quimioterapia adjuvante para certos tumores ou situações. Tratar pequenas massas tumorais em pacientes assintomáticos e em bom estado geral traz melhores resultados e níveis superiores de tolerância aos medicamentos. Além disso, nesses indivíduos os mecanismos imunológicos estão menos comprometidos e, dessa forma, são mais capazes de erradicar as células neoplásicas residuais. A quimioterapia adjuvante tem se mostrado útil nos seguintes tumores: osteossarcoma, sarcoma de Ewing, rabdomiossarcoma embrionário da infância, câncer testicular não seminomatoso, tumor de Wilms e câncer de mama e cólon.

Quimioterapia neoadjuvante

Grandes massas tumorais, quase sempre, implicam em ressecções cirúrgicas amplas, que podem comprometer a integridade e a função de membros ou órgãos. Nesses casos, o uso da quimioterapia neoadjuvante, ou seja, a aplicação de antineoplásicos antes da cirurgia, pode contribuir para a redução tumoral, tornando a ressecção cirúrgica mais fácil e econômica, permitindo a preservação funcional do órgão. Além disso, possibilita a avaliação da resposta tumoral aos agentes antineoplásicos empregados. A quimioterapia neoadjuvante vem sendo utilizada com mais frequência em câncer de mama, sarcoma osteogênico e câncer de reto.

Resistência à quimioterapia

A resistência aos efeitos dos medicamentos antineoplásicos, quer sejam quimioterápicos, agentes hormonais ou biológicos, é um dos mais importantes problemas na terapia do câncer. Denomina-se *resistência à quimioterapia* uma característica combinada envolvendo um medicamento específico, um tumor específico e um hospedeiro específico, em que o agente se mostra ineficaz em controlar o tumor, sem produzir toxicidade excessiva[36]. A resistência aos medicamentos pode ser natural ou adquirida. Chama-se *resistência natural* a falta de resposta inicial de um tumor a determinado agente, enquanto o termo *resistência adquirida* refere-se à ausência de resposta que emerge após um tratamento inicialmente bem-sucedido. Na verdade, as células neoplásicas expostas a um quimioterápico podem tornar-se resistentes não só a esse agente, mas a múltiplos outros. Esse fenômeno é denominado *resistência a múltiplas drogas* (RMD)[37-39].

Existem três categorias básicas de resistência à quimioterapia: cinética, bioquímica e farmacológica.

Cinética celular e resistência

Consideráveis evidências diretas e indiretas indicam que o estado proliferativo das células tumorais é o principal fator determinante da eficácia do tratamento. Sabe-se que tumores com alta taxa de células em *divisão ativa*, ou seja, caracterizados por uma rápida progressão, são aqueles que apresentam os melhores índices de resposta ao tratamento, com mais chances de cura após tratamento sistêmico. São exemplos desse fenômeno os tumores de células germinativas de testículo, os linfomas de Hodgkin e não Hodgkin e o coriocarcinoma. Contudo, a maioria dos tumores sólidos dos adultos (próstata, colorretal, carcinoma de pulmão de não pequenas células) é de crescimento lento, sendo, portanto, muito resistente à maioria dos antineoplásicos. Além disso, frequentemente, quando diagnosticados os tumores encontram-se na fase de platô do crescimento. Nessa fase, as células tumorais são menos sensíveis aos efeitos da quimioterapia, especialmente aos antimetabólitos. Algumas estratégias tentam superar a resistência decorrente da cinética celular, como a cirurgia ou a radioterapia citorredutora e a utilização de antineoplásicos que afetam as populações em repouso (fase G_0) ou estimulam a apoptose (processo ativo de morte celular programada).

Causas bioquímicas para a resistência

A superexpressão de uma proteína de transporte da membrana, denominada *P-glicoproteína* (P-170), nas células de tumores resistentes é uma das mais importantes causas da RMD. De acordo com Kartner e Ling (1989)[51], a molécula de P-glicoproteína atua como uma bomba de efluxo de medicamento, ou seja, o quimioterápico atinge a célula cancerosa, mas, rapidamente, é bombeado pela P-glicoproteína para fora da célula, antes que possa exercer seu efeito citotóxico. Os fármacos mais envolvidos nesse processo são os alcaloides da vinca, os antracíclicos, a actinomicina D e as podofilotoxinas. Quando as células são expostas a um desses fármacos, tornam-se resistentes a todos os outros, mas permanecem sensíveis a antineoplásicos de outras classes, como os agentes alquilantes ou antimetabólitos, por exemplo. A P-glicoproteína tem sido encontrada na superfície celular de alguns tumores, principalmente de células renais, cólon, reto, adrenocortical e trato biliar, leucemias, linfomas, sarcoma osteogênico e carcinoma de mama, especialmente quando ocorre recidiva após tratamento quimioterápico, bem como em algumas células normais, em especial de rim, fígado, glândula adrenal e partes do trato gastrointestinal, órgãos frequentemente resistentes à quimioterapia. Entretanto, células altamente quimiossensíveis, como as sanguíneas, praticamente não expressam essa proteína[40-42].

A exposição da célula ao antineoplásico ocasiona um processo de Indução ou amplificação do gene mdr-1, responsável pela produção da P-glicoproteína. Medicamentos bloqueadores do canal de cálcio, como amiodarona, verapamil, quinidina, ciclosporina e fenotiazínicos, têm sido pesquisados no controle da RMD, pois são capazes de reverter ou bloquear os efeitos da P-170. A inibição da P-glicoproteína pela ciclosporina A ou verapamil parece ser clinicamente útil em leucemia mieloide aguda, linfoma avançado e mieloma.

A ação de muitos quimioterápicos depende da interação ou da inativação de moléculas críticas para a sobrevivência da célula. Um exemplo é a ligação do metotrexato e do fluoruracila às enzimas di-hidrofolato (DHFR) e timidilato sintetase (TS), respectivamente, interrompendo sua ação no processo de divisão celular. No entanto, as células cancerosas podem aumentar muito a expressão dessas enzimas, tornando-se resistentes ao metotrexato e ao fluoruracila, respectivamente, ou produzi-las anormais, ou seja, expressam DHFR com função enzimática normal, mas são resistentes à adesão aos antagonistas do ácido fólico (metotrexato, p. ex.). Apesar de esses mecanismos não serem clinicamente relevantes, a superexpressão de DHFR e a resistência aos antagonistas do ácido fólico têm sido descritas em células de carcinoma de pulmão de pequenas células e a presença de TS nos tecidos tumorais está inversamente relacionada à eficácia clínica do fluoruracila[43]. Uma maneira de aumentar a ligação do fluoruracila ao TS é a administração concomitante de ácido folínico (modulação bioquímica): essa combinação é claramente mais efetiva do que o fluoruracila isolado no tratamento de pacientes com câncer colorretal avançado[44]. Outro fator importante na gênese da resistência aos medicamentos é a capacidade da célula neoplásica de reparar os danos induzidos por eles e de aumentar os mecanismos de prevenção desses danos.

A perda da apoptose também provoca um processo de resistência aos medicamentos. Sabe-se que todas as células, tumorais ou não, precisam apresentar mecanismos intactos de replicação e reparo, para evitar perda de informações imprescindíveis à sua sobrevivência. Na ausência de um mecanismo de apoptose, as células cancerosas seguem um processo de divisão celular sequencial, acumulando erros de pareamento dos nucleotídeos e progressivas mutações no DNA. A perda da apoptose é manifestada pelo aumento da aneuploidia, frequentemente observada quando o câncer se torna mais agressivo, e pela alta frequência de mutações no gene supressor p53. Como já abordado anteriormente, sua função é induzir a célula à apoptose, quando ocorre um dano irrecuperável ao DNA. Agentes causadores de danos ao DNA induzem ao aumento dos níveis de p53 em células normais. No entanto, mutações que afetam o gene da proteína p53 estão associadas a neoplasias malignas. Entre elas, as mais comuns são o câncer de cólon (70% dos casos), pulmão (50% dos casos) e mama (40%). Tumores que expressam mutações no p53 costumam ser mais resistentes a vários tipos de antineoplásicos. Quando o gene p53 está presente e funcionante, o dano genético causado pela quimioterapia é um sinalizador para que o p53 desencadeie o processo de apoptose. No entanto, quando o p53 está alterado ou ausente, as células danificadas sobrevivem, replicam-se e desenvolvem resistência à quimioterapia. E essa resistência não é específica a uma classe de fármacos, mas a qualquer quimioterápico que cause danos ao DNA ou ao RNA.

A apoptose também é controlada pela presença e a regulação de proteínas da família da Bcl-2, também chamada *proteína do linfoma de células B*. Alterações nessas proteínas podem ser desencadeadas pela radioterapia ou por agentes quimioterápicos. Resistência à quimioterapia está frequentemente correlacionada a uma superexpressão de Bcl-2.

Causas farmacológicas para a resistência

A aparente resistência à quimioterapia pode ser resultado de falhas na administração do fármaco. Essas falhas podem ser decorrentes do uso de subdoses, pela subpenetração, quando o paciente tem grandes massas tumorais escassamente vascularizadas, ou pelas barreiras fisiológicas (barreiras hematoliquórica e hematogonadal).

Grandes massas tumorais frequentemente são mal vascularizadas, especialmente em porções não periféricas, o que impede a exposição dessas células a concentrações efetivas de antineoplásicos. Além disso, as deficiências circulatórias resultam em acidose metabólica e em hipóxia, situações que contribuem para a resistência tumoral. Outro fator importante são as barreiras fisiológicas que dificultam a penetração dos fármacos em áreas como cérebro e gônadas, tornando-as santuários, nos quais as células tumorais permanecem relativamente protegidas do contato com a quimioterapia sistêmica. Esses santuários são importantes em leucemia na criança, no linfoma não Hodgkin e no carcinoma broncogênico de pequenas células, pois nesses tumores o sistema nervoso central (SNC) e, com menos frequência, as gônadas são os locais mais comuns para ocorrência de metástases após tratamento sistêmico. Os protocolos de tratamento definem estratégias para deliberação de quimioterapia nessas áreas, em especial o SNC, por meio da quimioterapia intratecal e da irradiação cranioespinhal. Finalmente, sabe-se que, muitas vezes, o paciente é subtratado, intencionalmente ou não. A individualização das doses é impraticável, pois as medidas analítica, farmacológica e farmacodinâmica são complexas. Para garantir máxima exposição ao antineoplásico, foram idealizados protocolos de alta dosagem, que frequentemente requerem resgate hematológico por meio de infusão de medula óssea ou células periféricas precursoras de medula óssea (stem cell periférico).

Estadiamento

Estabelecer um diagnóstico preciso em oncologia é fundamental. Amostras significativas do tumor, obtidas por meio de biópsia ou punção, devem ser encaminhadas ao patologista para definir o tipo de tumor e, eventualmente, seu grau de agressividade. Paralelamente, o diagnóstico histopatológico deve ser compatível com os achados clínicos. Uma vez diagnosticado, o câncer deve ser estadiado, ou seja, avaliado quanto à extensão anatômica e à presença de metástases. Somente quando a extensão exata da doença é estabelecida, torna-se possível delinear o plano de tratamento mais racional para o paciente. O estadiamento é variável entre as diversas neoplasias, pois se baseia na história natural e no modo de disseminação do tumor. Pode ser cirúrgico (quando o cirurgião analisa a extensão da doença e a classifica dentro de critérios objetivos) ou clínico (quando se baseia em resultados de exames de imagem, análises sanguíneas etc.).

Avaliação da resposta tumoral

Para a avaliação da resposta ao tratamento, existem três medidas principais: a sobrevida; a redução tumoral ou dos marcadores tumorais; e as alterações subjetivas.

Sobrevida

Um dos principais objetivos do tratamento oncológico é permitir que os pacientes sobrevivam o máximo possível e com a mesma qualidade de vida que teriam se não fossem portadores de neoplasia. Se esse objetivo é alcançado, o paciente pode ser considerado curado. Entretanto, se não for possível curá-lo, o próximo objetivo é tentar oferecer uma sobrevida mais longa do que aquela esperada para os casos não tratados[37].

Redução tumoral

A sobrevida não é o principal método de avaliação, no curto prazo, da resposta ao tratamento. Nesses casos, a medida de resposta objetiva, considerando-se a avaliação do volume tumoral e os índices de marcadores tumorais, é a mais precisa. A classificação com base na regressão do tumor divide as respostas em: completa, parcial, doença estável e progressão da doença. Resposta completa e parcial classifica o paciente que atinge resposta objetiva.

Remissão ou resposta completa

Remissão ou resposta completa (RC) é o desaparecimento de toda evidência de doença mensurável ou avaliável, inclusive marcadores tumorais, durante pelo menos quatro semanas, sem aparecimento de novas lesões ou nova incidência de doença.

Remissão ou resposta parcial

Remissão ou resposta parcial (RP) é a redução de pelo menos 50% da soma dos produtos de diâmetros máximos e de um diâmetro perpendicular de lesões-índice (lesões de referência) em zonas representativas de doença. A diminuição das medidas deve persistir por pelo menos quatro semanas. Não deve ser constatado nenhum aumento superior a 25% em qualquer lesão-índice. Não devem surgir novas lesões e o status funcional do paciente melhora.

Doença estável

Doença estável (DE) é caracterizada pela ausência de alterações nas lesões mensuráveis que possam qualificar uma resposta ou progressão, bem como pela falta de evidências de novas lesões.

Progressão da doença

Considera-se progressão da doença (PD) o aumento de pelo menos 25% da soma dos produtos de diâmetros máximos e de um diâmetro perpendicular de qualquer lesão mensurável ou o surgimento de novas lesões.

Para identificar o nível de resposta à terapia, são necessários marcadores tumorais mensuráveis. Nos tumores sólidos, a avaliação é feita por meio da medida das massas palpáveis, de radiografias, tomografias, mapeamentos com radioisótopos e ressonância magnética. Em algumas doenças, como o câncer de ovário, preconiza-se um *second look*, ou seja, reoperar a paciente após o tratamento quimioterápico, pois os exames não mostram a necessária precisão. Nas neoplasias hematológicas, as contagens sanguíneas e a maturidade das células são os critérios utilizados para avaliar a resposta ao tratamento.

Outras variáveis importantes são: o desaparecimento de efusões malignas e de sinais e sintomas relacionados ao tumor, como dispneia, dor, disfagia, convulsões etc.

Marcadores tumorais[45]

Nem sempre é possível a avaliação objetiva da resposta ao tratamento com base exclusivamente na redução do volume tumoral, nas alterações de hemograma ou na observação dos sinais e sintomas. Neoplasias, como mieloma e coriocarcinoma, são mais bem mensuradas pela quantificação de marcadores tumorais: as imunoglobulinas anormais (proteína monoclonal ou proteína M) e o beta-hCG (gonadotrofina coriônica), respectivamente.

Atualmente, vários marcadores tumorais estão em uso para uma ampla variedade de tipos de câncer. A seguir apresentamos alguns marcadores tumorais alvos para terapia-alvo de vários tipos de cânceres, mas servem como marcadores tumorais para apenas um subconjunto de neoplasias.

- *Alfa-fetoproteína (AFP)*: diagnóstico do câncer de fígado e monitoramento da resposta ao tratamento; estadiamento, prognóstico e monitoramento da resposta ao tratamento de tumores de células germinativas.
- *ALK (rearranjos e superexpressão)*: tratamento e prognóstico no câncer de pulmão de não pequenas células e linfoma anaplásico de grandes células.
- *Amplificação do gene HER2/neu ou superexpressão de proteínas*: para determinar se o tratamento com certas terapias-alvo é indicado no câncer de mama, câncer de ovário, câncer de bexiga, câncer de pâncreas e câncer de estômago.
- *Beta-2-microglobulina (B2M)*: para determinar o prognóstico e monitorar a resposta ao tratamento do mieloma múltiplo, leucemia linfoide crônica e alguns linfomas.
- *Beta-hCG (gonadotrofina coriônica humana beta)*: estadiamento, prognóstico e monitoramento da resposta ao tratamento do coriocarcinoma e tumores de células germinativas.
- *BRAFV600*: seleção de pacientes com mais probabilidade de se beneficiarem do tratamento com determinadas terapias-alvo no melanoma cutâneo, doença de Erdheim-Chester, câncer colorretal e câncer de pulmão de não pequenas células.
- *BRCA1 e BRCA2 (mutações nos genes)*: para determinar se o tratamento com um tipo específico de terapia-alvo é indicado no câncer de ovário e câncer de mama.
- *CEA (antígeno carcinoembrionário)*: para monitorar a resposta ao tratamento e verificar se a doença recidivou ou se disseminou no câncer colorretal e alguns outros tipos de câncer.
- *C-kit/CD117*: diagnóstico e determinação do tratamento no tumor estromal gastrointestinal, melanoma da mucosa, leucemia mieloide aguda e doença mastocitária.
- *CA15-3/CA27.29*: monitoramento da resposta ao tratamento e avaliação da recidiva no câncer de mama.

- *CA19-9*: monitoramento da resposta ao tratamento no câncer de pâncreas, vesícula biliar, ducto biliar e gástrico.
- *CA-125*: diagnóstico, monitoramento da resposta ao tratamento e avaliação da recidiva no câncer de ovário.
- *Calcitonina*: diagnóstico, monitoramento da resposta ao tratamento e avaliação da recidiva no câncer medular da tireoide.
- *CD20*: para determinar se o tratamento com terapia-alvo é indicado no linfoma não Hodgkin.
- *CD22*: diagnóstico da leucemia de células pilosas e neoplasias de células B.
- *CD25*: para determinar se o tratamento com terapia-alvo é indicado no linfoma não Hodgkin (célula T).
- *CD30*: para determinar se o tratamento com terapia-alvo é indicado na micose fungoide e linfoma de células T periférico.
- *CD33*: para determinar se o tratamento com terapia-alvo é indicado na leucemia mieloide aguda.
- *Cromogranina A (CgA)*: diagnóstico, monitoramento da resposta ao tratamento e avaliação da recidiva em tumores neuroendócrinos.
- *Desidrogenase láctica (LDH)*: estadiamento, prognóstico e monitoramento da resposta ao tratamento em tumores de células germinativas, linfoma, leucemia, melanoma e neuroblastoma.
- *DPD (mutação no gene)*: para prever o risco de uma reação tóxica ao tratamento com 5-fluorouracil no câncer de mama, câncer colorretal, câncer de estômago e câncer de pâncreas.
- *EGFR*: para determinar o tratamento e o prognóstico no câncer de pulmão de não pequenas células.
- *Exclusão do cromossomo 17p*: para determinar se o tratamento com certa terapia-alvo é indicado na leucemia linfocítica crônica.
- *FLT3 (mutações no gene)*: para determinar se o tratamento com certas terapias-alvo é indicado na leucemia mieloide aguda.
- *Fibrina/fibrinogênio*: para monitorar a progressão e monitorar a resposta ao tratamento no câncer de bexiga.
- *Fosfatase ácida prostática (PAP)*: diagnóstico de carcinomas pouco diferenciados no câncer de próstata avançado.
- *Fusão do gene PML/RAR-alfa*: para diagnosticar a leucemia promielocítica aguda (LPA), prever a resposta à terapia com ácido trans-retinoico ou trióxido de arsênio, avaliar a eficácia do tratamento, monitorar a doença residual mínima e prever recidivas precoces na LPA.
- *Gene de fusão BCR-ABL (cromossomo Philadelphia)*: para diagnosticar, monitorar a resposta à terapia-alvo, determinar se o tratamento com um tipo específico de terapia-alvo é indicado e monitorar o *status* da doença na leucemia mieloide crônica, leucemia linfoide aguda e leucemia mieloide aguda.
- *IDH1 e IDH2 (mutações nos genes)*: para determinar se o tratamento com certas terapias-alvo é indicado na leucemia mieloide aguda.
- *Imunoglobulinas*: para diagnosticar, monitorar a resposta ao tratamento e avaliar a recidiva no mieloma múltiplo e macroglobulinemia de Waldenström.
- *Instabilidade de microssatélites (MSI) e/ou incompatibilidade de reparo deficiente (dMMR)*: para orientar o tratamento e identificar síndromes com alto risco de desenvolver câncer colorretal e outros tumores sólidos.

- *JAK2 (mutação no gene)*: diagnóstico de determinados tipos de leucemia.
- *KRAS (mutação do gene)*: para determinar se o tratamento com terapia-alvo é indicado no câncer colorretal e no câncer de pulmão de não pequenas células.
- *LDH (desidrogenase láctica)*: estadiamento, prognóstico e monitoramento da resposta ao tratamento em tumores de células germinativas, linfoma, leucemia, melanoma e neuroblastoma.
- *PD-L1 (ligante de morte celular programada1)*: para determinar se o tratamento com terapia-alvo é indicado no câncer de pulmão de não pequenas células, câncer de fígado, câncer de estômago, câncer de junção gastroesofágica, linfoma de Hodgkin e outros subtipos de linfoma agressivo.
- *PSA (antígeno prostático específico)*: diagnóstico, monitoramento da resposta ao tratamento e avaliação da recidiva no câncer de próstata.
- *Receptor de estrogênio (ER)/receptor de progesterona (PR)*: para determinar se o tratamento com hormonioterapia e algumas terapias-alvo é indicado no câncer de mama.
- *Receptor de somatostatina*: para determinar se o tratamento com terapia-alvo é indicado nos tumores neuroendócrinos que afetam o pâncreas ou o trato gastrointestinal.
- *Reorganização do gene ROS1*: para determinar se o tratamento com terapia-alvo é indicado no câncer de pulmão de não pequenas células.
- *Reorganização do gene da imunoglobulina de células B*: diagnóstico, avaliação da eficácia do tratamento e verificação da avaliação da recidiva no linfoma de células B.
- *Reorganização do gene do receptor de células T*: diagnóstico e, às vezes, avaliação de doenças residuais no linfoma de células T.
- *Tiroglobulina*: para monitorar a resposta ao tratamento e diagnosticar a recidiva no câncer de tireoide.

Alterações subjetivas

As alterações subjetivas são aquelas percebidas pelo paciente, mas não necessariamente pelo médico ou outros indivíduos. Uma melhora subjetiva associada a uma qualidade de vida satisfatória apresenta importância maior para o paciente do que a melhora objetiva. Assim, se a massa tumoral diminui, mas o paciente se sente pior do que antes do início do tratamento, provavelmente ele não acreditará que a terapêutica valha a pena. No entanto, se bem orientados, os pacientes geralmente concordam que a piora subjetiva temporária ocasionada pelos antineoplásicos é tolerável e até compensadora, diante da possibilidade real de cura da neoplasia. Entretanto, pacientes que recebem o tratamento quimioterápico com fins paliativos não podem tolerar grande toxicidade e efeitos colaterais. É de fundamental importância esclarecer o paciente quanto ao tratamento, seus objetivos e suas consequências, para uma tomada de decisão madura e equilibrada.

Avaliação da performance

Instrumentos de avaliação do *status* funcional do indivíduo são também utilizados para determinar a resposta ao tratamento quimioterápico. Um deles é o índice de Karnofsky[46]. A escala de Karnofsky é composta por 11 níveis de "performance", que vão de 0 a 100, divididos em intervalos de 10, sendo que o "0" indica morte e o "100" a performance normal, sem alterações por causa da doença.

Outro instrumento, simplificado, chamado *performance de Zubrod* ou *escala de desempenho ECOG* (em inglês, Eastern Cooperative Oncology Group)[47], descreve o nível de funcionamento de um paciente em termos de capacidade de cuidar de si mesmo, atividade diária e capacidade física (caminhar, trabalhar etc.) e estabelece escores de 0 a 4: um escore de 0 significa funcionamento normal e 4 é atribuído ao paciente moribundo. O índice de Karnofsky, embora mais completo, é de difícil memorização, discrimina aspectos que não são clinicamente úteis, ao contrário da escala de performance ECOG. Ambas são úteis ao enfermeiro da oncologia, pois medem parâmetros importantes, como nível de atividade física, sintomas da doença e grau de assistência necessária. Além disso, permitem a avaliação objetiva da tolerância e da resposta ao tratamento e auxiliam na definição e aprazamento da terapêutica empregada. Esses instrumentos de avaliação são muito utilizados em pesquisas clínicas de novos medicamentos ou novos protocolos.

A resposta ao tratamento quimioterápico é influenciada por diversos fatores. O primeiro e mais importante deles, conforme já demonstrado anteriormente, é o volume tumoral: tumores pequenos são mais sensíveis aos antineoplásicos do que grandes massas. O estado geral do paciente, no seu aspecto físico e psicoemocional, também pode influir significativamente na resposta ao tratamento: indivíduos saudáveis do ponto de vista nutricional e bioquímico e, além disso, com atitude mental positiva estão mais preparados para suportar o tratamento e suas toxicidades. O grau de sensibilidade tumoral aos medicamentos selecionados constituiu-se em outro fator que exerce influência sobre o grau de resposta ao tratamento. Além disso, o desenvolvimento de resistência a um ou mais antineoplásicos e o emprego de baixas doses também comprometem os resultados.

O Quadro 1.2 exibe uma comparação comumente usada entre as duas escalas de performance.

Quadro 1.2 Escalas de performance.

ECOG performance *status*	*Status* de desempenho de Karnofsky
0 – Totalmente ativo, capaz de realizar todas as atividades sem restrição.	100 – Normal, sem queixas; nenhuma evidência de doença. 90 – Capaz de continuar suas atividades normais; sinais ou sintomas menores de doença.
1 – Restrição a atividades fisicamente extenuantes, mas deambula e é capaz de realizar trabalhos leves ou de natureza sedentária.	80 – Atividade normal com esforço, alguns sinais ou sintomas maiores de doença. 70 – Cuida de si mesmo, mas é incapaz de realizar suas atividades normais ou de realizar um trabalho ativo.
2 – Deambula e com autocuidado presente, mas é incapaz de realizar qualquer atividade laboral; permanece em pé aproximadamente 50% das horas em que está acordado.	60 – Requer assistência ocasional, mas é capaz de cuidar da maioria de suas necessidades pessoais. 50 – Requer considerável assistência e cuidados médicos frequentes.
3 – Autocuidado limitado; confinado à cama ou cadeira por mais de 50% do período em que permanece acordado.	40 – Requer cuidados médicos especiais. 30 – Gravemente incapacitado; hospitalização é indicada embora a morte não seja iminente.
4 – Completamente incapacitado; não pode cuidar de si mesmo; totalmente confinado à cama ou cadeira	20 – Muito doente; hospitalização e cuidados de suporte ativos necessários. 10 – Moribundo.
5 – Morto.	0 – Morto.

Fonte: Desenvolvido pela autoria do capítulo.

Referências bibliográficas

1. Abeloff MD et al. Clinical oncology. 3rd ed. London: Elsevier Churchill Livingstone; 2004.
2. Baquiran DC, Gallagher J. Cancer chemotherapy handbook. 2nd ed. Philadelphia: Lippincott; 1998.
3. Ades T, Greene P. Principles of oncology nursing. In: Holleb AI, Fink DJ, Murphy GP, organizators. American cancer society textbook of clinical oncology. Georgia: American Cancer Society Inc. 1991;40:587-93.
4. Geary CG. British J. Haematol. 2000;110:2.
5. McCarthy EF. As toxinas de William B. Coley e o tratamento do osso e dos tecidos moles sarcomas. Iowa Orthop J. 2006;26:154-8. [acesso em 12 ago 2021. Disponível em: https://dept.abcdef.wiki/wiki/William_Coley.

6. Bacarat FF, Fernandes HJ, Silva MJ. Cancerologia atual: um enfoque multidisciplinar. São Paulo: Roca; 2000.
7. Dangle RB, Flynn K. Historical perspective. In: Ziegfeld CR, editor. Core curriculum for oncology nursing. Philadelphia: Saunders; 1987. p. 375-90.
8. DeVita VT, Hellman S, Rosenberg SA, editors. Cancer principles and practice of oncology. Philadelphia: Lippincott-Raven; 1997. p. 2714-55.
9. Mota MLS. Avaliação dos efeitos do agente citoprotetor amifostina na mucosite oral e disfunção da barreira intestinal: modelos experimentais em ratos e em pacientes portadores de câncer submetidos à quimioterapia antineoplásica [tese]. Fortaleza: Universidade Federal do Ceará; 2004.
10. Klein TE, Altman RB. PharmGKB: the pharmacogenetics and pharmacogenomics knowledge basis. The Pharmacogenomics Journal. 2004;4:1. [acesso em 17 set 2021]. Disponível em: https://www.nature.com/articles/6500230.
11. Ramaswamy S, Ross KN, Lander ES, Golub TR. A molecular signature of metastasis in primary solid tumors. Nat Genet. 2003;33:49-54.
12. Page CP, Curtis MJ, Sutter MC et al. Farmacologia integrada. São Paulo: Manole; 2004.
13. Blijham GH. Prevention and treatment of organ toxicity during high-dose chemotherapy: an overview. Anti-Cancer Drugs. 1993;4:527-33.
14. Malik S, Waxman J. Cytokines and cancer. Br Med J. 1992;305:265-7.
15. Rang HP, Dale MM, Litter JM. Pharmacology. 6th ed. London: Churchill Livingstone; 2006.
16. Carter S, Bakowski M, Hellman K. Chemotherapy of cancer. New York: Wiley; 1981.
17. Baserga R. The cell cycle. N Engl J Med. 1981;301:454-9.
18. Goodman LS, Gilman AG. As bases farmacológicas da terapêutica. New York: McGraw Hill; 2006. p. 1185-261.
19. Valeriote FA, Edelstein MB. The role of cell kinetics in cancer chemotherapy. Seminars in Oncology. 1977;4(2):217-26.
20. Paulovich AG, Toczyski DP, Hartwell LH. When checkpoints fail. Cell. 1997;83:315-21.
21. Kastan MB. Molecular biology of cancer: the cell cycle. In: De Vita VT, Helman S, Rosenberg S, editors. Cancer: principles & practice of oncology. 5th ed. Philadelphia: Lippincott-Raven; 1997. p. 121-33.
22. Djelloul S et al. Differential protein expression, DNA binding and interaction with SV40 large tumour antigen implicate the p63-family of proteins in replicative senescence. Oncogene. 2002;21:981-9.
23. Choi HR et al. Differential expression of p53 gene family members p63 and p73 in head and neck squamous tumorigenesis. Hum Pathol. 2002;33:158-64.
24. Vechia LD et al. Derivados oleananos e ursanos e sua importância na descoberta de novos fármacos com atividade antitumoral, anti-inflamatória e antioxidante. Quim Nova. 2009;32(5):1245-52. [acesso em 17 set 2021]. Disponível em: https://www.researchgate.net/publication/244751181_Derivados_oleananos_e_ursanos_e_sua_importancia_na_descoberta_de_novos_farmacos_com_atividade_antitumoral_anti-inflamatoria_e_antioxidante/link/0046351db44daccfdc000000/download.
25. Grivicich I, Regner A, Rocha AB. Revisão de literatura: morte celular por apoptose. Revista Brasileira de Cancerologia. 2007;53(3):335-43. [acesso em 17 set 2021]. Disponível em: https://docs.ufpr.br/~tostes/Portfolio/Patogeral/Necrose/Morte%20Celular%20por%20Apoptose.pdf.
26. Ghavami S, Hashemi M et al. Review: apoptosis and cancer: mutations within caspase genes. J Med Genet. 2009;46:497-510.
27. Anazetti MC, Melo PS. Morte celular por apoptose: uma visão bioquímica e molecular. Metrocamp Pesquisa. 2007;1(1):37-58. [acesso em 8 set 2021]. Disponível em: http://docplayer.com.br/3601996-Morte-celular-por-apoptose-uma-visao-bioquimica-e-molecular.html.
28. Silva THA et al. Agentes antitumorais inibidores da angiogênese: modelos farmacofóricos para inibidores da integrina $\alpha v\beta 3$. Rev Bras Cienc Farm. 2007;43(1). [acesso em 8 set 2021]. Disponível em: https://www.scielo.br/j/rbcf/a/vTzPTBqNbZJMSCQ4qgb8ZZq/?format=pdf.
29. Pinho MSL. Anticorpos monoclonais no tratamento do câncer colorretal: fundamentos e estado atual. Rev Bras Coloproct. 2004;24(4):382-4. [acesso em 8 set 2021]. Disponível em: https://www.sbcp.org.br/pdfs/24_4/17.pdf.
30. Burke MB, Wilkes GM, Ingeersen K. Cancer chemotherapy: a nursing process approach. 2nd ed. Burlington, MA: Jones & Bartlett Publishers; 1996.
31. Fischer DS et al. The cancer chemotherapy handbook. 5th ed. London: Mosby; 1997.
32. Fischer DS et al. The cancer chemotherapy handbook. 6th ed. London: Mosby; 2003.

33. Groenwald SL et al. Cancer nursing: principles and practice. 3rd ed. Boston, MA: Jones & Bartlett Publishers; 1993.
34. Chabner BA et al. Agentes antineoplásicos. In: Gilman AG, Goodman LS. As bases farmacológicas da terapêutica. New York: McGraw Hill; 2006. p. 1185-226.
35. Ignoffo RJ et al. Cancer chemotherapy pocket guide. Philadelphia: Lippincott-Raven; 1998.
36. Skeel RT. Handbook of cancer chemotherapy. 6th ed. Philadelphia: Lippincott Williams & Wilkins; 2003.
37. Skeel RT, Lachant NA. Handbook of cancer chemotherapy. 4th ed. Boston, MA: Little, Brown and Company; 1995.
38. DeVita Jr VT. The problem of resistance. Principles and Practice of Oncology Updates. 1990;4:1-12.
39. Leyland-Jones B, Dalton W, Fisher GA et al. Reversal of multi-drug resistance to cancer chemotherapy. Cancer. 1993;72(Suppl 11):3484-8.
40. DeVita Jr VT, Oliverio Jr V, Muggia F et al. The drug development and clinical trials programs of the division of cancer treatment. National Cancer Institute. Cancer Clinical Trials. 1979;2(3):195-216.
41. Moscow JA, Cowan KH. Multidrug resistance. Journal of National Cancer Institute. 1988;80(1):14-20.
42. Trent JM. Mechanisms of drug resistance. Proceedings, advances in clinical oncology. Snowbird UT. 1989;33-5.
43. Johnston PG, Fisher ER, Rockette HE et al. The role of thy-midylate synthase expression in prognosis and outcome. J Clin Oncol. 1994;12:2640-7.
44. Poon MA, O'Connel MJ, Wieand HS et al. Biochemical modulation of fluoruracila with leucovorin: confirmatory evidence of improved therapeutic efficacy in advanced colorectal cancer. J Clin Oncol. 1991;9:1967-72.
45. National Cancer Institute. Tumor markers. [acesso em 8 set 2021]. Disponível em: https://www.cancer.gov/about-cancer/diagnosis-staging/diagnosis/tumor-markers-fact-sheet.
46. Haddow A, David A. Karnofsky memorial lecture: thoughts on chemical therapy. Cancer. 1970;26:737-54.
47. Zubrod C et al. Avaliação de métodos para o estudo da quimioterapia no homem: ensaio terapêutico comparativo de mostarda nitrogenada e tiofosforamida. Jornal de Doenças Crônicas. 1960;11:7-33.
48. Alberts B, Bray O, Hopkin K, Johnson A, Lewis J, Raff M et al. Fundamentos da biologia celular. 2. ed. Porto Alegre: Artmed; 2006.
49. Alberts B, Johnson A, Lewis J, Raff M, Roberts K, Walter P. Molecular biology of the cell. 5th ed. New York: Garland; 2008.
50. Universidade Federal do Rio Grande do Sul (UFRGS). Cancer (neoplasm). [data desconhecida]. [acesso em 31 mar 2022]. Disponível em: https://www.ufrgs.br/imunovet/molecular_immunology/cancer.htm.
51. Kartner N, Ling V. Multidrug resistance in cancer. Sci Am. Mar 1989;260(3):44-51.

Sites

- American Society of Clinical Oncology (ASCO): https://www.asco.org/.
- National Cancer Institute (NCI): https://www.cancer.gov/.

2

Terapia Antineoplásica

Quimioterápicos Clássicos

- Edva Moreno Aguilar Bonassa • Maria Inês Rodrigues Gato
- Amanda Nascimento dos Reis • Maria Lurdemiler Sabóia Mota

Introdução

Os agentes antineoplásicos são classificados de acordo com: 1) sua estrutura química e sua função em nível celular; e 2) sua especificidade de ação no ciclo de divisão celular. Os fármacos de maior emprego no tratamento do câncer incluem os alquilantes polifuncionais, os antimetabólitos, os antibióticos antitumorais e os inibidores do fuso mitótico, entre outros[1].

A Figura 2.1 ilustra as principais classes e resume os mecanismos de ação.

Os antineoplásicos que atuam diretamente sobre uma fase do ciclo celular são conhecidos como agentes ciclocelular específicos (CCS); já os que apresentam ação independente de fase do ciclo celular são chamados agentes ciclocelular não específicos (CCNS). Observou-se[4] que, quanto a estes últimos, o fator mais importante para a atividade antitumoral e a potencialidade para seu uso no tratamento das diferentes neoplasias é que os antitumorais mais usados e estudados são agentes que geralmente atuam como eletrófilos sobre macromoléculas nucleofílicas, particularmente o DNA. Há ainda agentes não classificados que geralmente têm mais de um mecanismo de ação, um ciclo dependente e outro não, ou ainda não têm o mecanismo de ação completamente elucidado[1].

Conforme exposto anteriormente, a classificação de acordo com a estrutura química e a similaridade de ação divide os antineoplásicos em alguns grupos principais, que são descritos a seguir. Ao final da explanação de cada grupo, são abordados os principais aspectos técnicos de cada um dos fármacos nele inseridos.

Agentes alquilantes

São compostos capazes de substituir, em outra molécula, um átomo de hidrogênio por um radical alquil. Produzem ligações covalentes do(s) grupo(s) alquil (átomos de carbono saturados) com moléculas celulares e apresentam reativos intermediários eletrofílicos, que se ligam aos nucleófilos, como o DNA, impedindo, assim, a sua replicação. Os alquilantes afetam as células em todas as fases do ciclo celular de modo inespecífico[3].

A farmacologia molecular e celular dos agentes alquilantes está bem estabelecida. O mecanismo molecular de ação consiste na alquilação com substituição nucleofílica (SN1 ou SN2) do DNA, preferencialmente N-guanina, O-guanina e N-citosina. A decomposição do fármaco ocorre espontaneamente em pH fisiológico, e os íons cloroetil-diazônio ou carbono alquilam o DNA ou a proteína[4].

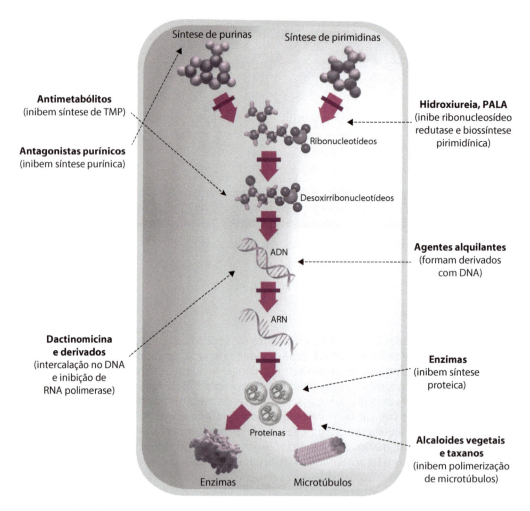

Figura 2.1 Classificação dos antineoplásicos e resumo dos mecanismos de ação de alguns agentes quimioterápicos úteis nas doenças neoplásicas.
TMP = monofosfato de timidina; ADN = DNA = ácido desoxirribonucleico; ARN = RNA = ácido ribonucleico; PALA = N-fosfonoacetil-L-aspartato.
Fonte: Adaptada de Chabner et al., 2006.

Os sítios de alquilação encontram-se amplamente distribuídos e incluem proteínas (enzimas, membranas celulares) e nucleotídeos, contribuindo para efeitos adversos e terapêuticos. Todos os átomos de oxigênio e nitrogênio das purinas e pirimidinas constituem os substratos de preferência desses fármacos[1].

Portanto, as ações farmacológicas mais importantes dos agentes alquilantes consistem naquelas que afetam a síntese de DNA e a divisão celular. A capacidade desses fármacos de interferir na integridade e na função do DNA e de induzir morte celular em tecidos de proliferação rápida fornece a base para suas aplicações terapêuticas e propriedades tóxicas[4]. A letalidade da alquilação do DNA depende do reconhecimento do complexo, da criação de rupturas nos filamentos de DNA por enzimas de reparo e de uma resposta apoptótica intacta. Os verdadeiros mecanismos de morte celular relacionados à alquilação do DNA ainda não estão bem esclarecidos[4].

Na atualidade, são cinco as principais classes de agentes alquilantes utilizados no tratamento de doenças neoplásicas (Quadro 2.1): 1) as mostardas nitrogenadas; 2) as etileniminas; 3) os alquilsulfonatos; 4) as nitrossoureias; e 5) os triazenos. Além disso, por motivos didáticos, a metil-hidrazina e os complexos de coordenação da platina estão incluídos entre os agentes alquilantes, embora estes últimos não produzam formalmente uma alquilação do DNA e exibam uma maneira diferente de formar complexos covalentes com o DNA; dessa forma, os complexos de coordenação da platina serão abordados separadamente[4].

Quadro 2.1 Principais classes de agentes alquilantes utilizados no tratamento de doenças neoplásicas.

Agentes alquilantes	Principais fármacos
Mostardas nitrogenadas	Bendamustina, clorambucila, ciclofosfamida, ifosfamida, melfalana
Etileniminas	Tiotepa
Alquilsulfonatos	Bussulfano
Nitrossoureias	Carmustina, estreptozocina, fotemustina, lomustina
Triazenos	Dacarbazina, temozolamida

Fonte: Desenvolvido pela autoria do capítulo.

Com relação aos efeitos tóxicos, sabe-se que, embora determinados agentes alquilantes possam ter efeito lesivo sobre tecidos com índices mitóticos normalmente baixos, como fígado, rins e linfócitos maduros, esses tecidos são habitualmente afetados de modo tardio. Os efeitos agudos manifestam-se primariamente nos tecidos de proliferação rápida[4]. Os agentes alquilantes diferem nos seus padrões de atividade antitumoral, nos locais e na gravidade de seus efeitos adversos.

Os principais efeitos adversos desse grupo de antineoplásicos estão relacionados aos sistemas Hematopoiético, gastrointestinal e reprodutor. Náuseas e vômitos são comuns, especialmente após administrações endovenosas. A leucopenia é a mielotoxicidade observada mais comum. Em geral, o nadir, ou seja, a mais baixa contagem hematológica, ocorre em 6 a 10 dias após a administração; e a recuperação medular, em aproximadamente 14 a 21 dias[4].

A alopecia pode ocorrer, especialmente após altas doses de ciclofosfamida. Aplicações de altas doses de ciclofosfamida também podem desencadear cistite hemorrágica estéril, necrose miocárdica e/ou hiponatremia severa[4]. As nitrossoureias estão relacionadas a fibrose pulmonar[5].

Complexos de coordenação de platina

A cisplatina, a carboplatina e a oxaliplatina penetram nas células por difusão e por intermédio de um transporte de Cu^{2+} ativo. No interior da célula, os átomos de cloreto da cisplatina podem ser deslocados, e o composto pode ser inativado diretamente por reação com nucleófilos, como tióis. O cloreto é substituído por água, produzindo uma molécula de carga positiva. Na reação citotóxica primária, o fármaco de carga positiva reage então com locais nucleofílicos do DNA e com proteínas[4].

A cisplatina, em ensaios clínicos realizados na década de 1970, revolucionou o tratamento de tumores geniturinários. O seu mecanismo de ação molecular compreende o desenrolamento e o encurtamento da hélice do DNA e ligações cruzadas interfitas. O mecanismo de ação celular parece ser resultado, principalmente, da formação dessas ligações interfitas (75% a 80%). Existe relação comprovada entre o número de ligações cruzadas, a capacidade de reparo dessas ligações e sua citotoxicidade[6].

A oxaliplatina pertence a uma classe de sais de platina, na qual o átomo central de platina é envolvido por um oxalato e um 1-2-diaminociclohexano (DACH) em posição *trans*. A oxaliplatina é um etereoisômero e, assim como outros derivados de platina, atua sobre o DNA, formando ligações alquil que levam à formação de pontes interfitas e intrafitas, inibindo a síntese e a formação de novas moléculas nucleicas de DNA. A cinética de ligação da oxaliplatina com o

Terapia Antineoplásica 25

DNA é rápida e ocorre no máximo em 15 minutos; já com a cisplatina, a ligação é bifásica, com uma fase tardia após 4 a 8 horas. No ser humano, observou-se a presença dos complexos de inclusão nos leucócitos 1 hora após a administração. A replicação e a posterior separação do DNA são inibidas, da mesma forma que secundariamente é inibida a síntese do RNA e das proteínas celulares. A oxaliplatina é eficaz sobre certas linhas de tumores resistentes à cisplatina[4].

A carboplatina penetra nas células por difusão. Uma vez no interior das células, é capaz de reagir com os ácidos nucleicos e com as proteínas. Os complexos ativados provocam uniões cruzadas intracadeias e intercadeias no nível do DNA. Também é demonstrada a união covalente das proteínas com o DNA. A atividade seletiva sobre as células tumorais ocorre provavelmente em decorrência do ataque sobre regiões de DNA ricas em guanina e citosina, produzindo dano que é reparável nas células normais. A ação da carboplatina não é ciclo-específica e sua capacidade de realizar ligações cruzadas é maior durante a fase S do ciclo celular[1].

Nefrotoxicidade, neurotoxicidade periférica e ototoxicidade são reações associadas ao uso de cisplatina. Entretanto, a nefrotoxicidade com dano renal tubular e necrose, semelhante à encontrada com o uso de metais pesados, constitui o principal efeito adverso da cisplatina; o grau de lesão depende da dose administrada (isolada ou cumulativa) e sua ocorrência limita ou mesmo contraindica novas administrações. A neuropatia periférica é mais comumente associada ao uso de carboplatina e oxaliplatina. A neuropatia pode apresentar-se como dose--limitante, assim como a ototoxicidade, com perda auditiva. Os procedimentos normalmente utilizados na prevenção desses efeitos consistem em hidratação e indução de diurese[6].

Agentes antimetabólitos

Os antimetabólitos afetam as células inibindo a biossíntese dos componentes essenciais do DNA e do RNA. Desse modo, impedem a multiplicação e as funções normais da célula. Essa inibição da biossíntese pode ser dirigida às purinas (como é a ação dos quimioterápicos 6-mercaptopurina e 6-tioguanina), à produção de ácido timidílico (5-fluoruracila e metotrexato) e a outras etapas da síntese de ácidos nucleicos (citosina-arabinosídeo C)[7].

Os antimetabólitos são particularmente ativos contra células que se encontram na fase de síntese do ciclo celular (fase S). A duração da vida das células tumorais suscetíveis determina a média de destruição dessas células, as quais são impedidas de entrar em mitose pelos agentes antimetabólicos que atuam na fase S. As diferenças entre a cinética celular de cada tipo de tumor podem ter considerável efeito na clínica, tanto na indicação quanto no esquema de administração desses agentes[1].

Em 2015, a agência Food and Drug Administration (FDA) aprovou o antineoplásico antimetabólito TAS-102 (uma associação de trifluridina e tipiracila), com base nos resultados do estudo Fase III RECOURSE, realizado em 800 pacientes com câncer colorretal metastático (mCRC), cuja doença havia progredido após as terapias-padrão ou que eram intolerantes a elas. O estudo RECOURSE alcançou o desfecho primário de melhora estatisticamente significativa da eficácia na sobrevida global em relação ao placebo (HR = 0,68, $p < 0,0001$) e demonstrou um perfil de segurança consistente com o observado em estudos clínicos anteriores[8,9].

Entre os antimetabólitos (Quadro 2.2), incluem-se também os agentes hipometilantes 5-azacitidina e 5-aza-2'-desoxicitidina (decitabina).

Quadro 2.2 Agentes antimetabólitos.

Antimetabólitos	Principais fármacos
Análogos do ácido fólico	Metotrexato, pemetrexede, pralatrexato, raltitrexato
Análogos das pirimidinas	Capecitabina, citarabina, floxuridina, fluoruracila, gencitabina, trifluridina/tipiracila, tegafur/uracila (UFT)
Análogos das purinas	Cladribina, fludarabina, mercaptopurina, nelarabina, pentostatina, tioguanina
Hipometilantes	Azacitidina e decitabina

Fonte: Desenvolvido pela autoria do capítulo.

Análogos do ácido fólico

O mecanismo molecular de ação do metotrexato consiste na inibição da enzima di-hidro-folato redutase. Esse fármaco é utilizado desde 1948, quando foi demonstrada a capacidade dos antagonistas do folato de induzir a remissão completa das leucemias agudas infantis[4].

O pralatrexato é um análogo do metotrexato e antagonista de folato; entra seletivamente nas células que expressam a proteína *reduced folate carrier type 1* (RFC-1), superexpressa em certas células cancerosas. Também inibe a di-hidrofolato redutase; porém, comparado ao meto-trexato, demonstra um nível de concentração intracelular muito maior e retenção prolongada dentro da célula. Aprovado em 2009 pela FDA, pralatrexato é indicado para o tratamento de linfoma periférico de células T recaído e refratário[10,11].

O raltitrexato é um antineoplásico análogo do folato quinazolínico que inibe seletivamente a timidilato sintetase. Após ser transportado para o interior da célula por transportadores de folatos reduzidos, recebe cofatores poliglutamato, que aumentam o período de retenção do fármaco no meio intracelular. A timidilato sintetase é responsável pela metilação da 2-deso-xirrudina-5-monofosfato em timidina-5-monofosfato e deste em um derivado trifosfato que é fundamental para a replicação do DNA. Como resultado da inibição da timidilato sintetase, ocorre uma fragmentação do DNA, o que causa a morte celular[4].

O pemetrexede é um análogo do folato e age inibindo a di-hidrofolato redutase; porém, como poliglutamato, inibe com maior potência a glicinamida ribonucleotídeo formiltransferase e a timidilato sintetase. Ao contrário do metotrexato, provoca pouca alteração nos reservatórios endógenos de folatos reduzidos[12].

Os efeitos adversos comuns desses fármacos são a mielodepressão, a alopecia e a mucosite. A leucopenia é a mais severa toxicidade hematológica observada, seguida de trombocitopenia. Em geral, o nadir ocorre em 1 a 2 semanas após a administração. A toxicidade gastrointestinal é manifestada por náuseas, vômitos, diarreia e mucosite. Após aplicações de altas doses de metotrexato, o dano às células normais pode ser letal, especialmente se expostas ao medi-camento por mais de 36 horas. Nesse caso, ocorre lesão celular irreversível, resultando em quadros fatais de toxicidade hematológica e gastrointestinal[12].

Análogos das pirimidinas

5-fluoruracila é um pró-fármaco convertido a seu correspondente ribosefosfato (5-FUTP), que por sua vez é incorporado ao RNA, inibindo o processamento e a função deste último; um segundo metabólito, o 5-FdUMP (5-fluoro-2'-deoxiuridina-5'-monofosfato), liga-se à timidilato sintetase, inibindo a formação de dTTP, um dos quatro precursores necessários para a síntese do DNA. Assim, o composto interfere na síntese dos dois ácidos nucleicos, o que explica a sua citotoxicidade. Em terceiro lugar, a fluoruracila inibe a utilização da uracila pré-formada na síntese do RNA, bloqueando a uracila fosfatase. A degradação catabólica do composto ocorre em células normais, porém não em células cancerosas, o que explica sua ação antineoplásica[13].

O ácido folínico aumenta a inibição da timidilato sintetase, que exige os cofatores do folato reduzido para formar um complexo ternário forte com 5-fluoruracila. O ácido folínico aumenta a citotoxicidade nos tumores insensíveis a 5-fluoruracila por estabilizar o complexo ternário, reduzindo a reversibilidade da reação e aumentando a desoxitimidina monofosfato (dTMP). O ácido folínico dobra a eficácia do 5-FU no tratamento do câncer de cólon e de mama[4].

A capecitabina é um análogo da pirimidina, com nome químico N-pentoxicarbonil-5-deso-xi-5-fluor-citidina e com atividade tumor-ativada. Exerce ativação seletiva nas células tumorais, produzindo maior concentração de metabólito ativo 5-fluoruracila do que nas células normais, com consequente diminuição dos efeitos colaterais. É um pró-fármaco que se torna ativo após passar por três etapas enzimáticas. Na primeira etapa, no fígado, a capecitabina é convertida em 5-desoxi-5-fluorcitidina (5-DFCR) pela carboxil esterase. Em seguida, sofre a ação da citidina desaminase, no fígado e/ou na célula tumoral, formando a 5-desoxi-5-fluoruridina (5-DFUR), ambos compostos não tóxicos. Numa terceira etapa, sofre a ação da timidina fosforilase, enzima altamente concentrada em tumores sólidos, com formação de 5-FU. Essa fase final de conversão ocorre especificamente no tumor. Sua ação é bem demonstrada no tratamento do câncer colorretal e no câncer de mama avançado ou metastático e resistente a esquema com paclitaxel e antraciclina[14].

O fármaco TAS-102, comercializado no Brasil com o nome de Lonsurf, é uma associação de trifluridina e tipiracila. A trifluridina é um antineoplásico análogo do nucleosídeo timidina; e a tipiracila, um inibidor da timidina fosforilase (TPase). A tipiracila aumenta a exposição à trifluridina por inibição da timidina fosforilase, que metaboliza a trifluridina. Após a incorporação no DNA das células cancerosas, interfere na síntese do DNA e inibe a proliferação celular. Os efeitos secundários mais frequentemente associados ao uso de trifluridina/tipiracila são neutropenia, náuseas, cansaço e anemia[8].

A citarabina assemelha-se quimicamente à citidina e à desoxicitidina; sua diferença em relação a esses nucleosídeos normais consiste no grupamento de açúcar: em vez de ribose ou desoxirribose, há arabinose. Sofre biotransformação ao metabólito ativo, trifosfato de arabinofuranosilcitosina, que impede a síntese do DNA por inibir a DNA polimerase. A citarabina é um agente ciclocelular específico de fase S e pode bloquear a progressão da fase G_1 para a fase S. É também um imunossupressor potente[15,16].

A gencitabina é um análogo estrutural da citarabina e dele difere por apresentar dois átomos de flúor na posição 2 em vez do grupo OH. Quimicamente, é 2-desoxi-2-2-difluorcitidina. Sofre biotransformação intracelular, originando os nucleosídeos ativos difosfato e trifosfato. Estes, após uma série de reações, acabam por inibir a síntese do DNA e causar o efeito citotóxico. A gencitabina é agente ciclo-específico de fase S. Além de apresentar emprego clínico no tratamento de carcinoma de pulmão de não pequenas células localmente avançado ou metastático e no carcinoma primário localmente avançado ou metastático de pâncreas, manifesta atividade no carcinoma avançado de mama, ovário e bexiga. Também é importante destacar que a gencitabina tem uso *off-label* no cenário da hematologia, sendo utilizada em linfoma de Hodgkin recorrente e linfoma não Hodgkin recorrente/refratário[17]. Entre os efeitos adversos, merecem atenção: mielossupressão reversível; mucosite e diarreia. Infusões endovenosas prolongadas causam eritema e descamação palmar[15].

A decitabina (5-aza-2'-desoxicitidina) é um análogo do nucleosídeo citosina que inibe seletivamente as metiltransferases do DNA em doses baixas, resultando em hipometilação do gene promotor que pode causar a reativação de genes supressores de tumor, indução de diferenciação celular ou senescência celular, seguida de morte programada da célula. É um agente ciclocelular específico de fase S e é utilizada no tratamento de síndrome mielodisplásica (SMD) e na leucemia mieloide aguda (LMA) "de novo" ou secundária. Entre os eventos adversos, a mielossupressão e o agravamento da neutropenia são mais comuns nos primeiros dois ciclos de tratamento e podem não se correlacionar com a progressão das síndromes mielodisplásicas subjacentes[18].

Análogos das purinas

São representados pela mercaptopurina (6-mercaptopurina; 6-MP), tioguanina (6-tioguanina; TG), pentostatina (2'-desoxicoformicina), cladribina (2-clorodesoxiadenosina; 2-CdA) e fludarabina (monofosfato de 2-fluoro-arabinofuranosiladenina). A mercaptopurina e a tioguanina são análogos das purinas hipoxantina e guanina; e são indicados no tratamento de leucemias. Quadros de disfunção hepática, caracterizados por icterícia e elevação das enzimas e em geral reversíveis com a interrupção do tratamento, estão relacionados ao uso de mercaptopurina, enquanto a mielossupressão é mais comum com o uso de tioguanina[4].

A cladribina (utilizada no tratamento de leucemias de células pilosas) e a fludarabina (utilizada principalmente no tratamento de leucemia linfocítica crônica e linfomas de baixo grau) podem apresentar efeitos adversos que merecem atenção: mielossupressão, infecções, febre e mal-estar[4].

Já a nelarabina é um pró-fármaco do análogo citotóxico de desoxiguanosina ara-G, rapidamente desmetilada pela adenosina desaminase (ADA) em ara-G e posteriormente fosforilada intracelularmente pelas quinases desoxiguanosina e desoxicitidina no seu metabólito 5'-monofosfato. É utilizada no tratamento de leucemia linfoblástica aguda de células T e do linfoma linfoblástico de células T, ambos recaídos/refratários. A neurotoxicidade está entre as reações adversas mais importantes e é dose-limitante; por esse motivo, é recomendado o monitoramento de sinais e sintomas neurológicos[19].

Hipometilantes

A azacitidina e a decitabina são análogos de nucleosídeos que se ligam covalentemente às metiltransferases de DNA, inibem irreversivelmente sua função e levam à perda progressiva de metilação e à reversão do silenciamento do gene. Isso resulta na expressão gênica e na diferenciação das células mieloides. Além da atividade indutora de diferenciação, esses agentes também apresentam efeitos citotóxicos diretos[20]. Tanto a azacitidina quanto a decitabina são utilizadas para o tratamento da síndrome mielodisplásica (SMD); e os eventos adversos hematológicos mais comuns associados ao uso desses fármacos são: anemia, neutropenia, trombocitopenia e neutropenia febril. Os mecanismos que podem explicar as diferenças entre seus efeitos clínicos ainda não foram elucidados; mutações genéticas específicas podem afetar as respostas clínicas à terapia com decitabina ou com azacitidina[21].

Antibióticos antineoplásicos

São um grupo de substâncias com estrutura química variada que, embora interajam com o DNA inibindo a síntese desse ácido ou de proteínas, não atuam especificamente sobre determinada fase do ciclo celular. Apesar de apresentarem essa variação, têm em comum anéis insaturados que permitem a incorporação de excesso de elétrons e a consequente produção de radicais livres reativos[22].

Podem apresentar outro grupo funcional que lhes acrescenta novos mecanismos de ação, como alquilação (mitomicina C), inibição enzimática (actinomicina D e mitramicina) ou inibição da função do DNA por intercalação (bleomicina, actinomicina D, doxorrubicina e seus análogos mitoxantrona, epirrubicina, daunorrubicina e idarrubicina). Como todos os quimioterápicos, os antibióticos atuam tanto sobre as células normais como sobre as malignas. Por isso, também apresentam efeitos colaterais e indesejáveis[4,23].

Entre as toxicidades, destacam-se aquelas relacionadas ao trato gastrointestinal (náuseas, vômitos, estomatite, anorexia e diarreia) e com o sistema hematológico (principalmente leucopenia e trombocitopenia). O nadir desses fármacos ocorre de 10 a 14 dias após a aplicação; e a recuperação medular, por volta do 21º dia. A doxorrubicina e a daunorrubicina estão frequentemente associadas a cardiotoxicidade; e a bleomicina pode causar toxicidade pulmonar severa. A alopecia é um problema comum relacionado à maioria dos antibióticos antitumorais. O extravasamento desses medicamentos para os tecidos circunjacentes ao vaso puncionado causa necrose severa, com exceção da bleomicina e da mitoxantrona[22,24].

A encapsulação da doxorrubicina em lipossomos peguilados (doxorrubicina lipossomal peguilada) é uma estratégia utilizada para reduzir a cardiotoxicidade cumulativa dose-relacionada da doxorrubicina convencional. Os lipossomos foram descobertos nos anos 1960 por Alec D. Banghan, e a tecnologia em seu uso vem sendo aprimorada desde a década de 1970[44]; consiste em duas camadas lipídicas, no interior das quais se encontra o fármaco de escolha[25,26]. A diferença entre a doxorrubicina lipossomal e os outros antracíclicos lipossomais é a cobertura da camada externa do lipossomo com polietilenoglicol (PEG), que confere a essa

Terapia Antineoplásica   29

estrutura características únicas[25]. O PEG altera substancialmente a farmacocinética do lipossomo circulante à medida que evita a detecção e a destruição da doxorrubicina lipossomal pelo sistema reticuloendotelial, o que prolonga a meia-vida da doxorrubicina, que passa a ser de aproximadamente 72 horas[26].

A vantagem farmacológica da doxorrubicina lipossomal peguilada reside no aumento da sua meia-vida, o que altera a farmacocinética e o perfil de toxicidade comumente relacionado aos antracíclicos. Com o aumento de concentração nos tecidos tumorais proporcionado pelo PEG, espera-se maior eficácia do fármaco[27,28].

Inibidores mitóticos

Os inibidores mitóticos podem paralisar a mitose na metáfase, em decorrência de sua ação sobre a proteína tubulina, formadora dos microtúbulos que constituem o fuso espiralar, pelo qual migram os cromossomos. Desse modo, os cromossomos, durante a metáfase, ficam impedidos de migrar, ocorrendo a interrupção da divisão celular. Essa função tem sido útil na "sincronização" das células quando os inibidores mitóticos são combinados com agentes com especificidade de atuação na fase S do ciclo de divisão celular[29].

Nesse grupo de fármacos, estão incluídos: os alcaloides da *Vinca rosea* (vincristina, vimblastina, vindesina e vinorelbina) que, embora tenham estruturas químicas e mecanismos de ação semelhantes, apresentam diferenças importantes na atividade citotóxica; os taxanos (paclitaxel, docetaxel, cabazitaxel); a ixabepilona e a eribulina[4,23].

Os alcaloides da vinca são agentes específicos do ciclo celular que bloqueiam as células em mitose. As atividades biológicas desse grupo devem-se a sua capacidade de ligar-se especificamente à beta-tubulina e bloquear a sua capacidade de polimerizar-se com a alfa-tubulina em microtúbulos. A vimblastina e a vincristina são representantes naturais dessa classe; e a vinorelbina é um derivado semissintético que apresenta menor neurotoxicidade do que os alcaloides naturais[4].

Os taxanos são estabilizadores dos microtúbulos que estimulam sua polimerização e inibem sua despolimerização, também comprometendo a mitose na transição da metáfase para a anáfase e causando a morte celular. O paclitaxel é um complexo diterpina taxano originalmente isolado da casca do teixo ocidental; o docetaxel e o cabazitaxel são derivados semissintéticos. Ao contrário de outros teixos, o cabazitaxel apresenta baixa afinidade por proteínas de resistência a múltiplos agentes, conferindo com isso atividade em tumores resistentes[4].

Outra classe de fármacos que agem como inibidores mitóticos são os análogos da epotilona B. A ixabepilona, representante dessa classe, é um análogo semissintético da epotilona B e foi aprovada em 2007 pela FDA[30]. Age inibindo os microtúbulos, interrompendo a divisão celular na fase de mitose e causando subsequente morte celular. Em combinação com capecitabina, o fármaco ixabepilona é indicado para o tratamento de câncer de mama metastático ou localmente avançado, após falha com o uso de antraciclinas e taxanos. Como monoterapia, é indicado para o tratamento de câncer de mama metastático ou localmente avançado em pacientes resistentes às antraciclinas, aos taxanos e à capecitabina[31]. A ixabepilona pode provocar reações de hipersensibilidade, pois seu diluente contém cremophor EL (veículo utilizado em formulações pouco solúveis em água). Recomenda-se pré-medicar com um antagonista anti-H1 (p. ex., difenidramina 50 mg), um antagonista anti-H2 (cimetidina 300 mg ou equivalente) e dexametasona 20 mg, 1 hora antes da infusão, para evitar reações infusionais. As reações adversas mais comumente identificadas são: neuropatia periférica, mialgia/artralgia, fadiga/astenia, alopecia, náusea, vômito, estomatite/mucosite, diarreia e dor musculoesquelética[31].

A eribulina, um análogo sintético da halichondrina B (produto natural isolado da esponja marinha *Halicondria okadai*), inibe a fase de crescimento dos microtúbulos sem afetar a fase de encurtamento e sequestra a tubulina em agregados não produtivos. Exerce seus efeitos por meio de um mecanismo antimitótico com base na tubulina, causando o bloqueio do ciclo celular G2/M, ruptura dos fusos mitóticos e, por fim, morte celular por apoptose após bloqueio mitótico prolongado e irreversível. Eribulina é indicada para o tratamento de câncer de mama localmente avançado ou metastático após progressão a pelo menos duas linhas de tratamento (que tenham incluído antraciclina e taxano). Neutropenia, neuropatia periférica e prolongamento de intervalo QT devem ser monitorados durante o uso de eribulina[32].

Inibidores da topoisomerase

As DNA topoisomerases são enzimas nucleares que reduzem o estresse de torção do DNA superespiralado, permitindo que regiões selecionadas se tornem desespiraladas e relaxadas o suficiente para permitir a ocorrência dos processos de replicação, recombinação, reparo e transcrição do DNA. São conhecidas duas classes de topoisomerases (I e II) que medeiam a quebra e o reparo dos filamentos de DNA[2,4].

Irinotecano e topotecana inibem a topoisomerase I, enquanto etoposídeo e teniposídeo inibem a topoisomerase II. Os derivados da camptotecina ligam-se ao complexo de clivagem DNA-topoisomerase I, normalmente transitório, e o estabilizam. Embora a ação de clivagem inicial da topoisomerase I não seja afetada, a etapa de religação é inibida, resultando no acúmulo de quebras de filamentos únicos do DNA. Essas lesões são reversíveis e, por si sós, não são tóxicas para a célula. Entretanto, a colisão de um garfo de replicação do DNA com esse filamento clivado provoca uma quebra irreversível do DNA de filamento duplo, causando finalmente a morte celular. Assim, as camptotecinas agem, de forma ciclo-específica, na fase S do ciclo celular[2,4].

Agentes diversos

Alguns fármacos não podem ser agrupados em determinada classe de ação farmacológica. Dentre eles, destacam-se: a procarbazina, cujo mecanismo de ação não foi ainda completamente explicado e que é utilizada no tratamento da doença de Hodgkin; a L-asparaginase, que hidrolisa a L-asparagina e impede a síntese proteica, sendo utilizada no tratamento da leucemia linfocítica aguda; a hidroxiureia, que age sobre a enzima ribonucleosídeo difosfato redutase, utilizada no tratamento de anemia falciforme, leucemia mieloide crônica, melanoma e câncer de células escamosas[1]. Também se incluem entre os agentes diversos: a estramustina, a trabectedina, o trióxido de arsênio, os inibidores de histonas desacetilases e os citotóxicos associados a nanopartículas.

A procarbazina, fármaco absorvível por via oral, atravessa a membrana hematoliquórica e está associada a mielotoxicidade e neurotoxicidade, náuseas e vômitos e eritema cutâneo generalizado[33].

A hidroxiureia é um fármaco ciclocelular específico (fase S), também absorvível por via oral e intensamente mielossupressora[4].

A L-asparaginase é uma enzima capaz de destruir as reservas exógenas do aminoácido asparagina, vital ao processo de síntese proteica das células tumorais, incapazes de produzir esse aminoácido essencial endogenamente. É indicada exclusivamente no tratamento de pacientes com leucemia linfoide aguda e linfoma linfoblástico. Seu efeito colateral mais importante é a anafilaxia, frequente após aplicações endovenosas e/ou repetidas. Está também associada a neurotoxicidade e a hepatotoxicidade[4].

A estramustina, embora comumente classificada como agente hormonal, por apresentar efeitos similares aos do estrógeno, pode também ser considerada um inibidor mitótico (liga-se às proteínas associadas aos microtúbulos, impedindo a função normal da tubulina). Seu mecanismo de ação não está exatamente esclarecido; combina os efeitos do estradiol e da mostarda nitrogenada, promovendo redução acentuada no nível plasmático de testosterona e aumento nos níveis de estrógeno. É indicada para o tratamento paliativo de câncer de próstata metastático e/ou progressivo e tem toxicidade similar à do estrógeno[19,34].

A trabectedina é um composto natural derivado de *Ectenascidia turbinate*, que bloqueia o ciclo celular na fase G_2/M por meio de ligação covalente ao sulco menor da dupla-hélice do DNA, curvatura da hélice em direção ao sulco maior e alteração da transcrição do DNA[35]. Também altera o mecanismo de reparo do DNA[24]. Trabectedina é indicada no tratamento de pacientes com lipossarcoma e leiomiossarcoma irressecável ou metastático que receberam tratamento prévio com antraciclina e, em combinação com doxorrubicina lipossomal, de pacientes com recidiva de câncer de ovário sensível à platina[36].

Substâncias à base de arsênio, ao longo da história da terapêutica, tiveram seus potenciais efeitos benéficos reconhecidos. O arsênio é um elemento classificado como semimetal ou metaloide e existe como óxidos e sulfetos quimicamente instáveis, bem como arsenitos ou arsenatos de sódio, cálcio e potássio. O trióxido de arsênio é uma forma inorgânica de arsênio estudada e utilizada contra o câncer e, durante a década de 1970, foi introduzido na China para o tratamento da leucemia promielocítica aguda, com taxas de resposta que variaram entre 66% e 84%. Além disso, 28% dos pacientes sobreviveram por mais de 10 anos. Seu mecanismo de ação não é totalmente conhecido; em doses mais baixas promove diferenciação celular parcial, enquanto em doses mais elevadas provoca alterações morfológicas e fragmentação do DNA, característica da apoptose. Outros efeitos principais incluem dano ou degradação da proteína de fusão PML-RAR-alfa e inibição do crescimento e angiogênese. As reações adversas mais comuns associadas ao uso de trióxido de arsênio são: hiperglicemia, hipocalemia, neutropenia e aumento da alanina aminotransferase (ALT). Entre as reações adversas graves, foram comuns: síndrome de diferenciação LPA, leucocitose, intervalo QT prolongado, fibrilação auricular/agitação atrial, hiperglicemia e uma variedade de outras reações adversas graves relacionadas a hemorragia, infecções, dor, diarreia e náuseas[37,38].

Inibidores de histonas desacetilases

Os inibidores das histonas desacetilases (iHDAC) têm demonstrado atividade contra diversos tipos de câncer. A unidade básica da cromatina é o nucleossomo, que consiste em, aproximadamente, 146 pares de bases do DNA enroladas ao redor de estruturas proteicas conhecidas como histonas, que desempenham importante papel na manutenção do equilíbrio dinâmico da cromatina. As caudas aminoterminais das histonas estão sujeitas a uma variedade de alterações pós-traducionais, como metilação, acetilação, fosforilação, entre outras, as quais regulam suas funções. Algumas dessas modificações estão associadas a genes ativos, enquanto outras, a genes silenciosos[39].

A acetilação depende da atividade de duas famílias de enzimas, as histonas acetiltransferases (HAT) e as histonas desacetilases (HDAC). As mutações ou translocações cromossômicas, envolvendo genes HAT e HDAC, resultam no desenvolvimento de malignidades hematológicas, como leucemia promielocítica aguda, linfoma e outras. A inibição da histona desacetilase acarreta o acúmulo dos grupos acetila, provocando alterações na estrutura da cromatina e na ativação do fator de transcrição; isso, por sua vez, resulta no término do crescimento celular, induzindo a morte celular[39].

Vorinostate foi o primeiro medicamento dessa classe de agentes antineoplásicos e demonstrou eficácia como agente único contra linfoma cutâneo de células T. Em mieloma, foi testado em diversos estudos clínicos como agente único e como parte de uma terapia combinada[40].

Outro iHDAC é o romidepsin, aprovado em 2009, pela FDA, para o tratamento do linfoma cutâneo de células T em pacientes que receberam pelo menos uma terapia sistêmica prévia. A eficácia e a segurança de romidepsin foram avaliados em dois ensaios de braços únicos, multicêntricos. Em ambos os ensaios, os pacientes foram tratados até a progressão da doença.

A resposta global foi avaliada de acordo com um critério que incluiu avaliações quanto ao envolvimento visceral, da pele, linfonodos e células de Sézary[41].

Em 2014, a FDA aprovou o uso de belinostato para o tratamento de linfoma periférico de células T (PTCL) recaído ou refratário, um tipo raro de linfoma não Hodgkin de crescimento rápido. A segurança e a eficácia de belinostato foram avaliadas em um estudo clínico envolvendo 129 participantes com PTCL recaído ou refratário. Todos os participantes foram tratados com belinostato até que a doença progredisse ou os efeitos adversos se tornassem inaceitáveis. Os resultados mostraram que 25,8% dos participantes tiveram resposta completa ou resposta parcial após o tratamento. Os efeitos adversos mais comuns observados foram: náuseas, fadiga, febre, anemia e vômitos[42].

Citotóxicos associados a nanopartículas

A nanotecnologia está associada à manipulação da matéria em escala nanométrica. As nanopartículas magnéticas devem atravessar a barreira endotelial e se acumular especificamente nas células-alvo, sem danos às células normais. Essas características podem ser atingidas por meio do recobrimento das partículas com um material biologicamente ativo. O primeiro agente citotóxico que incorporou a nanotecnologia é uma apresentação do paclitaxel ligado à albumina, partícula de aproximadamente 130 nanômetros. A albumina tem a vantagem de ser um carreador natural de moléculas insolúveis em água e que, seletivamente, acumula-se em tecidos tumorais. Essa apresentação não contém solventes químicos como Cremophor®, o que elimina a necessidade de pré-medicação com esteroides ou anti-histamínicos, profilaxia para reações de hipersensibilidade causada por alguns tipos de solventes[43].

Referências bibliográficas

1. Rang HP, Dale MM, Litter JM. Pharmacology. 6th ed. London: Churchill Livingston; 2006.
2. Auparakkitanon S, Wilairat P. Cleavage of DNA induced by 9-anilinoacridine inhibitors of topoisomerase II in the malaria parasite Plasmodium falciparum. Biochem Biophys Res Commun. 2000;269(2):406-9.
3. Page CP, Curtis MJ, Sutter MC et al. Farmacologia integrada. São Paulo: Manole; 2004.
4. Chabner BA et al. Agentes antineoplásicos. In: Gilman AG, Goodman LS. As bases farmacológicas da terapêutica. New York: McGraw Hill; 2006. p. 1185-261.
5. Cui K et al. Novel cisplatin-type platinum complexes and their cytotoxic activity. Bioorganic & Medicinal Chemistry Letters. 2006;16:2937-42.
6. Rabik CA, Dolan ME. Molecular mechanisms of resistance and toxicity associated with platinating agents. Cancer Treat Rev. 2007;33(1):9-23.
7. Luengo A, Gui DY, Vander Heiden MG. Targeting metabolism for cancer therapy. Cell Chemical Biology. 2017;24(9):1161-80.
8. Agência Europeia de Medicamentos (EMA). Lonsurf drug information. [data desconhecida]. [acesso em 28 fev 2021]. Disponível em: https://www.ema.europa.eu/en/documents/product-information/lonsurf-epar-product-information_pt.pdf.
9. Drugs.com. Lonsurf FDA approval history. 2015. [acesso em 28 fev 2021]. Disponível em: https://www.drugs.com/history/lonsurf.html.
10. Memorial Sloan Kettering Cancer Center (MSKCC). FDA approves lymphoma drug developed at Memorial Sloan Kettering. 2009. [acesso em 7 mar 2021]. Disponível em: https://www.mskcc.org/news/fda-approves-lymphoma-drug-developed-msk.
11. Acrotech Biopharma. Folotyn prescribing information. 2019. [acesso em 7 mar 2021]. Disponível em: http://www.folotyn.com/wp-content/uploads/2019/11/Folotyn-PI-09-2020-REF-0255.pdf.
12. Go RS, Adjei AA. Review of the comparative pharmacology and clinical activity of cisplatin and carboplatin. J Clin Oncol. 1999;17:409-22.
13. Libbs; Agência Nacional de Vigilância Sanitária (Anvisa). Bula do medicamento Fauldfluor®. 2007. [acesso em 28 fev 2021]. Disponível em: https://consultas.anvisa.gov.br/#/medicamentos/253511 91592200612/?nomeProduto=fauldfluor.

14. Johnston PG, Fisher ER, Rockette HE et al. The role of thymidylate synthase expression in prognosis and outcome. J Clin Oncol. 1994;12:2640-7.
15. Ignoffo RJ et al. Cancer chemotherapy pocket guide. Philadelphia: Lippincott-Raven; 1998.
16. BC Cancer Agency. Cancer drug manual. 2014. [acesso em 11 fev 2021]. Disponível em: http://www.bccancer.bc.ca/drug-database-site/Drug%20Index/Cytarabine_monograph_1May2014.pdf.
17. Bragalone DL, Minich SS. Drug information handbook for oncology. 16th ed. Estados Unidos: Lexicomp; 2019. p. 973-84.
18. Janssen-Cilag; Agência Nacional de Vigilância Sanitária (Anvisa). Bula do medicamento Dacogen®. 2021. [acesso em 7 mar 2021]. Disponível em: https://consultas.anvisa.gov.br/#/bulario/q/?nomeProduto=Dacogen.
19. Manual de oncologia clínica do Brasil (MOC Drogas). [data desconhecida]. [acesso em 7 mar 2021]. Disponível em: https://mocbrasil.com/.
20. Gurion R, Vidal L, Gafter-Gvili A et al. 5-azacitidine prolongs overall survival in patients with myelodysplastic syndrome--a systematic review and meta-analysis. Haematologica. 2010;95(2):303-10.
21. Lee BH, Kang KW, Jeon MJ et al. Comparison between 5-day decitabine and 7-day azacitidine for lower-risk myelodysplastic syndromes with poor prognostic features: a retrospective multicentre cohort study. Sci Rep. 2020;10:39.
22. Casciato DA. Manual of clinical oncology. 5th ed. Philadelphia: Lippincott Williams & Wilkins; 2004.
23. Rhonda Kalyn; BC Cancer. BC Cancer Pharmacy Education Program. Cancer drug pharmacology table. 2006. [atualizado em 10 fev 2021]. [acesso em 21 fev 2021]. Disponível em: http://www.bccancer.bc.ca/pharmacy-site/Documents/Pharmacology_Table.pdf.
24. LiverTox: clinical and research information on drug-induced liver injury. Antineoplastic agents. Bethesda (MD): National Institute of Diabetes and Digestive and Kidney Diseases; 2012. [atualizado em 1º maio 2019]. [acesso em 21 jan 2021]. Disponível em: https://www.ncbi.nlm.nih.gov/books/NBK548022/.
25. Allen TM, Chonn A. Large unilamellar liposomes with low uptake into the reticuloendothelial system. FEBS Lett. 1987;223:42-6.
26. Gabizon A, Martin F. Polyethylene glycol-coated (pegylated) liposomal doxorubicin. Rationale for use in solid tumors. Drugs. 1997;54:15-21.
27. Gill PS, Espina BM, Muggia F et al. Phase I/II clinical and pharmacokinetic evaluation of liposomal doxorubicin. J Clin Oncol. 1996;14:2353-64.
28. Lyass O, Uziely B, Ben-Yosef R et al. Correlation of toxicity with pharmacokinetics of pegylated liposomal doxorubicin (Doxil) in metastatic breast carcinoma. Cancer. 2000;89:1037-47.
29. Ellis R, Priff N. Chemotherapy handbook. New York: Springhouse Corporation; 1994.
30. Princeton NJ; Drugs.com. FDA approves ixempra (ixabepilone), a semi-synthetic analog of epothilone B, for the treatment of advanced breast cancer. 16 out 2007. [acesso em 21 jan 2021]. Disponível em: https://www.drugs.com/newdrugs/fda-approves-ixempra-ixabepilone-semi-synthetic-analog--epothilone-b-advanced-breast-cancer-678.htmL.
31. Bragalone DL, Minich SS. Drug information handbook for oncology. 16th ed. Estados Unidos: Lexicomp; 2019. p. 1218-23.
32. United Medical. Bula do medicamento Halaven®. [acesso em 21 fev 2021]. Disponível em: https://consultas.anvisa.gov.br/#/medicamentos/25351174166201840/?nomeProduto=halaven.
33. Brandt L, Kimby E, Nygren P, Glimelius B; SBU-group. Swedish Council of Technology Assessment in Health Care. A systematic overview of chemotherapy effects in Hodgkin's disease. Acta Oncol. 2001;40(2-3):185-97.
34. Pfizer. Emcyt prescribing information. 2007. [acesso em 7 mar 2021]. Disponível em: https://cdn.pfizer.com/pfizercom/products/uspi_emcyt.pdf.
35. Agência Europeia de Medicamentos (EMA). Assessment report for yondelis. 28 out 2009. [acesso em 7 mar 2021]. Disponível em: https://www.ema.europa.eu/en/documents/variation-report/yondelis--h-c-773-ii-0008-epar-assessment-report-variation_en.pdf.
36. Bragalone DL, Minich SS. Drug information handbook for oncology. 16th ed. Estados Unidos: Lexicomp; 2019. p. 2011-7.
37. Cohen MH, Hirschfeld S, Honig SF, Ibrahim A, Johnson JR, O'Leary JJ et al. Drug approval summaries: arsenic trioxide, tamoxifen citrate, anastrazole, paclitaxel, bexarotene. The Oncologist. 2001;6:4-11.

38. Bragalone DL, Minich SS. Drug information handbook for oncology. 16th ed. Estados Unidos: Lexicomp; 2019. p. 182-91.
39. Menditi KBC, Kang HC. O papel das proteínas histonas nas neoplasias hematológicas. Revista Brasileira de Cancerologia. 2007;53(4):453-60. [acesso em 7 mar 2021]. Disponível em: http://www1.inca.gov.br/rbc/n_53/v04/pdf/revisao2.pdf.
40. Eckschlager T, Plch J, Stiborova M, Hrabeta J. Histone deacetylase inhibitors as anticancer drugs. International Journal of Molecular Sciences. 2017;18(7):1414.
41. Food and Drug Administration (FDA). Romidepsin. 2021. [acesso em 28 fev 2021]. Disponível em: https://www.accessdata.fda.gov/drugsatfda_docs/label/2021/022393s017lbl.pdf.
42. FDA approves beleodaq (belinostat) for peripheral t-cell lymphoma. Jul 2014. [acesso em 28 fev 2021]. Disponível em: https://www.drugs.com/newdrugs/fda-approves-beleodaq-belinostat--peripheral-t-cell-lymphoma-4052.htmL.
43. Abraxane for injectable suspension. [data desconhecida]. [acesso em 7 mar 2021]. Disponível em: https://www.abraxanepro.com/about-abraxane/pharmacokinetics.
44. Bozzuto G, Molinari A. Liposomes as nanomedical devices. International J Nanomedicine. 2 Feb. 2015;10:975-99.

Terapia Hormonal

• Edva Moreno Aguilar Bonassa • Maria Inês Rodrigues Gato • Camila Rodrigues Lopes

Introdução

A introdução da hormonioterapia no tratamento do câncer baseia-se na observação clínica de que determinados tumores apresentam um crescimento hormônio-dependente e de que sua evolução pode ser controlada mediante manipulação hormonal. Constitui uma modalidade de tratamento sistêmico com menor toxicidade do que a terapia citotóxica, no qual é possível identificar receptores hormonais no tecido tumoral. Trata-se de um tratamento paliativo, que pode retardar temporariamente o crescimento tumoral sem ocasionar citotoxicidade e controlar sintomas como a dor, por exemplo, mas, quase sempre, sem promover a cura completa. A resposta ao tratamento pode ser demorada e frequentemente vem precedida de uma fase de exacerbação, e esses aspectos devem ser considerados no momento da avaliação da resposta, constituindo-se um fator limitante quando a situação clínica exige uma ação rápida. Em função de seu mecanismo de ação, as modalidades terapêuticas estão assim divididas:

- *Terapia ablativa*: implica em realizar a supressão completa de esteroides sexuais do corpo humano por meio da castração cirúrgica, química ou radiológica. A terapia ablativa é indicada nos tratamentos de câncer de mama, próstata e de endométrio.
- *Terapia competitiva*: são utilizados agentes anti-hormonais que inibem o efeito dos hormônios naturais, competindo no processo de ligação aos receptores dos órgãos-alvo (antiestrogênios, antiandrogênios).
- *Terapia inibitória*: faz uso de substâncias inibitórias da síntese dos hormônios (inibidores da aromatase, análogos de hormônio liberador luteinizante – LHRH). Constitui uma modalidade de castração química alternativa à ablativa e é indicada para pacientes com câncer avançado de próstata e/ou metastático e para mulheres na pré-menopausa e na perimenopausa com câncer de mama, hormônio-dependente.
- *Terapia aditiva*: é realizada por meio da administração de hormônios. A administração de estrógenos tem sido abandonada, pois existem fármacos, pertencentes aos grupos

anteriores, tão ativos quanto os hormônios, porém menos tóxicos. Dentro desse grupo, os androgênios são utilizados na paliação do câncer de mama avançado; os corticosteroides têm um papel no tratamento do linfoma, no tratamento paliativo de metástases cerebrais e de tumores do sistema nervoso central; e os progestágenos podem ser utilizados no carcinoma avançado de mama ou do endométrio.

Os agentes hormonais atualmente utilizados são: *estrogênios* e *antiestrogênios*, *antiandrogênios*, *inibidores da biossíntese de androgênio*, *progestágenos*, *análogos do hormônio liberador de gonadotrofina (LHR)*, *agonistas de LHRH*, *agentes redutores de prolactina*, *agonista de hormônio estimulador de tireotropina I*, *inibidores da aromatase*, adrenocorticosteroides, *inibidores dos adrenocorticosteroides* e *análogos da somatostatina*.

Os *estrogênios* são indicados no tratamento de câncer de próstata, uma vez que são uma alternativa à orquiectomia em pacientes com doença avançada e já foram largamente utilizados no tratamento de mulheres pós-menopausadas portadoras de câncer de mama metastático. O estrogênio mais comum é o *dietilestilbestrol* (DES), fármaco disponível para administração oral ou endovenosa. No homem, *dietilestilbestrol* causa bloqueio da produção de testosterona, hormônio que estimula o crescimento das células neoplásicas da próstata, e na mulher altera a resposta das células tumorais do câncer de mama à prolactina. Causa reações adversas, como náuseas, icterícia colestática, anorexia, alterações da libido, ginecomastia dolorosa (pode ser prevenida no homem com radioterapia em baixa dosagem na região mamária), sangramento uterino, alterações tromboembólicas, retenção hídrica, hipertensão, cefaleia, agravamento de distúrbios cardiocirculatórios, ardor, hipercalcemia e prurido ou dor na região anogenital e em locais de metástases ósseas. O uso prolongado de *dietilestilbestrol* pode aumentar o risco de câncer de endométrio. Está também relacionado à ocorrência de câncer de vagina na criança, se utilizado pela mãe durante a gravidez.

O *tamoxifeno*, clássico representante do grupo dos *antiestrogênicos*, age ligando-se aos receptores de estrogênio nas células do câncer de mama. Dessa forma, bloqueia esse canal de ligação, privando o tumor da estimulação estrogênica. Além disso, o complexo antiestrogênico-receptor ocasiona a morte celular. Está indicado no tratamento de tumores de mama e, menos frequentemente, no câncer de endométrio e ovário. Em geral, é bem tolerado, porém pode ocasionar sintomas semelhantes aos da menopausa, náuseas, sangramento uterino, hipercalcemia e trombocitopenia leve e transitória. O *toremifeno*, fármaco indicado no tratamento do câncer de mama, também é classificado como um agente antiestrogênico.

Outro medicamento *antiestrogênico* é o *fulvestranto*, que é administrado por via intramuscular e age como um degradador seletivo do receptor de estrogênio. É utilizado no tratamento de câncer de mama metastático, na pós-menopausa, com receptor hormonal positivo, ou no câncer de mama avançado, com receptor hormonal positivo (RH+) ou receptor HER-2 negativo em combinação com inibidor de quinases dependentes de ciclinas 4 e 6 (CDK 4/6).

Os *antiandrogênios* estão indicados para o tratamento de câncer de próstata. Estão disponíveis para tratamento: *flutamida, ciproterona, bicalutamida, enzalutamida, apalutamida, darolutamida e nilutamida*. As reações adversas mais comuns são hipertensão, edema periférico, erupção, diminuição do apetite, náuseas, fadiga e diarreia.

Como *inibidor da biossíntese de androgênio*, por meio da enzima 17-alfa-hidroxilase/C17,20-liase (CYP17), tem-se a *abiraterona*; o regime de tratamento com a abiraterona deverá estar associado a um corticosteroide (prednisona ou prednisolona).

Os *progestágenos* mais comuns utilizados no tratamento oncológico são a *medroxiprogesterona* e o *megestrol*. A medroxiprogesterona é indicada no tratamento paliativo de tumores de mama, endométrio, próstata e rim. O acetato de megestrol é utilizado para o tratamento paliativo de pacientes com câncer avançado de mama ou endométrio; a suspensão oral vem sendo utilizada para o tratamento da anorexia, caquexia ou perda de peso significativa em pacientes com Aids ou com câncer (o registro no Brasil foi suspenso, porém algumas farmácias de manipulação disponibilizam o medicamento). As reações adversas mais comuns desses fármacos são: ginecomastia, galactorreia, sangramento uterino, alterações do ciclo menstrual, amenorreia, fogachos, edema, tromboflebite, tromboembolismo, sonolência, depressão, cefaleia, irritabilidade, exantema, aumento de peso associado ao aumento do apetite, disfunção hepática e, mais raramente, efeitos corticosteroide-semelhantes.

Os *análogos do hormônio liberador de gonadotrofina (LHR)* ocasionam diminuição do nível sérico de testosterona nos homens e de estradiol nas mulheres. Estão indicados para o tratamento de câncer de próstata e mama. Pertencem ao grupo a *gosserrelina*, a *leuprolida*, a *triptorrelina* e a *busserelina*. As toxicidades mais comuns desse grupo de fármacos são: fogachos, diminuição da libido, impotência e ginecomastia nos homens e amenorreia e sangramento uterino nas mulheres. Mais raramente, estão associados a hipercolesterolemia, náuseas e vômitos, hipertensão, cefaleia, depressão, azotemia e exantema.

O *degarelix, antagonista da LHRH*, atua diferentemente dos agonistas do *receptor* do hormônio liberador de gonadotrofina (GnRH). Não induz um aumento das concentrações de hormônio luteinizante (LH) com aumento subsequente de testosterona/estimulação tumoral. Uma dose individual de 240 mg de degarelix, seguida pela dose de manutenção de 80 mg, rapidamente causa uma queda nas concentrações de LH, do hormônio foliculoestimulante (FSH) e, subsequentemente, de testosterona. A concentração plasmática de di-hidrotestosterona (DHT) cai de maneira similar à da testosterona. A administração de degarelix é realizada por via subcutânea e as reações adversas mais comuns são inchaço e vermelhidão local, ganho de peso e fadiga. Com aprovação recente pela FDA, o *relugolix, antagonista do GnRH* com indicação no câncer de próstata avançado, é a primeira terapia oral que oferece supressão dos níveis de testosterona em menos de 2 semanas.

Nos tumores de hipófise, que normalmente são benignos, o nível de *prolactina* pode ser um indicativo de anormalidade. Nesses casos, estão disponíveis os *agentes redutores de prolactina*, que, por serem antagonistas da dopamina, diminuem a produção do hormônio e o tamanho dos adenomas hipofisários dependentes da prolactina. Pertencem ao grupo a cabergolina, a bromocriptina e a quinagolida. As reações adversas mais comuns são náuseas, cefaleia, vômito, rubores e constipação.

O *agonista do hormônio estimulador de tireotropina I*, a *tireotropina-alfa*, é um estimulador de TSH utilizado, com ou sem iodo, para testar a presença de tireoglobulina em pacientes com câncer de tireoide.

Os *adrenocorticosteroides*, como a *prednisona*, a *metilprednisolona* e a *dexametasona*, são amplamente empregados em oncologia: fazem parte do tratamento da linfangite carcinomatosa, metástases cerebrais sintomáticas, metástases dolorosas de fígado, síndrome da compressão espinhal e obstrução brônquica tumoral bilateral. São também utilizados em protocolos de tratamento de leucemia linfoide, mieloma e linfoma graças à sua ação linfocítica. Existem também evidências que sugerem que os adrenocorticosteroides podem recrutar células malignas em G_0 para a divisão celular ativa, tornando-as vulneráveis aos danos causados pelos fármacos ciclocelular específicos. Quando utilizados por tempo prolongado podem ocasionar: úlceras pépticas; retenção de sódio, que pode causar edema, insuficiência cardíaca e hipertensão; perda de potássio; alterações de glicemia; acúmulo de tecido gorduroso, principalmente em face e tronco; osteoporose; necrose asséptica de ilíaco; alterações de personalidade; miopatia proximal e supressão do eixo adrenal-pituitário, entre outros.

São considerados *inibidores dos adrenocorticosteroides* a *aminoglutetimida*, o *mitotano*, o *anastrozol* e o *letrozol*. A aminoglutetimida é indicada para o tratamento da síndrome de Cushing e dos cânceres de mama e de próstata. Trata-se de um inibidor da aromatase que bloqueia a conversão periférica do andrógeno em estrógeno. Sua toxicidade dose-limitante é a insuficiência adrenal e a hipotensão postural. Outros efeitos adversos são: náuseas, erupção maculopapular associada a febre, fadiga transitória, letargia, virilização, cãibras, alterações cerebelares e mialgia. O mitotano bloqueia a síntese de adrenocorticosteroides e é utilizado no carcinoma adrenal e na síndrome de Cushing ectópica. Apresenta as seguintes toxicidades: náuseas e vômitos, diarreia, depressão, letargia, eritema maculopapular, hipercolesterolemia, hipotensão ortostática, hipertensão, confusão, irritabilidade e tremores, entre outras.

Já os *inibidores de aromatase, anastrozol, letrozol* e *exemestano,* reduzem o nível de estrogênio, mas não impedem que o ovário produza o hormônio. São indicados no tratamento do câncer de mama e do câncer de ovário em mulheres no período pós-menopausa. Também são medicamentos utilizados no manejo dos leiomiomas e em terapia pós-ciclo de esteroides. Suas reações adversas mais comuns são: fogachos, adelgaçamento dos cabelos, cefaleia, náuseas e vômitos, edema, fadiga, erupção cutânea, aumento de peso, dores musculoesqueléticas, anorexia e sangramento uterino, além dos riscos cardiovasculares.

A *estramustina* é um agente hormonal, embora também possa ser considerado um inibidor mitótico. Apresenta atividade farmacológica similar à dos estrógenos e está indicada para o tratamento de câncer de próstata. Seus principais efeitos adversos são: náuseas e vômitos, anorexia, diarreia, diminuição da libido e impotência, edema, ginecomastia e aumento da sensibilidade do mamilo, disfunção hepática, cãibras e agravamento de distúrbios cardiocirculatórios.

Nos *análogos da somatostatina,* temos a *octreotida* e a *lanreotida,* versões sintéticas do hormônio, com efeito farmacológico similar, mas com duração de ação consideravelmente prolongada. Inibem a secreção patologicamente aumentada do hormônio de crescimento (GH). Apresentam também propriedades inibitórias sobre a produção de serotonina, peptídeos intestinais vasoativos, gastrina, motilina, insulina, glucagon, secretina e polipeptídeo pancreático. São indicadas no controle sintomático de pacientes com tumores endócrinos gastroenteropancreáticos: tumores carcinoides, vipomas, glucagonomas etc., bem como na diarreia cólera-*like*, causada por agentes quimioterápicos. A aplicação pode causar reações locais (dor ou sensação de picada, formigamento ou queimação, edema e hiperemia), anorexia, náuseas e vômitos, dor abdominal, diarreia, alterações de glicemia e colelitíase.

Referências bibliográficas

1. Abeloff MD et al. Clinical oncology. 3rd ed. London: Elsevier Churchill Livingstone, 2004.
2. American Cancer Society. [data desconhecida]. [acesso em 16 fev 2021]. Disponível em: cancer.org.
3. Baquiran DC, Gallagher J. Cancer chemotherapy handbook. Philadelphia: Lippincott; 1998.
4. Breast Cancer. Treatment options: hormonal therapy. [data desconhecida]. [acesso 16 fev 2021]. Disponível em: breastcancer.org/treatment/hormonal/aromatase_inhibitors.
5. Clinical Trial. Oral relugolix for androgen-deprivation therapy in advanced prostate cancer. N Engl J Med. Jun 2020.
6. Chi KN, Protheroe A, Rodrigues-Antolin A et al. Patient-reported outcomes following abiraterone acetate plus prednisone added to androgen deprivation therapy in patients with newly diagnosed metastatic castration-naive prostate cancer (LATITUDE): an international, randomised phase 3 trial. Lancet Oncol. Feb 2018;19(2):194-206.
7. Lee CI, Goodwin A. Fulvestrant for hormone sensitive metastatic breast cancer. Cochrane Database Syst Rev. 3 Jan 2017;1(1):CD011093.
8. Conde JG. Oncologia clínica básica. Madrid: Arán Ediciones; 2000.
9. Vera JK. Tratamiento con dietilestilbestrol en pacientes refractarios a la castración por análogos LHRH. Rev Chil Urol. Revista Chilena de Urologia. 2013;78(1).
10. Ryan P, McBride A, Ray D, Pulgar S, Ramirez RA, Elquza E et al. Lanreotide vs octeotide LAR para pacientes com tumores neuroendócrinos gastroenteropancreáticos avançados: um tempo observacional e análise de movimento. J Oncol Pharm Pract. Sep 2019;25(6):1425-33.
11. Kalyn R; BC Cancer. Updates: BC Cancer CON Pharmacy Educators. 6 fev 2018. [atualizado em 10 fev 2021].

12. Karmakar S, Korshunova H, Ctvrtikova T, Novohradsky V, Gibson D, Brabec V. Platinum IV: estramustine multiaction prodrugs are effects antiproliferative agents against prostata cancer cells. J Med Chem. 25 Nov 2020;63(22):13861-77.
13. Van Poppel H, Tombal B, de la Rosette JJ et al. Degarelix: a novel gonadotropin-releasing hormone (GnRH) receptor blocker: results from a 1-yr, multicentre, randomised, phase 2 dosage-finding study in the treatment of prostate cancer. Eur Uro. Oct 2008;54(4):805-13.
14. Pokuri VK, Fong MK, Iyer R. Octreotida e lanreotida em tumores neuroendócrinos gastroentero-pancreáticos. Curr Oncol Rep. Jan 2016;18(1):7.

Terapia Biológica

• Edva Moreno Aguilar Bonassa • Maria Inês Rodrigues Gato • Camila Rodrigues Lopes

Introdução

Os pesquisadores em biologia do câncer sempre se intrigaram com o fato de que a doença não ocorre de maneira aleatória, mas incide preferencialmente em populações específicas, como o jovem, o idoso, o imunossuprimido (somente em certos tipos de câncer), e naqueles com um histórico familiar de câncer. Dessas observações, postula-se que exista algum tipo de controle biológico sobre o aparecimento e a manutenção do câncer e que algumas pessoas o apresentam e outras não, pelo menos durante o período de estabelecimento da doença. As suspeitas recaíram sobre o sistema imunológico, por ser o grande responsável pela defesa do organismo contra elementos potencialmente nocivos.

O sistema imunológico reconhece substâncias estranhas (antígenos), elimina-as e memoriza esse contato. Está presente na pele, nas mucosas e no suco gástrico no combate aos ataques externos e, internamente, em órgãos linfoides, tecidos e células para proteger o organismo dos perigos que ultrapassaram as defesas externas. As defesas internas podem ser específicas (linfócitos T) ou não específicas (neutrófilos, macrófagos).

A influência do sistema imunológico no mecanismo biológico de controle do câncer foi claramente demonstrada em modelos animais e em algumas neoplasias humanas. A partir daí, as pesquisas foram direcionadas na busca de substâncias que estimulam as defesas naturais contra as células neoplásicas. Resultados preliminares com o uso sistêmico de substâncias imunoestimulantes não específicas, como o bacilo de Calmette-Guérin (BCG), *C. parvum* e o levamisol, não apresentaram resultados satisfatórios no controle da doença avançada ou, na adjuvância, após tratamento cirúrgico localizado. No entanto, a associação do levamisol à fluoruracila no tratamento adjuvante para câncer de cólon Dukes C e o BCG intravesical, em câncer de bexiga, mostrou bons resultados.

Apesar dos desapontamentos iniciais, as pesquisas continuaram e foram impulsionadas pelos avanços na tecnologia do DNA recombinante e pelo conhecimento crescente do mecanismo molecular das transformações malignas e da sobrevivência das células tumorais. O resultado foi a descoberta de novos fatores biológicos que são determinados pelos oncogenes, bem como dos genes de supressão tumoral e de suas proteínas correspondentes que afetam diretamente as células ou seu meio ambiente. Atualmente, sabe-se que esses fatores biológicos são mais importantes do que o sistema imunológico clássico no desenvolvimento dos tumores.

A terapia biológica surgiu como a quarta modalidade terapêutica do câncer, impulsionada pelo conhecimento da biologia tumoral e das diferenças no controle de proliferação e diferenciação das células neoplásicas e das células normais. O desenvolvimento da biotecnologia e da terapia gênica que originaram moléculas ou mecanismos ativos em processos biológicos contribuiu para o avanço dessa nova estratégia terapêutica. A seguir estão relacionados os prováveis mecanismos de atuação desses agentes que compõem a bioterapia:

- Bloqueiam receptores de fatores de crescimento.
- Inibem a atividade de oncogenes.
- Bloqueiam o ciclo celular.
- Restauram o processo de apoptose.
- Inibem a angiogênese.
- Restauram o funcionamento dos genes de supressão tumoral.
- Destroem seletivamente os tumores que contêm os genes anormais.

A bioterapia pode ainda ser definida como o tratamento com agentes derivados de fontes biológicas ou com produtos que afetam a resposta biológica. O National Cancer Institute (NCI) define os modificadores da resposta biológica como "agentes que modificam a relação entre o tumor e o hospedeiro através da alteração da resposta biológica do hospedeiro às células tumorais com um consequente efeito terapêutico". No câncer, algumas das terapias biológicas estimulam ou suprimem o sistema imunológico para ajudar o corpo a combater a célula doente, seja impedindo seu crescimento ou eliminando-a. Outros tipos de terapia biológica incluem a imunoterapia (vacinas, citocinas, anticorpos) e terapias direcionadas (moduladores de pontos de checagem imunológica).

Terapia gênica

O câncer é o resultado de uma mutação, ou de uma perda de material genético no interior das células, e a terapia gênica pode ser uma alternativa para corrigir essas alterações, por meio da introdução de material genético na célula com o intuito de interceder na progressão da doença. Na terapia gênica, um gene funcionante é adicionado a uma célula-alvo a fim de suprir deficiências ou inibir a expressão de certos genes no tecido ou nas células-alvo. Os métodos de transferência gênica são assim classificados: métodos físicos, em que o transgene é introduzido nas células de maneira mecânica; métodos químicos, quando o vetor é alguma substância de origem química; e métodos biológicos, quando são utilizados organismos, como vírus ou certas bactérias, que naturalmente têm a capacidade de transferir o material genético.

Os genes cujas alterações produzem ou contribuem para o aparecimento do câncer são denominados *oncogenes* (do grego *onkos* = tumor). Os oncogenes (Ras, Src, BCR-abl, EGFR, HER-2, MMPs), denominados *proto-oncogenes*, encontram-se inativos ou estão expressos nas células normais em baixa quantidade. Os proto-oncogenes estão relacionados ao crescimento, à diferenciação e à proliferação celular das células normais e codificam fatores de crescimento, receptores de membrana e proteínas de ligação do DNA.

A ativação dos oncogenes, que pode ocorrer por mutação estrutural, amplificação gênica, rearranjo cromossômico ou infecção viral, é fundamental para a transformação de uma célula normal em neoplásica. Alguns oncogenes produzem oncoproteínas, como a bcl-2, as quais inibem as proteínas codificadas por genes supressores do crescimento celular ou indutores da apoptose, como o p53, que se encontra alterado em aproximadamente 50% dos tumores. Encontrar alguma maneira de corrigir essa alteração seria um modo inteligente de bloquear o câncer, pois levaria as células à autodestruição (apoptose). Além do p53, há vários outros genes envolvidos, e os estudos são promissores. Alguns desses genes levam à produção excessiva de receptores de membrana para fatores de crescimento, como o c-erb-B-2 (para um homólogo do fator de crescimento epidérmico) e o ret (fator ligante desconhecido); e uma terceira via de ativação é a produção de fatores de crescimento, quando da multiplicação e ativação dos proto-oncogenes c-fos e c-sys. Outras formas de promoção do crescimento neoplásico são a ativação de proto-oncogenes que estimulam a entrada da célula em mitose (p. ex., c-myc) e a produção de proteínas que simulam a ação dos transdutores de sinal dos receptores de membrana para fatores de crescimento (p. ex., c-ras e c-abl).

Pesquisas em terapia gênica pretendem identificar e clonar os genes relacionados aos antígenos humanos e associados ao câncer, com o intuito de preencher a atual lacuna terapêutica em oncologia. Estão relacionados a seguir os avanços científicos na terapêutica oncológica:

- *Tumor-infiltrating lymphocytes (TIL) geneticamente modificados*: os linfócitos TIL dependem da interleucina-2 (IL-2) para sua contínua sobrevivência. Estudos clínicos são conduzidos utilizando linfócitos TIL transduzidos, com o objetivo de diminuir a necessidade de altas doses de IL-2.
- *Genes de citocinas*: visa aumentar a atividade antitumoral de células imunes efetoras por meio de citoquinas (interleucinas, fatores de necrose tumoral, fatores estimulantes de colônias ou interferonas).
- *Genes antisense*: podem ser injetados diretamente em tumores numa tentativa de bloquear a expressão dos oncogenes. Pesquisadores conseguiram introduzir, no interior das células, genes artificiais que produzem mRNA complementares (*antisense*) àqueles produzidos pelos oncogenes. Os mRNAs complementares têm a capacidade de interagir com os mRNAs das translocações e inibir sua tradução, reduzindo os níveis das proteínas híbridas. As células, com níveis reduzidos de proteínas híbridas, mostraram perda de malignidade *in vitro*, bem como quando usadas na tentativa de induzir tumores em camundongos. Esse experimento mostrou, assim, que a alta expressão da proteína híbrida é essencial para a malignidade e que é possível reduzir sua expressão por manipulação genética, o que efetivamente reverteu o fenótipo das células. O grande desafio atual na área da terapia gênica envolve o desenvolvimento de métodos para introduzir genes *in vivo*, numa maneira específica e estável, para reproduzir os efeitos mostrados *in vitro* e assim tratar tumores.
- Aumento da imunogenicidade do tumor a partir do desenvolvimento de vacinas tumorais.
- O gene codificador para timidina quinase produzido pelo herpes simples vírus (HSV-tk) é um exemplo de uma terapia com gene suicida ou de sensibilização ao fármaco e que promove a destruição seletiva das células tumorais. Essa enzima tem a particularidade de fosforilar o fármaco ganciclovir, análogo nucleosídeo, que é administrado aos doentes, após terapia com o gene *tk*, formando precursores do tipo nucleotídeos, que bloqueiam a replicação do DNA, induzindo essas células à apoptose. Esse metabólito é letal, não só para as células cancerosas que passaram a expressar o gene "suicida", mas também para as outras células cancerosas circundantes.
- Introdução de genes supressores de tumores.
- Eliminação das células tumorais mediante adenovírus oncolíticos.
- Transferência de genes, com efeito antiangiogênico, para inibir a formação de vasos sanguíneos induzidos pelo próprio tumor.
- Introdução de genes de resistência a fármacos para reduzir a toxicidade da quimioterapia, particularmente sobre a medula óssea.

Imunoterapia

O tratamento do câncer no qual é promovida a estimulação do sistema imunológico por meio do uso de substâncias modificadoras da resposta biológica é denominado *imunoterapia*. As reações imunológicas podem ser resultado da interação antígeno-anticorpo ou dos mecanismos envolvidos na imunidade mediada por células. Foram muitos anos de investigação para se produzirem os primeiros exemplos bem-sucedidos de imunoterapia no tratamento do câncer. Essa abordagem, com a utilização de interferonas e outras citocinas, anticorpos monoclonais e vacinas, gerou um interesse renovado que impulsionou as atividades de investigação em imunologia.

A imunoterapia pode ser subdividida em "passiva" e "ativa", com base em sua capacidade de envolver o sistema imunológico do hospedeiro contra o câncer. Uma vez que a atividade antineoplásica da maioria das imunoterapias passivas (incluindo anticorpos monoclonais direcionados ao tumor) também depende do sistema imunológico do hospedeiro, essa classificação não reflete adequadamente a complexidade da interação fármaco-hospedeiro-tumor. Alternativamente, as imunoterapias antineoplásicas podem ser classificadas de acordo com sua especificidade para o antígeno.

Enquanto alguns imunoterápicos visam especificamente um (ou alguns) antígenos associados ao tumor, outros atuam de maneira não específica e impulsionam respostas imunes anticancerígenas naturais ou terapêuticas inespecíficas e muitas vezes amplas.

Imunoterapia ativa
Imunoterapia ativa inespecífica

Uma forma de imunoterapia ativa inespecífica é adquirida por meio do uso de citocinas recombinantes com importante atividade imunomodulatória e antitumoral, como a *interleucina-2*, a *alfainterferona* e o *fator de necrose tumoral*, além de outros imunomoduladores com atividade antitumoral, como o *bacilo de Calmette-Guérin* (BCG).

Interleucina-2

A interleucina-2 (IL-2) faz parte do grupo das citocinas, uma classificação geral de proteínas celulares que são produzidas e secretadas em resposta a estímulos endógenos e exógenos. As citocinas compõem uma grande família de polipeptídeos solúveis que exercem duas funções principais: regulação e diferenciação do crescimento celular; e estimulação das atividades celulares. Dessa forma, são responsáveis pela regulação da resposta imunológica do organismo, ativando e controlando suas defesas naturais. As interleucinas são glicoproteínas produzidas por linfócitos ativados; seus efeitos biológicos são variados e compõem uma cadeia regulatória complexa de atividades imunomoduladoras e hematopoiéticas.

Múltiplas interleucinas foram isoladas e identificadas, como IL-1, IL-2, IL-3, IL-4, IL-6, IL-7 e IL-10. A única aprovada pela FDA para o tratamento de carcinoma renal metastático e melanoma maligno é a interleucina-2.

A interleucina-2, previamente denominada *fator de crescimento de células T*, é uma glicoproteína produzida pelas células T-helper, após estimulação por mitógenos ou certos antígenos específicos e IL-1. Liga-se a receptores específicos nos linfócitos T e em certos linfócitos malignos, regulando, dessa forma, a resposta imunológica. É um fator essencial no crescimento das células T, em especial dos linfócitos T-helper, colabora na proliferação das células *natural killer* (NK) e apresenta uma ação decisiva na formação das células LAK (linfocina ativada). Provoca aumento da mitogênese de linfócitos e estimulação do crescimento de linhagens de células humanas dependentes da interleucina-2; além disso, induz a produção de gamainterferona. Por meio desses mecanismos, e possivelmente de outros, a IL-2 demonstra atividade antitumoral, quando utilizada isoladamente, ou em combinação com outros agentes biológicos e/ou com quimioterapia. Sua principal indicação é no tratamento do carcinoma metastático de células renais, com índices de resposta entre 20% e 30%; embora esses dados recorram de avaliação retrospectiva, eles podem servir de parâmetro na escolha do tratamento. Outra indicação é no melanoma metastático, com respostas que variam de 10% a 20%.

É imperioso selecionar cuidadosamente os pacientes candidatos ao tratamento com IL-2 em altas doses, especialmente no que se refere à performance cardiovascular. Essa terapêutica pode ocasionar efeitos tóxicos severos e deve ser prescrita e administrada exclusivamente por médicos e enfermeiros experientes. Os efeitos colaterais são mais intensos em protocolos combinados, em especial a bioquimioterapia. A toxicidade hematológica inclui anemia, que frequentemente requer transfusão, e trombocitopenia com valores abaixo de 20.000 em aproximadamente 60% dos pacientes. Alterações renais caracterizadas por oligúria ou anúria, elevação da ureia e da creatinina e proteinúria ocorrem com frequência (76%, 60% e 12% dos pacientes, respectivamente). Na maioria das vezes, os pacientes respondem bem a essas alterações com hidratação, expansores de volume e infusões de dopamina (2 a 3 mcg/kg/min), tanto que os parâmetros laboratoriais de função renal normalizam em algumas semanas. Os efeitos adversos cardiovasculares envolvidos são aumento da frequência cardíaca e depressão do miocárdio, manifestada pela diminuição da fração de ejeção cardíaca. Dispneia e congestão pulmonar ocorrem em mais da metade dos pacientes; e alterações do estado mental, caracterizadas por letargia, sonolência, confusão e agitação, em 73%. Praticamente todos os pacientes apresentam extravasamento capilar, quando o fluido intravascular extravasa para os tecidos através dos capilares e mantém-se represado até o final do tratamento. Esse fenômeno é responsável pela hipotensão observada em 85% dos pacientes, o que requer uso de suporte em 71%. A hipotensão deve ser corrigida com volume, porém com cautela, pois pode agravar o edema pulmonar não cardiogênico decorrente do extravasamento capilar que também acomete os pulmões. Manifestações cutâneas também são comuns: 24% apresentam prurido; e entre 41% e 42%, erupções.

Com o advento da imunoterapia moderna, a interleucina-2 é atualmente pouco utilizada e o medicamento encontra-se indisponível no mercado nacional.

Interferona

As interferonas constituem uma família de glicoproteínas naturais produzidas por uma ampla variedade de células imunológicas que inibem a replicação viral, tornando a célula resistente a novos ataques; suprimem a proliferação celular e apresentam atividade imunomoduladora, manifestada por meio de potencialização da atividade fagocitária dos macrófagos e aumento da citotoxicidade específica dos linfócitos para as células-alvo. São conhecidos três grupos de interferona: *alfa*, *beta* e *gama*. A alfainterferona (IFN-α) é produzida pelos linfócitos T, linfócitos B e macrófagos, quando expostos a antígenos apropriados; a betainterferona (IFN-β), pelos fibroblastos, quando expostos a infecções virais; e a gamainterferona (IFN-γ), pelos linfócitos T, após estimulação com interleucina-2 ou antígenos específicos ou não específicos. Apenas a alfainterferona é utilizada para o tratamento do câncer.

Alfainterferona aumenta a capacidade de certas células do sistema imunológico de atacar as células cancerígenas. Além disso, age diretamente sobre as células malignas, desacelerando seu crescimento e/ou promovendo seu desenvolvimento em células com comportamento semelhante ao das normais. Alguns tipos de interferona (gamainterferona, também chamada de IFN imune) estimulam as células NK (*natural killers*), células T e macrófagos, melhorando as armas anticancerígenas.

Em resumo, podemos enumerar as seguintes propriedades da alfainterferona:
- atividade antitumoral;
- atividade antiproliferativa;
- inibição da angiogênese;
- regulação da diferenciação celular;
- interação com fatores de crescimento, oncogenes e outras citocinas;
- aumento da expressão de antígenos associados ao tumor;
- ativação das células *natural killers*, dos linfócitos t citotóxicos, indução do complexo de histocompatibilidade maior classe i;
- atividade antiviral.

Terapia Antineoplásica 43

O uso da alfainterferona está aprovado em: tricoleucemia (*hairy cell leukemia*); melanoma com alto risco de recorrência após ressecção; leucemia mieloide crônica; tratamento inicial de linfoma folicular de tipos mais agressivos (em combinação com antracíclicos) e sarcoma de Kaposi em pacientes com síndrome da imunodeficiência adquirida (Aids). Os índices de resposta estão entre 75% e 90% em pacientes, não previamente tratados, com leucemia mieloide crônica (fase crônica), tricoleucemia, desordens mieloproliferativas e linfoma cutâneo de células T. Pacientes com linfoma de baixo grau e mieloma múltiplo têm índices de resposta entre 40% e 50%.

Outras indicações clínicas incluem: tumores carcinoides; câncer de pâncreas neuroendócrino; carcinoma de células basais; câncer superficial de bexiga; hepatite B e hepatite C crônicas, ativas, em pacientes adultos; melanoma; carcinoma renal; condiloma acuminato; e câncer de cólon. Quando utilizado em combinação com a interleucina e/ou quimioterápicos, apresenta efeitos terapêuticos potencializados. Possivelmente, a resposta imune antitumoral gerada pela interferona amplifica a intensidade da redução tumoral deflagrada pela quimioterapia, erradicando, dessa forma, células residuais mínimas.

São comercializados dois tipos de alfainterferona: o IFN-alfa-2A, disponível no mercado nacional; e o IFN-alfa-2B, que está indisponível no mercado nacional.

Pode ser aplicado por via subcutânea ou intramuscular, em doses variáveis entre 3 e 18 milhões de U/dia, na dependência da patologia a ser tratada. Em geral, é bem tolerado, com uma porcentagem menor de 10% de pacientes que necessitam descontinuar o tratamento em função de toxicidades severas. O efeito adverso mais comum é a síndrome *flu-like*, caracterizada por sinais e sintomas semelhantes aos da gripe, que ocorrem em 98% dos usuários, e consiste em febre (40% a 98%), calafrios (40% a 65%), mialgias (30% a 75%), cefaleia (20% a 70%), mal-estar geral (50% a 95%) e artralgias (5% a 24%). A febre pode chegar a 40 °C e ocorre, geralmente, nas primeiras 6 horas após a aplicação. Pré-tratamento com acetaminofeno ou anti-inflamatório não esteroidal pode atenuar essas manifestações, que usualmente se tornam cada vez mais leves no decorrer do tratamento. A toxicidade hematológica é leve e caracteriza-se, principalmente, por leucopenia transitória. Alterações hepáticas, observadas por aumento de aspartato aminotransferase (AST) e alanina aminotransferase (ALT), em geral não exigem redução de dosagem.

Fator de necrose tumoral

O fator de necrose tumoral (FNT ou TNF) pertence ao grupo das citocinas. São substâncias naturalmente produzidas pelos macrófagos, linfócitos T e células *killers* ativadas em resposta à presença de células tumorais e agentes infecciosos. Tem efeitos citostáticos e citotóxicos. Estimula a produção de interleucina-1, interleucina-6, fatores de crescimento de granulócitos/macrófagos (GM-CSF) e fatores de crescimento de granulócitos (G-CSF); é capaz de causar necrose tumoral e impedir a angiogênese vascular peritumoral. O fator de necrose tumoral tem sido estudado em vários tumores sólidos, incluindo melanoma e sarcoma. Ainda se mantém como prática para tratamento de melanoma em combinação com melfalana no protocolo de perfusão do membro isolado (ILP). A ILP é um procedimento realizado em casos de melanoma irressecável das extremidades, quando o controle cirúrgico local das metástases em andamento não é possível. Melfalana é o antineoplásico de eleição para uso em ILP; e o TNF, quando adicionado a esse protocolo, implica em aumento da taxa de resposta do tumor.

No entanto, seu uso tem sido limitado em função de inúmeras toxicidades associadas, como hipotensão, síndrome do desconforto respiratório do adulto, febre de 39 a 40 °C, tremores, calafrios, dor muscular, fadiga e cefaleia. Na verdade, a dose terapêutica tem sido intolerável. Outros efeitos colaterais incluem: náuseas, vômitos, anorexia, diarreia, hipotensão ortostática, neutropenia, trombocitopenia e dispneia.

Bacilo de Calmette-Guérin (BCG)

Trata-se de uma cepa viva atenuada de *Mycobacterium bovis* com propriedades imunoestimuladoras não específicas. Foi aprovado pela FDA para o tratamento de carcinoma *in situ* de bexiga urinária primário ou recidivado, com o objetivo de erradicar células tumorais residuais e reduzir a chance de recorrência. Ainda não está claro se os efeitos do BCG são resultado de uma reação imune ao bacilo que se estende aos antígenos tumorais presentes na superfície tumoral ou de uma reação inflamatória não específica. Provavelmente, os efeitos antitumorais do BCG são mediados por liberação de fator de necrose tumoral (TNF) pelos macrófagos ativados.

O esquema mais empregado de indução é iniciado preferencialmente 3 a 4 semanas após a ressecção transuretral, com uma aplicação semanal de 80 mg de BCG durante 6 semanas, seguido de manutenção com a aplicação 1 vez ao mês de BCG durante 12 meses.

Moduladores de pontos de checagem imunológica

Uma nova abordagem ao tratamento do câncer combinado com a imunoterapia, como os inibidores de *checkpoint*, representa um avanço na oncologia moderna. Esses moduladores de pontos de checagem imunológica são capazes de produzir uma resposta imunológica, regulada por um equilíbrio entre sinais coestimulatórios e inibitórios; essa resposta imunológica é mediada por linfócitos T. Apresentam potencial curativo, mas, infelizmente, manifestam-se clinicamente os efeitos indesejáveis do bloqueio, como diarreia, erupção cutânea, pneumonite, alterações hormonais e infecções renais, entre outros. Exemplos desses inibidores são:

- *Anti-CTLA-4*: o *ipilimumabe* é um anticorpo monoclonal totalmente humano que bloqueia o antígeno 4 do linfócito T citotóxico (CTLA-4) para aumentar a resposta imune contra o tumor. O CTLA-4 é um membro da família B7/CD28 que, uma vez ativado, inibe os linfócitos T.
- *Anti-PD1*: a via *programmed death* 1 (PD-1) é um ponto de checagem imunológica que limita a resposta imune mediada por células T. Seus ligantes PD-L1 e PD-L2 ligam-se ao receptor PD-1 e induzem sua sinalização e "exaustão" da célula T, uma inibição reversível da ativação e proliferação da célula T. O *pembrolizumabe* é um anticorpo monoclonal que bloqueia PD-1 por meio do bloqueio da via PD-1/PD-L1 e remove os efeitos supressores de PD-L1 em células T citotóxicas com restauração da imunidade do hospedeiro contra o tumor. O *nivolumabe* é um anticorpo totalmente humanizado IgG4 e inibidor do ponto de checagem imunológica PD-1 que, ao interromper a sinalização mediada pelo PD-1, pode restaurar a imunidade antitumoral. O *cemiplimabe* é um anticorpo monoclonal humano IgG4 recombinante que se liga ao receptor PD-1 e bloqueia sua interação com seus ligantes 1 e 2 (PDL-1 e PDL-2), ligações responsáveis pela inibição da proliferação de células T e da produção de citocinas. O bloqueio da via de sinalização PD-1/PD-L1 permite a restauração da resposta imune antitumoral mediada pela via PD-1.
- *Anti-PD-L1*: o ligante de morte programada L1 pode ser expresso em células tumorais e/ou células imunes que infiltram tumores e pode contribuir para a inibição de resposta imune antitumoral no microambiente tumoral. O *atezolizumabe* e o *avelumabe* são anticorpos monoclonais de imunoglobulina G1 (IgG1) humanizados que se ligam diretamente ao PD-L1 e promovem um bloqueio duplo dos receptores PD-1 e B7.1, liberando a inibição mediada pela via PD-L1/PD-1 da resposta imune, incluindo reativação de resposta imune antitumoral. *Durvalumabe* é um anticorpo monoclonal G1 *kappa* (IgG1k) que bloqueia seletivamente a interação PD-L1 com PD-1 e com CD80.

Imunoterapia ativa específica

Uma das estratégias biológicas para o tratamento do câncer, a imunoterapia ativa específica, consiste no desenvolvimento de vacinas que permitam aumentar a imunogenicidade tumoral.

As vacinas contra doenças infecciosas, como o sarampo, o tétano e a coqueluche, são substâncias injetadas em indivíduos para prevenção do desenvolvimento de doenças. São efetivas porque expõem o sistema imunológico a formas atenuadas de antígenos presentes na superfície do agente infeccioso. Essa exposição faz com que o sistema imunológico aumente a produção de anticorpos específicos para combater determinada doença, incluindo as células T. Essa exposição fica na "memória" das células, que foram imunologicamente ativadas pela vacina; e, em uma segunda exposição, o sistema imunológico já estará preparado para combater a infecção.

Algumas vacinas contra o câncer são designadas para fazer o mesmo. As vacinas profiláticas seriam aplicadas em indivíduos sadios antes do aparecimento do câncer e estariam voltadas especificamente para o combate de vírus potencialmente relacionados à doença. Por exemplo, as vacinas contra o papilomavírus (HPV) tem como objetivo prevenir o aparecimento de câncer cervical, vaginal e vulvar; e vacinas contra o vírus da hepatite B (HBV) poderiam inibir o risco de as pessoas desenvolverem câncer de fígado.

A vacina Gardasil® protege contra a infecção por dois tipos de vírus do HPV. Esses dois tipos de vírus, o 16 e o 18, causam aproximadamente 70% de todos os casos de câncer de colo uterino, 40% a 50% dos cânceres vulvares, 70% dos cânceres vaginais, 85% dos casos de câncer anal, 50% dos cânceres de pênis e 40% dos cânceres de cabeça e pescoço. Em 2020, a FDA estendeu a aprovação de Gardasil® para a prevenção de câncer de cabeça, pescoço e garganta associado ao HPV.

Em contrapartida, as vacinas tumorais em investigação não têm como objetivo a prevenção, mas sim o tratamento do câncer já estabelecido. As pesquisas estão voltadas para o desenvolvimento de vacinas que possam "encorajar" o sistema imunológico do indivíduo a reconhecer as células neoplásicas e, consequentemente, destruí-las. Hoje, o grande desafio consiste em desenvolver vacinas terapêuticas que possam interromper o crescimento de tumores já existentes, prevenir as recidivas ou metástases, ou eliminar as células neoplásicas que sobreviveram ao tratamento oncológico. Teoricamente, poderiam erradicar o câncer quando aplicadas em pacientes com tumores pequenos.

As vacinas terapêuticas podem ser obtidas de antígenos das células cancerosas em transformação ou a partir de uma versão modificada dos antígenos. Os antígenos utilizados até o momento incluem proteínas, carboidratos, glicoproteínas ou glicopeptídeos, ou gangliosídeos, que são combinações de carboidratos e lipídeos.

Atualmente, existem diversos antígenos tumorais já identificados, como o antígeno carcinoembrionário (CEA), o antígeno de câncer testicular (NYESO-1) etc. Além de serem úteis para a precisão do diagnóstico, a identificação desses antígenos tem contribuído para o desenvolvimento de algumas vacinas contra o câncer de mama, as quais utilizam o antígeno mucina 1 (MUC1), ou vacinas contra o melanoma, obtidas a partir de antígenos de diferenciação de melanócitos e melanoma, como a tirosinase e gp100 MART1. As vacinas de tratamento também podem ser produzidas utilizando-se as células cancerosas destruídas ou debilitadas que contêm um antígeno específico associado ao câncer. Essas células podem ser obtidas a partir do próprio paciente (vacina autóloga) ou de outra pessoa (vacina alogênica).

Com o avanço das pesquisas, foi possível gerar células dendríticas *in vitro*, que têm a função de "apresentar" ao sistema imune qualquer substância que precise ser reconhecida e são, portanto, fundamentais para o tratamento de neoplasias, além de mais potentes na estimulação das células T, mesmo na ausência das outras células apresentadoras de antígenos.

O uso de Provenge® (*sipuleucel-T*) foi aprovado para o tratamento do câncer de próstata avançado resistente ao tratamento hormonal padrão. A partir de um processo denominado *leucoferese*, são obtidas as células autólogas apresentadoras de antígeno (células dendríticas). As células imunes são então expostas a uma proteína encontrada na maioria dos cânceres de próstata e ligadas a uma substância estimulante do sistema imunológico. Após esse processo, as células retornam ao paciente para poderem estimular uma resposta das células T contra as células do câncer de próstata. O Provenge® é administrado por via intravenosa em uma programação de 3 doses, administradas a cada 2 semanas. A efetividade da vacina baseou-se em um estudo de fase II multicêntrico, randomizado, duplo-cego, com 512 pacientes, o qual mostrou um aumento de aproximadamente 4 meses na sobrevida global. Nesse estudo, após seguimento mediano de 36,5 meses, os pacientes tratados com Provenge® (N = 341) tiveram uma sobrevida mediana de 25,8 meses, contra 21,7 meses para os homens que receberam placebo (N = 171). Todos os pacientes tiveram algum tipo de reação adversa, como calafrios, fadiga, febre, náusea e cefaleia. Quanto à severidade, a maioria das reações foram consideradas leves ou moderadas. Reações adversas graves foram diagnosticadas em aproximadamente 1/4 dos pacientes que receberam a vacina. Efeitos cerebrovasculares, incluindo acidente vascular cerebral hemorrágico, foram observados em 3,5% dos pacientes no grupo Provenge® em comparação com 2,6% dos pacientes no grupo-controle.

A vacina *talimogene laherparepvec* (T-vec) foi aprovada pela FDA para tratar o melanoma avançado. É obtida a partir de um vírus de herpes alterado em laboratório para produzir uma substância que o corpo normalmente produz, a citocina. Essa citocina estimula o sistema imunológico e pode causar sintomas semelhantes aos da gripe, febre, dor no corpo, náuseas e dor no local da aplicação.

As vacinas de anticorpos anti-idiotípicos agem como antígenos, estimulando uma resposta imunológica semelhante à descrita anteriormente. Nesse caso, o sistema imunológico produzirá anticorpos anti-idiotípicos para atacarem os idiotipos. Os linfomas são considerados os alvos mais promissores para as vacinas anti-idiotipo. Isso ocorre porque todas as células do linfoma têm receptores únicos de antígeno, não presentes nos linfócitos normais ou em outras células normais do corpo. Em estudo de Fase III, BiovaxID®, uma vacina terapêutica personalizada para cada paciente e que utiliza uma proteína idiotípica derivada do próprio tumor, demonstrou aumento na sobrevida livre de doença em pacientes com linfoma folicular. BiovaxID® estimula o sistema imune a reconhecer e destruir células B cancerosas que ainda estejam presentes, ou possam aumentar, após o tratamento quimioterápico.

Atualmente, moléculas derivadas do hospedeiro com função adjuvante têm recebido atenção em razão da sua habilidade em modular seletivamente a resposta imune humoral ou celular. Das substâncias estudadas, a GM-CSF (um fator estimulador de colônias de granulócitos e macrófagos, também conhecido como *sargramostima*) pareceu ser a mais efetiva, por aumentar drasticamente a eficácia da vacina, com a mobilização de linfócitos T.

A última geração de vacinas são as de DNA, atualmente também em investigação. São constituídas por um plasmídeo bacteriano que transporta um gene produtor de proteínas antigênicas. O mecanismo de ação parece ser decorrente do desencadeamento de uma resposta imunológica antitumoral e uma defesa imunológica diante do micro-organismo intracelular. Apesar da notável eficácia pré-clínica, a vacina de DNA demonstrou baixa imunogenicidade em humanos. Embora os estudos tenham se concentrado no aumento da apresentação cruzada de antigenos codificados pelo DNA, os esforços para aumentar sua imunogenicidade, visando à apresentação direta, permaneceram em sua maioria inexplorados.

Imunoterapia passiva
Imunoterapia celular adotiva

Em oncologia, a imunoterapia celular adotiva, uma variante da passiva, é definida como a transferência, a portadores de tumores, de células imunologicamente reativas que podem mediar direta ou indiretamente uma atividade antitumoral. Os estudos mais extensivos são com células linfocinas *killer* ativadas (LAK), com os linfócitos *tumor-infiltrating lymphocytes* (TIL) e com a terapia com células T dos receptores quiméricos de antígeno (CAR T *cell*).

As células LAK são produzidas após remoção, por meio de leucoferese, dos linfócitos periféricos não purificados e incubados com IL-2. O produto resultante é lavado com solução de soro fisiológico, mantido em cultura com albumina e IL-2, e depois infundido no paciente.

Linfócitos TIL são derivados de amostras de tumor ou fluidos malignos do próprio paciente, expandidos em cultura com IL-2 ou em mistura de IL-2 com IL-4. Os linfócitos ativados resultantes são obtidos da mesma maneira que as células LAK e infundidos no paciente.

Tanto as células LAK como os linfócitos TIL são administrados em paralelo com a IL-2 sob infusão. Os estudos demonstram maiores efeitos antitumorais com os linfócitos TIL. No entanto, os efeitos terapêuticos de ambos são controversos e permanecem ainda no campo investigacional.

A imunoterapia com CAR T é capaz de redirecionar o combate às células cancerígenas por meio de reconhecimento antigênico. Tende a substituir ou reduzir o uso dos tratamentos convencionais, uma vez que seus efeitos vêm proporcionando mais qualidade de vida aos pacientes. As células T são retiradas do sangue do paciente por meio de um procedimento chamado aférese e, em seguida, são modificadas em laboratório com a introdução de um pedaço ("códon") de DNA para dar origem às células CAR T.

Após o processo de modificação, as células CAR T são multiplicadas até uma dose adequada para o peso do paciente e infundidas na circulação sanguínea dele, promovendo a destruição de células específicas do câncer, conforme demonstrado na Figura 2.2.

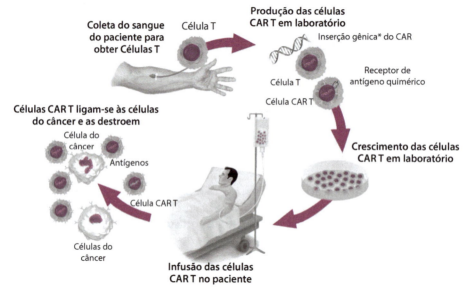

Figura 2.2 Processo de produção das células CAR T.
© 2022 Center for Cell-based Therapy.
Fonte: Adaptada de National Cancer Institute. [data desconhecida].

- *Axicabtagene ciloleucel* (Yescarta™) é uma imunoterapia CAR T Cell anti-CD19 indicada no tratamento de pacientes adultos com linfoma de grandes células B recidivado ou refratário após duas ou mais linhas de terapia sistêmica, incluindo linfoma difuso de grandes células B (DLBCL) não especificado de outra forma, linfoma mediastinal primário de grandes células B, linfoma de células B de alto grau e DLBCL decorrente de linfoma folicular.
- *Brexucabtagene autoleucel* (Tecartus™) é uma terapia CAR T cell (*chimeric antigen receptor T-cell therapy*) para o tratamento de pacientes adultos com linfoma de células do manto (LCM) recidivado ou refratário a terapias prévias. As reações adversas mais comuns incluem infecção grave e mielotoxicidade. O tratamento também pode ocasionar síndrome de liberação de citocinas (SLC, uma resposta sistêmica à ativação e proliferação de

células CAR T, que causa febre alta e sintomas semelhantes aos da gripe) e toxicidades neurológicas. Tanto a SLC quanto as toxicidades neurológicas podem ser fatais ou potencialmente fatais. Os efeitos adversos do tratamento geralmente aparecem nas duas primeiras semanas, mas alguns podem ocorrer mais tarde.

- *Idecabtagene vicleucel* (Abecma™) tem como alvo terapêutico o antígeno de maturação de células B (BCMA). Indicado no tratamento de pacientes com mieloma múltiplo que não responderam ou recidivaram após ao menos quatro diferentes tratamentos prévios.
- *Tisagenlecleucel* (Kymriah™) é uma imunoterapia de células T autóloga geneticamente modificada dirigida para CD19. Indicado no tratamento de crianças e adultos jovens com leucemia linfoblástica aguda de células B recidivada/refratária (LLA-B).

Anticorpos monoclonais

Os anticorpos monoclonais, outra forma de imunoterapia passiva, serão abordados no subcapítulo a seguir, Terapia-alvo molecular.

Imunomoduladores

Apesar de os imunomoduladores afetarem a atividade do sistema imunitário (as defesas naturais do organismo), a maneira como esses agentes atuam no sistema imunológico ainda não está clara. Três agentes imunomoduladores são utilizados no tratamento de mieloma múltiplo: *talidomida*, *lenalidomida* e *pomalidomida*.

Como os outros agentes imunomoduladores relacionados à talidomida, existe a preocupação de que também possam causar defeitos congênitos. Por essa razão, esses medicamentos só são fornecidos por meio de um programa especial gerenciado pela empresa farmacêutica que os produz. Uma recomendação importante é que, como esses medicamentos podem aumentar o risco de coágulos sanguíneos, muitas vezes, sejam administrados junto com ácido acetilsalicílico ou um anticoagulante. Seus efeitos adversos incluem sonolência, fadiga, constipação e neuropatia. Existe também um risco aumentado para trombocitopenia, diminuição dos glóbulos brancos.

Podem ser utilizados no tratamento de mieloma em combinação com inibidor de proteassoma (*bortezomibe, carfilzomibe* ou *ixazomibe*), associados a corticosteroides (como dexametasona, prednisona ou metilprednisolona).

Referências bibliográficas

1. Abeloff MD et al. Clinical oncology. 3rd ed. London: Elsevier Churchill Livingstone; 2004.
2. Abels RI. Use of recombinant human erythropoietin in the treatment of anemia in patients who have cancer. Sem in Oncol. 1992;19(Suppl. 8):29-35.
3. Aggarwal BB, Puri R. Human cytokines: their role in disease and therapy. Boston: Blackmell Scientific Publications, 1995.
4. Anelli A, Cubero DIG. Terapia antineoplásica direcionada a alvos moleculares. Prática Hospitalar. Jul/ago 2004;6(34):13-24.
5. American Cancer Society. CAR T-cell therapy and its side effects.19 Dec 2019. [acesso em 16 fev 2021]. Disponível em: https://www.cancer.org/.
6. Ansell SM, Lesokhin AM, Borrello I, Halwani A, Scott EC, Gutierrez M et al. PD-1 blockade with nivolumab in relapsed or refractory Hodgkin's lymphoma. N Engl J Med. 2015;372:311-9.
7. Kansagra AJ, Frey NV, Shahrukh K, Hashmi SK et al. Clinical utilization of chimeric antigen receptor T-cells (CAR-T) in B-cell acute lymphoblastic leukemia (ALL): an expert opinion from the European Society for Blood and Marrow Transplantation (EBMT) and the American Society for Blood and Marrow Transplantation (ASBMT). Bone Marrow Transplantation. 2019;54:1868-80.
8. Antonia SJ, Villegas A. Durvalumab after chemoradiotherapy in stage III non-small-cell lung cancer. N Engl J Med. 16 Nov 2017;377(20):1919-29.

9. Atzpodien J et al. Multi-institutional home-therapy trial of recombinant human interleukin-2 and interferon-alfa-2 a in progressive metastatic renal cell carcinoma. J Clin Oncol. 1995;13(2):497-501.
10. Baquiran DC, Gallagher J. Cancer chemotherapy handbook. Philadelphia: Lippincott; 1998.
11. Baquiran DC, Gallagher J. Cancer chemotherapy handbook. 2nd ed. Philadelphia: Lippincott; 2001.
12. Baron S et al. The interferons: mechanisms of action and clinical applications. JAMA. 1991;266:1375-83.
13. Bukowski RM et al. Phase I trial of subcutaneous recombinant macrophage colony-stimulating factor: clinical and immunomodulatory effects. J Clin Oncol. 1992;12(1):97-106.
14. Burke MB, Wilkes GM, Ingwersen K. Cancer chemotherapy: a nursing process approach. 2nd ed. Boston, MA: Jones & Bartlett Publishers; 1996.
15. Buzaid AC, Maluf FC, Willian Jr NW, Barrios AC. Manual de oncologia clínica do Brasil. São Paulo: Dendrix; 2021.
16. Buzaid AC, Legha SS. Combination of chemotherapy with interleukin-2 and interferon-alfa for the treatment of advanced melanoma. Seminars in Oncology. 1994;6:23-8.
17. Vaddepally RK et al. Review of indications of FDA: approved immune checkpoint inhibitors per NCCN Guidelines with the level of evidence. Cancers (Basel). Mar 2020;12(3):738.
18. Carneiro KS et al. Tumor de bexiga. In: Junior N, Rodrigues N. Urologia: fundamentos para o clínico. São Paulo: Sarvier; 2000. p. 210-4.
19. Carter P, Engleking C, Rumsey K et al. Biological response modifier guidelines. In: Recommendations for nursing education and practice. Pittsburg, PA: Oncology Nursing Society; 1989. Oncol Nurs Forum. 1991;18:683-90.
20. Casciato DA, Lowitz BB. Manual of clinical oncology. 3rd ed. Boston, MA: Little, Brown and Company; 1995.
21. Casciato DA, Lowitz BB. Manual of clinical oncology. Boston, MA: Little, Brown and Company; 1988.
22. Casciato DA. Manual of clinical oncology. 5th ed. Philadelphia: Lippincott Williams & Wilkins; 2004.
23. Chen L, Flies DB. Molecular mechanisms of T cell co-stimulation and co-inhibit. Nat Rev Immunol. Apr 2013;13(4):227-42.
24. Chu E, DeVitan VT. Physicians' cancer chemotherapy drug manual. Boston, MA: Jones & Bartlett Publishers; 2004.
25. Ciurea SO, Hoffman R. Cytokines for the treatment of thrombocytopenia. Review Semin Hematol. 2007;44(3):166-82.
26. Clark JC, McGee RF. Core curriculum for oncology nursing. Philadelphia: W.B. Saunders Company; 1992.
27. Conrad KJ, Horrel CJ. Recommendations for nursing practice related to biotherapy 2nd ed. Pittsburgh: The Oncology Nursing Press; 1995.
28. Colluru VT, McNeel DG. B lymphocytes as direct antigen-presenting cells for anti-tumor DNA vaccines. Oncotarget. 18 Oct 2016;7(42).
29. Crawford J et al. Reduction by granulocyte colony-stimulating factor of fever and neutropenia induced by chemotherapy in patients with small-cell lung cancer. N Engl J Med. 1992;325:164-70.
30. Strauss EC, Strauss BE. Perspectivas da terapia gênica. Revista de Medicina. 2015;94(4), 211-22.
31. Dennis D et al. Biologic activity of interleukin-1 (IL-1) alpha in patients with refractory malignancies. Proc Asco. 1992;11(Abstr 230):255.
32. Deroose JP, Eggermont AM, Geel ANV, Burger JW, Bakker MAD, Wilt JW et al. Long-term results of tumor necrosis factor- and melphalan-based isolated limb perfusion in locally advanced extremity soft tissue sarcomas. J Clin Oncol. 20 Oct 2011;29(30):4036-44.
33. Dorr RT, Fritz WL. Cancer chemotherapy handbook. New York: Elsevier Science Publishing Company; 1980.
34. Doweiko JP, Goldberg MA. Erythropoietin in cancer patients. Oncology. 1991;5:31-38,43,44.
35. Dutcher JP et al. A phase II study of high dose continuous infusion interleukin-2 with lymphokine activated killer cells in patients with metastatic melanoma. J Clin Oncol. 1991;9:648.
36. Dushenkov A, Jungsuwadee P. Chimeric antigen receptor T-cell therapy: foundational science and clinical knowledge for pharmacy practice. J Oncol Pharm Pract. Jul 2019;25(5):1217-25.
37. Ellerby R et al. Quick reference handbook of oncology drugs. Philadelphia: W.B. Saunders Company; 1996.
38. Ellis R, Priff N. Chemotherapy handbook. New York: Springhouse Corporation; 1994.
39. Figlin RA et al. Concomitant administration of recombinant human interleukin-2 and recombinant interferon-alfa-2a: an active outpatient regimen in metastatic renal cell carcinoma. J Clin Oncol. 1992;10:414-21.

40. Fischer DS et al. The cancer chemotherapy handbook. 6th ed. London: Mosby; 2003.
41. Fischer DS et al. The cancer chemotherapy handbook. 5th ed. London: Mosby; 1997.
42. Galluzz L et al. Classification of current anticancer immunotherapies Oncotarget. Dec 2014;5(24):12472-508.
43. González DM, Hurlé ADG. Terapia antisentido en oncología: situación actual. Servicio de Farmacia. Hospital Universitario de Salamanca. Farm Hosp. 2005;29(4):269-82. Revisión Farmacia Hospitalaria. [acesso em 10 fev 2021. Disponível em: https://www.sefh.es/fh/16_9.pdf.
44. Groenwald SL et al. Cancer nursing: principles and practice. 3rd ed. Burlington, MA: Jones & Bartlett Publishers; 1993.
45. Groenwald SL et al. Comprehensive cancer nursing review. 2nd ed. Burlington, MA: Jones & Bartlett Publishers; 1995.
46. Grosh WW, Quesenberry PJ. Recombinant human hematopoietic growth factors in the treatment of cytopenias. Clin Immunology and Immunopath. 1992;62:S25-38.
47. Gross J, Johnson BL. Handbook of oncology nursing. 2nd ed. Burlington, MA: Jones & Bartlett Publishers; 1994.
48. Haeuber D, Dijulio JE. Hematopoietic colony stimulating factors: an overview. Oncol Nurs Forum. 1989;16:247-55.
49. Ignoffo RJ et al. Cancer chemotherapy pocket guide. Philadelphia: Lippincott-Raven; 1998.
50. Inogés S, Calvillo MR, Cerio ALD et al. Inmunoterapia activa en el tratamiento de neoplasias hematológicas. An Sist Sanit Navar. 2004;27(1):45-62.
51. Jackson BS et al. Long-term biopsychosocial effects of interleukin-2 therapy. Oncol Nurs Forum. 1991;18:683-90.
52. Bol KF, Schreibelt G, Gerritsen WR, de Vries IJM, Figdor CG. Dendritic cell-based immunotherapy: state of the art and beyond. Clin Cancer Res. 15 Apr 2016;22(8):1897-906.
53. Kirkwood JM, Lotze MT, Yasko JM. Current cancer therapeutics. 2nd ed. London: Churchill Livingstone; 1996.
54. Kools AM. Hepatitis A, B, C, D and E: update on testing and treatment. Postgrad Med. 1992;91:109-14.
55. Krown SE et al. Interferon-alfa, zidovudine, and granulocyte-macrophage colony-stimulating factor: a phase I Aids clinical trials group study in patients with Kaposi's sarcoma associated with Aids. J Clin Oncol. 1992;10:1344-51.
56. Lieschke GJ, Burgess AW. Granulocyte colony stimulating and granulocyte macrophage colony--stimulating factor. N Engl J Med. 1992;327:28-35,99-106.
57. Line SRP, Lopes MA, Zaia AA et al. As alterações gênicas e o desenvolvimento do câncer bucal. Rev Assoc Paul Cir Dent. 1998;52:241-44.
58. Lopes AA, Oliveira AM et al. Principais genes que participam da formação de tumores. Revista de Biologia e Ciências da Terra. 2002;2(2):0.
59. Lotze MT. T-cell growth factor and the treatment of patients with cancer. Clin Immunopathol. 1992;62:547-54.
60. Lynch MT. The nurse's role in the biotherapy of cancer: clinical trials and informed consent. Oncol Nurs Forum. 1988;15(Suppl. 2):23-7.
61. Masci PA et al. Willebrand factor antigen may be a surrogate marker for biological effect on endothelial cells in patients with solid tumors treated with Angiozyme. Proc Am Soc Clin Oncol. 2002;21(26b):1915. [Abstract].
62. Meije Y, Martínez-Montauti J et al. Mycobacterium bovis: bacille Calmette-Guérin (BCG): infecção por pacientes com câncer sem instilação BCG anterior. Clin Infect Dis. 1 Oct 2017;65(7):1136-43.
63. Meyers CA. Mental status changes. In: Reiger PT, editor. Biotherapy: a comprehensive overview. Boston, MA: Jones & Bartlett Publishers; 1995. p. 259-70.
64. Moore MAS. The clinical use of colony stimulating factors. Annu Ver Immunol. 1991;9:159-91.
65. Nardi NB et al. Terapia gênica. Ciênc Saúde Coletiva. 2002;7(1):109-16.
66. National Cancer Institute. Vacunas contra el cáncer. [data desconhecida]a. [acesso em 20 abr 2021]. Disponível em: http://www.cancer.gov/espanol/hojasinformativas/vacunas.
67. Ortega ETT et al. Compêndio de enfermagem em transplante de células-tronco hematopoiéticas: rotinas e procedimentos em cuidados essenciais e em complicações. Curitiba: Maio; 2004.

68. Oster W et al. Interleukin-3. Biological effects and clinical impact. Cancer. 1991;67:2712-7.
69. Otto SE. Oncology nursing clinical reference. Philadelphia: Mosby Elsevier; 2004.
70. Otto SE. Pocket guide oncology nursing. St. Louis: Mosby Year Book; 1995.
71. Pazdur R. Fluoruracila and recombinant interferon alpha-2a in advanced gastrintestinal neoplasmas. Br J Haematol. 1991;79(Suppl. 1):56-9.
72. Qasim M, Marlton P, Kurzrock R. Biologic therapy: hematopoietic growth factors, retinoids, and monoclonal antibodies. Cancer Network. 2 Apr 2005. [acesso em 21 fev 2021. Disponível em: https://www.cancernetwork.com/view/biologic-therapy-hematopoietic-growth-factors-retinoids-and--monoclonal-antibodies.
73. Rehman H, Silk AW, Kane MP, Kaufman HL. Into the clinic: talimoggene laherarepvec (T-VEC), a first in class intratumoral oncolytic viral therapy. J Immunother Cancer. 20 Sep 2016;4:53.
74. Rieker PP, Clark EJ, Fogelberg PR. Perceptions of quality of life and quality of care for patients with cancer receiving biological therapy. Oncol Nurs Forum. 1992;19:433-40.
75. Rosenberg JE, Hoffman-Censits J, Powles T et al. Atezolizumab in patients with locally advanced and metastatic urothelial carcinoma who have progressed following treatment with platinum-based chemotherapy: a single-arm, multicentre, phase 2 trial. Lancet. 2016;387:1909-20.
76. Rosenberg SA. Gene therapy for cancer. JAMA. 1992;268:2416-9.
77. Rosenberg SA. The immunotherapy and gene therapy of cancer. J Clin Oncol. 1992;0:180-99.
78. Rosenthal S et al. Medical care of the cancer patient. Philadelphia: W.B. Saunders Company; 1987.
79. Sheridan WP et al. Effect of peripheral blood progenitor cells mobilized by filgrastim on platelet recovery after high-dose chemotherapy. Lancet. 1992;339:640-4.
80. Simpson AJG. A genética molecular de sarcomas de partes moles e sua aplicação à clínica. 1998. [acesso em 20 fev 2021. Disponível em: www.hcan.org.br/acta/1998/acta98_2.htmL.
81. Skeel RT, Lachant NA. Handbook of cancer chemotherapy. 4th ed. Boston, MA: Little, Brown and Company; 1995.
82. Skeel RT. Handbook of cancer chemotherapy. 6th ed. Philadelphia: Lippincott Williams & Wilkins; 2003.
83. Spivak JL. The application of recombinant erythropoietin in anemic patients with cancer. Semin Oncol. 1992;19(Suppl. 8):25-8.
84. Strauss EC, Strauss BE. Perspectivas da terapia gênica. Revista de Medicina. 2015;94(4),211-22.
85. Strauman JJ. The nurse's role in the biotherapy of cancer: nursing research of side effects. Oncol Nurs Forum. 1988;15(Suppl.):35-9.
86. Vadhan-RAJ et al. Interleukin-1 alfa increases circulating platelet counts and reduces carboplatin: induced thrombocytopenia. Proc Asco. 1992;11(Abstr 710):228.
87. Vrouenraets BC et al. Regional toxicity after isolated limb perfusion with melphalan and tumour necrosis factor-alpha versus toxicity after melphalan alone. Eur J Surg Oncol. Jun 2001;27(4):390-5.
88. Voelker R. CAR-T therapy is approved for mantle cell lymphoma. JAMA. 2020;324(9):832.
89. Wadler S et al. Phase II trial of fluoruracila and recombinant interferon-2 a in patients with advanced colorectal carcinoma: an eastern cooperative oncology group study. J Clin Oncol. 1991;9:1806-10.
90. Weiss GR et al. A randomized phase II trial of continuous infusion interleukin-2 or bolus injection interleukin-2 plus lymphokine-activated killer cells for advanced renal cell for advanced renal cell carcinoma. J Clin Oncol. 1992;10:275-81.
91. Wilkes GM, Barton-Burke M. Oncology nursing drug handbook. Boston, MA: Jones & Bartlett Publishers; 2004.
92. Yasko JM, Dufjak LA. Biological response modifier therapy: symptom management. New York: Park Row Publishers; Cetus Corporation; 1990.
93. Yu D et al. PEG-PBLG nanoparticle-mediated HSV-TK/GCV gene therapy for oral squamous cell carcinoma. Nanomedicine. 2008;3(6):813-21. [acesso em 10 fev 2021]. Disponível em: http://www.ncbi.nlm.nih.gov/pubmed/19025455.
94. National Cancer Institute. Dictionary of cancer terms. [data desconhecida]b. [acesso em 18 abr 2022]. Disponível em: https://www.cancer.gov/publications/dictionaries/cancer-terms/def/car-t-cell-therapy.

Terapia-Alvo Molecular

- Edva Moreno Aguilar Bonassa • Maria Inês Rodrigues Gato • Cintia Vecchies Morassi
- Maria Lurdemiler Sabóia Mota

Introdução[1-4]

As terapias-alvo moleculares apresentam fármacos que bloqueiam o crescimento e a disseminação do câncer ao interferir em moléculas específicas ("alvos moleculares"), envolvidas no crescimento, na progressão e na disseminação das células do câncer.

As terapias direcionadas diferem da terapia antineoplásica-padrão de várias maneiras:

- Atuam em alvos moleculares específicos associados ao câncer, enquanto a maioria dos medicamentos da terapia-padrão age nas células normais e cancerosas que se dividem rapidamente.
- São deliberadamente escolhidas ou projetadas para interagir com seu alvo, enquanto muitos dos antineoplásicos-padrão foram identificados porque matam as células.
- São frequentemente citostáticas (ou seja, bloqueiam a proliferação de células tumorais), enquanto os agentes quimioterápicos-padrão são citotóxicos (ou seja, matam as células tumorais).
- São atualmente o foco de grande parte do desenvolvimento de medicamentos antineoplásicos. A terapia-alvo é a base da medicina de precisão que usa informações sobre os genes e proteínas de uma pessoa para prevenir, diagnosticar e tratar doenças.

As terapias-alvo moleculares foram aprovadas pela Food and Drug Administration (FDA) para tratar tipos específicos de câncer. Algumas fazem parte de ensaios clínicos ou ainda se encontram na fase pré-clínica.

Uma abordagem para identificar alvos potenciais é a pesquisa de proteínas individuais nas células cancerosas em comparação com as das células normais. Proteínas presentes nas células cancerosas, mas não nas células normais, ou mais abundantes nas células cancerosas, seriam alvos potenciais, especialmente se estiverem envolvidas no crescimento ou na sobrevivência celular. Um exemplo de alvo expresso diferencialmente é a proteína do receptor 2 do fator de crescimento epidérmico humano (HER-2), que se encontra em níveis elevados na superfície de algumas células cancerosas. Várias terapias são direcionadas contra a HER-2, incluindo o trastuzumabe, que é aprovado para tratar certos cânceres de mama e estômago que superexpressam HER-2.

Outra abordagem é determinar se as células cancerosas produzem proteínas mutantes que impulsionam a progressão do câncer. Por exemplo, a proteína sinalizadora de crescimento celular BRAF está presente em uma forma alterada (conhecida como BRAF V600E) em muitos melanomas. A terapia com vemurafenibe tem como alvo essa forma mutante da proteína e é aprovado para tratar pacientes com melanoma inoperável ou metastático que apresentem a proteína BRAF alterada.

Pesquisadores também procuram anormalidades em cromossomos presentes nas células cancerosas, mas não nas células normais. Essas anormalidades cromossômicas resultam na criação de um gene de fusão (um gene que incorpora partes de dois genes diferentes), cujo produto, chamado de proteína de fusão, pode impulsionar o desenvolvimento do câncer. As proteínas de fusão são alvos potenciais no tratamento do câncer; por exemplo, o mesilato de imatinibe tem como alvo a proteína de fusão BCR-ABL, que é gerada a partir de pedaços de dois genes que se unem em algumas células leucêmicas e promove seu crescimento.

Atualmente, muitas terapias-alvo moleculares estão aprovadas para uso no tratamento do câncer, as quais incluem inibidores de transdução de sinal, moduladores de expressão gênica, indutores de apoptose, inibidores de angiogênese, imunoterapias e moléculas associadas a toxinas.

Os inibidores de transdução de sinal bloqueiam as atividades das moléculas envolvidas, processo pelo qual uma célula responde aos sinais de seu ambiente. Uma vez que uma célula tenha recebido um sinal específico, este é transmitido no interior dela por meio de uma série de reações bioquímicas que, por fim, produzem as respostas apropriadas. Em alguns tipos de câncer, as células malignas são estimuladas a se dividirem continuamente sem a interferência de fatores de crescimento externos e os inibidores de transdução de sinal interferem nessa sinalização inadequada.

A expressão gênica pode ser induzida por estímulos endógenos e ambientais e modulada em diferentes níveis celulares, como na iniciação da transcrição, no processamento do RNA e na modificação pós-traducional da proteína. Para o desenvolvimento e a manutenção normais de um organismo, é essencial que haja um controle preciso da expressão gênica. Alterações nesses processos podem contribuir para o desenvolvimento e a progressão tumoral. Os moduladores da expressão gênica modificam a função das proteínas que desempenham um papel no controle da expressão gênica.

Os indutores de apoptose fazem com que as células cancerosas passem por um processo de morte celular programada, denominado *apoptose*, e o corpo o usa para se livrar de células desnecessárias ou anormais; entretanto, as células cancerosas têm estratégias para evitar a morte programada. Os indutores de apoptose podem contornar essas estratégias para causar a morte de células cancerosas.

Os inibidores de angiogênese bloqueiam o crescimento de novos vasos sanguíneos nos tumores (um processo denominado *angiogênese tumoral*). Um suprimento de sangue é necessário para que os tumores cresçam além de certo tamanho, porque o sangue fornece o oxigênio e os nutrientes que os tumores precisam para um crescimento contínuo. Os tratamentos que interferem na angiogênese podem bloquear o crescimento do tumor; algumas terapias que inibem a angiogênese interferem na ação do fator de crescimento endotelial vascular (VEGF), uma substância que estimula a formação de novos vasos sanguíneos. Outros inibidores de angiogênese têm como alvo outras moléculas que também estimulam o crescimento de novos vasos sanguíneos.

As imunoterapias estimulam o sistema imunológico a destruir as células cancerosas. Algumas imunoterapias são anticorpos monoclonais que reconhecem moléculas específicas na superfície das células cancerosas. A ligação do anticorpo monoclonal à molécula-alvo resulta na destruição imune de células que expressam essa molécula-alvo. Outros anticorpos monoclonais se ligam a certas células do sistema imunológico para ajudar essas células a serem mais eficientes ao destruírem células cancerosas.

Os anticorpos monoclonais que liberam toxinas podem causar a morte de células cancerosas especificamente. Depois que o anticorpo se liga à célula-alvo, a toxina ligada ao anticorpo – como uma substância radioativa ou um produto químico citotóxico – é absorvida pela célula, acabando por matá-la. A toxina não afetará as células que não têm o alvo para o anticorpo, ou seja, a grande maioria das células do corpo.

Principais alvos moleculares e mecanismo de ação
Anticorpos monoclonais

Anticorpos, também conhecidos como imunoglobulinas, são proteínas produzidas pelo nosso sistema imunológico para identificar e neutralizar corpos estranhos potencialmente nocivos ao organismo, como bactérias, vírus ou células tumorais, denominados *antígenos*. Um anticorpo reconhece um alvo específico, o antígeno, presente nas células estranhas ao organismo[1].

As células neoplásicas expressam uma variedade de antígenos, que representam alvos atraentes para a terapia com base em anticorpos monoclonais[1,3,5]. Ao entrarem em contato com o antígeno, linfócitos da linhagem B se diferenciam em plasmócitos e se multiplicam, formando assim clones de células com capacidade de produzir anticorpos contra o mesmo antígeno. Quando uma grande quantidade desses anticorpos é produzida a partir de um único clone e isolada como produto, temos os anticorpos monoclonais[5].

Inicialmente, os anticorpos monoclonais foram produzidos em laboratório a partir de linfócitos B gerados por camundongos, cujos sistemas imunológicos foram estimulados pelos antígenos de interesse. Grande parte dos anticorpos monoclonais murinos desenvolvidos não obtiveram o sucesso desejado durante os testes clínicos, tendo seu uso terapêutico limitado em decorrência do baixo tempo de meia-vida, ativação insuficiente das funções efetoras e o desencadeamento de reações imunológicas, por induzirem o sistema imunológico a produzir anticorpos contra a própria imunoglobulina administrada. Os anticorpos gerados pela resposta contra os anticorpos murinos foram denominados *human anti-mouse antibody* (HAMA)[7,8].

A imunogenicidade causada pelos anticorpos monoclonais começou a ser contornada com o avanço da biotecnologia e da engenharia genética. Diferentes estratégias foram desenvolvidas para a obtenção de anticorpos monoclonais cada vez mais "humanizados", em que as porções do anticorpo murino, que induzem a imunogenicidade, foram substituídas por sequências proteicas humanas; e em 1984 a técnica de quimerização deu origem aos anticorpos monoclonais quiméricos[3,7,8]. Essas moléculas são constituídas pelo domínio variável de origem murina, enquanto os domínios constantes são humanos, resultando em um anticorpo aproximadamente 65% humano[9]. Os anticorpos monoclonais quiméricos demonstraram superioridade aos anticorpos monoclonais totalmente murinos, apresentando melhor eficácia, aumento no tempo de meia-vida e redução na imunogenicidade. A imunogenicidade não foi eliminada completamente[10], por ainda apresentarem uma significativa porção não humana. O cetuximabe e o rituximabe são exemplos de anticorpos monoclonais quiméricos.

À medida que as técnicas de biologia molecular e de engenharia genética progrediram, em 1986 tornou-se possível diminuir ainda mais a porção murina presente no anticorpo. Por meio da humanização das moléculas de imunoglobulinas, os diferentes *loops* de CDR, o sítio de combinação do anticorpo, principalmente o CDR3, são transferidos do anticorpo murino para a região de *framework* de um anticorpo humano, resultando em moléculas com sequências até aproximadamente 95% humanas[9], as quais apresentam imunogenicidade muito baixa e um alto potencial para uso terapêutico. Como representantes dessa categoria, temos o trastuzumabe e o bevacizumabe.

Na década de 1990, novas tecnologias, como a metodologia *in vitro* de expressão em fagos (*phage display*) e a produção em camundongos transgênicos, deram um novo rumo à área, tornando possível a obtenção direta de anticorpos monoclonais completamente humanos, não sendo necessário humanizar o anticorpo murino[7,11]. O primeiro anticorpo monoclonal obtido por esse método foi o panitumumabe.

A nomenclatura adotada para designar os anticorpos monoclonais terapêuticos utiliza as terminações: *momabe* (para anticorpos murinos), *-ximabe* (para anticorpos quiméricos), *-zumabe* (para anticorpos humanizados) e *-mumabe* (para anticorpos totalmente humanos)[3].

O uso terapêutico dos anticorpos monoclonais está relacionado a sua capacidade de reconhecer seletivamente o antígeno. Quando são introduzidos no organismo, esses anticorpos purificados e isolados identificam o antígeno e se ligam aos seus respectivos alvos.

Os anticorpos monoclonais utilizam três estratégias diferentes para bloquear o sinal: alteração da interação dos ligantes aos receptores e redução da expressão; inibição da dimerização do receptor; e indução da apoptose[12].

Os mecanismos de ação dos anticorpos monoclonais são classificados em duas categorias[12,13]:

1. *Ação direta*:
   a) Bloqueio da ação das moléculas sinalizadoras alvo ou dos receptores, bloqueando o sítio de interação do ligante, inibindo a progressão do ciclo celular ou do reparo do DNA, induzindo a regressão da angiogênese, aumentando a internalização dos receptores ou reduzindo a clivagem proteolítica dos receptores.
   b) Estímulo da função, o que induz apoptose.

c) Direcionamento da função, por meio da conjugação dos anticorpos monoclonais com toxinas, radioisótopos, citocinas, moléculas de DNA ou outros pequenos agentes, que seletivamente são direcionados às células tumorais.

2. *Ação indireta*: é mediada pelo sistema imune, já que a eliminação do tumor a partir dos anticorpos monoclonais depende de mecanismos específicos, como a citotoxicidade dependente de complemento (CDC) e a citotoxicidade celular dependente de anticorpo (ADCC), que ativa células imunes efetoras.

Os anticorpos monoclonais podem ser obtidos isoladamente (não conjugados) ou associados (conjugados) a agentes citotóxicos, toxinas, radioisótopos ou outros agentes biológicos. O anticorpo monoclonal conjugado apresenta resultados mais promissores. Teoricamente, conjugados de anticorpo-medicamento (imunoconjugados) atingem as células neoplásicas e desviam a citotoxicidade das células normais, permitindo, dessa forma, o uso de doses máximas e minimizando as reações adversas[3].

Diferentes tipos de anticorpos monoclonais são usados no tratamento do câncer. No Quadro 2.3, estão relacionados os anticorpos monoclonais aprovados no tratamento de tumores hematopoiéticos e de tumores sólidos[5,6].

Quadro 2.3 Anticorpos monoclonais aprovados no tratamento de tumores hematopoiéticos e de tumores sólidos.

Alvo celular	Anticorpo monoclonal	Mecanismo de ação
HER-1/EGFR (ErbB1)	Cetuximabe	Inibição da sinalização de EGFR; apoptose, ADCC
	Panitumumabe	ADCC
HER-2/neu (ErbB2)	Trastuzumabe	ADCC; apoptose; inibição da sinalização do HER-2 com parada em G_1
	Trastuzumabe entansina	ADCC
	Pertuzumabe	ADCC
VEGF-A	Bevacizumabe	Inibição da angiogênese/neovascularização
CD20	Rituximabe	ADCC; CDC; apoptose
	Y^{90} – ibritumomabe	Radioterapia com alvo
	I^{131} – tositumomabe	Radioterapia com alvo
	Ofatumumabe	ADCC; CDC
	Obinutuzumabe	ADCC; CDC
CD30	Brentuximabe vedotina	ADCC; CDC
CD52	Alemtuzumabe	ADCC; CDC; apoptose
CD33	Gentuzumabe ozogamicina	Quebra do DNA de filamento duplo; apoptose/anticorpo conjugado com citotoxina
CD3 e CD19	Blinatumomabe	ADCC, CDC
CD22	Inotuzumabe ozogamicina	ADCC, CDC
CTLA-4	Ipilimumabe	Potencializa proliferação de células T
CD38	Daratumumabe	ADCC, CDC
IgG1/anti-BCMA	Belantamabe mafodotin	ADCC, CDC Anticorpo conjugado com citotoxina
CD79b	Polatuzumabe vedotina	ADCC, CDC Anticorpo conjugado com citotoxina

Fonte: Macedo RS et al., 2021; Kalyn R, BC Cancer, 2008.

- *Anticorpos monoclonais recombinantes*[14]: os anticorpos monoclonais recombinantes são anticorpos que funcionam por si sós e não requerem outra terapia ou outros medicamentos simultaneamente. Atuam de diferentes maneiras:

- Estimulam a resposta imunológica de uma pessoa contra as células cancerígenas, ligando-se a elas e agindo como um marcador para o sistema imunológico do corpo destruí-las. Um exemplo é o alemtuzumabe, usado no tratamento da leucemia linfoide crônica.
- Aumentam a resposta imunológica ao atacar as células do sistema imunológico que funcionam como inibidores do controle imunológico.
- Bloqueiam os antígenos nas células cancerígenas que fazem o tumor crescer ou se espalhar. Por exemplo, o trastuzumabe é um anticorpo contra a proteína HER-2, presente na superfície das células da mama e do estômago. Quando o HER-2 é ativado, essas células crescem. O trastuzumabe liga-se a essas proteínas impedindo-as de se tornarem ativas.

- *Anticorpos conjugados a isótopos radioativos*: esses anticorpos radiomarcados têm pequenas partículas radioativas ligadas a eles. Um exemplo é o ibritumomabe tiuxetan, que é um anticorpo contra o antígeno CD20, encontrado em linfócitos de células B. Esse anticorpo fornece radioatividade diretamente nas células B cancerosas e é usado no tratamento do linfoma não Hodgkin[14,15].
- *Anticorpos conjugados a fármacos citotóxicos*: também conhecidos como anticorpos conjugados, apresentam fármacos quimioterápicos ligados a eles. Um exemplo é o brentuximabe vedotina, um anticorpo monoclonal que tem como alvo o antígeno CD30, ligado a uma substância destinada a matar as células cancerosas (proteína que reconhece células cancerosas), sendo utilizado no tratamento do linfoma de Hodgkin e do linfoma anaplásico de grandes células. Outro exemplo é o trastuzumabe entansina, um conjugado de anticorpo-medicamento que tem HER-2 como alvo, contendo a IgG1 anti-HER-2 humanizada, ligada de maneira covalente à substância inibitória de microtúbulo DM1 (um derivado de maitansina) por meio do ligante tioéter estável MCC (4-[N-maleimidometil] ciclohexano-1--carboxilato). Entansina diz respeito ao complexo MCC-DM1. A conjugação de DM1 a trastuzumabe confere seletividade do agente citotóxico para células tumorais que superexpressam HER-2, aumentando assim a veiculação intracelular de DM1 diretamente às células malignas. É utilizado no tratamento de pacientes com câncer de mama HER-2+[14].
- *Anticorpos monoclonais biespecíficos*: esses medicamentos são constituídos de partes de dois anticorpos monoclonais diferentes, o que significa que podem se ligar a dois antígenos diferentes ao mesmo tempo. Um exemplo é o blinatumomabe, usado para tratar a leucemia linfoide aguda. Uma parte dele se liga à proteína CD19, encontrada em algumas células da leucemia e linfomas; a outra parte se liga ao CD3, uma proteína encontrada nas células do sistema imunológico conhecidas como células T. Ao se ligar a ambas, os anticorpos monoclonais biespecíficos unem as células cancerígenas às células do sistema imunológico, o que faz com que o sistema imunológico ataque as células cancerosas[14].
- *Anticorpos monoclonais conjugados a toxinas*: esses medicamentos são constituídos da fusão de um anticorpo com uma toxina. Um exemplo é o denileucina diftitox, agente antineoplásico constituído de proteína manipulada que combina a interleucina-2 e a toxina da difteria. Era utilizado no tratamento de linfoma cutâneo de células T/micose fungoide, porém foi descontinuado em 2014[14].

Inibidores da proteína tirosina quinase

Tirosinas quinases são enzimas responsáveis pela ativação de várias proteínas por transdução de sinal em cascata. Por meio da adição de um grupamento fosfato de adenosina-trifosfato (ATP) a um resíduo tirosina de uma proteína-alvo, pode-se ativar ou desativar a *transdução de sinais*[13] que regulam o crescimento celular, a diferenciação, a apoptose e uma série de processos bioquímicos[16].

Nas células normais, a enzima tirosina quinase desempenha um papel regulatório, pois atua na modulação da transdução de sinal, responsável pelo crescimento e pela divisão celular. Já nas células tumorais, algumas mutações genéticas geram formas ativadas dessa enzima em algumas vias de transdução e promovem a proliferação celular, a inibição da apoptose, a formação de metástases e a angiogênese[5].

O surgimento dos inibidores de tirosina quinase (ITK), há mais de dez anos, revolucionou o tratamento do câncer por inibirem a atividade da tirosina quinase e levarem a célula maligna a entrar em apoptose, reduzindo assim a proliferação tumoral.

A seguir, estão relacionados alguns inibidores de tirosina quinase utilizados na prática clínica[17].

Inibidores de EGFR

O receptor de fator de crescimento epidérmico (em inglês, *epidermal growth factor receptor* – EGFR) é um receptor de superfície celular que desempenha um papel fundamental na regulação da sobrevivência e da apoptose de células epiteliais e de tumores de origem em células epiteliais. A superexpressão de EGFR e seus ligantes está presente em uma variedade de células tumorais epiteliais, como câncer de pulmão, câncer de mama, câncer de bexiga, câncer de próstata, carcinoma de células escamosas de cabeça e pescoço, gliomas malignos, meduloblastoma e câncer de ovário[18-25].

A descoberta do EGF como fator de crescimento ocorreu na década de 1980, quando Stanley Cohen, bioquímico da Universidade de Vanderbilt, observou uma inesperada aceleração do desenvolvimento quando injetou extrato de glândula salivar em camundongos, que apresentaram abertura precoce da pálpebra e erupção dentária. A explicação foi que o extrato de glândula salivar continha um fator de crescimento epidérmico (EGF) que estimula a proliferação de células epiteliais na pele e na córnea. A presença de sítios de ligação específicos, denominados *receptores*, na superfície das células-alvo, era um pré-requisito para a ação do EGF. Esses receptores captam o EGF, e o complexo receptor-EGF é levado para o interior da célula. Um passo importante nos eventos que conduzem a ação biológica do EGF é a fosforilação de um aminoácido específico da tirosina no receptor[26-28].

O receptor de EGF é membro da família Erb-B, um grupo de quatro receptores tirosina quinase que compartilham semelhanças em estrutura e função: ErbB1 (EGFR ou HER-1), ErbB2 (HER-2), ErbB3 (HER-3) e ErbB4 (HER-4); e está envolvido em vias de transdução de sinal que regulam a proliferação e a apoptose. A superexpressão e/ou mutação de EGFR por meio de transdução de sinal resulta em crescimento celular fora de controle e malignidade em muitos tumores[29].

Os membros da família Erb-B existem como monômeros que se dimerizam em resposta a ligantes específicos do receptor, como o EGF e a epirregulina. Na homeostase celular, existe um equilíbrio no *status* desses receptores que determina sua ativação e sua inativação. Para ser ativado, é necessária a transferência de um fosfato do trifosfato de adenosina (ATP) para um substrato de peptídeo. Este se envolve com efetores de sinalização proliferativos e antiapoptóticos.

A identificação de mutações em EGFR possibilitou a elaboração de terapias inibidoras da TK (Quadro 2.4), bloqueando, assim, a ativação do sinal proliferativo. A hipótese mais aceita para explicar esse bloqueio se dá pela diminuição da afinidade ao ATP por mecanismo de competição direta no domínio da tirosina quinase[26-28].

Quadro 2.4 Principais inibidores de EGFR.

Alvo celular	Principais agentes
HER-1/EGFR	Erlotinibe Gefitinibe Brigatinibe Olmutinibe Osimertinibe Rociletinibe Vandetanibe Dacomitinibe
HER-2/EGFR	Lapatinibe Afatinibe Neratinibe

Fonte: Kalyn R, BC Cancer, 2008.

Inibidores de VEGFR

Os membros da família do receptor do fator de crescimento do endotélio vascular (em inglês, *vascular epithelial growth factor receptor* – VEGFR) incluem VEGFR1, VEGFR2 e VEGFR3. A família de receptores tem sete domínios semelhantes a imunoglobulinas no domínio extracelular e uma sequência de inserção hidrofílica na região intracelular da tirosina quinase[30]. No crescimento maligno e na metástase de tumores sólidos, a vascularização do tumor desempenha um papel muito importante, fornecendo os nutrientes e o oxigênio necessários para o crescimento do tumor[31].

Quando o tumor atinge determinado tamanho, novos vasos sanguíneos são necessários para continuar o crescimento. O tumor adquire a capacidade de formar novos vasos, processo denominado *angiogênese*. A aquisição pelo tumor do fenótipo angiogênico pode ocorrer por meio de alterações genéticas ou do ambiente tumoral que levam à ativação das células endoteliais. Um modo de ativação das células endoteliais é pela secreção de fatores de crescimento (FC) pró-angiogênicos, que então se ligam aos receptores de outras células endoteliais e estimulam a angiogênese. Assim, as células tumorais são capazes de provocar um aumento na expressão de fatores pró-angiogênicos, como o fator de crescimento do endotélio vascular (VEGF), e diminuição de fatores inibidores da angiogênese[27]. Apesar de suas funções fisiológicas não estarem completamente determinadas, certos VEGFRs têm sido alvo de terapias antitumorais em razão de seu papel já conhecido na angiogênese (Quadro 2.5).

Quadro 2.5 Principais inibidores de VEGFR.

Alvo celular	Principais agentes
VEGFR	Axitinibe
	Cediranibe
	Lenvatinibe
	Nintedanibe
	Pazopanibe
	Regorafenibe
	Sorafenibe
	Sunitinibe
	Tivozanibe
	Toceranibe
	Vandetanibe
	Ramucirumabe
	Cabozantinibe

Fonte: Kalyn R, BC Cancer, 2008.

Inibidores de c-KIT/PDGFR

Também conhecido como CD117, c-KIT é um receptor de tirosina quinase com papel crucial na ocorrência de câncer. A sua desregulação, incluindo mutações com superexpressão, ganho ou perda de função, foi detectada em várias neoplasias hematológicas, como: leucemia, mastocitose sistêmica e outros cânceres hematopoiéticos; sarcoma de partes moles denominado *tumor estromal gastrointestinal* (GIST); melanoma, glioblastoma multiforme, cordomas e cânceres da tireoide e mama.

O c-KIT é codificado pelo gene KIT, localizado na posição 12 do braço longo do cromossomo 4. Como todo receptor de tirosina quinase, c-KIT é uma proteína transmembrana, consistindo em domínios extracelulares e intracelulares. A maioria das mutações em KIT está localizada: no éxon 11, responsável pela formação do domínio justamembrana c-KIT; no éxon 13, que codifica o domínio na quinase intracelular; e no éxon 9, da porção extracelular.

Terapia Antineoplásica **59**

Sabe-se do poder inibitório de medicamentos sobre o c-KIT e, portanto, sobre sua via de sinalização que é majoritariamente ligada à ativação das vias de sinalização PI3K/AKT, STAT e RAS/MAPK[26-28].

Entretanto, outros medicamentos apresentam ação com forte inibição não apenas sobre o c-KIT, mas também sobre os receptores (Quadro 2.6): do fator *stem cell factor receptor* (SCFR; receptor do fator de célula-tronco), que é uma proteína que medeia diversas respostas celulares por meio da ligação e da ativação do seu receptor (c-KIT). A ligação do SCF com o c-KIT causa dimerização do receptor, autofosforilação intracelular, ativação da proteína tirosina quinase e subsequente transdução de sinal intracelular do *platelet derived growth factor* (PDGF; fator de crescimento derivado de plaquetas), que consiste em quatro proteínas (PDGF-A, PDGF-B, PDGF-C e PDGF-D)[26-28].

A síntese de PDGF é aumentada em resposta a estímulos externos, como hipóxia, trombina, estímulo de outros fatores de crescimento e citocinas, promovendo a indução do crescimento, da sobrevivência, da transformação, da migração celular e da permeabilidade vascular. A ativação de PDGFR é fundamental para a iniciação e a expansão tumoral[26-28].

Quadro 2.6 Inibidores de c-KIT e PDGFR.

Alvo celular	Principais agentes
c-KIT e PDGFR	Sunitinibe
	Sorafenibe
	Axitinibe
	Masitinibe
	Pazopanibe
	Toceranibe
	Olaratumabe

Fonte: Kalyn R, BC Cancer, 2008.

Inibidores de EML4-ALK

O gene ALK codifica um receptor tirosina quinase transmembrana pertencente à família dos receptores da insulina. A função e o papel fisiológico preciso de ALK em humanos ainda são incertos. Duas proteínas são reportadas como principais ligantes ao receptor: *pleiotrophin* (PTN) e *midkine* (MK). A ativação da ALK requer a dimerização do receptor após a chegada do seu ligante e consequente autofosforilação. ALK pode ativar diversas vias de sinalização intracelular, como JAK-STAT, PI3K-mTOR, NF-kB, MAPK, entre outras. O ALK também regula a transcrição de diversos genes, incluindo o MYCN[28].

As translocações do ALK constituem a alteração oncogênica mais importante. Em 2007, a fusão *echinoderm microtubule-associated protein-like 4-anaplastic lymphoma kinase* (EML4-ALK) foi identificada no carcinoma pulmonar de não pequenas células (CPNPC), sendo o EML4 o parceiro de fusão mais comum. O domínio N-terminal da proteína de fusão do ALK tem a capacidade de oligomerização, provocando a ativação constitutiva da proteína de fusão ALK, o que mantém seu domínio de tirosina quinase intacto. O sítio de quebra no gene ALK acontece no éxon 20, enquanto o do EML4 difere para gerar proteínas de fusão variantes; mais de 15 variantes da fusão EML4-ALK já foram identificadas[28].

Assim como acontece com outros alvos moleculares, os pacientes com CPNPC, ALK positivos, desenvolvem resistência à inibição da tirosina quinase, consequência do mecanismo de evolução clonal. Esses mecanismos de resistência podem ser divididos em dependentes ou não da via do ALK. As alterações na via do ALK incluem mutações secundárias do domínio da tirosina quinase ou amplificação do ALK. A inibição do ALK com medicamentos de primeira, segunda e terceira (Quadro 2.7) geração apresenta resposta rápida, profunda e duradoura, com frequência menor de efeitos adversos do que a quimioterapia convencional[28].

Quadro 2.7 Inibidores de EML4-ALK.

Alvo celular	Principais agentes
EML4-ALK	Crizotinibe (primeira geração)
	Alectinibe (segunda geração)
	Brigatinibe (segunda geração)
	Ceritinibe (segunda geração)
	Lorlatinibe (terceira geração)

Fonte: Kalyn R, BC Cancer, 2008.

Inibidores de BCR-ABL

Em 1960, Peter Nowell e David Hungerford descreveram uma anormalidade cromossômica consistente em pacientes com leucemia mieloide crônica (LMC); o cromossomo foi chamado de cromossomo da Filadélfia (Ph). Mais de 90% dos adultos com LMC são considerados positivos para o cromossomo Ph (Ph+). Em 1972, Rowley descobriu que o cromossomo Ph é gerado por uma translocação cromossômica recíproca [t (9; 22) (q34; q11)] e fusão entre o gene *abelson* (ABL) no cromossomo 9 e o gene *break-point cluster* (BCR) no cromossomo 22[32].

O oncogene BCR-ABL codifica uma proteína BCR-ABL quimérica com atividade de tirosina quinase ABL ativada constitutivamente. A proteína BCR-ABL de 210 kDa é expressa em pacientes com LMC, enquanto uma proteína BCR-ABL de 190 kDa, resultado de um ponto de interrupção alternativo no gene BCR, é expressa em pacientes com LLA (Ph+). O gene híbrido BCR-ABL resultante dessa translocação produz uma proteína quimérica com elevada atividade descontrolada de tirosina quinase, com aumento da sua proliferação e com redução da apoptose das células com mutação[32,33].

O mesilato de imatinibe é o primeiro TKI BCR-ABL a ser usado para o tratamento da LMC. No entanto, vários estudos subsequentes relataram que as mutações pontuais no domínio da quinase ABL ou a superexpressão de BCR-ABL podem causar resistência ao imatinibe em pacientes com doença avançada. Por isso, para superar a resistência ao imatinibe, vários outros novos TKIs (Quadro 2.8) foram desenvolvidos e testados em pacientes com LMC BCR-ABL positivo, como dasatinibe e nilotinibe[32].

Quadro 2.8 Inibidores de BCR-ABL.

Alvo celular	Principais agentes
BCR-ABL	Imatinibe
	Dasatinibe
	Nilotinibe
	Ponatinibe
	Radotinibe

Fonte. Kalyn R, BC Cancer, 2008.

Inibidores de BRAF

BRAF é um gene humano que codifica uma proteína chamada B-Raf, também conhecida como proteína quinase serina/treonina, que é codificada no cromossomo 7q34[34-36]. É uma importante molécula de transdução de sinal que medeia sinais de RAS para MEK, promovendo a proliferação e a mobilidade celular. Mutações ativas em BRAF foram identificadas pela primeira vez em uma triagem de mais de 500 linhas de células de vários locais de órgãos. As mutações foram encontradas em melanoma, carcinomas de cólon, pulmão, mama e ovário, bem como no glioma.

As mutações de ativação de BRAF ocorrem principalmente no éxon 15, que codifica o domínio catalítico de BRAF. De longe, a alteração de base única mais frequente resulta em uma alteração de aminoácido, o que faz a valina (V) ser substituída por glutamato (E) no códon 600 (V600E). Essa mutação ativa a sinalização intracelular contínua, resultando em proliferação celular, aumento da sobrevivência e mobilidade das células tumorais. Dois compostos bloqueiam seletivamente a atividade quinase do mutante BRAF, o *vemurafenibe* e o *dabrafenibe*. Em ensaios clínicos, ambos os compostos produziram altas taxas de resposta e melhoraram a sobrevida livre de doença ou a sobrevida global em tumores com mutações BRAF (Quadro 2.9)[37].

Quadro 2.9 Inibidores de BRAF.

Alvo celular	Principais agentes
BRAF – V600E	Vemurafenibe Dabrafenibe Sorafenibe

Fonte: Kalyn R, BC Cancer, 2008.

Inibidores de BTK

A tirosina quinase de Bruton (BTK) é uma quinase não receptora que desempenha um papel crucial na sinalização oncogênica que é crítica para a proliferação e a sobrevivência de células leucêmicas em muitas doenças malignas de células B. A alteração de BTK foi inicialmente demonstrada na agamaglobulinemia ligada ao cromossomo X da imunodeficiência primária (XLA) e é essencial tanto para o desenvolvimento das células B quanto para a função das células B maduras[38].

BTK contém domínios de interação de proteínas diferentes. Esses domínios incluem um domínio de *pleckstrin homology* (PH), domínio de *TEC homology* (TH), domínios de *SRC homology* (SH) SH2 e SH3, bem como domínio de quinase com atividade enzimática. BTK é essencialmente citoplasmática e é apenas transitoriamente recrutada para a membrana por meio da interação de seu domínio PH com fosfatidilinositol-3,4,5-trifosfato (PIP3), que é gerado pela fosfatidilinositol-3 quinase (PI3K). A ativação de BTK ocorre em duas etapas após seu recrutamento para a membrana celular. O BTK é fosforilado na posição Y551 no domínio da quinase pelas quinases da família SYK ou SRC; a fosforilação promove sua atividade catalítica e subsequentemente resulta em sua autofosforilação na posição Y223 no domínio SH3. Acredita-se que a fosforilação em Y223 estabilize a conformação ativa da quinase BTK[8].

Os inibidores dessa quinase (Quadro 2.10) mostraram excelente atividade antitumoral. O inibidor irreversível de BTK administrado por via oral ibrutinibe está associado a altas taxas de resposta em pacientes com leucemia linfocítica crônica recidivada/refratária (LLC) e linfoma de células do manto (LCM) [38].

Quadro 2.10 Inibidores de BTK.

Alvo celular	Principais agentes
BTK	Ibrutinibe Acalabrutinibe

Fonte: Kalyn R, BC Cancer, 2008.

Outros alvos moleculares
Inibidores do proteassoma

O proteassoma é um sistema no interior das células que decompõe as proteínas reguladoras do ciclo celular (proteólise), quando estas já não são necessárias.

O proteassoma é formado por duas unidades 19S, de função regulatória, e uma unidade 20S, que contém subunidades estruturais catalíticas *alfa* e *beta*. As proteínas a serem degradadas são marcadas com a ligação a uma proteína chamada ubiquitina. A molécula de ubiquitina é adicionada por uma enzima, a ubiquitina ligase, e essa ligação é o sinal para que outras ligases adicionem mais moléculas de ubiquitina, formando uma cadeia. A cadeia de poliubiquitina liga-se ao proteassoma, permitindo assim a degradação da proteína marcada[5].

Esse mecanismo de degradação de proteínas é muito importante na regulação do ciclo de divisão celular, crescimento e diferenciação celular, transcrição gênica, transdução de sinal e apoptose. O uso de inibidores de proteassoma (Quadro 2.11) induz a apoptose por romper a degradação programada de proteínas do ciclo celular.

62 Terapêutica Oncológica para Enfermeiros e Farmacêuticos

Quadro 2.11 Inibidores de proteassoma.

Alvo celular	Principais agentes
Proteassoma 26S	Bortezomibe
	Carfilzomibe

Fonte: Kalyn R, BC Cancer, 2008.

Inibidores seletivos de mTOR

Esses inibidores (Quadro 2.12) têm como alvo a atividade do mTOR (proteína-alvo da rapamicina) que apresenta uma função importante no crescimento, proliferação celular, motilidade, sobrevivência celular, síntese de proteínas e a transcrição do DNA (via ativação da cascata Ras/Raf/MEK/ERK, P13K/AKT e angiogênese). O mTOR forma dois tipos distintos de complexos multiproteicos, o mTORC1 e o mTORC2, ambos com expressão aumentada em vários tipos de tumores[39].

A inibição da atividade do mTOR interrompe o ciclo celular na fase G_1 como consequência da interrupção seletiva da transdução de certas proteínas reguladoras do ciclo celular, como as ciclinas de tipo D, c-myc e ornitina descarboxilase. O mTOR também regula a transdução dos fatores induzidos pela hipóxia, o HF-1 e o HF-2-alfa, que promovem a capacidade dos tumores de se adaptarem a hipóxia e de produzir o fator de crescimento endotelial vascular (VEGF). O mTORC1, em particular, é ativado pelas vias de sinalização Ras/Raf/MEK/ERK e de fosdatidilinosinol-3-kinase (PI3K) e regula um componente-chave na síntese proteica celular, o fator de iniciação eucariótico (eIF4E), que é o mediador do recrutamento de ribossomos para tradução do mRNA[5,39].

Quadro 2.12 Inibidores de mTOR.

Alvo celular	Principais agentes
mTOR	Everolimo
	Tensirolimo

Fonte: Kalyn R, BC Cancer, 2008.

Inibidores da PARP

Nas células que apresentam as mutações nos genes *BRCA1* e *BRCA2*, encontra-se alterado um dos dois principais métodos de reparo do DNA, conhecido como recombinação homóloga (RH). Entretanto, o outro importante método de reparo do DNA (excisão de bases) compensa essa perda. Poli (ADP-ribose) polimerase (PARP-1, PARP-2 e PARP-3) é uma família de enzimas envolvidas no reparo do DNA, especialmente no de células tumorais[28].

As PARPs são enzimas importantes para o reparo eficiente da quebra de cadeia simples do DNA, e um dos aspectos importantes da reparação induzida pelas PARP requer que, após a modificação da cromatina, a PARP se automodifique e se dissocie do DNA para facilitar o acesso de enzimas de reparo por excisão de bases. Nas células em replicação, isso causa a quebra da dupla-fita de DNA quando a forquilha de replicação encontra a ligação PARP-DNA[28].

Na célula tumoral em que não há RH funcionante, ocorre acúmulo de erros e instabilidade genética, direcionando-se à morte celular. Esse fenômeno em que a deficiência de PARP ou BRCA isoladamente não tem impacto na viabilidade celular, mas a ausência das duas vias complementares é letal para a célula, é conhecido como letalidade sintética. Essa característica do déficit de recombinação homóloga (dRH) também é um marcador de sensibilidade a medicamentos quimioterápicos que induzem ligações cruzadas na fita do DNA[28].

Os fármacos (Quadro 2.13) que inibem essa enzima impedem a capacidade de regeneração das células tumorais, causando a sua morte. A inibição da enzima PARP poupa as células normais, que não apresentam as alterações relacionadas ao tumor observadas naquelas com mutações *BRCA1* e *BRCA2*[5].

Terapia Antineoplásica 63

Quadro 2.13 Inibidores de PARP.

Alvo celular	Principais agentes
PARP-1/PARP-2/PARP-3	Talazoparibe Niraparibe Olaparibe Rucaparibe Veliparibe

Fonte: Kalyn R, BC Cancer, 2008.

Inibidores de BCL

O processo da apoptose celular é executado por uma série de proteases, chamadas caspases, que podem ser ativadas de duas maneiras: pela via extrínseca e pela via intrínseca. A via extrínseca é desencadeada por receptores na superfície celular acoplados a sinais extracelulares, e a via intrínseca ou mitocondrial é regulada pela família de proteínas BCL-2[39]. A família BCL-2 é classificada em proteínas pró-apoptóticas e antiapoptóticas; o equilíbrio entre os membros dessa família definirá se uma célula sofrerá apoptose ou sobreviverá[40].

Na via intrínseca, existem duas moléculas pró-apoptóticas chamadas BAX e BAK, que, quando ativadas, adquirem a capacidade de se inserirem na membrana mitocondrial, desencadeando uma série de interações proteína-proteína no citosol. Essas interações resultam em permeabilização da membrana externa com despolarização, liberação de citocromo C e ativação de caspases que conduzem à morte celular[39].

As células, quando em estresse ou dano, geram proteínas pró-apoptóticas com um único domínio ativo, chamado BH3. Essas proteínas de domínio único podem ser classificadas como: 1) ativadoras, como BID ou BIM, que são capazes de ativar BAX/BAK diretamente; ou 2) sensibilizadoras, como BAD, NOXA e PUMA, que inibem moléculas antiapoptóticas de múltiplos domínios (BCL-2, BCL-XL, BCL-W, BFL-1). Essas proteínas de múltiplos domínios bloqueiam a apoptose por meio de dois mecanismos diferentes, seja inibindo BAX/BAK, seja por sequestro de proteínas pró-apoptóticas[41].

Uma vez que a apoptose é crucial para a homeostase celular, células malignas da LLC tentam escapar desse processo. Essas células podem:

- Aumentar a regulação de proteínas antiapoptóticas. A superexpressão de BCL-2 é causada principalmente pela hipometilação do gene promotor BCL-2 e pela deleção/regulação negativa de genes miR 15/16, enquanto a superexpressão de MCL-1 é induzida e mantida pelas células do estroma da medula.
- Interromper genes supressores de tumor, como TP53, diminuindo assim a ativação mediada por NOXA e PUMA (modulador de apoptose regulado positivamente por p53).
- Diminuir a regulação das proteínas pró-apoptóticas, como BAX e BAK, ou, mais precisamente, aumentar a relação BCL-2/BAX[40].

O medicamento venetoclax (Quadro 2.14) é um inibidor BCL-2 seletivo, aprovado para uso clínico em 2016 e utilizado no tratamento de leucemia linfocítica crônica, leucemia mieloide aguda e leucemia linfoblástica aguda.

Quadro 2.14 Inibidores de BCL.

Alvo celular	Principais agentes
BCL-2	Venetoclax

Fonte: Kalyn R, BC Cancer, 2008.

Inibidores de JAK

Os inibidores de Janus quinase (JAK) foram desenvolvidos após a descoberta do gene JAK2V617F, em 2005, como a mutação das neoplasias mieloproliferativas BCR-ABL1 (NMPs). A mutação JAK2V617F, que ativa a sinalização da via de JAK, está presente em mais de 95% dos pacientes com *policitemia vera*, em aproximadamente 65% dos pacientes com mielofibrose e 55% dos pacientes com trombocitopenia essencial[42].

A família JAK é composta por quatro membros: JAK1, JAK2, JAK3 e Tyk2, que se ligam aos receptores de superfície celular. A ativação de JAK ocorre mediante multimerização de receptor mediada por ligante quando dois JAKs são colocados em estreita proximidade. Os JAKs ativados subsequentemente fosforilam alvos adicionais, os STATs, que são fatores de transcrição latentes que residem no citoplasma até serem ativados para formar um dímero. Os STATs carregam um resíduo de tirosina próximo ao terminal C, que é fosforilado pelos JAKs. STATs fosforilados dimerizados entram no núcleo da célula e ligam-se a sequências regulatórias específicas para ativar ou reprimir a transcrição de genes-alvo[42-44].

A via JAK/STAT é frequentemente desregulada em doenças malignas e em distúrbios com uma resposta imunológica anormal. A descoberta de que as neoplasias mieloproliferativas (nmps) negativas para BCR-ABL1 clássicas estão constantemente associadas à ativação de JAK2, em decorrência de diferentes mutações, abriu o caminho para o desenvolvimento de inibidores de JAK para o tratamento desses distúrbios, bem como de outras doenças com alterações genéticas na via JAK.

O medicamento ruxolitinibe (Quadro 2.15) é um inibidor JAK1/2 aprovado para o tratamento: de mielofibrose de risco intermediário ou alto, um tipo de doença mieloproliferativa que afeta a medula óssea; de *policitemia vera* quando houve uma resposta inadequada ou intolerância à hidroxiureia; e da doença aguda do enxerto contra hospedeiro refratária a esteroides[42].

Quadro 2.15 Inibidores de JAK.

Alvo celular	Principais agentes
JAK 1 JAK 2	Ruxolitinibe

Fonte: Kalyn R, BC Cancer, 2008.

Inibidores de MEK

A via da proteína quinase ativada por mitógeno (MAPK) consiste na série de proteínas quinases RAS-RAF-MEK-quinase regulada por sinal extracelular (ERK) e sua função é importante para proliferação, diferenciação, motilidade e sobrevivência celular.

A primeira proteína na via, RAS, é uma GTPase cuja ativação inicia a cascata de sinalização. HRAS, KRAS e NRAS são os três genes RAS expressos identificados em humanos. O RAS, ao sofrer uma mudança conformacional quando é ativado, recruta e ativa RAF, uma proteína quinase com três isoformas: ARAF, BRAF e CRAF, que podem fosforilar MEK para ativá-lo. MEK é conhecido como o "porteiro" da cascata MAPK porque apenas MEK 1 e 2 podem fosforilar as proteínas quinases 1 e 2 reguladas por sinal extracelular (ERK1/2). ERK1/2 é responsável pela fosforilação de uma ampla gama de substratos envolvidos na proliferação, diferenciação e sobrevivência celular. ERK e seus substratos também são capazes de regular o resto da via por meio de fosforilação: ERK pode fosforilar BRAF e CRAF para a ativação de MEK; pode causar a fosforilação do *son of sevenless* (SOS, conjunto de genes que codificam fatores de troca de nucleotídeo guanina que atuam na subfamília RAS de pequenas GTPases), impedindo a ativação do RAS; e seus substratos podem regular os componentes da via MAPK positiva ou negativamente[45].

Como a via MAPK contribui para a supressão do tumor, induzindo a senescência e a degradação das proteínas responsáveis pela proliferação e sobrevivência celular, certas mutações podem resultar em neoplasias. Essas mutações podem superativar ou desregular a via, causando o aumento da fosforilação de substratos que estimulam a proliferação celular[45].

Os inibidores de MEK (Quadro 2.16) aprovados para uso clínico são trametinibe e cobimetinibe. A combinação de dabrafenibe e trametinibe pode ser usada para o tratamento de câncer anaplásico de tireoide com mutações BRAF V600E, melanoma com mutações BRAF V600E ou

V600K e câncer de pulmão metastático de células não pequenas com mutações BRAF V600E. O vemurafenibe pode ser usado em combinação com cobimetinibe para tratar pacientes com melanoma irressecável ou metastático com mutações BRAF V600E ou V600K.

Quadro 2.16 Inibidores de MEK.

Alvo celular	Principais agentes
MEK	Cobimetinibe
	Trametinibe

Fonte: Kalyn R, BC Cancer, 2008.

Inibidores de quinases dependentes de ciclinas

Ciclinas estão entre os mais importantes reguladores do ciclo celular. Para fazer com que o ciclo celular avance, uma ciclina deve ativar ou desativar muitas proteínas-alvo no interior da célula. As ciclinas desencadeiam os eventos do ciclo celular associando-se a uma família de enzimas chamadas quinases dependentes de ciclinas (CDKs), que estão envolvidas na regulação do ciclo celular, na regulação da transcrição e no processamento do mRNA. Sem a ciclina, a CDK tem pouca atividade de quinase; apenas o complexo ciclina-CDK é uma quinase ativa e sua atividade é modulada por fosforilação[46].

O inibidor da quinase dependente de ciclina interage com um complexo ciclina-CDK para bloquear a atividade da quinase, geralmente durante G_1 ou em resposta a sinais externos ou dano do DNA.

As CDKs são frequentemente mutadas ou desreguladas em algumas doenças. Um exemplo clássico é a desregulação da via CDK-ciclina-Rb na entrada do ciclo celular. Os inibidores de CDK4 e CDK6 (Quadro 2.17) receberam em 2013, pela FDA, a designação de "terapia inovadora" para o tratamento de pacientes com câncer de mama. Outros membros da família CDK também podem ser considerados alvos interessantes para a terapêutica do câncer, porém ainda continuam em estudos: CDK5 exibe múltiplos papéis em doenças cardiovasculares ou câncer; CDK8 exibe ganhos de número de cópias em cânceres de cólon e, recentemente, foi caracterizado como um coativador da via da beta-catenina na proliferação de células de câncer de cólon; CDK10 é o principal determinante da resistência à terapia endócrina para câncer de mama, e a inibição de CDK12 confere sensibilidade aos inibidores de poli (ADP-ribose) polimerases PARP1 e PARP2; CDK14 confere vantagens de motilidade e potencial metastático na motilidade e metástase do carcinoma hepatocelular. Portanto, parece muito provável que novos alvos dentro da família CDK sejam explorados em um futuro próximo para a terapia do câncer ou de outras doenças[46].

Quadro 2.17 Inibidores de quinases dependentes de ciclinas.

Alvo celular	Principais agentes
CDK 4/6	Abemaciclibe
	Palbociclibe
	Ribociclibe

Fonte: Kalyn R, BC Cancer, 2008.

Referências bibliográficas

1. Rang HP, Dale MM, Litter JM. Farmacologia. 8. ed. Rio de Janeiro: Elsevier; 2016.
2. Anelli A, Cubero DIG. Terapia antineoplásica direcionada a alvos moleculares. Prática Hospitalar. 2004;6(34):13-24.
3. Gilman AG, Goodman LS. Manual de farmacologia e terapêutica de Goodman & Gilman. 2. ed. Porto Alegre: Artmed; 2015.
4. Kirkwood JM, Lotze MT, Yasko JM. Current cancer therapeutics. 2nd ed. London: Churchill Livingstone; 1996.
5. Macedo RS et al. Farmácia clínica em oncologia. São Paulo: Farmacêutica; 2021.

6. Kalyn R; BC Cancer Pharmacy Education Program. Cancer Drug Pharmacology Table. 2008. [acesso em 2 nov 2021]. Disponível em: http://www.bccancer.bc.ca/pharmacy-site/Documents/Pharmacology_Table.pdf.

7. De Groot AS, Scott DW. Immunogenicity of protein therapeutics. Trends in Immunology. 2007;28(11):482-90.

8. Little M, Kipriyanov SM, Gall FL, Moldenhauer G. Of mice and men: hybridoma and recombinant antibodies. Immunology Today. 2000;21:364-70.

9. Buss NAPS, Hernderson J, Mc Farlane M, Shenton JM, Haan L. Monoclonal antibody therapeutics: history and future. Current Opinion in Pharmacology. 2012;12:615-22.

10. Reichert JM et al. Monoclonal antibodies as innovative therapeutics. Current Pharmaceutical Biotechnology. 2008;9:423-30.

11. Nelson AL, Dhimolea E, Reichert JM. Development trends for human monoclonal antibody therapeutics. Nature Review Drug Discovery. 2010;9:767-74.

12. Hill BT. Cancer chemotherapy: the relevance of certain concepts of cell-cycle kinetics. Biochemica et Biophsica Actica. 1978;516:389-417.

13. Lee YT et al. Molecular targeted therapy: treating cancer with specificity. European Journal of Pharmacology. 2018;834:188-96.

14. American Cancer Society. Monoclonal antibodies and their side effects. [revisado em 27 dez 2019]. [acesso em 11 fev 2021]. Disponível em: https://www.cancer.org/treatment/treatments-and-side--effects/treatment-types/immunotherapy/monoclonal-antibodies.htmL.

15. Oliver P. Nuclear oncology, a fast-growing field of nuclear medicine. Nucl Instruments and Methods in Physics Research A. 2004;527:4-8.

16. Jiao et al. Advances in studies of tyrosine kinase inhibitors and their acquired resistance. Mol Cancer. 19 Feb 2018;17(1):36.

17. Leite CAVG, Costa JVG et al. Receptores tirosina quinase: implicações terapêuticas no câncer. Revista Brasileira de Oncologia Clínica. Jun 2012;8(29):130-42.

18. Yang CH, Chou HC, Fu YN, Yeh CL, Cheng HW, Chang IC et al. EGFR over-expression in non-small cell lung cancers harboring EGFR mutations is associated with marked down-regulation of CD82. Biochim Biophys Acta. 2015;1852:1540-9.

19. Lee HJ, Seo AN, Kim EJ, Jang MH, Kim YJ, Kim JH et al. Prognostic and predictive values of EGFR overexpression and EGFR copy number alteration in HER-2-positive breast cancer. Br J Cancer. 2015;112:103-11.

20. Han YH, Abdul Hamid MR, Telisinghe PU, Haji Hussin JB, Mabruk M. Overexpression of EGFR protein in Bruneian lung cancer patients. Asian Pac J Cancer Prev. 2015;16:233-7.

21. Park HS, Jang MH, Kim EJ, Kim HJ, Lee HJ, Kim YJ et al. High EGFR gene copy number predicts poor outcome in triple-negative breast cancer. Mod Pathol. 2014;27:1212-22.

22. Ma JY, Yan HJ, Gu W. Association between BIM deletion polymorphism and clinical outcome of EGFR-mutated NSCLC patient with EGFR-TKI therapy: a meta-analysis. J Cancer Res Ther. 2015;11:397-402.

23. Zhu JY, Xiong Y, Zhang W, Wan J, Wan J. Endophilin B1 regulates EGFR endocytic degradation in prostate cancer cell. Cell Mol Biol (Noisy-Le-Grand). 2016;62:37-42.

24. Han J, Chu J, Chan WK, Zhang J, Wang Y, Cohen JD et al. CAR-engineered NK cells targeting wild--type EGFR and EGFRvIII enhance killing of glioblastoma and patient-derived glioblastoma stem cells. Sci Rep. 2015;5:11483.

25. Sacher AG, Paweletz C, Dahlberg SE, Alden RS, O'Connell A, Feeney N et al. Prospective validation of rapid plasma genotyping for the detection of EGFR and KRAS mutations in advanced lung cancer. JAMA Oncol. 2016;2:1014-22.

26. Dirks PB, Rutka JT. Current concepts in neuro-oncology: the cell cycle: a review. Neurosurgery. 1997;40:1000-13.

27. Arora A, Scholar EM. Role of tyrosine kinase inhibitors in cancer therapy. Journal of Pharmacology and Experimental Therapeutics. Dec 2005;315(3):971-9.

28. Costa MA et al. Biomarcadores em oncologia. Barueri: Manole; 2020.

29. Tong CWS, Wu WKK, Loong HHF, Cho WCS, To KKW. Drug combination approach to overcome resistance to EGFR tyrosine kinase inhibitors in lung cancer. Cancer Lett. 2017;405:100-10.

30. Shibuya M. VEGFR and type-V RTK activation and signaling. Cold Spring Harb Perspect Biol. 1 Oct 2013;5(10):a009092.
31. Gao MN, Li Y. The regulation of VEGFs/VEGFRs in tumor angiogenesis by Wnt/beta-catenin and NF-kappaB signal pathway. Feb 2013;44(1):72-4.
32. An X, Tiwari AK, Sun Y, Ding PR, Ashby CR, Chen ZS. BCR-ABL tyrosine kinase inhibitors in the treatment of Philadelphia chromosome positive chronic myeloid leukemia: a review. Leuk Res. Oct 2010;34(10):1255-68.
33. Weisberg E, Manley P, Mestan J, Cowan-Jacob S, Ray A, Griffin JD. AMN107 (nilotinib): a novel and selective inhibitor of BCR-ABL. British Journal of Cancer. 2006;12(94):1765-9.
34. Sithanandam G, Kolch W, Duh FM, Rapp UR. Complete coding sequence of a human B-raf cDNA and detection of B-raf protein kinase with isozyme specific antibodies. Oncogene. 1990;5(12):1775-80.
35. Sithanandam G, Druck T, Cannizzaro LA, Leuzzi G, Huebner K, Rapp UR. B-raf and a B-raf pseudogene are located on 7q in man. Oncogene. 1992;7(4):795-9.
36. Davies H, Bignell GR, Cox C, Stephens P, Edkins S, Clegg S et al. Mutations of the BRAF gene in human cancer. Nature. 2002;417(6892):949-54.
37. Franklin WA et al. Oncologia clínica de Abeloff. 5. ed. Espanha: Elsevier; 2014. cap. 17: Pathology, Biomarkers, and Molecular Diagnostics.
38. Singh P et al. Role of Bruton's tyrosine kinase in B cells and malignancies. Molecular Cancer. 2018;17:57.
39. Goberdhan DCI, Boyd CAR. mTOR: dissecting regulation and mechanism of action to understand human disease. Biochemical Society Transactions. 2009;37:213-6.
40. Adams CM, Clark-Garvey S, Porcu P, Eischen CM. Targeting the Bcl-2 family in B cell lymphoma. Front Oncol. 2019;8:636.
41. Roberts AW, Huang D. Targeting BCL2 with BH3 mimetics: basic science and clinical application of venetoclax in chronic lymphocytic leukemia and related B cell malignancies. Clinical Pharmacology & Therapeutics. 2017;101(1):89-98.
42. Hobbs GS et al. The development and use of Janus kinase 2 inhibitors for the treatment of myeloproliferative neoplasms. Hematol Oncol Clin N Am. 2017;31:613-26.
43. Vainchenker W et al. JAK inhibitors for the treatment of myeloproliferative neoplasms and other disorders. Version 1. F1000 Research. 2018;7:82.
44. Seif F et al. The role of JAK-STAT signaling pathway and its regulators in the fate of T helper cells. Cell Communication and Signaling. 2017;15(Article 23):2-10.
45. Chin HM et al. Extracellular signal-regulated kinase (ERK) inhibitors in oncology clinical trials. Journal of Immunotherapy and Precision Oncology. 2019;2(1):10-6.
46. Morgan DO. Principles of CDK regulation. Nature. 1995;374(6518):131-4.

Outras Modalidades Terapêuticas

• Edva Moreno Aguilar Bonassa • Maria Inês Rodrigues Gato

Retinoides

Os retinoides fazem parte de um grupo de substâncias reguladoras do crescimento que inclui o ácido transretinoico (tAR), um derivado metabólico natural da vitamina A (retinol), o seu isômero 9-cis (9cAR) e uma série de derivados naturais ou sintéticos. O tAR atua na modulação do crescimento de células normais e tumorais, por meio da regulação da diferenciação ou apoptose. As atividades biológicas dos tAR e do cAR são mediadas pela ligação e pela ativação de receptores nucleares específicos: o receptor de ácido retinoico (RAR) e o receptor de retinoide X (RXR). Esses receptores são produtos de genes distintos, pertencem à superfamília de receptores nucleares de hormônios esteroides e atuam como reguladores de transcrição dependente do ligante. Essas moléculas são objeto de vários estudos científicos e clínicos que se baseiam tanto em suas propriedades químicas quanto em seu potencial para induzir apoptose e/ou diferenciação celular, constituindo, assim, uma alternativa em potencial para o tratamento de diversas formas de câncer. Os avanços no conhecimento sobre a ativação dos RARs e RXRs deram origem a uma geração de retinoides sintéticos, que têm demonstrado igualmente uma ação efetiva contra células cancerígenas de diferentes origens, seja inibindo o crescimento, seja induzindo a apoptose ou a diferenciação celular[1].

A alitretinoína (9-cis RA) é indicada no tratamento tópico de lesões cutâneas no sarcoma de Kaposi, conforme aprovação da agência de regulamentação americana, a FDA. Regula a transcrição dos genes nucleares e do gene mitocondrial[2].

Existem poucas terapias aprovadas para linfoma cutâneo de células T (CTCL). Os retinoides são os principais modificadores de resposta biológica usados em CTCL que produzem boas taxas de resposta, porém poucas respostas completas. Bexaroteno (Targretin®) é um retinoide sintético aprovado pela FDA para tratar problemas cutâneos causados pelo linfoma cutâneo de células T que não respondem a outros tratamentos. É administrado por via oral ou como gel tópico; liga-se seletivamente e ativa os diferentes subtipos do receptor de retinoide X[3].

A isotretinoína (ácido 13-cis-retinoico) foi aprovada para o tratamento de formas graves de acne e tem seu uso *off-label* em neuroblastoma de alto risco, recentemente diagnosticado, após terapia de consolidação, e em leucemia não responsiva à terapia convencional. Afeta a função dos linfócitos e monócitos, o que resulta em modulação da resposta celular imune.

A tretinoína (ácido all-transretinoico) está indicada na indução de remissão em leucemia promielocítica aguda (LPA), geralmente em associação com quimioterapia (citarabina e idarrubicina). A LPA é relativamente incomum (representa 10% entre as leucemias mieloides agudas), porém, em alguns países, como Brasil e México, a proporção está entre 20% e 30%. Foi classificada inicialmente como LMA M3 ou M3 variante (M3v) pela French-American-British (FAB) e hoje é classificada pela Organização Mundial da Saúde (OMS) por seu rearranjo genético característico, a t(15;17) (q22;q12), PML-RARA. A LPA apresenta-se clinicamente com um quadro semelhante à coagulação intravascular disseminada (CIVD) resultante da liberação de proteínas pró-coagulantes pelos promielócitos anormais, ativação aberrante do sistema fibrinolítico e proteólise[4]. A hemorragia durante o período de indução é a grande responsável pelas mortes precoces. A introdução do ácido all-transretinoico (ATRA) trouxe um avanço considerável no controle da doença. A taxa de remissão, que era de 30% a 40% com o tratamento quimioterápico exclusivo (antracíclicos e citarabina), passou para mais de 90% após 3 a 4 semanas de tratamento combinado com ATRA. Estudos com o ácido all-transretinoico[5] *in vitro* demonstraram indução de diferenciação e inibição de proliferação celular em linhagens de células hematopoiéticas transformadas, incluindo as linhagens de células leucêmicas mieloides humanas. O mecanismo de ação na LPA não é conhecido, podendo ser decorrente de uma alteração na ligação do ácido all-transretinoico a um RAR no nucleo celular, uma vez que o receptor do ácido retinoico é alterado pela fusão com a proteína chamada LPM[5]. Após 48 horas do início do tratamento com tretinoína, ocorre a correção da coagulopatia. A administração é oral e a dose recomendada é de 45 mg/m^2/dia, por 30 a 90 dias. A dose diária deve ser dividida em duas tomadas, sempre administradas durante ou logo após uma refeição.

A complicação mais frequentemente associada ao tratamento com qualquer um dos retinoides citados é o ressecamento de pele e mucosas, com manifestações em lábios, boca, faringe, mucosa nasal, olhos, pele e anexos. Essas manifestações incluem: descamação da pele, prurido, fragilidade cutânea, fotossensibilidade, xerostomia, alterações nas unhas e nos cabelos, conjuntivite e alterações visuais. Além disso, pode haver dores musculoarticulares, alterações comportamentais, depressão, cefaleia, fadiga, distúrbios visuais, náuseas, vômitos, broncoespasmo, predisposição a infecções, linfadenopatia e alterações laboratoriais (aumento de triglicérides, enzimas hepáticas, glicemia, ácido úrico e colesterol). Cefaleia geralmente está associada ao tratamento com tretinoína, mas é incomum entre os pacientes que recebem isotretinoína. Outra complicação da tretinoína em pacientes portadores de LPA é a *síndrome do ácido retinoico* ou *síndrome ATRA*, que ocorre em 10% a 25% dos pacientes, 2 dias a 3 semanas após o início do tratamento, e pode ser fatal. A *síndrome ATRA* caracteriza-se por febre alta, desconforto respiratório, infiltrado pulmonar e efusão pleural e/ou pericárdica e pode evoluir para falência cardíaca e hipotensão; recomenda-se administração de corticosteroides ao primeiro sinal de dispneia.

Terapia fotodinâmica

A terapia fotodinâmica (em inglês, *photodynamic therapy* – PDT) é uma modalidade de tratamento locorregional usada para tratar uma grande variedade de condições malignas e pré-malignas.

Para esse tratamento, utilizam-se substâncias fotoquímicas com fins terapêuticos, que é o fármaco fotossensibilizante[6]; nos casos dos procedimentos dermatológicos, utiliza-se o metilaminolevulinato (MAL) e o ácido aminolevulínico (ALA) por meio de aplicação local ou sistêmica. O fármaco fotossensibilizante acumula-se preferencialmente em tecidos cujas células se reproduzem mais rapidamente. É ativado na presença de luz (com comprimentos de onda variando de 600 a 800 nm, em média 630 nm), gerada por *laser* ou outras fontes de luz (LED ou LIP) e veiculada através de um cateter de fibra óptica posicionado próximo à área a ser tratada. Ativado pela luz, o fármaco transforma as moléculas de oxigênio na célula em radicais livres de alto poder oxidativo, levando de maneira rápida e eficiente as células tumorais à morte por necrose, apoptose ou autofagia. A PDT é, portanto, uma técnica ablativa não térmica que usa agentes fotossensibilizantes que se acumulam nos tecidos malignos e que se tornam ativos quando expostos a determinados comprimentos de onda de luz, gerando oxigênio citotóxico que causa a morte celular[7-9].

O fármaco ideal deve apresentar baixa toxicidade no escuro e forte tropismo por tecidos tumorais para que alterações em tecidos sadios, próximos ou distantes, sejam as menores possíveis. O primeiro fármaco aprovado pela FDA foi um derivado da hematoporfirina, o porfímero sódico (Photofrin® ou Photogem®): para o tratamento paliativo das obstruções no câncer de esôfago e na doença endobronquial em câncer de pulmão; para o tratamento de doença endobronquial microinvasiva em câncer de pulmão de não pequenas células; e para o tratamento da displasia de alto grau no esôfago de Barrett. Posteriormente, o pró-fármaco ácido 5- aminolevulínico (Levulan®) foi aprovado para o tratamento de alterações pré-malignas de pele, como a queratose actínica, e para a visualização de tecido maligno durante cirurgia de glioma. O cloridrato de aminolevulinato de metila (Metvix®) é indicado para o tratamento de ceratose actínica, para o tratamento de carcinoma basocelular superficial e/ou nodular quando outras terapias disponíveis forem consideradas inadequadas e para o tratamento de carcinoma espinocelular *in situ* (doença de Bowen), quando a excisão cirúrgica for considerada menos apropriada[10].

Outro medicamento fotossensibilizante introduzido na prática clínica é a verteporfirina. Trata-se de um derivado monoacídico de uma benzoporfirina, comercializado como Visudyne® para o tratamento da degeneração macular relacionada à idade e da miopia patogênica; e tem seu uso *off-label* no câncer de pele.

Comparada às terapêuticas convencionais, a PDT apresenta diversas vantagens. Seu efeito se limita às superfícies mucosa e serosa, o que reduz a toxicidade aos tecidos sadios mais profundos, fato que torna a PDT interessante para o tratamento de neoplasias superficiais, como o câncer de pele, tumores precoces em trato respiratório ou digestivo, e neoplasias que atingem superfícies serosas. Outra vantagem sobre os demais tratamentos locais, como a radioterapia ionizante e a cirurgia, é que a terapêutica é geralmente não invasiva e pode ser administrada mais de uma vez. Uma terceira vantagem é que as técnicas utilizadas em braquiterapia para o encaminhamento de elementos radioativos para determinadas áreas podem ser adaptadas para o envio da luz.

A PDT não é o tratamento apropriado para tumores localizados em áreas inacessíveis ao envio adequado da luz ou quando o tratamento locorregional das lesões não afeta a história natural do câncer. Também está contraindicada aos pacientes com porfiria e com insuficiência hepática grave[11].

Técnica

A técnica inclui o fármaco fotossensibilizante, o sistema de iluminação e a presença de oxigênio. A terapia fotodinâmica é realizada em duas etapas.

Na primeira etapa, o paciente recebe o agente fotossensibilizante pela via endovenosa, previamente preparado em ambiente protegido da luz intensa, de acordo com as instruções de cada fabricante (fotossensibilidade, estabilidade, diluição). A velocidade de infusão do porfímero sódico é de 3 a 5 minutos, e a da verteporfirina é de 10 minutos. Na ocorrência de extravasamento, interromper imediatamente a infusão e aplicar compressas frias no local. O extravasamento provoca dor intensa, inflamação, edema e descoloramento locais. O local extravasado deve ser rigorosamente protegido da luz até que o edema e a descoloração tenham desaparecido. No caso do Levulan®, para o tratamento de lesões cutâneas, a aplicação é tópica, diretamente sobre a área afetada, local onde o pró-fármaco se transforma em fármaco ativo.

Na segunda etapa, é feita a aplicação da luz por meio do aparelho adequado (*dye laser* ou *led*). No caso dos tumores cujo fármaco fotossensibilizante é o porfímero sódico, a aplicação da luz ocorre entre 40 e 50 horas após a infusão. A luz é conduzida por um guia de fibra óptica através de um endoscópio e direcionada à área tumoral, em geral o esôfago ou o pulmão. A terapia fotodinâmica pode ser empregada mais de uma vez e associada a cirurgia, quimioterapia ou radioterapia. Nesses casos, deve haver um intervalo de 2 a 4 semanas para evitar superposição de toxicidades.

Efeitos adversos e cuidados especiais

O principal efeito adverso da terapia fotodinâmica é a fotossensibilidade. Durante aproximadamente 1 mês após a infusão do fármaco fotoativo (em especial, o porfímero sódico), o paciente torna-se extremamente sensível à luz solar e a luz artificial intensa. Os olhos e a pele ao redor são as áreas mais sensíveis. Consideram-se luz artificial intensa as presentes em salões de bronzeamento artificial, provenientes de lâmpadas de halogênio, ou as de alta intensidade utilizadas em salas de cirurgia e consultórios dentários. A luz ambiente artificial é segura, inclusive benéfica, pois acelera a eliminação cutânea do fármaco, por meio de um processo denominado *fotobranqueamento*.

No caso da verteporfirina, recomenda-se tomar precauções mais intensas de fotoproteção somente nas primeiras 48 horas que se seguem ao tratamento. Durante o período de tratamento, o paciente deve evitar a exposição da pele e dos olhos à luz solar direta e a luz artificial intensa. Se houver necessidade de sair ao ar livre durante o dia, deve usar roupas que protejam totalmente a pele (mangas longas e calças compridas), sapato, óculos escuros (que transmitam menos que 4% da luz branca), chapéu de abas largas, meias e luvas, e retornar ao ambiente fechado o mais rapidamente possível. Os cremes protetores solares anti-UV, mesmo com um alto FPS (fator de proteção solar), não oferecem proteção contra as reações de fotossensibilidade. Se essas precauções não forem tomadas, o paciente estará sujeito a queimaduras graves, com formação de eritema, edema e vesículas.

Outros efeitos adversos incluem anemia, náuseas e vômitos, que são comuns, e demais reações ocasionais: dor abdominal, obstipação, hipertensão, hipotensão, taquicardia, tosse, dispneia, efusão pleural, pneumonia, insuficiência respiratória, desconforto ocular, ansiedade, anorexia, confusão, insônia, astenia, dor lombar, dor torácica, prurido e hipercolesterolemia. A reação inflamatória e o edema local que se seguem ao efeito do tratamento sobre as estruturas obstruídas ou parcialmente obstruídas em esôfago e brônquios pode aumentar os sintomas obstrutivos e provocar sangramento, fístulas, dor torácica, febre, odinofagia, disfagia, tosse e dispneia.

Resultados e perspectivas

A PDT em tumores obstrutivos de esôfago pode resultar em melhora da disfagia em mais de 90% dos pacientes. No entanto, o tratamento deve ser usado com cautela em pacientes já submetidos a radioterapia, combinada a braquiterapia com alta taxa de dose, pelo risco de fístula e hemorragia potencialmente fatal.

O uso da PDT em pacientes com obstrução endobrônquica por câncer de pulmão tem resultados similares aos obtidos com a ressecção a *laser*, porém a resposta parece ser mais duradoura com a PDT. A resposta completa ao tratamento com a terapia fotodinâmica em pacientes com câncer de pulmão fase inicial, contraindicados para o tratamento-padrão (cirúrgico), foi de 83% a 90%. Os resultados são igualmente satisfatórios com a PDT em carcinoma *in situ* inicial de cabeça e pescoço: 78% de respostas completas.

Inúmeros estudos estão em andamento, avaliando o papel da PDT intraoperatória no controle da disseminação pleural do câncer de pulmão de não pequenas células e no controle local de tumores malignos intraperitoneais. Os resultados preliminares em ambos são encorajadores e dão suporte à continuidade das pesquisas. Outra área de investigação é em câncer de próstata recidivado localmente após radioterapia. O tratamento *standard* pode ser cirúrgico ou envolver radioterapia adicional, ambos com alta morbidade, incluindo complicações retais e urinárias. Nesses casos, a PDT pode ser uma opção segura e efetiva, e os resultados preliminares o confirmam.

Estudos científicos, estudos clínicos multicêntricos, desenvolvimento instrumental e aprovação pela Agência Nacional de Vigilância Sanitária (ANVISA) contribuíram para que todos os elementos fossem fornecidos, a fim de disponibilizar a PDT como opção de tratamento para o câncer de pele não melanoma de pequena extensão para toda a população brasileira. Entretanto, a Comissão Nacional de Incorporação de Tecnologias (CONITEC) recomendou a não incorporação no Sistema Único de Saúde (SUS) da terapia fotodinâmica para pacientes com lesões de pele não melanoma, do tipo tumores basocelulares de baixo risco (quadro superficiais com diâmetro < 2 cm ou nodulares com infiltração < 2 mm). Considerou-se que, apesar do benefício cosmético com a terapia fotodinâmica, as evidências científicas apresentadas são frágeis, principalmente do ponto de vista de eficácia e segurança, em comparação a cirurgia[12].

Quimioprevenção

Na quimioprevenção, são utilizados agentes específicos, naturais ou sintéticos, capazes de suprimir a carcinogênese em processos pré-malignos. Trata-se de uma terapia adicional e não substitutiva dos tratamentos convencionais. A quimioprevenção baseia-se em duas teorias: a primeira considera que a carcinogênese se desenvolve em etapas sequenciais, a partir de alterações pré-malignas; e a segunda descreve a atuação de agentes carcinógenos sobre o epitélio (o cigarro e a luz solar, p. ex.). O National Cancer Institute (dos Estados Unidos) financia diversas pesquisas na área da quimioprevenção.

Pesquisas indicam que os retinoides podem inibir o desenvolvimento de tumores invasivos em tecidos epiteliais, como pulmão, cabeça e pescoço. O betacaroteno, abundantemente encontrado em frutas e vegetais amarelos (cenoura, mandioquinha), tomates e vegetais de folhas verde-escuras, contém pró-vitamina A, substância supostamente responsável pela diminuição dos riscos de câncer, por evitar a formação de radicais livres e inibir processos de oxidação, fenômenos envolvidos em danos teciduais.

Foi investigado por diversos grupos o papel dos retinoides na prevenção primária, secundária e terciária de câncer de cabeça e pescoço, câncer de pulmão, síndromes mielodisplásicas, câncer cutâneo de células escamosas, melanoma, linfoma cutâneo de células T e outras neoplasias. Hong et al.[13] mostraram um declínio significativo na incidência de um segundo tumor primário com o uso de isotretinoína, na dose de 50 a 100 mg/m^2/dia por 1 ano, em pacientes de câncer de cabeça e pescoço tratados. Pastorino et al.[2] avaliaram o *retinil palmitate* ou retinol (300.000 U/dia, por 1 ano) em pacientes com câncer de pulmão ressecável estádio I e observaram uma redução acentuada na incidência de um segundo tumor primário em pacientes que receberam o retinoide em comparação ao grupo-controle que recebeu placebo. No entanto, Bolla et al.[2] não demonstraram nenhum efeito benéfico do *etretinate*, um retinoide sintético, na incidência de segundo tumor primário em pacientes com história de carcinoma de células escamosas de cavidade oral e orofaringe[13].

Lippman et al.[3] realizaram um estudo randomizado fase III intergrupo para avaliação da isotretinoína em pacientes com câncer de pulmão de não pequenas células no estádio I. Após um seguimento de 3,5 anos, foi demonstrado não haver nenhuma diferença estatística entre o braço placebo e o braço da isotretinoína no que se refere ao tempo para incidência de um segundo tumor primário, de recidiva ou mortalidade. A toxicidade mucocutânea e a não adesão foram superiores no braço retinoide em comparação ao braço placebo. A conclusão dos pesquisadores foi de que o tratamento com isotretinoína não reduz a mortalidade e a incidência de recidivas nem a ocorrência de um segundo tumor primário em pacientes estádio I de câncer de pulmão de não pequenas células[14].

O National Guideline Clearinghouse™ (NGC) salienta que os indivíduos que pertencem a grupos de risco para câncer de pulmão e que foram tratados com betacaroteno, retinol, isotretinoína ou N-acetilcisteína para prevenção do câncer de pulmão não obtiveram benefício clínico. Há, inclusive, evidência de que o uso de betacaroteno e isotretinoína para quimioprevenção de câncer de pulmão em indivíduos de alto risco pode aumentar o risco para a doença, especialmente em indivíduos que continuam a fumar. Ainda segundo o NGC, não há dados suficientes que recomendem o uso de retinoides, isolados ou em combinação, para quimioprevenção primária, secundária ou terciária em indivíduos sob risco de câncer de pulmão e para pacientes com história de câncer de pulmão fora de estudos clínicos.

Entretanto, os cânceres aerodigestivos secundários podem ser prevenidos com altas doses de ácido 13-cis-retinoico, mas com uma toxicidade intolerável. Resultados positivos também foram demonstrados na prevenção ou regressão de algumas neoplasias intraepiteliais, como leucoplasia oral com retinoides e neoplasia intraepitelial cervical com ácido retinoico tópico. Estudos *in vitro* mostram que os retinoides podem levar os blastos a um processo de diferenciação, tornando-os células maduras de medula óssea. No entanto, esse efeito em seres humanos é menos evidente.

Protocolos experimentais com *isotretinoína* utilizam o fármaco via oral e a dose recomendada é de 0,5 a 2 mg/kg/dia por 3 ou mais meses em leucoplasia oral; e de 2,5 a 4 mg/kg/dia por 8 semanas ou 20 a 125 mg/m^2/dia por 6 meses em pacientes com síndrome mielodisplásica. A isotretinoína também mostrou eficácia na prevenção de câncer de cabeça, pescoço e tireoide.

Em resumo, os resultados são conflitantes e novas pesquisas serão necessárias para avaliar o real papel dos retinoides na quimioprevenção.

Intervenções com benefícios

Entre as intervenções com benefícios comprovados, podem-se citar:

- Moduladores seletivos do receptor de estrogênio (tamoxifeno e raloxifeno), ingeridos diariamente por até 5 anos, reduzem a incidência de câncer de mama em 50% em mulheres com alto risco para desenvolver a doença. O uso generalizado desses medicamentos para prevenção é limitado, por causa dos efeitos adversos, como ondas de calor e, no caso do tamoxifeno, desenvolvimento de câncer de endométrio[15].
- Em estudo randomizado de finasterida, foi demonstrado, durante acompanhamento de longo prazo (mediana de 18 anos) após a conclusão da intervenção de tratamento de 7 anos, que houve uma redução contínua no risco de desenvolvimento de câncer de próstata[15].
- As evidências sugerem que os inibidores da COX-2 podem prevenir o câncer de cólon e mama, mas as preocupações com o risco cardiovascular impedem um estudo extenso.

Um estudo randomizado controlado de celecoxibe em dose moderadamente alta em pacientes com artrite não mostrou diferença nos desfechos cardiovasculares quando comparado a agentes anti-inflamatórios não esteroidais não seletivos (AINEs)[15].

- Resultados de ensaios clínicos randomizados com o uso de ácido acetilsalicílico na prevenção primária e secundária de câncer colorretal e adenomas estão agora disponíveis e apontam para um benefício semelhante ao do rastreamento por colonoscopia em pessoas com menos de 70 anos de idade. Uma revisão do guia de práticas clínicas do Cancer Council Australia recomenda a prescrição de ácido acetilsalicílico em baixas doses (100 a 300 mg por dia) para pessoas com idade entre 50 e 70 anos, por um período mínimo de 2,5 anos, para reduzir o risco de desenvolver câncer colorretal. O benefício pode se estender a idades mais avançadas com tempo maior de uso. O benefício na prevenção do câncer (embora menor para o risco cardiovascular) é evidente apenas 10 anos após o início do uso do medicamento, portanto deve haver uma expectativa de vida de pelo menos 10 anos a mais ao se considerar a prescrição de ácido acetilsalicílico[16].

Referências bibliográficas

1. Costa SL. Bases moleculares e efeitos de retinoides em células tumorais. R Ci Méd Biol. Jul/dez 2004;3(2):224-41.
2. Food and Drug Administration (FDA). Panretin®. 1999. [acesso em 14 mar 2021]. Disponível em: https://www.accessdata.fda.gov/drugsatfda_docs/label/1999/20886lbl.pdf.
3. Food and Drug Administration (FDA). Targretin®. 2011. [acesso em 14 mar 2021]. Disponível em: https://www.accessdata.fda.gov/drugsatfda_docs/label/2011/021055s006lbl.pdf.
4. Buzaid AC, Maluf FC, Willian Jr NW, Barrios AC. Manual de oncologia clínica do Brasil. São Paulo: Dendrix; 2021. [acesso em 30 mar 2021]. Disponível em: https://mocbrasil.com/.
5. Agência Nacional de Vigilância Sanitária (ANVISA). Bulário eletrônico: Vesanoid. 2020. [acesso em 30 mar 2021]. Disponível em: https://consultas.anvisa.gov.br/#/bulario/q/?nomeProduto=VESANOID.
6. Sociedade Brasileira de Cirurgia Dermatológica (SBCD). Terapia fotodinâmica (PDT). [data desconhecida]. [acesso em 30 mar 2021]. Disponível em: https://www.sbcd.org.br/procedimentos/oncologicos/terapia-fotodinamica-pdt/.
7. Dolmans DEJGJ, Fukumura D, Jain RK. Photodynamic therapy for cancer. Nature Reviews Cancer. 2003;3(5):380-7.
8. Wilson BC. Photodynamic therapy for cancer: principles. Canadian Journal of Gastroenterology. 2002;16(6):393-6.
9. Vrouenraets MB, Visser GWM, Snow GB, van Dongen GAMS. Basic principles, applications in oncology and improved selectivity of photodynamic therapy. Anticancer Research. 2003;23:(1B)505-22.
10. Agência Nacional de Vigilância Sanitária (ANVISA). Bulário eletrônico: Metvix. 2017. [acesso em 30 mar 2021]. Disponível em: https://consultas.anvisa.gov.br/#/bulario/q/?nomeProduto=METVIX.
11. Simplicio FI et al. Terapia fotodinâmica: aspectos farmacológicos, aplicações e avanços recentes no desenvolvimento de medicamentos. Quim Nova. 2002;25(5):801-7.
12. Comissão Nacional de Incorporação de Tecnologias no SUS (CONITEC). Terapia fotodinâmica para tratamento de lesões de pele do tipo não melanoma. Relatório Técnico de Recomendação n. 507-MS. Fev 2020. [acesso em 30 mar 2021]. Disponível em: http://conitec.gov.br/images/Relatorios/2020/Relatorio_Fototerapia_lesoes_pele_nao_melanoma-_507_2020_FINAL.pdf.
13. Qasim M, Marlton P, Kurzrock R. Biologic therapy: hematopoietic growth factors, retinoids, and monoclonal antibodies. 2005. [acesso em 30 mar 2021]. Disponível em: https://www.cancernetwork.com/search?searchTerm=retinoid.
14. Lippman M. Randomized phase III intergroup trial of isotretinoin to prevent second primary tumours in stage I non-small cell lung cancer. Journal of the National Cancer Institute. 18 Apr 2001;93(8):605-18.
15. National Cancer Institute. Cancer prevention overview (PDQ®): health professional version. [data desconhecida]. [acesso em 30 mar 2021]. Disponível em: https://www.cancer.gov/about-cancer/causes-prevention/hp-prevention-overview-pdq.
16. Cancer Council Australia. Clinical practice guidelines for the prevention, early detection and management of colorectal cancer. [data desconhecida]. [acesso em 30 mar 2021]. Disponível em: https://wiki.cancer.org.au/australia/Guidelines:Colorectal_cancer.

Descrição dos Agentes Antineoplásicos

- Edva Moreno Aguilar Bonassa • Maria Inês Rodrigues Gato
- Amanda Nascimento dos Reis • Camila Rodrigues Lopes • Cintia Vecchies Morassi

São abordados neste segmento os principais fármacos utilizados no tratamento oncológico, dispostos por classificação terapêutica, aprovados e disponíveis no Brasil. As informações aqui compiladas foram extraídas de diversas fontes, entre elas as bulas dos medicamentos de referência, Micromedex® e MOC Drogas®. Foi possível observar inúmeras controvérsias, relacionadas principalmente a: 1) dose e indicações, em razão da diversidade de protocolos utilizados atualmente; 2) armazenamento ideal, pois este pode variar de acordo com a orientação do fabricante de cada apresentação; 3) reações adversas. No entanto, procurou-se transmitir os dados que se mantiveram constantes na maioria das referências consultadas e foram citadas apenas as reações adversas mais comuns (frequência > 10%). Vale lembrar que os dados aqui contidos são apenas uma orientação e recomenda-se constante atualização científica de enfermeiros e farmacêuticos envolvidos no cuidado ao paciente oncológico.

QUIMIOTERÁPICOS CLÁSSICOS
Agentes alquilantes
Bendamustina

Apresentação
- Frasco-ampola contendo 25 e 100 mg de cloridrato de bendamustina.

Classificação
Agente alquilante; mostarda nitrogenada.

Mecanismo de ação
Bendamustina é um agente derivado de mostarda nitrogenada com um anel benzimidazol (análogo de purina) que demonstra somente uma resistência cruzada parcial (*in vitro*) com outros agentes alquilantes. Leva a célula à morte por meio de ligação cruzada com as fitas simples e duplas do DNA, sendo ativa contra células quiescentes e em divisão. A atividade citotóxica primária é decorrente da bendamustina (quando comparada aos seus metabólitos).

Farmacocinética
- *Distribuição*: o volume de distribuição (Vss), no estado de equilíbrio, é de aproximadamente 20 a 25 L. A ligação proteica é de cerca de 94% a 96% (principalmente à albumina).
- *Metabolismo*: é primariamente metabolizada, via hidrólise, a metabólitos de baixa atividade citotóxica. Pela via CYP1A2, formam-se dois metabólitos ativos menores: gama-hidroxibendamustina (M3) e N-dimetilbendamustina (M4).
- *Meia-vida de eliminação*: do composto original, aproximadamente 40 minutos; do M3, em torno de 3 horas; e do M4, aproximadamente 30 minutos.
- *Excreção*: fezes (aproximadamente 25%); urina (1% a 10%).
- *Ajuste para função hepática*: não usar se AST ou ALT 2,5 a 10 x LSN e BT 1,5 a 3 x LSN ou BT > 3 x LSN.
- *Ajuste para função renal*: não usar em pacientes com ClCr < 40 mL/min. Usar com cautela no comprometimento renal leve a moderado.

Indicações

- Tratamento da leucemia linfocítica crônica (LLC).
- Tratamento de pacientes com linfoma não Hodgkin de células B indolente (LNH), que progrediram durante ou 6 meses após o tratamento com rituximabe ou com regimes contendo rituximabe.

Administração/diluição

- Reconstituir o frasco de 100 mg com 40 mL e o de 25 mg com 10 mL de água estéril para injeção para uma concentração de 2,5 mg/mL; o pó liofilizado deverá estar completamente dissolvido dentro de 5 a 10 minutos. Para a administração, diluir a dose apropriada em 500 mL de soro fisiológico. A bula do medicamento Treanda® recomenda diluição a uma concentração final de 0,2 a 0,6 mg/mL. A solução é administrada por infusão intravenosa durante 30 a 60 minutos.

Estabilidade e armazenamento

- Os frascos fechados devem ser mantidos entre 15 e 30 °C, protegidos da luz. A solução reconstituída com água estéril para injeção é estável por 30 minutos (transferir para 500 mL da solução de infusão dentro desses 30 minutos).
- A solução diluída em 500 mL para infusão é estável por 3,5 horas a 25 °C ou 48 horas sob refrigeração (entre 2 e 8 °C), de acordo com a bula do medicamento Treanda®. A infusão deve ser completada dentro desse intervalo de tempo.

Principais interações

- *Com inibidores fortes de CYP1A2*: pode aumentar a concentração sérica da bendamustina e diminuir as concentrações de metabólitos ativos; exemplos de inibidores incluem: fluvoxamina e ciprofloxacina. É desconhecida a relevância clínica dessas interações.
- *Com indutores fortes de CYP1A2*: pode diminuir a concentração sérica da bendamustina e aumentar as concentrações de metabólitos ativos; exemplos de indutores incluem: omeprazol e fumo.

Reações adversas

- *As mais comuns são*: infecção por herpes-zóster/simples, infecção pulmonar e do trato respiratório superior, dispneia, náuseas e vômitos, leucopenia, diminuição da hemoglobina no sangue, trombocitopenia, linfopenia (incluindo contagem diminuída de CD4), neutropenia febril.
- *Reações cutâneas*: incluem erupção cutânea, reações cutâneas tóxicas e exantema bolhoso. As reações cutâneas podem ser progressivas e piorar com a continuidade do tratamento.
- *Hipersensibilidade/reações de infusão*: são comuns reações de infusão, as quais podem incluir calafrios, febre, prurido e *rash*. Raramente reações anafiláticas ocorrem, particularmente no segundo ciclo ou no(s) subsequente(s).

Precauções

- *Mielossupressão*: pode provocar atraso do reinício do tratamento ou redução de dose. Reiniciar o tratamento conforme a recuperação/normalização da contagem absoluta de neutrófilos (CAN) e da contagem de plaquetas. Complicações da mielossupressão podem resultar em morte.
- *Infecções*: monitorar a ocorrência de febre e de outros sinais de infecção.
- *Reações de infusão e anafiláticas*: monitorar clinicamente e descontinuar o uso de bendamustina na ocorrência de reações severas. Considerar pré-medicação com anti-histamínicos, antipiréticos e/ou corticosteroides para pacientes com reação de infusão grau 1 ou 2 prévia a bendamustina.

- *Síndrome da lise tumoral*: pode causar comprometimento renal agudo e morte. Tratamento profilático com alopurinol pode ser necessário em pacientes de alto risco.
- *Toxicidade dermatológica*: descontinuar o uso de bendamustina na ocorrência de reações dermatológicas severas; o risco é aumentado com o uso concomitante de alopurinol e outros medicamentos conhecidos por provocar toxicidade dermatológica; a síndrome de Stevens-Johnson e a necrólise epidérmica tóxica (TEN) têm sido relatadas. TEN também foi relatada quando usada em combinação com rituximabe. Descontinuar bendamustina na ocorrência de reação de pele severa ou progressiva.
- Pode ser um irritante; há relatos de eritema, inchaço e dor em caso de extravasamento.

Bussulfano
Apresentação
- *Injetável*: frasco-ampola de 60 mg contendo 10 mL de solução incolor a uma concentração de 6 mg/mL.
- *Comprimidos*: frasco com 50 comprimidos de 2 mg.

Classificação
Agente alquilante; alquilsulfonato.

Mecanismo de ação
O bussulfano exerce atividade citotóxica interferindo na replicação do DNA e na transcrição do RNA, causando interrupção funcional dos ácidos nucleicos. Atua principalmente sobre os precursores dos granulócitos na medula óssea. Agente ciclocelular não específico, ativo em todas as fases.

Farmacocinética
- *Absorção*: pelo trato gastrointestinal, altamente variável (entre 20% e 99%). Após a administração oral, atinge pico de concentração sérica dentro de 4 horas.
- *Distribuição*: volume de distribuição de aproximadamente 1 L/kg; e a ligação às proteínas plasmáticas varia de 7% a 53%. O fármaco atravessa a barreira placentária e hemato-encefálica.
- *Metabolismo*: hepático; conjugação com glutationa seguida de oxidação.
- *Meia-vida*: após a primeira dose, 3 a 4 horas; após a última dose, 2 a 3 horas.
- *Excreção*: cerca de 10% a 50% do fármaco é excretado na urina, como metabólito, dentro de 24 horas; e menos de 2% como fármaco inalterado. Não se sabe se bussulfano ou seus metabólitos são excretados no leite materno.
- *Ajuste para função hepática*: não foram encontradas informações relevantes.
- *Ajuste para função renal*: não foram encontradas informações relevantes.

Indicações
- Leucemia mieloide crônica (LMC).
- Regimes de condicionamento para transplante de células-tronco hematopoiéticas (TCTH).

Administração/diluição
- *Via oral (VO)*: os comprimidos não devem ser partidos nem macerados.
- *Endovenosa (EV)*: o conteúdo aspirado da ampola, de acordo com a dosagem prescrita, deve ser diluído em soro fisiológico ou soro glicosado 5%. O volume de diluição deve ser 10 vezes o volume do fármaco, e a concentração final aproximada deve ser de 0,5 mg/mL. Administrar em 2 horas.

Estabilidade e armazenamento

- *Frascos intactos*: refrigeração (entre 2 e 8 °C).
- *Solução injetável diluída*: 8 horas em temperatura ambiente (20 ± 5 °C), e a infusão deve ser completada dentro desse período; sob refrigeração (entre 2 e 8 °C), é estável por 12 horas.
- *Comprimidos mantidos em sua embalagem original*: conservar em lugar fresco (abaixo de 25 °C). Proteger da luz e da umidade.

Principais interações

- *Com tioguanina*: pode causar disfunção hepática, varizes de esôfago e hipertensão portal.
- *Com itraconazol*: pode resultar em aumento nos níveis de bussulfano e risco aumentado de toxicidade pela diminuição do *clearance* deste.
- *Com acetaminofeno*: redução do metabolismo do bussulfano no fígado quando administrado 72 horas antes do bussulfano. Pode ocorrer diminuição do *clearance* do bussulfano se acetaminofeno for administrado menos de 72 horas antes ou se associado.

Reações adversas

- *Cardiovasculares*: edema, hipertensão, taquicardia, trombose, dor no peito.
- *Sistema nervoso central*: insônia, ansiedade, cefaleia, tremores, tontura, depressão.
- *Endócrinas*: hiperglicemia, hipocalcemia, hipocalemia, hipomagnesemia.
- *Gastrointestinais*: náusea, vômito, mucosite, estomatite, anorexia, diarreia, dor abdominal, dispepsia, constipação, xerostomia, plenitude gastrointestinal.

Precauções

- Para uso oral, no tratamento da LMC, monitorar semanalmente o hemograma e solicitar à equipe médica definição dos parâmetros para redução ou suspensão do medicamento. Administrar 1 hora antes ou 2 horas depois das refeições, preferencialmente no mesmo horário todos os dias. Se necessário, em especial em protocolos de alta dosagem, administrar antiemético 1 hora antes da administração do bussulfano.
- Estimular a ingestão hídrica. Administrar alopurinol, bicarbonato de sódio e fluidos, se indicados.
- Em alta dosagem:
  - Observar sinais e sintomas de alterações hepáticas: alterações laboratoriais (bilirrubinas e enzimas, principalmente), controlar circunferência abdominal, presença de icterícia etc.
  - Observar sinais e sintomas de alterações pulmonares, endócrinas, cardíacas etc.
  - Pré-medicar com fármacos anticonvulsivantes para evitar as convulsões relacionadas ao uso de doses elevadas de bussulfano. Recomenda-se a administração de anticonvulsivantes, 12 horas antes de iniciar bussulfano e até 24 horas após a última dose.
  - Observar e orientar quanto à ocorrência de vertigens e convulsões; certificar-se da prescrição e do uso de anticonvulsivante.

Carmustina

Apresentação

- Frasco-ampola contendo substância liofilizada na dosagem de 100 mg. Acompanha diluente em frasco-ampola contendo 3 mL de etanol absoluto.

Classificação

Agente alquilante; nitrossoureia.

Mecanismo de ação

Sua ação citotóxica é mediada por seus metabólitos que inibem várias enzimas envolvidas com a formação do DNA. É também responsável pela quebra nas cadeias do DNA, ocasionando interferência na síntese do DNA, RNA e proteínas. Agente ciclocelular não específico.

Farmacocinética

- *Absorção*: não é absorvida via oral. Administrada por via endovenosa, é rapidamente degradada, sendo que o fármaco intacto não é detectado após 15 minutos.
- *Distribuição*: volume de distribuição: 3,5 L/kg (5,1 L/kg para altas doses) em adultos; e 90 L/m^2 em crianças. Em razão da alta solubilidade em lipídios e da falta relativa de ionização a um pH fisiológico, o fármaco mantém níveis plasmáticos prolongados e atravessa eficazmente a barreira hematoencefálica. Aproximadamente 67% se ligam às proteínas plasmáticas após regimes de alta dosagem.
- *Metabolismo*: hepático, não especificado.
- *Meia-vida*: EV 22 minutos; 1,4 minuto (fase primária) e 17,8 minutos (fase secundária).
- *Excreção*: 60% a 70% da dose é excretada na urina, como metabólitos, dentro de 96 horas; ao passo que 10% são excretados como CO_2 na respiração. Pode existir presença do medicamento no leite materno.
- *Ajuste para função hepática*: não há diretrizes específicas.
- *Ajuste para função renal*: ClCr 46 a 60 mL/min: administrar 80% da dose; ClCr 31 a 45 mL/min: 75% da dose; ClCr ≤ 30 mL/min: contraindicada.

Indicações

- Tumores cerebrais (glioblastoma, glioma do tronco cerebral, meduloblastoma, astrocitoma, ependimoma e tumores cerebrais metastáticos); mieloma múltiplo; linfoma de Hodgkin e não Hodgkin; adenocarcinoma gástrico e colorretal; micose fungoide; melanoma.

Administração/diluição

- EV administrada por infusão em um período mínimo de 2 horas. Se administrada em menor tempo, pode causar dor intensa e queimação no local da injeção. A infusão intravenosa rápida de carmustina pode produzir rubor intenso da pele e sufusão da conjuntiva (extravasamento de líquido na região dos olhos) dentro de 2 horas, durando cerca de 4 horas. Para facilitar a reconstituição, deixar a substância liofilizada e o diluente atingirem a temperatura ambiente antes de misturá-los.
- Reconstituir o fármaco completamente com o diluente que acompanha o produto: 3 mL de etanol absoluto; e, em seguida, acrescentar 27 mL de água destilada. Cada mL da solução resultante conterá 3,3 mg de carmustina em 10% de etanol, apresentando um pH de 5,6 a 6. Essa solução é clara, incolor ou levemente amarelada. Deve ser posteriormente diluída em 100 a 500 mL de soro fisiológico ou soro glicosado 5%, a uma concentração de 0,2 mg/mL. A solução diluída não deve ser acondicionada em frascos de PVC, EVA ou poliuretano, pois são incompatíveis e tornam o fármaco instável. A carmustina deve ser administrada por meio de equipos de polietileno e protegida da luz (uso de equipo âmbar).

Estabilidade e armazenamento

- Armazenar os frascos intactos, fechados, sob refrigeração (entre 2 e 8 °C). A solução diluída é estável por até 24 horas sob refrigeração (entre 2 e 8 °C) e depois por 6 horas adicionais à temperatura ambiente (25 °C). A solução resultante armazenada somente à temperatura ambiente deve ser utilizada em 3 horas e protegida da luz. Não utilizar envases de PVC, EVA ou poliuretano. Após reconstituição conforme recomendada, é estável por 24 horas sob refrigeração (entre 2 e 8 °C) e protegida da luz ou por 8 horas em temperatura ambiente.

Principais interações

- *Com cimetidina*: amplificação dos efeitos tóxicos, em especial da mielotoxicidade.
- *Com digoxina*: quando administrada concomitantemente à carmustina, pode haver diminuição do efeito da digoxina.
- *Com melfalana*: a combinação de carmustina com melfalana pode aumentar a toxicidade pulmonar.
- *Com fenitoína*: quando administrada concomitantemente à carmustina, pode haver diminuição do efeito da fenitoína.

Reações adversas

- *Cardiovasculares*: hipotensão, em razão do diluente alcoólico (em terapia com dose > 200 mg/m^2); rubor (infusão rápida); taquicardia.
- *Dermatológicas*: reações no local da injeção (queimação, eritema, necrose, dor, inchaço).
- *Gastrointestinais*: náusea, vômito e constipação.
- *Geniturinárias*: infecção do trato urinário.
- *Neurológicas*: convulsão, edema cerebral, depressão.
- *Neuromuscular e esquelética*: fraqueza.

Precauções

- *É irritante,* provoca dor e queimação na veia infundida e, às vezes, em toda a sua trajetória, principalmente quando é administrada rapidamente e/ou concentrada. Aplicar cuidadosamente, observando os cuidados de prevenção do extravasamento e técnicas para alívio dos sinais e sintomas irritativos.
- A infusão por via periférica é muito dolorosa. Diminuir a velocidade de infusão e/ou aumentar o volume de diluente caso o paciente sinta dor ou queimação. É aconselhável a aplicação através de equipo em "Y" para facilitar o controle da diluição da substância. Outro recurso utilizado é aplicar gelo ou compressas frias ao longo da veia. Dar preferência aos vasos mais calibrosos e menos tortuosos.
- A aplicação através de cateter central pode ser mais rápida, porém em período não inferior a 30 minutos, já que infusões rápidas estão associadas a rubor facial e/ou hiperemia ocular. Caso esses efeitos ocorram, diminuir a velocidade de infusão.
- Os frascos reconstituídos, armazenados sob refrigeração, devem ser examinados quanto à formação de cristais antes do seu uso. Se forem observados cristais, estes podem ser novamente dissolvidos, colocando o frasco à temperatura ambiente e agitando-o.
- A carmustina apresenta um ponto de fusão baixo (aproximadamente 30,5 a 32 °C). A exposição a essa temperatura, ou acima dela, faz com que a substância se liquefaça e apareça uma película oleosa no fundo do frasco. Este é um sinal de decomposição e, portanto, o frasco deverá ser descartado.
- Ao final de cada preparação de carmustina, deve-se trocar as luvas e fazer assepsia adequada das mãos, pois o látex da luva é permeável à carmustina. Se, inadvertidamente, houver contato do produto com a pele, o local deve ser imediatamente lavado com água corrente e sabão por 5 minutos. Há possibilidade de queimação e escurecimento da pele.
- Certificar-se da realização de testes pulmonares, radiografias de tórax e exames clínicos periódicos, especialmente nos pacientes sob tratamento prolongado ou de maior risco. Estar alerta aos sinais e sintomas de toxicidade pulmonar.
- Ciclos repetidos não devem ser administrados antes de 6 semanas, tendo em vista os efeitos mielossupressores retardados e potencialmente cumulativos da carmustina.

Ciclofosfamida

Apresentação
- *Injetável*: frasco-ampola contendo 200 e 1.000 mg de pó liofilizado.
- *Oral*: embalagem com 50 drágeas de 50 mg.

Classificação
Alquilante; mostarda nitrogenada.

Mecanismo de ação
A ciclofosfamida, após ativação pelas enzimas microssomais hepáticas aos metabólitos citotóxicos, mostarda fosforamida e acroleína, forma ligações cruzadas com o DNA das células tumorais. Como a célula continua sua síntese de RNA e de proteínas, ocorre um desequilíbrio, levando-a à morte. A ciclofosfamida tem significante atividade imunossupressora. Agente não específico de fase do ciclo celular, ativo em todas as fases.

Farmacocinética
- *Absorção*: a ciclofosfamida é bem absorvida por via oral, com uma biodisponibilidade maior que 75%.
- *Distribuição*: o volume de distribuição é de 0,56 L/kg. A ciclofosfamida e seus metabólitos distribuem-se amplamente pelo organismo, atingindo inclusive o sistema nervoso central (não em concentrações altas o suficiente para tratar leucemias meníngeas). Ocorre ligação mínima do fármaco original às proteínas plasmáticas; no entanto, aproximadamente 60% dos metabólitos de mostarda fosforamida ligam-se às proteínas plasmáticas.
- *Metabolismo*: é metabolizada pelas enzimas oxidases de função mista dos microssomas hepáticos a metabólitos ativos (acroleína, 4-aldofosfamida, 4-hidrociciclofosfamida e mostarda fosforamida).
- *Meia-vida*: 4 horas quando administrada por via EV; no entanto, após 72 horas a ciclofosfamida e/ou seus metabólitos podem ser detectados no plasma.
- *Excreção*: por meio de oxidação enzimática a metabólitos ativos e inativos, que são excretados sobretudo na urina (< 30% inalterados, 85% a 90% como metabólitos); fecal, 31% a 66%, após VO.
- *Ajuste para função hepática*: se BT 3,1 a 5 mg/dL ou transaminases > 3 vezes o LSN, administrar 75% da dose usual; se BT > 5 mg/dL, é contraindicado o uso de ciclofosfamida.
- *Ajuste para função renal*: se ClCr < 10 mL/min, administrar 75% da dose. Como a ciclofosfamida é moderadamente dialisável, administrar 50% da dose após hemodiálise ou 75% da dose se em diálise peritoneal ambulatorial contínua (CAPD).

Indicações
- *Uso oncológico*: leucemia linfoblástica aguda, leucemia mieloide aguda, leucemia linfocítica crônica, leucemia mieloide crônica, linfoma de Hodgkin, linfoma não Hodgkin (incluindo linfoma de Burkitt), micose fungoide, mieloma múltiplo, câncer de mama, adenocarcinoma de ovário e retinoblastoma.
- *Uso não oncológico*: síndrome nefrótica; tratamento de síndrome nefrótica de alteração mínima em crianças que não respondem ou são intolerantes à terapia com corticosteroides.

Administração/diluição
- *VO*: os comprimidos não devem ser partidos ou triturados e devem ser ingeridos durante ou após as refeições. Para minimizar a toxicidade no trato urinário, os pacientes devem receber quantidade adequada de fluidos, aumentando-se a ingestão normal de líquidos.

Terapia Antineoplásica   81

A administração matinal pode ser preferida para garantir uma hidratação adequada ao longo do dia; não administrar na hora de dormir. Pacientes não devem ingerir a fruta toranja (também conhecida como *grapefruit*) ou suco que contenha toranja, pois isso pode reduzir a eficácia da ciclofosfamida.

- *EV*: reconstituir o frasco de 200 mg em 10 mL de água destilada e o de 1.000 mg em 50 mL de água destilada. Diluir a dose prescrita em 50 a 250 mL de soro fisiológico ou soro glicosado 5% e administrar em 20 a 60 minutos. Para infusão contínua, diluir a dose em um volume adequado. Para administração parenteral por injeção direta em *bolus*, ciclofosfamida deve ser reconstituída com soro fisiológico; ciclofosfamida reconstituída em água é hipotônica e não deve ser injetada diretamente.

Atenção! A diluição completa durante a reconstituição dos frascos é difícil e requer movimentos vigorosos de agitação do frasco por 30 a 60 segundos (no mínimo). Somente soluções completamente diluídas podem ser administradas.

Estabilidade e armazenamento

- Os comprimidos revestidos, em embalagem original fechada, devem ser armazenados sob refrigeração (entre 2 e 8 °C), protegidos da luz e da umidade.
- Frascos intactos para uso injetável devem ser armazenados em temperatura inferior a 25 °C. Após a reconstituição com solução de cloreto de sódio 0,9% ou solução de glicose 5%, a solução reconstituída permanece estável por 24 horas, sob refrigeração.

Observação: As soluções contendo ciclofosfamida e mesna juntas, mesmo estando diluídas em diluentes apropriados, são estáveis por apenas 24 horas em temperatura ambiente (25 °C).

Principais interações

- *Com alopurinol*: prolonga a meia-vida da ciclofosfamida, aumentando sua mielotoxicidade.
- *Com amiodarona*: risco aumentado de fibrose pulmonar.
- *Com barbitúricos, fenitoína e hidrato de cloral*: aceleram o metabolismo da ciclofosfamida.
- *Com cloranfenicol*: diminuição da ativação da ciclofosfamida.
- *Com ciprofloxacina*: diminuição da absorção da quinolona, em decorrência da alteração da mucosa intestinal.
- *Com corticosteroides*: retardam o metabolismo da ciclofosfamida, reduzindo sua atividade.
- *Com digoxina*: diminui o nível sérico da digoxina.
- *Com hidroclorotiazida*: ocorre excreção renal reduzida da ciclofosfamida, com possível prolongamento da leucopenia. Evitar o uso concomitante e considerar terapia anti-hipertensiva alternativa.
- *Com suco de grapefruit*: redução da eficácia da ciclofosfamida.
- *Com succinilcolina*: intensifica a ação, prolongando o bloqueio neuromuscular.
- *Com varfarina*: inibição do metabolismo da varfarina.

Reações adversas

- *Dermatológicas*: alopecia; rubor facial; hiperpigmentação da pele e unhas; erupção cutânea.
- *Gastrointestinais*: desconforto abdominal; diarreia; náusea e vômito; anorexia; mucosite.
- *Hematológicas*: leucopenia; neutropenia.
- *Endocrinometabólicas*: alteração no nível hormonal (aumento da secreção de gonadotrofina); amenorreia.

Precauções

- Certificar-se dos parâmetros hematológicos antes da aplicação de ciclofosfamida.
- Administrar em 5 a 10 minutos (aproximadamente 100 mg/min) e altas doses em 1 a 2 horas. Diminuir a velocidade se o paciente referir calor, mal-estar ou sinais e sintomas semelhantes aos da gripe (lacrimejamento, espirro, coriza).

- Deve-se estimular a ingestão hídrica de todo paciente submetido à administração de ciclofosfamida. A hiper-hidratação previne a cistite hemorrágica. O paciente adulto deve ingerir de 2 a 3 L de líquidos no dia da aplicação e nos 2 dias subsequentes.
- Encorajar o paciente a esvaziar a bexiga de 2 em 2 horas durante o dia para reduzir o risco de toxicidade vesical.
- Altas dosagens (acima de 10 mg/kg) devem ser sempre acompanhadas de uma vigorosa hidratação endovenosa, alopurinol, bicarbonato de sódio e mesna para proteção vesical. O controle da diurese e da hematúria por meio de fitas reagentes é indispensável.

Clorambucila

Apresentação
- Frasco com 50 comprimidos revestidos de 2 mg.

Classificação
Agente alquilante; mostarda nitrogenada.

Mecanismo de ação
Agente derivado da mecloretamina (mostarda nitrogenada), que forma ligações cruzadas com o DNA, resultando em inibição da síntese e da função do DNA. Além da interferência na replicação do DNA, a clorambucila induz a apoptose celular por meio do acúmulo de p53 citosólico e a subsequente ativação de um promotor de apoptose (Bax). Também apresenta uma atividade imunossupressora, principalmente em decorrência de supressão de linfócitos. Agente ciclocelular não específico, ativo em todas as fases.

Farmacocinética
- *Absorção*: a biodisponibilidade oral é superior a 70%, porém é reduzida entre 10% e 20% quando administrada concomitantemente a alimentos.
- *Distribuição*: distribui-se por todos os tecidos, em especial os gordurosos. O volume de distribuição é de 0 ,14 a 0,24 L/kg. Mais de 90% do fármaco liga-se às proteínas plasmáticas, especialmente albumina e outras gamaglobulinas.
- *Metabolismo*: o fármaco é largamente metabolizado pelo fígado, formando a mostarda do ácido fenilacético (PAAM) como principal metabólito.
- *Meia-vida*: tem meia-vida de eliminação de 1,5 hora para o fármaco original e de aproximadamente 2,5 horas para PAAM.
- *Excreção*: o fármaco original e seus metabólitos são eliminados pelos rins (20% a 60% são eliminados nas primeiras 24 horas como metabólitos inativos e menos de 1% como fármaco inalterado e PAAM).
- *Ajuste para função hepática*: não há diretrizes específicas. Considera-se redução de dose em caso de insuficiência hepática grave, uma vez que o fármaco é metabolizado extensivamente no fígado.
- *Ajuste para função renal*: ausência de diretrizes específicas.

Indicações
- Leucemia linfocítica crônica; macroglobulinemia de Waldenström; linfoma de Hodgkin; linfoma não Hodgkin.

Administração
- Os comprimidos devem ser engolidos inteiros, preferencialmente com estômago vazio (1 hora antes ou 3 horas depois das refeições), conforme esquema posológico indicado.

Estabilidade e armazenamento
- Os comprimidos revestidos, em embalagem original fechada, devem ser armazenados sob refrigeração (entre 2 e 8 °C), protegidos da luz e da umidade.

Principais interações

Não são conhecidas interações clínicas relevantes.

Reações adversas

A frequência de reações adversas associadas ao uso de clorambucila não foi definida; não existem dados clínicos recentes para determinação. A incidência de eventos adversos pode variar, dependendo da dose administrada e se o tratamento associa o uso de clorambucila a outros agentes terapêuticos.

Precauções

- Certificar-se dos parâmetros hematológicos antes da administração de clorambucila.
- É contraindicado o uso de clorambucila no primeiro mês após radioterapia e/ou terapia citotóxica, uso recente de vacina e histórico de convulsões.
- A terapia deve ser descontinuada, rapidamente, em caso de *rash* cutâneo generalizado, pois pode evoluir para eritema multiforme, necrólise epidérmica ou síndrome de Stevens-Johnson.

Dacarbazina

Apresentação

- Frasco-ampola contendo substância liofilizada de 200 e 600 mg.

Classificação

Agente alquilante; triazeno.

Mecanismo de ação

Agente alquilante não clássico, inicialmente desenvolvido como um antimetabólito de purina, porém sua atividade antitumoral não é mediada via inibição da biossíntese de purinas. A ativação metabólica é requerida para a atividade antitumoral. Adicionalmente, liga-se aos grupos sulfidrila das proteínas. Dacarbazina inibe a síntese de DNA e RNA. Agente ciclocelular não específico.

Farmacocinética

- *Absorção*: oral errática e incompleta.
- *Distribuição*: é rapidamente distribuída, e o volume de distribuição excede o conteúdo total de água corpórea, o que sugere a localização em alguns tecidos corpóreos, provavelmente no fígado. Menos de 5% liga-se às proteínas séricas.
- *Metabolismo*: é metabolizada no fígado no metabólito ativo, metiltriazenoimidazol carboxamida (MTIC), e no metabólito inativo, o 5-aminoimidazol-4-carboxamida (AIC).
- *Meia-vida*: tem meia-vida bifásica, inicial de 19 minutos (55 minutos para pacientes com disfunção renal e hepática) e terminal de 5 horas (7,2 horas para pacientes com disfunção renal e hepática).
- *Excreção*: urina, por secreção tubular. Cerca de 20% a 50% da dose administrada é excretada sob a forma inalterada; e de 12% a 24%, como AIC.
- *Ajuste para função hepática*: sem diretrizes específicas. Entretanto, pode causar hepatotoxicidade (monitorar sinais de toxicidade).
- *Ajuste para função renal*: se ClCr 46 a 60 mL/min, administrar 80% da dose; se ClCr 31 a 45 mL/min, administrar 75% da dose; e se ClCr < 30 mL/min, administrar 70% da dose.

Indicações

- Melanoma maligno metastático e linfoma de Hodgkin.
- Usos *off-label* incluem câncer de tireoide avançado, tumores neuroendócrinos pancreáticos avançados, feocromocitoma avançado e sarcomas de tecidos moles.

Administração/diluição
- Via de administração EV sob infusão, intra-arterial (IA).
- *EV*: reconstituir o frasco de 200 mg em 19,7 mL de água destilada e o de 600 mg em 59,6 mL de água destilada, para uma concentração final de 10 mg/mL. Diluir a dose prescrita em 50 a 250 mL de soro fisiológico ou soro glicosado 5%, proteger da luz. Administrar em 30 a 60 minutos; infusão rápida pode ocasionar severa irritação venosa.

Estabilidade e armazenamento
- *Frascos intactos*: armazenar sob refrigeração (entre 2 e 8 °C) e ao abrigo da luz.
- *Após reconstituição*: com água destilada, sob refrigeração (entre 2 e 8 °C), é quimicamente estável por 72 horas, protegida da luz. Se mantida em temperatura ambiente (25 °C) e sem proteção à luz, é estável por 8 horas.
- Após diluição da solução reconstituída em concentrações de 0,4 mg/mL a 0,8 mg/mL em soro fisiológico ou soro glicosado 5% (ambas protegidas da luz – uso de equipo âmbar), é estável por 8 horas em temperatura ambiente (25 °C) ou até 24 horas sob refrigeração (entre 2 e 8 °C).

Kirk avaliou os efeitos da luz solar e fluorescente sobre a dacarbazina 4 mg/mL em soro fisiológico. Foram apresentados os seguintes resultados:
- *Exposição direta à luz solar*: acima de 12% de degradação em 30 minutos; e a solução torna-se rosada em 35 a 40 minutos.
- *Exposição indireta à luz solar*: menos de 2% de degradação em 30 minutos.
- *Solução protegida da luz ou exposta à luz fluorescente*: 4% de degradação em 24 horas.

Principais interações
- *Com interleucina-2*: aumenta o *clearance* da dacarbazina.
- *Com alopurinol*: a dacarbazina inibe a xantina oxidase e pode teoricamente aumentar a atividade, mas não a toxicidade do alopurinol.
- *Com fitoterápicos e suplementos nutricionais*: evitar a erva-de-são-joão, que também pode causar fotossensibilização.

Reações adversas
- *Hematológicas*: mielossupressão: leucopenia, trombocitopenia e anemia (nadir: 7 a 10 dias após a aplicação; recuperação: 21 a 28 dias).
- *Gastrointestinais*: náuseas e vômitos (em 90% dos pacientes), severos, porém a intensidade e a severidade diminuem ao longo do tratamento (inicia em 1 a 3 horas após a aplicação e prolonga-se por até 12 horas); anorexia.
- *Cutâneas*: alopecia.

Precauções
- Certificar-se dos parâmetros hematológicos e renais antes da administração.
- Incompatível com hidrocortisona, alopurinol, cefepima, piperacilina, heparina sódica, L-cisteína, bicarbonato de sódio.
- *É um medicamento irritante!* A infusão de dacarbazina através de acesso periférico é extremamente *dolorosa*, principalmente se for administrada rapidamente e/ou excessivamente concentrada. Em caso de queixa dolorosa, diminuir a velocidade de infusão. Às vezes, é necessária a administração gota a gota, em 250 mL ou em volume maior de diluente, em um período superior a 30 minutos. Aplicação de gelo ao longo da veia ou compressas geladas durante a infusão são métodos utilizados para diminuir a dor. Alguns serviços utilizam, empiricamente, pomada ou creme à base de corticosteroides ao longo do trajeto venoso. Considerar a troca de acesso quando os recursos anteriores não promoverem alívio dos sintomas. Dar preferência aos vasos mais calibrosos e menos tortuosos.

- Dacarbazina é sensível à luz e a aquecimento; a alteração da cor para uma tonalidade rosada ou avermelhada é sinal de decomposição. Proteger da luz para preservar a atividade e prevenir a formação de produtos de degradação tóxicos.

Fotemustina
Apresentação
- Caixa com um frasco-ampola (contendo pó liofilizado para solução injetável com 208 mg de fotemustina) e uma ampola de diluente.

Classificação
Agente alquilante; nitrossoureia.

Mecanismo de ação
Tem efeito quelante e carbamilante, com ampla atividade tumoral em grupos experimentais. Inibe a síntese do DNA.

Farmacocinética
- *Distribuição*: a ligação às proteínas plasmáticas é fraca (25% a 30%). O fármaco atravessa a barreira hematoencefálica.
- *Metabolismo*: a metabolização da molécula é praticamente total.
- *Meia-vida*: meia-vida terminal curta.
- *Eliminação*: após infusão endovenosa, a cinética de eliminação plasmática é monoexponencial ou biexponencial.
- *Ajuste para função hepática*: sem diretrizes específicas.
- *Ajuste para função renal*: sem diretrizes específicas.

Indicações
- Melanoma maligno disseminado (inclusive nas localizações cerebrais) e tumores cerebrais malignos primitivos.

Administração/diluição
- EV sob infusão de 60 minutos; intra-arterial (IA).
- Reconstituir a substância liofilizada com o diluente que acompanha o produto (4 mL de solução bacteriostática). A solução reconstituída representa um volume de 4,16 mL, ou seja, 200 mg de fotemustina em 4 mL de solução. Diluir apenas em soro glicosado 5%; a solução deve ser protegida da luz e deve-se utilizar equipo fotossensível (âmbar).

Estabilidade e armazenamento
- Frascos intactos devem ser armazenados sob refrigeração (entre 2 e 8 °C) e ao abrigo da luz.
- Após diluição em soro glicosado 5% a uma concentração final de 0,8 mg/mL, do ponto de vista físico-químico a solução é estável por 8 horas em temperatura ambiente, protegida da luz, e por 48 horas sob refrigeração (entre 2 e 8 °C), protegida da luz. O fornecedor recomenda a utilização imediata da solução reconstituída.

Principais interações
- *Com dacarbazina*: associação requer precaução; risco de toxicidade pulmonar.
- *Com fenitoína*: associação não recomendada em razão do risco de convulsões, pela diminuição da absorção gastrointestinal da fenitoína.

Reações adversas
- *Hematológicas*: mielodepressão tardia, dose-limitante: leucopenia, trombocitopenia, anemia (nadir: 4 a 6 semanas), mais grave em pacientes previamente tratados.
- *Gastrointestinais*: náuseas e vômitos moderados nas 2 horas que se seguem à aplicação.
- *Outras*: hepatotoxicidade (elevação moderada, transitória e reversível das transaminases, fosfatase alcalina e bilirrubinas).

Precauções
- Certificar-se dos parâmetros hematológicos e hepáticos antes da aplicação de fotemustina.
- Não deve ser administrada em pacientes que receberam quimioterapia nas 4 semanas anteriores (ou 6 semanas em caso de tratamento anterior com nitrossoureia).
- Após reconstituição, o medicamento contém 80% de volume de etanol (álcool), o que equivale a 1,3 g de álcool por 100 mg de fotemustina, o equivalente a 32 mL de cerveja ou 13,3 mL de vinho. Deve-se levar em consideração o uso em pacientes alcoólatras (essa quantidade de álcool pode ser prejudicial) e nos pacientes de alto risco, como aqueles que sofrem de distúrbios hepáticos ou epilepsia.

Ifosfamida
Apresentação
- Frasco-ampola contendo pó para solução injetável nas dosagens de 500, 1.000 e 2.000 mg.

Classificação
Agente alquilante; mostarda nitrogenada.

Mecanismo de ação
A ifosfamida é ativada no fígado pelas enzimas microssomais e, após a ativação, destrói o DNA e bloqueia sua síntese, ligando-se às proteínas e ao DNA e causando quebra de suas cadeias. Agente ciclocelular não específico.

Farmacocinética
- *Distribuição*: a ifosfamida e seus metabólitos distribuem-se amplamente pelos tecidos. O volume de distribuição é de 0,5 a 0,81 L/kg. A ifosfamida atravessa a barreira hematoencefálica, mas seus metabólitos ativos não a atravessam.
- *Metabolismo*: hepático, aos metabólitos ativos mostarda de fosforamida, 4-hidroxi-ifosfamida, acroleína e metabólitos inativos; a acroleína está envolvida no desenvolvimento da cistite hemorrágica.
- *Meia-vida*: 1.800 mg/m², 4 a 7 horas; 3.800 a 5.000 mg/m², 11 a 15 horas.
- *Excreção*: eliminada principalmente pela urina: para altas doses (5.000 mg/m²), 61% como fármaco inalterado; e para baixas doses (1.600 a 2.400 mg/m²), 12% a 15% como fármaco inalterado.
- *Ajuste para função hepática*: se bilirrubina > 3 mg/dL, administrar 25% da dose.
- *Ajuste para função renal*: se ClCr < 10 mL/min, administrar 75% da dose. Para adultos em hemodiálise não é necessária dose suplementar.

Indicações
- Tumores de testículo (seminoma, teratoma, teratocarcinoma), carcinoma brônquico de células pequenas, carcinoma de ovário, mama, endométrio, hidronefrose e pâncreas, sarcoma de partes moles (leiomiossarcoma, rabdomiossarcoma e condrossarcoma), osteossarcoma, sarcoma de Ewing, linfomas malignos.

Administração/diluição
- A duração da infusão endovenosa não deve ser inferior a 30 minutos, geralmente ocorre em 1 a 2 horas, podendo também ser administrada em infusão contínua de 24 horas.
- Reconstituir o pó liofilizado dos frascos de 500 mg com 13 mL de água destilada (AD), de 1.000 mg com 25 mL de AD e de 2.000 mg com 50 mL de AD, para uma concentração final de 40 mg/mL.
- Para completa dissolução do produto, introduzir o diluente, aguardar de 30 a 60 segundos e, a seguir, agitar o frasco com movimentos vigorosos. Diluição posterior em soro fisiológico, soro glicosado 5% ou ringer lactato em concentrações entre 0,6 e 20 mg/dL. É importante que a concentração da solução não seja superior a 4%.

Estabilidade e armazenamento
- Frascos intactos para uso injetável devem ser armazenados em temperatura inferior a 25 °C. Após a reconstituição com solução de ringer, solução de cloreto de sódio 0,9% ou solução de glicose 5%, a solução permanece estável por 24 horas, sob refrigeração (entre 2 e 8 °C), seguidas de 24 horas a 25 °C. Após diluição (0,6 a 20 mg/mL), a solução diluída permanece estável em temperatura inferior a 25 °C por 7 dias e sob refrigeração (entre 2 e 8 °C) por até 6 semanas.
- Embora a solução seja quimicamente muito estável, é recomendado que seja usada dentro de um período de 24 horas, em razão dos riscos de contaminação biológica. Reconstituição com diluente à base de álcool benzílico (diluente preservativo ou bacteriostático) deve ser feita em concentração não superior a 60 mg/mL, para evitar precipitação.

Principais interações
- *Com indutores da CYP3A4*: pode haver aumento na formação de metabólitos nefrotóxicos e neurotóxicos. Se usados concomitantemente, monitorar a toxicidade e considerar o ajuste de dose da ifosfamida.
- *Com inibidores da CYP3A4*: pode haver diminuição do metabolismo da ifosfamida a seus metabólitos ativos (eficácia diminuída). A inibição da CYP3A4 pode induzir também aumento na formação de metabólitos associados a neurotoxicidade e nefrotoxicidade. Monitorar o paciente e considerar ajuste de dose.
- *Com mesna*: liga-se aos metabólitos da ifosfamida tóxicos para o epitélio vesical (principalmente a acroleína) e inativa-os, exercendo, dessa forma, uroproteção.
- *Com radioterapia*: aumenta a toxicidade.

Reações adversas
- *Hematológicas*: leucopenia, trombocitopenia e anemia (nadir: 10 a 14 dias, recuperação medular: 21 dias; dose-limitante e dose-dependente; severa em pacientes com função renal alterada e/ou baixa reserva medular).
- *Gastrointestinais*: náuseas e vômitos (58% dos pacientes; dose-dependente; mais intensos quando o fármaco é administrado rapidamente; início: 3 a 6 horas após a aplicação, pode persistir durante 3 dias).
- *Neurológicas*: toxicidade do sistema nervoso central.
- *Cutâneas*: alopecia.
- *Geniturinárias*: cistite e cistite hemorrágica (hematúria microscópica e macroscópica, disúria, urgência urinária), 1 a 2 dias após a aplicação, mais intensa em esquemas de alta dosagem ou de dose única diária e em pacientes previamente submetidos a radioterapia pélvica, portadores de distúrbios do trato urinário ou que já tenham apresentado cistite em tratamento anterior.
- *Endocrinometabólica*: acidose metabólica.

Precauções

- Certificar-se dos parâmetros hematológicos, hepáticos e renais antes da aplicação de ifosfamida.
- *É irritante,* provoca dor e queimação na veia infundida e, às vezes, em toda a sua trajetória, principalmente quando é administrada rapidamente e/ou concentrada. Aplicar cuidadosamente, observando as técnicas de prevenção do extravasamento e técnicas para alívio dos sinais e sintomas irritativos.
- Deve-se estimular a ingestão hídrica de todo paciente submetido à quimioterapia, especialmente se o antineoplásico for a ifosfamida. A hiper-hidratação previne a cistite hemorrágica. O paciente adulto deve ingerir de 2 a 4 L de líquidos por dia, no dia da aplicação e nos 2 dias seguintes.
- Encorajar o paciente a esvaziar a bexiga de 2 em 2 horas enquanto se submete ao tratamento. Evitar a administração da ifosfamida no final da tarde ou à noite, quando a hidratação e a micção são menos frequentes. Monitorar a hematúria através de fitas reagentes de leitura imediata.
- Instituir, conforme protocolo, as medidas de proteção vesical. A administração de ifosfamida deve ser sempre acompanhada do uroprotetor mesna.
- Dosagem recomendada de mesna:
  - *Convencional*: 3 injeções EV diárias, cada uma delas correspondendo a 20% da dose de ifosfamida empregada no tratamento: a primeira injeção durante a ifosfamida ou imediatamente antes dela; a segunda e a terceira 4 e 8 horas, respectivamente, após o término da ifosfamida. A última dose de mesna pode ser por via oral. Nesse caso, a dose deve ser dobrada para 40% da dose de ifosfamida. Dose total de mesna: 60% da dose de ifosfamida.
  - *Sob infusão contínua*: concomitantemente à ifosfamida, sob infusão contínua. A dose de mesna deve ser igual à de ifosfamida, precedida de uma dose inicial de reforço de 6% a 10% da dose total de mesna. Recomenda-se complementação com mesna por via oral.

Lomustina

Apresentação

- Frasco com 5 cápsulas nas dosagens de 10 e 40 mg.

Classificação

Agente alquilante; nitrossoureia.

Mecanismo de ação

Exerce sua atividade citostática por meio de alquilação das cadeias do DNA, resultando em inibição da síntese de DNA e RNA e carbamilação dos aminoácidos, resultando em inibição da síntese de proteínas. Agente ciclocelular não específico.

Farmacocinética

- *Absorção*: o fármaco apresenta alta solubilidade em lipídios, o que facilita sua rápida e completa absorção gastrointestinal. Atinge máxima concentração plasmática 3 horas após a administração oral.
- *Distribuição*: distribui-se amplamente por todos os tecidos corporais, incluindo o leite materno. Lomustina e seus metabólitos atravessam a barreira hematoencefálica, atingindo níveis superiores aos plasmáticos.
- *Meia-vida*: tem meia-vida terminal de 16 a 72 horas. O metabólito ativo apresenta uma meia-vida terminal de 16 a 48 horas.

- *Metabolismo*: é metabolizada pelas enzimas microssomais hepáticas e alguns de seus metabólitos têm atividade citostática.
- *Excreção*: renal (cerca de 50% como metabólitos), respiratória (10%) e fecal (< 5%).
- *Ajuste para função hepática*: não há diretrizes específicas.
- *Ajuste para função renal*: se ClCr 10 a 50 mL/min, administrar 75% da dose; se ClCr < 10 mL/min, administrar 25% a 50% da dose. Não é necessária dose suplementar para pacientes em hemodiálise.

Indicações
- *Tumores cerebrais (primários e metastáticos)*: em pacientes que já tenham recebido tratamento cirúrgico e/ou radioterápico apropriado.
- *Doença de Hodgkin*: como terapia secundária, em combinação com outros agentes aprovados, em pacientes que apresentem recidivas enquanto tratados com a terapia primária ou quando esta houver falhado.

Administração
- Deve ser administrada preferencialmente com estômago vazio (1 hora antes ou 2 horas depois de uma refeição) para evitar náuseas e vômito. Lomustina está associada a potencial emetogênico moderado e o uso de antieméticos é recomendado para prevenção de náuseas e vômitos. As cápsulas não devem ser abertas.

Estabilidade e armazenamento
- Frasco fechado, em sua embalagem original, deve ser armazenado em temperatura ambiente (entre 15 e 30 °C), protegido da luz.

Principais interações
- *Com cimetidina*: aumenta a mielotoxicidade.

Reações adversas
- *Hematológicas*: mielossupressão: leucopenia, trombocitopenia, anemia e linfopenia (dose-limitante, tardia, prolongada e cumulativa; nadir: 4 a 5 semanas; recuperação medular: até 6 semanas após a administração).
- *Gastrointestinais*: náuseas e vômitos (em 40% a 70% dos pacientes, ocorrem de 1 a 6 horas após a administração e podem persistir durante 24 horas).

Precauções
- Certificar-se dos parâmetros hematológicos, hepáticos e renais antes da ingestão de lomustina.
- A absorção do medicamento é rápida; portanto, não deve ser repetida a administração após o vômito, a menos que ele ocorra *imediatamente* após a ingestão de lomustina.
- Monitorar provas de função pulmonar (antes da terapia e periodicamente).
- O paciente deve evitar consumo de álcool no dia da administração e nos dias subsequentes.
- Atenção à dose cumulativa de 1.100 mg/m^2, a partir da qual as toxicidades renal e pulmonar se tornam proibitivas.

Melfalana
Apresentação
- *Injetável*: frasco-ampola contendo 50 mg de pó liofilizado mais ampola com 10 mL de solução diluente (solução-tampão).
- *Oral*: frasco com 25 comprimidos revestidos de 2 mg.

Classificação

Agente alquilante; mostarda nitrogenada.

Mecanismo de ação

Derivado da mecloretamina que interfere no cruzamento das cadeias de DNA, impedindo a replicação e causando a morte celular. Agente ciclocelular não específico.

Farmacocinética

- *Absorção*: a absorção oral de melfalana é incompleta e variável – em torno de 56% a 85%. Quando ingerida junto aos alimentos, ocorre diminuição da absorção sistêmica.
- *Distribuição*: o fármaco distribui-se ampla e rapidamente por todos os fluidos corporais. É hidrolisado no plasma. Volume de distribuição de 0,5 L/kg. Liga-se moderadamente às proteínas plasmáticas, variando entre 69% e 78%, principalmente à albumina (40% a 60%).
- *Metabolismo*: não ativamente metabolizado, primariamente sofre uma rápida hidrólise no plasma em metabólitos ativos, além de conjugação hepática. Hepático: hidrólise química em mono-hidroximelfalana e di-hidroximelfalana.
- *Meia-vida*: após aplicação endovenosa, a meia-vida plasmática é de 75 minutos. Após uso oral, a meia-vida é de 90 minutos.
- *Excreção*: fecal, 20% a 50%; renal, 10% como fármaco inalterado; não dialisável (hemodiálise).
- *Ajuste para função hepática*: nenhum ajuste é necessário.
- *Ajuste para função renal*: para uso oral, se ClCr 10 a 50 mL/min, administrar 75% da dose; para ClCr < 10 mL/min, administrar 50% da dose. Administrar após a hemodiálise. Para uso endovenoso, em regimes de condicionamento pré-transplante de células-tronco hematopoiéticas, o ajuste de dose não é necessário. Para tratamento paliativo de mieloma múltiplo, se ureia no sangue ≥ 30mg/dL, reduzir a dose em 50%.

Indicações

- *Injetável*: mieloma múltiplo, adenocarcinoma de ovário avançado, linfoma não Hodgkin, melanoma, e em protocolos de condicionamento em transplante de medula óssea. Intra-arterial para perfusão de membro em melanoma. Neuroblastoma avançado na infância.
- *Oral*: mieloma múltiplo, adenocarcinoma de ovário avançado, câncer de mama avançado e *policitemia vera*.

Administração/diluição

VO, EV sob infusão, intra-arterial (IA), intraperitoneal.

- *VO*: ingerir com o estômago vazio (1 hora antes ou 2 horas depois das refeições). Ingerir juntos todos os comprimidos que correspondem a uma dose.
- *EV*: reconstituir exclusivamente com 10 mL do diluente que acompanha o produto (concentração de 5 mg/mL). Agitar vigorosamente o frasco até obter completa diluição. Diluir a solução reconstituída em soro fisiológico em concentração não superior a 0,45 mg/mL. Administrar em um tempo de infusão entre 15 e 20 minutos.

Estabilidade e armazenamento

Injetável:
- *Frascos intactos, fechados*: armazenar em temperatura ambiente (entre 15 e 30 °C), ao abrigo da luz.
- *Após reconstituição/diluição*: deve ser utilizado imediatamente, pois sua estabilidade total é de apenas 90 minutos. Precipita sob refrigeração.

Oral:
- Armazenar sob refrigeração, em temperatura entre 2 e 8 °C. Proteger contra a luz.

Principais interações
- *Com ácido nalidíxico*: pode resultar em risco aumentado de enterocolite necrótica hemorrágica.
- *Com ciclosporina*: potencializa a nefrotoxicidade.
- *Com vacinas contendo micro-organismos vivos*: potencial de causar infecções em pacientes imunodeficientes.

Reações adversas
- *Hematológicas*: mielodepressão: leucopenia, trombocitopenia, anemia.
- *Gastrointestinais*: náuseas, vômitos, diarreia, mucosite, estomatite, anorexia, constipação, dor abdominal, dispepsia (frequente e intensa após alta dose).
- *Cutânea*: alopecia (dose-dependente).
- *Cardiovascular*: edema periférico (após altas doses).
- *Sistema nervoso central*: fadiga, tontura (após altas doses).

Precauções
- Certificar-se dos parâmetros hematológicos, hepáticos e renais antes da aplicação de melfalana.
- *É um medicamento irritante.* Aplicar cuidadosamente, executando os cuidados de prevenção do extravasamento e as técnicas para alívio dos sinais e sintomas irritativos. Diminuir a velocidade de infusão caso o paciente sinta dor ou queimação ao longo da veia ou haja diminuição do retorno venoso.
- Melfalana apresenta moderado potencial emetogênico; entretanto, para pacientes recebendo altas doses em esquemas de condicionamento pré-transplante de células-tronco hematopoiéticas, considerar a combinação de dexametasona, antagonista de receptor 5HT3, antagonista receptor NK1 e olanzapina.
- Há incompatibilidade da solução parenteral com solução de glicose a 5%, solução de ringer com lactato, anfotericina B e clorpromazina.
- Quando administrada via intraperitoneal, orientar o paciente para mudar de posição (decúbito lateral direito, lateral esquerdo, dorsal, ventral e posição ortostática) a cada 15 minutos, durante 1 hora.
- Estimular a ingestão hídrica (adultos, 2,5 a 3 L/dia) para aumentar o débito urinário e facilitar a eliminação de ácido úrico.

Temozolomida
Apresentação
- Frascos contendo 5 cápsulas nas dosagens de 5, 20, 100, 140, 180 e 250 mg.
- Frasco-ampola contendo pó liofilizado de 100 mg para solução injetável.

Classificação
Agente alquilante; triazeno.

Mecanismo de ação
É um agente imidazotetracênico, com atividade antitumoral, que sofre transformação química rápida na circulação sistêmica em pH fisiológico, formando o composto ativo monometiltriacenoimidazol carboxamida (MTIC), que apresenta atividade citotóxica. Agente ciclocelular não específico.

Farmacocinética
- *Absorção*: após a administração oral, é rapidamente absorvido, apresentando uma concentração máxima cerca de 20 minutos após a ingestão (tempo médio entre 30 e

90 minutos). Biodisponibilidade oral de 100%. A concentração plasmática aumenta de acordo com a dose.

- *Distribuição*: volume de distribuição de 0,4 L/kg. A depuração plasmática, o volume de distribuição e a meia-vida são independentes da dose. A temozolomida atravessa a barreira hematoencefálica e demonstra baixa ligação proteica (10% a 20%).
- *Metabolismo*: é um pró-fármaco hidrolisado para sua forma ativa, o MTIC. O MTIC é eventualmente eliminado como CO_2 e 5-aminoimidazol-4-carboxamida (AIC), um constituinte natural da urina.
- *Meia-vida*: 1,8 hora (oral); 92 ± 14 minutos (EV); e 1,5 hora a 1,8 hora (MTIC).
- *Excreção*: urina (aproximadamente 38%: 6% inalterado e 12% como AIC).
- *Ajuste para função hepática*: sem diretrizes específicas.
- *Ajuste para função renal*: sem diretrizes específicas; entretanto, recomenda-se cautela se ClCr < 36 mL/min.

Indicações

- Tratamento de pacientes com glioma maligno recidivante ou progressivo após terapia-padrão, como glioblastoma multiforme ou astrocitoma anaplásico.
- Também indicado no tratamento de pacientes com melanoma maligno metastático em estágio avançado.

Administração/diluição

- *VO*: ingerir as cápsulas inteiras, com água. Podem ser ingeridas com ou sem alimentos, porém ingerir 1 hora antes da refeição ou antes de dormir pode auxiliar na redução de náuseas.
- *EV*: reconstituir o frasco com 41 mL de água destilada, não agitá-lo, misturar cuidadosamente. A solução resultante terá 2,5 mg/mL de temozolomida. Aspirar o volume correspondente à dose prescrita e injetar em uma bolsa vazia (PVC ou poliolefina). Administrar em 90 minutos usando bomba de infusão.

Estabilidade e armazenamento

- *VO*: embalagem fechada deve ser armazenada em temperatura entre 15 e 30 °C.
- *EV*: frascos intactos devem ser armazenados sob refrigeração (entre 2 e 8 °C). A solução reconstituída é estável por 14 horas em temperatura ambiente, incluindo o tempo de infusão.

Principais interações

- O metabolismo mediado pelo citocromo P450 não contribui significativamente com a depuração plasmática da temozolomida.
- A administração concomitante com ácido valproico possivelmente aumenta a toxicidade da temozolomida em decorrência de redução do *clearance* em 5%, porém clinicamente não é significativo.
- A associação com outros agentes mielossupressores pode aumentar a incidência e a gravidade da mielossupressão.

Reações adversas

- *Cardiovascular*: edema periférico.
- *Dermatológicas*: alopecia e erupção cutânea.
- *Hematológicas*: trombocitopenia, leucopenia e neutropenia.
- *Gastrointestinais*: náuseas, vômitos, constipação, anorexia e diarreia.
- *Neurológicas*: fadiga, cefaleia, convulsão, tontura, hemiparesia e ataxia.
- *Neuromuscular*: astenia.
- *Outra*: febre.

Precauções

- *Certificar-se dos parâmetros hematológicos antes da ingestão do medicamento*: contagem absoluta de neutrófilos (CAN) ≥ 1.500/m³ e plaquetas ≥ 100.000/m³. Monitorar hemograma completo antes do início do tratamento, semanalmente durante a fase concomitante à radioterapia e nos dias 1 e 22 de cada ciclo de tratamento de 28 dias; pode ser exigido monitoramento mais frequente se ocorrer mielossupressão.
- Monitorar função hepática no início, na metade do primeiro ciclo, antes de cada ciclo subsequente e em aproximadamente 2 a 4 semanas após a última dose de temozolomida.
- Risco aumentado de pneumonia por *Pneumocystis jirovecii* (PCP). Se os pacientes estiverem recebendo esteroides ou regimes de dosagem mais longos, recomenda-se monitorá-los quanto ao desenvolvimento de linfopenia e PCP. Fornecer profilaxia PCP para os pacientes com glioblastoma recém-diagnosticado recebendo radioterapia concomitante; continuar em pacientes com linfopenia até a resolução para ≤ grau 1.
- Se ocorrer vômito após a dose administrada, não administrar uma segunda dose no mesmo dia.
- A solução injetável é incompatível com soluções de glicose. Entretanto, pode ser administrada na mesma linha intravenosa de injeção de cloreto de sódio 0,9%.
- Temozolomida está associada a moderado potencial emetogênico e recomenda-se o uso de antieméticos para prevenção de náuseas e vômitos.

Tiotepa

Apresentação

- Frasco-ampola contendo substância liofilizada na dosagem de 15 e 100 mg.

Observação: O medicamento tiotepa não está disponível no Brasil; entretanto, optamos por descrevê-lo em razão do seu uso no cenário brasileiro do transplante de células-tronco hematopoiéticas.

Classificação

Agente alquilante; etileniminas.

Mecanismo de ação

Agente alquilante multifuncional, farmacologicamente similar à mecloretamina. Reage com os grupos fosfato do DNA, produzindo ligações cruzadas de fitas de DNA que levam à inibição de DNA, RNA e síntese de proteínas. Agente ciclocelular não específico.

Farmacocinética

- *Absorção*: a absorção de tiotepa pela via oral é incompleta e instável em pH ácido; portanto, não é administrada por via oral. Absorção variável ocorre através das membranas serosas e após administração intramuscular (IM), peritoneal (80% a 100%), aplicação intravesical (10% a 100%).
- *Distribuição*: após aplicação endovenosa, o fármaco é rapidamente e amplamente distribuído aos tecidos. Em torno de 10% a 20%, liga-se às proteínas plasmáticas. Volume de distribuição de 0,3 a 0,6 L/kg; entretanto, em pacientes pediátricos o volume médio de distribuição é de 1,2 L/kg ou 30 L/m² após uma dose EV única de 5 mg/kg. Tiotepa atravessa a barreira hematoencefálica.
- *Metabolismo*: é metabolizado pelo fígado via sistema do citocromo P450 (CYP3A4 e CYP2B6), principalmente para o principal metabólito ativo TEPA (trietilenofosforamida).
- *Meia-vida*: tem meia-vida diretamente proporcional à dose, ou seja, altas doses (6 a 7 mg/kg, utilizadas em transplante de medula óssea) mantêm uma meia-vida mais prolongada. Em pacientes pediátricos, após dose de 5 mg/kg, meia-vida de 1,7 hora

para tiotepa e 4 horas para o metabólito ativo TEPA. Em pacientes adultos, após dose de 20 a 250 mg/m², a meia-vida é de 1,4 a 3,7 horas para tiotepa e 4,9 a 17,7 horas para o metabólito ativo TEPA.

- *Excreção*: eliminação bifásica; a taxa renal é inferior a 1%. Excretado no suor em uma extensão apreciável após altas doses. Em pacientes adultos e pediátricos, a excreção urinária de tiotepa é inferior a 2% da dose; e a do metabólito TEPA, a 11% ou menos da dose.
- *Ajuste para função hepática*: não há diretrizes específicas; entretanto, recomenda-se cautela em pacientes com insuficiência hepática.
- *Ajuste para função renal*: não há diretrizes específicas; entretanto, recomenda-se cautela em pacientes com insuficiência renal em razão do risco aumentado de toxicidade.

Indicações

- Adenocarcinoma de mama e ovário, efusões intracavitárias malignas, carcinoma de células papilíferas de bexiga, em regimes de condicionamento pré-transplante de células-tronco hematopoiéticas em pacientes pediátricos com beta-talassemia classe 3.
- Uso *off-label* em regimes de condicionamento pré-transplante de células-tronco hematopoiéticas para malignidades do sistema nervoso central.

Administração/diluição

- Endovenosa (EV) em *push* ou sob infusão, intratecal (IT), intravesical e intracavitária.
- Reconstituir o frasco de 15 mg com 1,5 mL de água destilada e o de 100 mg com 10 mL, para uma concentração de 10 mg/mL. A solução reconstituída é hipotônica e deve ser diluída em soro fisiológico para uma concentração final entre 0,5 e 1 mg/mL antes da administração. Para aplicação intravesical, diluir em 30 a 60 mL de soro fisiológico. Soluções reconstituídas, livres de partículas visíveis, podem ocasionalmente mostrar opacidade. Recomenda-se usar filtro de linha de 0,2 micra. Não utilizar soluções turvas ou muito opacas.

Estabilidade e armazenamento

- Frascos intactos, em embalagem original, devem ser armazenados sob refrigeração (entre 2 e 8 °C).
- Após reconstituição, tiotepa é estável por 8 horas sob refrigeração (entre 2 e 8 °C).
- Após diluição, é estável por 24 horas se armazenada sob refrigeração (entre 2 e 8 °C) ou 4 horas se armazenada a 25 °C.

Principais interações

- *Com succinilcolina*: evitar uso, pois tiotepa reduz os níveis de pseudocolinesterase, enzima que desativa a succinilcolina, podendo ocasionar apneia prolongada.
- *Com radioterapia*: aumenta toxicidade.
- *Com fenitoína*: pode aumentar os níveis e efeitos do TEPA.
- *Com indutores e inibidores da CYP3A4*: como a tiotepa é metabolizada pela CYP3A4 e pela CYP2B6 ao seu metabólito ativo TEPA, o uso concomitante com inibidores ou indutores fortes da CYP3A4 deve ser evitado, pelo risco de efeitos potenciais sobre a eficácia e a toxicidade.
- *Com substratos da CYP2B6*: tiotepa pode inibir a CYP2B6; assim, os níveis e os efeitos de substratos da CYP2B6 podem ser aumentados.

Reações adversas

- *Cutâneas*: alopecia, urticária, erupção cutânea, prurido, dermatite de contato, alterações nas unhas. Hiperpigmentação, eritema e descamação da pele em pacientes que recebem altas doses.

- *Gastrointestinais*: efeitos dose-dependentes: náuseas, vômitos, anorexia, diarreia, dor abdominal, mucosite e ulceração gastrointestinal.
- *Geniturinárias*: alterações urinárias em pacientes que recebem instilação vesical (dor abdominal, hematúria, cistite, cistite hemorrágica rara, disúria, polaciúria, urgência urinária, obstrução ureteral), hiperuricemia.
- *Hematológicas*: trombocitopenia, neutropenia e anemia (dose-limitante; cumulativa; nadir: 10 a 21 dias, recuperação medular: 4 semanas após a administração; mielodepressão ocasionalmente mais prolongada).
- *Neurológicas*: vertigem; cefaleia; fraqueza em membros inferiores; parestesias (associadas à aplicação intratecal); alterações cognitivas e coma em pacientes que recebem altas doses.
- *Oftálmicas*: visão turva, conjuntivite.
- *Outras*: hepatotoxicidade (elevação transitória das transaminases); apneia (em pacientes que recebem succinilcolina); dor e flebite no local de aplicação; reações alérgicas (febre, angioedema, *rash*, urticária, edema de laringe, broncoespasmo).

Precauções

- Certificar-se dos parâmetros hematológicos antes da aplicação do medicamento.
- *Trata-se de um medicamento irritante.* Aplicá-lo cuidadosamente, observando a técnica e os cuidados para minimizar a irritação e prevenir extravasamento.
- Monitorar para infecção ou sangramento. Mielossupressão (incluindo casos fatais) também foi relatada com administração intravesical (em razão da absorção sistêmica).
- Tiotepa está associada a potencial emetogênico alto (em doses iguais ou superiores a 300 mg/m^2 em pacientes pediátricos) e moderado (em pacientes adultos). Recomenda-se o uso de antieméticos apropriados para prevenção de náuseas e vômitos.
- *Toxicidade dermatológica*: em pacientes recebendo tiotepa em altas doses (pré-TCTH), o fármaco inalterado e/ou seus metabólitos ativos podem ser parcialmente excretados pela pele. A tiotepa pode causar descoloração da pele, prurido, bolhas e descamação (pode ser mais grave nas dobras cutâneas, virilha, axilas e áreas do pescoço e sob os curativos). Trocar o curativo oclusivo e limpar a pele coberta pelo menos 2 vezes ao dia durante e por 48 horas após a administração de tiotepa. Os pacientes devem tomar banho com água 2 vezes ao dia, até 48 horas após receberem tiotepa. Mudar os lençóis diariamente. A exposição acidental a tiotepa também está associada a reações cutâneas; lavar a pele abundantemente com água e sabão e enxaguar as membranas mucosas se ocorrer contato com elas.
- A Sociedade Americana de Transplante de Medula Óssea (ASBMT) recomenda, para regimes de condicionamento de transplante de células-tronco hematopoiéticas em pacientes adultos com peso menor ou igual a 120% do peso corporal ideal, utilizar o peso corporal real (peso total) para o cálculo da área de superfície corpórea e da dose de tiotepa. Em pacientes com peso superior a 120% do peso corporal ideal, utiliza-se o peso corporal ajustado de 40% (ABW40) para calcular a área de superfície corpórea e a dose de tiotepa.

Complexos de coordenação de platina
Carboplatina
Apresentação

- Frasco-ampola contendo solução injetável de 50, 150 e 450 mg (10 mg/mL).

Classificação

Agente alquilante; complexo de coordenação de platina.

Mecanismo de ação

Fármaco pertencente a uma segunda geração dos análogos de platina. Atua de maneira similar à dos agentes alquilantes e apresenta propriedades bioquímicas semelhantes às da cisplatina.

Produz predominantes ligações cruzadas intercadeias no DNA, alterando sua estrutura e inibindo sua síntese. Assim como a cisplatina, contém um átomo central de platina; no entanto, apresenta menor toxicidade renal, neurológica e gastrointestinal. Agente ciclocelular não específico.

Farmacocinética

- *Absorção*: o medicamento não é absorvido por via oral; e esta via não é usada clinicamente. Após a instilação intraperitoneal, o pico do nível plasmático ocorre em 2 a 4 horas, com 65% da dose absorvida ao longo de 4 horas.
- *Distribuição*: volume de distribuição de 16 L (após dose de 300 a 500 mg/m²), no fígado, rim, pele e tecido tumoral. A carboplatina não se liga às proteínas plasmáticas, porém a platina se liga de modo irreversível.
- *Meia-vida*: em pacientes com *clearance* de creatinina de cerca de 60 mL/min ou mais, que recebem carboplatina em doses de 300 a 500 mg/m², as concentrações plasmáticas do fármaco decaem biexponencialmente, com meia-vida média de eliminação de 2,6 a 5,9 horas; e a meia-vida de eliminação da platina é igual ou superior a 5 dias.
- *Metabolismo*: a metabolização pelo fígado é mínima. Sofre hidrólise intracelular para formar complexos reativos de platina.
- *Excreção*: depurada principalmente pelos rins: 70% da dose é excretada na urina nas primeiras 24 horas. Cerca de 30% do fármaco é excretado inalterado.
- *Ajuste para função hepática*: não é necessário.
- *Ajuste para função renal*: a dose para adultos é comumente calculada pelo AUC-alvo, a partir da fórmula de Calvert. Essa fórmula corrige automaticamente a dose de acordo com a função renal.
  Fórmula de Calvert: dose total (em miligramas) = AUC-alvo × (taxa de filtração glomerular + 25). Se a taxa de filtração glomerular for um valor estimado (cálculo do *clearance de creatinina* a partir da fórmula de Cockcroft e Gault), a FDA recomenda que os médicos considerem limitar esse valor a, no máximo, 125 mL/min para evitar toxicidade potencial.
  Fórmula de Cockcroft e Gault:

$$\text{Para homens: ClCr} = \frac{(140 - \text{idade})}{\text{Creatinina (mg/dL)}} \times \frac{\text{peso (kg)}}{72}$$

$$\text{Para mulheres: ClCr} = \frac{(140 - \text{idade})}{\text{Creatinina (mg/dL)}} \times \frac{\text{peso (kg)} \times 0,85}{72}$$

Indicações

- Carcinoma avançado de ovário de origem epitelial; carcinoma de pequenas células de pulmão; câncer de cabeça e pescoço, endométrio e cérvix.
- Uso *off-label*: esôfago, bexiga, cérebro, mama, testículos, neuroblastoma, leucemia recidivada ou refratária, em regimes de condicionamento pré-transplantes de células-tronco hematopoiéticas, linfomas não Hodgkin recidivado/refratário, câncer gástrico, melanoma avançado/metastático, mesotelioma pleural maligno, sarcomas (*Ewing* e osteossarcoma), carcinoma de células de Merkel.

Administração/diluição

- EV sob infusão de 15 a 120 minutos, intraperitoneal (IP), intra-arterial (IA).
- Diluir a dose calculada preferencialmente em glicose 5% para uma concentração final entre 0,5 e 2 mg/mL. Pode ser diluída em soro fisiológico, porém este não é considerado adequado para infusões endovenosas prolongadas em razão do risco de degradação da carboplatina e risco de conversão à cisplatina, com possibilidade de aumento da toxicidade. A carboplatina diluída em soro fisiológico e armazenada a 25 °C sofre degradação de, aproximadamente, 5% da concentração inicial em 24 horas.

Estabilidade e armazenamento

- Frasco intacto em embalagem original deve ser armazenado em temperatura inferior a 25 °C.
- Após aberto, mantém estabilidade físico-química por 7 dias quando armazenado em temperatura ambiente (entre 20 e 25 °C) e protegido da luz.
- Após diluição (concentração de 0,5 a 2 mg/mL), é estável por 24 horas se conservado sob refrigeração (entre 2 e 8 °C) e protegido da luz. Em temperatura ambiente (até 25 °C), é estável por até 8 horas.
- Segundo Fischer, o fármaco em concentração de 0,5 mg/mL apresenta maior estabilidade quando diluído em soro glicosado 5%: 24 horas em temperatura ambiente ou sob refrigeração.

Principais interações

- *Com aminoglicosídeos e anfotericina B*: aumento da ototoxicidade e da nefrotoxicidade.
- *Com fenitoína*: diminuição dos níveis séricos da fenitoína.
- *Com varfarina*: aumento do efeito anticoagulante da varfarina.
- *Com paclitaxel*: quando associados, a carboplatina deve ser administrada após o paclitaxel. Essa sequência evita a excreção retardada do paclitaxel, com diminuição da toxicidade.

Reações adversas

- *Endocrinometabólicas*: diminuição nos níveis séricos de sódio, potássio, cálcio e magnésio.
- *Gastrointestinais*: náuseas, vômitos (com início de 6 a 12 horas após a administração, podendo persistir por 24 horas) e dor abdominal.
- *Hematológicas*: mielodepressão dose-limitante (nadir: aproximadamente 21 dias; recuperação medular: em 3 a 4 semanas), neutropenia, trombocitopenia, leucopenia e anemia.
- *Hepáticas*: aumento de fosfatase alcalina sérica e dos níveis séricos de AST.
- *Neurológica*: dor.
- *Neuromuscular*: fraqueza.
- *Renais*: diminuição da depuração da creatinina, aumento de ureia nitrogenada no sangue.

Precauções

- Certificar-se dos parâmetros hematológicos e renais antes da aplicação de carboplatina.
- A administração deve ser feita sob infusão, geralmente entre 15 e 120 minutos. Alta dosagem (acima de 500 mg) pode ser aplicada em 2 horas.
- Não há necessidade de proteger o produto sob infusão da luz fluorescente direta ou indireta. Protegê-lo apenas da luz solar direta.
- Evitar contato do fármaco com materiais que contenham alumínio (agulhas, seringas, equipos e frascos). A carboplatina interage com o alumínio, provocando a formação de um precipitado preto.
- Não é necessário hidratação vigorosa antes da administração de carboplatina; entretanto, a hidratação VO deve ser sempre recomendada.
- Embora a neuropatia periférica ocorra com pouca frequência, sua incidência aumenta em pacientes com mais de 65 anos de idade e naqueles que receberam tratamento prévio com cisplatina.
- Carboplatina apresenta potencial emetogênico moderado a alto (é dose-dependente). Recomenda-se o uso de antieméticos adequados para prevenção de náuseas e vômitos.

Cisplatina

Apresentação

- Frasco-ampola contendo solução injetável de 10, 50 e 100 mg.

Classificação

Agente alquilante; complexo de coordenação de platina.

Mecanismo de ação

Complexo de metal pesado que contém um átomo central de platina. Após hidrólise na célula, o metabólito produz ligações cruzadas intrafilamento e interfilamento no DNA, interferindo em sua síntese e função e também inibindo a transcrição. Apresenta propriedades semelhantes às dos agentes alquilantes. Agente ciclocelular não específico.

Farmacocinética

- *Absorção*: não é absorvida via oral.
- *Distribuição*: volume de distribuição é de 11 a 12 L/m². É rapidamente distribuída a todos os tecidos (predominantemente fígado, rins e próstata), permanecendo menos de 10% no plasma 1 hora após a infusão. Não há penetração apreciável no sistema nervoso central (SNC), porém tem boa penetração em efusões pleurais malignas e ascite. Normalmente mais de 90% ligam-se às proteínas plasmáticas, mas isso pode ser aumentado durante a infusão lenta.
- *Metabolismo*: sofre metabolismo não enzimático a vários metabólitos inativos, que são altamente ligados às proteínas plasmáticas.
- *Meia-vida*: em pacientes pediátricos é de 1,3 hora para cisplatina livre e 44 horas para platina total. Em pacientes adultos, a meia-vida da cisplatina é de 20 a 30 minutos; e a da platina, superior a 5 dias.
- *Excreção*: a excreção urinária é superior a 90%; e 25% são excretados nas primeiras 24 horas.
- *Ajuste para função hepática*: não é necessário.
- *Ajuste para função renal*: para ClCr > 60 mL/min, administrar 100% da dose. Para ClCr entre 46 e 60 mL/min, administrar 75% da dose. Para ClCr entre 31 e 45 mL/min, administrar 50% da dose. Se o ClCr for menor ou igual a 30 mL/min, considerar outra opção terapêutica.

Indicações

- Tumores metastáticos de testículo e ovário, câncer avançado de bexiga, carcinomas espinocelulares de cabeça e pescoço.
- Uso *off-label*: tumores de pulmão, esôfago, estômago, próstata, mama, pele, cérvix; linfomas; melanoma; osteossarcoma; mieloma; mesotelioma; tumor cerebral, tumor de adrenal; tumores trofoblásticos.

Administração/diluição

- *Administração*: endovenosa (EV) sob infusão, intra-arterial (IA), Intraperitoneal, intracavitária.
- A infusão endovenosa varia de 30 minutos a 4 horas, a uma taxa de 1 mg/min, ou como uma infusão contínua (taxas *off-label*). A taxa de infusão pode variar de acordo com o protocolo (consulte o protocolo específico para detalhes de infusão). Não administrar como uma injeção EV rápida.
- Diluir em 100 a 1.000 mL de soro fisiológico. Não diluir em soro glicosado 5%.

Estabilidade e armazenamento

- Frascos intactos, em embalagem original, devem ser mantidos em temperatura ambiente (entre 15 e 25 °C) e protegidos da luz. Não é recomendado refrigerar (temperaturas inferiores a 15 °C), pois pode haver precipitação.

- Após diluição em soro fisiológico até 0,6 mg/mL, permanece estável por até 24 horas em temperatura ambiente (25 °C) e protegida da luz. As soluções diluídas não devem ser refrigeradas, e as soluções que forem infundidas em um período superior a 6 horas deverão ser protegidas da luz (uso de equipo fotossensível).
- As soluções contendo cisplatina e manitol associados não podem ser refrigeradas, devem ser protegidas da luz e não podem ser utilizadas após 24 horas do seu preparo.

Principais interações
- *Com bleomicina, citarabina, metotrexato, etoposídeo, ifosfamida, probenecida e cimetidina*: reduz a depuração renal de cada um desses fármacos.
- *Com aminoglicosídeos, anfotericina B e outros agentes nefrotóxicos*: aumenta a nefrotoxicidade.
- *Com fenitoína*: reduz o efeito da fenitoína.
- *Com paclitaxel*: acentua a neurotoxicidade periférica. Quando usados em combinação, a cisplatina deve ser administrada depois do paclitaxel, pois essa sequência evita excreção retardada do paclitaxel, com consequente diminuição da toxicidade.
- *Com radioterapia*: age como um agente radiossensibilizante.

Reações adversas
- *Hematológicas*: leucopenia, anemia, trombocitopenia; mielodepressão severa se acompanhada de radioterapia ou após altas dosagens (após alta dosagem: nadir: 2 a 3 semanas; recuperação medular: 4 a 5 semanas).
- *Gastrointestinais*: náuseas e vômitos severos (início de 1 a 4 horas após a administração, podendo se prolongar por até 72 horas), especialmente após alta dosagem.
- *Neurológicas*: neuropatia periférica (parestesias, formigamentos, tremores, sensação de choque, diminuição e alterações de sensibilidade em extremidades das mãos e pés), o que pode ser irreversível após altas dosagens (dose cumulativa de 400 mg/m^2); encefalopatia focal; ototoxicidade (inicialmente, perda da audição dos sons de alta frequência e *tinnitus*).
- *Outras*: nefrotoxicidade (mais prolongada e severa com repetidas doses; controlável com hiperidratação e estimulação de diurese), insuficiência renal aguda ou crônica manifestada por elevação de ureia, creatinina e ácido úrico, diminuição do *clearance* de creatinina e oligúria); elevação das enzimas hepáticas e da bilirrubina; diminuição dos eletrólitos séricos (magnésio, sódio, potássio, fósforo e cálcio); fadiga.

Precauções
- Certificar-se dos parâmetros hematológicos e renais (ureia, creatinina e *clearance* de creatinina), assim como do nível dos eletrólitos séricos (Na, Mg, Ca, K), antes e no decorrer do tratamento.
- Realizar controle de diurese antes e depois da aplicação de cisplatina. Doses a partir de 40 mg/m^2 só podem ser administradas se o débito urinário estiver acima de 100 a 150 mL/h nas 4 horas que precedem a aplicação. Para garantir diurese de 100 a 150 mL/h, é recomendável hidratação prévia com 1 a 2 L de solução fisiológica EV (acrescida de 30 mL de MgSO4 10%). Para estimular a diurese, prescrever 12,5 a 50 g de manitol (em média 37,5 g). O débito urinário deve ser mantido elevado nas 24 horas após a infusão da cisplatina.
- Infundir a cisplatina em velocidade não superior a 1 mg/min. Infusões rápidas acentuam a nefrotoxicidade e a ototoxicidade.
- Consultar também o protocolo específico para recomendações sobre hidratação concomitante, uso de diuréticos e, para regimes de combinação, a sequência de administração.

- *Incompatibilidade com*: cefepima, piperacilina, mesna, tiossulfato de sódio, tiotepa, soro glicosado 5%, nitrato de gálio, bicarbonato de sódio, paclitaxel, amifostina e fluoruracila. A cisplatina interage com o alumínio, formando um precipitado escuro inativo. Não deve, portanto, ser preparada e administrada por meio de equipamentos que contenham alumínio (agulhas, equipos, seringas etc.).
- Cisplatina está associada a alto potencial emetogênico; recomenda-se o uso de antieméticos apropriados, para prevenção de náuseas e vômitos.
- A cisplatina, administrada por via intraperitoneal (IP), é bem absorvida e, portanto, devem-se tomar os mesmos cuidados utilizados quando da administração endovenosa, como hidratação venosa e uso de antieméticos. Deve-se, durante 2 horas, assegurar que o paciente, a cada 15 minutos, mude de posição (decúbito lateral direito e esquerdo, posição supina e *Trendelenburg*) e que a solução administrada IP esteja com uma temperatura entre 40 e 42 °C.
- Acompanhar cuidadosamente os pacientes com disfunção auditiva e suspender a cisplatina se houver dificuldade, por parte do paciente, em participar de um diálogo normal.

Oxaliplatina
Apresentação
- Frasco-ampola contendo 50 e 100 mg de pó liofilizado.
- Frasco-ampola contendo 50 e 100 mg de solução injetável.

Classificação
Agente alquilante; complexo de coordenação de platina.

Mecanismo de ação
O átomo central de platina forma um complexo com um grupo oxalato e um 1,2-diaminociclohexano em posição trans. Como outros derivados da platina, a oxaliplatina atua sobre o DNA, produzindo ligações covalentes que levam à formação de pontes interfilamentos e intrafilamentos, inibindo a síntese e a replicação posterior do DNA. Interfere também na síntese do RNA e das proteínas celulares. Agente ciclocelular não específico.

Farmacocinética
- *Distribuição*: volume de distribuição de 440 L. Ao final de uma infusão de 2 horas, 15% da platina administrada é encontrada na circulação sistêmica; e o restante, 85%, é rapidamente distribuído nos tecidos ou excretados na urina. Liga-se às proteínas plasmáticas acima de 90%, principalmente à albumina e à gamaglobulina.
- *Metabolismo*: não enzimático (rápido e extenso); forma derivados ativos e inativos.
- *Meia-vida*: terminal, 392 horas. Distribuição: fase *alfa*, 0,4 hora; fase *beta*, 16,8 horas.
- *Excreção*: a eliminação do fármaco é bifásica. Cerca de 50% dele é eliminado pela urina em 48 horas. A eliminação pelas fezes é pequena (5% da dose após 11 dias). Na presença de insuficiência renal, o *clearance* do fármaco diminui; a eliminação da platina retida nos eritrócitos é muito lenta. Apesar de pertencer ao subgrupo das platinas, a oxaliplatina não apresenta a nefrotoxicidade da cisplatina nem a mielotoxicidade da carboplatina.
- *Ajuste para função hepática*: não é necessário.
- *Ajuste para função renal*: não é necessário na disfunção leve a moderada; se ClCr < 20 mL/min, considerar omissão de dose ou mudança de esquema de tratamento.

Indicações
- Câncer colorretal metastático; câncer gástrico ou câncer da junção gastroesofágica, localmente avançado (inoperável) ou metastático, não tratado previamente; e adenocarcinoma de pâncreas metastático.

- Uso *off-label*: leucemia linfocítica crônica refratária, câncer de esôfago, tumores neuroen-dócrinos refratários, linfoma não Hodgkin recaído/refratário, câncer de ovário avançado e câncer de testículo refratário.

Administração/diluição
- EV, intra-arterial (IA).
- Reconstituir o pó liofilizado com água destilada ou soro glicosado 5%, sendo 50 mg em 10 a 20 mL e frascos de 100 mg em 20 a 40 mL (2,5 a 5 mg/mL).
- Diluição posterior em 250 a 500 mL de soro glicosado 5% (para que a concentração não seja inferior a 0,2 mg/mL) e administrar sob infusão de 2 a 6 horas. *Nunca* diluir em soro fisiológico.

Estabilidade e armazenamento
- Frascos intactos em embalagem original devem ser conservados em temperatura ambiente (entre 15 e 30 °C).
- Pó liofilizado após reconstituição é estável por 48 horas sob refrigeração (entre 2 e 8 °C) e protegido da luz. Entretanto, do ponto de vista microbiológico, a solução deve ser utilizada imediatamente.
- Após diluição em glicose 5%, a oxaliplatina apresenta estabilidade física e química por 48 horas sob refrigeração (entre 2 e 8 °C) e 24 horas à temperatura de 25 °C.

Principais interações
- *Com fluoruracila*: ação sinérgica.
- *Com irinotecano*: indução da síndrome colinérgica associada ao irinotecano.
- *Com varfarina*: possível aumento de efeito e toxicidade da varfarina.

Reações adversas
- *Hematológicas*: neutropenia, trombocitopenia, anemia.
- *Hepáticas*: aumento das concentrações séricas de ALT, AST e de bilirrubinas.
- *Gastrointestinais*: náuseas, vômitos, diarreia, mucosite, dor abdominal, anorexia.
- *Neurológicas*: neuropatia periférica sensitiva dose-cumulativa, principalmente em mãos, pés e lábios, desencadeada ou agravada pelo frio (ar ou água), caracterizada por disestesias, parestesias, cãibras, disestesia pseudolaringofaríngea (alterações sensoriais localizadas em região da garganta: incômodas, simulam um espasmo de laringe, dão sensação de falta de ar), fadiga, cefaleia, insônia.
- *Outra*: febre.

Precauções
- Certificar-se dos parâmetros hematológicos antes da aplicação de oxaliplatina.
- A oxaliplatina está associada a um potencial emetogênico moderado; recomenda-se o uso de antieméticos apropriados para prevenção de náuseas e vômitos.
- *Incompatibilidade com:* fluoruracila, soluções alcalinas, trometamol, cloretos, cloreto de sódio em todas as concentrações e materiais que contenham alumínio. Recomenda--se administrar oxaliplatina isoladamente, sem misturá-la com outros medicamentos, especialmente fluoruracila.
- Orientar o paciente e/ou familiares a respeito do frio: exposição ao ar frio, ingestão de líquidos gelados e contato da pele com superfícies frias desencadeiam e agravam os efeitos neurotóxicos periféricos da oxaliplatina. Liberar a ingestão apenas de líquidos mornos durante a infusão. Orientá-los a não beber líquidos gelados ou pegar em superfícies frias por até 1 semana após a infusão.

- Esclarecer previamente a respeito da neuropatia periférica sensitiva, em especial sobre a disestesia pseudolaringofaríngea. Enfatizar o caráter transitório dessas alterações na maioria dos pacientes e tranquilizá-los no que se refere à respiração: apesar dos sintomas incômodos, não há risco de edema de glote e parada respiratória. Para pacientes que desenvolvam disestesia faringolaríngea aguda, durante ou algumas horas após uma infusão de 2 horas de oxaliplatina, a próxima infusão deve ser administrada durante um período de 6 horas. Evitar exposição ao frio e a ingestão de alimentos e bebidas geladas ou frias durante ou algumas horas após a administração ajuda a prevenir a disestesia.
- Monitorar eletrólitos (particularmente potássio e magnésio) antes e periodicamente durante o tratamento com oxaliplatina. É recomendada a correção da hipocalemia e da hipomagnesemia antes e durante o tratamento com oxaliplatina.
- Em pacientes tratados com o esquema *FOLFOX*, que recebem *varfarina*, deve-se monitorar o tempo de protrombina (TP), pois em aproximadamente um terço dos casos há elevação da razão normalizada internacional (RNI)[1].
- *Dose máxima cumulativa*: 800 mg/m². Exceder a dose máxima cumulativa aumenta o risco de neuropatia persistente associada a deficiências funcionais.
- *Extravasamento*: *a oxaliplatina é um irritante com propriedades vesicantes.* Seu extravasamento pode algumas vezes causar severa inflamação local e potencial necrose tissular. O manuseio do extravasamento não está claro, porém se acredita que a utilização de compressas mornas é preferível à de frias, que, teoricamente, podem precipitar ou piorar a neuropatia periférica sensorial. Em caso de extravasamento, interromper imediatamente a administração de oxaliplatina.

Agentes antimetabólitos
Azacitidina
Apresentação
- Pó liofilizado para suspensão injetável (frasco de 100 mg).

Classificação
Antimetabólito; hipometilante.

Mecanismo de ação
A azacitidina apresenta a capacidade de promover a hipometilação do DNA, acarretando toxicidade direta sobre as células hematopoiéticas anormais da medula óssea. A azacitidina é um análogo nucleosídeo da pirimidina citidina que inibe as DNA/RNA metiltransferases e é incorporada ao DNA e ao RNA após a captação celular e a biotransformação enzimática em trifosfatos de nucleotídeo.

Farmacocinética
- *Absorção*: após administração subcutânea, a absorção é rápida e completa, com uma biodisponibilidade de 89%. Tempo para atingir o pico: 30 minutos.
- *Distribuição*: volume de distribuição de 76 ± 26 L; a azacitidina não atravessa a barreira hematoencefálica.
- *Metabolismo*: hepático; hidrolisado em vários metabólitos.
- *Meia-vida de eliminação*: aproximadamente 4 horas.
- *Excreção*: urina (50% a 85%); fezes (menor que 1%).
- *Ajuste para função hepática*: risco de hepatotoxicidade. Monitorar a função hepática.
- *Ajuste para função renal*: se ocorrer aumento de ureia ou da creatinina sérica, adiar o próximo ciclo até que os valores normais ou basais sejam atingidos e reduzir a dose em 50%.

Indicações

- Tratamento de síndrome mielodisplásica dos subtipos: anemia refratária com excesso de blastos (AREB), de acordo com a classificação FAB; leucemia mieloide aguda com 20% a 30% de blastos na medula óssea, com displasia multilinhagem, de acordo com a classificação OMS; e leucemia mielomonocítica crônica, de acordo com a classificação FAB modificada.

Administração/diluição

- *Infusão EV*: reconstituir o frasco com 10 mL de água destilada, para uma concentração de 10 mg/mL. Diluir a dose prescrita em 50 a 100 mL de solução fisiológica e infundir em 10 a 40 minutos; não ultrapassar o tempo de 1 hora após a reconstituição. É incompatível com soro glicosado 5%.
- *Subcutânea*: adicionar lentamente 4 mL de água estéril em cada frasco para uma concentração de 25 mg/mL. Agitar vigorosamente o frasco ou rotacioná-lo até obter uma suspensão uniforme, que será turva. Para doses que requeiram mais de um frasco-ampola, a dose deve ser dividida igualmente (p. ex., dose de 150 mg = 6 mL em 2 seringas, com 3 mL em cada). Administrar as injeções nos dias subsequentes em, no mínimo, 2,5 cm de distância dos locais anteriores de administração.

Estabilidade e armazenamento

- Os frascos intactos devem ser armazenados sob temperatura ambiente (entre 15 e 30 °C).
- Após a reconstituição, a suspensão pode ser armazenada em temperatura ambiente por até 1 hora.
- Para administração SC que não ocorra logo após a manipulação, o produto pode ser reconstituído com diluente gelado e deve ser mantido sob condições refrigeradas (entre 2 e 8 °C) por até 22 horas; após remoção das condições refrigeradas, a suspensão pode ser deixada para atingir a TA por até 30 minutos antes da administração.
- Após diluição em solução fisiológica, é estável por 1 hora em temperatura ambiente (entre 15 e 30 °C).

Principais interações

- Desconhece-se se o metabolismo da azacitidina é afetado por inibidores ou indutores do citocromo P450, ou se o fármaco inibe as isoenzimas CYP. Não foi realizado nenhum estudo clínico formal de interações medicamentosas com azacitidina.

Reações adversas

- *Cardiovascular*: dor torácica.
- *Dermatológicas*: equimose, eritema, lesões cutâneas, *rash* cutâneo.
- *Gastrointestinais*: náusea, vômito, diarreia, constipação, anorexia, perda de peso, dor abdominal, redução do apetite, sensibilidade abdominal.
- *Hematológicas*: anemia, trombocitopenia, leucopenia, neutropenia, neutropenia febril.
- *Locais*: hematomas, eritema, reação e dor no local da injeção.
- *Neuromusculares e esqueléticas*: fraqueza, rigidez, artralgia, dor em extremidades, dorsalgia ou lombalgia, mialgia.
- *Respiratórias*: dispneia, nasofaringite, infecção das vias aéreas superiores, pneumonia.
- *Sistema nervoso central*: pirexia, fadiga, cefaleia, tontura, ansiedade, depressão, insônia.
- *Geniturinárias*: disúria, infecção do trato urinário.
- *Outra*: febre.

Precauções
- Certificar-se dos parâmetros hematológicos antes da aplicação de azacitidina.
- A azacitidina está associada a um potencial emetogênico moderado; recomenda-se o uso de antieméticos apropriados para prevenção de náuseas e vômitos.
- O fármaco é contraindicado a pacientes com hipersensibilidade conhecida ao manitol e àqueles que apresentam tumores hepáticos malignos avançados.
- Azacitidina e seus metabólitos são excretados principalmente pelos rins. Monitorar a função renal dos pacientes idosos antes do início da terapia e periodicamente, em razão de maior probabilidade para desenvolverem toxicidade.
- *Antes do início da terapia, realizar:* provas de função hepática, controle de eletrólitos, hemograma. Controle de eletrólitos e hemograma devem ser realizados periodicamente para a monitorização da resposta e da toxicidade. No mínimo, um hemograma deve ser repetido a cada ciclo.

Capecitabina
Apresentação
Comprimidos revestidos nas dosagens de 150 e 500 mg.

Classificação
Antimetabólito; análogo de pirimidina.

Mecanismo de ação
A capecitabina é um carbamato de fluoropirimidina com atividade antineoplásica. Trata-se de um pró-fármaco para administração oral que, após um processo complexo de metabolização no fígado em 5'-deoxi-5-fluorouridina (5'-dFUR), é convertido enzimaticamente *in vivo* em 5-fluoruracila pela enzima timidina fosforilase, que é expressa em níveis mais elevados em tumores do que em tecidos normais. Fluoruracila é uma antimetabólito que inibe a timidilato sintetase, bloqueando a metilação do ácido deoxiuridílico a ácido timidílico, interferindo na síntese e na função do DNA e, em menor grau, na síntese de RNA.

Farmacocinética
- *Absorção*: após administração oral, o fármaco é rapidamente absorvido no trato gastrointestinal, seguindo-se uma grande conversão em seus metabólitos, 5'-deoxi-5-fluorocitidina (5'-dFCR) e 5'-dFUR. A taxa e a extensão da absorção são reduzidas pela alimentação.
- *Distribuição*: a ligação da capecitabina e seus metabólitos (5'-dFCR, 5'-dFUR e 5-FU) à proteína plasmática é menor que 60% (aproximadamente 35% a albumina).
- *Meia-vida*: capecitabina, 38 a 45 minutos; fluoruracila, 45 minutos.
- *Metabolismo*: hepático aos metabólitos ativos 5-fluoruracila, 5-desoxi-5-fluorocitidina (5-DFCR), 5-dFUR, monofosfato de 5-fluoro-2-desoxiuridina (FdUMP), trifosfato de 5-fluorouridina (FUTP).
- *Excreção*: renal, 95,5% (3% como fármaco inalterado); fecal, 2,6%.
- *Ajuste para função hepática*: não há diretrizes específicas; entretanto, recomenda-se cautela em pacientes com insuficiência hepática.
- *Ajuste para função renal*: para ClCr entre 30 e 50 mL/min, administrar 75% da dose inicial. Para ClCr < 30 mL/min, o uso é contraindicado.

Indicações
Câncer de mama metastático resistente a paclitaxel e regimes com antracíclicos, ou resistente a paclitaxel e contraindicado o retratamento com antracíclicos; câncer colorretal metastático e câncer gástrico avançado.

Administração

Administração 2 vezes ao dia, 30 minutos após o café da manhã e 30 minutos após o jantar (não devem ser ingeridos em jejum). Os comprimidos devem ser deglutidos exclusivamente com água, sem mastigá-los. Por se tratar de comprimidos revestidos, estes não devem ser triturados e/ou macerados.

Estabilidade e armazenamento
- Os comprimidos em embalagem original devem ser armazenados em temperatura ambiente (entre 15 e 30 °C).

Principais interações
- *Com anticoagulantes cumarínicos, como varfarina e fenprocumona*: alterações nos parâmetros de coagulação e/ou sangramento; esse evento pode ocorrer dentro de vários dias ou até mesmo 1 mês após o início de terapia com capecitabina e, em alguns casos, 1 mês após a interrupção da ingestão de capecitabina.
- *Com fenitoína*: aumento na concentração plasmática de fenitoína.
- *Com antiácidos à base de alumínio ou magnésio*: pequeno aumento na concentração plasmática de capecitabina e um de seus metabólitos (5'dFCR). Monitorar nível sérico de fenitoína.
- *Com inibidores da bomba de prótons*: podem reduzir o efeito farmacológico da capecitabina.

Reações adversas
- *Hematológicas*: leucopenia, trombocitopenia e anemia.
- *Gastrointestinais*: diarreia (frequentemente severa; se graus 2, 3 e 4, a capecitabina deve ser interrompida até retorno a grau 0 a 1), náuseas e vômitos; mucosite; dor abdominal; constipação; anorexia.
- *Dermatológicas*: síndrome mão-pé ou eritrodisestesia palmo-plantar ou eritema acral (se graus 2 e 3, interromper o tratamento).
- *Cardiovascular*: edema.
- *Hepáticas*: elevação de bilirrubinas, fosfatase alcalina e transaminases.
- *Sistema nervoso central*: fadiga, parestesia, dor.

Precauções
- Orientar o paciente e/ou familiares para interromper a ingestão do fármaco e entrar em contato imediato com o médico, se apresentar:
  - diarreia (mais de 4 evacuações/dia ou evacuação à noite);
  - vômito (mais de 1 vômito/dia);
  - náusea (com perda ou diminuição do apetite);
  - mucosite (dor, hiperemia, edema ou lesões na cavidade oral);
  - *síndrome mão-pé* (dor, edema ou hiperemia em mãos ou pés);
  - febre (≥ 38 °C) e/ou sinais e/ou sintomas de infecção.
- Usar com cautela em pacientes com supressão da medula óssea, com disfunção renal ou hepática e que tenham recebido extensa radiação pélvica ou terapia alquilante.
- Parâmetros alterados de coagulação e sangramento devem ser avaliados em pacientes que façam uso de varfarina.
- Cardiotoxicidade tem sido associada à terapia de pirimidinas fluorinadas, incluindo infarto do miocárdio, angina, arritmias, choque cardiogênico e alterações do eletrocardiograma. Usar com cautela em pacientes com doença coronária.
- Vitamina B6 (piridoxina) pode ser utilizada para evitar e/ou reduzir a incidência e a gravidade da síndrome mão-pé.

- Pacientes com certas mutações homozigotas ou heterozigotas da enzima di-hidropi-rimidina desidrogenase (DPD) apresentam risco aumentado de toxicidade aguda de início precoce (potencialmente grave, com risco de vida ou fatal), em razão da ausência total ou quase total da atividade da DPD. A toxicidade pode incluir mucosite/estomatite, diarreia, neutropenia e neurotoxicidade.

Citarabina

Apresentação
- Frasco-ampola contendo solução injetável de 100, 500 ou 1.000 mg.

Classificação
Antimetabólito; análogo de pirimidina.

Mecanismo de ação
Citarabina é um análogo da desoxicitidina que requer ativação intracelular para formação do metabólito de nucleotídeo Ara-CTP, que bloqueia a síntese e a função do DNA inibindo o DNA polimerase. O Ara-CTP inibe a enzima ribonucleotídeo redutase, o que resulta em níveis reduzidos de desoxirribonucleotídeos essenciais para a síntese e a função do DNA. Atua sobre a fase S e, sob certas condições, bloqueia a progressão das células da fase G_1 para a fase S. Agente ciclocelular específico, com atividade na fase S.

Farmacocinética
- *Absorção*: citarabina não é efetiva por via oral: menos de 20% do fármaco administrado por via oral é absorvido pelo trato gastrointestinal, como resultado da desaminação extensiva no trato gastrointestinal.
- *Distribuição*: é rápida e completamente distribuída pelos tecidos. Após injeção EV rápida, verificou-se que aproximadamente 13% do fármaco estava ligado às proteínas plasmáticas; atravessa inclusive a barreira hematoencefálica (40% do nível plasmático) e placentária.
- *Metabolismo*: principalmente hepático. É metabolizada pela desoxicitidina quinase e outras nucleotídeos quinases em aracitidina trifosfato (ativo). Cerca de 86% a 96% da dose é metabolizada em uracil arabinosídeo inativo (ARA-U); a administração intratecal resulta em pouca conversão em ARA-U em decorrência dos baixos níveis de desaminase no líquido cefalorraquidiano.
- *Meia-vida*: após aplicação EV, a vida média de distribuição é de 10 minutos e a de eliminação é de 1 a 3 horas. Após injeção intratecal, tem meia-vida de cerca de 2 horas.
- *Excreção*: seus metabólitos são eliminados pela via renal. A excreção urinária é aproximadamente 80%, sendo 90% como metabólito ARA-U.
- *Ajuste para função hepática*: não há diretrizes específicas; entretanto, recomenda-se cautela em pacientes com transaminases elevadas e bilirrubina > 2 mg/dL.
- *Ajuste para função renal*: para doses de citarabina entre 1 e 3 g/m²: se ClCr entre 46 e 60 mL/min, administrar 60% da dose; se ClCr entre 31 e 45 mL/min, administrar 50% da dose; e se ClCr < 30 mL/min, considerar terapia alternativa.

Indicações
- Leucemias agudas (mieloide e linfoide); crise blástica de leucemia mieloide crônica; linfomas não Hodgkin; síndrome mielodisplásica; leucemia e linfomas meníngeos.

Administração/diluição
- Endovenosa (EV) em *push* ou sob infusão, intratecal (IT), subcutânea (SC), intramuscular (IM), intraperitoneal. Os tempos de administração endovenosa variam conforme o esquema terapêutico proposto, sendo os mais comuns a infusão contínua na terapia-

-padrão de leucemia mieloide aguda (doses de 100 a 200 mg/m²/dia) e a administração em 1 a 3 horas em protocolos de altas doses.
* *Para aplicação EV*: diluir a dose desejada em 50 mL ou mais de soro fisiológico, soro glicosado 5% ou água destilada. Altas doses em bomba de infusão podem ser aplicadas sem rediluição.
* *Para aplicação IM ou SC*: diluir com 1 a 2 mL de soro fisiológico ou água destilada (100 a 50 mg/mL).
* *Para aplicação IT*: *não diluir com o diluente próprio* ou qualquer *outro diluente com preservativo*: *o álcool benzílico acentua a neurotoxicidade*. Diluir o frasco em 1 a 2 mL de solução de ringer lactato, solução de Elliot B ou soro fisiológico.

Estabilidade e armazenamento
* Frascos intactos devem ser armazenados em temperatura ambiente (entre 15 e 30 °C).
* Após diluição em soro fisiológico ou soro glicosado 5% (em concentrações de 0,5 mg/mL e de 8 a 32 mg/mL, respectivamente): estável por 7 dias em temperatura ambiente. Entretanto, deve-se atentar para o risco de contaminação microbiológica, uma vez que a solução não tem conservantes. Assim, recomenda-se que a infusão seja finalizada em até 24 horas após o preparo.

Principais interações
* *Com metotrexato*: inibição da atividade do metotrexato e aumento da citarabina.
* *Com ciprofloxacina*: diminuição do efeito da ciprofloxacina.
* *Com digoxina*: diminuição dos níveis de digoxina.
* *Com fludarabina*: quando administrada antes da citarabina, a fludarabina parece aumentar os efeitos terapêuticos de citarabina; se citarabina administrada primeiro, parece inibir o efeito antineoplásico da fludarabina.
* *Com radioterapia*: aumento da toxicidade.

Reações adversas
* *Hematológicas*: leucopenia, trombocitopenia e anemia (nadir: de 7 a 10 dias, recuperação medular: em torno de 3 semanas; nadir bifásico e mais prolongado após infusão contínua e alta dosagem).
* *Gastrointestinais*: náuseas e vômitos de moderados a severos (mais comuns após altas doses e/ou infusões rápidas); anorexia; diarreia; alteração de paladar (gosto metálico); disfagia; *estomatite* (em torno de 5 a 10 dias após a aplicação); ulceração gastrointestinal; peritonite; pancreatite; ulceração e inflamação anal; esofagite.
* *Neurológicas*: neurotoxicidade (mais comum em esquemas de altas doses); cefaleia; convulsões; parestesia; neurite; tonturas; letargia; sonolência; alterações de personalidade; ataxia; disfasia; coma; neuropatia periférica, confusão mental.
* *Cutâneas*: tromboflebite; celulite e dor no local da injeção; erupções cutâneas; alopecia; eritema maculopapular; descamação cutânea.
* *Outras*: hepatotoxicidade; nefrotoxicidade; síndrome da lise tumoral; pneumonia; dispneia; edema pulmonar; fotossensibilidade; conjuntivite; hiperemia conjuntival; imunossupressão; cardiopatia; fadiga; síndrome da citarabina (febre, mialgia, dor óssea, dor torácica, eritema maculopapular, conjuntivite e mal-estar); sintomas semelhantes aos da gripe; teratogenicidade e carcinogenicidade.

Precauções
* Certificar-se dos parâmetros hematológicos antes da aplicação de citarabina.

- Evitar infusão em *push*, pois pode intensificar as náuseas, vômitos, alterações neurológicas e reações de hipersensibilidade. Doses baixas: infusão em 15 a 30 minutos. Altas doses: infusão de 1 a 2 horas. Infusão contínua: utilizar bomba de infusão.
- Pode ocorrer síndrome de lise tumoral e subsequente hiperuricemia; considerar terapia anti-hiperuricêmica e hidratar adequadamente.
- Observa-se conjuntivite durante a terapia de alta dosagem, já que o fármaco é excretado nas lágrimas. Recomenda-se a aplicação de colírio de corticosteroide (dexametasona 0,1%, 2 a 3 vezes por dia) durante e após o tratamento.
- Monitorar a ocorrência da chamada *síndrome de citarabina* (caracterizada por febre, mialgia, dor óssea, *rash* maculopapular, conjuntivite e, ocasionalmente, dor no peito), a qual pode se iniciar de 6 a 12 horas após a administração EV. Essa síndrome ocorre mais frequentemente após administração de altas doses, porém pode ocorrer também com a administração de baixas doses, após início ou ciclos subsequentes da terapia. Um mecanismo de hipersensibilidade pode ser responsável. Os sintomas normalmente são resolvidos dentro de 24 horas quando a administração de citarabina é descontinuada; corticosteroides podem ser utilizados para profilaxia e tratamento.
- Atenção para os cuidados e complicações relativos à administração intratecal. Não usar apresentações que contenham álcool benzílico ou apresentações reconstituídas com diluente bacteriostático para a via intratecal ou para regimes de citarabina em altas doses. O álcool benzílico está associado à síndrome de respiração ofegante em bebês prematuros.

Cladribina

Apresentação
- Frasco-ampola contendo 8 mL de solução injetável 1 mg/mL de cladribina.

Classificação
Antimetabólito; análogo de purina.

Mecanismo de ação
Cladribina pertence ao grupo dos nucleosídeos análogos da purina desoxiadenosina. Seletivamente destrói os linfócitos e monócitos, malignos ou não, que apresentam grande quantidade de desoxicitidina quinase, mas pequena quantidade de desoxinucleotidase. A substância entra passivamente através da membrana celular, é fosforilada pela desoxicitidina quinase para 2-cloro-2-
-deoxi-b-D-adenosina monofosfato (2-CdAMP), que é metabolizada na forma 5-trifosfato (CdATP), a suposta espécie ativa, que se incorpora ao DNA e inibe sua síntese e sua função. A cladribina é tóxica tanto para os monócitos e linfócitos que se dividem ativamente quanto para os inativos. Esse é um importante aspecto do mecanismo da cladribina, permitindo a morte das células "pilosas" que estão frequentemente em fase de quiescência. Agente ciclocelular não específico.

Farmacocinética
- *Absorção*: embora não exista uma formulação oral comercialmente disponível, aproximadamente 50% do fármaco é biodisponível oralmente; após aplicação subcutânea, cerca de 97% são biodisponíveis.
- *Distribuição*: após aplicação endovenosa, é rapidamente distribuída. Aproximadamente 20% ligam-se às proteínas plasmáticas, volume de distribuição entre 4,5 e 9 L/kg. Pode ser detectada em quantidades mínimas no liquor após aplicação endovenosa de 0,15 mg/kg/dia.
- *Meia-vida*: em adultos com função renal normal, após infusão de 2 horas, apresenta meia-vida de eliminação de 5,4 horas. Em crianças, após infusão EV, a meia-vida de eliminação é de 19,7 ± 3,4 horas.

- *Metabolismo*: hepático via fosforilação ao seu metabólito ativo desoxinucleotídeo trifosfato, 2-cloro-2-desoxi-beta-D-adenosina trifosfato (2-CdATP).
- *Excreção*: urinária (18% a 35% – fármaco inalterado).
- *Ajuste para função hepática*: não há diretrizes específicas; entretanto, recomenda-se cautela.
- *Ajuste para função renal*: não há diretrizes específicas; entretanto, recomenda-se adiar ou descontinuar o tratamento quando houver toxicidade renal.

Indicações
- Leucemia de células pilosas em atividade (tricoleucemia ou *hairy cell leukemia*).
- Usos *off-label*: leucemia linfocítica crônica; linfoma cutâneo de células T; síndrome de Sézary; linfoma não Hodgkin de baixo grau; leucemia não linfocítica aguda; leucemia mieloide crônica; macroglobulinemia de Waldenström; anemia hemolítica autoimune.

Diluição/administração
- EV (endovenosa) sob infusão, em geral de 24 horas, subcutânea (SC) e via oral (VO; não disponível no Brasil).
- Diluir em 100 a 500 mL de soro fisiológico. *Não diluir* em soro glicosado 5%, pois ocorre aumento da degradação da cladribina.
- Para infusão contínua de 7 dias através de bomba de infusão, diluir em solução bacteriostática de cloreto de sódio (conservante: álcool benzílico 0,9%) e utilizar filtro 0,22 μ para introdução da solução no reservatório da bomba de infusão; desconectá-lo e descartá-lo após o uso.

Estabilidade e armazenamento
- Frascos intactos devem ser armazenados sob refrigeração (entre 2 e 8 °C), ao abrigo da luz. Se ocorrer congelamento, deixar descongelar naturalmente à temperatura ambiente, pois a solução permanece estável ao primeiro congelamento, mas não deve ser descongelada.
- Após diluição em soro fisiológico, à temperatura ambiente sob infusão: até 24 horas. (Antes da infusão, a solução poderá ser armazenada sob refrigeração por até 8 horas.)

Principais interações
- Não foram relatadas interações de relevância clínica.

Reações adversas
- *Hematológicas*: mielodepressão dose-limitante: neutropenia, trombocitopenia e anemia; nadir: 7 a 14 dias; recuperação medular: 4 semanas; infecção; linfopenia: depressão da contagem de CD8 e depressão prolongada da contagem de CD4; hipocelularidade prolongada da medula óssea.
- *Gastrointestinais*: náuseas e vômitos; anorexia; diarreia.
- *Neurológicas*: cefaleia; astenia.
- *Cutâneas*: erupção cutânea.
- *Outras*: febre; fadiga; calafrios.

Precauções
- Certificar-se dos parâmetros hematológicos antes da aplicação de cladribina.
- Incompatível com soro glicosado 5%.
- A administração deve ser feita sob infusão contínua, geralmente em 24 horas, durante 7 dias.
- Monitorar os pacientes quanto aos sinais de infecção, pois apresentam risco aumentado para infecções oportunistas, incluindo herpes, fungos e *Pneumocystis carinii*.

Decitabina

Apresentação
- Frasco-ampola contendo 50 mg de pó liofilizado para solução injetável.

Classificação
Antimetabólito; hipometilante.

Mecanismo de ação
A decitabina apresenta a capacidade de promover a inibição da metilação do DNA. Após fosforilação, é incorporada ao DNA e inibe a DNA metiltransferase, causando hipometilação e consequente morte celular (na fase S do ciclo celular). Agente ciclocelular específico.

Farmacocinética
- *Distribuição*: o volume de distribuição é de 63 a 89 L/m^2. A ligação às proteínas plasmáticas é menor que 1%.
- *Metabolismo*: a via metabólica primária, possivelmente, ocorre a partir da desaminação pela citidina desaminase.
- *Meia-vida de eliminação*: é de aproximadamente 30 a 35 minutos.
- *Excreção*: apresenta baixa excreção urinária do fármaco inalterado pela urina (menor que 1% da dose).
- *Ajuste para função hepática*: não há diretrizes específicas. Entretanto, se durante o tratamento transaminases e/ou bilirrubina se elevarem a valores ≥ 2 vezes o limite normal superior, recomenda-se suspender o tratamento até recuperação a valores normais.
- *Ajuste para função renal*: não há diretrizes específicas. Entretanto, se durante o tratamento a creatinina sérica se elevar a valores ≥ 2 vezes o limite normal superior, recomenda-se suspender o tratamento até recuperação a valores normais.

Indicações
- Tratamento de pacientes com síndromes mielodisplásicas (SMD), tratados e não tratados previamente, SMD "de novo" e secundárias de todos os subtipos da classificação FAB e grupos intermediário-1, intermediário-2 e de *alto risco* do Sistema de Escores de Prognóstico Internacional (IPSS).
- Tratamento de pacientes adultos com leucemia mieloide aguda "de novo" ou secundária, recém-diagnosticada, de acordo com a classificação da Organização Mundial da Saúde (OMS).

Administração/diluição
- Endovenosa (EV).
- O tempo de infusão varia entre 1 e 3 horas (dependendo do regime de tratamento e da dose). Para o tratamento de síndromes mielodisplásicas, infundir durante 3 horas (dose de 15 mg/m^2) ou durante 1 hora (dose de 20 mg/m^2).
- Reconstituir assepticamente o frasco de 50 mg com 10 mL de água destilada para uma concentração final de 5 mg/mL. Diluir em soro fisiológico ou soro glicosado 5%, imediatamente após a reconstituição, para uma concentração final de 0,15 a 1 mg/mL.

Estabilidade e armazenamento
- Frascos intactos, em embalagem original, devem ser armazenados sob refrigeração (entre 2 e 8 °C).
- Quando não usada em até 15 minutos após a reconstituição, a solução para infusão deve ser preparada usando-se fluidos frios (entre 2 e 8 °C), e armazenada entre 2 e 8 °C por no máximo 4 horas até a administração.

Principais interações

- Pode ocorrer interação medicamentosa do uso combinado de decitabina com outros medicamentos que também são ativados por fosforilação sequencial (citarabina) e/ou metabolizados por enzimas envolvidas na desativação da decitabina.
- Dados *in vitro* indicam que a decitabina é um substrato P-glicoproteína (P-gp) fraco e, portanto, não é propensa a uma interação com inibidores de P-gp.

Reações adversas

- *Cardiovasculares*: edema periférico, hipotensão arterial, taquicardia, edema facial, hipertensão.
- *Sistema nervoso central (SNC)*: febre, fadiga, cefaleia, tontura, insônia, ansiedade, calafrios, dor, confusão, letargia, hipoestesia.
- *Dermatológicas*: equimose, *rash* cutâneo, prurido, palidez, eritema, celulite, ressecamento da pele, urticária.
- *Endocrinometabólicas*: hiperglicemia, hipoalbuminemia, hipomagnesemia, hipocalemia, hipercalemia, hiponatremia.
- *Gastrointestinais*: diarreia, náusea, constipação, anorexia, vômito, dor abdominal, petéquias na mucosa oral, dispepsia, estomatite.
- *Hematológicas*: trombocitopenia, anemia, neutropenia, neutropenia febril, leucopenia, petéquia, linfadenopatia.
- *Hepática*: hiperbilirrubinemia, fosfatase alcalina aumentada.
- *Outras*: dispneia, tosse, pneumonia, faringite, epistaxe, artralgia, dor nos membros, dor nas costas, astenia.

Precauções

- Realizar regularmente hemograma e contagem de plaquetas a cada ciclo; mais frequentemente, se necessário, enzimas hepáticas, creatinina sérica.
- De acordo com a classificação da National Comprehensive Cancer Network (NCCN), a decitabina apresenta risco emetogênico mínimo. Assim, a pré-medicação para a prevenção de náuseas e vômitos não é recomendada, mas pode ser administrada se necessário.
- Os pacientes com diabetes devem ser orientados a monitorar a taxa de glicose, pois a decitabina pode causar hiperglicemia.
- Deve-se ter cuidado ao administrar decitabina em pacientes com insuficiência renal ou hepática, pois o uso nesses pacientes não foi estabelecido.

Fludarabina

Apresentação

- Frasco-ampola contendo 50 mg de pó liofilizado para solução injetável.
- Embalagem contendo 15 comprimidos revestidos de 10 mg para uso oral (não disponível no Brasil).

Classificação

Antimetabólito; análogo de purina.

Mecanismo de ação

O fosfato de fludarabina é um nucleotídeo fluorado análogo ao agente antiviral vidarabina, 9-beta-D-arabinofuranosiladenosina (ara-A), que é relativamente resistente à desaminação por adenosina desaminase. Inibe a ribonucleotídeo redutase, a DNA polimerase *alfa/delta* e *épsilon*, DNA primase e a DNA ligase, ocasionando bloqueio na síntese do DNA. Provoca, também, inibição parcial da RNA polimerase II e consequente redução da síntese proteica.

Farmacocinética

- *Absorção*: o fármaco é bem absorvido (50% a 75%) quando administrado por via oral.
- *Distribuição*: após aplicação endovenosa, é amplamente distribuído por todo o organismo. No interior das células, especialmente das leucêmicas, é convertido no metabólito com atividade citotóxica, o trifosfato de fludarabina. Volume de distribuição de 83 a 98 L/m²; e ligação às proteínas plasmáticas entre 19% e 29%.
- *Metabolismo*: hepático, via desfosforilação ao metabólito ativo 2-fluoro-ara-A e, depois, fosforilação pela desoxicitidina quinase.
- *Meia-vida*: aproximadamente 20 horas para o metabólito ativo 2-fluoro-ara-A.
- *Excreção*: eliminado principalmente pelos rins (60% nas primeiras 24 horas) e 24% como metabólito.
- *Ajuste para função hepática*: não há diretrizes específicas; recomenda-se usar com cautela em pacientes com insuficiência hepática.
- *Ajuste para função renal*: para ClCr entre 30 e 70 mL/min, administrar 50% da dose; para ClCr < 30 mL/min, o uso é contraindicado.

Indicações

- Leucemia linfocítica crônica das células B (LLC) recidivada ou refratária aos agentes alquilantes.
- Uso *off-label*: linfoma não Hodgkin baixo grau; linfoma de Hodgkin; linfoma cutâneo de células T; leucemia de células cabeludas; leucemia pró-linfocítica; macroglobulinemia de Waldenström.

Administração/diluição

Via oral (VO), endovenosa (EV) em *push* ou sob infusão, em geral de 30 minutos.

- *EV*: reconstituir o frasco com 2 mL de água destilada para uma concentração de 25 mg/mL. Em seguida, diluir em 100 a 125 mL de soro fisiológico ou soro glicosado 5% e administrar em 30 minutos. *Push*: diluir em 10 mL de soro fisiológico.
- *Oral*: pode ser administrado com ou sem alimentos; deve ser ingerido inteiro com água. Os comprimidos não devem ser partidos nem macerados.

Estabilidade e armazenamento

- Frascos intactos (injetáveis ou comprimidos) devem ser armazenados em temperatura ambiente (entre 15 e 30 °C).
- Após reconstituição, é estável por até 8 horas em temperatura ambiente (máximo 30 °C).
- Após diluição, é estável por até 24 horas em temperatura ambiente (máximo 30 °C) ou sob refrigeração (entre 2 e 8 °C).*

Principais interações

- *Com pentostatina (desoxicoformicina)*: aumenta o risco de toxicidade pulmonar.
- *Com dipiridamol e outros inibidores da recaptação de adenosina*: reduz a eficácia terapêutica da fludarabina.
- *Com citarabina*: diminui o metabolismo da fludarabina em seu metabólito ativo. A citarabina administrada primeiro parece inibir o efeito antineoplásico de fludarabina; fludarabina administrada primeiro parece estimular ao invés de inibir a ativação metabólica da citarabina.

---

* Um estudo demonstra que a fludarabina diluída a uma concentração de 0,04 mg/mL em soro fisiológico apresentou pequena ou insignificante perda, ocorrida após 48 horas em temperatura ambiente ou sob refrigeração.

Reações adversas

- *Hematológicas*: mielossupressão dose-limitante, dose-relacionada, cumulativa: leucopenia, anemia e trombocitopenia; nadir: 10 a 14 dias, recuperação em 5 a 7 semanas.
- *Gastrointestinais*: náuseas e vômitos; anorexia; diarreia, hemorragia gastrointestinal.
- *Neurológicas*: fadiga, parestesias, distúrbios visuais, coma, calafrios.
- *Musculoesqueléticas*: astenia, mialgia.
- *Pulmonares*: dispneia; tosse; infecções no trato respiratório superior.
- *Outras*: edema; erupções cutâneas; febre.

Precauções

- Certificar-se dos parâmetros hematológicos e renais antes da aplicação de fludarabina.
- Atenção para os riscos de toxicidade pulmonar severa em pacientes que fazem uso concomitante de pentostatina.
- A terapia concomitante com fludarabina e corticosteroides aumenta o risco de infecções com patógenos oportunistas como *Pneumocystis*, *Listeria* e citomegalovírus. Profilaxia anti-infecciosa ou o uso de imunoglobulina deve ser considerado em pacientes de alto risco.

Fluoruracila

Apresentação

- *Injetável*: frasco-ampola contendo solução injetável de 500, 1.000 e 2.500 mg.
- *Tópico*: creme com 5% de fluoruracila em bisnaga de 15 g.

Classificação

Antimetabólito; análogo de pirimidina.

Mecanismo de ação

Inibição da enzima timidilato sintetase pelo metabólito da fluoruracila, o monofosfato de fluorodeoxiuridina (FdUMP), interferindo na síntese de timidina; incorporação do trifosfato de fluorodeoxiuridina (FdUTP) no DNA. Inibe também a síntese do RNA e proteínas pela incorporação do metabólito da fluoruracila, o 5- trifosfato de fluorouridina (FUTP) no lugar do trifosfato de uridina (UTP). Agente ciclocelular específico (fase S).

Farmacocinética

- *Absorção*: a absorção oral é pobre (25% a 30%). Após aplicação tópica ou intraperitoneal, aproximadamente 5% do fármaco é absorvido sistemicamente. Absorção sistêmica após aplicação intrapleural não significativa.
- *Distribuição*: fluoruracila difunde-se bem em todos os tecidos e fluidos extracelulares, incluindo ascite, efusões malignas, medula óssea, fígado, mucosa intestinal e liquor (atravessa a barreira hematoencefálica). Pode atravessar a barreira placentária. Cerca de 10% ligam-se às proteínas plasmáticas.
- *Metabolismo*: é metabolizada principalmente pelo fígado em metabólitos ativos (FdUMP, FdUTP, FUTP) e inativos (di-hidrofluoruracila), sendo que a di-hidropirimidina desidrogenase (DPD) é a principal enzima responsável pelo catabolismo do 5-FU.
- *Meia-vida*: tem meia-vida inicial de 10 a 20 minutos.
- *Excreção*: excretada pela via respiratória como dióxido de carbono (90%) e secundariamente pela urina (7% a 20%), menos de 10% como fármaco inalterado.
- *Ajuste para função hepática*: se bilirrubina > 5 mg/dL, o uso não é recomendado.
- *Ajuste para função renal*: não há diretrizes específicas; recomenda-se usar com cautela em pacientes com comprometimento renal. Para pacientes em hemodiálise, administrar 50% da dose depois desse procedimento.

Indicações

- Tumores de cólon, reto, estômago, pâncreas, fígado, mama, vesícula e vias biliares, colo do útero, ovário, bexiga.
- Indicação *off-label*: esôfago, cabeça e pescoço, próstata, pelve, células renais e pulmão; efusões malignas e tumores de origem desconhecida.
- O creme é indicado para o tratamento de carcinoma superficial de células basais e outras dermatoses neoplásicas ou pré-neoplásicas.

Administração/diluição

- Endovenosa (EV) em *push* ou sob infusão, intra-arterial (IA), intrapleural, intraperitoneal, intracavitário, tópico.
- *EV*: para administração em *push*, não há necessidade de diluição. Para administração sob infusão, o produto deve ser diluído em soro fisiológico ou soro glicosado 5%, de 50 a 1.000 mL. Para aplicação intraperitoneal, diluir em 1.000 a 1.500 mL. O tempo de infusão EV varia de acordo com o protocolo; consultar referência específica para o protocolo. Pode ser administrado por injeção EV, *bolus* EV ou como uma infusão contínua.
- *Tópico*: geralmente aplicado 2 vezes ao dia em quantidade suficiente para cobrir as lesões. Aplicar, preferencialmente, com um aplicador não metálico ou com luvas. Caso seja aplicado com os dedos, recomenda-se a lavagem cuidadosa das mãos, imediatamente após a aplicação. A superfície cutânea a ser tratada não deve ser maior que 500 cm^2 (aproximadamente, 23 x 23 cm); entretanto, se a área for maior é conveniente escalonar o tratamento por zonas.

Estabilidade e armazenamento

- Frascos intactos devem ser armazenados em temperatura até 25 °C e ao abrigo da luz. Não refrigerar.
- Após diluição em soro fisiológico, fluoruracila apresenta estabilidade físico-química de 7 dias, em temperatura ambiente (até 25 °C) e na presença de luz fluorescente. Se diluída em soro glicosado 5%, sua estabilidade é de 5 dias, em temperatura ambiente (até 25 °C) e na presença de luz fluorescente.
- Antes e depois da diluição, sofre degradação mais rápida se, por tempo prolongado, for armazenada sob temperatura abaixo de 15 °C ou exposta à luz solar ou artificial intensa. Mudança de coloração para um tom ligeiramente amarelado não contraindica a administração do produto, porém soluções de cor amarela intensa não devem ser administradas. Cristais em suspensão podem ser dissolvidos com aquecimento leve (máximo 60 °C) e agitação do frasco com movimentos vigorosos.

Principais interações

- *Com análogos nucleosídeos antivirais (brivudina e sorivudina)*: a enzima di-hidropirimidina desidrogenase (DPD) desempenha um papel importante no metabolismo da fluoruracila. Os análogos dos nucleosídeos antivirais brivudina e sorivudina podem induzir um aumento nas concentrações plasmáticas de fluoruracila ou outras fluoropirimidinas, acompanhado de reações toxicológicas. Por isso, deve ser mantido um intervalo de no mínimo 4 semanas entre a administração de fluoruracila e brivudina, sorivudina e análogos.
- *Com cimetidina*: aumento dos efeitos farmacológicos da fluoruracila.
- *Com diuréticos à base de tiazida*: aumento do risco de mielossupressão.
- *Com folinato de cálcio*: potencialização da atividade antitumoral. Folinato de cálcio estabiliza a ligação com a timidilato sintetase.
- *Com fenitoína*: a toxicidade e a eficácia da fenitoína podem ser aumentadas.

- *Com metotrexato*: quando administrado conjuntamente com a fluoruracila, inibe o efeito antitumoral da fluoruracila.
- *Com varfarina*: a toxicidade e a eficácia da varfarina podem ser aumentadas.
- *Com radioterapia*: aumento da toxicidade.

Reações adversas
- *Hematológicas*: leucopenia, trombocitopenia e anemia (nadir: 9 a 14 dias, recuperação medular: 21 a 25 dias; dose-limitante e dose-dependente; mais intensa quando associada ao folinato de cálcio).
- *Gastrointestinais*: dose-limitantes e dose-dependentes: náuseas; anorexia; estomatite; diarreia (principalmente após alta dosagem sob infusão contínua ou associada ao folinato de cálcio alta dose); vômitos.
- *Cutâneas*: alopecia; dermatite; eritema maculopapular (principalmente em extremidades e tronco); fotossensibilidade; hiperpigmentação cutânea (principalmente na palma das mãos, na face e no trajeto venoso; mais comum em negros ou pardos); flebite química; alterações nas unhas (faixas ou manchas brancas, escurecimento, enfraquecimento, quebra); descamação e fissuras na palma das mãos e na planta dos pés; ressecamento da pele.
- *Neurológicas*: neurotoxicidade: cefaleia; ataxia; letargia; fadiga; desorientação; confusão; euforia; disfunção cerebelar aguda; tontura; sonolência.

Precauções
- Certificar-se dos parâmetros hematológicos, hepáticos e renais antes da aplicação de fluoruracila.
- Esquemas de infusão contínua devem preferencialmente ser administrados através de bombas de infusão portáteis, descartáveis ou não, evitando-se dessa maneira a internação e seus riscos e traumas inerentes. A fluoruracila pode ser irritante.
- Os pacientes devem ser monitorados quanto à ocorrência de diarreia e/ou mucosite, já que há um potencial maior para desidratação, desequilíbrio hídrico e infecção.
- Usar com cautela em pacientes que tenham recebido alta dose de radiação pélvica ou uso prévio de agentes alquilantes.
- No caso de aplicação intra-arterial, atenção para os cuidados e as complicações relativos ao cateter e à infusão.
- Em protocolos que incluem o folinato de cálcio, aplicá-lo primeiro e aguardar 1 hora para a infusão da fluoruracila.
- Pacientes que apresentam toxicidade com fluoruracila ou outras fluoropirimidinas podem ter deficiência de DPD, uma enzima responsável por sua metabolização. As reações podem incluir alopecia, pneumonite, mucosite, neutropenia e diarreia. Esses pacientes não poderão ser retratados com fluoruracila, UFT ou capecitabina, pelo risco de letalidade. Para esses pacientes, a melhor opção é o uso de raltitrexede, um inibidor direto da timidilato sintetase, não metabolizado pela DPD[2].

Gencitabina
Apresentação
- Frasco-ampola contendo 200 e 1.000 mg de pó liofilizado para solução injetável.

Classificação
Antimetabólito; análogo de pirimidina.

Mecanismo de ação
Gencitabina inibe a síntese do DNA por meio da conversão intracelular em difosfato e trifosfato de nucleosídeo. O difosfato inibe a ribonucleotídeo redutase necessária para a for-

mação de desoxinucleosídeos, essenciais no processo de síntese do DNA, e o trifosfato compete com os desoxinucleosídeos pela incorporação ao DNA. Age como um falso metabólito, incorporando-se ao DNA e induzindo o processo programado de morte celular (apoptose). Agente ciclocelular específico (fase S).

Farmacocinética

A farmacocinética da gencitabina é influenciada pela duração da infusão, pelo sexo e pela idade do paciente: os homens e os jovens parecem eliminar o fármaco mais rapidamente do que as mulheres e os idosos.

- *Distribuição*: atinge a máxima concentração plasmática 30 minutos após aplicação rápida e 4 a 10 horas após aplicação lenta. O volume de distribuição é de 50 L/m^2 após infusões com duração inferior a 70 minutos. Entretanto, para infusões mais longas, o volume de distribuição aumenta, chegando a 370 L/m^2. A ligação às proteínas plasmáticas é desprezível.
- *Meia-vida*: varia de acordo com o tempo de infusão. Para infusão ≤ 70 minutos, a meia-vida é de 42 a 94 minutos. Para 3 a 4 horas de infusão, a meia-vida é de 4 a 10 horas.
- *Metabolismo*: é metabolizada intracelularmente por nucleosídeo quinases aos metábolitos ativos nucleosídeos difosfato (dFdCDP) e trifosfato (dFdCTP). Também é metabolizada intracelularmente e extracelularmente pela citidina desaminasse ao metabólito inativo difluorodeoxiuridina (dFdU).
- *Excreção*: principalmente renal (92% a 98%); menos de 10% do fármaco é excretado inalterado na urina. Não foram realizados estudos em pacientes com insuficiência renal ou hepática.
- *Ajuste para função hepática*: não é necessário para transaminases elevadas e bilirrubina normal. Para bilirrubina sérica > 1,6 mg/dL, independentemente das transaminases, iniciar com 800 mg/m^2 e, se bem tolerado, escalonar a dose.
- *Ajuste para função renal*: não há diretrizes específicas; recomenda-se usar com cautela em pacientes com disfunção renal. Descontinuar se toxicidade renal severa ou na ocorrência de síndrome hemolítica urêmica (HUS) durante o tratamento. Se paciente em hemodiálise, iniciar 6 a 12 horas após a infusão da gencitabina.

Indicações

- Câncer de pulmão de não pequenas células localmente avançado ou metastático, adenocarcinoma de pâncreas refratário à fluoruracila primário avançado e metastático; câncer de mama irressecável, metastático ou localmente recorrente; e câncer de bexiga.
- Uso *off-label*: ovário, carcinoma de pulmão de pequenas células; câncer de rim, linfoma cutâneo de células T, linfoma de Hodgkin, mesotelioma.

Administração/diluição

- Endovenosa (EV) sob infusão por 30 minutos. Foi demonstrado que o tempo de infusão > 60 minutos aumenta a toxicidade, em decorrência do acúmulo do metabólito ativo, gencitabina trifosfato. Pacientes que recebem gencitabina a uma taxa de infusão dose fixada de 10 mg/m^2/min apresentam maior toxicidade hematológica de graus 3 e 4.
- Reconstituir os frascos de 200 mg em 5 mL e os frascos de 1.000 mg em 25 mL de soro fisiológico (concentração final: 38 mg/mL). Concentrações superiores a 38 mg/mL não se dissolvem totalmente.
- Diluição posterior para aplicação em soro fisiológico. Não diluir em soro glicosado 5%.

Estabilidade e armazenamento

- Frascos intactos devem ser armazenados em temperatura ambiente (entre 15 e 30 °C). Atenção à data de expiração.

- Após reconstituição e/ou diluição, é estável por até 24 horas em temperatura ambiente (entre 15 e 30 °C). Não refrigerar, pelo risco de cristalização.

Principais interações
- *Com varfarina*: aumento do efeito anticoagulante da varfarina.

Reações adversas
- *Hematológicas*: leucopenia, neutropenia, trombocitopenia, anemia com nadir de 10 a 14 dias, recuperação medular em torno de 21 dias após a administração.
- *Gastrointestinais*: náuseas e vômitos; diarreia; mucosite.
- *Cutâneas*: erupção cutânea, prurido e alopecia.
- *Cardiovascular*: edema periférico.
- *Hepáticas*: elevação transitória das transaminases, hiperbilirrubinemia, aumento de fosfatase alcalina sérica.
- *Outras*: dispneia; sonolência; sintomas semelhantes aos da gripe (cefaleia, dor lombar, tremores, mialgia, astenia); proteinúria; hematúria e aumento de ureia nitrogenada no sangue.

Precauções
- Certificar-se dos parâmetros hematológicos, hepáticos e renais antes da aplicação de gencitabina.
- *Incompatível com*: aciclovir, anfotericina B, cefoperazona sódico, cefotaxima, furosemida, ganciclovir, imipeném, irinotecano, metotrexato, metilprednisolona, mitomicina e piperacilina.
- *É irritante*. Aplicar por via endovenosa cuidadosamente, observando a técnica e os cuidados para minimizar a irritação e prevenir extravasamento.
- Podem ocorrer efeitos pulmonares graves, como pneumonite intersticial e edema pulmonar associados ao uso de gencitabina. Seu uso deve ser descontinuado e medidas de apoio instituídas se esses efeitos se desenvolverem durante a terapia.
- Monitorar os níveis de eletrólitos, incluindo potássio, magnésio e cálcio (quando associada a cisplatina).

Mercaptopurina
Apresentação
- Frasco com 25 comprimidos de 50 mg.

Classificação
Antimetabólito; análogo de purina.

Mecanismo de ação
Agente análogo da adenina. Dentro da célula, a mercaptopurina converte-se em uma forma ativa que passa a competir por uma enzima necessária para a síntese da purina, base indispensável para a formação dos ácidos nucleicos. Bloqueia, portanto, a síntese de DNA e RNA. Agente ciclocelular específico (fase S).

Farmacocinética
- *Absorção*: a absorção oral de mercaptopurina é incompleta e variável (em torno de 50%) e sua biodisponibilidade torna-se ainda menor (entre 5% e 37%) por sofrer o efeito de primeira passagem no fígado pela xantina oxidase e metabolismo no intestino. Quando ingerida junto com os alimentos, ocorre diminuição ainda mais acentuada da absorção sistêmica. Atinge picos plasmáticos aproximadamente 2 horas após ingestão oral. A biodisponibilidade da mercaptopurina aumenta para 60% quando é administrada junto com alopurinol oral, que é um agente inibidor da xantina oxidase.

- *Distribuição*: o fármaco e seus metabólitos distribuem-se amplamente por todos os fluidos corporais, volume de distribuição de 0,9 L/kg. Atravessam a barreira hematoencefálica, porém a concentração no liquor é inferior aos níveis terapêuticos. É hidrolisada no plasma. Aproximadamente 19% ligam-se às proteínas plasmáticas.
- *Meia-vida*: tempo de meia-vida é de 21 a 90 minutos.
- *Metabolismo*: mercaptopurina é metabolizada pelo fígado via xantina oxidase, com metilação via tiopurina S metiltransferase (TPMT) em conjugados de sulfato, ácido 6-tiúrico e outros compostos inativos. Sofre efeito de primeira passagem.
- *Excreção*: é eliminada pela urina, de 7% a 39% como fármaco inalterado.
- *Ajuste para função hepática*: não há diretrizes específicas; recomenda-se redução de dose em pacientes com função hepática comprometida.
- *Ajuste para função renal*: recomenda-se usar com cautela em pacientes com disfunção renal. Em adultos, se CrCl < 50 mL/min, utilizar a menor dose inicial recomendada ou aumentar o intervalo de administração para cada 36 a 48 horas, a fim de evitar o acúmulo em pacientes com insuficiência renal. Em pacientes pediátricos, não há diretrizes específicas e a diminuição inicial de dose é recomendada. Em crianças em hemodiálise com ClCr ≤ 50 mL/min, administrar a cada 48 horas.

Indicações

- Leucemia linfoide aguda, leucemia mieloide aguda, leucemia granulocítica crônica.
- Uso *off-label*: leucemia mieloide crônica, linfoma não Hodgkin, *policitemia vera*, colite, artrite por psoríase severa, doenças imunológicas (Crohn), histiocitose.

Administração/diluição

- Tomar com o estômago vazio (1 hora antes ou 3 horas depois da ingestão de alimentos ou leite).
- Estudos realizados em crianças com leucemia linfoblástica aguda sugerem que a administração de mercaptopurina à noite diminui o risco de reincidência, em comparação com a administração pela manhã.

Estabilidade e armazenamento

- Armazenar em temperatura ambiente (entre 15 e 30 °C), ao abrigo da luz e da umidade.

Principais interações

- *Com alopurinol/oxipurinol/tiopurinol*: aumento dos níveis plasmáticos de mercaptopurina, devendo, portanto, haver redução de dosagem do citostático (em torno de 65% a 75% de redução de dose).
- *Com varfarina*: mercaptopurina antagoniza os efeitos anticoagulantes.
- *Com relaxantes musculares não despolarizantes*: diminuição do bloqueio neuromuscular.
- *Com azatioprina; derivados do ácido 5-aminossalicílico*: os níveis e efeitos da mercaptopurina podem ser aumentados.
- *Com metotrexato*: aumento dos efeitos tóxicos da mercaptopurina, em razão de inibição, pelo metotrexato, da xantina oxidase.
- *Com radioterapia*: aumento da toxicidade.

Reações adversas

- *Hematológicas*: leucopenia, trombocitopenia, anemia (dose-limitante; nadir: 14 dias, recuperação medular: 21 dias). Provável absorção oral insuficiente em pacientes que não apresentam mielodepressão.
- *Gastrointestinais*: náuseas, vômitos, anorexia e estomatite (dose-dependentes); diarreia; dor abdominal; gastrite.
- *Cutâneas*: hiperpigmentação; prurido; urticária; descamação; alopecia.

- *Outras*: hepatotoxicidade dose-dependente (icterícia, elevação das transaminases, colestase, ascite, encefalopatia hepática, fibrose e necrose hepática); nefrotoxicidade (insuficiência renal, hematúria, cristalúria, dor lombar); hiperuricemia; hiperglicemia; febre.

Precauções
- Certificar-se dos parâmetros hematológicos, hepáticos e renais antes da aplicação da mercaptopurina.
- Estimular a ingestão hídrica (adultos, 2,5 a 3 L/dia) para aumentar o débito urinário e facilitar a eliminação de ácido úrico.
- Orientar o paciente para evitar ingestão de bebidas alcoólicas durante o tratamento.

Metotrexato
Apresentação
- *Oral*: comprimidos de 2,5 mg.
- *Injetável*: frasco-ampola contendo solução injetável de 50 mg em 2 mL (25 mg/mL), 500 mg em 20 mL (25 mg/mL) e 1.000 mg em 10 mL (100 mg/mL).

Classificação
Antimetabólito; análogo do ácido fólico (antifolato).

Mecanismo de ação
Antagonista do ácido fólico que inibe a di-hidrofolato redutase (DHFR), impedindo a conversão do ácido di-hidrofólico em ácido tetra-hidrofólico, que é indispensável à síntese de timinas e purinas, essenciais à síntese de DNA, RNA e proteínas. Liga-se também de modo irreversível à timidilato sintetase, acarretando inibição da síntese de purinas e de ácido timidílico. Agente ciclocelular específico (fase S).

Farmacocinética
- *Absorção*: a absorção pelo trato gastrointestinal após administração oral parece ser dose-relacionada: doses de até 40 mg/m^2 são bem absorvidas (75% a 90%), ao passo que a absorção de altas doses é incompleta e variável (50% a 70%). Doses intramusculares são completamente absorvidas.
- *Distribuição*: atinge picos plasmáticos em aproximadamente 1 a 2 horas após ingestão oral. Distribui-se amplamente por todos os fluidos corpóreos, incluindo o leite materno. Após administração EV, o volume de distribuição é de aproximadamente 0,4 a 0,8 L/kg. Em doses convencionais, o metotrexato atravessa a barreira hematoencefálica, porém sem atingir níveis terapêuticos (3% a 10% dos níveis plasmáticos). No entanto, alta dose (> 500 mg/m^2) endovenosa por um período de 24 horas promove níveis terapêuticos no sistema nervoso central. Da mesma forma, ocorre absorção sistêmica após aplicação do fármaco intratecal. Pacientes com efusões malignas em peritônio ou pleura acumulam o fármaco nesses fluidos, ocasionando um retardo no *clearance* do metotrexato e, consequentemente, aumento de toxicidade. Recomenda-se drenagem prévia. Cerca de 50% ligam-se às proteínas plasmáticas, principalmente à albumina.
- *Metabolismo*: apenas 10% do fármaco é metabolizado pelo fígado. É degradado pela flora intestinal, após administração oral, em ácido 4-amino-4-deoxi-N-metilpteroico (DAMPA), pela carboxipeptidase. Poliglutamatos são produzidos intracelularmente e são tão potentes quanto o metotrexato; a sua produção depende da dose e da duração e, após serem formados, eles são lentamente eliminados pela célula.
- *Meia-vida*: baixas doses, 3 a 10 horas; altas doses, 8 a 15 horas.
- *Excreção*: é eliminado principalmente pela urina, por filtração glomerular e transporte ativo. A excreção é dependente da dose e da via de administração. Com a administra-

ção EV, de 80% a 90% da dose administrada é excretada inalterada na urina dentro de 24 horas após a excreção de 1% a 2% da dose diária retida. Há excreção biliar limitada que quantifica 10% ou menos da dose administrada.

- *Ajuste para função hepática*: se bilirrubina total (BT) entre 3,1 e 5 mg/dL ou AST > 180 U/L, administrar 75% da dose. Se BT > 5 mg/dL, não se deve administrar.
- *Ajuste para função renal*: se ClCr entre 46 e 60 mL/min, administrar 65% da dose. Se ClCr entre 31 e 45 mL/min, administrar 50% da dose. Contraindicado se ClCr < 30 mL/min. Não dialisável; dose suplementar não é necessária.

Indicações

- Coriocarcinoma, mola hidatiforme, leucemia linfoide aguda, profilaxia e tratamento de leucemias meníngeas e linfomas; câncer de mama, cabeça e pescoço e câncer de pulmão de pequenas células; osteossarcoma, linfomas não Hodgkin e linfoma de Burkitt, psoríase e artrite reumatoide linfossarcoma; casos avançados de linfoma cutâneo de células T (micose fungoide).
- Uso *off-label*: mieloma, rabdomiossarcoma, tumor cerebral; câncer de bexiga, cérvix, esôfago, rim, ovário, próstata, estômago, testículo e doença do enxerto contra o hospedeiro (DECH).

Administração/diluição

- Via oral (VO), endovenosa (EV) em *push* ou sob infusão, intramuscular (IM), intratecal (IT), intra-arterial (IA), intraperitoneal ou intravesical.
- *Via oral*: o alimento retarda a absorção.
- *Injetável*: se necessário, diluição em soro fisiológico, soro glicosado 5% ou ringer lactato. Diluir em 50 a 1.000 mL de soro fisiológico, soro glicosado a 5% ou ringer lactato, na concentração máxima de 2 mg/mL.
- *Intratecal*: não utilizar diluentes com preservativo. Diluir em soro fisiológico, solução de Elliott ou ringer lactato para um volume final (qsp) de 3 a 10 mL. Recomenda-se a rediluição da solução com liquor durante a aplicação.

Estabilidade e armazenamento

- *Oral*: armazenar em temperatura ambiente (entre 15 e 30 °C), ao abrigo da luz e da umidade.
- *Injetável*: o armazenamento dos frascos fechados depende do fornecedor. Podem ser armazenados em temperatura ambiente (até 25 °C), protegidos da luz e da umidade. Algumas apresentações podem ser armazenadas sob refrigeração (entre 2 e 8 °C), protegidas da luz.
- *Após diluição*: em soro fisiológico, solução glicosada 5%, solução de ringer, solução de Hartmann ou solução glicofisiológica na concentração de 1 mg/mL, é estável por 24 horas, quando armazenado em temperatura ambiente (entre 15 e 30 °C), tanto na presença quanto na ausência de luz fluorescente.
- *Para aplicação intratecal*: uso imediato.

Observação: As soluções diluídas conforme indicado são quimicamente estáveis por 7 dias em temperatura ambiente, porém se recomenda o uso dentro de 24 horas, pelo risco de contaminação biológica.

Soluções concentradas são mais resistentes à luz. Proteger da luz soluções com concentração abaixo de 5 mg/mL a partir de 24 horas de exposição.

Principais interações

- *Com salicilatos, sulfonamidas, diuréticos, hipoglicemiantes, difenil-hidantoína, tetraciclinas, cloranfenicol, ácido para-aminobenzoico e anti-inflamatórios não esteroidais*: prolongam o *clearance* de metotrexato e aumentam sua toxicidade.

- *Com azatioprina*: níveis aumentados de azatioprina.
- *Com corticosteroides*: pode ocorrer diminuição dos níveis de metotrexato nas células leucêmicas.
- *Com citarabina*: quando administrado antes dela, pode aumentar a eficácia e a toxicidade da citarabina.
- *Com inibidores da bomba de prótons (omeprazol, esomeprazol, pantoprazol)*: pode haver diminuição da eliminação do metotrexato, resultando em níveis aumentados de metotrexato, com sinais e sintomas clínicos de toxicidade por esse medicamento.
- *Com varfarina*: pode haver maior risco de aumento do INR e sangramento. Recomenda-se monitorar o INR e sinais de sangramento quando associados. Considerar ajuste de dose da varfarina para manter o nível de anticoagulação desejado.
- *Com digoxina oral*: o metotrexato diminui a absorção gastrointestinal da digoxina.
- *Com ácido fólico e folinato de cálcio*: antagonizam o metotrexato, diminuindo sua toxicidade.
- *Com álcool*: aumenta a hepatotoxicidade.
- *Com radioterapia*: aumenta toxicidade.

Reações adversas
- *Hematológicas*: leucopenia, trombocitopenia, anemia (dose-dependente; mais acentuada em esquemas de infusão contínua; nadir: 7 a 10 dias, recuperação medular: aproximadamente 2 a 3 semanas após o término da administração).
- *Gastrointestinais*: náuseas e vômitos (dose-dependentes, 39% dos pacientes sob alta dosagem), *estomatite e diarreia* (dose-dependentes, mais acentuadas em esquemas de infusão contínua); cólica abdominal.
- *Cutânea*: fotossensibilidade.
- *Neurológicas*: fadiga; vertigem, visão turva, cefaleia, dor lombar, rigidez de nuca e alterações motoras (paralisias, hemiparesias) após aplicação intratecal.
- *Outras*: hepatotoxicidade (elevação transitória das transaminases); nefrotoxicidade (dose-dependente; retenção urinária, elevação de ureia e creatinina, hematúria, necrose tubular renal); urina amarelada (alta dosagem).

Precauções
- Certificar-se dos parâmetros hematológicos, hepáticos e renais antes da aplicação do metotrexato.
- Baixas doses endovenosas podem ser aplicadas em *push*; doses intermediárias, diluídas em 50 a 250 mL e aplicadas em 30 minutos ou mais; altas doses, sob infusão de 4 a 36 horas (utilizar bombas de infusão). Cumprir exatamente o correto tempo de infusão recomendado pelo protocolo.
- Estimular a ingestão hídrica (adultos, 2,5 a 3 L/dia) para aumentar o débito urinário e facilitar a eliminação de ácido úrico.
- Pacientes com maior risco para síndrome da lise tumoral devem receber alopurinol e bicarbonato de sódio.
- Doses ≥ 250 mg/m^2 (IV) estão associadas a moderado potencial emetogênico; recomenda-se o uso de antieméticos apropriados para prevenção de náuseas e vômitos.
- Orientar o paciente para evitar ingestão de bebidas alcoólicas durante o tratamento.
- Orientar o paciente a descontinuar o uso de suplementos de ácido fólico, pois podem interferir no efeito citotóxico do metotrexato.
- Orientar o paciente a evitar exposição solar por até 1 mês após o término da terapia.
- A administração do folinato de cálcio deve ser rigorosa, obedecendo às doses e horários prescritos. *Nunca* administrar o metotrexato alta dosagem sem ter em mãos o folinato de cálcio para o resgate:

1. Doses intermediárias e altas doses de metotrexato requerem *resgate* com folinato de cálcio para proteção contra a mielotoxicidade e mucosite graves. O folinato de cálcio é um metabólito do ácido fólico, essencial para a síntese dos ácidos nucleicos. É administrado após metotrexato para antagonizar seus efeitos tóxicos sobre as células normais, especialmente da medula óssea e mucosas. A dose do folinato de cálcio habitualmente prescrita é de 10 a 25 mg/m^2, via oral ou parenteral, a cada 6 horas, por 24 até 48 horas, ou até que os níveis séricos de metotrexato fiquem abaixo de 5 x 10^{-8} ou 0,1 micromolar.

2. *Altas doses de metotrexato* podem causar precipitação do fármaco e de seus metabólitos nos túbulos renais, principalmente em meio ácido. Como medida preventiva, protocolos de alta dosagem (acima de 0,5 a 1 g/m^2) são sempre acompanhados de:

   a. *Alcalinização da urina* antes e depois da administração do metotrexato: administrar bicarbonato de sódio VO ou EV (usualmente 3 a 4 g, a cada 3 a 4 horas, por 8 a 12 horas); o metotrexato só poderá ser administrado quando o pH urinário estiver acima de 6,5 em pelo menos 2 micções seguidas.

   b. *Vigorosa hidratação endovenosa* (2 a 3 L/m^2/dia), antes (pelo menos 12 horas), no decorrer e depois da administração do metotrexato, para facilitar a eliminação do fármaco e prevenir sua precipitação.

   c. *Monitorização da função renal*: ureia, creatinina sérica e *clearance* de creatinina pré-infusão e pós-infusão; monitorização de volume e pH urinário a cada micção.

   d. *Monitorização dos níveis séricos de metotrexato* para ajuste de dosagem e tempo de administração do folinato de cálcio.

- Orientar o paciente quanto à possibilidade de apresentar urina de cor amarelada durante e nas primeiras 24 horas após a administração de metotrexato em alta dosagem.
- Atenção para os cuidados e complicações relativos à aplicação intratecal.

Pemetrexede

Apresentação

- Frasco-ampola contendo 100 e 500 mg de pó liofilizado para solução injetável.

Classificação

Antimetabólito; análogo do ácido fólico (antifolato).

Mecanismo de ação

É um agente antineoplásico que rompe o processo metabólico folato-dependente, essencial para a replicação celular. Pemetrexede inibe a timidilato sintetase (TS), di-hidrofolato redutase (DHFR) e o ribonucleotídeo glicinamida formiltransferase (GARFT), todas elas enzimas folato-dependentes para biossíntese "de novo" dos nucleotídeos de timidina e purina. Agente ciclocelular específico (fase G$_1$ e S).

Farmacocinética

- *Distribuição*: volume de distribuição de 16,1 L; e cerca de 81% se ligam às proteínas plasmáticas, que não são afetadas pelo grau de insuficiência renal.
- *Metabolismo*: sofre metabolismo hepático limitado.
- *Meia-vida*: a meia-vida de eliminação no plasma é de 3,5 horas em pacientes com função renal normal.
- *Excreção*: primariamente, é eliminado na urina, com 70% a 90% da dose recuperada inalterada dentro de 24 horas após a administração.

Observação: Na insuficiência renal, o *clearance* plasmático do pemetrexede na presença de cisplatina diminui, conforme a diminuição da função renal, resultando em aumento da exposição sistêmica.

- *Ajuste para função hepática*: não há diretrizes específicas. Entretanto, se houver elevação de transaminases maiores que 5 vezes o limite superior normal durante o tratamento, suspender o uso até resolução da toxicidade e reintroduzir 75% da dose inicial.
- *Ajuste para função renal*: não é recomendado o uso em pacientes com ClCr < 45 mL/min. Caso haja toxicidade renal durante o tratamento, suspender o uso de pemetrexede até ClCr ≥ 45 mL/min.

Indicações
- Em combinação com cisplatina, é indicado para o tratamento de pacientes com: mesotelioma pleural maligno, que apresentam tumores irressecáveis ou que não são candidatos a cirurgia, e câncer de pulmão de células não pequenas, com histologia de células não escamosas, localmente avançado ou metastático.
- Em combinação com pembrolizumabe e quimioterapia à base de platina, é indicado para o tratamento de primeira linha em pacientes com câncer de pulmão metastático, não escamoso de células não pequenas, e que não apresentem mutação EGFR sensibilizante ou translocação ALK.
- Como agente isolado, é indicado no tratamento de manutenção em pacientes com câncer de pulmão de células não pequenas, com histologia de células não escamosas, localmente avançado ou metastático, cuja doença não progrediu após 4 ciclos de quimioterapia à base de platina.

Administração/diluição
- Endovenosa (EV) sob infusão.
- Reconstituir o frasco de 500 mg com 20 mL de soro fisiológico (livre de conservantes) e o de 100 mg com 4,2 mL de soro fisiológico (livre de conservantes), ambos resultando em uma solução contendo 25 mg/mL de pemetrexede. Para administração, a solução deve ser diluída em 100 mL de soro fisiológico. Essa solução deve ser administrada em um período de 10 minutos.
- Após a reconstituição, a solução deve estar límpida e incolor, podendo em alguns casos estar um pouco amarelada ou amarelo-esverdeada, o que não afeta a qualidade do produto.

Estabilidade e armazenamento
- Frascos intactos devem ser armazenados em temperatura ambiente (entre 15 e 30 °C).
- Solução reconstituída e soluções prontas para infusão são estáveis por 24 horas sob refrigeração (entre 2 e 8 °C).

Principais interações
- Uso concomitante de fármacos nefrotóxicos e/ou medicações que sofram secreção tubular (p. ex., probenecida) podem diminuir potencialmente o *clearance* de pemetrexede.
- Embora o ibuprofeno (dose de 400 mg) possa ser administrado com pemetrexede em pacientes com função renal normal, deve-se ter cautela quando usados concomitantemente em pacientes com insuficiência renal moderada (*clearance* de creatinina de 45 a 79 mL/min).
- Não recomendado o uso concomitante com medicações anti-inflamatórias não esteroidais.

Reações adversas
- *Hematológicas*: neutropenia, anemia.
- *Gastrointestinais*: náuseas e vômitos; anorexia; diarreia; estomatite.
- *Dermatológicas*: *rash* cutâneo e descamação (a probabilidade de ocorrências diminui quando feito uso de corticosteroide – conforme indicado).
- *Outras*: cansaço e fadiga; faringite.

Precauções

- Certificar-se dos parâmetros hematológicos (hemograma completo, incluindo contagem diferencial e de plaquetas) antes de cada aplicação de pemetrexede.
- Certificar-se de que o paciente fez uso prévio de ácido fólico, dexametasona e vitamina B12, conforme regime de pré-medicação, e orientá-lo quanto à continuidade do uso durante o tratamento e 21 dias após o seu término.
- *Corticosteroide*: para diminuir a possibilidade de *rash* cutâneo. Dexametasona tem sido utilizada em doses de 4 mg, 2 vezes ao dia (dose diária total de 8 mg), no dia anterior, no dia da aplicação de pemetrexede e no dia seguinte.
- *Suplementação vitamínica*: para redução de toxicidade, pacientes tratados com pemetrexede devem ser orientados a fazer uso de ácido fólico. Doses diárias de ácido fólico (0,35 a 1 mg) via oral devem ser dadas durante os 7 dias que precedem a primeira dose de pemetrexede e devem continuar durante todo o tratamento e permanecer por 21 dias após a última dose de pemetrexede. Os pacientes devem receber uma injeção intramuscular de vitamina B12 durante a semana que precede a primeira dose de pemetrexede e a cada 3 ciclos posteriores (ou a cada 9 semanas). Nos ciclos subsequentes, as injeções de vitamina B12 são dadas no mesmo dia da aplicação de pemetrexede, na dose de 1.000 mcg.
- Checar de quais medicamentos o paciente faz uso. Caso esteja fazendo uso de algum anti-inflamatório não esteroidal, orientá-lo a interrompê-lo nos 5 dias que antecedem a data de administração de pemetrexede, devendo somente ser reiniciado 2 dias após a aplicação. Caso o paciente tenha feito uso concomitante de pemetrexede, é necessário monitorar a toxicidade, especialmente mielossupressão, toxicidade renal e gastrointestinal.

Tioguanina
Apresentação

- *Oral*: frasco com 25 comprimidos de 40 mg.

Classificação

Antimetabólito; análogo de purina.

Mecanismo de ação

Análogo da mercaptopurina que, após conversão para uma forma ativa, inibe a síntese das purinas, bloqueando a formação do DNA. Agente ciclocelular específico (fase S).

Farmacocinética

- *Absorção*: a absorção oral do fármaco é lenta e incompleta, com biodisponibilidade entre 14% e 46%. Atinge picos de concentração plasmática 2 a 4 horas após a administração oral.
- *Distribuição*: distribui-se bem em medula óssea, atravessa a barreira placentária e não atravessa a barreira hematoencefálica em níveis terapêuticos. Volume de distribuição de 148 mL/kg.
- *Metabolismo*: é metabolizada pelo fígado, e a principal via de inativação é catalisada pela guanina desaminase e, ao contrário da mercaptopurina, seu metabolismo não envolve a xantina oxidase. Portanto, a administração concomitante de alopurinol não interfere de modo significativo no metabolismo da tioguanina, como ocorre com seu equivalente farmacológico, a mercaptopurina.
- *Excreção*: é eliminada principalmente pela urina (85% da dose nas primeiras 24 horas).

Terapia Antineoplásica **125**

- *Ajuste para função hepática*: não há diretrizes específicas; recomenda-se cautela em pacientes com função hepática comprometida.
- *Ajuste para função renal*: não há diretrizes específicas; recomenda-se cautela em pacientes com função renal comprometida.

Indicações
- Leucemia mieloide aguda, leucemia linfoide aguda.
- Uso *off-label*: linfoma não Hodgkin, câncer de mama, tumores cerebrais.

Administração
De preferência, a tioguanina deve ser administrada com o estômago vazio, porém não há impedimento de tomá-la com alimentos, se necessário. Demonstra absorção variável após administração oral, e os níveis plasmáticos da tioguanina podem ser reduzidos após êmese ou ingestão de alimentos.

Orientar o paciente a tomar os comprimidos juntos, preferencialmente com o estômago vazio, para facilitar a absorção, e evitar a ingestão de alimentos ou líquidos durante 2 horas após a administração do medicamento.

Estabilidade e armazenamento
- Deve ser armazenada em temperatura ambiente (entre 15 e 30 °C), ao abrigo da luz e da umidade.

Principais interações
- *Com bussulfano*: potencializa a hepatotoxicidade.
- *Com alopurinol*: não interage com a tioguanina, portanto não há necessidade de redução de dosagem do citostático.
- *Com radioterapia*: aumenta a toxicidade.

Reações adversas
- *Hematológicas*: mielodepressão: trombocitopenia, leucopenia, anemia (dose-limitante; nadir: 10 a 14 dias após a administração, recuperação medular: 3 a 4 semanas após a administração).
- *Gastrointestinais*: náuseas e vômitos (dose-relacionados); mucosite; anorexia; dor abdominal; diarreia.
- *Outras*: hepatotoxicidade (elevação de transaminases, hiperbilirrubinemia, doença veno--oclusiva, icterícia); hiperuricemia; elevação de ureia e creatinina séricas; *rash* cutâneo; dermatite descamativa; fotossensibilidade; marcha instável; ataxia; perda da sensação vibratória; teratogenicidade e carcinogenicidade.

Precauções
- Certificar-se dos parâmetros hematológicos, hepáticos e renais antes da aplicação do fármaco.
- A dose deve ser ajustada para evitar mucosite e diarreia excessivas.
- Estimular a ingestão hídrica (adultos, 2,5 a 3 L/dia) para aumentar o débito urinário e facilitar a eliminação de ácido úrico.
- Para pacientes com maior risco de desenvolverem a síndrome da lise tumoral, é recomendada a administração de alopurinol no início da terapia para prevenir a ocorrência de hiperuricemia secundária à lise tumoral. Em pacientes hospitalizados, pode-se alcalinizar a urina mediante a administração EV de bicarbonato de sódio. Não há necessidade de redução de dosagem em pacientes que recebem alopurinol.
- Não é recomendada a administração crônica de tioguanina, pelo alto risco para ocorrência de toxicidade hepática associada a dano endotelial.

Trifluridina + cloridrato de tipiracila

Apresentação

- *Oral*: embalagem com 20 ou 60 comprimidos revestidos de 15 mg/7,065 mg ou 20 mg/9,42 mg de trifluridina + cloridrato de tipiracila.

Classificação

Antimetabólitos; análogo de pirimidina.

Mecanismo de ação

Uma vez dentro das células cancerosas, a trifluridina é fosforilada pela timidina quinase e incorporada ao DNA, interferindo na síntese de DNA e inibindo a proliferação celular. Tipiracila aumenta a disponibilidade oral de trifluridina ao inibir sua rápida degradação e subsequente metabolismo de primeira passagem pela timidina fosforilase.

Farmacocinética

- *Absorção*: aproximadamente 57% da trifluridina é absorvida após administração oral e Tmáx de 2 horas. A ingestão de alimentos com elevado teor de gorduras e calorias reduz o Cmáx e a área sob a curva de concentração (AUC) do cloridrato de tipiracila em aproximadamente 40%.
- *Distribuição*: trifluridina apresenta volume de distribuição de 21 L; e mais de 96% se ligam às proteínas plasmáticas (principalmente albumina). O cloridrato de tipiracila apresenta volume de 333 L e menos de 8% se ligam às proteínas plasmáticas.
- *Metabolismo*: a trifluridina e o cloridrato de tipiracila não são metabolizados pelas enzimas do citocromo P450 (CYP). A trifluridina é eliminada principalmente via timidina fosforilase para formar um metabólito inativo, 5-(trifluorometil)uracila (FTY).
- *Meia-vida*: 2,1 horas para trifluridina e 2,4 horas para tipiracila.
- *Excreção*: trifluridina é 55% excretada na urina (como metabólito inativo FTY e isômeros de glucuronídeo de trifluridina) e < 3% como fármaco inalterado; fezes, < 3% (como medicamento inalterado); ar expirado, < 3%. Tipiracila é 27% excretada na urina e 50% nas fezes.
- *Ajuste para função hepática*: para comprometimento hepático leve, não é necessário nenhum ajuste. A administração não é recomendada para pacientes com comprometimento moderado (bilirrubina total > 1,5 a 3 vezes o limite superior normal e qualquer valor de AST) ou grave (bilirrubina total > 3 vezes o limite superior normal e qualquer valor de AST).
- *Ajuste para função renal*: se ClCr ≥ 30 mL/min, não é necessário ajuste. Se ClCr entre 15 e 29 mL/min, recomenda-se uma dose inicial de 20 mg/m^2 (com base no componente trifluridina), 2 vezes ao dia, nos dias 1 a 5 e 8 a 12 de cada ciclo de 28 dias. Para CrCl < 15 mL/min ou pacientes em diálise, não se recomenda o uso.

Indicações

- Tratamento de câncer colorretal metastático (CCRM) para pacientes que tenham sido tratados previamente com terapias disponíveis, incluindo quimioterapia à base de fluoropirimidina, oxaliplatina e irinotecano, terapia anti-VEGF e, se for RAS do tipo selvagem, uma terapia anti-EGFR; ou ainda pacientes com CCR que não são considerados candidatos para tratamento com as terapias disponíveis.

Administração

- *Via oral (VO)*: os comprimidos devem ser ingeridos com um copo de água, 1 hora após a refeição da manhã e da noite. Se as doses forem esquecidas ou suspensas, o paciente não deve compensar as doses não administradas.

Terapia Antineoplásica   127

Estabilidade e armazenamento
- Embalagem original fechada deve ser armazenada em temperatura ambiente (entre 15 e 30 °C), protegida de umidade.

Principais interações
- *Com substratos da timidina quinase humana (p. ex., zidovudina)*: podem competir com a substância ativa, trifluridina, para ativação da via timidina quinase. Deve-se monitorar uma possível diminuição da eficácia dos medicamentos antivirais e considerar a substituição por antiviral que não seja substrato da timidina quinase humana (p. ex., lamivudina, didanosina e abacavir).
- *Com contraceptivos orais*: pode reduzir a eficácia dos contraceptivos hormonais. Se o uso concomitante for necessário, é recomendado usar um método contraceptivo de barreira.

Reações adversas
- *Gastrointestinais*: náusea, diminuição de apetite, diarreia, vômitos e dor abdominal.
- *Hematológicas*: anemia, neutropenia, trombocitopenia e neutropenia febril.
- *Outras*: fadiga, astenia, infecção, febre.

Precauções
- Certificar-se dos parâmetros hematológicos, hepáticos e renais antes da ingestão do medicamento.
- É recomendada a monitoração da proteinúria, através de uma fita de análise da urina, antes do início e durante o tratamento.
- Monitorar a ocorrência de mielossupressão grave; a redução de dose ou a interrupção do tratamento pode ser necessária.
- O escalonamento da dose não é permitido depois da redução na insuficiência renal grave. Monitorar os pacientes com insuficiência renal em tratamento com trifluridina e tipiracila.
- Monitorar cuidadosamente pacientes com náuseas, vômitos, diarreia e outras toxicidades gastrointestinais. Se necessário, administrar antieméticos, antidiarreicos e outras medidas, como líquidos/eletrólitos de substituição, conforme indicação clínica.

Antibióticos antineoplásicos
Bleomicina
Apresentação
- Frasco-ampola com pó liofilizado para solução injetável contendo 15 U (ou 15 mg) de sulfato de bleomicina.

Classificação
Antibiótico antineoplásico.

Mecanismo de ação
Mistura de antibióticos glicopeptídeos citotóxicos derivados de culturas do fungo *Streptomyces verticullus*. Liga-se ao DNA da célula, impedindo a sua síntese, e pode também impedir a síntese de RNA e proteínas. Agente ciclocelular específico (fase G_2 e M).

Farmacocinética
- *Absorção*: não é absorvida por via oral. Após aplicação IM, níveis máximos são obtidos em 30 a 60 minutos e a absorção é de 100%; já para as vias SC e intrapleural, a absorção é de 70% e 45%, respectivamente.

- *Distribuição*: é rapidamente distribuída nos tecidos, principalmente pele, pulmões, rins, peritônio e tecidos linfáticos. Volume de distribuição de 17,7 L/m^2. Menos de 10% da bleomicina liga-se às proteínas plasmáticas.
- *Metabolismo*: inativação enzimática pela bleomicina hidrolase, uma enzima cisteína proteinase citosólica. A bleomicina hidrolase é amplamente distribuída em tecidos normais (exceto para pele e pulmões).
- *Meia-vida*: a meia-vida terminal é de aproximadamente 3 horas (aumenta em pacientes com função renal alterada).
- *Excreção*: a principal via de excreção é o rim, com 45% a 70% nas primeiras 24 horas, na urina, cerca de 60% a 70% como fármaco ativo (em pacientes com insuficiência renal moderada, ClCr < 35 mL/min, a excreção de fármaco ativo na urina é menor que 20%). Pacientes com disfunção renal podem apresentar acúmulo do fármaco, com risco de aumento de toxicidade, o que exige redução de dose nesses casos.
- *Ajuste para função hepática*: não há diretrizes específicas.
- *Ajuste para função renal*: se ClCr 40 a 50 mL/min, administrar 70% da dose; se ClCr entre 30 e 40 mL/min, administrar 60% da dose; se ClCr entre 20 e 30 mL/min, administrar 55% da dose; se ClCr entre 10 e 20 mL/min, administrar 45% da dose; se ClCr entre 5 e 10 mL/min, administrar 40% da dose. Para ClCr > 50 mL/min e pacientes em hemodiálise, não é necessário ajuste de dose.

Indicações

- Carcinoma espinocelular de cabeça e pescoço, incluindo boca, língua, amígdalas, nasofaringe, orofaringe, seios paranasais, palato, lábios, mucosa bucal, gengiva, epiglote, laringe, pele; pênis; colo uterino; vulva; linfoma de Hodgkin e não Hodgkin; carcinoma de testículo.
- Agente esclerosante para efusão pleural maligna e ascites.

Administração/diluição

- *Vias de administração*: endovenosa (EV) sob infusão, intra-arterial (IA), intramuscular (IM), subcutânea (SC), intrapleural, intracavitária (IC).
- *IM ou SC*: reconstituir o conteúdo de um frasco-ampola com 1 a 5 mL de soro fisiológico (SF) ou água destilada (AD).
- *EV*: reconstituir o conteúdo de um frasco-ampola com 5 mL de SF ou AD e, posteriormente, diluir em SF, para ser administrado em um tempo mínimo de 10 minutos.
- *Intrapleural*: após reconstituição de cada frasco com 5 mL de diluente (SF ou AD), cada 60 unidades de bleomicina deve ser diluída em 50 a 100 mL de SF e administrada através de um tubo de toracostomia.
- Contrariamente aos primeiros estudos, que atribuíram ao PVC a redução de estabilidade, sabe-se hoje que a diluição em soro glicosado 5% é contraindicada, exatamente por ser ele o responsável pela instabilidade anteriormente observada.

Estabilidade e armazenamento

- *Frascos intactos*: armazenar sob refrigeração (entre 2 e 8 °C).
- *Após reconstituição e/ou diluição em soro fisiológico*: temperatura ambiente, até 24 horas, ao abrigo da luz.

Principais interações

- *Com fenitoína e digoxina*: queda do nível sérico desses fármacos se utilizados concomitantemente à bleomicina.

- *Com lomustina*: aumento de toxicidade, leucopenia severa.
- *Com cisplatina*: resulta em atraso da depuração renal da bleomicina, em decorrência da diminuição do *clearance* de creatinina causado pela cisplatina.
- *Com vimblastina*: maior incidência de síndrome de Raynaud.
- *Com vincristina*: administração sequencial de vincristina antes da bleomicina pode melhorar a eficácia da bleomicina.
- *Com radiação*: amplificação dos efeitos colaterais, em especial da toxicidade pulmonar.

Reações adversas
- *Hematológicas*: mielossupressão discreta e insignificante.
- *Gastrointestinais*: estomatite; mucosite e anorexia.
- *Pulmonares*: a toxicidade pulmonar é potencialmente o efeito adverso mais sério, manifestado por dispneia, tosse, estertores finos, pneumonite, alterações da prova de função pulmonar, diminuição do volume pulmonar total e da capacidade vital (ocorre em aproximadamente 10% dos pacientes); pode progredir para fibrose pulmonar fatal.
- *Cutâneas*: alopecia (ocorre 3 a 4 semanas após o tratamento, com intensidade dose--dependente); eritema, *rash*, hiperpigmentação cutânea, descamação das pontas dos dedos; hiperqueratose nas mãos e unhas; prurido; vesiculação; reação cutânea exacerbada em pacientes submetidos concomitantemente à radioterapia.
- *Outras*: alterações vasculares (síndrome de Raynaud, edema e eritema em mãos e pés); dor no local do tumor.

Precauções
- Certificar-se dos parâmetros renais antes da aplicação do medicamento, já que a depuração da bleomicina pode ser reduzida na presença de função renal deficiente.
- Antes da aplicação, checar materiais de emergência, oxigênio e medicamentos para atendimento de eventual reação alérgica: corticosteroide, adrenalina, difenidramina e aminofilina.
- Interromper a aplicação se ocorrerem sinais e sintomas de reação alérgica.
- A máxima dose cumulativa é de 400 UI, porém a toxicidade pulmonar pode ocorrer com doses menores, especialmente se o paciente recebeu radioterapia torácica, tem idade superior a 70 anos, é portador de pneumopatia ou faz uso de outros antineoplásicos.
- Estar alerta aos sinais e sintomas de toxicidade pulmonar. Certificar-se da realização e acompanhar os resultados de testes pulmonares, radiografias de tórax e exames clínicos periódicos, especialmente nos pacientes sob tratamento prolongado, idosos ou de maior risco. Se a prova de função pulmonar mostrar uma capacidade de difusão para o monóxido de carbono (DIco) 30% ou mais abaixo do basal, o medicamento deve ser descontinuado.
- Administração de oxigênio, principalmente em altas concentrações, pode aumentar o risco de toxicidade pulmonar, já alto nos pacientes que recebem bleomicina. Essa informação é indispensável para o anestesista, caso haja necessidade de submeter esses pacientes a cirurgia. Manter a FiO2 em concentrações próximas ao ar ambiente (25%), durante a cirurgia e no período pós-operatório.

Dactinomicina
Apresentação
- Frasco-ampola contendo 0,5 mg (500 mcg) de pó liofilizado para solução injetável.

Observação: O medicamento dactinomicina não está disponível no Brasil desde 2015; entretanto, optamos por descrevê-lo, pois atualmente seu abastecimento é realizado por meio de compra centralizada pelo Ministério da Saúde e distribuição pelas secretarias estaduais.

Classificação
Antibiótico antineoplásico.

Mecanismo de ação
A dactinomicina é um antibiótico antineoplásico derivado de culturas de *Streptomyces parvullus* que se intercala entre os pares de bases guanina-citidina do DNA e desorganiza sua hélice, resultando na inibição da replicação do DNA e da síntese do RNA. Agente ciclocelular não específico.

Trata-se de um agente imunossupressor.

Farmacocinética
- *Absorção*: pobre absorção oral.
- *Distribuição*: distribui-se e liga-se amplamente aos tecidos, com os maiores níveis encontrados na medula óssea e nos leucócitos. Não atravessa a barreira hematoencefálica.
- *Metabolismo*: quantidades mínimas são metabolizadas no fígado.
- *Meia-vida*: meia-vida de eliminação terminal de 36 horas, possivelmente prolongada na disfunção hepática.
- *Excreção*: rapidamente depurada do plasma (85% em 2 minutos), eliminada pela bile (50%) e urina (10%).
- *Ajuste para função hepática*: não há diretrizes específicas; entretanto, recomenda-se redução da dose em 50% para qualquer aumento de transaminases. Reduzir em 30% a 50% se hiperbilirrubinemia.
- *Ajuste para função renal*: não é necessário.

Indicações
- Tumor de Wilms, rabdomiossarcoma, carcinoma metastático não seminomatoso do testículo, sarcoma de Ewing, coriocarcinoma (neoplasia trofoblástica gestacional), sarcoma de Kaposi, melanoma maligno, leucemia não linfocítica aguda, osteossarcoma, câncer de ovário.

Administração/diluição
- Administração endovenosa (EV) em *push* ou sob infusão, por 10 a 15 minutos, intra-arterial (IA).
- Reconstituir o frasco com 1,1 mL de soro fisiológico ou água destilada para uma concentração final de 0,5 mg/mL (500 mcg/mL). Não utilizar diluentes com conservantes, pois poderá ocorrer precipitação.
- Diluição posterior em 20 a 100 mL de soro fisiológico ou soro glicosado 5% (concentração máxima de 10 mcg/mL).

Estabilidade e armazenamento
- Frascos intactos devem ser armazenados em temperatura ambiente (entre 15 e 30 °C), ao abrigo da luz.
- Após reconstituição e/ou diluição, é estável por até 24 horas quando armazenado sob refrigeração (entre 2 e 8 °C) e ao abrigo da luz.

Principais interações
- *Com enflurano e halotano*: aumento da hepatotoxicidade.
- *Com radioterapia*: maior risco de reação cutânea à radioterapia.

Reações adversas
- *Hematológicas*: mielossupressão, leucopenia e trombocitopenia (início: 7 a 10 dias, nadir: 14 a 21 dias, recuperação medular: 21 a 25 dias), neutropenia (dose-limitante), anemia tardia; agranulocitose; pancitopenia; anemia aplástica.

- *Gastrointestinais*: náuseas e vômitos (moderados a severos; iniciam 2 a 5 horas após a administração e podem persistir por até 24 horas); anorexia; diarreia; estomatite; gastrite; esofagite; glossite; ulceração gastrointestinal; mucosite mais severa quando combinada com altas doses de radioterapia.
- *Cutâneas*: alopecia; erupção acneiforme; reativação de reação cutânea em pacientes submetidos previamente à radioterapia; eritema; hiperpigmentação, especialmente de áreas irradiadas; eritema maculopapular; extravasamento ocasiona grave lesão tecidual e necrose; dor e flebite no local de infusão; fotossensibilidade; foliculite; descamação da pele; *rash* exacerbada pela radiação ou exposição solar.
- *Outras*: hepatotoxicidade; nefrotoxicidade; fadiga; letargia; febre; mialgia; depressão; hipocalcemia; anafilaxia rara; severo agravamento da varicela ou herpes se concomitante ao tratamento; teratogenicidade e carcinogenicidade.

Precauções
- Certificar-se dos parâmetros hematológicos, hepáticos e renais antes da aplicação de dactinomicina.
- Não usar diluentes que contenham conservantes.
- *É medicamento vesicante e irritante!* A aplicação através de acesso periférico deve ser realizada exclusivamente por equipe de enfermagem especializada. Quando aplicada através de cateteres, *sempre* certificar-se de retorno venoso franco antes da aplicação.
- A dactinomicina está associada a alto potencial emetogênico; recomenda-se o uso de antieméticos apropriados para prevenção de náuseas e vômitos.
- Não é recomendada em crianças menores do que 6 meses, em razão de frequência aumentada de eventos adversos.
- *Incompatibilidade com:* filgrastim, diluentes com conservantes e filtros de infusão.
- Administração sob infusão superior a 30 minutos *não* deve ser feita através de acesso periférico puncionado com *scalp* ou jelco. Nesse caso, recomenda-se o uso de cateter central com bom fluxo e refluxo.

Daunorrubicina
Apresentação
- Frasco-ampola contendo 20 mg de substância liofilizada de cor vermelha.

Classificação
Antibiótico antineoplásico; antraciclina.

Mecanismo de ação
A daunorrubicina é derivada de culturas de *Streptomyces peucetius*. Intercala-se e liga-se ao DNA, bloqueando a síntese de DNA, RNA e proteínas. Inibe a topoisomerase II, formando um complexo DNA-topoisomerase II, causando eventual quebra do DNA. Agente ciclocelular não específico, embora exerça efeitos citotóxicos máximos na fase S.

Farmacocinética
- *Distribuição*: distribui-se e liga-se amplamente aos tecidos, com os maiores níveis encontrados no fígado, rins, pulmões, baço e coração. Atravessa pouco a barreira hematoencefálica. Atravessa a barreira placentária. Liga-se extensivamente às proteínas plasmáticas (50% a 60%).
- *Metabolismo*: é metabolizada pelo fígado. Um dos metabólitos resultantes, o daunorrubicinol, tem atividade citotóxica (metabólito ativo).

- *Meia-vida*: a meia-vida inicial é de 45 minutos; a terminal é de 18,5 horas; e a meia-vida plasmática do daunorrubicinol é de aproximadamente 27 horas.
- *Excreção*: é excretada pelo sistema hepatobiliar nas fezes (40%) e urina (25% – como metabólito).
- *Ajuste para função hepática*: para bilirrubina total (BT) entre 1,2 e 3 mg/dL, administrar 75% da dose; se BT entre 3 e 5 mg/dL, administrar 50% da dose; e se BT > 5 mg/dL, o uso não é recomendado.
- *Ajuste para função renal*: para creatinina > 3 mg/dL, administrar 50% da dose.

Indicações
- Leucemias agudas (linfocítica e mielocítica).
- Usos *off-label*: linfomas, neuroblastoma, rabdomiossarcoma, leucemia mieloide crônica, sarcoma de Ewing, tumor de Wilms.

Administração/diluição
- Administração endovenosa (EV) em *push* (1 a 5 minutos) ou sob infusão.
- Reconstituir o frasco-ampola com 10 mL de água destilada* para uma concentração final de 2 mg/mL. Diluir em 100 mL de soro fisiológico ou soro glicosado 5% e infundir em um período de 30 a 45 minutos.

Estabilidade e armazenamento
- Frascos intactos devem ser armazenados em temperatura ambiente (entre 15 e 30 °C), ao abrigo da luz.
- Após reconstituição, é estável, protegida da luz, por 24 a 48 horas em temperatura ambiente ou 48 horas sob refrigeração (entre 2 e 8 °C).
- Após diluição em soro fisiológico ou soro glicosado 5%, a uma concentração mínima de 0,02 mg/mL, é estável físico-quimicamente por 48 horas, a 25 °C e protegida da luz.

Principais interações
- *Com dexrazoxano*: bloqueio de efeitos cardiotóxicos.
- *Com anfotericina e verapamil*: aumento dos efeitos de cardiotoxicidade da daunorrubicina.
- *Com radioterapia*: aumento de toxicidade.

Reações adversas
- *Hematológicas*: mielossupressão, leucopenia, trombocitopenia e anemia (nadir: 10 a 14 dias, recuperação medular: 21 a 28 dias); pancitopenia.
- *Gastrointestinais*: náuseas e vômitos (de moderados a severos; início 1 a 2 horas após a aplicação, com duração de até 24 horas; estomatite (3 a 7 dias depois); esofagite; diarreia.
- *Cardiovasculares*: falência cardíaca (dose-relacionada, pode aparecer 7 a 8 anos após o tratamento) e anormalidade de ecocardiograma (transitória, geralmente assintomática e autolimitada; inclui contrações atriais prematuras, alterações do segmento ST no ECG, taquicardia supraventricular, contrações ventriculares prematuras).
- *Cutâneas*: alopecia (reversível), eritema e *rash* cutâneo.
- *Outras*: hepatotoxicidade (dose-limitante); urina avermelhada (até 24 horas após a administração do medicamento).

---

* Daunoblastina® acompanha diluente próprio (solução fisiológica 10 mL), o qual deve ser utilizado em sua reconstituição.

Precauções

- Certificar-se dos parâmetros hematológicos e hepáticos antes da aplicação da daunorrubicina.
- *É vesicante e irritante!* A aplicação através de acesso periférico deve ser realizada exclusivamente por equipe de enfermagem especializada. Quando aplicada através de cateteres, certificar-se *sempre* de retorno venoso franco antes da aplicação.
- Administração em *push* (se acesso periférico):
  - Diluir preferencialmente em soro fisiológico, em concentração mínima de 2 mg/mL.
  - *Velocidade de administração*: depende do calibre da veia e da dosagem; não administrar em menos de 3 a 5 minutos; velocidade recomendada: 10 mg/min; tempo máximo de infusão: 15 minutos.
  - Diminuir a velocidade de aplicação e/ou aumentar o fluxo de soro caso o paciente sinta dor ou queimação ao longo da veia ou haja diminuição do retorno venoso.
- Administração sob infusão superior a 30 minutos *não* deve ser feita através de acesso periférico puncionado com *scalp* ou jelco. Nesse caso, recomenda-se o uso de cateter central com bom fluxo e refluxo.
- Soluções de daunorrubicina em concentrações superiores a 0,5 mg/mL não requerem precauções especiais de proteção da luz.
- A daunorrubicina está associada a moderado potencial emetogênico; recomenda-se o uso de antieméticos apropriados para prevenção de náuseas e vômitos.
- Certificar-se da normalidade cardiocirculatória pré-infusão do medicamento. Deve ser avaliado pelo médico o risco-benefício do uso de daunorrubicina em pacientes cardíacos. Aconselha-se a não administração caso a função cardíaca do paciente esteja significativamente comprometida (fração de ejeção < 45%, angina de peito, arritmia cardíaca ou infarto do miocárdio recente).
- *Controlar rigorosamente as doses aplicadas*: não exceder 550 mg/m² (ou 400 mg/m² em pacientes adultos submetidos a radioterapia torácica ou sob tratamento com outros medicamentos cardiotóxicos). Em pacientes pediátricos com mais de 2 anos, a dose cumulativa não deve exceder 300 mg/m²; e em crianças com menos de 2 anos, não exceder a dose cumulativa de 10 mg/kg.
- Estar alerta aos sinais e sintomas de toxicidade cardíaca aguda e crônica. Parar a infusão caso o paciente apresente sinais e sintomas de insuficiência cardíaca, arritmias, angina e/ou taquicardia. Acompanhar a execução e resultados de eletrocardiograma (ECG), ecocardiograma e outros exames específicos para avaliação da função cardíaca.
- Usar com cautela em pacientes que realizaram radioterapia.
- Alertar o paciente quanto à possibilidade de apresentar urina de cor avermelhada durante 1 a 2 dias após a administração de daunorrubicina.

Doxorrubicina

Apresentação

- Frasco-ampola contendo substância liofilizada de 10 e 50 mg.
- Frasco-ampola contendo solução injetável de 10 mg/5 mL e 50 mg/25 mL.

Classificação

Antibiótico antineoplásico; antraciclina.

Mecanismo de ação

A doxorrubicina é derivada de culturas de *Streptomyces peucetius var. caesius*. Liga-se ao DNA da célula, impedindo a síntese de DNA, RNA e proteínas. É também um potente quelante de ferro, e o complexo formado liga-se às membranas celulares e ao DNA, produzindo radicais livres de hidroxil (OH) que favorecem a clivagem nos pontos de ligação. Embora apresente toxicidade máxima na fase S, doxorrubicina é fármaco ciclocelular não específico.

Farmacocinética

- *Absorção*: não é absorvida pelo trato gastrointestinal. A passagem da doxorrubicina para a circulação sistêmica por via intravesical é mínima.
- *Distribuição*: a doxorrubicina é rapidamente distribuída nos tecidos, ligando-se às proteínas plasmáticas (cerca de 74% a 76%). Volume de distribuição entre 809 e 1.214 L/m^2. Não atravessa a barreira hematoencefálica.
- *Metabolismo*: é metabolizada pelo fígado e seu metabólito ativo é o doxorrubicinol.
- *Meia-vida*: a meia-vida de distribuição é de aproximadamente 5 minutos; a terminal é de 20 a 48 horas, variando entre homens (54 horas) e mulheres (35 horas).
- *Excreção*: fecal (40% a 50% como fármaco inalterado) e urinária (5% a 12% como fármaco inalterado e metabólitos).
- *Ajuste para função hepática*: se bilirrubina total (BT) entre 1,2 e 3 mg/dL, administrar 50% da dose; se BT entre 3,1 e 5 mg/dL, administrar 25% da dose; e se BT > 5 mg/dL, o uso é contraindicado.
- *Ajuste para função renal*: não é necessário. Não há necessidade de dose suplementar para pacientes em hemodiálise.

Indicações

- Carcinoma de mama, pulmão, bexiga, tireoide, ovário, sarcomas ósseos e dos tecidos moles; linfomas de Hodgkin e não Hodgkin; neuroblastoma; tumor de Wilms; leucemia linfoide aguda e leucemia mieloide aguda.
- Usos *off-label*: mieloma múltiplo, estômago e hepatomas.

Administração/diluição

- Administração endovenosa (EV) em *push* ou sob infusão, intra-arterial (IA), intravesical, intraperitoneal (IP), intrapleural.
- Reconstituir em soro fisiológico ou água destilada. Frasco-ampola de 10 mg com 5 mL e frasco-ampola de 50 mg com 10 mL. Não utilizar diluentes bacteriostáticos. Para aplicação sob infusão, a doxorrubicina pode ser diluída em soro fisiológico ou soro glicosado 5% e administrada em 3 a 5 minutos (administração em *push*) ou infusão contínua.

Estabilidade e armazenamento

- Frascos intactos contendo pó liofilizado devem ser armazenados em temperatura ambiente (entre 15 e 30 °C), ao abrigo da luz.
- Frascos intactos contendo solução injetável devem ser armazenados sob refrigeração (entre 2 e 8 °C) e protegidos da luz.
- Após reconstituição/diluição (apresentação em pó liofilizado), é quimicamente estável por 48 horas em temperatura ambiente (entre 15 e 30 °C) e em contato com luz artificial normal. Se em temperatura ambiente e em contato com luz solar forte, é estável por 24 horas.
- A apresentação solução injetável, após diluição em solução fisiológica ou solução de glicose 5%, é estável por 7 dias, protegida da luz e armazenada sob refrigeração (entre 2 e 8 °C).
- Soluções em bomba de infusão portátil (eletrônica ou descartável) são quimicamente estáveis por até 7 dias. Atenção para os riscos de contaminação biológica.

Principais interações

- *Com barbitúricos*: aumento do *clearance* plasmático de doxorrubicina.
- *Com bevacizumabe*: aumento do risco de cardiotoxicidade induzida pela doxorrubicina.

- *Com ciclofosfamida*: aumento do risco de cistite hemorrágica e cardiotoxicidade.
- *Com digoxina*: queda do nível sérico de digoxina se utilizada concomitantemente à doxorrubicina, em decorrência de alteração da mucosa intestinal.
- *Com dexrazoxano*: bloqueio dos efeitos cardiotóxicos. Pode haver redução dos efeitos terapêuticos da doxorrubicina.
- *Com mercaptopurina*: aumento do risco de hepatotoxicidade.
- *Com paclitaxel*: aumento dos efeitos farmacológicos da doxorrubicina.
- *Com estavudina*: diminuição do efeito farmacológico da estavudina.
- *Com trastuzumabe*: aumento do risco de cardiotoxicidade.
- *Com radiação*: amplificação dos efeitos adversos, principalmente mielotoxicidade.
- *Com varfarina*: aumento do risco de cardiotoxicidade induzida pela doxorrubicina.

Reações adversas
- *Hematológicas*: leucopenia, anemia, trombocitopenia (nadir: 10 a 14 dias após a aplicação; recuperação medular: 21 dias após a aplicação).
- *Gastrointestinais*: náuseas e vômitos (1 a 3 horas após a aplicação, podendo persistir durante 24 horas; severidade dose-dependente; mucosite (estomatite e esofagite; 5 a 10 dias após a aplicação; severidade dose-dependente); diarreia.
- *Cardiocirculatórias*: cardiotoxicidade, alterações agudas no ECG (achatamento ou inversão da onda T, depressão de S-T, redução na voltagem, arritmias) durante ou logo após a infusão. A cardiotoxicidade é dose-dependente e pode ocorrer com incidência entre 1% e 20%, com doses cumulativas de 300 a 500 mg/m^2, quando doxorrubicina é administrada a cada 3 semanas. A partir de 550 mg/m^2, o risco de ocorrência de insuficiência cardíaca congestiva (ICC) aumenta agudamente; assim, não é recomendado exceder a dose cumulativa máxima de 550 mg/m^2.
- *Cutâneas*: alopecia (ocorre 2 a 4 semanas após o tratamento; intensidade dose-dependente: alopecia completa com doses acima de 60 mg/m^2); hiperpigmentação do leito ungueal e das dobras cutâneas (principalmente em crianças e negros); eritema, urticária e prurido.
- *Outras*: urina avermelhada (até 48 horas após a administração do medicamento; flebite química e flebosclerose em veias utilizadas para a aplicação (particularmente se a veia for utilizada repetidas vezes); febre, calafrios e eritema facial.

Precauções
- Certificar-se dos parâmetros hematológicos e hepáticos antes da aplicação.
- *É vesicante e irritante!* A aplicação através de acesso periférico deve ser realizada exclusivamente por equipe de enfermagem especializada. Quando aplicada através de cateteres, certificar-se *sempre* de retorno venoso franco antes da aplicação.
- *O extravasamento de doxorrubicina durante a administração intravenosa pode produzir dor local, lesões teciduais graves (formação de vesículas, celulite grave) e necrose.* Atentar-se a sinais ou sintomas de extravasamento durante a administração intravenosa desse fármaco e, caso ocorra, deve-se interromper imediatamente a infusão e aplicar compressa fria no local.
- Diminuir a velocidade de aplicação e/ou aumentar o fluxo de soro caso o paciente sinta dor ou queimação ao longo da veia ou haja diminuição do retorno venoso.
- Administração sob infusão superior a 30 minutos *não* deve ser feita através de acesso periférico puncionado com *scalp* ou jelco. Nesse caso, recomenda-se o uso de cateter central com bom fluxo e refluxo.
- Soluções diluídas de doxorrubicina em concentrações superiores a 0,1 mg/mL não requerem precauções especiais de proteção da luz.
- A doxorrubicina está associada a moderado a alto potencial emetogênico; recomenda-se o uso de antieméticos apropriados para prevenção de náuseas e vômitos.

- Certificar-se da normalidade cardiocirculatória pré-infusão de doxorrubicina. Deve ser avaliado pelo médico o risco-benefício do uso de doxorrubicina em pacientes cardíacos. Aconselha-se a não administração caso a função cardíaca do paciente esteja significativamente comprometida (fração de ejeção < 45%, angina de peito, arritmia cardíaca ou infarto do miocárdio recente).
- *Controlar rigorosamente as doses aplicadas*: não exceder 550 mg/m^2 (ou 450 mg/m^2 em pacientes submetidos a radioterapia torácica ou sob tratamento com outros medicamentos cardiotóxicos).
- Estar alerta aos sinais e sintomas de toxicidade cardíaca aguda e crônica. Parar a infusão caso o paciente apresente sinais e sintomas de insuficiência cardíaca, arritmias, angina e/ou taquicardia. Acompanhar a execução e resultados de eletrocardiograma (ECG), ecocardiograma e, eventualmente, exames de angiografia por radioisótopos para determinação da fração de ejeção cardíaca.
- Pacientes pediátricos apresentam maior risco de desenvolver cardiotoxicidade tardia. É recomendado acompanhamento com avaliação periódica da função cardíaca para monitoração dessa possibilidade.
- Orientar o paciente quanto à possibilidade de apresentar urina de cor avermelhada durante 1 a 2 dias após a administração de doxorrubicina.

Doxorrubicina lipossomal
Apresentação
- Frasco-ampola contendo 20 mg em 10 mL de solução (2 mg/mL).

Classificação
Antibiótico antineoplásico; antraciclina.

Mecanismo de ação
A doxorrubicina lipossomal é o cloridrato de doxorrubicina encapsulado em lipossomas com metoxipolietilenoglicol (MPEG) conjugado na superfície. Esse processo é conhecido como peguilação e protege os lipossomas de detecção pelo sistema fagocítico mononuclear, o que prolonga o tempo de circulação sanguínea. A doxorrubicina inibe a síntese de DNA e RNA ao intercalar-se entre os pares de bases do DNA, e inibe a topoisomerase II no ponto de clivagem do DNA. A doxorrubicina é também um potente quelante de ferro, e o complexo formado liga-se às membranas celulares e ao DNA, produzindo radicais livres de hidroxil (OH) que favorecem a clivagem posterior nos pontos de ligação.

Farmacocinética
- *Distribuição*: quando em circulação, a doxorrubicina lipossomal é protegida da degradação química e enzimática, da ligação às proteínas e da distribuição para as células normais. No entanto, quando no interior da célula, a doxorrubicina é gradualmente liberada, possibilitando sua ligação ao DNA e inibição da síntese dos ácidos nucleicos. Em comparação à doxorrubicina convencional, apresenta valores inferiores de volume de distribuição e *clearance*, provavelmente em decorrência do maior confinamento do fármaco ao fluido vascular. Dessa forma, a exposição à medicação torna-se maior. Não atravessa a barreira hematoencefálica. Volume de distribuição: 1,93 L/m^2 (variando entre 0,96 e 3,85 L/m^2).
- *Metabolismo*: hepático e no plasma, ao metabólito doxorrubicinol. A depuração plasmática é mais lenta do que com a doxorrubicina convencional, resultando em concentrações plasmáticas que são significantemente mais elevadas do que após uma dose equivalente de doxorrubicina não lipossomal.

- *Meia-vida*: terminal de distribuição entre 4,7 e 5,2 horas; e a de eliminação varia entre 52 e 55 horas.
- *Excreção*: 5,5% da dose é recuperada na urina, como doxorrubicina ou doxorrubicinol, após 72 horas.
- *Ajuste para função hepática*: se bilirrubina total (BT) entre 1,2 e 3 mg/dL, administrar 50% da dose. Se BT > 3 mg/dL, administrar 25% da dose.
- *Ajuste para função renal*: não é necessário.

Indicações
- Sarcoma de Kaposi relacionado à síndrome da imunodeficiência adquirida, câncer de mama, ovário e mieloma múltiplo.
- Uso *off-label*: doença de Castleman, linfoma cutâneo de células T (micose fungoide e síndrome de Sézary), sarcoma de tecidos moles avançado ou metastático e leiomiossarcoma uterino avançado ou recorrente.

Administração/diluição
- Administração endovenosa (EV) sob infusão intravenosa; administrar a uma velocidade inicial de 1 mg/min para minimizar o risco de reações infusionais; não administrar em *bolus* ou solução não diluída. Antes e após o término da administração, infundir 5 a 10 mL de solução de glicose 5%. Diluir exclusivamente em soro glicosado 5%. O fármaco não pode ser diluído em soro fisiológico, soluções bacteriostáticas ou outras soluções.
- Se dose < 90 mg, diluir em 250 mL de soro glicosado 5%.
- Se dose > 90 mg, diluir em 500 mL de soro glicosado 5%.

Estabilidade e armazenamento
- Frascos fechados, intactos, devem ser armazenados sob refrigeração (entre 2 e 8 °C).
- Após diluição em soro glicosado a 5%, a solução é estável por 24 horas, sob refrigeração.

Principais interações
Estudos formais quanto à interação de doxorrubicina lipossomal e outros medicamentos não foram realizados. Assim, recomenda-se cautela quando do uso concomitante a medicamentos que tenham interação conhecida com a doxorrubicina convencional.

Reações adversas
- *Hematológicas*: mielossupressão dose-limitante: neutropenia, trombocitopenia e anemia (nadir: 10 a 14 dias após a aplicação; recuperação medular: aproximadamente 21 dias após a aplicação).
- *Gastrointestinais*: náuseas, vômitos, mucosite, diarreia, constipação, anorexia, dispepsia e doença da membrana mucosa.
- *Cardiocirculatórias*: cardiomiopatia; os efeitos cardiotóxicos em longo prazo não foram adequadamente comparados àqueles decorrentes da doxorrubicina convencional.
- *Cutâneas*: eritrodisestesia palmo-plantar, *rash* cutâneo e alopecia.
- *Sistema nervoso central*: fadiga, cefaleia.
- *Musculoesqueléticas*: astenia, dor nas costas.
- *Respiratórias*: faringite, dispneia.
- *Outras*: febre, reações infusionais.

Precauções
- Certificar-se dos parâmetros hematológicos e hepáticos antes da aplicação da doxorrubicina lipossomal.

- *Apesar de não ser um medicamento comprovadamente vesicante, é irritante;* portanto, recomenda-se aplicação cuidadosa, observando-se a técnica e as medidas de prevenção do extravasamento, bem como técnicas para alívio dos sinais e sintomas irritativos.
- Aconselha-se o uso de cateter central com bom fluxo e refluxo para garantir uma aplicação mais segura.
- *Incompatibilidade com*: anfotericina B, buprenorfina, cefoperazona, ceftazidima, docetaxel, dexametasona, heparina, hidrocortisona, hidroxizina, diazepan, manitol, meperidina, metoclopramida, mitoxantrona, morfina, ofloxacina, paclitaxel, aminofilina, fluoruracila, cefalotina, furosemida, alopurinol, gálio, piperacilina, prometazina, bicarbonato de sódio, soro fisiológico, soluções bacteriostáticas e equipos com filtro.
- Certificar-se da normalidade cardiocirculatória pré-infusão do medicamento. Deve ser avaliado pelo médico o risco-benefício do uso de doxorrubicina lipossomal em pacientes cardíacos. Aconselha-se a não administração caso a função cardíaca do paciente esteja significativamente comprometida (fração de ejeção < 45%, angina de peito, arritmia cardíaca ou infarto do miocárdio recente).
- Estar alerta aos sinais e sintomas de toxicidade cardíaca aguda e crônica. Parar a infusão caso o paciente apresente sinais e sintomas de insuficiência cardíaca, arritmias, angina e/ou taquicardia. Acompanhar a execução e resultados de ECG e ecocardiograma.
- Advertir o paciente quanto ao risco de ocorrência de síndrome mão-pé ou estomatite.
- Monitorar pacientes diabéticos em uso de doxorrubicina lipossomal, uma vez que é administrada em soro glicosado 5%.
- Orientar o paciente quanto à possibilidade de apresentar urina de cor avermelhada ou alaranjada durante 1 a 2 dias após a administração da medicação.
- Estar alerta às reações de hipersensibilidade. Caso ocorram, diminuir a velocidade ou interromper a infusão e intervir conforme protocolo institucional.

Epirrubicina

Apresentação
- Frasco-ampola contendo substância liofilizada de 10 e 50 mg.
- Frasco-ampola contendo solução injetável de 10 mg/5 mL e 50 mg/25 mL.

Classificação
Antibiótico antineoplásico; antraciclina.

Mecanismo de ação
Intercala-se e liga-se ao DNA, bloqueando a síntese do DNA e do RNA e a atividade mitótica. Inibe a topoisomerase II, formando um complexo DNA-topoisomerase que pode ser clivado

Farmacocinética
- *Distribuição*: distribui-se rapidamente e amplamente pelos tecidos. Não atravessa a barreira hematoencefálica em quantidades detectáveis. Liga-se extensivamente (cerca de 77%) às proteínas plasmáticas. Volume de distribuição de 21 a 27 L/kg.
- *Meia-vida*: tem meia-vida de eliminação de 30 a 40 horas para o composto original e de 20 a 31 horas para o metabólito epirrubicinol; terminal de 33 horas, em média.
- *Metabolismo*: é metabolizada pelo fígado. Os principais metabólitos encontrados são o epirrubicinol e os glicuronídeos da epirrubicina e do epirrubicinol.
- *Excreção*: é excretada principalmente pela bile (40% da dose em 72 horas). Entre 9% e 10% do fármaco é encontrado na urina em 48 horas.
- *Ajuste para função hepática*: se bilirrubina total (BT) entre 1,2 e 3 mg/dL ou AST entre 2 e 4 vezes o limite superior normal (LSN), iniciar com 50% da dose. Se BT > 3 mg/dL ou AST > 4 vezes o LSN, administrar 25% da dose.

- *Ajuste para função renal*: não há recomendação específica; porém, doses iniciais mais baixas devem ser consideradas em pacientes com insuficiência renal grave (creatinina sérica > 5 mg/dL).

Indicações

- Carcinoma de mama, pulmão de pequenas células e não pequenas células, fígado, pâncreas, estômago, reto-sigmoide, ovário e de região cervicofacial; leucemia não linfocítica aguda, sarcomas, linfomas não Hodgkin e Hodgkin.
- Intravesical para carcinoma de células transicionais de bexiga (carcinoma *in situ*) e na profilaxia das recidivas após ressecção transuretral.

Administração/diluição

- Administração endovenosa (EV) em *push* ou sob infusão, intravesical (IV). Raramente intra-arterial (IA), intrapleural e intraperitoneal.
- Reconstituir em água destilada ou solução fisiológica em concentração de 2 mg/mL (válido para as apresentações liofilizadas). Para aplicação sob infusão, o medicamento pode ser diluído em soro fisiológico ou soro glicosado 5% e administrado entre 3 e 30 minutos. Para aplicação intravesical, o medicamento deve ser instilado na bexiga usando-se um cateter e nela ficar retido por 1 hora. Durante a instilação, o paciente deve ser rotacionado para garantir o contato mais amplo possível da solução com a mucosa vesical da pelve.

Estabilidade e armazenamento

- Frascos intactos contendo pó liofilizado devem ser armazenados em temperatura ambiente (entre 15 e 30 °C), ao abrigo da luz.
- Frascos intactos contendo solução injetável devem ser armazenados sob refrigeração (entre 2 e 8 °C), ao abrigo da luz.
- Após reconstituição e/ou diluição, é quimicamente estável por 24 horas em temperatura ambiente (entre 15 e 30 °C) ou 48 horas sob refrigeração (entre 2 e 8 °C).

Principais interações

- *Com bloqueadores de canal de cálcio (p. ex., verapamil)*: a cardiotoxicidade induzida por antraciclina pode ser aumentada.
- *Com cimetidina*: diminuição do *clearance* de epirrubicina e aumento do risco de toxicidade.
- *Com paclitaxel*: aumento da toxicidade de epirrubicina (hematológica e cardíaca).
- *Com pertuzumabe*: risco aumentado de cardiomiopatia.
- *Com trastuzumabe*: aumento da toxicidade cardíaca.
- *Com radioterapia*: aumento de toxicidade.

Reações adversas

- *Hematológicas*: mielossupressão, leucopenia, trombocitopenia e anemia (nadir: 10 a 14 dias, recuperação medular: 21 dias).
- *Gastrointestinais*: náuseas e vômitos (50% dos pacientes); anorexia; diarreia; mucosite (5 a 10 dias depois, 12% dos pacientes), apresentando-se na forma de estomatite, com áreas de erosões dolorosas que ocorrem principalmente ao longo da língua e na mucosa sublingual.
- *Cardiocirculatórias*: cardiotoxicidade: arritmias agudas (geralmente transitórias e reversíveis, em 2% a 47% dos pacientes), incluindo achatamento ou inversão da onda T e depressão do segmento ST; cardiomiopatia dose-dependente, manifestada por insuficiência cardíaca congestiva, insuficiência ventricular esquerda; é menos cardiotóxica do que a doxorrubicina.
- *Cutâneas*: alopecia intensa (60% a 90% dos pacientes, intensidade dose-dependente), porém reversível, com o crescimento de todo o cabelo geralmente ocorrendo de 2 a 3 meses após o término da terapia; tromboflebite no local da aplicação; dermatite;

urticária; prurido; recidiva de reação cutânea em pacientes submetidos previamente à radioterapia; hiperpigmentação do leito ungueal e das dobras cutâneas (principalmente em crianças e negros); hiperemia cutânea (principalmente em face); extravasamento ocasiona grave lesão tecidual e necrose.

- *Outras*: hepatotoxicidade (dose-limitante); urina avermelhada (até 24 horas após a administração do medicamento); anafilaxia rara (febre, tremores, urticária); fadiga; cefaleia; cistite química (às vezes hemorrágica, após administração intravesical); teratogenicidade e carcinogenicidade.

Precauções

- Certificar-se dos parâmetros hematológicos e hepáticos antes de cada aplicação.
- *É vesicante e irritante!* A aplicação através de acesso periférico deve ser realizada exclusivamente por equipe de enfermagem especializada. Quando aplicada através de cateteres, certificar-se *sempre* de retorno venoso franco antes da aplicação.
- *Incompatibilidade com*: heparina, fluoruracila, ifosfamida com mesna e soluções de pH alcalino.
- A epirrubicina está associada a moderado a alto potencial emetogênico (dependendo do protocolo de tratamento); recomenda-se o uso de antieméticos apropriados para prevenção de náuseas e vômitos.
- A velocidade de administração depende do calibre da veia e da dosagem. Não administrar em menos de 3 minutos; diminuir a velocidade de aplicação e/ou aumentar o fluxo de soro caso o paciente sinta dor ou queimação ao longo da veia ou haja diminuição do retorno venoso.
- Administração sob infusão superior a 30 minutos *não* deve ser feita através de acesso periférico puncionado com *scalp* ou jelco. Nesse caso, recomenda-se o uso de cateter central com bom fluxo e refluxo.
- Certificar-se da normalidade cardiocirculatória pré-infusão da epirrubicina. Deve ser avaliado pelo médico o risco-benefício do uso de epirrubicina em pacientes cardíacos. Aconselha-se a não administração caso a função cardíaca do paciente esteja significativamente comprometida (fração de ejeção < 45%, angina de peito, arritmia cardíaca ou infarto do miocárdio recente).
- *Controlar rigorosamente as doses aplicadas*: não exceder 900 mg/m². Pacientes submetidos a radioterapia torácica, previamente tratados com outros antracíclicos, acima de 60 anos ou com doença cardíaca preexistente têm dose máxima cumulativa inferior.
- Estar alerta aos sinais e sintomas de toxicidade cardíaca aguda e crônica. Parar a infusão caso o paciente apresente sinais e sintomas de insuficiência cardíaca, arritmias, angina e/ou taquicardia. Acompanhar a execução e resultados de eletrocardiograma (ECG), ecocardiograma e, eventualmente, exames de angiografia por radioisótopos para determinação da fração de ejeção cardíaca.
- Informar o paciente quanto à possibilidade de apresentar urina de cor avermelhada durante 1 a 2 dias após a administração da epirrubicina.
- Atenção para os cuidados e complicações relativos à aplicação intravesical. Para evitar diluição indevida pela urina, o paciente deve ser orientado a não ingerir qualquer tipo de líquido nas 12 horas que antecedem a instilação.

Idarrubicina

Apresentação

- Frasco-ampola contendo 5 e 10 mg de substância liofilizada.

Classificação

Antibiótico antineoplásico; antraciclina.

Mecanismo de ação

Antracíclico, com atividade antitumoral semelhante à da daunorrubicina. Intercala-se ao DNA, interage com a topoisomerase II e ocasiona inibição da síntese do DNA. Tem propriedades lipofílicas superiores às de outros antracíclicos, o que resulta em índices de captação celular superiores. Agente ciclocelular específico (fase G_2).

Farmacocinética

- *Absorção*: via oral rápida, com pico em 2 a 4 horas.
- *Distribuição*: apresenta volume de distribuição de 1.700 a 1.800 L/m². Cerca de 94% (idarrubicinol) a 97% (idarrubicina) ligam-se às proteínas plasmáticas. Atravessa a barreira hematoencefálica. As concentrações de idarrubicina e idarrubicinol nas células nucleadas do sangue e nas células da medula óssea são 100 vezes maiores do que as concentrações plasmáticas.
- *Metabolismo*: é metabolizada primariamente no fígado, tendo como metabólito ativo o idarrubicinol.
- *Meia-vida*: 11 a 25 horas (idarrubicina) e 41 a 69 horas (idarrubicinol).
- *Excreção*: principalmente biliar (cerca de 17%); urina: 8% a 10% como idarrubicinol e 2% a 7% como idarrubicina.
- *Ajuste para função hepática*: se bilirrubina total (BT) entre 1,6 e 5 mg/dL, administrar 50% da dose. Se BT > 5 mg/dL, o uso não é recomendado.
- *Ajuste para função renal*: se ClCr entre 10 e 50 mL/min, administrar 75% da dose; se ClCr < 10 mL/min, administrar 50% da dose. Se paciente em hemodiálise, não é necessária dose suplementar.

Indicações

- Leucemia mieloide aguda (LMA) para indução de remissão na terapia de primeira linha ou em pacientes recidivados ou resistentes; leucemia linfocítica aguda (LLA) como tratamento de segunda linha em adultos e crianças.
- Uso *off-label*: fase blástica de leucemia mieloide crônica (LMC).

Administração/diluição

- Endovenosa (EV). Reconstituir o frasco-ampola de 5 mg em 5 mL de água destilada e o frasco-ampola de 10 mg em 10 mL. A dose prescrita deve ser diluída em soro fisiológico ou glicose 5%. A duração da infusão deverá ser acima de 5 a 10 minutos; recomenda-se administrar entre 10 e 15 minutos. Infusão direta em *push* não é recomendada, pelo risco de extravasamento, que pode ocorrer mesmo na presença de retorno sanguíneo adequado à aspiração com a agulha.

Estabilidade e armazenamento

- Frascos intactos devem ser armazenados em temperatura ambiente (entre 15 e 30 °C).
- Após reconstituição/diluição, a solução é estável por 48 horas sob refrigeração (entre 2 e 8 °C) ou até 24 horas em temperatura ambiente (entre 15 e 30 °C).

Principais interações

- *Com radioterapia*: aumento da toxicidade.
- *Com outros fármacos potencialmente cardiotóxicos, assim como com o uso concomitante de outros compostos cardioativos (p. ex., bloqueadores do canal de cálcio)*: requer a monitoração da função cardíaca durante o tratamento.

Reações adversas

- *Hematológicas*: mielodepressão dose-limitante: leucopenia (nadir: 10 a 15 dias, recuperação: 21 a 28 dias após a aplicação), trombocitopenia e anemia.

- *Gastrointestinais*: náuseas e vômitos; mucosite; diarreia e hemorragia gastrointestinal.
- *Cutâneas*: alopecia; erupções cutâneas (*rash* cutâneo) e urticária.
- *Cardiovasculares*: cardiotoxicidade (inferior à da doxorrubicina e da daunorrubicina): arritmias agudas transitórias, redução persistente da voltagem do QRS, aumento do intervalo de tempo sistólico, diminuição da fração de ejeção do ventrículo esquerdo; após doses cumulativas (150 a 290 mg/m^2), cardiomiopatia.
- *Outras*: elevação transitória das transaminases e bilirrubinas; cefaleia; urina de cor avermelhada 1 a 2 dias após a aplicação.

Precauções

- Certificar-se dos parâmetros hematológicos, hepáticos e renais antes da aplicação de idarrubicina.
- É *vesicante* e *irritante!* A aplicação através de acesso periférico deve ser realizada exclusivamente por equipe de enfermagem especializada. Quando aplicada através de cateteres, certificar-se *sempre* de retorno venoso franco antes da aplicação.
- A idarrubicina está associada a moderado a alto potencial emetogênico; recomenda-se o uso de antieméticos apropriados para prevenção de náuseas e vômitos.
- Certificar-se da normalidade cardiocirculatória pré-infusão do fármaco. Deve ser avaliado pelo médico o risco-benefício do uso de idarrubicina em pacientes com doença cardíaca preexistente e já submetidos a tratamento com antracíclicos, em doses cumulativas elevadas. Seu uso não é recomendado em pacientes que receberam irradiação corporal total e/ou foram submetidos a transplante de medula óssea.
- Controlar rigorosamente as doses aplicadas. Os limites da dose cumulativa para cloridrato de idarrubicina não foram definidos; porém, cardiomiopatia relacionada à idarrubicina foi relatada em 5% dos pacientes que receberam doses cumulativas EV de 150 a 290 mg/m^2.
- Estar alerta aos sinais e sintomas de toxicidade cardíaca aguda e crônica. Parar a infusão caso o paciente apresente sinais e sintomas de insuficiência cardíaca, arritmias, angina e/ou taquicardia. Acompanhar a execução e resultados de ECG (eletrocardiograma), ecocardiograma e, eventualmente, exames de angiografia por radioisótopos para determinação da fração de ejeção cardíaca.
- Orientar o paciente quanto à possibilidade de apresentar urina de cor avermelhada durante 1 a 2 dias após administração da medicação.

Mitomicina

Apresentação

- Frasco-ampola contendo 5 mg de substância liofilizada.

Observação: Mitomicina foi descontinuada no Brasil, assim como em vários países. Entretanto, optamos por descrevê-la, em razão do seu uso em alguns casos de câncer de bexiga.

Classificação

Antibiótico antineoplásico.

Mecanismo de ação

Derivado de culturas de *Streptomyces caespitosus*. Atua como agente alquilante, inibindo a síntese de RNA, proteínas e DNA principalmente. Agente ciclocelular não específico.

Farmacocinética

- *Distribuição*: após administração endovenosa, o fármaco é rapidamente e amplamente distribuído aos tecidos corporais. Volume de distribuição de 22 L/m².
- *Metabolismo*: bioativação, *principalmente* pelas enzimas microssomais hepáticas; porém, também se processa em outros tecidos, como baço e rins.

- *Meia-vida*: tem meia-vida de eliminação de cerca de 50 minutos.
- *Excreção*: é eliminada pela urina, < 10% como fármaco inalterado, detectado também nas fezes.
- *Ajuste para função hepática*: não há diretrizes específicas.
- *Ajuste para função renal*: uso não recomendado se creatinina sérica > 1,7 mg/dL. Se ClCr < 10 mL/min, administrar 75% da dose usual.

Indicações
- Adenocarcinoma disseminado de estômago e pâncreas.
- Usos *off-label*: câncer de bexiga (células transicionais), câncer avançado de esôfago, câncer de cabeça e pescoço, pulmão de não pequenas células e reto; carcinoma hepatocelular (quimioembolização).

Administração/diluição
- Endovenosa (EV) em *push*, intravesical, intra-arterial (IA), intrapleural e intraperitoneal.
- Reconstituir cada frasco de 5 mg em 10 mL de água destilada ou soro fisiológico (concentração de 0,5 mg/mL). Se necessário, diluição posterior em soro fisiológico de 10 a 50 mL. Administrar em *push/bolus*.
- Para aplicação intravesical, recomenda-se diluição com água destilada a uma concentração de 1 mg/mL. A solução instilada na bexiga deve ser retida por 2 horas.

Estabilidade e armazenamento
- Frascos intactos devem ser armazenados em temperatura ambiente (entre 15 e 30 °C), protegidos da luz. Evitar calor excessivo (acima de 40 °C).
- Após reconstituição (0,5 mg/mL, é estável por 7 dias em temperatura ambiente (entre 15 e 30 °C) e por 14 dias sob refrigeração (entre 2 e 8 °C). Atenção para os riscos de contaminaçao biológica.
- Após reconstituição com água destilada, a uma concentração de 1 mg/mL, é estável por 7 dias em temperatura ambiente (entre 15 e 30 °C). Atenção para os riscos de contaminaçao biológica. Não devem ser guardadas sob refrigeração, pelo risco de precipitação.
- Após diluição (0,2 a 0,4 mg/mL) em temperatura ambiente (entre 15 e 30 °C), é estável:
  - *em soro glicosado 5%*: por até 3 horas;
  - *em soro fisiológico*: por até 12 horas;
  - *em ringer lactato*: por até 24 horas.

Principais interações
- *Com sulfato de dextran e uroquinase*: aumenta a atividade citotóxica.
- *Com radioterapia*: aumenta a toxicidade.

Reações adversas
- *Hematológicas*: mielodepressão: leucopenia, trombocitopenia, anemia (dose-limitante, tardia e cumulativa; nadir: 4 semanas, recuperação medular: 8 a 10 semanas após a administração) raramente irreversível.
- *Gastrointestinais*: vômitos (início de 30 minutos a 2 horas após a administração, podendo persistir por 3 a 4 horas); náuseas (persiste por 2 a 3 dias); anorexia.
- *Neurológicas*: febre.

Precauções
- Certificar-se dos parâmetros hematológicos e hepáticos antes da aplicação.
- Incompatibilidade com: bleomicina, aztreonam, cefepima, filgrastim, piperacilina, sargramostim, fosfato de etoposídeo, topotecana, gencitabina, heparina e vinorelbina.

- É *vesicante!* A aplicação através de acesso periférico deve ser realizada exclusivamente por equipe de enfermagem especializada. Quando aplicada através de cateteres, certificar-se *sempre* de retorno venoso franco antes da aplicação.
- Administração em *push* (se acesso periférico: deve ser aplicado por equipe de enfermagem especializada):
  - Não interromper o fluxo de soro enquanto se aplica o medicamento (soro fisiológico ou ringer lactato).
  - *Velocidade de administração*: em 3 a 5 minutos.
  - Diminuir a velocidade de aplicação e/ou aumentar o fluxo de soro caso o paciente sinta dor ou queimação ao longo da veia ou haja diminuição do retorno venoso.
- Administração sob infusão superior a 30 minutos *não* deve ser feita através de acesso periférico puncionado com *scalp* ou jelco. Nesse caso, é recomendado o uso de cateter central com bom fluxo e refluxo.
- Para aplicação intravesical, a bexiga deve ser esvaziada (paciente é cateterizado) antes da instilação da mitomicina. A solução instilada deve ser retida na bexiga por 2 horas, e o paciente deve alterar sua posição a cada 15 minutos, permitindo uma área de contato máxima.
- Monitorar o paciente para a ocorrência de dispneia aguda ou broncoespasmo durante a administração de mitomicina. Risco de toxicidade pulmonar aumentada com doses cumulativas maiores que 60 mg.
- Atenção para os cuidados e complicações relativos à aplicação intra-arterial, intravesical, intrapleural e intraperitoneal.

Mitoxantrona

Apresentação

- Frasco-ampola contendo 20 mg de solução injetável 10 mL (concentração de 2 mg/mL).

Classificação

Antibiótico antineoplásico/antracenediona.

Mecanismo de ação

Intercala-se ao DNA e inibe a atividade da topoisomerase II. Bloqueia a síntese de DNA, RNA e proteínas. Agente ciclocelular não específico.

Farmacocinética

- *Absorção*: disponível somente para uso endovenoso.
- *Distribuição*: após aplicação endovenosa, o fármaco é rapidamente e amplamente distribuído aos tecidos, incluindo coração, baço, fígado, tireoide, pâncreas e medula óssea. Cerca de 78% do fármaco liga-se às proteínas plasmáticas. Parece não atravessar a barreira hematoencefálica.
- *Metabolismo*: é metabolizado pelo fígado.
- *Meia-vida*: terminal variando de 23 a 215 horas; pode ser prolongada no comprometimento hepático.
- *Excreção*: é eliminado lentamente pelos rins e principalmente pelo sistema hepatobiliar. Em torno de 6% a 11% da dose é recuperada na urina e 13% a 25% nas fezes após 5 dias da administração.
- *Ajuste para função hepática*: não há diretrizes específicas; entretanto, pacientes com disfunção hepática severa (bilirrubina > 3,4 mg/dL) tem um AUC 3 vezes maior do que o de pacientes com função hepática normal. Recomenda-se considerar ajuste de dose.
- *Ajuste para função renal*: não há diretrizes específicas. Dose suplementar após hemodiálise não é necessária.

Indicações
- Leucemia mieloide aguda, câncer de mama e linfoma não Hodgkin.
- Usos *off-label*: câncer de ovário, próstata, *carcinoma* hepatocelular, leucemias recidivadas.

Administração/diluição
- Endovenosa (EV) em *push* ou sob infusão.
- Diluir em soro fisiológico ou soro glicosado 5%, de 50 a 100 mL. Administrar em um período não inferior a 5 minutos; geralmente em 15 a 30 minutos.

Estabilidade e armazenamento
- Frascos intactos devem ser armazenados sob refrigeração (entre 2 e 8 °C) e protegidos da luz.
- Frascos abertos são estáveis por 7 dias após a primeira perfuração sob condições assépticas adequadas.
- Após diluição (0,02 a 0,5 mg/mL), a solução é estável por até 7 dias em temperatura ambiente (25 °C), sem proteção da luz. Porém, em razão dos riscos de contaminação biológica, o laboratório recomenda descarte após 2 dias (48 horas).

Principais interações
- *Com alopurinol, colchicina e probenecida*: pode elevar o nível sanguíneo de ácido úrico.
- *Com quinolonas*: diminuição da absorção das quinolonas em decorrência de alteração da mucosa intestinal provocada pela mitoxantrona.

Reações adversas
- *Hematológicas*: mielodepressão: leucopenia, trombocitopenia, anemia (dose-limitante; nadir: 8 a 15 dias, recuperação medular: 3 semanas após a administração).
- *Endocrinometabólicas*: amenorreia, hiperglicemia, ganho ou perda de peso, aumento de gama-glutamil transferase.
- *Gastrointestinais*: náuseas, vômitos, mucosite, anorexia, diarreia, dispepsia, obstipação, dor abdominal, hemorragia gastrointestinal.
- *Cardiovasculares*: edema, doença cardíaca, arritmia cardíaca e alterações no eletrocardiograma.
- *Cutâneas*: alopecia; alterações nas unhas (faixas de cor púrpura).
- *Outras*: urina com coloração verde-azulada (até 48 horas após a administração do fármaco); esclerótica azulada; hepatotoxicidade incomum (elevação transitória das transaminases e bilirrubinas); nefrotoxicidade (elevação de ureia e creatinina, hematúria, proteinúria); hiperuricemia; cefaleia; fadiga.

Precauções
- Certificar-se dos parâmetros hematológicos, hepáticos e renais antes da aplicação do fármaco.
- *É irritante, com propriedades semelhantes às vesicantes.* A aplicação através de acesso periférico deve ser realizada exclusivamente por equipe de enfermagem especializada. Quando aplicada através de cateteres, certificar-se *sempre* de retorno venoso franco antes da aplicação.
- *Dose cumulativa máxima*: 160 a 200 mg/m² (dados variáveis em literatura); 120 mg/m² em pacientes previamente tratados com antracíclicos.
- *Incompatibilidade com*: heparina, fosfato de hidrocortisona, paclitaxel, doxorrubicina lipossomal, propofol, piperacilina, aztreonam e cefepima.

- Certificar-se da normalidade cardiocirculatória pré-infusão de mitoxantrona. Estar alerta aos sinais e sintomas de toxicidade cardíaca aguda e crônica, bem como à dose máxima cumulativa, principalmente em pacientes de maior risco (cardíacos, previamente tratados com antracíclicos ou submetidos a irradiação torácica).
- Parar a infusão caso o paciente apresente sinais e sintomas de insuficiência cardíaca, arritmias, angina e/ou taquicardia. Acompanhar a execução e resultados de ECG, ecocardiograma e, eventualmente, exames de angiografia por radioisótopos para determinação da fração de ejeção cardíaca.
- Orientar o paciente quanto à possibilidade de apresentar urina de cor verde-azulada durante 1 a 2 dias após a administração do fármaco.

Inibidores mitóticos
Cabazitaxel
Apresentação
Frasco-ampola contendo 1,5 mL de solução injetável *concentrada* de cabazitaxel 60 mg + 1 frasco-ampola com 4,5 mL de diluente. Cada mL do produto *concentrado* para infusão contém 40 mg de cabazitaxel.

Classificação
Inibidor mitótico; taxano.

Mecanismo de ação
Cabazitaxel liga-se à tubulina e promove sua agregação em microtúbulos, enquanto simultaneamente inibe sua dissociação. Isso conduz à estabilização dos microtúbulos, o que resulta na inibição das funções celulares de interfase e mitose. Age interrompendo a rede de microtúbulos nas células. Agente ciclocelular específico.

Farmacocinética
- *Absorção*: a concentração máxima é atingida após 1 hora de infusão endovenosa.
- *Distribuição*: o volume de distribuição é de 4.870 L (2.640 L/m^2 para um paciente com uma área de superfície corporal mediana de 1,84 m^2) no estado de equilíbrio. Cerca de 89% a 92% ligam-se às proteínas plasmáticas.
- *Metabolismo*: extensivamente hepático (superior a 95%), principalmente pela CYP3A4.
- *Meia-vida*: terminal de 95 horas.
- *Excreção*: principalmente fecal (76% como metabólitos), 3,7% renal (2,3% como fármaco inalterado).
- *Ajuste para função hepática*: se bilirrubina total entre 1 e 1,5 vez o limite superior normal (LSN) ou AST > 1,5 vez o LSN, reduzir a dose para 20 mg/m^2. Se bilirrubina total entre 1,5 e 3 vezes o LSN, reduzir a dose para 15 mg/m^2. Para bilirrubina maior que 3 vezes o LSN, a administração não é recomendada.
- *Ajuste para função renal*: usar com cautela em pacientes com comprometimento renal severo.

Indicações
- Tratamento de pacientes com câncer de próstata metastático resistente à castração (associado a prednisona ou prednisolona), previamente tratados com um regime contendo docetaxel.

Administração/diluição
- Administrar em infusão intravenosa de 1 hora. Diluir o frasco de solução concentrada de cabazitaxel com todo o conteúdo do frasco de diluente, o que resultará em uma so-

lução contendo 10 mg/mL de cabazitaxel. Para administração, diluir em 250 mL de soro fisiológico ou soro glicosado 5% a uma concentração de 0,10 a 0,26 mg/mL. Utilizar um filtro em linha com tamanho de poro nominal de 0,22 micra durante a administração. Não utilizar recipientes para infusão contendo PVC ou *kits* de infusão de poliuretano para o preparo e a administração da solução para infusão.

Estabilidade e armazenamento

- Embalagem original fechada deve ser armazenada em temperatura ambiente (entre 15 e 30 °C), protegida de umidade.
- Após diluição do concentrado com o frasco de diluente, é estável por 1 hora em temperatura ambiente (entre 15 e 30 °C).
- Após diluição final em soro fisiológico ou soro glicosado 5%, é estável por até 8 horas em temperatura ambiente (incluindo 1 hora de infusão) ou 48 horas sob refrigeração (entre 2 e 8 °C), incluindo o tempo de infusão.

Principais interações

- *Com inibidores fortes da CYP3A4*: pode resultar em aumento na concentração plasmática de cabazitaxel. Usar com cautela se associados e monitorar os sinais e/ou sintomas de toxicidade relacionada ao cabazitaxel.
- *Com indutores fortes da CYP3A4*: pode ocorrer diminuição dos níveis e da eficácia do cabazitaxel. Se possível, considerar outros tratamentos que não induzam a CYP3A4. Se usados concomitantemente, monitorar a eficácia do cabazitaxel.

Reações adversas

- *Gastrointestinais*: dor abdominal, anorexia, constipação, diminuição do apetite, diarreia, náusea e vômitos.
- *Geniturinárias*: hematúria, infecção do trato urinário.
- *Hematológicas*: anemia, leucopenia, neutropenia, trombocitopenia.
- *Outras*: fadiga, neuropatia periférica, artralgia, astenia, dor nas costas, infecções, tosse, dispneia e febre.

Precauções

- Certificar-se dos parâmetros hematológicos, hepáticos e renais antes da aplicação do medicamento.
- Os pacientes devem ser rigorosamente monitorados para reações de hipersensibilidade, especialmente durante a primeira e a segunda infusão. Reações de hipersensibilidade podem ocorrer em poucos minutos após o início da infusão de cabazitaxel; portanto, recursos e equipamentos para o tratamento de hipotensão e broncoespasmo devem estar disponíveis.
- Todos os pacientes devem ser pré-medicados com anti-histamínico, corticosteroide e antagonista H2, conforme recomendado, pelo menos 30 minutos antes da infusão, a fim de reduzir a incidência e a severidade de reações de hipersensibilidade.
- Pacientes que apresentarem diarreia após a administração de cabazitaxel devem ser tratados com medicamentos antidiarreicos comumente utilizados. Medidas apropriadas devem ser tomadas para reidratar os pacientes.
- Durante todo o tratamento, a hidratação adequada do paciente precisa ser assegurada, a fim de evitar complicações como insuficiência renal.
- A profilaxia primária com G-CSF deve ser considerada em pacientes com características clínicas de alto risco (idade > 65 anos, condição de desempenho ruim, episódios anteriores de neutropenia febril, extenso campo de radiação prévio, estado nutricional ruim ou outras comorbidades graves), que os predispõem ao aumento das complicações da neutropenia prolongada.

Docetaxel

Apresentação

- Frasco-ampola contendo solução injetável de 20 mg/1 mL, 80 mg/4 mL e 120 mg/6 mL.
- Frasco-ampola contendo 20 mg de docetaxel (anidro) em 0,5 mL de polissorbato 80 + 1,5 mL de diluente.
- Frasco-ampola contendo 80 mg de docetaxel (anidro) em 2 mL de polissorbato 80 + 6 mL de diluente.

Classificação

Inibidor mitótico; taxano.

Mecanismo de ação

Docetaxel é um agente antineoplásico que promove a agregação das tubulinas na formação e na estabilização dos microtúbulos, inibindo sua despolimerização e tornando-os não funcionantes, o que ocasiona um bloqueio da divisão celular na fase de metáfase. Trata-se de um agente radiossensibilizante. Agente ciclocelular específico da fase de mitose (fase M).

Farmacocinética

- *Distribuição*: volume de distribuição de 113 L; e a ligação às proteínas plasmáticas é superior a 95%.
- *Meia-vida*: após aplicação endovenosa, docetaxel exibe um padrão de eliminação trifásico, com uma meia-vida terminal de aproximadamente 11 horas.
- *Metabolismo*: é metabolizado pelo fígado, via CYP3A4, a metabólitos inativos.
- *Excreção*: é eliminado principalmente pelas fezes, 80% excretado após 48 horas como o maior metabólito; 8% como fármaco inalterado. De 5% a 6%, excreção urinária como fármaco inalterado.
- *Ajuste para função hepática*: se BT > limite superior normal (LSN) ou se AST e/ou ALT > 1,5 vez o LSN concomitante com fosfatase alcalina > 2,5 vezes o LSN, o uso não é recomendado.
- *Ajuste para função renal*: não é necessário. Pode ser administrado antes ou depois da hemodiálise.

Indicações

- Câncer de mama adjuvante, avançado ou metastático, câncer de pulmão de não pequenas células, câncer de próstata, câncer de ovário, cabeça e pescoço, adenocarcinoma gástrico.
- Uso *off-label*: pâncreas e sarcomas de tecidos moles.

Administração/diluição

- Administração endovenosa (EV) sob infusão.
- Para a apresentação de concentrado para infusão, é necessário reconstituir com o diluente próprio, a uma concentração de 10 mg/mL, antes da administração. Diluir a dose prescrita em 250 mL de soro fisiológico ou soro glicosado 5%. Para doses > 200 mg, diluir em volume maior de diluente, não excedendo a concentração de docetaxel de 0,74 mg/mL.

Estabilidade e armazenamento

- O armazenamento de frascos fechados de soluções injetáveis prontas para uso varia de acordo com o fabricante do medicamento, podendo ser armazenado entre 15 e 30 °C ou em temperatura inferior a 25 °C e protegido da luz. O congelamento não afeta a estabilidade do produto.
- A estabilidade após diluição em bolsas isentas de PVC varia conforme o fabricante do medicamento, sendo estável por 6 horas em temperatura ambiente (incluindo 1 hora de infusão) ou por 9 horas (incluindo 1 hora de infusão) em temperatura abaixo de

25 °C. Mantém estabilidade físico-química por 48 horas sob refrigeração (entre 2 e 8 °C), incluindo 1 hora de infusão, se diluído em bolsa de infusão isenta da PVC.

Principais interações

- *Com inibidores fortes da CYP3A4*: pode resultar em risco aumentado de toxicidade do docetaxel. Se associados, considerar redução de dose deste em 50%, monitorando de perto a toxicidade: febre, diarreia, anemia, leucopenia, trombocitopenia.
- *Com netupitanto*: a inibição da CYP3A4 pelo netupitanto pode resultar em risco aumentado de toxicidade do docetaxel. Considerar o uso de outro antagonista de Nk1.

Reações adversas

- *Hematológicas*: mielossupressão, leucopenia, trombocitopenia, anemia (dose-limitante; nadir: em média 7 dias; recuperação medular: em torno de 15 dias após a administração).
- *Gastrointestinais*: náuseas, vômitos e diarreia; mucosite.
- *Cutâneas*: alopecia; *rash* cutâneo, prurido, eritema, edema e descamação; extravasamento ocasiona eritema, edema, hiperpigmentação; síndrome mão-pé; alterações nas unhas (hipopigmentação ou hiperpigmentação, dor e, em 0,8%, perda).
- *Neurológicas*: neuropatia periférica.
- *Reações alérgicas*: *rash* local ou generalizado, urticária, prurido, febre, tremores, calafrios e dor lombar.
- *Outras*: retenção hídrica, hepatotoxicidade (elevação transitória das transaminases); dispneia, síndrome restritiva pulmonar, fadiga; astenia; conjuntivite; artralgia; mialgia.

Precauções

- Certificar-se dos parâmetros hematológicos e hepáticos antes da aplicação do medicamento.
- *Docetaxel é classificado como irritante, embora possível extravasamento tipo vesicante tenha sido relatado anteriormente*. Administrar cuidadosamente, observando a técnica e os cuidados para minimizar a irritação e prevenir extravasamento.
- *Incompatibilidade com*: anfotericina B, doxorrubicina lipossomal, metilprednisolona e nalbufina. Ciclosporina, terfenadina, cetoconazol, eritromicina e troleandomicina ocasionam alterações no metabolismo de docetaxel.
- Os derivados de taxanos devem ser infundidos antes dos derivados de platina (cisplatina, carboplatina) para limitar a mielossupressão e aumentar a eficácia.
- Recomenda-se administrar corticosteroides orais durante 3 dias, com início no dia anterior à administração do docetaxel, para prevenir e reduzir a incidência de reações de hipersensibilidade e a retenção hídrica.
- Monitorar o peso do paciente, e avaliar a presença de edema periférico.
- Os pacientes devem ser cuidadosamente monitorados para manifestações recentes de toxicidade gastrointestinal severa, em razão do risco de desenvolver enterocolite a qualquer momento, podendo resultar em morte logo no início do tratamento.
- Atenção ao tempo de infusão, que não deve ser inferior a 1 hora.

Eribulina
Apresentação

- Frasco-ampola contendo 1 mg/2 mL de mesilato de eribulina.

Classificação

Inibidor mitótico.

150 Terapêutica Oncológica para Enfermeiros e Farmacêuticos

Mecanismo de ação

A eribulina é um inibidor de microtúbulo do tipo não taxano, análogo sintético da halicondrina B, um produto natural isolado da esponja marinha *Halichondria okadai*. A eribulina inibe a fase de crescimento dos microtúbulos sem afetar a fase de encurtamento e sequestra a tubulina em agregados não produtivos. A eribulina exerce seus efeitos por meio de um mecanismo antimitótico que causa o bloqueio das fases G2/M do ciclo celular, a ruptura dos fusos mitóticos e, finalmente, a apoptose celular. Agente específico do ciclo celular.

Farmacocinética

- *Distribuição*: volume de distribuição de 43 a 114 L/m²; e a ligação às proteínas plasmáticas varia de 49% a 65%.
- *Metabolismo*: a metabolização da eribulina é insignificante; não há metabólitos importantes em humanos.
- *Meia-vida*: terminal de aproximadamente 40 horas.
- *Excreção*: aproximadamente 82% são eliminados nas fezes e 9% na urina (88% e 91% como fármaco inalterado nas fezes e na urina, respectivamente).
- *Ajuste para função hepática*: na insuficiência hepática leve, reduzir a dose para 1,1 mg/m². Se insuficiência hepática moderada, reduzir a dose para 0,7 mg/m².
- *Ajuste para função renal*: para ClCr > 50 mL/min, não é necessário ajuste de dose. Para ClCr entre 15 e 49 mL/min, reduzir a dose inicial para 1,1 mg/m².

Indicações

- Câncer de mama metastático e sarcoma de tecidos moles.

Administração/diluição

- EV em *push* não diluído ou diluído em 100 mL de soro fisiológico. Administrar entre 2 e 5 minutos. Não diluir nem administrar por meio de linha de infusão contendo soro glicosado 5%.

Estabilidade e armazenamento

- Frasco intacto, fechado, deve ser armazenado em temperatura ambiente (entre 15 e 30 °C), protegido de umidade.
- Após diluição em soro fisiológico (em concentração entre 0,02 e 0,2 mg/mL), é estável por 4 horas a 25 °C ou 24 horas sob refrigeração (entre 2 e 8 °C).

Principais interações

- Sem relevância clínica ou desconhecidas.

Reações adversas

- *Cardiovascular*: edema periférico.
- *Sistema nervoso central*: fadiga, neuropatia periférica e cefaleia.
- *Dermatológica*: alopecia.
- *Endocrinometabólicas*: hipocalemia, hipocalcemia, hipofosfatemia, perda de peso.
- *Gastrointestinais*: náusea, constipação, diarreia, vômito.
- *Hematológicas*: neutropenia (nadir: 13 dias; recuperação: em 8 dias) e anemia.
- *Hepática*: aumento sérico de transaminases (AST e ALT).
- *Musculoesqueléticas*: artralgia/mialgia; dor nas costas; dor óssea, dor na extremidade.
- *Outras*: tosse, dispneia, febre, infecção do trato urinário.

Precauções
- Certificar-se dos parâmetros hematológicos, hepáticos e renais antes da aplicação do fármaco.
- Monitorar atentamente sinais de neuropatia motora periférica e neuropatia sensorial. O desenvolvimento de neurotoxicidade periférica grave requer um atraso ou ajuste da dose.
- Pacientes com insuficiência cardíaca congestiva, bradiarritmias, ou que fazem uso de medicamentos que conhecidamente prolongam o intervalo QT, incluindo antiarrítmicos de Classe Ia e III, bem como anormalidades eletrolíticas, devem ser monitorados com ECG.
- Monitorar níveis de potássio e magnésio e corrigir distúrbios eletrolíticos antes do início da terapia com eribulina.

Paclitaxel
Apresentação
- Frasco-ampola contendo 30 mg/5 mL, 100 mg/16,7 mL, 150 mg/25 mL e 300 mg/50 mL.

Classificação
Inibidor mitótico; taxano.

Mecanismo de ação
Fármaco obtido por meio de processo de fermentação biossintética natural, ou seja, fermentação de células vegetais. O paclitaxel promove a agregação dos microtúbulos a partir dos dímeros de tubulina. Estabiliza os microtúbulos, prevenindo a despolimerização, o que resulta na inibição da dinâmica normal de reorganização da rede de microtúbulos essencial para as funções celulares. Também induz a formação anormal ou feixe de microtúbulos durante o ciclo celular e múltiplos ásteres de microtúbulos durante a mitose. Atua, provavelmente, como agente ciclocelular específico (fases G-2 e M).

Farmacocinética
- *Distribuição*: após aplicação endovenosa, distribui-se amplamente através do compartimento extracelular. Não atravessa a barreira hematoencefálica, porém penetra no líquido ascítico, atingindo concentração em torno de 40% da plasmática. O volume de distribuição varia de 227 a 688 L/m². Aproximadamente 89% do fármaco encontra-se ligado às proteínas séricas; a presença de cimetidina, ranitidina, dexametasona ou difenidramina não altera a taxa de ligação proteica do fármaco.
- *Metabolismo*: é rapidamente metabolizado pelo fígado, via CYP2C8 e CYP3A4, e seu metabólito (6-alfa-hidroxipaclitaxel) tem atividade citostática.
- *Meia-vida*: tem meia-vida de eliminação variável, de acordo com a dose e o tempo de infusão. Infusões de 24 horas: meia-vida terminal entre 16 e 53 horas. Infusões de 3 horas: meia-vida terminal entre 13 e 20 horas. Em crianças, a meia-vida terminal varia entre 4,6 e 17 horas (de acordo com a dose e o tempo de infusão).
- *Excreção*: cerca de 70% a 80% do fármaco é excretado via eliminação fecal. Menos de 10% são eliminados como fármaco inalterado. Menos de 10% do fármaco é depurado pelos rins. *A eliminação do paclitaxel é reduzida em um terço quando é administrada imediatamente após a cisplatina.*
- *Ajuste para função hepática*: pacientes com insuficiência hepática podem apresentar risco aumentado de toxicidade, particularmente mielossupressão graus III a IV. O ajuste de dose é recomendado:
  - *Para infusão de 3 horas*: administrar 175 mg/m² se transaminases < 10 vezes o limite superior normal (LSN) e bilirrubina total (BT) ≤ 1,25 vez o LSN. Administrar 135 mg/m² se transaminases < 10 vezes o LSN e BT entre 1,26 e 2 vezes o LSN. Administrar

90 mg/m² se transaminases < 10 vezes LSN e BT entre 2,01 e 5 vezes o LSN. Não administrar se transaminases ≥ 10 vezes o LSN ou BT > 5 vezes o LSN.
- *Para infusão de 24 horas*: administrar 135 mg/m² se transaminases < 2 vezes o LSN e BT ≤ 1,5 mg/dL. Administrar 100 mg/m² se transaminases entre 2 e 10 vezes o LSN e BT ≤ 1,5 mg/dL. Administrar 50 mg/m² se transaminases < 10 vezes LSN e BT entre 1,6 e 7,5 mg/dL. Não administrar se transaminases ≥ 10 vezes o LSN ou BT > 7,5 mg/dL.
- *Ajuste para função renal*: não é necessário; paclitaxel não é dialisável.

Indicações
- Carcinoma avançado de ovário, câncer de mama, câncer de pulmão de não pequenas células e sarcoma de Kaposi (tratamento de segunda linha).
- Uso *off-label*: câncer de cabeça e pescoço, estômago e melanoma.

Administração/diluição
- Endovenosa (EV) sob infusão ou intraperitoneal.
- Diluir em soro fisiológico, soro glicosado 5%, soro glicofisiológico ou ringer com lactato em concentração entre 0,3 e 1,2 mg/mL. O contato da solução concentrada ou diluída com materiais plásticos de PVC ocasiona desprendimento do plastificante di-2-etilexilftalato (DEHP). Para evitar exposição do paciente a esse material, *utilizar exclusivamente frascos de vidro e/ou bolsas e equipos de materiais plásticos poliolefínicos (polietileno ou polipropileno)*.
- Administrar paclitaxel no tempo de infusão recomendado pelo protocolo, que pode variar de 1 a 96 horas (mais comum: 3 a 24 horas), sempre através de equipos com *filtro de membrana microporosa de 0,22 micra*.

Estabilidade e armazenamento
- Frascos intactos devem ser armazenados em temperatura ambiente (entre 15 e 30 °C), ao abrigo da luz. Nem congelamento nem refrigeração afetam negativamente o produto.
- Após diluição, a solução é estável por até 27 horas em temperatura ambiente (aproximadamente 25 °C).

Principais interações
- *Com cisplatina*: aumenta a neurotoxicidade. A administração da cisplatina antes do paclitaxel diminui o *clearance* deste último em 25% a 33% e pode aumentar a neutropenia.
- *Com dissulfiram*: desenvolvimento de reações agudas de intolerância ao álcool.
- *Com doxorrubicina*: aumenta os níveis plasmáticos de doxorrubicina. Pode aumentar a toxicidade cardíaca pela doxorrubicina.
- *Com metronidazol e derivados*: desenvolvimento de reações agudas de intolerância ao álcool.
- *Com varfarina*: pode aumentar o efeito anticoagulante da varfarina.

Reações adversas
- *Hematológicas*: leucopenia, trombocitopenia, anemia (dose-limitante; dose-dependente; mais comum em infusões prolongadas; nadir: 8 a 11 dias, recuperação medular: em torno de 17 a 21 dias após a administração).
- *Gastrointestinais*: náuseas, vômitos, mucosite (dose-relacionada e cumulativa, mais frequente em infusões prolongadas), diarreia.
- *Cutâneas*: alopecia e *rash* cutâneo.
- *Neurológicas*: neuropatia periférica (dose-dependente, dose-limitante e cumulativa; ocorre em aproximadamente 62% dos pacientes; mais frequente com doses acima de 170 mg/m², em pacientes com história de uso de álcool, diabetes ou neuropatia diabé-

tica; geralmente reversível após alguns meses de término do tratamento), caracterizada por: formigamento, adormecimento e dor em mãos e pés, alterações motoras finas, dificuldade para andar, perda dos reflexos tendinosos profundos e mialgias e artralgias transitórias, especialmente em articulações de membros (início 2 a 3 dias depois, melhora em 2 a 4 dias); fraqueza generalizada e fadiga.
- *Cardiovasculares*: rubor, alteração do ECG, edema e hipotensão.
- *Outras*: reações de hipersensibilidade, reações no local de infusão, infecção e hepatotoxicidade (elevação transitória das transaminases, hiperbilirrubinemia).

Precauções
- Certificar-se dos parâmetros hematológicos e hepáticos antes da aplicação de paclitaxel.
- É *vesicante fraco*. Aplicar cuidadosamente, observando a técnica e os cuidados para prevenir o extravasamento.
- *Incompatibilidade com*: anfotericina B, clorpromazina, doxorrubicina lipossomal, hidroxizina, metilprednisolona e mitoxantrona, além de bolsas e equipos de PVC.
- A administração de paclitaxel deve *sempre* ser precedida de medicamentos para prevenir reações graves de hipersensibilidade, como corticosteroides, anti-histamínicos e antagonistas H2. Recomenda-se administrar dexametasona 20 mg, VO, 2 vezes (12 e 6 horas antes da administração do paclitaxel), ou EV, 20 mg, 30 a 60 minutos antes; difenidramina 50 mg, EV, 30 a 60 minutos antes; e cimetidina 300 mg, EV, 30 a 60 minutos antes da administração do paclitaxel.
- Recomenda-se a monitorização frequente dos sinais vitais, particularmente durante a primeira hora de infusão. Aproximadamente 78% das reações alérgicas acontecem nos primeiros 20 minutos de infusão, com mais frequência nos primeiros 3 minutos. São caracterizadas comumente por hiperemia cutânea, hipotensão, dispneia com broncoespasmo, taquicardia e urticária. Em geral, não estão relacionadas à dose ou ao tempo de infusão, mas provavelmente são potencializadas pelo álcool desidratado e o óleo de rícino polioxietilado (cremofor) presentes na fórmula.
- Quando associado à cisplatina, *sempre se administra primeiro o paclitaxel*.
- Monitorar a função cardíaca em pacientes com distúrbios de condução.

Vimblastina
Apresentação
- Frasco-ampola contendo solução injetável de 10 mg.

Classificação
Inibidor mitótico; alcaloide da vinca.

Mecanismo de ação
Alcaloide extraído da pervinca, ou *Vinca rosea linn*, que inibe a formação dos microtúbulos no fuso mitótico, resultando em uma parada da divisão celular na metáfase. Inibe a síntese de DNA, RNA e proteínas. Agente ciclocelular específico (fase M).

Farmacocinética
- *Absorção*: não tem boa absorção oral.
- *Distribuição*: após aplicação endovenosa, distribui-se rapidamente e amplamente aos tecidos corporais. Atravessa a membrana hematoencefálica, mas não atinge níveis terapêuticos no liquor. Volume de distribuição: 27,3 L/kg.
- *Metabolismo*: hepático, via CYP3A4, ao metabólito ativo.
- *Meia-vida*: tem meia-vida terminal entre 20 e 25 horas.
- *Excreção*: 95% fecal e menos de 1% renal, como fármaco inalterado.

- *Ajuste para função hepática*: se BT entre 1,5 e 3 mg/dL ou transaminases 2 a 3 vezes maior que o LSN, administrar 50% da dose; se BT superior a 3 vezes o LSN, não administrar.
- *Ajuste para função renal*: não é necessário.

Indicações
- Linfoma de Hodgkin, linfomas não Hodgkin, linfoma cutâneo de células T avançado (micose fungoide), carcinoma de testículo, sarcoma de Kaposi, histiocitose X, coriocarcinoma e câncer de mama.
- Uso *off-label*: melanoma, câncer de rim e pulmão.

Administração/diluição
- Endovenosa (EV) em *push* ou sob infusão.
- A solução pode ser diluída em soro fisiológico (preferencialmente) ou soro glicosado 5%, porém em um volume de até 100 mL, pois não é recomendada a diluição em volumes maiores que esse. Administrar vimblastina em infusões curtas (máximo, 30 minutos). A administração prolongada (30 a 60 minutos) e em volumes maiores aumenta a frequência de irritações na veia e o risco de extravasamento.

Estabilidade e armazenamento
- Frascos intactos devem ser armazenados sob refrigeração (entre 2 e 8 °C), ao abrigo da luz.
- Após diluição (0,02 mg/mL de soro fisiológico) é estável por até 21 dias em temperatura entre 4 e 25 °C; porém, atenção aos riscos de contaminação microbiológica.

Principais interações
- *Com metotrexato*: aumenta a incorporação de metotrexato pelas células neoplásicas, potencializando seu efeito terapêutico: permite redução de dose do metotrexato.
- *Com bleomicina*: aumenta a incidência de Raynaud e tem ação sinérgica se a vimblastina for aplicada primeiro.
- *Com bleomicina e cisplatina*: o tratamento quimioterápico combinado de vimblastina, bleomicina e cisplatina pode causar toxicidade cardiovascular severa, com risco à vida. Essa combinação é bastante eficaz no tratamento do câncer de testículo, porém apresenta alto risco de toxicidade.
- *Com inibidores da CYP3A4*: os níveis e os efeitos da vimblastina podem ser aumentados.
- *Com indutores da CYP3A4*: os níveis e os efeitos da vimblastina podem ser diminuídos.
- *Com mitomicina*: potencializa o broncoespasmo e as alterações pulmonares agudas.
- *Com radioterapia*: aumenta toxicidade.

Reações adversas
- *Hematológicas*: leucopenia, trombocitopenia, anemia (dose-limitante; nadir: 5 a 10 dias, recuperação medular: 7 a 14 dias após a administração).
- *Gastrointestinais*: náuseas; vômitos; obstipação; íleo paralítico; anorexia; diarreia; mucosite; cólica abdominal; hemorragia gastrointestinal.
- *Cutâneas*: alopecia; erupção cutânea; fotossensibilidade.
- *Neurológicas*: efeitos dose-relacionados, tem neurotoxicidade menor que a da vincristina; neuropatia periférica (redução de reflexos profundos do tendão, parestesias, formigamentos, paralisias); neuropatia do sistema nervoso autônomo (constipação, íleo paralítico, retenção urinária, hipotensão ortostática); mialgias; síndrome de Raynaud; cefaleia; depressão; vertigem; fadiga; fraqueza.
- *Outras*: toxicidade pulmonar (broncoespasmo e dispneia aguda, principalmente quando associada à mitomicina; síndrome da secreção inapropriada do hormônio antidiurético; febre; cardiotoxicidade isquêmica; hipertensão; taquicardia; dor em região tumoral; supressão gonadal (oligo ou azoospermia).

Terapia Antineoplásica **155**

Precauções
- Certificar-se dos parâmetros hematológicos e hepáticos antes da aplicação de vimblastina.
- É *vesicante!* A aplicação através de acesso periférico deve ser realizada exclusivamente por equipe de enfermagem especializada. Quando aplicada através de cateteres, certificar-se *sempre* de retorno venoso franco antes da aplicação.
- Administração em *push* (se acesso periférico: deve ser aplicada por equipe de enfermagem especializada):
  - Não interromper o fluxo de soro enquanto se aplica o medicamento.
  - Diminuir a velocidade de aplicação e/ou aumentar o fluxo de soro caso o paciente sinta dor ou queimação ao longo da veia ou haja diminuição do retorno venoso.

Vincristina
Apresentação
- Frasco-ampola contendo solução injetável de 1 mg.

Classificação
Inibidor mitótico; alcaloide da vinca.

Mecanismo de ação
Alcaloide extraído da *Vinca rosea* que se liga à proteína dos microtúbulos celulares, promovendo sua ruptura e causando bloqueio da divisão celular durante a metáfase. Agente ciclocelular específico (fases S e M).

Farmacocinética
- *Distribuição*: após aplicação endovenosa, distribui-se rapidamente e amplamente aos tecidos corporais e às células sanguíneas, em especial aos glóbulos vermelhos e plaquetas. Atravessa a membrana hematoencefálica, mas não atinge níveis terapêuticos no liquor. Volume de distribuição é alto e variável, cerca de 56 a 1.165 L/m² (média de 325 L/m²).
- *Metabolismo*: extensivamente hepático, via CYP3A4.
- *Meia-vida*: tem meia-vida inicial, intermediária e final de 5 minutos, 2,3 horas e 85 horas, respectivamente.
- *Excreção*: principalmente pelo fígado através da bile e das fezes (aproximadamente 80% da dose é recuperada nas fezes) e pelos rins através da urina (10% a 20%).
- *Ajuste para função hepática*: se BT entre 1,5 e 3 mg/dL, administrar 50% da dose; se BT > 3 mg/dL, evitar o uso.
- *Ajuste para função renal*: não é necessário.

Indicações
- Leucemias agudas, linfoma de Hodgkin, linfoma não Hodgkin, rabdomiossarcoma, neuroblastoma, sarcoma de Ewing, tumor de Wilms, sarcoma de tecidos moles, osteossarcoma, mieloma, neoplasias trofoblásticas, câncer de mama, cérvix uterino, pulmão de não pequenas células, melanoma maligno.
- Uso *off-label*: leucemias crônicas, sarcoma de Kaposi, cérebro (oligodendrogliomas/oligoastrocitomas, gliomas de baixo grau, meduloblastoma e glioblastoma recorrente), cabeça e pescoço, ovário.

Administração/diluição
- Endovenosa (EV) em *push* ou sob infusão.
- A solução injetável deve ser diluída em soro fisiológico ou soro glicosado 5% a uma concentração de 0,01 a 1 mg/mL. A administração deve ser feita entre 5 e 10 minutos e, em alguns protocolos, sob infusão contínua de 24 horas.

Estabilidade e armazenamento

- Frascos intactos devem ser armazenados sob refrigeração (entre 2 e 8 °C), ao abrigo da luz.
- Após diluição, é estável por até 4 dias em temperatura ambiente (até 25 °C) e até 7 dias sob refrigeração (entre 2 e 8 °C); porém, atenção aos riscos de contaminação microbiológica.

Principais interações

- *Com asparaginase*: pode acarretar neurotoxicidade. Diminui o *clearance* hepático da vincristina; por isso, quando em combinação, a vincristina deve ser administrada 12 a 24 horas antes da asparaginase.
- *Com alopurinol, colchicina, probenecida e sulfimpirazona*: aumento da concentração sérica de ácido úrico, sendo necessário ajuste da dose dessas substâncias para evitar uma possível nefropatia.
- *Com bleomicina*: a vincristina interrompe o ciclo celular na fase de mitose, facilitando a ação da bleomicina.
- *Com digoxina*: reduz a biodisponibilidade da digoxina.
- *Com mitomicina*: potencializa o broncoespasmo e as alterações pulmonares agudas.
- *Com anticoagulantes*: potencializa a ação dos anticoagulantes.
- *Com inibidores da CYP3A4*: os níveis e os efeitos da vincristina podem ser aumentados.
- *Com indutores da CYP3A4*: os níveis e os efeitos da vincristina podem ser reduzidos.
- *Com fitoterápicos e suplementos nutricionais*: a erva-de-são-joão pode reduzir os níveis da vincristina.
- *Com radioterapia*: aumento da toxicidade; não associar.

Reações adversas

- *Hematológicas*: leucopenia.
- *Gastrointestinais*: náuseas e vômitos; *obstipação*; íleo paralítico; perfuração; anorexia; diarreia; cólica abdominal; mucosite.
- Cutânea: alopecia.
- Neurológicas: efeitos dose-limitantes. Neuropatia periférica (perda de reflexos tendinosos profundos, parestesias, formigamentos, paralisias, queda do pé); mialgia; cefaleia; fadiga; fraqueza; dor intensa; alterações oculares.
- Outras: febre; hiperuricemia; disúria; poliúria; hipertensão; hipotensão.

Precauções

- Certificar-se dos parâmetros hematológicos e hepáticos antes da aplicação de vincristina.
- *Incompatibilidade com*: furosemida, cefepima, bicarbonato de sódio e idarrubicina, além de filtros de infusão e bolsas de polisiloxane usadas em alguns tipos de bomba de infusão portátil.
- É *vesicante!* A aplicação através de acesso periférico deve ser realizada exclusivamente por equipe de enfermagem especializada. Quando aplicada através de cateteres, certificar-se *sempre* de retorno venoso franco antes da aplicação.
- A dose máxima por dia de aplicação não deve exceder 2 mg.
- **A administração por via intratecal é fatal.**
- Administração em *push* (se acesso periférico: aplicado por equipe de enfermagem especializada):
  - Não interromper o fluxo de soro enquanto se aplica o medicamento.
  - Diminuir a velocidade de aplicação e/ou aumentar o fluxo de soro caso o paciente sinta dor ou queimação ao longo da veia ou haja diminuição do retorno venoso.
- Proteger da luz soluções que se prolonguem por mais de 24 horas, cobrindo o frasco ou a bolsa, bem como o equipo de soro.

Vinflunina

Apresentação
- Frasco-ampola contendo solução injetável de 50 e 250 mg (25 mg/mL).

Classificação
Inibidor mitótico; alcaloide da vinca.

Mecanismo de ação
A vinflunina liga-se à tubulina no sítio de ligação da vinca, ou próximo dele, inibindo sua polimerização em microtúbulos, o que resulta na supressão do *treadmilling*, na quebra da dinâmica dos microtúbulos, na suspensão da mitose e da apoptose. *In vivo*, vinflunina apresenta atividade antitumoral significativa contra um amplo espectro de xenoenxertos humanos em ratos, tanto no prolongamento da sobrevida como na inibição do crescimento tumoral.

Farmacocinética
- *Distribuição*: liga-se moderadamente às proteínas plasmáticas (67,2% ± 1,1%). Volume de distribuição de 2.422 ± 676 L.
- *Metabolismo*: hepático à 4-o-diacetilvinflunina (DVFL), único metabólito ativo formado a partir de esterases múltiplas.
- *Meia-vida*: terminal de 40 horas para vinflunina e de aproximadamente 120 horas para o metabólito ativo DVFL.
- *Excreção*: fezes (2/3) e urina (1/3).
- *Ajuste para função hepática*: reduzir a dose para 250 mg/m² a cada 3 semanas se insuficiência hepática *Child-Pugh A* ou tempo de protrombina (T)P ≥ 60% do valor normal (VN) e BT entre 1,5 e 3 vezes o LSN e apresentando um dos seguintes critérios: transaminases > LSN e/ou gama-glutamil transferases (GGT) > 5 vezes o LSN. Reduzir a dose para 200 mg/m² a cada 3 semanas se insuficiência hepática *Child-Pugh B* ou TP ≥ 50% do VN e BT > 3 vezes o LSN e transaminases > LSN e GGT > LSN. Não há estudos em *Child-Pugh C*.
- *Ajuste para função renal*: se ClCr entre 40 e 60 mL/min, administrar 280 mg/m² a cada 3 semanas. Se ClCr entre 20 e 40 mL/min, administrar 250 mg/m² a cada 3 semanas. Para ClCr < 20 mL/min, não há dados disponíveis.

Indicações
- Carcinoma avançado ou metastático de células de transição do trato urinário após falha prévia de um regime contendo platina.

Administração/diluição
- Endovenosa (EV) sob infusão de 20 minutos.
- Para administração EV, diluir em 100 mL de soro fisiológico ou soro glicosado 5%. Recomenda-se a administração em paralelo a uma bolsa de infusão de 500 mL (soro fisiológico ou glicosado 5%); iniciar a administração com 250 mL dessa bolsa, com uma taxa de fluxo livre para lavar a veia, e em seguida infundir a solução de vinflunina por 20 minutos. Após o término da infusão de vinflunina, lavar a veia com os 250 mL restantes da solução em paralelo, a uma taxa de fluxo de 300 mL/h.

Estabilidade e armazenamento
- Frasco-ampola contendo a solução injetável deve ser armazenado sob refrigeração (entre 2 e 8 °C), ao abrigo da luz.
- Após a diluição, a solução injetável protegida da luz é estável por até 24 horas em temperatura até 25 °C. Protegida da luz e armazenada sob refrigeração (entre 2 e 8 °C), a solução é estável por até 6 dias; porém, deve-se ter atenção aos riscos de contaminação microbiológica.
- Após a diluição, a solução injetável exposta à luz é estável por até 1 hora em temperatura até 25 °C.

Principais interações

- *Com doxorrubicina lipossomal peguilada*: pode resultar em aumento na exposição à vinflunina e diminuição aparente da AUC da doxorrubicina.
- *Com inibidores da CYP3A4*: pode resultar em aumento na exposição sanguínea à vinflunina e a seu metabólito DVFL.
- *Com indutores da CYP3A4*: pode resultar em diminuição na concentração plasmática da vinflunina e de seu metabólito DVFL.
- *Com fármacos que prolongam o intervalo QT*: pode resultar em risco aumentado de arritmias ventriculares. Usar com cautela em pacientes com risco pró-arrítmico aumentado.
- *Com opioides*: pode resultar em aumento do risco de constipação.

Reações adversas

- *Hematológicas*: neutropenia, leucopenia, anemia e trombocitopenia.
- *Gastrointestinais*: constipação, anorexia, náusea, estomatite/mucosite, vômitos, dor abdominal e diarreia.
- *Neurológica*: neuropatia sensorial periférica.
- *Cutâneas*: alopecia, reação no local da injeção.
- *Outras*: astenia/fadiga, febre, hiponatremia, diminuição do apetite, mialgia.

Precauções

- Certificar-se dos parâmetros hematológicos e hepáticos antes da aplicação de vinflunina.
- **A administração por via intratecal pode ser fatal.**
- É *vesicante!* A aplicação através de acesso periférico deve ser realizada exclusivamente por equipe de enfermagem especializada. Quando aplicada através de cateteres, certificar-se *sempre* de retorno venoso franco antes da aplicação.
- Diminuir a velocidade de aplicação e/ou aumentar o fluxo de soro caso o paciente sinta dor ou queimação ao longo da veia ou haja diminuição do retorno venoso.
- Pacientes com risco elevado de constipação (tratamento concomitante com opiáceos, carcinoma peritoneal, massas abdominais, cirurgia abdominal importante prévia) devem receber laxantes osmóticos desde o dia 1 ao dia 7, administrados 1 vez ao dia, de manhã, antes do desjejum. Estimular a hidratação oral e a ingestão de fibras.
- Monitorar níveis séricos de sódio durante o tratamento, em razão do risco de hiponatremia.

Vinorelbina

Apresentação

- Frasco-ampola contendo solução injetável de 50 e 10 mg.
- Cápsulas de 20 e 30 mg.

Classificação

Inibidor mitótico; alcaloide da vinca.

Mecanismo de ação

Pertence ao grupo dos alcaloides da vinca, cuja ação principal é interferir no rearranjo dos microtúbulos, ocasionando inibição do processo de mitose na metáfase. Inibe a polimerização da tubulina e age preferencialmente sobre os microtúbulos mitóticos. Também interfere no metabolismo dos aminoácidos, no transporte de cálcio, na respiração celular e na síntese dos ácidos nucleicos. É similar à vincristina, porém com toxicidade neurológica menor. Agente ciclocelular específico (fase M).

Farmacocinética

- *Absorção*: após a administração oral, é absorvido rapidamente e o Tmáx é atingido em 1,5 a 3 horas.

- *Distribuição*: volume de distribuição: 25,4 a 40,1 L/kg. A ligação com proteínas plasmáticas é baixa (13,5%). A vinorelbina se liga intensamente com as células sanguíneas, em especial com as plaquetas (78%).
- *Metabolismo*: vinorelbina é metabolizada pelo fígado, via CYP3A, em dois metabólitos: N-óxido-vinorelbina (inativo) e diacetilvinorelbina (ativo).
- *Meia-vida*: trifásico, 27,7 a 43,6 horas.
- *Excreção*: fecal, 46%; renal, 18% (10% a 12% como fármaco inalterado).
- *Ajuste para função hepática*: se BT ≤ 2 mg/dL, administrar 100% da dose. Se BT entre 2,1 e 3 mg/dL, administrar 50% da dose. E se BT > 3 mg/dL, administrar 25% da dose.
- *Ajuste para função renal*: não é necessário.

Indicações
- Câncer de pulmão de não pequenas células, câncer de mama metastático.
- Uso *off-label*: linfoma de Hodgkin recidivado ou refratário, câncer de ovário avançado, câncer de esôfago, sarcoma de Kaposi, mesotelioma pleural maligno.

Administração/diluição
- Endovenosa (EV) sob infusão de 6 a 10 minutos ou via oral (VO).
- Para administração EV, diluir em 20 a 50 mL de soro fisiológico ou soro glicosado 5% (concentração de 0,5 a 2 mg/mL para aplicação por meio de equipo de soro). Após a administração, a veia deve ser lavada com pelo menos 250 mL de solução isotônica.
- Para administração VO, as cápsulas devem ser deglutidas inteiras, com água. Não mastigar ou abrir as cápsulas. É recomendado que a cápsula seja deglutida após uma refeição.

Estabilidade e armazenamento
- Fechados e intactos, tanto o frasco-ampola contendo a solução injetável como a embalagem contendo as cápsulas gelatinosas devem ser armazenados sob refrigeração (entre 2 e 8 °C), ao abrigo da luz.
- Após a diluição, a solução injetável é estável por 24 horas sob refrigeração (entre 2 e 8 °C).

Principais interações
- *Com cisplatina*: aumenta a granulocitopenia.
- *Com mitomicina*: aumenta a incidência de reações pulmonares agudas.
- *Com inibidores da CYP3A4*: os níveis e os efeitos da vinorelbina podem ser aumentados.
- *Com indutores da CYP3A4*: os níveis e os efeitos da vinorelbina podem ser reduzidos.
- *Com fitoterápicos e suplementos nutricionais*: a erva-de-são-joão pode reduzir os níveis de vinorelbina.
- *Com antagonistas da vitamina K*: risco aumentado de trombose e hemorragia na doença tumoral.

Reações adversas
- *Hematológicas*: mielodepressão dose-limitante, geralmente reversível e não cumulativa: *neutropenia;* trombocitopenia, anemia com nadir de 7 a 10 dias, recuperação medular em 7 a 14 dias.
- *Gastrointestinais*: náuseas, vômitos, diarreia e constipação.
- *Neurológicas*: neuropatia periférica e neurotoxicidade.
- *Cutâneas*: alopecia; eritema, descoloração no local da infusão.
- *Outras*: elevação transitória das enzimas hepáticas; fadiga.

Precauções
- Certificar-se dos parâmetros hematológicos e hepáticos antes da aplicação de vinorelbina.

- *Incompatibilidade com:* aciclovir, alopurinol, aminofilina, anfotericina B, ampicilina, bicarbonato de sódio, cefazolina, cefoperazona, cefotetana, cefuroxima, ceftriaxona, diazepam, fenitoína, fenobarbital, fluoruracila, furosemida, ganciclovir, lansoprazol, metilprednisolona, mitomicina, pantoprazol, piperacilina, trimetoprima-sulfametoxazol.
- **A administração por via intratecal pode ser fatal**.
- É *vesicante!* A aplicação através de acesso periférico deve ser realizada exclusivamente por equipe de enfermagem especializada. Quando aplicada através de cateteres, certificar-se *sempre* de retorno venoso franco antes da aplicação.
- Diminuir a velocidade de aplicação e/ou aumentar o fluxo de soro caso o paciente sinta dor ou queimação ao longo da veia ou haja diminuição do retorno venoso.
- O conteúdo líquido da cápsula é irritante; se o paciente mastigar ou chupar acidentalmente a cápsula, deve-se lavar a boca com água ou, de preferência, com soro fisiológico. As cápsulas danificadas não devem ser engolidas e devem ser descartadas adequadamente.
- A administração de vinorelbina via oral está associada a maior incidência de náuseas e vômitos; a terapia antiemética adequada é recomendada para a prevenção desses eventos.

INIBIDORES DE TOPOISOMERASE
Etoposídeo
Apresentação
- Frasco-ampola contendo 100 mg de solução injetável.

Classificação
Inibidor de topoisomerase; epipodofilotoxina.

Mecanismo de ação
Derivado semissintético da podofilotoxina que inibe a topoisomerase II por meio da estabilização do complexo topoisomerase II-DNA, induzindo a ruptura da alça dupla do DNA. Ao contrário da podofilotoxina, o etoposídeo não interfere no conjunto microtubular. O etoposídeo interrompe o ciclo celular na metáfase. Agente ciclocelular específico (fase S terminal e G-2 inicial).

Farmacocinética
- *Absorção*: a biodisponibilidade do fármaco, quando administrado por via oral, é em torno de 50% (intervalo entre 25% e 76%).
- *Distribuição*: distribui-se amplamente nos tecidos, com os maiores níveis encontrados no fígado, baço, rins e cérebro. Atravessa a barreira hematoencefálica em limitadas e variáveis quantidades. Atravessa a barreira placentária. O volume de distribuição em adultos varia entre 7 e 17 L/m², aproximadamente 32% do peso corporal. Cerca de 95% do fármaco liga-se às proteínas plasmáticas, principalmente albumina.
- *Meia-vida*: em crianças, a meia-vida terminal é de 6 a 8 horas; e em adultos, de 4 a 11 horas.
- *Metabolismo*: hepático, via CYP3A4 e 3A5, a vários metabólitos.
- *Excreção*: em adultos, urina (56%, 45% como fármaco inalterado) e fezes (44%), dentro de 120 horas.
- *Ajuste para função hepática*: se BT entre 1,5 e 3 mg/dL ou AST > 3 vezes o LSN, administrar 50% da dose. Considerar redução de dose se hipoalbuminemia.
- *Ajuste para função renal*: se ClCr > 50 mL/min, administrar 100% da dose; se ClCr entre 10 e 50 mL/min, administrar 75% da dose; e se ClCr < 10 mL/min, administrar 50% da dose.

Indicações
- Tumores de testículo, câncer de pulmão de pequenas células, linfomas de Hodgkin e não Hodgkin, leucemia não linfocítica aguda.

Terapia Antineoplásica   161

- Uso *off-label*: sarcoma de Kaposi, tumor de Ewing, neuroblastoma, tumores cerebrais, neoplasias trofoblásticas e de células germinativas, mieloma, melanoma, câncer de mama, córtex adrenal, bexiga, estômago, ovário e próstata.

Administração/diluição

- EV (endovenosa) sob infusão, VO (via oral).
- Diluir o injetável em soro fisiológico ou glicosado 5%, a uma concentração de 0,2 a 0,4 mg/mL. Diluição em concentração maior que 0,4 mg/mL pode resultar em formação de cristais. Deve ser administrado lentamente, normalmente durante um período de 30 a 60 minutos, pelo risco de hipotensão quando a administração é rápida. Se prescrita alta dose, recomenda-se não diluir o produto e administrá-lo por meio de bomba de infusão durante 4 a 6 horas.
- Porções não diluídas ou muito concentradas de etoposídeo são incompatíveis com materiais plásticos, de acrílico ou ABS (um polímero de acrilonitrila, butadieno e estireno). É incompatível com policloreto de vinila (PVC); portanto, deve ser preparado em bolsas e equipos livres de PVC.

Estabilidade e armazenamento

- Frascos intactos devem ser armazenados em temperatura ambiente (entre 15 e 30 °C).
- Após a diluição, a estabilidade varia conforme o diluente, a concentração e as condições de armazenamento. Quando diluído em solução fisiológica, é estável por 24 horas se armazenado sob refrigeração (entre 2 e 8 °C) ou em temperatura até 30 °C. Quando diluído em soro glicosado 5%, é estável por 96 horas se armazenado sob refrigeração (entre 2 e 8 °C) ou em temperatura até 30 °C. Deve-se ter atenção aos riscos de contaminação microbiológica.

Principais interações

- *Com cisplatina e altas doses de ciclosporina*: diminuição do *clearance* e aumento do volume de distribuição do etoposídeo, ocasionando intensificação da leucopenia.
- *Com varfarina*: diminuição do metabolismo da varfarina e consequente aumento do seu efeito anticoagulante.
- *Com fenitoína*: aumento do *clearance* do etoposídeo e redução da eficácia.
- *Com aprepitanto*: aumento dos níveis plasmáticos de etoposídeo.
- *Com erva-de-são-joão*: eficácia reduzida do etoposídeo

Reações adversas

- *Hematológicas*: leucopenia (nadir: 7 a 14 dias; recuperação: aproximadamente 20 dias), trombocitopenia (nadir: 9 a 16 dias; recuperação: aproximadamente 20 dias) e anemia.
- *Gastrointestinais*: náuseas e vômitos; anorexia; diarreia.
- *Cutânea*: alopecia.

Precauções

- Certificar-se dos parâmetros hematológicos, hepáticos e renais antes da aplicação de etoposídeo.
- *É irritante*. Administrar cuidadosamente, observando a técnica e os cuidados para minimizar a irritação e prevenir extravasamento.
- *Incompatibilidade com*: cefepima, doxorrubicina, vincristina, filgrastim, idarrubicina e filtros com membrana de acetato de celulose.
- Não administrar etoposídeo em menos de 30 minutos (risco de hipotensão). Caso ocorra hipotensão, descontinuar imediatamente a infusão e administrar soluções EV. A taxa de administração deve ser reduzida quando se reinicia a terapia.

- Atenção para os sinais e sintomas de reação alérgica. Verificar a temperatura antes da infusão, periodicamente (em intervalos programados) e em vigência de sinais e/ou sintomas de reação alérgica.

Irinotecano
Apresentação
- Frasco-ampola contendo 40 e 100 mg de solução injetável.

Classificação
Inibidor de topoisomerase; camptotecina.

Mecanismo de ação
Irinotecano é derivado semissintético da camptotecina, um alcaloide extraído de vegetais como a *Camptotheca acuminata*. É um pró-fármaco convertido (pelo plasma, mucosa intestinal e enzimas hepáticas) em um metabólito ativo (SN-38), inibidor da topoisomerase I, ocasionando danos irreversíveis ao DNA e RNA e morte celular programada (apoptose). A topoisomerase I é uma enzima encontrada em alta concentração em algumas células malignas, como as de adenocarcinoma de cólon e linfoma não Hodgkin. A presença de níveis aumentados de topoisomerase I torna essas células mais sensíveis à inibição dessa enzima. Agente ciclocelular específico (fase S).

Farmacocinética
- *Distribuição*: é amplamente distribuído nos tecidos corporais. Volume de distribuição (Vd): 110 L/m^2 ± 48,5 L/m^2 para dose de 125 mg/m^2; Vd 234 L/m^2 ± 69,6 L/m^2 para dose de 340 mg/m^2. A ligação às proteínas plasmáticas é de 95% (como SN-38) e cerca de 30% a 68% como irinotecano.
- *Metabolismo*: a conversão metabólica do irinotecano a SN-38 (metabólito ativo) é mediada pelas enzimas carboxil esterases e ocorre principalmente no fígado.
- *Meia-vida*: irinotecano, 6 a 12 horas; e SN-38, 10 a 20 horas.
- *Excreção*: biliar (cerca de 25% como irinotecano e 1% como SN-38), urinária (11% a 20% como irinotecano e menos de 1% como SN-38).
- *Ajuste para função hepática*: se BT maior que LSN, porém até 2 mg/dL, considerar redução da dose inicial. Se BT maior que 2 mg/dL, o uso não é recomendado.
- *Ajuste para função renal*: não há diretrizes específicas; porém, recomenda-se cautela. Para pacientes em hemodiálise, os fabricantes não recomendam o uso; entretanto, na literatura sugere-se redução da dose semanal para 50 a 125 mg/m^2 e administração após hemodiálise ou em dias em que não há hemodiálise.

Indicações
- Carcinoma metastático de cólon e reto (tratamento de primeira linha ou em pacientes refratários ao 5-FU); câncer de pulmão de pequenas células e não pequenas células; câncer de colo de útero, carcinoma de células escamosas de pele; câncer gástrico e de mama recorrente ou inoperável, câncer de ovário e linfoma maligno.

Administração/diluição
- Endovenosa (EV), sob infusão em período de 30 a 90 minutos, ou infusão contínua de 24 horas.
- Diluir em soro glicosado 5% (preferencialmente) ou em soro fisiológico, para atingir uma concentração final de 0,12 a 2,8 mg/mL (mais comumente em 500 mL de solução). A solução diluída em soro fisiológico não pode ser refrigerada, pela possibilidade do aparecimento de precipitados visíveis.

Estabilidade e armazenamento
- Frascos intactos devem ser armazenados em temperatura ambiente (entre 15 e 30 °C), ao abrigo da luz.
- Após diluição, é estável por até 24 horas em temperatura ambiente (entre 15 e 30 °C) ou até 48 horas sob refrigeração (entre 2 e 8 °C), se diluído em soro glicosado 5% e protegido da luz, porém sob risco de contaminação biológica. Soluções diluídas em soro fisiológico não devem ser refrigeradas.
- *Não congelar*: risco de precipitação do fármaco.

Principais interações
- *Com laxantes*: potencialização da diarreia; evitar o uso concomitante.
- *Com diuréticos*: desidratação secundária a vômitos e/ou diarreia induzidos pelo irinotecano.
- *Com sulfato de atazanavir*: aumento da exposição sistêmica ao SN-38, o metabólito ativo do irinotecano.
- *Com inibidores da CYP3A4*: podem aumentar os níveis e efeitos do irinotecano.
- *Com indutores da CYP3A4*: podem diminuir os níveis e efeitos do irinotecano.
- *Com erva-de-são-joão*: diminuição da eficácia terapêutica do irinotecano.

Reações adversas
- *Hematológicas*: mielodepressão dose-limitante: leucopenia, trombocitopenia, anemia e neutropenia.
- *Gastrointestinais*: diarreia, dose-limitante, precoce e/ou tardia, especialmente em pacientes com idade ≥ 65 anos, náuseas e vômitos (moderados a severos); mucosite; anorexia; constipação; flatulência; dispepsia; dores abdominais.
- *Cutâneas*: alopecia, erupção cutânea.
- *Hepáticas*: elevação transitória das transaminases (fosfatase alcalina, bilirrubinas, TGO, TGP, amilase).
- *Sistema nervoso central*: síndrome colinérgica (inclui diaforese, rubor, aumento do peristaltismo, lacrimejamento, miose, rinite, sialorreia), dor, tontura, insônia, cefaleia, calafrios.
- *Outras*: perda de peso, desidratação, aumento da tosse, hipotensão ortostática (principalmente em pacientes hipovolêmicos); sudorese; fadiga; hiperglicemia.

Precauções
- Certificar-se dos parâmetros hematológicos, hepáticos e renais antes da aplicação de irinotecano.
- *É irritante*. Administrar cuidadosamente, observando a técnica e os cuidados para minimizar a irritação e prevenir o extravasamento.
- Instruir o paciente quanto ao uso de antidiarreicos na ocorrência de diarreia tardia. O fármaco de escolha é a loperamida: iniciar com 4 mg via oral, seguidos de 2 mg a cada 2 horas durante o dia e 4 mg a cada 4 horas durante a noite, até que a função intestinal esteja normalizada por, no mínimo, 12 horas. Se a diarreia persistir, apesar do tratamento, o paciente deve ser orientado a procurar a equipe médica. A loperamida não deve ser utilizada por mais de 48 horas consecutivas.
- Em pacientes com sintomas colinérgicos, a administração terapêutica, ou profilática, de atropina 0,25 a 1 mg por via intravenosa ou subcutânea deve ser considerada (a não ser que contraindicada clinicamente). Possivelmente esses efeitos se relacionam à atividade anticolinesterásica do fármaco inalterado e são mais frequentes na administração de doses mais altas.

- Usar com cautela em pacientes com idade superior a 65 anos e em pacientes que receberam previamente radiação pélvica/abdominal.

Topotecana

Apresentação
- Frasco-ampola contendo 4 mg de pó liofilizado para solução injetável.
- Cápsulas de 0,25 e 1 mg (não disponíveis no Brasil).

Classificação
Inibidor de topoisomerase; camptotecina

Mecanismo de ação
Derivado semissintético da camptotecina, inibidor da topoisomerase I. Destrói as células tumorais por meio da inibição da produção da enzima topoisomerase I, que é essencial para a replicação do DNA. Agente ciclocelular específico (fase S).

Farmacocinética
- *Absorção*: apresenta biodisponibilidade de 30% a 40% após absorção oral.
- *Distribuição*: o volume de distribuição é de cerca de 130 L (reduzido em 25% em pacientes com ClCr entre 20 e 39 mL/min). Aproximadamente 35% da topotecana liga-se às proteínas plasmáticas.
- *Metabolismo*: a topotecana sofre uma hidrólise reversível, dependente do pH, da sua forma lactona, que é farmacologicamente ativa, a um hidroxiácido relativamente inativo no plasma. O metabolismo no fígado parece ser mínimo e é mediado pelo citocromo P450.
- *Meia-vida*: a meia-vida de eliminação em adultos, quando administrado EV, é de 2 a 3 horas; e a da administração oral é de 3 a 6 horas.
- *Excreção*: quando administrado EV, 51% na urina e 18% fecal; quando VO, 20% na urina e 33% fecal.
- *Ajuste para função hepática*: não é necessário.
- *Ajuste para função renal*: para uso EV, se ClCr entre 20 e 39 mL/min, reduzir a dose para 0,75 mg/m²; para ClCr < 20 mL/min, não há dados disponíveis. Para uso VO, reduzir a dose para 1,8 mg/m²/dia se ClCr entre 30 e 49 mL/min; para ClCr < 30 mL/min, não há dados disponíveis.

Indicações
- Carcinoma metastático de ovário (após falha da quimioterapia inicial ou subsequente); carcinoma de pulmão do tipo pequenas células (após falha da quimioterapia de primeira linha).
- Uso *off-label*: síndrome mielodisplásica, sarcoma de Ewing, rabdomiossarcoma, retinoblastoma.

Administração/diluição
- Endovenosa (EV) sob infusão de 30 minutos (mais comum).
- *EV*: reconstituir cada frasco com 4 mL de água destilada e diluição posterior em 50 a 250 mL de soro fisiológico ou soro glicosado 5%.
- *VO (não disponível no Brasil)*: as cápsulas devem ser engolidas inteiras, com um pouco de água. Pode ser administrado com ou sem alimentos. Se uma dose for esquecida ou o paciente vomitar após ingeri-la, não administrar uma dose de reposição; aguardar para tomar a próxima dose na hora programada. Para pacientes que não conseguem engolir as cápsulas inteiras, a solução injetável de topotecana reconstituída (concentração de 1 mg/mL) pode ser misturada com até 30 mL de suco de fruta ácido (p. ex., maçã, laranja, uva) imediatamente antes da administração oral.

Estabilidade e armazenamento
- Frascos intactos devem ser armazenados em temperatura ambiente (entre 15 e 30 °C), ao abrigo da luz.
- Após reconstituição e/ou diluição, é estável por 24 horas sob refrigeração (entre 2 e 8 °C).

Principais interações
- *Com fenitoína*: o *clearance* de topotecana é aumentado, possivelmente em decorrência da indução do metabolismo hepático. Pode haver necessidade do aumento da dose da topotecana.
- *Com docetaxel*: a administração no dia 4, juntamente com a topotecana, decresce o *clearance* do docetaxel em cerca de 50%.
- *Com inibidores da glicoproteína P*: pode ocorrer aumento da concentração plasmática da topotecana.
- *Com inibidores de BCRP/ABCG2 (como elacridar)*: se administrados com topotecana por via oral, aumentam a exposição à topotecana. O efeito do elacridar sobre a farmacocinética da topotecana intravenosa foi muito menor do que sobre a topotecana por via oral.

Reações adversas
- *Hematológicas*: mielodepressão dose-limitante (neutropenia, trombocitopenia, anemia com nadir de 10 a 12 dias, recuperação medular em 15 a 21 dias).
- *Gastrointestinais*: náuseas e vômitos; diarreia; obstipação; dor abdominal; anorexia; mucosite leve.
- *Cutâneas*: alopecia; erupção cutânea.
- *Outras*: astenia, fadiga e febre.

Precauções
- Certificar-se dos parâmetros hematológicos e renais antes da aplicação da topotecana.
- *É irritante.* Aplicar cuidadosamente, observando a técnica e os cuidados para minimizar a irritação e prevenir o extravasamento.
- *Incompatível com*: dexametasona, fluoruracila, mitomicina e ticarcilina.
- A neutropenia induzida pela topotecana pode provocar colite neutropênica. No caso de pacientes que apresentem febre, neutropenia e quadro compatível de dor abdominal, a possibilidade de colite neutropênica deve ser considerada.
- A diarreia associada à topotecana oral pode ser grave e potencialmente fatal (requeren-do hospitalização); pode ocorrer ao mesmo tempo que a neutropenia; e a incidência pode ser maior em idosos. Monitorar a ocorrência de diarreia e administrar antidiarreicos ao primeiro sinal de diarreia. O tempo médio para o início da diarreia de grau 2 ou pior, com topotecana oral, é de 9 dias. Não administrar topotecana oral em pacientes com diarreia de grau 3 ou 4.
- Monitorar os pacientes para detecção de sintomas pulmonares indicadores de doença pulmonar intersticial (DPI), como tosse, febre, dispneia e/ou hipóxia. Descontinuar a topotecana caso haja confirmação do diagnóstico de DPI.

Agentes diversos

Asparaginase

Apresentação
Há três tipos formulações disponíveis:
- Asparaginase (L-asparaginase isolada de *Escherichia coli*): frasco-ampola de 10 mL con-tendo 10.000 UI de asparaginase na forma de pó liofilizado para solução injetável.

- Erwinia asparaginase (L-asparaginase isolada de *Erwinia chrysanthemi*, anteriormente chamada de *Erwinia carotova*: não disponível no Brasil.*
- Pegaspargase (conjugado covalente da L-asparaginase derivado de *E. coli* com mono-metoxipropilenoglicol): frasco-ampola com 5 mL de solução injetável contendo 3.750 U de pegaspargase (750 UI/mL).

Classificação
Enzima.

Mecanismo de ação
Enzima macromolecular derivada da *Escherichia coli* ou de outras bactérias, como *Erwinia caratovora* e *Serratia marcescens*, mais comumente as duas primeiras. A asparaginase hidrolisa o aminoácido asparagina, essencial para o processo de divisão das células leucêmicas. As células normais são poupadas, pois, em geral, têm capacidade de produzir sua própria asparagina. Agente ciclocelular específico (fase G_1).

Farmacocinética
- *Absorção*: asparaginase não é biodisponível por via oral (VO).
- *Distribuição*: após administração EV, tende a permanecer no compartimento intravascular; uma quantidade mínima distribui-se fora desse compartimento. Atinge níveis insignificantes no líquido cerebroespinhal (LCE). Volume de distribuição (Vd): asparaginase, 3 L/m²; Erwinia asparaginase, 5 L/m²; pegaspargase, 2 L/m².
- *Metabolismo*: sistêmico, independente da função renal e hepática, e não é totalmente conhecido.
- *Meia-vida*: a meia-vida terminal (meia-vida de eliminação) da atividade sérica da asparaginase varia entre 14,2 e 44,2 horas (média de 25,8 ± 9,9 horas).
- *Excreção*: desconhecida, possivelmente através do sistema reticuloendotelial. Em pacientes com leucemia, traços de asparaginase foram detectados na urina após administração EV, o que não ocorreu após administração IM.
- *Ajuste para função hepática*: para asparaginase, não é necessário ajuste em pacientes com comprometimento hepático leve a moderado. Entretanto, o uso não é recomendado em pacientes com comprometimento hepático grave. Para pegaspargase, nenhum ajuste é necessário.
- *Ajuste para função renal*: não é necessário o ajuste para asparaginase nem para pegaspargase (a pegaspargase é uma proteína com alto peso molecular, não é excretada por via renal).

Indicações
- Leucemia linfocítica aguda (LLA), associada a outros agentes antineoplásicos.

Administração/diluição
- A asparaginase destina-se apenas a administração por infusão endovenosa (EV). A pegaspargase pode ser administrada EV sob infusão de 1 a 2 horas ou intramuscular (IM).
- *Asparaginase EV*: reconstituir cuidadosamente cada frasco de 10.000 UI com 3,7 mL de água destilada. A solução reconstituída pode apresentar uma ligeira opalescência. A dose recomendada pode ser diluída em um volume final de 50 a 250 mL de soro fisiológico e infundida durante um período de 0,5 a 2 horas. A asparaginase não pode

---

* Erwinia asparaginase é sorologicamente e bioquimicamente distinta da asparaginase isolada de *Escherichia coli*, embora a atividade antineoplásica e a toxicidade sejam semelhantes. A pegaspargase tem meia-vida mais longa e toxicidade reduzida.

Terapia Antineoplásica **167**

ser administrada em *bolus*. *Atenção*: a agitação normal do frasco não inativa o produto; porém, quando excessiva, pode acarretar alguma perda de potência e dificuldade na retirada correta da dose, pelo excesso de espuma.

- *Pegaspargase EV*: diluir a dose recomendada em soro fisiológico ou soro glicosado 5% e administrar por um período de 1 a 2 horas.
- *Pegaspargase IM*: o volume de pegaspargase, em um único local de aplicação, deve ser limitado a 2 mL. Se o volume a ser administrado for superior a 2 mL, múltiplos locais de aplicação devem ser utilizados.

Estabilidade e armazenamento

- Frascos intactos de asparaginase e pegaspargase devem ser armazenados sob refrigeração (entre 2 e 8 °C), protegidos da luz.
- Após a reconstituição/diluição, a asparaginase é estável por até 8 horas sob refrigeração (entre 2 e 8 °C). Descartar soluções turvas.
- Após a diluição, a solução de pegaspargase é estável por até 48 horas a partir do tempo de preparação até a completa administração sob refrigeração (entre 2 e 8 °C). Deve-se ter atenção aos riscos de contaminação microbiológica.

Principais interações

- *Com metotrexato*: diminui ou até mesmo anula o efeito terapêutico do metotrexato. Recomenda-se um intervalo de 24 horas para a administração desses fármacos.
- *Com ciclofosfamida*: aumenta o metabolismo da ciclofosfamida.
- *Com vincristina*: aumenta o efeito neurotóxico. A vincristina deve ser administrada 12 a 24 horas antes da asparaginase.
- *Com prednisona*: aumenta o efeito hiperglicêmico.
- *Com mercaptopurina*: aumenta a hepatotoxicidade.
- *Com citarabina*: efeito da citarabina diminui quando asparaginase é administrada imediatamente antes da citarabina ou simultaneamente; efeito da citarabina aumenta quando asparaginase é administrada após a citarabina.
- *Com radiação*: não deve ser administrada de modo concomitante.

Reações adversas

- *Hematológicas*: diminuição do fibrinogênio, da antitrombina III e de outros fatores de coagulação (fatores V e VIII, principalmente), risco de sangramentos, coagulação intravascular disseminada, trombose e embolismo pulmonar.
- *Gastrointestinais*: náuseas e vômitos leves, anorexia e cólica abdominal.
- *Neurológicas*: depressão, sonolência, letargia, fadiga, confusão, agitação, alucinações, cefaleia, irritabilidade e coma.
- *Reações alérgicas*: erupções cutâneas, urticária, artralgia, febre, tremores, dispneia e anafilaxia aguda, espasmo da laringe, hipotensão, sudorese, edema, broncoespasmo e perda de consciência.
- *Outras*: hepatotoxicidade manifestada por meio de elevação da AST/ALT, fosfatase alcalina, bilirrubinas e diminuição da albumina, colesterol, fibrinogênio plasmático; perda de peso; hiperglicemia (glicosúria e poliúria).

Precauções

- Checar amilase, parâmetros hepáticos, testes de coagulação e níveis de fibrinogênio antes da aplicação da asparaginase.
- Asparaginase e pegaspargase não devem ser administradas fora do ambiente hospitalar.

- Solicitar presença ou proximidade do médico responsável antes da aplicação, especialmente durante administração endovenosa.
- Antes da aplicação, checar os materiais de emergência, oxigênio e medicamentos para atendimento de eventual reação alérgica. Observar os pacientes por 1 hora após a administração em um ambiente com equipamento de ressuscitação e outros agentes necessários para tratar anafilaxia (p. ex., epinefrina, oxigênio, esteroides intravenosos, anti-histamínicos).
- Estar atento aos sinais e sintomas de reação alérgica. Caso o paciente os apresente, parar a infusão, chamar o médico, manter o paciente em posição supina, monitorar os sinais vitais; se necessário, aproximar o oxigênio e o material para reanimação cardiocirculatória e aplicar os medicamentos necessários, definidos em protocolo, previamente estabelecido pela instituição.
- Orientar o paciente e/ou familiares sobre a importância de comunicar precocemente à equipe de enfermagem qualquer sinal ou sintoma apresentado durante a administração.
- Aplicações EV não devem ser feitas em um período inferior a 30 minutos.
- Não aplicar calor ou fricção no local da administração IM para não interferir na absorção e na atividade do medicamento.
- Avaliar o paciente quanto a toxicidade do sistema nervoso central e sintomas pancreáticos.

Hidroxiureia

Apresentação
- Frasco ou blister contendo cápsulas duras de 500 mg.

Classificação
Agentes diversos; miscelânea.

Mecanismo de ação
O exato mecanismo de ação ainda não é totalmente conhecido. Sabe-se que o fármaco interrompe a conversão dos ribonucleotídeos em desoxirribonucleotídeos por meio da inibição da ribonucleosídeo difosfato redutase, além de inibir a incorporação da timidina ao DNA, impedindo sua síntese. Não interfere na síntese de RNA e proteínas. Agente ciclocelular específico (fase S).

Farmacocinética
- *Absorção*: após administração via oral, o fármaco é imediatamente absorvido no trato gastrointestinal. Picos de níveis plasmáticos são alcançados em 1 a 4 horas após uma dose oral.
- *Distribuição*: distribui se rapidamente e extensamente pelo organismo, apresentando um volume de distribuição estimado próximo ao da água corporal total. O fármaco concentra-se nos leucócitos e eritrócitos; é encontrado no fluído ascítico. A hidroxiureia atravessa a barreira hematoencefálica. Volume de distribuição em pacientes pediátricos: $12,09 \pm 7,59$ L; em adultos: aproximadamente 20 L/m².
- *Metabolismo*: até 50% da dose sofre conversão através de vias metabólicas que não estão totalmente caracterizadas; uma delas é provavelmente o metabolismo hepático saturável (principal via), pequena quantidade degradada pela urease presente nas bactérias intestinais.
- *Meia-vida*: tem meia-vida de eliminação de 3 a 4 horas.
- *Excreção*: a excreção da hidroxiureia em humanos provavelmente é um processo linear renal de primeira ordem. Em pacientes com malignidades, a eliminação renal varia de 30% a 55% da dose administrada.
- *Ajuste para função hepática*: não há diretrizes específicas.

- *Ajuste para função renal*: usar com cautela e monitorar parâmetros hematológicos. Os resultados de um estudo aberto, multicêntrico, não randomizado, de dose única em pacientes adultos com anemia falciforme sugerem que a dose inicial de hidroxiureia deve ser reduzida quando utilizada para tratar indivíduos com comprometimento renal. ClCr > 50 mL/min: 100% da dose; ClCr 10 a 50 mL/min: 50% da dose; ClCr < 10 mL/min: 20% da dose. Administrar após a hemodiálise nos dias da diálise; não é necessária dose suplementar.

Indicações

- Leucemia mieloide crônica, melanoma, carcinoma de células escamosas primárias (epidermoides) de cabeça e pescoço, carcinoma de colo uterino e anemia falciforme.
- Usos *off-label*: leucemia mieloide aguda, citorredução, trombocitemia essencial de alto risco, síndrome hipereosinofílica, meningioma e *policitemia vera*, de alto risco.

Administração

- Via oral (VO).
- Se necessário, as cápsulas podem ser abertas e dissolvidas em 100 a 120 mL de água e ingeridas logo depois. Alguns excipientes não se dissolvem em água. Tomar preferencialmente com o estômago vazio (1 hora antes ou 2 horas depois das refeições). No tratamento concomitante com radioterapia (carcinoma de cabeça e pescoço e colo uterino), a administração de hidroxiureia deve ser iniciada no mínimo 7 dias antes do começo da irradiação e continuada durante a radioterapia e daí em diante, indefinidamente, contanto que o paciente seja mantido sob observação adequada e não evidencie nenhuma toxicidade incomum ou grave.

Estabilidade e armazenamento

- Deve ser armazenada em temperatura ambiente (entre 15 e 30 °C), ao abrigo da luz e da umidade.

Principais interações

- *Com citarabina*: aumento dos efeitos terapêuticos e tóxicos da citarabina. A hidroxiureia depleta a trifosfato de oxicitidina, promovendo uma incorporação aumentada no DNA.
- *Com didanosina, associada ou não a estavudina*: por meio de um mecanismo de interação desconhecido, pode haver aumento do risco de neuropatia, hepatotoxicidade e pancreatite. Evitar o uso concomitante; se necessário, monitorar os sinais e sintomas de toxicidade.

Reações adversas

- *Hematológicas*: leucopenia, trombocitopenia, anemia e anemia hemolítica.
- *Gastrointestinais*: náuseas, vômitos, estomatite, mucosite, diarreia, anorexia e constipação.
- *Cutâneas*: eritema maculopapular; eritema facial, palmar e plantar; pigmentação das unhas; atrofia da pele e das unhas, descamação.
- *Neurológicas*: sonolência, tontura, alucinações e convulsões.

Precauções

- Certificar-se dos parâmetros hematológicos e renais antes da aplicação de hidroxiureia.
- Os pacientes que tomam o medicamento transferindo o conteúdo da cápsula para um copo com água devem ser avisados de que se trata de um fármaco potente, que deve ser manuseado com cuidado. Os pacientes devem ser alertados para não permitir que o pó entre em contato com a pele e mucosas, evitando inclusive sua inalação quando da abertura da cápsula. Pessoas que não estejam utilizando hidroxiureia não devem ser expostas ao medicamento. Para reduzir o risco de exposição, deve-se utilizar luvas descartáveis ao manuseá-lo, além de lavar as mãos antes e depois do manuseio.

- O uso simultâneo de hidroxiureia e outros agentes mielossupressores ou radioterapia pode aumentar a probabilidade de ocorrência de depressão da medula óssea ou de outras reações adversas. O uso de hidroxiureia em associação com outros agentes mielossupressores pode necessitar de ajuste de dose. Pacientes que tenham recebido radioterapia anterior podem sofrer agravamento de eritema pós-irradiação quando tratados com hidroxiureia.
- Os pacientes devem ser alertados para manter uma ingestão adequada de líquidos.
- Pacientes que desenvolvam pirexia, tosse, dispneia ou outros sintomas respiratórios devem ser cuidadosamente monitorados, investigados e tratados. A hidroxiureia deve ser prontamente descontinuada e o tratamento com corticosteroides parece estar associado à resolução dos eventos pulmonares.

Paclitaxel ligado a albumina
Apresentação
- Frasco-ampola contendo 100 mg de pó liofilizado para solução injetável.

Classificação
Agente diverso; inibidor mitótico; taxano.

Mecanismo de ação
É uma forma de paclitaxel ligado à albumina, que funciona como um agente inibidor de microtúbulos, promovendo sua associação a partir de dímeros de tubulina e posterior estabilização. A estabilização dos microtúbulos impede a despolimerização e provoca uma inibição da sua reorganização dinâmica normal, que é necessária para as funções mitóticas das células.

Farmacocinética
- *Distribuição*: é distribuído de maneira uniforme nas células sanguíneas e no plasma e é altamente ligado às proteínas plasmáticas (94%). Volume de distribuição de 632 L/m².
- *Metabolismo*: primariamente hepático, via CYP2C8, a 6-alfa-hidroxipaclitaxel; e, em menor extensão, via CYP3A4.
- *Meia-vida*: a meia-vida terminal de eliminação é de 13 a 27 horas.
- *Excreção*: fecal, em torno de 20%; urina, 4% como fármaco inalterado e menos de 1% como metabólito.
- *Ajuste para função hepática*: para ciclos de 3 semanas, se AST < 10 vezes o LSN e BT entre 1,26 e 2 vezes o LSN, iniciar com 200 mg/m² e aumentar conforme tolerância. Se AST < 10 vezes o LSN e BT entre 2,01 e 5 vezes o LSN: iniciar com 130 mg/m², podendo aumentar até 200 mg/m². Se AST ≥ 10 vezes o LSN ou BT > 5 vezes o LSN: não administrar. Sem necessidade de ajuste se AST < 10 vezes o LSN e BT > LSN, mas ≤ 1,25 vez o LSN.
- *Ajuste para função renal*: não há dados disponíveis para pacientes com creatinina > 2 mg/dL.

Indicações
- Adenocarcinoma de pâncreas.
- Uso *off-label*: câncer de mama metastático, câncer de pulmão de não pequenas células localmente avançado ou metastático, câncer do trato biliar, câncer de bexiga metastático resistente a platina.

Administração/diluição
- Endovenosa (EV) sob infusão durante 30 a 40 minutos.
- Reconstituir o frasco-ampola com 20 mL de soro fisiológico para uma concentração de 5 mg/mL. Injetar o diluente lentamente, direcionando o fluxo da solução na superfície interna do frasco-ampola. A suspensão reconstituída deve ser leitosa e homogênea, sem partículas visíveis. Deixar o frasco-ampola em repouso, por no mínimo 5 minutos, para garantir o

Terapia Antineoplásica **171**

umedecimento adequado da parte sólida. Em seguida, misturar e/ou inverter suavemente e lentamente o frasco-ampola, por pelo menos 2 minutos, até a completa dissolução de qualquer liofilizado. Evitar a formação de espuma. Retirar lentamente o volume calculado do frasco-ampola e adicioná-lo a uma bolsa vazia e estéril para administração EV. Infundir em 30 a 40 minutos. O uso de recipientes de solução livre de DEHP [di(2-etilhexil) ftalato] especializados ou conjuntos de administração não é necessário para preparar ou administrar infusões de paclitaxel albuminado.

Estabilidade e armazenamento
- Embalagem original fechada deve ser armazenada em temperatura ambiente (entre 15 e 30 °C), protegida de umidade.
- Após reconstituição, é estável por 24 horas a 25 °C e protegido da luz.
- Suspensão reconstituída na bolsa de infusão pode ser armazenada por até 12 horas a 25 °C e em condições de luminosidade.

Principais interações
- Sem relevância clínica ou desconhecidas.

Reações adversas
- *Gastrointestinais*: náusea, diarreia, vômito, constipação e dor abdominal.
- *Dermatológicas*: alopecia e erupção cutânea.
- *Sistema nervoso central*: neuropatia periférica, disgeusia, cefaleia e tontura.
- *Outras*: fadiga, edema periférico, pirexia, astenia, calafrios, apetite diminuído, desidratação, hipocalemia, tosse, dispneia, epistaxe, artralgia, mialgia, insônia e depressão.

Precauções
- Certificar-se dos parâmetros hematológicos, hepáticos e renais antes da aplicação do medicamento.
- Supressão da medula óssea (principalmente neutropenia) é dose-dependente e limitante. O monitoramento frequente do hemograma deve ser instituído durante o tratamento.
- Monitorar os pacientes rigorosamente para sinais e sintomas de pneumonite.
- Dada a possibilidade de extravasamento, é aconselhável monitorar rigorosamente o local de infusão para possível infiltração durante a administração do medicamento. Limitar a infusão em 30 minutos, conforme orientado, reduz a probabilidade de reações relacionadas à infusão.

Trióxido de arsênio
Apresentação
- Ampolas contendo 10 mL de solução injetável a uma concentração de 1 mg/mL.

Classificação
Agentes diversos; miscelânea.

Mecanismo de ação
O mecanismo de ação de trióxido de arsênio não se encontra totalmente estabelecido. O fármaco provoca, *in vitro*, alterações morfológicas e fragmentação do DNA, características da apoptose, que ocorre nas células humanas NB4 da leucemia promielocítica. O trióxido de arsênio também provoca danos e degradação da proteína de fusão PML/RAR-alfa.

Farmacocinética
- *Distribuição*: é amplamente distribuído no fígado, rins, coração e, em menor extensão, nos pulmões, cabelos e unhas. Volume de distribuição de 562 L para o ácido arsênico (AsIII). Imediatamente hidrolisado.

- *Metabolismo*: o arsênio pentavalente é imediatamente hidrolisado (reduzido) à forma ativa As III (arsênio trivalente) pela arsenato redutase; o arsênio trivalente é metilado, no fígado, ao metabólito menos ativo ácido monometilarsônico (MMAv), que, por sua vez, é convertido em ácido dimetilarsínico (DMAv) pelas metiltransferases.
- *Excreção*: renal, 15% como As III inalterado.
- *Meia-vida*: de eliminação: de 10 a 14 horas para o AsIII; 72 horas para o DMAv; e 32 horas para o MMAv.
- *Ajuste para função hepática*: não há diretrizes específicas. Recomenda-se cautela na disfunção hepática (dados limitados).
- *Ajuste para função renal*: não há diretrizes específicas. Recomenda-se cautela na disfunção renal (dados são limitados).

Indicações
- Indução da remissão e da consolidação em pacientes com leucemia promielocítica aguda, recidivada/refratária, caracterizada pela presença da translocação t(15:17) e/ou pela expressão do gene da leucemia promielocítica/receptor *alfa* do ácido retinoico (PML/RAR-alfa). O tratamento anterior deverá ter incluído um retinoide (tretinoína) e quimioterapia.

Administração/diluição
- Endovenosa (EV) sob infusão de 1 a 2 horas. A infusão pode ser estendida para até 4 horas, caso sejam observadas reações vasomotoras.
- O volume correspondente à dose prescrita deve ser diluído em 100 a 250 mL de soro fisiológico ou soro glicosado 5%.

Estabilidade e armazenamento
- As ampolas em embalagem original devem ser armazenadas em temperatura ambiente (entre 15 e 30 °C) e protegidas da luz. Não congelar.
- Após diluição, é estável por 24 horas em temperatura ambiente (entre 15 e 30 °C) ou 48 horas sob refrigeração (entre 2 e 8 °C).

Principais interações
- *Com medicamentos que causam hipocalemia ou hipomagnesemia (anfotericina B, aminoglicosídeos, diuréticos, ciclosporina)*: efeito e toxicidade aumentada do trióxido de arsênio.
- *Com medicamentos que prolongam o intervalo QT (agentes antiarrítmicos tipo III, gatifloxacino, cisaprida, dolasetrona, palonosetrona, tioridazina e outros agentes)*: efeito e toxicidade aumentada do trióxido de arsênio. Pode resultar em risco aumentado de cardiotoxicidade.
- *Com bepridil, dronedarona, foscarnet, mesoridazina, pimozida, terfenadina, tioridazina, ziprasidona*: pode resultar em risco aumentado de cardiotoxicidade.
- *Com fitoterápicos e suplementos nutricionais*: evitar produtos homeopáticos (o arsênio está presente em alguns desses produtos).
- *Com fitoterápicos hipoglicemiantes, como aipo, alfafa, alho, bardana, garcínia, gengibre, mirtilo e urtiga*: pode aumentar o efeito hipoglicemiante do trióxido de arsênio.

Reações adversas
- *Cardiovasculares*: dor torácica, edema, hipotensão, intervalo QT prolongado no ECG e taquicardia.
- *Dermatológicas*: dermatite, diaforese, equimoses, eritema da pele, prurido e xeroderma.
- *Endocrinometabólicas*: hiperglicemia, hipercalemia, hipocalemia, hipomagnesemia e ganho de peso.

- *Gastrointestinais*: dor abdominal, anorexia, constipação, diminuição do apetite, diarreia, náusea, dor de garganta e vômitos.
- *Hematológicas*: anemia, síndrome de diferenciação, neutropenia febril.
- *Hepáticas*: aumento da alanina e aspartato aminotransferase séricas (AST/ALT).
- *Musculoesqueléticas*: artralgia, dor nas costas, dor nos membros, mialgia, dor no pescoço, ostealgia e tremor.
- *Respiratórias*: tosse, dispneia, epistaxe, hipóxia, derrame pleural, gotejamento pós-nasal, sinusite, infecção do trato respiratório superior e chiado no peito.
- *Sistema nervoso central*: ansiedade, depressão, tontura, fadiga, cefaleia, insônia, dor, parestesia e calafrios.
- *Outras*: febre, eritema e dor no local da injeção, infecção por herpes simples e hemorragia vaginal.

Precauções

- Certificar-se dos parâmetros hematológicos, hepáticos e renais antes da aplicação do fármaco. Recomenda-se monitorização mais frequente dos testes eletrolíticos e dos níveis da glicemia, assim como testes dos parâmetros de coagulação.
- *Anomalias no eletrocardiograma (ECG)*: o trióxido de arsênio pode provocar o prolongamento do intervalo QT e o bloqueio do átrio ventricular completo. O prolongamento QT pode resultar em uma arritmia ventricular, que pode ser fatal. Os doentes com fatores de risco devem ser monitorizados com ECG continuamente.
- Antes de iniciar o tratamento, deve-se efetuar um ECG de 12 derivações e avaliar os eletrólitos séricos (potássio, cálcio e magnésio) e a creatinina; as alterações eletrolíticas preexistentes devem ser corrigidas e, se possível, os medicamentos que podem prolongar o intervalo QT devem ser suspensos.
- *Síndrome de ativação dos leucócitos (síndrome de diferenciação APL)*: 25% dos doentes com leucemia promielocítica aguda (LPA) tratados com trióxido de arsênio apresentaram sintomas semelhantes aos de uma síndrome designada *leucemia promielocítica aguda do ácido retinoico* (RALAP) ou *síndrome de diferenciação da LPA*, caracterizada por febre, dispneia, aumento de peso, infiltrações pulmonares e efusões pleurais ou pericárdicas, com ou sem leucocitose. Essa síndrome pode ser fatal, e seu tratamento ainda não está bem estabelecido, mas têm sido utilizadas doses elevadas de esteroides, quando se suspeita dela, o que parece atenuar os sinais e sintomas.

TERAPIA HORMONAL

Abiraterona

Apresentação

- Comprimidos revestidos de 250 e 500 mg.

Classificação

Antiandrogênico.

Mecanismo de ação

Abiraterona inibe seletivamente a enzima 17-alfa-hidroxilase/C17,20-liase (CYP17). Essa enzima é expressa no tecido testicular, no tecido suprarrenal e no tumor prostático, sendo necessária para a biossíntese de androgênios. A inibição da CYP17 também resulta no aumento da produção de mineralocorticosteroides pelas suprarrenais.

Farmacocinética

- *Absorção*: se administrada com alimentos, a Cmáx pode aumentar de 7 até 17 vezes e a AUC de 5 a 10 vezes; deve ser tomada com o estômago vazio; Tmáx, 2 horas.

- *Distribuição*: ligação às proteínas plasmáticas humanas, albumina e alfa-1-glicoproteína ácida > 99%. Volume de distribuição de 19,669 ± 13,358 L.
- *Metabolismo*: ativo.
- *Excreção*: fecal, 88% recuperado, 55% de acetato de abiraterona inalterado, 22% de abiraterona inalterado; renal, 5% recuperado.
- *Meia-vida*: 12 ± 5 horas; no comprometimento hepático leve, 18 horas; se comprometimento hepático moderado, 19 horas.
- *Ajuste para função hepática*: caso ALT > 5 vezes o LSN ou BT > 3 vezes o LSN, interromper e, após normalização, reiniciar o tratamento com 750 mg, 1 vez ao dia. Se recorrência, interromper e reiniciar após normalização com 500 mg, 1 vez ao dia. Descontinuar o tratamento em uma segunda recorrência. Evitar o uso na vigência de comprometimento hepático severo.
- *Ajuste para função renal*: não é necessário. Cautela no comprometimento renal grave.

Indicações

Abiraterona, em combinação com prednisona ou prednisolona, é indicada para:
- Tratamento de pacientes com câncer de próstata metastático resistente à castração (mCRPC), assintomáticos ou levemente sintomáticos, após falha na terapia de privação androgênica.
- Tratamento de pacientes com câncer de próstata avançado metastático resistente à castração (mCRPC) e que receberam quimioterapia prévia com docetaxel.

Abiraterona, em combinação com prednisona e terapia de privação androgênica (agonista de hormônio liberador de gonadotrofina ou castração cirúrgica), é indicada para:
- Tratamento de pacientes com câncer de próstata metastático de alto risco, com diagnóstico recente, não tratados anteriormente com hormônios (mHNPC), ou pacientes que estavam em tratamento hormonal por não mais que 3 meses e continuam respondendo à terapia hormonal (mHSPC).

Administração

- *VO*: os comprimidos devem ser tomados em dose única, com o estômago vazio. Devem ser tomados pelo menos 2 horas depois da refeição; e alimentos não podem ser ingeridos por pelo menos 1 hora após tomar abiraterona. Se o paciente vomitar ou esquecer uma dose, não deve ser tomada uma dose adicional. A próxima dose prescrita deve ser tomada no horário usual. Esse medicamento não deve ser partido, aberto ou mastigado.

Estabilidade e armazenamento

- Conservar em temperatura ambiente (entre 15 e 30 °C).

Principais interações

- *Em combinação com substratos da CYP2D6*: a inibição desta pela abiraterona pode resultar em aumento nas concentrações plasmáticas desses substratos, com aumento dos efeitos farmacológicos e do risco de ocorrência de reações adversas. Evitar a administração concomitante e, se associados, considerar redução da dose para os substratos da CYP2D6.
- *Inibidores da CYP3A4*: pode resultar em aumento na concentração plasmática da abiraterona e risco aumentado de toxicidade. Considerar a redução de dose de abiraterona.
- *Indutores da CYP3A4*: pode ocorrer diminuição dos níveis e da eficácia da abiraterona. Se usados concomitantemente, monitorar a eficácia da abiraterona; considerar aumento de dose.

Reações adversas

- *Cardiovasculares*: edema; hipertensão.
- *Dermatológica*: rubor.
- *Endocrinometabólicas*: hiperglicemia; hipertrigliceridemia; hipocalemia; hipofosfatemia.

- *Gastrointestinal*: diarreia.
- *Hematológicas*: anemia; linfocitopenia.
- *Hepáticas*: ALT e AST elevados.
- *Musculoesquelética*: inchaço nas articulações.
- *Renal*: doenças infecciosas do trato urinário.
- *Respiratórias*: tosse; dispneia.
- *Outra*: fadiga.

Precauções
- Monitorar os pacientes que utilizam espironolactona, uma vez que esse fármaco se liga ao receptor de androgênio e pode aumentar os níveis de PSA.
- Avaliar os níveis de transaminases séricas e bilirrubina antes de iniciar o tratamento com abiraterona, a cada 2 semanas durante os 3 primeiros meses de tratamento e, após esse período, mensalmente.
- Monitorar mensalmente a pressão arterial, o nível de potássio sérico e a presença de retenção hídrica.
- Os comprimidos devem ser deglutidos inteiros, com água. A dose máxima diária de 1.000 mg (2 comprimidos de 500 mg ou 4 comprimidos de 250 mg) não deve ser excedida.

Anastrozol
Apresentação
- Comprimidos revestidos de 1 mg.

Classificação
Inibidor de aromatase.

Mecanismo de ação
Exerce seu efeito antitumoral por meio da inibição da síntese de estrógenos, impedindo a conversão dos andrógenos suprarrenais (androstenodiona e testosterona) em estrógenos (estrona, sulfato de estrona e estradiol), sem afetar a produção dos corticosteroides adrenais ou da aldosterona. Os níveis plasmáticos de estradiol são suprimidos em cerca de 90% após 14 dias do início da terapia. Não há efeito inibidor na biossíntese de corticosteroide suprarrenal.

Farmacocinética
- *Absorção*: Tmáx: 2 horas; biodisponibilidade: 80%. Diminuição da Cmáx: média em torno de 16% se administrado com alimentos; Tmáx aumenta para 5 horas.
- *Distribuição*: ligação às proteínas, 40%.
- *Metabolismo*: hepático; 85% via N-desalquilação, hidroxilação e glucuronidação; metabólito inativo, triazol.
- *Excreção*: fecal, cerca de 75%; renal, 10%; dialisável (hemodiálise).
- *Meia-vida*: 50 horas.
- *Ajuste para função hepática*: não é necessário na disfunção hepática leve ou moderada. Sem dados disponíveis na disfunção hepática grave.
- *Ajuste para função renal*: não é necessário.

Indicações
- Carcinoma avançado de mama em mulheres pós-menopausa.

Administração
- *VO*: o comprimido de anastrozol deve ser ingerido inteiro, com água, de preferência no mesmo horário todos os dias. Pode ser tomado com ou sem alimento. Se a paciente

vomitar ou esquecer uma dose, não deve ser tomada uma dose adicional; a próxima dose prescrita deve ser tomada no horário usual.

Estabilidade e armazenamento
- Deve ser conservado em temperatura ambiente (entre 15 e 30 °C).

Principais interações
Sem relevância clínica ou desconhecidas.

Reações adversas
- *Cardiovasculares*: hipertensão; vasodilatação.
- *Dermatológica*: erupção cutânea.
- *Gastrointestinal*: distúrbio do trato gastrointestinal.
- *Imunológica*: linfedema.
- *Musculoesqueléticas*: artralgia; artrite; dor lombar; dor óssea; osteoporose.
- *Neurológicas*: astenia; cefaleia; depressão; distúrbios de humor.
- *Reprodutiva*: rubor da menopausa.
- *Respiratórias*: dispneia; aumento da frequência de tosse; faringite.
- *Outra*: dor.

Precauções
- Usar com cautela em pacientes com hiperlipidemias; o colesterol total e o LDL colesterol aumentam em pacientes em uso de anastrozol.
- Anastrozol pode ser associado a uma redução da densidade óssea mineral.

Apalutamida
Apresentação
- Comprimidos de 60 mg.

Classificação
Inibidor de receptor de andrógeno (RA).

Mecanismo de ação
Em modelos de xenoenxerto de câncer de próstata, apalutamida causou a diminuição da proliferação de células tumorais e o aumento da apoptose, o que resultou em diminuição do volume tumoral por ligação direta ao domínio de ligação do RA (receptor de androgênio) e pela inibição da translocação nuclear do RA, ligação ao DNA e transcrição mediada por RA.

Farmacocinética
- *Absorção*: Tmáx, 2 horas; biodisponibilidade, 100%. Efeito dos alimentos: atraso de Tmáx em 2 horas; nenhuma alteração significativa na AUC ou na Cmáx.
- *Distribuição*: a ligação às proteínas plasmáticas é de 96%. Volume de distribuição de 276 L.
- *Metabolismo*: hepático, primariamente ao metabólito ativo N-desmetil-apalutamida (maior); indutor (moderado a forte) de CYP3A4 e de CYP2B6; indutor de P-gp, de BCRP e de OATP1B1; inibidor (moderado) de CYP2B6 e de CYP2C8; inibidor (fraco) de CYP2C9, de CYP2C19 e de CYP3A4; inibidor de OCT2, de OAT3 e de MATEs (sem efeito clínico nos substratos de OAT3); substrato de CYP2C8 (40%) e de CYP3A4 (37%); substrato da P-gp (sem efeito clínico na biodisponibilidade).
- *Excreção*: renal, 65% (urina), 1,2% (inalterado), 2,7% (alterado); fecal, 24% (total), 1,5% (inalterado), 2% (alterado).
- *Meia-vida*: 3 dias.

- *Ajuste para função hepática*: não é necessário ajuste de dose em comprometimento leve a moderado.
- *Ajuste para função renal*: não é necessário ajuste de dose em comprometimento leve a moderado.

Indicações

Em combinação com terapia de privação androgênica (castração medicamentosa ou cirúrgica), é indicada para o tratamento de pacientes com:
- Câncer de próstata não metastático resistente à castração (CRPCnm).
- Câncer de próstata metastático sensível à castração (CPSCm).

Administração

- *VO*: a dose recomendada deve ser administrada 1 vez ao dia. Os comprimidos revestidos devem ser deglutidos inteiros. Pode ser ingerido com ou sem alimento. Se o paciente esquecer uma dose, esta deve ser tomada o mais cedo possível, no mesmo dia, com retorno ao horário normal no dia seguinte. O paciente não deve tomar comprimidos extras para compensar a dose perdida.

Estabilidade e armazenamento

- Deve ser conservada em temperatura ambiente (entre 15 e 30 °C).

Principais interações

- *Inibidores fortes e substratos da CYP3A4*: apalutamida é também um indutor forte da CYP3A4; o uso concomitante pode resultar em níveis plasmáticos aumentados de apalutamida, exposição diminuída dos substratos da CYP3A4 e risco da perda de eficácia dos substratos. Se associados, o ajuste inicial da dose de apalutamida não é necessário, porém a redução pode ser necessária conforme a tolerabilidade.
- *Inibidores fortes de CYP2C8 ou de CYP3A4*: podem resultar em exposição aumentada de apalutamida. Avaliar a necessidade do ajuste de dose de apalutamida conforme a tolerabilidade.

Reações adversas

- *Cardiovasculares*: hipertensão; edema periférico.
- *Dermatológica*: erupção cutânea.
- *Endócrinas*: rubor; redução de peso.
- *Gastrointestinais*: diminuição do apetite; diarreia; náusea.
- *Musculoesquelética*: artralgia; fratura óssea.
- *Outras*: fadiga; queda.

Precauções

- Avaliar o paciente quanto ao risco de fratura. O monitoramento e o acompanhamento de pacientes sob risco de fratura devem ser realizados de acordo com as diretrizes de tratamento estabelecidas e deve ser considerado o uso de agentes protetores ósseos.
- Avaliar os pacientes quanto ao risco de quedas.

Bicalutamida

Apresentação

- Comprimidos revestidos de 50 mg.

Classificação

Antiandrogênico.

Mecanismo de ação

A bicalutamida é um antiandrogênico não esteroide, destituído de qualquer outra atividade endócrina. Inibe os efeitos dos androgênios por meio do bloqueio da ligação desses hormônios aos receptores celulares. Previne a estimulação, pela testosterona, do crescimento celular no câncer de próstata.

Farmacocinética

- *Absorção*: é bem absorvida; biodisponibilidade desconhecida; absorção não afetada pela ingestão de alimentos.
- *Distribuição*: a ligação às proteínas plasmáticas é de 96%.
- *Metabolismo*: glucuronidação e oxidação.
- *Excreção*: fecal e renal.
- *Ajuste para função hepática*: monitorar na disfunção hepática moderada a grave. Descontinuar se ALT > 2 vezes o LSN ou se o paciente desenvolver icterícia.
- *Ajuste para função renal*: não é necessário o ajuste no comprometimento renal.

Indicações

Câncer de próstata metastático:
- Tratamento de câncer de próstata avançado, em combinação com análogos do hormônio liberador do hormônio luteinizante (LHRH) ou castração cirúrgica (orquiectomia).
- Tratamento de câncer de próstata metastático em pacientes para os quais a orquiectomia ou a castração medicamentosa não está indicada ou não é aceitável.

Câncer de próstata não metastático:
- Tratamento de câncer de próstata não metastático localmente avançado em pacientes para os quais o tratamento hormonal imediato é indicado.

Administração

- *VO*: pode ser ingerida com ou sem alimento. Se o paciente vomitar ou esquecer uma dose, não deve ser tomada uma dose adicional. A próxima dose prescrita deve ser tomada no horário usual.

Estabilidade e armazenamento

- Deve ser conservada em temperatura ambiente (entre 15 e 30 °C).

Principais interações

- *Varfarina*: deslocamento da varfarina dos sítios de ligação proteica pela bicalutamida, com risco aumentado de sangramento. Monitorar o INR e ajustar a dose de varfarina, se necessário.

Reações adversas

- *Cardiovascular*: edema periférico.
- *Dermatológica*: sudorese.
- *Gastrointestinais*: dor abdominal; constipação; diarreia; náusea.
- *Imunológica*: doenças infecciosas.
- *Musculoesqueléticas*: dor nas costas; dor pélvica.
- *Neurológica*: astenia.
- *Renais*: hematúria e noctúria.
- *Respiratória*: dispneia.
- *Outra*: dor.

Precauções

- Iniciar o tratamento associado ao análogo de LHRH ou à castração cirúrgica.
- Esse medicamento contém lactose (61 mg/comprimido); portanto, deve ser usado com cautela em pacientes com intolerância à lactose.

Ciproterona

Apresentação

- Comprimido de 50 e 100 mg.

Classificação

Antiandrogênico.

Mecanismo de ação

Ciproterona inibe a influência de androgênios que também são produzidos, em pequena quantidade, no organismo feminino. Exerce, também, efeito progestogênico e antigonado-trópico.

Farmacocinética

- *Absorção*: VO completa.
- *Metabolismo*: hepático; alguns metabólitos apresentam atividade.
- *Excreção*: fecal, 60%; urina, 33%.
- *Meia-vida*: VO, 38 horas (33 a 43 horas).
- *Ajuste para função hepática*: o uso de ciproterona é contraindicado em insuficiência hepática.
- *Ajuste para função renal*: usar com cautela no comprometimento renal, pois 33% da ciproterona é excretada pelo rim.

Indicações

- *Em oncologia*: câncer de próstata inoperável.

Administração

- *VO*: os comprimidos devem ser ingeridos com pequena quantidade de líquido após as refeições. Se o paciente vomitar ou esquecer uma dose, não deve ser tomada uma dose adicional. A próxima dose prescrita deve ser tomada no horário usual.

Estabilidade e armazenamento

- O medicamento deve ser mantido em temperatura ambiente (entre 15 e 30 °C). Proteger da umidade.

Principais interações

Sem relevância clínica ou desconhecidas.

Reações adversas

- *Cardiovascular*: edema.
- *Dermatológicas*: cloasma; alopecia; prurido.
- *Endocrinometabólicas*: retenção de líquidos; aumento de peso.
- *Gastrointestinais*: náusea; vômito.
- *Neurológica*: dor.
- *Reprodutivas*: alteração da menstruação; leucorreia; inchaço das mamas; desconforto vaginal.

Precauções
- Ciproterona tem sido associada a toxicidade hepática, que se desenvolve após vários meses do início da terapia. Monitorar a função hepática; e considerar a descontinuação do tratamento em pacientes com evidência de injúria hepática.
- Usar com cautela em pacientes com diabetes ou intolerância à glicose, pois pode ocorrer alteração no metabolismo da glicose.

Darolutamida
Apresentação
- Comprimidos de 20 e 100 mg.

Classificação
Antiandrogênico.

Mecanismo de ação
A darolutamida é um inibidor do receptor de andrógeno (AR) que inibe competitivamente a ligação de andrógeno, a translocação nuclear de AR e a transcrição mediada por AR. *In vitro*, darolutamida diminuiu a proliferação celular no câncer de próstata e o volume do tumor em modelos de xenoenxerto de camundongo com câncer de próstata; a cetodarolutamida (metabólito principal) exibiu semelhante atividade.

Farmacocinética
- *Absorção*: Tmáx VO, 4 horas (após dose única de 600 mg); biodisponibilidade, 30% (após dose de 300 mg em jejum).
- *Distribuição*: volume de distribuição de 119 L, com baixa penetração pela barreira hematoencefálica; ligação às proteínas, 92% (metabólito ativo).
- *Metabolismo*: hepático, primariamente; principal metabólito ativo, cetodarolutamida; inibidor de BCRP, de OATP1B1 e de OATP1B3; substrato de CYP3A4, de UGT1A9 e de UGT1A1.
- *Excreção*: Cl total é de 116 mL/min; renal, 63,4% (7% inalterado); fecal, 32,4% (30% inalterado); > 95% da dose recuperada após 7 dias da administração.
- *Meia-vida*: 20 horas; cetodarolutamida, 20 horas.
- *Ajuste para função hepática*: se houver comprometimento leve, não é necessário ajuste da dose; se houver comprometimento moderado, reduzir a dose para 300 mg, 2 vezes ao dia.
- *Ajuste para função renal*: se houver comprometimento renal leve ou moderado não é necessário ajuste da dose; no comprometimento renal severo, em pacientes que não estejam em hemodiálise, reduzir a dose para 300 mg, 2 vezes ao dia.

Indicações
- Tratamento de pacientes com câncer de próstata não metastático resistente à castração (CPRCnm).

Administração
- *VO*: pode ser tomada com alimentos. Se uma dose for esquecida, deve ser ingerida assim que o paciente se lembrar, antes da próxima dose. O paciente não deve ingerir duas doses para compensar uma dose esquecida. Esse medicamento não deve ser partido, aberto ou mastigado.

Estabilidade e armazenamento
- Deve ser conservada em temperatura ambiente (entre 15 e 30 °C).

Principais interações

- *Indutores moderados ou fortes da CYP3A4 e da P-gp*: podem diminuir a concentração sérica da darolutamida; evitar a associação.

Reações adversas

- *Outra*: fadiga.

Precauções

- Pacientes recebendo darolutamida também devem receber um análogo do hormônio liberador de gonadotrofina (GnRH) concomitantemente ou devem ter orquiectomia bilateral.

Dexametasona

Apresentação

- *Solução injetável*: ampola contendo 2 mg/1 mL. Frasco-ampola contendo 10 mg/2,5 mL.
- *Comprimidos*: 0,5, 0,75 e 4 mg.
- *Elixir*: 0,5 mg/5 mL (120 mL).
- *Disponível também nas apresentações*: colírio e solução nasal.

Classificação

Adrenocorticosteroide.

Mecanismo de ação

Glicocorticosteroide sintético com efeitos anti-inflamatórios potentes: aproximadamente 25 a 30 vezes mais potente que a hidrocortisona. Tem propriedades anti-inflamatória, imunossupressora, antitumoral, antiemética e discreta atividade mineralocorticosteroide. Sua ação anti-inflamatória ocorre ao suprimir a migração de neutrófilos, diminuir a produção de mediadores inflamatórios e reverter o aumento da permeabilidade capilar. O mecanismo da atividade antiemética da dexametasona é desconhecido.

Farmacocinética

- *Absorção*: oral, 61% a 86%. Tmáx: oral, 1 a 2 horas; IM, aproximadamente 30 a 120 minutos; EV, 5 a 10 minutos (dexametasona livre).
- *Metabolismo*: hepático.
- *Excreção*: urina (aproximadamente 10%).
- *Meia-vida*: oral, aproximadamente 4 horas; EV, aproximadamente 1 a 5 horas.
- *Ajuste para função hepática*: não é necessário ajuste de dose no comprometimento hepático.
- *Ajuste para função renal*: não é necessário ajuste de dose no comprometimento renal.

Indicações

- *Em oncologia*: tratamento de metástases cerebrais com edema, câncer de mama, leucemia linfocítica aguda e crônica, mieloma múltiplo, linfoma não Hodgkin, anemia hemolítica autoimune, imunotrombocitopenia, doenças reumáticas, doenças ou ocorrências alérgicas, *rash* dermatológico, inflamações intra-articulares e como antiemético.

Administração/diluição

- *EV*: diluir em 50 a 100 mL de soro fisiológico ou glicosado 5%. Administrar em 15 minutos a 24 horas (na dependência de indicações e protocolo).
- *Tópico*: limpar cuidadosamente a área afetada antes da aplicação. Aplicar uma pequena quantidade no local afetado, 2 ou 3 vezes por dia.

- *Intraocular*: aplicar de 1 a 2 gotas no(s) olho(s) afetado(s).
- *VO*: os comprimidos devem ser tomados com água, conforme prescrição. Se o paciente vomitar ou esquecer uma dose, não deve ser tomada uma dose adicional. A próxima dose prescrita deve ser tomada no horário usual.

Estabilidade e armazenamento
- Antes da reconstituição, armazenar em temperatura ambiente (entre 15 e 30 °C); proteger contra a luz.
- Após a reconstituição, pode ser administrado em até 24 horas se armazenado em temperatura inferior a 25 °C ou sob refrigeração (de 2 a 8 °C).

Principais interações
- *Associado a everolimo*: a indução da CYP3A4 pela dexametasona pode resultar em diminuição dos níveis e da eficácia do everolimo. Se possível, considerar outros tratamentos não indutores; se usados concomitantemente, monitorar a eficácia do everolimo e considerar aumento de dose.
- *Associado ao irinotecano*: por um mecanismo desconhecido, pode haver risco aumentado de linfocitopenia e/ou hiperglicemia.
- *Associado ao sorafenibe*: a indução da CYP3A4 pela dexametasona pode resultar na diminuição dos níveis plasmáticos do sorafenibe. Optar pelo uso de alternativas com menor potencial indutor.

Reações adversas
- *Cardiovascular*: hipertensão.
- *Dermatológicas*: condição atrófica cutânea; comprometimento na cicatrização.
- *Endocrinometabólicas*: síndrome de Cushing; diminuição do crescimento corporal.
- *Imunológica*: risco de infecção.
- *Oftálmica*: aumento da pressão intraocular.
- *Psiquiátricas*: depressão; euforia.
- *Respiratória*: tuberculose pulmonar.

Precauções
- Pode ser administrada com as refeições para reduzir o desconforto gastrointestinal. Pode ser necessária uma dieta com mais potássio, piridoxina, vitaminas C e D, folato, cálcio e fósforo.
- A injeção rápida está associada a alta incidência de desconforto perianal.

Dietilestilbestrol
Apresentação
- Comprimidos revestidos de 1 mg.

Classificação
Estrógeno.

Mecanismo de ação
O difosfato de dietilestilbestrol é um estrógeno que apresenta os efeitos farmacológicos similares aos de outros estrógenos, incluindo o desenvolvimento dos órgãos sexuais femininos e a manutenção das características sexuais secundárias. Como agente antineoplásico, liga-se a receptores intracelulares específicos em tumores hormônio-dependentes, como mama e próstata. O complexo estrógeno-receptor liga-se à cromatina nuclear, resultando em alterações no RNA-mensageiro e efeitos citotóxicos.

Farmacocinética
- *Absorção*: após administração VO, é rapidamente absorvido através do TGI.
- *Metabolismo*: hepático; a circulação êntero-hepática é reportada.
- *Ajuste para função hepática*: não é necessário o ajuste de dose no comprometimento hepático.
- *Ajuste para função renal*: não é necessário o ajuste de dose no comprometimento renal.

Indicações
- Tratamento de carcinoma mamário metastático em mulheres na pós-menopausa e em homens adequadamente selecionados.
- Tratamento de carcinoma metastático de próstata (tumor hormônio-dependente).

Administração
- *VO*: os comprimidos devem ser ingeridos inteiros. Deve-se estimular que os pacientes tomem a dose aproximadamente no mesmo horário, todos os dias. Podem ser tomados durante ou após as refeições. Esse medicamento não deve ser partido ou mastigado.

Estabilidade e armazenamento
- Deve-se conservar sob temperatura ambiente (entre 15 e 30 °C), protegido da luz e da umidade.

Principais interações
- *Com inibidores da CYP3A4*: pode resultar em aumento da concentração plasmática do dietilestilbestrol. Evitar o uso concomitante; se não for possível, considerar ajuste de dose para o dietilestilbestrol.
- *Em combinação com corticosteroides/glicocorticosteroides*: aumento da meia-vida de eliminação que pode resultar em aumento da toxicidade desses fármacos. Se associados, considerar diminuição de dose e monitorar a resposta farmacológica.

Reações adversas
- *Cardiovascular*: hipertensão.
- *Dermatológicas*: erupção cutânea; sudorese.
- *Endocrinometabólicas*: sudorese; ganho de peso.
- *Gastrointestinais*: diarreia; flatulência; indigestão; náusea; vômito.
- *Neurológicas*: insônia; alterações do humor.
- *Reprodutiva*: impotência.

Precauções
- Os estrógenos podem causar certo grau de retenção de fluido e, portanto, as condições que poderiam ser influenciadas por essa retenção, como asma, epilepsia, enxaqueca e distúrbios cardíacos ou renais, requerem observação cuidadosa.
- Administrar analgésicos, conforme prescrição, aos pacientes que apresentam dor óssea.

Enzalutamida
Apresentação
- Cápsulas de 40 mg.

Classificação
Antiandrogênico.

Mecanismo de ação

A enzalutamida é um inibidor de receptor de androgênio que inibe sua translocação nuclear e interação com o DNA. O maior metabólito ativo, N-desmetil-enzalutamida, apresenta atividade similar.

Farmacocinética

- *Absorção*: Tmáx, 1 hora; sem alteração na AUC se administrada com alimentos.
- *Distribuição*: volume de distribuição, 110 L; ligação às proteínas, 97% a 98% (enzalutamida), 95% (N-desmetil-enzalutamida).
- *Metabolismo*: hepático, via CYP2C8 e CYP3A4; N-desmetil-enzalutamida, metabólito ativo (49%).
- *Excreção*: renal, 71% (enzalutamida inalterada e traços de N-desmetil-enzalutamida); fecal, 14% (enzalutamida inalterada, 0,4%; N-desmetil-enzalutamida, 1%); Cl total 0,56 L/h.
- *Meia-vida*: enzalutamida, 5,8 dias; N-desmetil-enzalutamida, 7,8 a 8,6 dias.
- *Ajuste para função hepática*: não é necessário ajuste de dose em comprometimento leve a moderado.
- *Ajuste para função renal*: não é necessário ajuste de dose em comprometimento leve a moderado.

Indicações

- Tratamento de homens adultos com câncer de próstata metastático resistente à castração que são assintomáticos ou ligeiramente sintomáticos após falha de terapia de privação androgênica.
- Tratamento de homens adultos com câncer de próstata metastático resistente à castração que tenham recebido terapia com docetaxel.
- Tratamento de homens adultos com câncer de próstata não metastático resistente à castração.
- Tratamento de homens adultos com câncer de próstata metastático sensível à castração (CPSCm), sem uso de docetaxel concomitante.

Administração

- *VO*: pode ser ingerida com ou sem alimento. Se o paciente se esquecer de tomá-la no horário usual, a dose prescrita deve ser tomada o mais próximo possível desse horário. Se o paciente esquecer uma dose por um dia inteiro, o tratamento deve ser reiniciado no dia seguinte com a dose diária usual. As cápsulas gelatinosas moles não devem ser dissolvidas ou abertas.

Estabilidade e armazenamento

- Deve ser conservada em temperatura ambiente (entre 15 e 30 °C), protegida da umidade.

Principais interações

- Enzalutamida é um indutor forte da CYP3A4 e indutor moderado da CYP2C19 e da CYP2C9. No estado de equilíbrio, reduz a exposição plasmática a midazolam (substrato da CYP3A4), varfarina (substrato da CYP2C9) e omeprazol (substrato da CYP2C19).

Reações adversas

- *Cardiovascular*: edema periférico.
- *Dermatológica*: rubor.
- *Gastrointestinal*: diarreia.

- *Hematológica*: neutropenia.
- *Musculoesqueléticas*: artralgia; dor nas costas; dor musculoesquelética.
- *Neurológica*: astenia.
- *Outra*: fadiga.

Precauções
- O uso de enzalutamida está associado a risco aumentado de ocorrência de convulsões.
- A apresentação comercial de enzalutamida contém sorbitol (E420). Pacientes com problemas hereditários raros de intolerância à frutose não devem fazer uso de enzalutamida.

Exemestano
Apresentação
- Drágeas de 25 mg.

Classificação
Inibidor de aromatase.

Mecanismo de ação
O exemestano é estruturalmente relacionado à androstenediona, sendo convertido em um intermediário que bloqueia irreversivelmente o local ativo da aromatase, o que resulta na inativação e na conversão de androgênios em estrogênios nos tecidos periféricos. No câncer de mama na pós-menopausa, cujo crescimento é dependente de estrógeno, exemestano diminui os estrogênios circulantes.

Farmacocinética
- *Metabolismo*: hepático, via CYP3A4; metabólito ativo, 17-di-hidro.
- *Excreção*: fecal, 42%; renal, 42%, < 1% inalterado.
- *Meia-vida*: 24 horas.
- *Ajuste para função hepática*: sem dados disponíveis, mas o ajuste parece não ser necessário em comprometimento moderado a severo.
- *Ajuste para função renal*: sem dados disponíveis, mas o ajuste parece não ser necessário em comprometimento moderado a severo.

Indicações
- Adjuvante em mulheres na pós-menopausa com câncer de mama inicial, com receptor de estrogênio positivo ou desconhecido, tendo como objetivo a redução do risco de recorrência (distante e locorregional) e a redução do risco de desenvolvimento de câncer na mama contralateral, após o tratamento com tamoxifeno durante 2 ou 3 anos.
- Tratamento de primeira linha do câncer de mama avançado com receptor hormonal positivo em mulheres na pós-menopausa, natural ou induzida.
- Tratamento de segunda linha do câncer de mama avançado com receptor hormonal positivo em mulheres na pós-menopausa, natural ou induzida, cuja doença progrediu após terapia antiestrogênica.
- Tratamento de terceira linha do câncer de mama avançado em mulheres na pós-menopausa, natural ou induzida, cuja doença progrediu após múltiplos tratamentos hormonais.

Administração
- *VO*: administrado preferencialmente após uma refeição. Esse medicamento não deve ser partido, aberto ou mastigado. Caso a paciente esqueça de tomar no horário estabelecido, deve tomá-lo assim que lembrar. Entretanto, se já estiver perto do horário de

tomar a próxima dose, deve desconsiderar a dose esquecida e tomar a próxima. Nesse caso, o paciente não deve tomar a dose duplicada para compensar as doses esquecidas.

Estabilidade e armazenamento
- Deve ser conservado em temperatura ambiente (entre 15 e 30 °C).

Principais interações
- *Indutores da CYP3A4*: pode ocorrer diminuição dos níveis e da eficácia do exemestano. Considerar o aumento de dose para 50 mg de exemestano 1 vez ao dia.

Reações adversas
- *Dermatológica*: alopecia.
- *Endocrinometabólicas*: diaforese; rubor da menopausa.
- *Gastrointestinal*: náusea.
- *Hepática*: fosfatase alcalina elevada.
- *Musculoesquelética*: artralgia.
- *Neurológicas*: cefaleia; insônia; ansiedade; depressão.
- *Outra*: fadiga.

Precauções
- O exemestano não deve ser administrado concomitantemente com medicamentos que contenham estrógenos, pois estes antagonizam sua ação farmacológica.
- Como o exemestano é um potente redutor da produção de estrógeno, podem ocorrer reduções na densidade mineral óssea. Durante o tratamento adjuvante com exemestano, mulheres com osteoporose ou com risco de osteoporose devem realizar avaliações da densidade mineral óssea por densitometria óssea no início do tratamento. Pacientes tratadas com exemestano devem ser monitoradas e o tratamento para osteoporose deve ser iniciado quando apropriado.
- Deve ser considerada como avaliação de rotina a dosagem dos níveis de 25 hidroxi-vitamina D previamente ao uso de inibidores da aromatase, em razão da alta prevalência de deficiência severa em mulheres com câncer de mama em estágio precoce. Mulheres com deficiência de vitamina D devem receber suplementação da vitamina.

Flutamida
Apresentação
- Comprimidos de 250 mg.

Classificação
Antiandrogênico.

Mecanismo de ação
Agente não esteroide para uso oral. Tem ação antiandrogênica potente mediante inibição da captação e/ou inibição da ligação nuclear do androgênio nos tecidos-alvo em nível celular.

Farmacocinética
- *Absorção*: Tmáx, 1,3 horas ± 0,7 hora; a administração com alimentos não altera a velocidade ou a extensão da absorção.
- *Distribuição*: a ligação às proteínas é de 94% a 96%.
- *Metabolismo*: rápido e intenso; metabólitos ativos, derivado alfa-hidroxilado (hidroxiflutamida) e 2-amino-5-nitro-4-(trifluorometil)fenol.
- *Excreção*: fecal, 4,2%; renal, a maioria da dose; não dialisável (hemodiálise).

- *Meia-vida*: flutamida, 7,8 horas; hidroxiflutamida, 9,6 horas ± 2,5 horas.
- *Ajuste para função hepática*: contraindicada a administração se transaminases > 2 vezes o LSN.
- *Ajuste para função renal*: não é necessário; meia-vida pode ser prolongada na disfunção renal.

Indicações

- Monoterapia (com ou sem orquiectomia), ou em combinação com um agonista *luteinizing hormone releasing hormone* (LHRH), no tratamento do câncer avançado de próstata em pacientes não tratados previamente ou em pacientes que não responderam ou se tornaram refratários à manipulação hormonal.
- Como componente de esquema terapêutico usado no tratamento do câncer de próstata localizado em estágio B2 a C2 (T2b-T4), flutamida comprimidos é também indicado na redução do volume do tumor, para o melhor controle do tumor e prolongamento do tempo de sobrevida livre da doença.

Administração

- *VO*: deve ser administrada preferencialmente com o estômago vazio; porém, se houver intolerância gastrointestinal, deve ser administrada junto com as refeições.
- Combinado com um agonista LHRH, o tratamento com flutamida pode ser iniciado simultaneamente ou 24 horas antes do agonista LHRH.
- Quando combinado com a radioterapia, o tratamento com flutamida deve iniciar-se 8 semanas antes da radioterapia e prolongar-se durante ela.
- No caso de esquecimento de alguma dose, orientar o paciente a tomar o medicamento assim que possível e a manter esse horário de ingestão até o término do tratamento.
- O medicamento não deve ser partido ou mastigado.

Estabilidade e armazenamento

- Deve ser conservada em temperatura ambiente (entre 15 e 30 °C) e protegida da umidade.

Principais interações

- Em combinação com varfarina, por meio de um mecanismo de interação desconhecido, pode resultar em elevação do INR e sangramento. Monitorar o INR e sinais de sangramento, se associadas. Considerar o ajuste de dose de varfarina para manter o nível de anticoagulação desejado.

Reações adversas

- *Dermatológica*: erupção cutânea.
- *Endocrinometabólica*: sudorese.
- *Gastrointestinais*: diarreia; náusea.

Precauções

- Monitorar os testes de função hepática no início e durante a terapia.
- Orientar o paciente que as ondas de calor, a dor em mama e a ginecomastia podem acontecer e são reversíveis após descontinuação do tratamento.

Fulvestranto

Apresentação

- Seringa preenchida, contendo 250 mg em 5 mL de solução injetável.

Classificação

Antagonista de receptor de estrogênio.

Mecanismo de ação

Seu modo de ação envolve a supressão da proteína dos receptores de estrogênio nos tumores e em outros tecidos-alvo. Dessa forma, bloqueia completamente a ação trófica do estrogênio, sem ter nenhuma atividade agonista do receptor de estrogênio.

Farmacocinética

- *Distribuição*: volume de distribuição de 3 a 5 L/kg.
- *Metabolismo*: hepático, via CYP3A4.
- *Excreção*: fecal, 90%; renal, < 1%.
- *Meia-vida*: 40 dias.
- *Ajuste para função hepática*: não é necessário na insuficiência hepática leve; se moderada, diminuir a dose inicial e manter em 250 mg. Sem dados na insuficiência hepática severa; usar com cautela.
- *Ajuste para função renal*: não é necessário para ClCr > 30 mL/min. Não há dados disponíveis para pacientes com ClCr < 30 mL/min; usar com cautela.

Indicações

- Tratamento de câncer de mama localmente avançado ou metastático em mulheres de qualquer idade e que estejam na pós-menopausa que:
  - não foram previamente tratadas com terapia endócrina, com receptor hormonal (RH) positivo e receptor do fator de crescimento epidérmico humano 2 (HER-2) negativo; ou
  - foram previamente tratadas com terapia endócrina (com antiestrógeno ou inibidor de aromatase), com receptor hormonal (RH) positivo, independentemente de o estado pós-menopausa ter ocorrido naturalmente ou ter sido induzido artificialmente.
- Indicado em combinação com palbociclibe para o tratamento de mulheres portadoras de câncer de mama localmente avançado ou metastático, positivo para o RH e negativo para HER-2, previamente tratadas com terapia endócrina.

Administração/diluição

- *IM*: não é necessária a diluição. A solução já vem pronta para uso, em seringa preenchida. Conectar a agulha somente no momento da administração IM (intramuscular) em região glútea. Pode ser administrada como injeção única de 5 mL ou 2 de 2,5 mL cada.
- É recomendado que a injeção seja administrada lentamente. Administrá-la de acordo com as diretrizes locais para a realização de injeções intramusculares de grande volume.

Estabilidade e armazenamento

- Conservação sob refrigeração (entre 2 e 8 °C). Proteger da luz, conservando na embalagem original até o momento de uso.

Principais interações

Sem relevância clínica ou desconhecidas.

Reações adversas

- *Cardiovascular*: vasodilatação.
- *Dermatológicas*: dor no local da injeção; reação no local da injeção.
- *Gastrointestinais*: dor abdominal; constipação; diarreia; náusea; vômito.

- *Hepática*: aumento no nível das enzimas hepáticas.
- *Musculoesqueléticas*: dor nas costas; dor óssea.
- *Respiratórias*: dispneia; frequência aumentada de tosse; faringite.
- *Outra*: dor.

Precauções
- Aplicar o medicamento na região glútea profunda, alternando o lado a cada administração do produto.
- Certificar-se dos parâmetros hepáticos e renais antes da aplicação do medicamento.
- Usar com cautela em pacientes com trombocitopenia e/ou recebendo medicação anticoagulante.

Gosserrelina
Apresentação
- Seringa para dose única com 3,6 mg (*depot* de liberação curta) e 10,8 mg (*depot* de liberação prolongada).

Classificação
Agonista do hormônio liberador de gonadotrofina (LHRH).

Mecanismo de ação
A gosserrelina é um análogo sintético do LHRH natural. Sua administração crônica resulta na inibição da secreção do LH pela pituitária, o que causa uma queda nas concentrações séricas de testosterona nos homens e de estradiol nas mulheres. Assim como outros agonistas do LHRH, a gosserrelina inicialmente pode aumentar as concentrações séricas de testosterona e estradiol, de maneira transitória. Nos homens, por volta do 21º dia após a primeira injeção do *depot*, as concentrações de testosterona caem para uma faixa de castração e permanecem suprimidas com o tratamento a cada 28 dias ou a cada 12 semanas. Em mulheres, as concentrações séricas de estradiol são suprimidas por volta do 21º dia após a primeira injeção do *depot* e, com o tratamento contínuo a cada 28 dias, permanecem suprimidas em níveis comparáveis àqueles observados em mulheres na pós-menopausa.

Farmacocinética
- *Absorção*: Tmáx em mulheres, 8 a 22 dias; e em homens, 12 a 15 dias.
- *Distribuição*: volume de distribuição: mulheres), 20,3 L ± 4,1 L; homens, 44,1 L ± 13,6 L; ligação às proteínas, 27,3%.
- *Metabolismo*: hepático, hidrólise de aminoácidos C-terminal e metabólitos 1-7 fragment e 5-10 fragment.
- *Excreção*: renal > 90%, cerca de 20% inalterados.
- *Meia-vida*: mulheres, 2,3 horas ± 0,6 hora e homens, 4,2 horas ± 1,1 hora.
- *Ajuste para função hepática*: não é necessário ajuste de dose no comprometimento hepático.
- *Ajuste para função renal*: não é necessário ajuste de dose no comprometimento renal.

Indicações
A apresentação de 3,6 mg é indicada para:
- Controle de câncer prostático passível de manipulação hormonal.
- Controle de câncer de mama passível de manipulação hormonal, em mulheres em pré-menopausa e perimenopausa.

A apresentação de 10,8 mg é indicada para:
- Controle de câncer prostático passível de manipulação hormonal.

Administração
- *SC*: aplicar na inserção na parede abdominal inferior. Deve ser feita com cautela, em razão da proximidade da artéria epigástrica inferior subjacente e suas ramificações.

Estabilidade e armazenamento
- Refrigeração (entre 2 e 8 °C) ou temperatura ambiente (abaixo de 25 °C). Não congelar.
- Atenção à data de expiração.

Principais interações
- Interferência na taxa de glicose sanguínea em combinação com agentes hipoglicemiantes/insulina. A eficácia desses agentes pode ser diminuída pela gosserrelina. Se associados, monitorar a glicemia. Considerar ajuste de dose para os hipoglicemiantes.

Reações adversas
- *Cardiovascular*: edema periférico.
- *Dermatológicas*: acne; seborreia; sudorese.
- *Endocrinometabólica*: atrofia da mama.
- *Reprodutivas*: disfunção erétil, rubor; redução da libido; disfunção sexual; vaginite.
- *Neurológicas*: cefaleia (em mulheres); depressão (em mulheres); alteração de humor.
- *Outra*: dor.

Precauções
- Monitorar a glicemia, considerar ajuste de dose para os hipoglicemiantes.
- Monitorar a redução da densidade mineral óssea, principalmente em mulheres em uso concomitante com tamoxifeno e em homens em uso concomitante com bisfosfonatos.

Degarelix
Apresentação
- Frasco-ampola contendo 120 mg (2 FA de liofilizado, 2 seringas com 3 mL de diluente, 2 adaptadores de FA, 2 agulhas para injeção e 2 êmbolos).
- Frasco-ampola de 80 mg (1 FA de liofilizado, 1 seringa com 4,2 mL de diluente, 1 adaptador de FA, 1 agulha para injeção e 1 êmbolo).

Classificação
Antagonista de hormônio liberador de gonadotrofina (GnRH).

Mecanismo de ação
Degarelix é um antagonista (bloqueador) seletivo do receptor de GnRH, o qual se liga de maneira competitiva e reversível aos receptores de GnRH da hipófise, reduzindo rapidamente a liberação de gonadotrofinas e, consequentemente, de testosterona (T). Diferentemente dos agonistas de GnRH, os bloqueadores de receptores de GnRH não induzem um aumento nas concentrações de hormônio luteinizante (LH) com aumento subsequente de testosterona/estimulação tumoral e potencial manifestação sintomática (*flare*) após o início do tratamento.

Farmacocinética
- *Distribuição*: volume de distribuição > 1.000 mL; ligação às proteínas é de 90%.
- *Metabolismo*: hepatobiliar via hidrólise a peptídeos.
- *Excreção*: fecal, cerca de 70% a 80%; renal, cerca de 20% a 30%.
- *Meia-vida*: SC, 53 dias.
- *Ajuste para função hepática*: não é necessário na disfunção hepática leve a moderada. Sem dados para disfunção hepática severa; usar com cautela.
- *Ajuste para função renal*: usar com cautela em pacientes com ClCr < 50 mL/min.

Indicações
- Tratamento de pacientes adultos do sexo masculino com câncer de próstata avançado sensível à privação androgênica. Isso inclui pacientes com PSA crescente após prostatectomia ou radioterapia.

Administração/diluição
- *SC*: reconstituir a apresentação de 120 mg com 3 mL de água destilada para obter uma concentração de 40 mg/mL e a dose de 80 mg com 4,2 mL de água destilada para obter uma concentração de 20 mg/mL e administrar na região abdominal em até 1 hora.

Estabilidade e armazenamento
- Deve ser conservado em temperatura ambiente (entre 15 e 30 °C).

Principais interações
- *Em combinação com antiarrítmicos, dolasetrona, haloperidol, metadona*: efeitos aditivos no prolongamento do intervalo QT, podendo resultar em risco aumentado de cardiotoxicidade. Se associados, usar com cautela e monitorar de perto o prolongamento do intervalo QT.

Reações adversas
- *Dermatológicas*: sudorese; reação no local da injeção.
- *Endocrinometabólica*: aumento de peso.
- *Hepáticas*: aumento do nível de aminotransferase hepática e gama-glutamil transferase.

Precauções
- Monitorar o intervalo QT, pois as terapias de supressão de andrógenos em longo prazo podem induzir a cardiotoxicidade.
- Monitorar a glicemia e considerar ajuste de dose para os hipoglicemiantes.
- Monitorar a redução da densidade mineral óssea decorrente de longos períodos de supressão de testosterona.

Letrozol
Apresentação
- Comprimidos de 2,5 mg.

Classificação
Inibidor de aromatase.

Mecanismo de ação
Impede a aromatase de ligar-se competitivamente à heme do citocromo P450, ocasionando uma consequente redução na biossíntese de estrógenos em todos os tecidos. A supressão máxima é atingida em 48 a 78 horas. Em pacientes na pós-menopausa com câncer de mama avançado, doses diárias de 0,1 a 5 mg reduziram a concentração plasmática de estradiol, estrona e sulfato de estrona em 75% e 95%, respectivamente, em relação aos valores basais em todas as pacientes tratadas[3].

Farmacocinética
- *Absorção*: é rapidamente absorvido, e a absorção não é afetada por alimentos.
- *Distribuição*: volume de distribuição de 1,9 L/kg.
- *Metabolismo*: hepático, via CYP3A4 e CYP2A6, a um metabólito inativo, o carbinol.
- *Excreção*: renal, 90%, 6% inalterado.

- *Meia-vida*: terminal, 2 dias.
- *Ajuste para função hepática*: na presença de cirrose e disfunção hepática severa, reduzir a dose para 2,5 mg em dias alternados.
- *Ajuste para função renal*: não é necessário ajuste de dose quando ClCr ≥ 10 mL/min.

Indicações
- Tratamento adjuvante de mulheres na pós-menopausa com câncer de mama inicial receptor hormonal positivo.
- Tratamento adjuvante estendido de câncer de mama inicial em mulheres na pós-menopausa que tenham recebido terapia adjuvante padrão prévia com tamoxifeno por 5 anos.
- Tratamento de primeira linha no câncer de mama avançado hormônio-dependente em mulheres na pós-menopausa.
- Tratamento de câncer de mama avançado em mulheres na pós-menopausa (natural ou artificialmente induzida), que tenham sido tratadas previamente com antiestrogênicos.
- Terapia pré-operatória em mulheres na pós-menopausa com câncer de mama localmente avançado, receptor hormonal positivo, com a intenção de permitir cirurgia conservadora para aquelas que originalmente não são elegíveis para esse tipo de cirurgia. O tratamento pós-cirúrgico subsequente deve seguir o tratamento-padrão.

Administração
- *VO*: pode ser tomado com ou sem alimento. Se o paciente vomitar ou esquecer uma dose, não deve ser tomada uma dose adicional. A próxima dose prescrita deve ser tomada no horário usual.

Estabilidade e armazenamento
- Deve ser conservado em temperatura ambiente (entre 15 e 30 °C). Proteger da umidade.

Principais interações
- *Com inibidores da CYP3A4*: pode resultar em aumento na concentração plasmática do letrozol. Usar com cautela e, se associados, considerar redução de dose do letrozol.
- *Com indutores da CYP3A4*: pode ocorrer diminuição dos níveis e da eficácia do letrozol.

Reações adversas
- *Cardiovascular*: edema.
- *Dermatológica*: sudorese.
- *Gastrointestinais*: constipação; diarreia; náusea.
- *Musculoesqueléticas*: artralgia; artrite; dor lombar; dor óssea.
- *Neurológicas*: astenia; tontura; cefaleia.
- *Respiratória*: dispneia.

Precauções
- *Monitorar, periodicamente, durante a terapia*: parâmetros hematológicos; provas de função tireoidiana; eletrólitos séricos, colesterol, transaminases e creatinina; pressão arterial.
- Osteoporose e/ou fraturas ósseas foram reportadas com uso de letrozol; portanto, é recomendado um monitoramento global da saúde óssea durante o tratamento.

Leuprolida/leucoprorrelina
Apresentação
- *Pó liófilo injetável de 3,75 e 11,25 mg*: embalagem com 1 frasco-ampola de dose única, 1 ampola de diluente, 1 seringa e 2 agulhas.

- *Pó liofilizado para suspensão injetável de 7,5, 22,5 e 45 mg*: cartucho contendo 2 seringas (seringa B contém o acetato de leuprorrelina e seringa A contém diluente: sistema polimérico ATRIGEL).

Classificação terapêutica

Análogo de GnRH.

Mecanismo de ação

Leuprolida apresenta potência maior que a do hormônio natural, atua como um inibidor da produção de gonadotrofina e é quimicamente distinto dos esteroides. Provoca aumento inicial nos níveis circulantes de LH e de FSH, conduzindo a um transitório aumento nos níveis dos esteroides gonadais. A administração crônica, porém, ocasiona redução nos níveis de LH, FSH e esteroides sexuais. Essa redução ocorre cerca de 1 mês após o início do tratamento.

Farmacocinética

- *Absorção*: IM, Tmáx 4 horas; SC, 5 horas (7,5 e 22,5 mg); biodisponibilidade, SC 94%, comparável a EV.
- *Distribuição*: volume de distribuição, 27 L; ligação às proteínas, cerca de 43% a 49%.
- *Metabolismo*: hidrólise via enzima peptidase.
- *Excreção*: renal < que 5% como fármaco inalterado; Cl total, 7,6 e 8,34 L/h.
- *Meia-vida*: 3 horas.
- *Ajuste para função hepática*: farmacocinética não avaliada.
- *Ajuste para função renal*: farmacocinética não avaliada.

Indicações

- *Neoplasia de próstata*: tratamento paliativo da neoplasia avançada da próstata, quando a orquiectomia ou a estrogenoterapia não forem indicadas ou aceitáveis para o paciente.
- *Câncer de mama*: em associação ao tamoxifeno, no tratamento do câncer de mama avançado em mulheres na pré-menopausa e na perimenopausa, no qual a hormonioterapia é indicada.

Administração/diluição

- *IM*: os locais de aplicação devem ser alternados periodicamente.

Estabilidade e armazenamento

- Deve ser armazenado em temperatura ambiente (15 a 30 °C) e protegido da luz. Não congelar. Manter o produto na embalagem até seu uso.

Principais interações

- Interferência no nível de glicose sanguínea em combinação com agentes hipoglicemiantes/insulina. Se associados, monitorar a glicemia. Considerar ajuste de dose para os hipoglicemiantes.

Reações adversas

- *Cardiovascular*: edema.
- *Dermatológicas*: acne; dor e reação no local da injeção.
- *Endocrinometabólicas*: rubor; miomas uterinos; nível transitório de testosterona aumentado; triglicérides séricas elevadas.
- *Gastrointestinais*: constipação, náusea e vômito.

- *Musculoesqueléticas*: artralgia; artropatia.
- *Neurológicas*: astenia; tontura; cefaleia.
- *Reprodutivas*: atrofia do testículo; vaginite.
- *Outras*: constipação; mal-estar; fadiga; dor.

Precauções
- Monitorar os níveis glicêmicos e a ocorrência de eventos cardiovasculares.
- Como com outros agonistas de LHRH, ocorre um aumento transitório nas concentrações séricas de testosterona durante as primeiras semanas de tratamento. Os pacientes podem apresentar agravamento ou início de novos sinais e sintomas, incluindo dor óssea, neuropatia, hematúria ou obstrução intravesical.
- Pacientes com lesões vertebrais metastáticas e/ou com obstrução do trato urinário devem ser monitorados durante as primeiras semanas de terapia.

Megestrol
Apresentação
- Comprimidos de 160 mg.

Classificação
Progestágeno.

Mecanismo de ação
O acetato de megestrol é um progestágeno antineoplásico, e acredita-se que atue por inibir a liberação de LH mediado pela hipófise. O mecanismo exato pelo qual produz efeito na anorexia e caquexia não está esclarecido.

Farmacocinética
- *Absorção*: é bem absorvido; Tmáx, 1 a 3 horas (média 2,2 horas).
- *Excreção*: fecal, 7,7% a 30,3% (média 20%); renal, 56,5% a 78,4% (média 66%), 5% a 8% como metabólitos.
- *Meia-vida*: 13 a 104,9 horas (média 34,2 horas).
- *Ajuste para função hepática*: não é necessário ajuste de dose na insuficiência hepática.
- *Ajuste para função renal*: não é necessário ajuste de dose na insuficiência renal.

Indicações
- Tratamento paliativo do carcinoma avançado de mama (isto é, doença recorrente, inoperável ou metastática).

Administração
- *VO*: pode ser tomado com ou sem alimento. Se o paciente vomitar ou esquecer uma dose, não deve ser tomada uma dose adicional. A próxima dose prescrita deve ser tomada no horário usual.

Estabilidade e armazenamento
- Deve ser conservado em temperatura ambiente (entre 15 e 30 °C).

Principais interações
- *Em combinação com dofetilida*: inibição da secreção renal tubular desta e risco aumentado de cardiotoxicidade (prolongamento do intervalo QT, *torsades de pointes*, parada cardíaca). O uso concomitante é contraindicado.

Reações adversas
- *Cardiovascular*: hipertensão.
- *Dermatológica*: erupção cutânea.
- *Endocrinometabólicas*: sudorese; ganho de peso.
- *Gastrointestinais*: diarreia; flatulência; indigestão; náusea; vômito.
- *Neurológicas*: insônia e alterações de humor.
- *Reprodutivas*: impotência; sangramento uterino espontâneo.

Precauções
- Utilizar com cautela em pacientes com histórico prévio de distúrbios tromboembólicos.
- Utilizar com cautela em pacientes com diabetes *mellitus*. A exacerbação de diabetes preexistente, com maior necessidade de uso de insulina, foi relatada com o uso associado de megestrol.

Mitotano
Apresentação
- Comprimidos de 500 mg.

Classificação
Agente adrenolítico.

Mecanismo de ação
O mitotano é um agente citotóxico adrenal cujo mecanismo exato de ação é desconhecido. Possivelmente exerce seus efeitos por meio da destruição das células mitocondriais das células adrenocorticais e diminui a produção de cortisol. Modifica o metabolismo extra-adrenal dos esteroides exógenos e endógenos e tem efeito citotóxico sobre os tumores adrenocorticais.

Farmacocinética
- *Absorção*: cerca de 40% da dose oral é absorvida e atinge picos de concentração plasmática de 3 a 5 horas após a administração. Inibição da função adrenal ocorre após 2 a 4 semanas de tratamento contínuo.
- *Distribuição*: o fármaco distribui-se por todos os tecidos, em especial o adiposo. Não atravessa a barreira hematoencefálica.
- *Metabolismo*: hepático e renal.
- *Excreção*: aproximadamente 10% de uma dose oral é recuperada na urina na forma de um metabólito solúvel em água. Uma quantidade variável do metabólito (1% a 17%) é excretada na bile e o restante é aparentemente armazenado nos tecidos.
- *Meia-vida*: a meia-vida plasmática terminal tem variado de 18 a 159 dias. Na maioria dos pacientes, os níveis sanguíneos tornam-se indetectáveis após 6 a 9 semanas.
- *Ajuste para função hepática*: administrar com cuidado em pacientes com outras afecções hepáticas que não sejam de lesões metastáticas do córtex adrenal, visto que o metabolismo do mitotano pode sofrer interferência e o fármaco poderá acumular-se.
- *Ajuste para função renal*: não há dados disponíveis. Usar com cautela no comprometimento leve a moderado; não é recomendado o uso na disfunção hepática severa.

Indicações
- Carcinoma inoperável do córtex suprarrenal, do tipo funcional ou não funcional.

Administração
- *VO*: pode ser tomado com ou sem alimento. Os comprimidos não devem ser esmagados. Deve ser evitada a exposição de pessoas a comprimidos esmagados e/ou quebrados. Se o contato com comprimidos esmagados e/ou quebrados ocorrer, lavar a área exposta imediatamente.

Estabilidade e armazenamento
- Conservar o produto em temperatura ambiente (entre 15 e 30 °C), protegido da luz e da umidade.

Principais interações
- *Em combinação com espironolactona*: pode haver inibição dos efeitos adrenolíticos, com diminuição do efeito do mitotano. Evitar a terapia concomitante, se possível.
- *Com substratos de CYP3A4*: pode resultar em exposição diminuída dos substratos de CYP3A4; se associados, monitorar os pacientes para perda de eficácia. Se viável, substituir o uso dos substratos de CYP3A4 durante a terapia com mitotano.

Reações adversas
- *Dermatológica*: erupção cutânea.
- *Gastrointestinais*: diarreia; anorexia; náusea; vômito.
- *Neurológicas*: tontura; letargia; sonolência; vertigens; depressão.
- *Oftálmicas*: visão turva; diplopia; opacidade do cristalino.
- *Outra*: dor generalizada.

Precauções
- A reposição de glicocorticosteroide em razão da supressão adrenocortical (prednisona, 7,5 mg/dia) e, às vezes, a reposição de mineralocorticosteroides (fludrocortisona, 0,1 mg/dia) são necessárias.
- A administração com refeições gordurosas aumenta a absorção de mitotano.
- Avaliações de comportamento e neurológicas devem ser feitas a intervalos regulares, especialmente quando os níveis plasmáticos de mitotano excederem os 20 mg/L, pois mitotano poderá provocar comprometimento de função cerebral.
- *Monitorar periodicamente*: eletrólitos; função renal e hepática; e pressão sanguínea.
- Em razão da meia-vida prolongada, concentrações séricas significativas podem persistir. Assim, a monitorização regular (p. ex., de 2 em 2 meses) dos níveis plasmáticos de mitotano é necessária após a interrupção do tratamento.

Octreotida
Apresentação
- *Solução injetável (SC) ou concentrado de solução para infusão EV*: embalagem com 5 ampolas de 0,05, 0,1 ou 0,5 mg/mL.
- *Suspensão de microesferas para injeção*: embalagem contendo 1 FA de 10, 20 ou 30 mg + 1 seringa preenchida + sistema de aplicação com 2 agulhas.

Classificação
Análogo de somatostatina.

Mecanismo de ação
A octreotida é um derivado octapeptídeo sintético da somatostatina natural, com efeito farmacológico similar, mas com duração de ação consideravelmente prolongada. Inibe a secreção patologicamente aumentada de: GH, serotonina, peptídeos vasoativos intestinais, gastrina, motilina, insulina, glucagon, secretina e polipeptídeos pancreáticos.

Farmacocinética
- *Absorção*: SC, Tmáx 0,4 hora; biodisponibilidade SC, 100%; IM, 60% a 63% da dose SC.
- *Distribuição*: volume de distribuição, 13,6 L; ligação às proteínas, cerca de 65%.
- *Metabolismo*: hepático.

Terapia Antineoplásica   **197**

- *Excreção*: renal, cerca de 32% inalterados.
- *Meia-vida*: 1,7 hora. Em idosos, a meia-vida de eliminação é aumentada em 46%; se comprometimento renal leve, 2,4 horas; no comprometimento renal moderado, 3 horas; comprometimento renal severo sem diálise, 3,1 horas; comprometimento renal severo com diálise prolongada ou cirrose hepática, 3,7 horas.
- *Ajuste para função hepática*: para pacientes com cirrose, iniciar com 10 mg IM a cada 4 semanas.
- *Ajuste para função renal*: pode ser necessário ajuste de dose na disfunção renal severa em pacientes que necessitam de diálise; iniciar com 10 mg IM a cada 4 semanas.

Indicações

Alívio dos sintomas associados a tumores endócrinos gastroenteropancreáticos funcionais:
- Tumores carcinoides com características da síndrome carcinoide.
- Vipomas (tipo de tumor endócrino pancreático).
- Glucagonomas.
- Gastroinomas/síndrome de *Zollinger-Ellison*, geralmente em associação com terapia de inibidores da bomba de prótons ou com antagonista-H2, com ou sem antiácidos.
- Insulinomas, para controle pré-operatório de hipoglicemia e terapia de manutenção.
- GHRHomas.

Administração/diluição

- *EV*: do ponto de vista microbiológico, é preferível utilizar a solução imediatamente; caso não seja utilizada imediatamente, deve ser armazenada entre 2 e 8 °C. O tempo acumulado entre a reconstituição, a diluição, o armazenamento na geladeira e o final da administração não deve ultrapassar 24 horas; antes da administração, a solução deve atingir a temperatura ambiente. Quando a octreotida for administrada por infusão endovenosa, o conteúdo de uma ampola de 0,5 mg deve ser diluído em 60 mL de solução fisiológica e deve ser infundido por meio de bomba de infusão. Octreotida ampola também tem sido infundida em concentrações mais baixas; se for administrada por infusão contínua, administrar na dose de 25 a 50 mcg/h.
- *SC*: para reduzir o desconforto local, recomenda-se que a solução esteja à temperatura ambiente antes da aplicação. Devem ser evitadas aplicações múltiplas a intervalos curtos no mesmo local. As ampolas só devem ser abertas na hora da administração e qualquer sobra deve ser descartada.
- *IM*: octreotida em suspensão de microesferas (octreotida LAR) somente poderá ser administrada por meio de injeção IM profunda na região glútea; o local das injeções deve ser alternado entre o músculo direito e o esquerdo da região glútea.

Estabilidade e armazenamento

- Para armazenamento prolongado, as ampolas de octreotida devem ser mantidas à temperatura de 2 a 8 °C. Proteger da luz e não congelar. Para uso diário, as ampolas de octreotida podem ser armazenadas à temperatura ambiente (entre 15 e 30 °C) por até 2 semanas.

Principais interações

- Efeitos aditivos no prolongamento do intervalo QT em combinação com dronedarona, mesoridazina, pimozida, terfenadina, tioridazina, ziprasidona. Pode resultar em aumento de risco de *torsades de pointes*.

Reações adversas
- *Gastrointestinais*: dor abdominal, flatulência; náusea
- *Musculoesquelética*: dores nas costas.
- *Neurológicas*: tontura; cefaleia.
- *Outra*: fadiga.

Precauções
- Monitorar a taxa de glicose, pois o tratamento antidiabético pode necessitar de ajuste; uma vez que pode afetar a homeostase da glicose, é recomendável que, no lugar de soluções de glicose, sejam utilizadas as soluções fisiológicas salinas.
- Usar com cautela em pacientes com comprometimento da função cardíaca.
- Octreotida não constitui terapia antitumoral e não tem efeito curativo nesses pacientes.

Lanreotida
Apresentação
- Seringa preenchida, com 60, 90 e 120 mg.

Classificação
Análogo de somatostatina.

Mecanismo de ação
O acetato de lanreotida é um derivado sintético da somatostatina, que inibe a liberação de diversos hormônios, incluindo o hormônio do crescimento (GH) e o fator de crescimento semelhante à insulina 1 (IFG-1). Lanreotida atua nos mesmos receptores da somatostatina e apresenta atividade semelhante, porém com duração prolongada.

Farmacocinética
- *Distribuição*: 16,1 L.
- *Biodisponibilidade*: de 69% a aproximadamente 78%.
- *Excreção*: menos de 5% da lanreotida administrada é excretada na urina, e menos de 0,5% é recuperada inalterada nas fezes, indicando alguma excreção biliar.
- *Meia-vida*: 49,8 ± 28 dias.
- *Ajuste para função hepática*: não é necessário ajuste de dose para pacientes com insuficiência hepática.
- *Ajuste para função renal*: não é necessário ajuste de dose para pacientes com insuficiência renal.

Indicações
- Tratamento de sintomas clínicos associados a tumores neuroendócrinos/carcinoides.
- *Tumores neuroendócrinos gastroenteropancreáticos (TNE-GEP)*: tratamento de doença irressecável, localmente avançada ou metastática, em pacientes adultos, sendo que para essa indicação deverá ser utilizada a apresentação de 120 mg.

Administração/diluição
- *SC*: deve ser administrada na porção profunda do tecido subcutâneo, na região do quadrante superior externo das nádegas ou na parte externa superior da coxa. Para minimizar a dor relacionada à aplicação do medicamento, recomenda-se que esteja em temperatura ambiente no momento da administração, devendo ser retirado de refrigeração com no mínimo 30 minutos de antecedência. Independentemente da região de

injeção, a pele não deve ser dobrada, devendo ser mantida esticada, e a agulha deve ser inserida rapidamente por todo o seu comprimento, perpendicularmente à pele. O sítio de aplicação deve ser alternado entre os lados direito e esquerdo.

Estabilidade e armazenamento
- Deve ser conservada sob refrigeração (entre 2 e 8 °C).

Principais interações
- A administração concomitante de ciclosporina e lanreotida pode causar decréscimo da biodisponibilidade relativa da ciclosporina; portanto, pode ser necessário o ajuste de dose da ciclosporina, a fim de se manterem níveis terapêuticos do fármaco.
- A administração concomitante de fármacos indutores de bradicardia (p. ex., bloqueadores beta-adrenérgicos) e lanreotida pode causar efeito adicional na ligeira redução da frequência cardíaca associada à lanreotida. Assim, pode ser necessário ajuste de dose desses fármacos se administrados concomitantemente.

Reações adversas
- *Gastrointestinais*: diarreia e dor abdominal.
- *Hepática*: colelitíase.
- *Locais*: reações no sítio de injeção (dor, nódulos e endurecimento).

Precauções
- A lanreotida pode reduzir a motilidade da vesícula biliar e causar a formação de cálculo biliar. Assim, os pacientes devem ser monitorados periodicamente.
- Pacientes tratados com lanreotida podem apresentar hipoglicemia ou hiperglicemia. A glicemia deve ser monitorada quando o tratamento com lanreotida é iniciado e, no caso de alteração de posologia, qualquer tratamento antidiabético deve ser ajustado conforme a necessidade.
- Ligeiros decréscimos da função tireoidiana foram observados durante o tratamento com lanreotida em pacientes acromegálicos, apesar de casos de hipotireoidismo clínico serem raros. Testes para avaliação da função tireoidiana são recomendados de acordo com a avaliação médica.
- Em pacientes sem problemas cardíacos subjacentes, a lanreotida pode causar diminuição da frequência cardíaca, sem necessariamente ultrapassar o limite de bradicardia. Em pacientes com doenças cardíacas prévias ao tratamento com lanreotida, a bradicardia sinusal pode ocorrer. Recomenda-se cuidado ao iniciar tratamento com lanreotida em pacientes com bradicardia.

Prednisona
Apresentação
- Comprimidos de 5 e 20 mg.

Classificação
Corticosteroide.

Mecanismo de ação
Glicocorticosteroide sintético com ação anti-inflamatória, antirreumática, antialérgica e imunossupressora potentes. Apresenta também propriedades antitumorais e discreta atividade mineralocorticosteroide. Suprime a migração de leucócitos e reverte o aumento da permeabilidade capilar. Sua ação imunossupressora ocorre ao reduzir a atividade e o volume

do sistema linfático. Suprime a função adrenal em altas doses. Os efeitos antitumorais podem estar relacionados à inibição do transporte de glicose, à fosforilação ou indução da morte celular de linfócitos imaturos. A ação antiemética pode ocorrer em razão do bloqueio da inervação cerebral do centro do vômito por meio da inibição da síntese de prostaglandinas.

Farmacocinética
- *Absorção*: Tmáx, 1,3 a 2 horas; liberação retardada, 6 a 6,5 horas. Biodisponibilidade, 92%. Aumento de Cmáx e de sua biodisponibilidade se a apresentação de liberação retardada for administrada com alimentos.
- *Distribuição*: ligação às proteínas, 70%; volume de distribuição, 0,4 a 1 L/kg.
- *Metabolismo*: hepático intenso ao metabólito ativo prednisolona.
- *Excreção*: renal, conjugados de sulfato e glucoronida; hemodiálise: não (7% a 17,5%).
- *Meia-vida*: 2 a 3 horas.
- *Ajuste para função hepática*: não é necessário.
- *Ajuste para função renal*: não é necessário.

Indicações
- Tratamento de distúrbios neoplásicos, como medicamento paliativo no tratamento de leucemias e linfomas em adultos e leucemia aguda em crianças.

Administração
- *VO*: deve ser administrada por via oral, com um pouco de líquido, pela manhã.

Estabilidade e armazenamento
- Conservar em temperatura entre 2 e 30 °C. Proteger da luz.

Principais interações
- Por um mecanismo desconhecido, risco aumentado da toxicidade da asparaginase pela prednisona. Administrar asparaginase após a prednisona.

Reações adversas
- *Cardiovascular*: hipertensão.
- *Endocrinometabólicas*: retenção de líquidos; intolerância à glicose; aumento do apetite e ganho de peso.
- *Musculoesquelética*: osteoporose.
- *Neurológica*: alteração do humor.

Precauções
- Altas doses de corticosteroides, bem como doses habituais, podem causar: elevação da pressão arterial; retenção de sal e água; e aumento da excreção de potássio. Esses efeitos são menos prováveis com os derivados sintéticos, exceto quando utilizados em altas doses. Deve-se considerar a possibilidade de dieta com restrição de sal e suplementação de potássio.

Tamoxifeno
Apresentação
- Comprimidos de 10 e 20 mg.

Classificação
Antagonista de receptor de estrogênio.

Mecanismo de ação

Tamoxifeno inibe os efeitos do estrógeno endógeno, provavelmente pela ligação com os seus receptores, produzindo um complexo nuclear que inibe a síntese de DNA. Entretanto, os resultados clínicos têm demonstrado algum benefício em tumores com teste negativo para receptores estrogênicos, o que pode indicar outros mecanismos de ação. Apresenta também efeitos semelhantes aos do estrógeno em diversos sistemas corpóreos, incluindo o endométrio, ossos e lipídeos sanguíneos. Agente ciclocelular específico (fase G_1).

Farmacocinética

- *Absorção*: Tmáx ± 5 horas; criança, Tmáx 8 horas.
- *Metabolismo*: hepático, substrato da CYP3A, CYP2C9 e CYP2D6; metabólito ativo, N--desmetil-tamoxifeno.
- *Excreção*: biliar/fecal 65%, < 30% inalterado; renal, apenas pequenas quantidades.
- *Meia-vida*: cerca de 5 a 7 dias; para N-desmetil-tamoxifeno (metabólito ativo), aproximadamente 14 dias.
- *Ajuste para função hepática*: não é necessário ajuste de dose no comprometimento hepático.
- *Ajuste para função renal*: não é necessário ajuste de dose no comprometimento renal.

Indicações

- Tratamento do câncer de mama.

Administração

- *VO*: os comprimidos devem ser ingeridos inteiros (não mastigar ou esmagar antes de ingerir). Devem ser tomados com água, de preferência no mesmo horário todos os dias. Podem ser tomados durante ou após as refeições. Se a paciente esquecer de tomar, o medicamento só deve ser tomado se faltar mais de 12 horas para a próxima dose.

Estabilidade e armazenamento

- Deve ser conservado em temperatura ambiente (entre 15 e 30 °C).

Principais interações

- Em combinação com varfarina, pode haver aumento do efeito anticoagulante. Se associados, considerar o uso de doses menores de varfarina e monitorar os valores de INR.
- Tem sido relatada a redução da eficácia de tamoxifeno quando usado concomitantemente com alguns antidepressivos SSRI (p. ex., paroxetina).

Reações adversas

- *Gastrointestinal*: náuseas.
- *Dermatológica*: rubor de menopausa, erupção cutânea.
- *Reprodutivas*: menstruação irregular; corrimento vaginal.
- *Outras*: fadiga, retenção de líquidos.

Precauções

- Monitorar a ocorrência de eventos tromboembólicos e de distúrbios oculares.

Triptorrelina

Apresentação

- Frasco-ampola contendo microgrânulos liofilizados. Dosagem: 3,75 mg.
- Acompanha ampola com 2 mL de diluente (água para injeção).

Classificação

Agonista do hormônio liberador de gonadotrofina (LHRH).

Mecanismo de ação

A triptorrelina é um decapeptídeo de síntese, um agonista análogo ao LHRH natural (hormônio de liberação de hormônio luteinizante). Após administração crônica e contínua, ocorre uma inibição da secreção gonadotrófica, suprimindo, consequentemente, as funções testiculares e ovarianas. Tem efeito direto sobre as gônadas pela diminuição da sensibilidade dos receptores periféricos de LHRH.

Farmacocinética

- *Absorção*: IM, Tmáx 1 a 3 horas.
- *Distribuição*: volume de distribuição de 30 a 33 L; sem ligação às proteínas.
- *Metabolismo*: desconhecido, improvável participação de CYP.
- *Excreção*: urina (42% como peptídeo intacto); hepática.
- *Meia-vida*: 2,8 horas ± 1,2 hora; 7,6 horas na presença de insuficiência hepática; 6,6 a 7,7 horas na presença de insuficiência renal moderada a grave.
- *Ajuste para função hepática*: sem dados disponíveis.
- *Ajuste para função renal*: sem dados disponíveis.

Indicações

- Em homens, está destinada ao tratamento do carcinoma de próstata, hormônio- -dependente avançado e metastático e para avaliação da sensibilidade hormonal do carcinoma prostático.

Administração

- *IM ou SC*: a dose apropriada deve ser injetada até 3 minutos após a reconstituição ou por via subcutânea (p. ex., na pele do abdome, nas nádegas ou coxa), ou por via intra- muscular. O local da injeção deve ser alternado.

Estabilidade e armazenamento

- Deve ser armazenado sob refrigeração, em temperatura entre 2 e 8 °C.

Principais interações

- Na ausência de dados e por medida de segurança, é conveniente evitar a associação de medicamentos hiperprolactinemiantes (estes diminuem a taxa de receptores de LHRH na hipófise), como metoclopramida, fenotiazídicos, butiferonas, alfa-metildopa, antide- pressivos tricíclicos, inibidores da MAO, opiáceos e medicamentos à base de estrogênio. A triptorrelina não deve ser administrada concomitantemente a medicamentos que aumentem o hormônio prolactina.
- Quando a triptorrelina é coadministrada com medicamentos que afetam a secreção hipofisária de gonadotrofinas, atenção particular deve ser dada e é recomendado su- pervisionar o estado hormonal do paciente.

Reações adversas

- *Cardiovascular*: hipertensão.
- *Endocrinometabólica*: sudorese.
- *Musculoesqueléticas*: dor nas costas; dor óssea.
- *Renal*: doenças infecciosas do trato urinário.
- *Reprodutiva*: disfunção erétil.

Precauções
- Estar atento aos riscos de compressão medular e obstrução urinária, especialmente no início do tratamento.

Terapia biológica
Bacilo de Calmette-Guérin
Apresentação
- Ampola contendo 40 mg de BCG liofilizado.

Classificação
Modulador da resposta biológica; vacina.

Mecanismo de ação
BCG é uma bactéria viva atenuada, *Mycobacterium bovis*, que exerce várias ações antitumorais, entre elas a indução de uma reação inflamatória local na bexiga, a ativação de histiócitos e a estimulação direta e indireta da resposta imune específica e não específica. A resposta inflamatória marcante promove a destruição das células tumorais, e a resposta imune antitumoral inclui a ativação dos linfócitos T e a liberação de citocinas.

Farmacocinética
- *Absorção*: não é esperada a absorção sistêmica de BCG, porém sua ocorrência pode ser possível.

Observação: Poucos estudos em animais e humanos foram realizados com a finalidade de documentar a absorção, a distribuição, a biotransformação ou a excreção de BCG.
- *Ajuste para função hepática*: sem dados disponíveis.
- *Ajuste para função renal*: sem dados disponíveis.

Indicações
- Tratamento de carcinoma *in situ* de bexiga; tratamento adjuvante após ressecção de carcinoma urotelial superficial da bexiga primário ou recorrente.
- Uso *off-label*: melanoma (intralesional).

Administração/diluição
- Administrar exclusivamente por via intravesical. A dose requerida, depois de reconstituída, deve ser diluída em 50 mL de solução fisiológica. Instilar lentamente o volume final através de sonda uretral na bexiga vazia.

Estabilidade e armazenamento
- Ampolas intactas devem ser armazenadas sob refrigeração (entre 2 e 8 °C) e protegidas da luz.
- Após reconstituição/diluição em soro fisiológico, estáveis por 4 horas sob refrigeração (entre 2 e 8 °C) e protegidas da luz.

Principais interações
- *Com a azatioprina*: em decorrência de uma resposta imune diminuída, pode resultar em risco maior para ocorrência de infecção.
- *Com ácido micofenólico e sirolimo*: em decorrência da supressão do sistema imune, pode resultar em resposta inadequada ao BCG.
- *Com estreptomicina, ácido paraminossalicílico, isoniazida, rifampicina e etambutol (agentes antituberculose)*: pode haver redução do efeito antitumoral do BCG.

Reações adversas
- *Renais*: disúria, hematúria; poliúria; polaciúria; cistite.
- *Outras*: estado gripal (febre, calafrios, mal-estar e mialgia).

Precauções
- É contraindicado em pacientes que estejam em uso de terapia imunossupressora, ou que tenham um sistema imune previamente comprometido, com lesões intravesicais, hematúria ou infecção urinária, pois potencializa os riscos de infecção sistêmica grave por BCG.
- O tratamento com BCG deve ser interrompido no mínimo de 7 a 14 dias após a biópsia de bexiga (em decorrência de trauma do urotélio), ressecção transuretral, cateterização traumática, ou lesão de bexiga, pois após a realização dos procedimentos elencados pode ocorrer infecção sistêmica por BCG.
- Tendo em vista a alta concentração de bacilos vivos, BCG deve ser manuseado com cuidado para evitar infecções. Recomenda-se o uso de luvas e máscaras em seu manuseio. Recomenda-se ressuspender o conteúdo da ampola em área estéril usando técnica asséptica. Entretanto, para prevenção de contaminação cruzada, outros medicamentos injetáveis não devem ser preparados na mesma área que BCG.
- A suspensão de BCG deve ser instilada lentamente na bexiga vazia através de uma sonda uretral, utilizando-se técnica asséptica. Após instilar todo o conteúdo, a sonda deve ser removida e o paciente orientado a reter a suspensão na bexiga por 2 horas, alternando as posições (bruços, costas, lado esquerdo, lado direito) por um período de 15 minutos em cada uma. Para pacientes com capacidade limitada da bexiga, orientar a não ingerir líquidos de 3 a 6 horas antes da instilação.
- Nas 6 horas após o tratamento, orientar os pacientes a sentar-se ao urinar e limpar bem as mãos e a área genital com água e sabão. Vaso sanitário, assento e superfícies que possam entrar em contato com a suspensão podem ser limpos com solução de alvejante doméstico.
- BCG não deve ser administrado por via endovenosa, subcutânea ou intramuscular em razão dos riscos de ocorrência de eventos adversos graves.

Alfainterferona 2A
Apresentação
- Seringa preenchida com solução injetável 3 MUI/0,5 mL.

Classificação
Agente imunológico; interferona.

Mecanismo de ação
A alfainterferona 2A é produzida por meio da tecnologia de DNA recombinante; o produto de um gene de interferona de leucócito humano clonado é inserido e expresso em *Escherichia coli*. O mecanismo de ação antitumoral da alfainterferona 2A ainda é desconhecido, entretanto se trata de uma proteína que exerce um efeito direto e indireto sobre o crescimento celular e induz uma resposta antiviral na célula. Apresenta atividade antiproliferativa e imunomoduladora manifestada por meio da potencialização da atividade fagocitária dos macrófagos e aumento da citotoxicidade específica dos linfócitos para as células-alvo. Exerce seus efeitos antivirais por meio da indução de um estado de resistência às infecções virais nas células e pela modulação da porção efetora do sistema imune para neutralizar os vírus ou eliminar as células por eles infectadas.

Farmacocinética

- *Absorção*: a alfainterferona 2A não é absorvida por via oral. Aproximadamente 80% a 90% da alfainterferona 2A é absorvida sistemicamente após administração SC ou IM. O tempo para a máxima concentração é em torno de 4 horas para aplicações IM e 7 horas para aplicações SC.
- *Distribuição*: não atravessa a barreira hematoencefálica. Após uma infusão EV de 36 MUI em indivíduos saudáveis, o volume de distribuição em estado de equilíbrio foi de 0,22 a 0,75 L/kg (média: 0,40 L/kg)[4]. Tanto em voluntários saudáveis quanto em pacientes com câncer disseminado, um mesmo indivíduo mostrou ampla variação das concentrações séricas de alfainterferona 2A.
- *Metabolismo*: o catabolismo renal é a principal via de eliminação de alfainterferona 2A; a metabolização hepática e a excreção biliar são consideradas vias menores de eliminação.
- *Excreção*: a principal via de eliminação é a renal, por meio da filtração glomerular seguida de reabsorção tubular. Pequena quantidade do fármaco é reabsorvida por meio desse processo. O *clearance* corpóreo total é de 2,14 a 3,62 mL/min/kg (média: 2,79 mL/min/kg), após infusão de 36 MUI.
- *Meia-vida*: a meia-vida de eliminação varia de 3,7 a 8,5 horas (média de 5,1 horas).
- *Ajuste para função hepática*: não há dados disponíveis. Recomenda-se precaução durante a administração de alfainterferona a pacientes com hepatite crônica e com história de doença autoimune.
- *Ajuste para função renal*: não há dados disponíveis. Recomenda-se cautela na vigência de comprometimento renal severo.

Indicações

- *Em oncologia*: leucemia de células pilosas (tricoleucemia ou *hairy cell leukemia*); sarcoma de Kaposi relacionado à Aids; leucemia mieloide crônica; linfoma não Hodgkin baixo grau; linfoma cutâneo de células T; trombocitose associada à doença mieloproliferativa; carcinoma de células renais avançado; melanoma maligno metastático.

Administração/diluição

- *Administração preferencial*: subcutânea (SC).
- *Outras*: intramuscular (IM), endovenosa (EV) em infusão de 10 minutos, intralesional.

Estabilidade e armazenamento

- Apresentação em seringa preenchida para pronto uso deve ser armazenada sob refrigeração (entre 2 e 8 °C), em embalagem original protegida da luz.

Principais interações

- *Com bupropiona e tramadol*: por meio de um mecanismo de sinergismo aditivo, pode haver aumento no risco de convulsões.
- *Com captopril e enalapril*: pode haver alta incidência de granulocitopenia e trombocitopenia.
- *Com teofilina*: pode resultar em toxicidade em razão da aminofilina (náuseas, vômitos, palpitações, convulsões). Se o uso concomitante for necessário, monitorar e considerar ajuste de dose para a teofilina.

Reações adversas

- *Gastrointestinais*: náusea; anorexia.
- *Outras*: sinais e sintomas semelhantes aos da gripe (febre, calafrios, tremores, sudorese), mais intensos nas primeiras aplicações, os quais em geral começam 1 a 2 horas após a aplicação e cujo pico de incidência ocorre 4 a 8 horas após e pode persistir por até 18 horas; fadiga; mialgia; artralgia; cefaleia; perda de peso.

Precauções

- Pré-medicar o paciente com acetaminofeno para reduzir a febre e diminuir as reações.
- Recomenda-se que um exame oftalmológico seja realizado antes do início da terapia com alfainterferona 2A. A equipe multiprofissional deve estar atenta caso o paciente se queixe de diminuição ou perda de visão.
- Pacientes com diabetes *mellitus* em tratamento com alfainterferona 2A podem precisar de ajuste no seu regime antidiabético e devem ser submetidos a controle periódico da glicemia.

MODULADORES DE PONTOS DE CHECAGEM IMUNOLÓGICA
Atezolizumabe
Apresentação

- Frasco-ampola contendo 840 mg em 14 mL ou 1.200 mg em 20 mL de solução injetável (concentração de 60 mg/mL).

Classificação

Anticorpo monoclonal anti-PDL-1.

Mecanismo de ação

O atezolizumabe liga-se ao PDL-1 expresso nas células tumorais ou nas células imunológicas infiltrantes de tumores e bloqueia sua interação com os receptores PD-1 e B7.1 presentes nas células T e em células apresentadoras de antígeno. Pelo bloqueio dessa interação, a resposta imunológica e antitumoral é reativada, o que ocorre sem indução da citotoxicidade celular dependente de anticorpo.

Farmacocinética

- *Distribuição*: volume de distribuição de 6,9 L.
- *Metabolismo*: não foi estudado diretamente. Os anticorpos são eliminados principalmente por catabolismo.
- *Excreção*: o *clearance* total é de 0,2 L/dia.
- *Meia-vida*: a eliminação é de 27 dias.
- *Ajuste para função hepática*: nenhum ajuste de dose é necessário no comprometimento hepático leve ou moderado. Não foram conduzidos estudos de atezolizumabe dedicados a pacientes com insuficiência hepática grave.
- *Ajuste para função renal*: nenhum ajuste de dose é necessário no comprometimento renal leve ou moderado. Dados em pacientes com insuficiência renal grave são muito limitados para estabelecer conclusões nessa população.

Indicações

- Em combinação com bevacizumabe, paclitaxel e carboplatina, é indicado para o tratamento de primeira linha de pacientes adultos com câncer de pulmão de não pequenas células (CPNPC) não escamoso metastático. Os pacientes com mutações ativadoras do EGFR ou mutações do tumor positivas para ALK devem ter recebido terapia-alvo para essas alterações, caso clinicamente indicado, antes de serem tratados com atezolizumabe.
- Em combinação com carboplatina e etoposídeo, é indicado para o tratamento de primeira linha de pacientes com câncer de pulmão de pequenas células em estádio extensivo (CPPC-EE).
- Tratamento de pacientes adultos com carcinoma urotelial (UC) localmente avançado ou metastático após quimioterapia prévia à base de platina ou que sejam considerados inelegíveis à cisplatina e que tenham tumores com expressão de PD-L1 $\geq$ 5%.

- Tratamento de pacientes adultos com CPNPC localmente avançado ou metastático após quimioterapia prévia.
- Tratamento de pacientes com câncer de mama triplo-negativo, localmente avançado, irressecável ou metastático em combinação com nab-paclitaxel para pacientes cujos tumores apresentam expressão de PD-L1 ≥ 1% e que não receberam terapia sistêmica prévia para câncer de mama metastático.

No Brasil, a apresentação de 840 mg é indicada para o tratamento de carcinoma urotelial, câncer de pulmão de não pequenas células e câncer de mama triplo-negativo. Já a apresentação de 1.200 mg é indicada para carcinoma urotelial, câncer de pulmão de não pequenas células, câncer de pulmão de pequenas células e carcinoma hepatocelular.

Administração/diluição
- Endovenosa (EV) sob infusão.
- Diluir a dose recomendada em 250 mL de solução fisiológica e administrar por 60 minutos. Após a diluição, a concentração final da solução diluída deve estar entre 3,2 mg/mL e 16,8 mg/mL Se a primeira infusão for bem tolerada, todas as infusões subsequentes podem ser administradas por 30 minutos; não administrar em *bolus* se diluído para infusão.

Estabilidade e armazenamento
- Frascos intactos devem ser armazenados sob refrigeração (entre 2 e 8 °C), ao abrigo da luz.
- Após diluição, a solução é estável por 24 horas se armazenada sob refrigeração (entre 2 e 8 °C) ou por até 8 horas em temperatura ambiente (inferior a 25 °C).

Principais interações
- Sem relevância clínica ou desconhecidas.

Reações adversas
Quando administrado em monoterapia:
- *Gastrointestinais*: diminuição do apetite; náuseas, vômitos, diarreia.
- *Cutâneas*: erupção cutânea, prurido.
- *Respiratórias*: tosse; dispneia.
- *Outras*: fadiga, pirexia, dor musculoesquelética, dor nas costas, astenia, artralgia, infecção do trato urinário e cefaleia.

Quando administrado em combinação com outros medicamentos:
- *Hematológicas*: anemia, neutropenia e trombocitopenia.
- *Gastrointestinais*: diminuição do apetite, náuseas, diarreia e constipação.
- *Cutâneas*: erupção cutânea, alopecia.
- *Outras*: fadiga, neuropatia periférica, infecção pulmonar, hipotireoidismo, hipertensão, artralgia, dor musculoesquelética, dor nas costas.

Precauções
- Monitorar a função hepática, sintomas de hepatite e alterações na função da tireoide antes do tratamento e periodicamente no decorrer dele.
- Os pacientes devem ser monitorados em relação a sinais e sintomas de pneumonite; e outras causas, além de pneumonite imunomediada, devem ser descartadas.
- O paciente também deve ser monitorado para os seguintes sinais e sintomas de reações potencialmente imunomediadas: colite, endocrinopatias, meningoencefalite, neuropatias, pancreatite, miocardite, nefrite, miosite, reações cutâneas.

- Monitorar a ocorrência de outras reações imunomediadas, que podem surgir durante o tratamento. Geralmente, elas são reversíveis com a interrupção de atezolizumabe e a introdução de corticosteroides e/ou de cuidados de suporte.
- Atenção para o surgimento de qualquer reação adversa imunomediada de Grau 3 que se repita e para quaisquer reações adversas imunomediadas de Grau 4, com exceção das endocrinopatias controladas por reposição hormonal. Nesses casos, o tratamento com atezolizumabe deve ser permanentemente descontinuado.
- Para aumentar a rastreabilidade dos medicamentos biológicos, o nome comercial e o número de lote do produto administrado devem ser claramente registrados no prontuário médico do paciente.

Avelumabe
Apresentação
- Frasco-ampola contendo 200 mg de solução injetável 10 mL (concentração de 20 mg/mL).

Classificação
Anticorpo monoclonal anti-PDL-1.

Mecanismo de ação
O avelumabe se liga ao PD-L1 e bloqueia a sua interação com o receptor de morte programada 1 (PD-1) e o receptor B7.1. Isso remove os efeitos supressores de PD-L1 sobre as células T citotóxicas CD8+, o que resulta na restauração das respostas antitumorais de células T. Avelumabe também induz *in vitro* a citotoxicidade mediada por células dependentes de anticorpos.

Farmacocinética
- *Distribuição*: volume de distribuição no estado de equilíbrio de 4,72 L.
- *Metabolismo*: é metabolizado primariamente por vias catabólicas.
- *Excreção*: *clearance* sistêmico total é de 0,59 L/dia.
- *Meia-vida*: é de 6,1 dias.
- *Ajuste para função hepática*: não há necessidade de ajuste para disfunção hepática leve prévia ao tratamento. Para disfunção moderada e grave prévias ao tratamento, não há estudos. Para casos de surgimento de disfunção hepática durante o tratamento, considerar ajuste a seguir: se AST ou ALT > 3 até 5 vezes o LSN ou BT > 1,5 até 3 vezes o LSN, administrar 1 a 2 mg/kg/dia de prednisona ou equivalentes e suspender avelumabe até resolução da toxicidade a G_0 ou G_1; pode-se reintroduzir avelumabe após resolução e desmame de corticosteroides. Se AST ou ALT > 5 vezes o LSN ou BT > 3 vezes o LSN, administrar 1 a 2 mg/kg/dia de prednisona ou equivalentes e suspender avelumabe permanentemente.
- *Ajuste para função renal*: não há necessidade de ajuste para disfunção renal leve prévia ao tratamento. Para casos de surgimento de disfunção renal e nefrite durante o tratamento, considerar ajuste a seguir: se creatinina sérica > 1,5 até 6 vezes o LSN, administrar 1 a 2 mg/kg/dia de prednisona ou equivalentes e suspender avelumabe até resolução da toxicidade a G_0 ou G_1; pode-se reintroduzir avelumabe após resolução e desmame de corticosteroides. Se creatinina sérica > 6 vezes o LSN, administrar 1 a 2 mg/kg/dia de prednisona ou equivalentes e suspender avelumabe permanentemente.

Indicações
- *Em monoterapia para*: carcinoma de células de Merkel metastático e carcinoma urotelial localmente avançado ou metastático, cuja doença não progrediu com quimioterapia de indução à base de platina na primeira linha.
- *Em associação com axitinibe para*: tratamento de primeira linha de carcinoma de células renais avançado.

Administração/diluição
- Endovenosa (EV) sob infusão.
- Diluir a dose recomendada em 250 mL de solução fisiológica e administrar por 60 minutos usando um filtro estéril de 0,2 micra, em linha ou adicionado ao equipo, não pirogênico e com baixa ligação proteica.

Estabilidade e armazenamento
- Frascos intactos devem ser armazenados sob refrigeração (entre 2 e 8 °C), em embalagem original, protegidos da luz.
- Após diluição, é estável por 24 horas se armazenada sob refrigeração (entre 2 e 8 °C).

Principais interações
- Sem relevância clínica ou desconhecidas.

Reações adversas
Quando administrado em monoterapia:
- *Hematológicas*: anemia.
- *Gastrointestinais*: náusea, diarreia, constipação, vômito, dor abdominal e diminuição do apetite.
- *Respiratórias*: tosse, dispneia.
- *Outras*: reação relacionada à infusão, infecções do trato urinário, dor nas costas, artralgia, fadiga, pirexia e edema periférico.
Quando administrado em combinação com axitinibe:
- *Endócrinas*: hipotiroidismo.
- *Cutâneas*: erupção cutânea, prurido.
- *Gastrointestinais*: náusea, diarreia, constipação, vômito, dor abdominal e diminuição do apetite.
- *Respiratórias*: disfonia, tosse, dispneia.
- *Outras*: reação relacionada à infusão, cefaleia, tonturas, hipertensão, artralgia, dor nas costas, mialgia, fadiga, calafrios, astenia e pirexia.

Precauções
- Os pacientes devem ser pré-medicados com um anti-histamínico e com paracetamol antes das primeiras 4 infusões de avelumabe. Se a quarta infusão for completada sem uma reação relacionada à infusão, a pré-medicação para doses subsequentes deve ser administrada a critério do médico.
- Pacientes devem ser monitorados quanto a sinais clínicos e sintomas de reações relacionadas à infusão, incluindo pirexia, calafrios, rubores, hipotensão, dispneia, chiados no peito, dor nas costas, dor abdominal e urticária. Para reações relacionadas à infusão de grau 1, a taxa de infusão deve ser desacelerada em 50% na infusão em curso.
- O paciente também deve ser monitorado para os seguintes sinais e sintomas de reações potencialmente imunomediadas: pneumonite, hepatoxicidade e hepatite, colite, pancreatite, miocardite, endocrinopatias, distúrbios de tireoide (hipotireoidismo/hipertireoidismo), insuficiência adrenal, diabetes *mellitus* tipo 1.
- A maioria das reações adversas imunomediadas que ocorreram durante o tratamento com avelumabe foram reversíveis e controladas com a descontinuação temporária ou permanente do fármaco, administração de corticosteroides e/ou cuidados de suporte.

Cemiplimabe

Apresentação
- Frasco-ampola contendo 350 mg de solução injetável 7 mL (concentração de 50 mg/mL).

Classificação
Anticorpo monoclonal anti-PD-1.

Mecanismo de ação
O cemiplimabe é um anticorpo monoclonal humano IgG4 recombinante que se liga ao receptor PD-1 e bloqueia sua interação com os ligantes 1 e 2 de PD-1 (PD-L1 e PD-L2), ligações responsáveis pela inibição da proliferação de células T e da produção de citocinas. O bloqueio da via de sinalização PD-1/PD-L1 permite a restauração da resposta imune antitumoral mediada pela via PD-1.

Farmacocinética
- *Distribuição*: volume de distribuição de 5,3 L.
- *Excreção*: *clearance* total de 0,29 L/dia.
- *Meia-vida*: 20 dias.
- *Ajuste para função hepática*: o ajuste de dose não é recomendado. Na ocorrência de hepatite imunomediada durante o tratamento, considerar o ajuste a seguir: se AST ou ALT ≥ 3 a 10 vezes o LSN ou se BT aumentar até 3 vezes o LSN, interromper a terapia e administrar corticosteroides; reintroduzir cemiplimabe se resolução completa ou parcial da hepatite. Descontinuar permanentemente se AST ou ALT ≥ 10 vezes o LSN ou se BT ≥ 3 vezes o LSN.
- *Ajuste para função renal*: o ajuste de dose não é recomendado.

Indicações
- Carcinoma basocelular (CBC) localmente avançado ou metastático previamente tratado com inibidor da via Hedgehog ou para os quais um inibidor da via Hedgehog não é adequado.
- Carcinoma cutâneo de células escamosas metastático ou carcinoma cutâneo de células escamosas localmente avançado que não sejam candidatos a cirurgia ou radioterapia curativas.

Administração/diluição
- Endovenosa (EV) sob infusão.
- Retirar 7 mL de um frasco e diluir com solução fisiológica ou solução glicosada 5% a uma concentração final entre 1 e 20 mg/mL. Infundir por 30 minutos através de uma linha intravenosa contendo um filtro estéril, em linha ou adicional, de 0,2 a 5 micra.

Estabilidade e armazenamento
- Frascos intactos devem ser armazenados sob refrigeração (entre 2 e 8 °C), em embalagem original, protegidos da luz.
- Após diluição, é estável por até 24 horas se armazenada sob refrigeração (entre 2 e 8 °C) ou 8 horas quando armazenadas à temperatura de até 25 °C.

Principais interações
- Não foram realizados estudos farmacocinéticos de interação medicamentosa com o cemiplimabe.

Reações adversas

- *Dermatológicas*: prurido, erupção cutânea.
- *Gastrointestinais*: constipação, diarreia, náusea, diminuição do apetite.
- *Hematológica*: anemia.
- *Musculoesqueléticas*: mialgia, artralgia.
- *Respiratórias*: tosse, dispneia, pneumonia, infecção do trato respiratório superior.
- *Outras*: fadiga, cefaleia, hipertensão, infecção do trato urinário.

Precauções

- Pacientes devem ser monitorados quanto a sinais e sintomas de reações infusionais, que podem ser controladas com modificações de tratamento e o uso de corticosteroides. Interromper ou retardar a taxa de infusão na ocorrência de reações leve ou moderada. Para reações graves (Grau 3) ou potencialmente fatais (Grau 4), interromper a infusão e descontinuar permanentemente o uso de cemiplimabe.
- Monitorar eventos adversos imunomediados, incluindo pneumonite, colite, hepatite, endocrinopatias, nefrite. Monitorar os exames laboratoriais incluindo os de função hepática e tireoidiana.
- Não são recomendadas reduções de dose; o atraso ou a descontinuação da dose pode ser necessário com base na segurança e na tolerabilidade individuais.

Durvalumabe

Apresentação

- Frasco-ampola contendo 120 mg em 2,4 mL ou 500 mg em 10 mL de solução injetável (concentração de 50 mg/mL).

Classificação

Anticorpo monoclonal anti-PDL-1.

Mecanismo de ação

O durvalumabe bloqueia a interação do ligante de morte celular programada 1 (PDL-1) com PD-1 e com CD80 (B7.1) ao mesmo tempo que deixa intacta a interação de PD-1/PDL-2. O PDL-1, ao se ligar a seus receptores, reduz a atividade e a proliferação da célula T citotóxica e a produção de citocinas inflamatórias. O bloqueio seletivo das interações PD-L1/PD-1 e PD-L1/CD80 aumenta a resposta imune antitumoral. Esse bloqueio permite a resposta imune sem indução da citotoxicidade mediada por célula dependente de anticorpo (ADCC).

Farmacocinética

- *Distribuição*: volume de distribuição de 5,6 L.
- *Metabolismo*: o durvalumabe é uma imunoglobulina e suas principais vias de eliminação são o catabolismo proteico pelo sistema retículo-endotelial ou disposição mediada por alvo.
- *Excreção*: *clearance* de 8,2 mL/h.
- *Meia-vida*: de eliminação, 18 dias.
- *Ajuste para função hepática*: antes do início da terapia, nenhum ajuste de dose é necessário no comprometimento hepático leve ou moderado. Na ocorrência de hepatotoxicidade durante o tratamento e conforme severidade, suspender ou descontinuar durvalumabe e administrar corticosteroides.
- *Ajuste para função renal*: antes do início da terapia, nenhum ajuste de dose é necessário no comprometimento renal se ClCr 30 a 89 mL/min ou ClCr 15 a 29 mL/min. Na ocorrência de nefrite durante o tratamento e conforme severidade, suspender ou descontinuar durvalumabe e administrar corticosteroides.

Indicações

- Em combinação com etoposídeo e carboplatina ou cisplatina, é indicado para o tratamento em primeira linha de pacientes com câncer de pulmão de pequenas células em estágio extensivo (CPPC-EE).
- Carcinoma urotelial localmente avançado ou metastático que tiveram progressão da doença durante ou após quimioterapia à base de platina; tiveram progressão da doença em até 12 meses de tratamento neoadjuvante ou adjuvante com quimioterapia contendo platina.
- Câncer de pulmão de não pequenas células (CPNPC) estágio III irressecável, cuja doença não progrediu após a terapia de quimiorradiação à base de platina.

Administração/diluição

- Endovenosa (EV) sob infusão.
- Diluir a dose recomendada em solução fisiológica ou solução glicosada 5% a uma concentração final entre 1 e 15 mg/mL. Infundir por 60 minutos usando um filtro estéril em linha de 0,2 ou 0,22 micra com baixa ligação proteica.

Estabilidade e armazenamento

- Frascos intactos devem ser armazenados sob refrigeração (entre 2 e 8 °C), em embalagem original, protegidos da luz.
- Após diluição, é estável por 24 horas se armazenada sob refrigeração (entre 2 e 8 °C) ou 12 horas quando armazenada à temperatura de até 25 °C.

Principais interações

- Sem relevância clínica ou desconhecidas.

Reações adversas

- *Dermatológicas*: erupção cutânea, prurido.
- *Endócrinas*: hiperglicemia, hipercalemia, hipocalcemia, hiponatremia, hipotireoidismo, aumento de gama-glutamil transferase.
- *Gastrointestinal*: diarreia.
- *Hematológica*: linfocitopenia.
- *Respiratórias*: tosse, dispneia, pneumonia, pneumonite, tosse produtiva, infecção do trato respiratório superior.
- *Outras*: aumento de AST e ALT, fadiga e febre.

Precauções

- Pacientes devem ser monitorados quanto a sinais clínicos e sintomas de reações relacionadas à infusão. Na ocorrência de reações infusionais, interromper ou diminuir a velocidade de infusão até Grau 1 ou Grau 2 (considerar o uso de pré-medicação nas infusões subsequentes); descontinuar permanentemente nas reações Grau 3 ou Grau 4. O escalonamento ou redução da dose não é recomendado.
- Os pacientes devem ser monitorados para os seguintes sinais e sintomas de reações potencialmente imunomediadas: pneumonite, hepatite, colite, endocrinopatias (hipotireoidismo, hipertireoidismo, tireoidite, diabetes *mellitus* tipo 1, insuficiência adrenal, hipofisite, hipopituitarismo), nefrite, reações dermatológicas.
- Para suspeitas de reações adversas imunomediadas Grau 2, excluir outras causas e iniciar corticosteroides conforme indicado clinicamente. Para reações adversas graves (Grau 3 ou 4), administrar corticosteroides, prednisona de 1 a 4 mg/kg/dia, seguidos de redução gradual. Interromper ou descontinuar durvalumabe permanentemente, com base na gravidade da reação.

Ipilimumabe

Apresentação
- Frasco-ampola contendo 50 mg de solução injetável 10 mL (concentração de 5 mg/mL).

Classificação
Anticorpo monoclonal anti-CTLA-4.

Mecanismo de ação
O antígeno 4 do linfócito T citotóxico (CTLA-4) é um regulador negativo da ativação das células T. O ipilimumabe é um potencializador das células T que bloqueia especificamente o sinal inibitório do CTLA-4, resultando na ativação das células T, proliferação e infiltração dos linfócitos nos tumores, causando a morte das células tumorais. O mecanismo de ação do ipilimumabe é indireto, pela potencialização da resposta imunológica mediada pelas células T.

Farmacocinética
- *Distribuição*: volume de distribuição de 7,22 L em estado de equilíbrio.
- *Excreção*: Cl sistêmico médio geométrico de 15,3 mL/h, não substancialmente diferente no comprometimento renal e no comprometimento hepático leve.
- *Meia-vida*: a meia-vida terminal média é de 15 (4,62) dias.
- *Ajuste para função hepática*: a segurança e a eficácia de ipilimumabe não foram estudadas nos pacientes com comprometimento hepático. O medicamento deve ser administrado com cautela em indivíduos AST ou ALT ≥ 5 vezes o LSN ou BT > 3 vezes o LSN dos níveis basais.
- *Ajuste para função renal*: a segurança e a eficácia de ipilimumabe não foram estudadas nos pacientes com comprometimento renal. Com base nos resultados farmacocinéticos da população, nenhum ajuste de dose específico é necessário nos indivíduos com disfunção renal leve a moderada.

Indicações
- Tratamento de melanoma metastático ou inoperável.
- Em combinação com nivolumabe, é indicado para o tratamento em primeira linha de pacientes adultos com carcinoma de células renais avançado ou metastático que apresentem risco intermediário ou alto (desfavorável).
- Em combinação com nivolumabe, é indicado para o tratamento de pacientes com carcinoma hepatocelular (CHC) que foram tratados anteriormente com sorafenibe e que não são elegíveis ao tratamento com regorafenibe ou ramucirumabe.
- Em combinação com nivolumabe, é indicado para o tratamento em primeira linha de pacientes adultos com mesotelioma pleural maligno irressecável.

Administração/diluição
- *EV*: pode ser administrado sem diluição ou pode ser diluído em solução injetável de soro fisiológico ou de solução de glicose 5% em concentrações entre 1 e 4 mg/mL. O período de infusão recomendado é de 30 minutos para carcinoma de células renais (1 mg/kg) ou 90 minutos para melanoma (3 mg/kg). Não deve ser administrado como injeção intravenosa rápida ou por *bolus*.

Estabilidade e armazenamento
- Conservar o produto sob refrigeração entre 2 e 8 °C. Não congelar. Proteger os frascos da luz.

- *Solução para infusão*: do ponto de vista microbiológico, uma vez aberto, o produto deve ser infundido ou diluído e infundido imediatamente.
- A estabilidade química e física em uso do concentrado não diluído ou diluído (entre 1 e 4 mg/mL) foi demonstrada em 24 horas entre 2 e 8 °C.
- Se não for usada imediatamente, a solução para infusão (não diluída ou diluída) pode ser armazenada por até 24 horas sob refrigeração (entre 2 e 8 °C).

Principais interações
- *Corticosteroides*: o uso basal de corticosteroides sistêmicos, antes do início de ipilimumabe, deve ser evitado em razão de sua possível interferência na atividade farmacodinâmica e na eficácia deste. Entretanto, corticosteroides sistêmicos ou outros imunossupressores podem ser usados para tratar as reações adversas imunomediadas decorrentes da administração de ipilimumabe.
- *Anticoagulantes*: sabe-se que o uso de anticoagulantes aumenta o risco de hemorragia gastrointestinal. Os pacientes em uso de ipilimumabe que necessitarem de terapia anticoagulante devem ser monitorados cuidadosamente.

Reações adversas
- *Dermatológicas*: prurido; *rash*.
- *Gastrointestinais*: colite; diarreia.
- *Outra*: fadiga.

Precauções
- A avaliação da resposta tumoral ao ipilimumabe deve ser realizada somente após a conclusão da terapia de indução (3 mg/kg a cada 3 semanas, em um total de 4 doses).
- Redução de dose não é recomendada; as doses suspensas em decorrência de uma reação adversa não devem ser repostas. O tratamento adicional (terapia de reindução com 4 doses) é oferecido a pacientes que desenvolveram doença progressiva (PD) após resposta completa (RC) ou parcial (RP).
- Na ocorrência de reação infusional, os pacientes podem receber as doses subsequentes com pré-medicação.

Nivolumabe
Apresentação
- Frasco-ampola contendo 40 mg em 4 mL ou 100 mg em 10 mL de solução injetável (concentração de 10 mg/mL).

Classificação
Anticorpo monoclonal anti-PD-1.

Mecanismo de ação
A ligação de PD-L1 e PD-L2 ao PD-1 (receptor de morte programada) encontrado nas células T inibe sua proliferação e a produção de citocinas. O aumento da expressão dos ligantes de PD-1 ocorre em alguns tumores, e a sinalização por meio desta via pode contribuir para a inibição da ativação do sistema imunológico. Nivolumabe é uma imunoglobulina humana G4 (IgG4) que se liga ao receptor PD-1 e bloqueia sua interação com os ligantes PD-L1 e PD-L2, responsáveis pela inibição da resposta imune mediada pela via PD-1.

Farmacocinética
- *Distribuição*: volume de distribuição de 6,6 L.

- *Metabolismo*: a via metabólica de nivolumabe não foi caracterizada. Sendo um anticorpo monoclonal totalmente humano (de IgG4), espera-se que nivolumabe seja degradado em peptídeos pequenos e aminoácidos por meio de vias catabólicas (da mesma forma que IgG endógena).
- *Excreção*: *clearance* total de 7,9 mL/h.
- *Meia-vida*: 25,2 dias.
- *Ajuste para função hepática*: o ajuste de dose não é necessário em caso de comprometimento hepático leve ou moderado prévio ao tratamento. Se AST ou ALT > 3 a 5 vezes o LSN ou BT > 1,5 a 3 vezes o LSN, administrar corticosteroides e suspender o tratamento até resolução a G_0 ou G_1. Se a resolução a G_0 ou G_1 não ocorrer em 12 semanas, ou se AST ou ALT > 5 vezes o LSN ou BT > 3 vezes o LSN, suspender nivolumabe permanentemente.
- *Ajuste para função renal*: o ajuste de dose não é necessário em caso de comprometimento renal leve ou moderado prévio ao tratamento. Na ocorrência de nefrite e disfunção renal imunomediada durante o tratamento, considerar ajuste se Cr > 1,5 a 6 vezes o LSN ou > 1,5 vez o nível basal, administrar corticosteroides e suspender o tratamento até resolução a G_0 ou G_1. Se a resolução a G_0 ou G_1 não ocorrer em 12 semanas, ou se Cr > 6 vezes o LSN, suspender nivolumabe permanentemente.

Indicações

- Melanoma avançado (irressecável ou metastático) em monoterapia ou em combinação com ipilimumabe.
- Tratamento adjuvante de melanoma com envolvimento de linfonodos ou doença metastática completamente ressecada.
- Câncer de pulmão de células não pequenas localmente avançado ou metastático, com progressão após quimioterapia à base de platina. Pacientes com mutação EGFR ou ALK devem ter progredido após tratamento com anti-EGFR e anti-ALK antes de receber nivolumabe
- Carcinoma de células renais avançado após terapia antiangiogênica prévia.
- Nivolumabe, em combinação com ipilimumabe, é indicado para o tratamento em primeira linha de pacientes adultos com carcinoma de células renais avançado ou metastático que apresentem risco intermediário ou alto (desfavorável).
- Linfoma de Hodgkin clássico em recidiva ou refratário após transplante autólogo de células-tronco hematopoiéticas, seguido de tratamento com brentuximabe vedotina.
- Carcinoma de células escamosas de cabeça e pescoço, recorrente ou metastático, com progressão da doença durante ou após terapia à base de platina.
- Tratamento adjuvante de câncer esofágico ou de câncer da junção gastroesofágica, completamente ressecados em pacientes que apresentem doença patológica residual após tratamento com quimiorradioterapia (QRT) neoadjuvante.
- Carcinoma urotelial localmente avançado, irressecável ou metastático, após terapia prévia à base de platina.
- Carcinoma de células escamosas do esôfago irressecável, avançado ou metastático, após quimioterapia prévia à base de fluoropirimidina e platina.
- Carcinoma hepatocelular, em combinação com ipilimumabe, em pacientes que foram tratados anteriormente com sorafenibe e que não são elegíveis ao tratamento com regorafenibe ou ramucirumabe.
- Em combinação com ipilimumabe, é indicado para o tratamento em primeira linha de pacientes adultos com mesotelioma pleural maligno.
- Em combinação com quimioterapia contendo fluoropirimidina e platina, em pacientes com câncer gástrico, câncer da junção gastroesofágica e adenocarcinoma esofágico, avançado ou metastático.

Administração/diluição
- Endovenosa (EV) sob infusão.
- Sem diluição:
  - Após transferência para um recipiente de infusão usando uma seringa estéril apropriada.
- Após diluição:
  - No caso de dose fixa (240 mg ou 480 mg): nivolumabe concentrado pode ser diluído contanto que o volume de infusão total não exceda 160 mL.
  - No caso de dose com base no peso (fase combinação): a concentração final da infusão deve estar entre 1 e 10 mg/mL.
  - Para pacientes com peso corporal inferior a 40 kg, o volume total de infusão não deve exceder 4 mL/kg de peso corporal.
- Administrar durante 30 minutos através de um filtro em linha (0,2 a 1,2 micra). Ao final da infusão, lavar o acesso.

Estabilidade e armazenamento
- Frascos intactos devem ser armazenados sob refrigeração (entre 2 e 8 °C), em embalagem original, protegidos da luz.
- Após diluição, é estável por até 24 horas se armazenada sob refrigeração (entre 2 e 8 °C) e protegida da luz.

Principais interações
- Não foram conduzidos estudos de interação farmacocinética.

Reações adversas
Quando administrado em monoterapia:
- *Dermatológicas*: prurido; erupção cutânea.
- *Gastrointestinais*: diarreia, náusea.
- *Hematológicas*: neutropenia.
- *Outra*: fadiga.

Quando administrado em combinação com ipilimumabe:
- *Dermatológicas*: erupção cutânea, prurido.
- *Endocrinometabólicas*: hipotireoidismo, hipertireoidismo e insuficiência adrenal.
- *Gastrointestinais*: colite, diarreia, náusea, vômito, dor abdominal, diminuição de apetite.
- *Outras*: cefaleia, dispneia, artralgia, dor musculoesquelética, fadiga, pirexia.

Precauções
- Pacientes devem ser monitorados quanto a sinais clínicos e sintomas de reações relacionadas à infusão. No caso de uma reação infusional grave ou que ameace a vida, a infusão deve ser descontinuada e deve ser administrada terapia clínica apropriada. Os pacientes com reação infusional leve ou moderada podem receber nivolumabe, ou nivolumabe em combinação com ipilimumabe, com monitoramento cuidadoso e uso de pré-medicação de acordo com os guias de tratamento locais para profilaxia de reações infusionais.
- O paciente também deve ser monitorado para os seguintes sinais e sintomas de reações potencialmente imunomediadas: pneumonite, colite, hepatite, nefrite ou disfunção renal, endocrinopatias (hipotireoidismo, hipertireoidismo, insuficiência adrenal, hipofisite, diabetes *mellitus*), reações cutâneas. A maioria das reações adversas imunomediadas melhoram ou são resolvidas com uma gestão adequada, incluindo a administração de corticosteroides e modificação no tratamento.
- O escalonamento ou a redução da dose não são recomendados; o atraso ou a descontinuação da dose poderão ser exigidos com base na segurança e na tolerabilidade individuais.

- Quando ipilimumabe é associado ao nivolumabe, o ipilimumabe é administrado após o término da infusão do nivolumabe.
- Quando nivolumabe é administrado em combinação com ipilimumabe, se um dos agentes for suspenso, o outro deve ser suspenso também.

Pembrolizumabe

Apresentação
- Frasco-ampola contendo 100 mg de solução injetável 4 mL (concentração de 25 mg/mL).

Classificação
Anticorpo monoclonal anti-PD-1.

Mecanismo de ação
A ligação de PDL-1 e PDL-2 ao PD-1 encontrado nas células T inibe sua proliferação e a produção de citocinas. O aumento da expressão dos ligantes de PD-1 ocorre em alguns tumores, e a sinalização através dessa via pode contribuir para a inibição da ativação do sistema imunológico. Pembrolizumabe é um anticorpo de alta afinidade que se liga ao receptor PD-1 e bloqueia sua interação com os ligantes PDL-1 e PDL-2, ligação responsável pela inibição da resposta imune mediada pela via PD-1. O bloqueio da via de sinalização PD-1/PDL-1 permite que as células T ativadas secretem citocinas para restaurar a resposta imune antitumoral.

Farmacocinética
- *Absorção*: como é administrado por via endovenosa, é biodisponível imediatamente e completamente.
- *Distribuição*: volume de distribuição de 6 L.
- *Metabolismo*: catabolizado por vias não específicas; o metabolismo não contribui para a sua depuração.
- *Excreção*: *clearance* de 0,2 L/dia.
- *Meia-vida*: terminal de 25 dias.
- *Ajuste para função hepática*: o ajuste de dose não é necessário em caso de comprometimento hepático leve ou moderado prévio ao tratamento. Na ocorrência de hepatite imunomediada durante o tratamento, considerar ajuste se AST ou ALT > 3 a 5 vezes o LSN, ou BT > 1,5 a 3 vezes o LSN, e interromper a terapia com pembrolizumabe. Suspender permanentemente se AST ou ALT > 5 vezes o LSN ou BT > 3 vezes o LSN, ou no caso de metástase hepática com elevação basal grau 2 de AST ou ALT, hepatite com aumento de AST ou ALT ≥ 50% em relação ao basal e permanecer por 1 semana ou mais.
- *Ajuste para função renal*: com base em um estudo de farmacocinética, não é necessário ajuste de dose em pacientes com comprometimento renal.

Indicações
- Melanoma metastático ou irressecável, terapia adjuvante em melanoma com envolvimento de linfonodos, que tenham sido submetidos a ressecção cirúrgica completa.
- Câncer de pulmão de células não pequenas, não escamoso, metastático, que não apresenta mutação EGFR sensibilizante ou translocação ALK, em combinação com quimioterapia à base de platina e pemetrexede.
- Câncer de pulmão de células não pequenas, escamoso, metastático, em combinação com carboplatina e paclitaxel ou nab-paclitaxel.
- Câncer de pulmão de células não pequenas – em estágio III (quando os pacientes não são candidatos a ressecção cirúrgica ou quimiorradiação definitiva) ou metastático – não tratado anteriormente, com expressão de PD-L1 ≥ 1%, sem mutação EGFR sensibilizante ou translocação ALK.

- Câncer de pulmão de células não pequenas avançado, com progressão após quimioterapia à base de platina e expressão de PD-L1. Pacientes com mutação EGFR ou ALK devem ter progredido após tratamento prévio com anti-EGFR e anti-ALK, antes de receber pembrolizumabe.
- Carcinoma urotelial localmente avançado ou metastático que apresente progressão da doença durante ou após a quimioterapia contendo platina, ou dentro de 12 meses de tratamento neoadjuvante ou adjuvante com quimioterapia à base de platina.
- Carcinoma urotelial localmente avançado ou metastático não elegíveis à quimioterapia à base de cisplatina e cujos tumores expressam PD-L1.
- Câncer de bexiga não musculoinvasivo, de alto risco, não responsivo ao bacilo de Calmette-Guérin (BCG), carcinoma *in situ* com ou sem tumores papilares, em pacientes que sejam inelegíveis ou tenham optado por não se submeter à cistectomia.
- Adenocarcinoma gástrico ou da junção gastroesofágica recidivado recorrente, localmente avançado ou metastático com expressão de PD-L1, com progressão da doença em ou após duas ou mais linhas de terapias anteriores, incluindo quimioterapia à base de fluoropirimidina e platina e, se apropriado, terapias-alvo HER-2/neu.
- Linfoma de Hodgkin clássico refratário ou recidivado.
- Em combinação com axitinibe, para o tratamento de carcinoma de células renais avançado ou metastático.
- Tratamento de primeira linha para carcinoma de cabeça e pescoço de células escamosas metastático, irressecável ou recorrente e que apresentem expressão de PD-L1.
- Tratamento de primeira linha para carcinoma de cabeça e pescoço de células escamosas metastático, irressecável ou recorrente em combinação com quimioterapia à base de platina e 5-fluoruracil.
- Câncer esofágico localmente avançado e recorrente ou metastático cujos tumores expressam PD-L1 e que tenham recebido uma ou mais linhas anteriores de terapia sistêmica.
- Câncer colorretal: pembrolizumabe é indicado para o tratamento de primeira linha em pacientes com câncer colorretal (CCR) metastático com instabilidade microsatélite alta (MSI-H) ou deficiência de enzimas de reparo (dMMR) do DNA.
- Câncer endometrial : pembrolizumabe em combinação com lenvatinibe, é indicado para o tratamento de pacientes com câncer endometrial avançado, que apresentaram progressão da doença após terapia sistêmica anterior, em qualquer cenário, e não são candidatas a cirurgia curativa ou radioterapia.
- Câncer de mama triplo-negativo: pembrolizumabe em combinação com quimioterapia, é indicado para tratamento de pacientes adultos com câncer de mama triplo negativo (TNBC) localmente recorrente irressecável ou metastático, cujos tumores expressam PD-L1 com PPC $\geq$ 10, conforme determinado por exame validado, e que não receberam quimioterapia prévia para doença metastática.
- Pembrolizumabe é indicado para o tratamento neoadjuvante de pacientes com câncer de mama triplo negativo (TNBC) de alto risco em estágio inicial em combinação com quimioterapia, e continuado como monoterapia no tratamento adjuvante após a cirurgia.
- Câncer cervical : pembrolizumabe em combinação com quimioterapia com ou sem bevacizumabe, é indicado para o tratamento de pacientes com câncer cervical persistente, recorrente ou metastático cujos tumores expressam PD-L1 (PPC) $\geq$ 1, conforme determinado por exame validado.

Administração/diluição
- Endovenosa (EV) sob infusão.
- Diluir a dose recomendada em solução fisiológica ou em solução glicosada 5%, a uma concentração final de 1 mg/mL a 10 mg/mL. Administrar durante 30 minutos através de um filtro em linha (0,2 a 5 micra) estéril, não pirogênica e de baixa afinidade proteica.

Estabilidade e armazenamento
- Frascos intactos devem ser armazenados sob refrigeração (entre 2 e 8 °C), em embalagem original, protegidos da luz.
- Após diluição, é estável por até 96 horas se armazenada sob refrigeração (entre 2 e 8 °C) ou 6 horas em temperatura até 25 °C.

Principais interações
- Não foram conduzidos estudos de interação farmacocinética.

Reações adversas
Quando administrado em monoterapia:
- *Dermatológicas*: erupção cutânea, prurido.
- *Endocrinometabólica*: hipotireoidismo.
- *Gastrointestinais*: diarreia, náusea, vômito, dor abdominal, constipação, redução de apetite.
- *Hematológica*: anemia.
- *Respiratórias*: dispneia, tosse.
- *Outras*: cefaleia, dor musculoesquelética, artralgia, fadiga, astenia, edema, pirexia.

Quando administrado em combinação com outros medicamentos:
- *Dermatológicas*: erupção cutânea, prurido, alopecia.
- *Endocrinometabólica*: hipocalemia.
- *Gastrointestinais*: diarreia, náusea, vômito, dor abdominal, constipação, redução de apetite.
- *Hematológicas*: anemia, neutropenia, trombocitopenia.
- *Respiratórias*: dispneia, tosse, disfonia.
- *Outras*: cefaleia, tontura, neuropatia periférica, disgeusia, aumento de lacrimejamento, dor musculoesquelética, artralgia, fadiga, astenia, edema, pirexia.

Precauções
- Pacientes devem ser monitorados quanto a sinais clínicos e sintomas de reações relacionadas à infusão. Os pacientes com reação à infusão Grau 1 ou Grau 2 podem continuar a receber pembrolizumabe desde que mantidos sob cuidadosa observação; pode-se considerar a pré-medicação com antipirético e anti-histamínico. Em caso de reações à infusão Grau 3 ou Grau 4, a infusão deve ser interrompida e o tratamento com pembrolizumabe descontinuado definitivamente.
- O paciente também deve ser monitorado para os seguintes sinais e sintomas de reações potencialmente imunomediadas: pneumonite, colite, hepatite, nefrite, endocrinopatias (insuficiência adrenal, hipofisite, diabetes *mellitus* tipo 1, cetoacidose diabética, hipotireoidismo e hipertireoidismo), reações cutâneas. A maioria das reações adversas imunomediadas é reversível e pode ser controlada com a interrupção de pembrolizumabe, da administração de corticosteroides e/ou cuidados de suporte.

IMUNOMODULADORES
Lenalidomida
Apresentação
- Embalagens contendo cápsulas de 5, 10, 15, 20 e 25 mg.

Classificação
Imunomodulador; antiangiogênico.

Mecanismo de ação

Lenalidomida inibe a proliferação de determinadas células tumorais hematopoiéticas (incluindo células plasmocitárias tumorais de mieloma múltiplo (MM) e aquelas com deleções no cromossomo 5); aumenta a imunidade mediada por células T e células NK e aumenta o número de células NKT; inibe a angiogênese mediante o bloqueio da migração e da adesão das células endoteliais e da formação de microvasos; aumenta a produção da hemoglobina fetal pelas células estaminais hematopoiéticas CD34+ e inibe a produção de citocinas pró-inflamatórias (p. ex., TNF-alfa e IL-6) pelos monócitos. Em síndrome mielodisplásica (SMD) Del (5q), demonstrou-se que a lenalidomida inibe seletivamente o clone anormal, aumentando a apoptose de células com Del (5q). A lenalidomida é um análogo da talidomida com propriedades antineoplásicas.

Farmacocinética

- *Absorção*: lenalidomida é rapidamente absorvida após a administração oral, com concentração plasmática máxima (Cmáx) entre 0,5 e 6 horas em pacientes com MM e SMD. A área sob a curva (AUC) diminui 20% e Cmáx em 50% na presença de refeição hiperlipídica e hipercalórica.
- *Distribuição*: ligação às proteínas plasmáticas em torno de 30%.
- *Metabolismo*: limitado. Lenalidomida na forma inalterada é o componente circulante predominante *in vivo* em humanos.
- *Excreção*: fecal, 4%; renal, 90%; a depuração renal de lenalidomida excede a taxa de filtração glomerular; cerca de 40% da dose é removida em sessão única de hemodiálise; diminuição de 66% a 75% no Cl total se comprometimento renal (em hemodiálise, diminuição de 80%).
- *Meia-vida*: cerca de 3 a 5 horas em pacientes com MM e SMD; no comprometimento renal, moderado a severo, 9 horas; em hemodiálise, 13,5 horas.
- *Ajuste para função hepática*: não é necessário.
- *Ajuste para função renal*:
  - *Mieloma múltiplo*: se ClCr entre 30 e 60 mL/min, iniciar com 10 mg/dia; se ClCr < 30 mL/min e sem necessidade de diálise, iniciar com 15 mg a cada 48 horas; se ClCr < 30 mL/min e com necessidade de diálise, iniciar com 5 mg/dia, após a diálise.
  - *Síndrome mielodisplásica*: se ClCr entre 30 e 60 mL/min, iniciar com 5 mg/dia; se ClCr < 30 mL/min sem necessidade de diálise, iniciar com 5 mg a cada 48 horas; se ClCr < 30 mL/min e com necessidade de diálise: iniciar com 5 mg/dia, após a diálise (3 vezes por semana).

Indicações

- Em monoterapia, para tratamento de manutenção de mieloma múltiplo recém-diagnosticado em pacientes submetidos a transplante autólogo de células-tronco.
- Em terapia combinada, para mieloma múltiplo em pacientes sem tratamento prévio e que não são elegíveis a transplante.
- Em combinação com bortezomibe e dexametasona, para pacientes com mieloma múltiplo que não receberam tratamento prévio.
- Em combinação com dexametasona, para tratamento de pacientes com mieloma múltiplo refratário/recidivado que receberam ao menos um esquema prévio de tratamento.
- Anemia dependente de transfusão decorrente de síndrome mielodisplásica (SMD) de risco baixo ou intermediário-1, associada à anormalidade citogenética de deleção 5q, com ou sem anormalidades citogenéticas adicionais.
- Em combinação com rituximabe, para o tratamento de linfoma folicular ou linfoma de zona marginal previamente tratados.
- Linfoma de células do manto refratário/recidivado.

Terapia Antineoplásica 221

Administração

As cápsulas devem ser engolidas inteiras, preferencialmente com água, aproximadamente na mesma hora todos os dias, com ou sem alimento. Não devem ser mastigadas, dissolvidas ou abertas.

Estabilidade e armazenamento

- Deve ser armazenada à temperatura ambiente (entre 15 e 30 °C) e em sua embalagem original.

Principais interações

- *Com digoxina*: por meio de um mecanismo de interação desconhecido, pode resultar em aumento na concentração plasmática da digoxina. Se uso concomitante, monitorar os níveis plasmáticos de digoxina periodicamente.

Reações adversas

- *Cardiovascular*: edema periférico.
- *Dermatológicas*: prurido, erupção cutânea.
- *Endocrinometabólicas*: hipocalemia, diminuição de peso.
- *Gastrointestinais*: constipação, diarreia, náusea, vômito, gastroenterite, diminuição do apetite, dor abdominal.
- *Hematológicas*: anemia; leucopenia, neutropenia, trombocitopenia.
- *Musculoesqueléticas*: artralgia, dor nas costas, cãibra, astenia.
- *Neurológicas*: tontura, dor de cabeça, parestesia.
- *Respiratórias*: tosse, dispneia, epistaxe, nasofaringite, faringite, bronquite, pneumonia, rinite, sinusite, infecção do trato respiratório superior.
- *Outras*: fadiga, febre, infecção do trato urinário.

Precauções

- Em razão do risco de toxicidade fetoembrionária, a distribuição da lenalidomida é restrita. Para atendimento de pacientes com prescrição do medicamento lançado no Brasil em julho de 2018, os farmacêuticos responsáveis pela dispensação e os prescritores necessitam realizar o treinamento no Programa de Prevenção à Gravidez (PPG) denominado Programa Rev Care® Brasil, em cumprimento à Resolução da Diretoria Colegiada (RDC) 191/2017, da Agência Nacional de Vigilância Sanitária (ANVISA), a qual dispõe sobre o controle da lenalidomida. Após treinamento, os médicos e os farmacêuticos são certificados para poderem prescrever e dispensar lenalidomida, caso contrário não conseguirão. De acordo com a ANVISA e atendendo à RDC 344/1998, os pacientes somente poderão adquirir o medicamento nas unidades hospitalares; nenhuma distribuidora ou farmácia pública está autorizada para o atendimento.
- Se uma dose for esquecida, o paciente pode administrar a dose perdida até 12 horas após o horário habitual. Se mais de 12 horas decorrerem desde uma dose esquecida no horário normal, o paciente não deve administrar a dose, mas sim administrar a próxima dose no horário normal no dia seguinte. Não administrar 2 doses no mesmo horário.
- A lenalidomida não deve ser utilizada por mulheres grávidas ou que possam ficar grávidas durante o tratamento, a menos que todas as condições do Programa de Prevenção de Gravidez sejam cumpridas.
- Os pacientes não devem doar sangue durante o tratamento e por 30 dias após a descontinuação de lenalidomida.
- Monitorar sinais e sintomas de tromboembolismo. Pacientes com fatores de risco conhecidos para tromboembolia – incluindo trombose anterior – devem ser monitorados

cuidadosamente. Medidas devem ser tomadas para tentar minimizar todos os fatores de risco modificáveis (p. ex., tabagismo, hipertensão e hiperlipidemia).

- Monitorar sinais e sintomas de síndrome de lise tumoral (SLT) e reação de exacerbação tumoral (RET) ao iniciar o tratamento com lenalidomida em pacientes com leucemia linfocítica crônica (LLC) com carga tumoral elevada.

Talidomida

Apresentação

- Comprimido de 100 mg (distribuição realizada somente pelos postos de saúde).

Classificação

Imunomodulador; antiangiogênico; agente bloqueador de TNF.

Mecanismo de ação

O mecanismo de ação da talidomida não é totalmente conhecido, porém estudos demonstram que apresenta características imunomoduladoras e antiangiogênicas. Ocorre uma inibição da produção excessiva do TNF-alfa; outra atividade é caracterizada pela modulação da expressão das moléculas de adesão envolvidas nos processos neoplásicos metastáticos, em que ocorre uma diminuição das beta-integrinas da superfície celular. Outros mecanismos de ação propostos incluem a supressão da angiogênese por meio da inibição do fator básico de crescimento de fibroblasto (bFGF), a inibição de VEGF e a prevenção da lesão do DNA mediada por radicais livres. No mieloma múltiplo, talidomida está associada à expansão celular NK e ao aumento nos níveis de IL-2 de gamainterferona secretados pelas células T CD8+.

Farmacocinética

- *Absorção*: boa; o tempo para atingir o pico da concentração plasmática é de 2 a 5 horas.
- *Distribuição*: 121 L (indivíduos saudáveis); 78 L (pacientes HIV positivo); ligação às proteínas, 55% a 66%.
- *Metabolismo*: hidrólise plasmática não enzimática.
- *Excreção*: cerca de 92% pela urina (menos de 2% como fármaco inalterado) e menos de 2% via fecal.
- *Meia-vida*: 5,5 a 7,3 horas.
- *Ajuste para função hepática*: não é necessário.
- *Ajuste para função renal*: não é necessário.

Indicações

- *Em onco-hematologia*: mieloma múltiplo em tratamento de primeira linha ou para tratamento refratário à quimioterapia; doença do enxerto contra o hospedeiro (DECH) crônica em pacientes refratários a corticosteroide e síndrome mielodisplásica.

Administração

A talidomida deve ser ingerida com água, pelo menos 1 hora após as refeições. A administração do fármaco na hora de dormir minimiza o impacto do seu efeito sedativo. A presença de alimentos gordurosos no estômago pode aumentar em 6 horas o tempo necessário para atingir o melhor efeito. O comprimido não deve ser mastigado, dissolvido ou aberto.

Estabilidade e armazenamento

- Deve ser armazenado à temperatura ambiente (entre 15 e 30 °C) e em sua embalagem original.

Terapia Antineoplásica **223**

Principais interações

- *Com ansiolíticos, hipnóticos, antipsicóticos, anti-histamínicos H1, derivados dos opiáceos, barbitúricos, antidepressivos tricíclicos e álcool*: a talidomida pode potencializar a sedação induzida por esses medicamentos.
- *Com substâncias ativas que induzem torsades de pointes, bloqueadores beta ou agentes anticolinesterásicos*: monitorar pacientes, em razão do potencial da talidomida para induzir bradicardia.
- *Com medicamentos que causam neuropatia periférica*: risco aumentado de neuropatia periférica.
- *Com dexametasona*: aumento do risco de eventos tromboembólicos.

Reações adversas

- *Cardiovasculares*: edema, edema periférico, tromboembolismo venoso.
- *Endocrinometabólicas*: hiperglicemia.
- *Gastrointestinais*: constipação, indigestão, náusea.
- *Hematológicas*: neutropenia e trombocitopenia.
- *Musculoesqueléticas*: astenia, tremores.
- *Sistema nervoso*: neuropatia periférica, sonolência, ansiedade, tontura, fadiga.
- *Respiratórias*: pneumonia.

Precauções

- A presença de alimentos gordurosos no estômago pode aumentar em 6 horas o tempo necessário para atingir o melhor efeito, tempo para atingir o pico de concentração plasmática.
- Interromper o tratamento na presença de neuropatia.
- *Monitorar sinais e sintomas como*: falta de ar, dores no peito, tumefação dos braços ou pernas, associados a eventos tromboembólicos, como trombose venosa profunda e embolia pulmonar.
- Monitorar pacientes com histórico de convulsões ou fatores de risco para o desenvolvimento de convulsões.
- O uso da talidomida por mulheres grávidas ou que estejam amamentando é proibido. Seu uso deve ser feito com muita cautela por mulheres em idade fértil. A paciente em idade fértil deve fazer um teste de gravidez 24 horas antes de começar o tratamento com talidomida. O teste deve ser realizado, ainda, 1 vez por semana durante o primeiro mês do tratamento e a cada 2 a 4 semanas após o primeiro mês. A paciente deve abster-se sexualmente ou aderir a dois métodos contraceptivos concomitantemente durante o tratamento.
- A talidomida está presente no esperma de homens que estejam em tratamento; eles devem utilizar preservativos durante a relação sexual com mulheres em idade fértil, mesmo que tenham sido submetidos à vasectomia. A utilização dos métodos contraceptivos deve continuar por, no mínimo, 4 semanas após a última dose de talidomida.

TERAPIAS-ALVO MOLECULARES
Abemaciclibe
Apresentação

- Comprimidos revestidos de 50, 100, 150 e 200 mg.

Classificação

Inibidor de quinase dependente de ciclina.

Mecanismo de ação

Abemaciclibe inibe as quinases 4 e 6 dependentes da ciclina D (CDK4 e CDK6). No câncer de mama receptor positivo para estrógeno, quando essas quinases são ativadas pela ciclina D1, elas promovem a fosforilação da proteína retinoblastoma (Rb), a progressão do ciclo celular e a proliferação celular. Abemaciclibe previne a fosforilação da Rb, bloqueando a progressão de G_1 para a fase S do ciclo celular, o que resultou na supressão do crescimento tumoral em modelos pré-clínicos após a inibição do alvo de curta duração.

Farmacocinética

- *Absorção*: Tmáx oral, 8 horas; biodisponibilidade de 45%. Aumento de Cmáx em 26% e de AUC em 9% se associado a alimentos.
- *Distribuição*: ligação aproximadamente de 96,3% às proteínas plasmáticas, à albumina sérica e à alfa-1-glicoproteína ácida. Volume de distribuição de 690,3 L.
- *Metabolismo*: hepático, principalmente, via CYP3A4, a metabólitos ativos. Substrato de CYP3A4, substrato e inibidor de P-gp e de BCRP.
- *Excreção*: urina, 3%; fezes, 81%, principalmente como metabólitos.
- *Meia-vida*: 18,3 horas.
- *Ajuste para função hepática*: não é necessário ajuste de dose no comprometimento hepático leve ou moderado. No comprometimento hepático severo, reduzir a frequência de administração para 1 vez ao dia.
- *Ajuste para função renal*: não é necessário ajuste de dose no comprometimento renal leve ou moderado.

Indicações

Indicado para o tratamento de pacientes adultos com câncer de mama avançado ou metastático, com receptor hormonal positivo e receptor do fator de crescimento epidérmico humano 2 negativo (HER-2 negativo):

- Em combinação com um inibidor da aromatase, como terapia endócrina inicial.
- Em combinação com fulvestranto, como terapia endócrina inicial ou após terapia endócrina.
- Como agente único na progressão da doença após o uso de terapia endócrina e 1 ou 2 regimes quimioterápicos anteriores para doença metastática.

Administração

- *VO*: ingerir com ou sem alimento; esse medicamento não deve ser partido, aberto ou mastigado. Evitar a ingestão associada a toranja ou suco de toranja.

Estabilidade e armazenamento

- Deve ser armazenado à temperatura ambiente (entre 15 e 30 °C) e em sua embalagem original.

Principais interações

- *Associação com indutores fortes da CYP3A4*: pode resultar em diminuição da concentração plasmática de abemaciclibe. Evitar a coadministração e considerar o uso de agentes alternativos.
- *Associado a cetoconazol*: pode resultar em níveis plasmáticos aumentados de abemaciclibe e de seu metabólito ativo, podendo provocar toxicidade aumentada. Há um aumento previsto na AUC de abemaciclibe em até 16 vezes; evitar a coadministração.
- *Associação com inibidores fortes de CYP3A4*: pode resultar em aumento da concentração plasmática de abemaciclibe. Se associados, reduzir a dose de abemaciclibe.

Reações adversas
- *Gastrointestinais*: dor abdominal; diminuição do apetite; diarreia; náusea; vômito.
- *Hematológicas*: anemia; leucopenia; neutropenia.
- *Imunológica*: doença infecciosa.
- *Neurológica*: cefaleia.
- *Outra*: fadiga.

Precauções
- Recomenda-se iniciar *abemaciclibe* com *fulvestranto*, 150 mg, 2 vezes ao dia. Em mono-terapia, iniciar com 200 mg, 2 vezes ao dia.
- Orientar o paciente que se deve iniciar a terapia antidiarreica ao primeiro sinal de diarreia. Na ocorrência de diarreia, aumentar a ingestão de líquido e informar a equipe médica.
- Monitorar os pacientes para sinais e sintomas de trombose e embolismo pulmonar; tratar com medicamento adequado.

Acalabrutinibe
Apresentação
- Cápsulas de 100 mg.

Classificação
Inibidor da tirosina quinase de Bruton (BTK).

Mecanismo de ação
Acalabrutinibe e seu metabólito ativo inibem a BTK por meio de ligação covalente em seu receptor ativo com o resíduo de cisteína. A inibição tanto previne a ativação das proteínas de sinalização CD86 e CD69 quanto inibe a proliferação e a sobrevivência das células B malignas.

Farmacocinética
- *Absorção*: Tmáx, 0,75 horas; biodisponibilidade, 25%. Diminuição de 73% na Cmáx; atraso de 1 a 2 horas no Tmáx associado a alimentos com alta taxa de gordura e de calorias.
- *Distribuição*: ligação às proteínas, 97,5%; volume de distribuição, 34 L.
- *Metabolismo*: hepático, principalmente via enzimas CYP3A4, ao maior metabólito ativo, ACP-5862. Substrato de CYP3A, da P-gp e de BCRP.
- *Excreção*: urina, 12%, menos de 1% como fármaco inalterado; fecal, 84%, menos de 1% como fármaco inalterado; Cl total, 159 L/h.
- *Meia-vida*: acalabrutinibe, 0,9 hora; ACP-5862, 6,9 horas.
- *Ajuste para função hepática*: não está recomendado ajuste posológico no compro-metimento hepático leve a moderado; sem dados disponíveis no comprometimento hepático severo.
- *Ajuste para função renal*: não está recomendado ajuste posológico no comprometimento leve a moderado; sem dados disponíveis no comprometimento renal severo.

Indicações
- Tratamento de pacientes adultos com linfoma de células do manto (LCM) que receberam pelo menos uma terapia anterior.
- Tratamento de pacientes com leucemia linfocítica crônica (LLC)/linfoma linfocítico de pequenas células (LLPC).

Administração
- *VO*: deve ser deglutido inteiro, com água, aproximadamente na mesma hora todos os dias. Administrar com alimentos ou em jejum, em um intervalo aproximado de 12 horas. A cápsula não deve ser mastigada, dissolvida ou aberta.

Estabilidade e armazenamento
- Deve ser conservado em temperatura ambiente (entre 15 e 30 °C).

Principais interações
- *Associação com inibidores da bomba de prótons*: evitar.
- Administrar acalabrutinibe 2 horas antes dos antagonistas de receptor H2; separar acalabrutinibe dos antiácidos ao menos em 2 horas; considerar modificação de terapia.
- *Inibidores de CYP3A4*: evitar o uso concomitante; se for necessário o uso de inibidores fortes por um curto período (p. ex., antibacterianos por ≤ 7 dias), interromper o tratamento com acalabrutinibe. Se associado a inibidores moderados da CYP3A4, reduzir a dose de acalabrutinibe para 100 mg/dia.
- *Indutores fortes da CYP3A4*: evitar o uso concomitante; se não puder ser evitada a coadministração, aumentar a dose de acalabrutinibe para 200 mg, 2 vezes ao dia; considerar modificação de terapia.

Reações adversas
- *Gastrointestinal*: diarreia.
- *Musculoesquelética*: mialgia.
- *Neurológica*: cefaleia.
- *Hematológicas*: anemia grau 3 ou 4; neutropenia grau 3 ou 4.
- *Imunológica*: doença infecciosa.
- *Outra*: fadiga.

Precauções
- Monitorar a ocorrência de fibrilação e *flutter* atrial.
- Monitorar sinais e sintomas de sangramento em pacientes em uso de terapia antiplaquetária ou de anticoagulante.

Aflibercepte
Apresentação
- Frasco-ampola com 100 mg/4 mL e 200 mg/8 mL.

Classificação
Antiangiogênico.

Mecanismo de ação
Liga-se a fatores de crescimento endotelial vascular, VEGF-A, VEGF-B e PIGF-2 (fator de crescimento placentário), para inibir suas ligações aos receptores de tirosina quinase e a ativação de VEGF-A, inibindo a neovascularização e a permeabilidade vascular.

Farmacocinética
- *Excreção*: Cl total não sofre alteração na insuficiência hepática e renal.
- *Meia-vida*: 6 dias.
- *Ajuste para função hepática*: nenhum estudo clínico foi conduzido para avaliar o efeito do comprometimento hepático na farmacocinética do aflibercepte.
- *Ajuste para função renal*: nenhum estudo clínico foi conduzido para avaliar o efeito do comprometimento renal na farmacocinética do aflibercepte.

Indicações
- Em combinação com 5-fluoruracila, folinato de cálcio, irinotecano (FOLFIRI), é indicado para pacientes com câncer colorretal com metástase (CCRM), resistentes a um esquema contendo oxaliplatina ou que tenham progredido depois dele.

Terapia Antineoplásica   227

Administração
- *EV*: a dose recomendada deve ser administrada via endovenosa em até 1 hora, seguida pelo regime de tratamento FOLFIRI. Diluir a dose prescrita em soro fisiológico ou solução de glicose 5%. A concentração final deve ser mantida entre 0,6 e 8 mg/mL.

Estabilidade e armazenamento
- Deve ser mantido sob refrigeração (entre 2 e 8 °C).
- Recomenda-se que as soluções diluídas sejam utilizadas imediatamente; caso contrário, podem ser armazenadas entre 2 e 8 °C por até 24 horas, ou a 25 °C por até 8 horas.

Principais interações
Nenhum estudo de interação fármaco-fármaco foi conduzido.

Reações adversas
- *Cardiovascular*: hipertensão.
- *Endocrinometabólica*: perda de peso.
- *Gastrointestinais*: dor abdominal; diminuição do apetite; diarreia; estomatite.
- *Hematológicas*: hemorragia; leucopenia; neutropenia; trombocitopenia.
- *Hepáticas*: ALT aumentado; AST aumentado.
- *Neurológicas*: dificuldade na fala; cefaleia.
- *Renais*: proteinúria; creatinina sérica aumentada.
- *Respiratória*: epistaxe.
- *Outras*: fadiga; doenças infecciosas.

Precauções
- Monitorar a pressão arterial durante a terapia.
- Pacientes tratados com aflibercepte tem risco aumentado de hemorragia grave e por vezes fatal, bem como o desenvolvimento de perfurações no trato gastrointestinal.
- Monitorar os pacientes diabéticos, pois a apresentação injetável contém açúcar: 200 mg/mL de sacarose.

Alectinibe
Apresentação
- Cápsulas de 150 mg.

Classificação
Inibidor de tirosina quinase ALK.

Mecanismo de ação
Alectinibe tem como alvo as proteínas ALK e RET. Em estudos não clínicos, esse fármaco inibiu a fosforilação de ALK e a ativação mediada por ALK das proteínas de sinalização STAT3 e PI3K/AKT. Seu principal metabólito ativo, M4, apresentou potência e atividade semelhantes *in vitro*.

Farmacocinética
- *Absorção*: Tmáx oral, 4 horas; biodisponibilidade oral, 37%; exposição aumentada em 3,1 vezes se ingerido com refeições altamente gordurosas e calóricas.
- *Distribuição*: ligação às proteínas > 99%.
- *Metabolismo*: hepático, metabólito ativo M4; substrato de CYP3A4.
- *Excreção*: fecal, 98% (84% inalterado); renal, < 0,5%; Cl total, 81,9 L/h.
- *Meia-vida*: alectinibe, 33 horas; metabólito ativo M4, 31 horas.

- *Ajuste para função hepática*: nenhum ajuste de dose é recomendado para pacientes com comprometimento hepático leve. A segurança de alectinibe em pacientes com comprometimento hepático moderado ou grave não foi avaliada.
- *Ajuste para função renal*: nenhum ajuste de dose é recomendado para pacientes com comprometimento renal leve ou moderado. A segurança de alectinibe em pacientes com comprometimento renal severo ou em doença terminal não foi avaliada.

Indicações
- Tratamento de primeira linha de pacientes com câncer de pulmão de não pequenas células localmente avançado ou metastático (CPNPC) positivo para ALK.
- Tratamento de pacientes com CPNPC localmente avançado ou metastático positivo para ALK que tenham progredido durante o uso de crizotinibe, ou que sejam intolerantes a ele.

Administração
- *VO*: as cápsulas devem ser ingeridas com alimento e engolidas inteiras. Não abrir ou dissolver o conteúdo da cápsula. Em caso de esquecimento ou vômito após a ingestão, tomar a próxima dose conforme o horário previsto.

Estabilidade e armazenamento
- Cápsulas duras devem ser conservadas em temperatura ambiente (entre 15 e 30 °C) e mantidas dentro do cartucho para proteger da luz e da umidade.

Principais interações
Nenhuma interação farmacocinética com alectinibe que requeira ajuste de dose foi identificada.

Reações adversas
- *Cardiovascular*: edema.
- *Endocrinometabólicas*: hiperglicemia; hipocalcemia; hipocalemia; hiponatremia; hipofosfatemia.
- *Gastrointestinal*: constipação.
- *Hematológicas*: anemia; linfocitopenia.
- *Hepáticas*: aumento da taxa de fosfatase alcalina; nível elevado de ALT; nível elevado de AST; hiperbilirrubinemia.
- *Musculoesqueléticas*: aumento do nível de creatina quinase; mialgia.
- *Outra*: fadiga.

Precauções
- Monitorar a função hepática a cada 2 semanas nos 3 primeiros meses e, depois, 1 vez por mês e quando indicado clinicamente.
- Monitorar creatinofosfoquinase (CPK) a cada 2 semanas durante o primeiro mês e, se clinicamente indicado, em pacientes com dor ou fraqueza muscular sem causa aparente.
- Regularmente monitorar a frequência cardíaca e a pressão sanguínea.

Alentuzumabe
Apresentação
- Frasco-ampola contendo 30 mg/1 mL.

Classificação
Anticorpo monoclonal/anti-CD52.

Mecanismo de ação

Apresenta especificidade pela glicoproteína CD52, um antígeno com alta expressão, não modulador, presente na superfície de, praticamente, todos os linfócitos B e T, normais e malignos do sangue periférico, assim como nos monócitos e macrófagos. Após ligar-se às células CD52+, o anticorpo promove a lise de linfócitos por meio da fixação do complemento e da citotoxicidade mediada por células anticorpo-dependentes.

Farmacocinética

- *Distribuição*: volume de distribuição de 14,1 L.
- *Meia-vida*: aproximadamente 2 semanas.
- *Ajuste para função hepática*: sem dados disponíveis.
- *Ajuste para função renal*: sem dados disponíveis.

Indicações

Indicado como tratamento de:
- Leucemia linfocítica crônica de células B.
- Doença do enxerto contra hospedeiro (*off-label*).
- Regime de condicionamento para transplante de células-tronco hematopoiéticas (*off-label*).
- Micose fungoide/síndrome de Sézary (*off-label*).
- Leucemia prolinfocítica de células T (*off-label*).

Administração/diluição

- *EV*: diluir a dose prescrita em 100 mL de soro fisiológico ou de solução de glicose 5%. Administrar por cerca de 2 horas. Não administrar sob a forma de *bolus*. Pré-medicar com paracetamol e anti-histamínicos antes da primeira infusão, antes da primeira dose de cada escalonamento e se clinicamente necessário.
- *SC (não constante em bula)*: pode ser necessário um tempo maior para o aumento da dose (1 a 2 semanas) em decorrência de reações no local da injeção.

Estabilidade e armazenamento

- Deve ser conservado sob refrigeração (temperatura de 2 a 8 °C). Não congelar ou agitar. Proteger da luz.
- Após a diluição, o produto pode ser mantido em temperatura ambiente (entre 15 e 25 °C) ou sob refrigeração (entre 2 e 8 °C). O produto diluído deve ser usado dentro de 8 horas; proteger da luz. Os frascos parcialmente usados, não usados ou danificados devem ser descartados de acordo com as políticas institucionais.

Principais interações

Não foram conduzidos estudos formais de interação medicamentosa.

Reações adversas

- *Dermatológicas*: erupção cutânea; urticária, prurido.
- *Gastrointestinais*: diarreia, dor abdominal.
- *Hematológicas*: anemia; linfocitopenia, neutropenia; trombocitopenia.
- *Musculoesquelética*: dor lombar, artralgia.
- *Respiratórias*: nasofaringite, sinusite, infecção do trato respiratório superior.
- *Cardiovascular*: hipotensão.
- *Endócrina*: hipertireoidismo.
- *Hematológicas*: anemia grau 3 ou 4; neutropenia febril grau 3 ou 4; linfocitopenia grau 3 ou 4; trombocitopenia grau 3 ou 4.

- *Imunológica*: doença do enxerto contra hospedeiro.
- *Neurológicas*: insônia; ansiedade; síndrome de Guillain-*Barré*; polirradiculoneuropatia inflamatória desmielinizante crônica; leucoencefalopatia multifocal progressiva.
- *Oftálmica*: neuropatia óptica tóxica.
- *Renal*: síndrome de Goodpasture.
- *Outras*: infecção por CMV; infecção por vírus *Epstein-Barr* grau 3 ou 4; fadiga; febre; tremores.

Precauções
- Monitorar atentamente a pressão arterial, especialmente em pacientes com cardiopatia isquêmica ou que fazem uso de medicamentos anti-hipertensivos.
- Monitorar, semanalmente, hemograma e contagem de plaquetas; sinais e sintomas de infecção; contagem de linfócitos CD4[+] (após o tratamento até a recuperação).
- Monitorar a ocorrência de reações decorrentes da infusão (hipotensão arterial, rigidez, febre, falta de ar, broncoespasmo, calafrios, urticária, *rash* cutâneo, náusea e vômito). Os sintomas são mais comuns durante a primeira semana de terapia e diminuem nas administrações subsequentes.
- Antibióticos e agentes antivirais devem ser administrados de rotina durante e após a terapia com alentuzumabe.
- Devem ser administrados esquemas de pré-medicação e profilaxia anti-infecciosa, assim como o recomendado para a administração EV.
- O tratamento profilático por via oral para infecção por herpes deve ser realizado em todos os pacientes, iniciando no primeiro dia de cada ciclo de tratamento e continuando por, no mínimo, 1 mês depois do tratamento. Nos estudos clínicos, os pacientes receberam 200 mg de aciclovir, 2 vezes ao dia, ou equivalente.

Atenção: O produto é disponibilizado aos pacientes elegíveis por meio de um programa de acesso especial, no qual o médico solicita o medicamento, que é importado em nome desses pacientes. A comunicação do médico deve ser realizada com a Clinigen (grupo farmacêutico que proporcionará o acesso ao alentuzumabe) pelo site https://www.clinigengroup.com/direct/.

Axitinibe
Apresentação
- Comprimidos revestidos de 1 e 5 mg.

Classificação
Inibidor de tirosina quinase.

Mecanismo de ação
Axitinibe é um inibidor dos receptores do fator de crescimento vascular endotelial (VEGFR-1, VEGFR-2 e VEGFR-3) envolvidos na angiogênese e no crescimento tumoral.

Farmacocinética
- *Absorção*: Tmáx, 2,5 a 4,1 horas; biodisponibilidade, 58%; a ingestão de alimentos com alta concentração de gordura e calorias resulta em um aumento na AUC de axitinibe em 19%.
- *Distribuição*: ligação às proteínas plasmáticas > 99%; volume de distribuição de 160 L.
- *Metabolismo*: hepático; via CYP450 3A4/5 (CYP3A4), CYP2C19, CYP1A2 e glucuronidação; metabólitos inativos: N-glucuronido e sulfóxido.
- *Excreção*: renal, cerca de 23%; fecal, cerca de 41%, 12% inalterado; Cl total: 38 L/h.
- *Meia-vida*: 2,5 a 6,1 horas.

Terapia Antineoplásica

- *Ajuste para função hepática*: na insuficiência hepática moderada, a dose inicial deve ser cerca de 50% menor do que a dose usual. Aumentar ou diminuir as doses subsequentes conforme a segurança e a tolerabilidade individuais. Axitinibe não foi avaliado em insuficiência hepática grave.
- *Ajuste para função renal*: nenhum ajuste da dose inicial é necessário para pacientes com insuficiência renal leve a grave; contudo, deve-se ter cautela com pacientes em estágio final da doença renal (depuração da creatinina < 15 mL/min).

Indicações
- Indicado para o tratamento de pacientes adultos com carcinoma de células renais (RCC) avançado de células claras após insucesso do tratamento sistêmico prévio com sunitinibe ou citocina.

Administração
- *VO*: pode ser ingerido com ou sem alimento. Se o paciente vomitar ou esquecer uma dose, não deve ser tomada uma dose adicional. A próxima dose deve ocorrer no horário usual.

Estabilidade e armazenamento
- Deve ser conservado em temperatura ambiente (entre 15 e 30 °C).

Principais interações
- *Com inibidores da CYP3A4*: pode ocorrer aumento da exposição plasmática de axitinibe. Se associados, recomenda-se reduzir a dose de axitinibe.
- *Com indutores da CYP3A4*: pode ocorrer diminuição dos níveis e da eficácia do axitinibe. É contraindicada a associação; se associados, considerar ajuste de dose de axitinibe.

Reações adversas
- *Cardiovascular*: hipertensão.
- *Dermatológica*: síndrome mão-pé.
- *Endocrinometabólica*: perda de peso.
- *Gastrointestinais*: constipação, diarreia, anorexia; náusea; vômito.
- *Hepática*: elevação no nível de ALT.
- *Neurológica*: astenia.
- *Outras*: dificuldade na fala; fadiga.

Precauções
- Para administração por sonda nasogástrica, dissolver os comprimidos em 15 mL de água destilada em uma seringa de cor âmbar. Lavar o tubo nasogástrico com 15 mL de água destilada antes e depois da administração. Preparar a dose imediatamente antes da administração. Não exponha à luz direta[5].

Bevacizumabe
Apresentação
- Frasco-ampola contendo 100 mg/4 mL e 400 mg/16 mL (concentração de 25 mg/mL).

Classificação
Anticorpo monoclonal/antiangiogênico (VEGF).

Mecanismo de ação
O bevacizumabe está direcionado ao fator de crescimento endotelial vascular (VEFG), promovendo sua neutralização. VEFG é um fator de crescimento pró-angiogênico que está superexpresso em uma extensa escala de tumores sólidos, incluindo o câncer colorretal. Assim, impede sua

interação a receptores endoteliais. A ligação do VEGF com esses receptores inicia a angiogênese (proliferação endotelial e formação de novos vasos sanguíneos). Quando utilizado em câncer de cólon retal, causa inibição de crescimento microvascular, retardando a progressão metastática.

Farmacocinética
- *Distribuição*: volume de distribuição: em mulheres, 2,66 L; em homens, 3,25 L.
- *Excreção*: Cl 2,75 a 5 mL/kg/dia.
- *Meia-vida*: cerca de 20 dias (faixa de 11 a 50 dias).
- *Ajuste para função renal*: sem dados disponíveis.
- *Ajuste para função hepática*: sem dados disponíveis.

Indicações
- Câncer de mama metastático ou localmente recorrente (CMM).
- Câncer de células renais metastático e/ou avançado (mRCC).
- Câncer epitelial de ovário, tuba uterina e peritoneal primário.
- Câncer de colo do útero.
- Em combinação com quimioterapia à base de fluoropirimidina, para tratamento de primeira linha de pacientes com carcinoma metastático de cólon ou de reto.
- Em combinação com quimioterapia à base de platina, para tratamento de primeira linha de pacientes com câncer de pulmão de não pequenas células, não escamoso, irressecável, localmente avançado, metastático ou recorrente.

Administração/diluição
- *EV*: aspirar a quantidade necessária do FA e diluir em um volume necessário para administração com soro fisiológico. A faixa de concentração da solução final deve ser mantida entre 1,4 e 16,5 mg/mL. Usualmente, a administração é realizada após a dos demais agentes antineoplásicos. A dose inicial deve ser administrada em 90 minutos. Se bem tolerada, a segunda dose pode ser administrada em 60 minutos. Se bem tolerada a segunda dose, as subsequentes podem ser administradas em 30 minutos.

Estabilidade e armazenamento
- Deve ser mantido em refrigerador, em temperaturas de 2 a 8 °C, protegido da luz até o momento da utilização.
- *Soluções diluídas (conforme orientação)*: do ponto de vista microbiológico, o produto deve ser utilizado imediatamente. Se não administrado imediatamente, o período para utilização não deve ultrapassar 24 horas, quando armazenado sob refrigeração (entre 2 e 8 °C).

Principais interações
- *Combinação de bevacizumabe e sunitinibe*: em dois estudos clínicos de carcinoma colorretal metastático (CCRm), foi relatada anemia hemolítica microangiopática (AHMA). Todos esses achados foram reversíveis com a descontinuação de bevacizumabe e maleato de sunitinibe.

Reações adversas
- *Cardiovascular*: hipertensão grau ≥ 3.
- *Dermatológicas*: cicatrização prejudicada; alopecia no CCRm; síndrome mão-pé; prurido; pele seca.
- *Endocrinometabólicas*: hiperglicemia; hipomagnesemia; perda de peso.
- *Gastrointestinais*: hemorragia gastrointestinal; fístula traqueoesofágica; dor abdominal; constipação; diarreia; anorexia; estomatite; paladar alterado; náusea; vômito.
- *Hematológicas*: neutropenia grau ≥ 3; leucopenia grau ≥ 3; trombocitopenia grau ≥ 3.
- *Hepática*: fístula do ducto biliar.

- *Neurológicas*: astenia; tontura; cefaleia.
- *Renal*: proteinúria.
- *Respiratórias*: fístula broncopleural; hemoptise e hemorragia pulmonar, pneumonia intersticial, perfuração do septo nasal; hipertensão pulmonar, dispneia; infecção do trato respiratório superior; epistaxe.

Precauções

- Os pacientes devem ser alertados quanto ao risco aumentado de eventos tromboembólicos, o que inclui infarto do miocárdio e acidente vascular cerebral (AVC).
- Bevacizumabe pode afetar o processo de cicatrização. O tratamento com esse fármaco não deve ser iniciado durante um intervalo mínimo de 28 dias após a realização de cirurgias de grande porte, ou até que as incisões estejam totalmente cicatrizadas, pelo risco de hemorragia. O tratamento com bevacizumabe deve ser interrompido para cirurgias eletivas.
- Monitorar o paciente quanto aos sintomas relacionados à infusão. Pode haver necessidade de medicá-lo com difenidramina e acetaminofeno.
- Recomenda-se cautela ao iniciar o tratamento com bevacizumabe em pacientes com hipertensão não controlada. Monitorar a pressão arterial durante o tratamento com esse medicamento.
- Pacientes com câncer metastático de cólon ou de reto podem apresentar risco aumentado de hemorragia associado ao tumor. Bevacizumabe deve ser suspenso definitivamente em pacientes que desenvolverem sangramento grau 3 ou 4 durante o tratamento com ele.
- Não administrar bevacizumabe em injeção intravenosa direta ou em *bolus*.
- A dose inicial de bevacizumabe deve ser administrada depois da quimioterapia; todas as doses subsequentes podem ser aplicadas antes ou depois da quimioterapia.
- A redução da dose de bevacizumabe, por causa da presença de eventos adversos, não é recomendada. Se indicado, bevacizumabe deve ser suspenso ou temporariamente interrompido.

Blinatumomabe

Apresentação

- Frasco-ampola com 38,5 mcg de pó liofilizado para reconstituição e 1 FA de solução estabilizante EV.

Classificação

Anticorpo biespecífico ativador das células T.

Mecanismo de ação

Blinatumomabe liga-se especificamente ao receptor CD19 expresso na superfície das células com origem na linhagem B e ao receptor CD3 expresso na superfície das células T. Ocorre uma ativação das células T endógenas ao ligar o CD3 do complexo de receptores das células T (RCT) com o CD19 nas células B benignas e malignas. Blinatumomabe ajuda a formar uma sinapse entre as células T e as células tumorais, promovendo um aumento reativo temporário das moléculas de adesão celular, da produção de proteínas citolíticas, da liberação de citocinas inflamatórias e da proliferação de células T, resultando em lise redirecionada de células CD19+.

Farmacocinética

- *Distribuição*: volume de distribuição: adulto, 4,52 L; pediátrico, 3,91 L/m².
- *Metabolismo*: degradação em pequenos peptídeos e aminoácidos através de vias catabólicas.
- *Excreção*: renal, fármaco inalterado; Cl total: adulto, 2,92 L/h: pediátrico, 1,88 L/h/m².
- *Meia-vida*: 2,11 horas (adultos); 2,19 horas (pediátrico).

- *Ajuste para função hepática*: nenhum estudo de farmacocinética com blinatumomabe foi conduzido em pacientes com comprometimento hepático.
- *Ajuste para função renal*: nenhum estudo de farmacocinética com blinatumomabe foi conduzido em pacientes com comprometimento renal. Nenhum ajuste de dose é necessário em pacientes com CLCr basal ≥ 30 mL/min. Sem informação para pacientes com CLCr < 30 mL/min ou em hemodiálise.

Indicações

- Tratamento de pacientes com leucemia linfoblástica aguda (LLA) de linhagem B recidivada ou refratária.
- Tratamento de adultos com LLA de células B com doença residual mínima (DRM) positiva que já atingiram remissão completa.

Administração/diluição

- *EV*: infusão contínua. Um ciclo de tratamento consiste em 4 semanas de infusão contínua, seguidas de 2 semanas de intervalo. Para pacientes com ao menos 45 kg, no ciclo 1 administrar 9 mcg/dia do D1 ao D7 e 28 mcg/dia do D8 ao D28; nos ciclos subsequentes, administrar 28 mcg/dia do D1 ao D28; para pacientes com menos de 45 kg, a dose é calculada utilizando-se a área de SC. Pré-medicar com dexametasona 20 mg EV, 1 hora antes da primeira dose de cada ciclo, antes da alteração de dose (D8/C1) ou ao reintroduzir a infusão após a interrupção de 4 horas ou mais. Usar uma bolsa de 250 mL de soro fisiológico e transferir 5,5 mL da solução estabilizadora; reconstituir um frasco de blinatumomabe com 3 mL de água destilada, o que resulta em uma concentração de 12,5 mcg/mL; não reconstituir com a solução estabilizadora. Transferir 0,83 mL de solução reconstituída para a bolsa EV para preparação de solução a 9 mcg/dia para administração em 24 horas (pacientes com peso ≥ 45 kg) ou 2,6 mL para preparação de solução a 28 mcg/dia para administração em 24 horas (pacientes com peso ≥ 45 kg). Conectar a bolsa a um dispositivo de infusão preenchido com a solução preparada com filtro em linha de 0,2 micra; não preencher o dispositivo com soro fisiológico.

Estabilidade e armazenamento

- Proteger da luz os frascos de blinatumomabe e da solução estabilizante EV. Não congelar.
- Armazenar e transportar a bolsa EV preparada contendo solução para infusão em 2 a 8 °C. Dispensar em embalagem térmica para manter a temperatura do conteúdo em 2 a 8 °C. Não congelar.

Principais interações

- *Com substratos da CYP450 com estreita margem terapêutica*: pode resultar em uma exposição aumentada dos substratos por causar uma elevação transitória de citocinas que podem inibir a atividade da enzima CYP450. O risco de interação aumenta durante os primeiros 9 dias do primeiro ciclo e os primeiros 2 dias do segundo ciclo. Se associados, monitorar a toxicidade ou a concentração do fármaco e ajustar a dose dos substratos da CYP450 se necessário.

Reações adversas

- *Cardiovascular*: hipertensão.
- *Gastrointestinais*: constipação; náusea.
- *Hematológicas*: anemia; neutropenia febril; leucopenia; trombocitopenia.
- *Neurológica*: cefaleia.
- *Outra*: febre.

Precauções

- Monitorar sinais e sintomas da síndrome de liberação de citocinas, incluindo condições associadas de coagulação intravascular disseminada (CID) e síndrome do extravasamento capilar.
- Recomenda-se a realização de um exame neurológico antes do início do tratamento e que os pacientes sejam monitorados para os sinais e sintomas de eventos neurológicos (p. ex., teste escrito). O tratamento desses sinais e sintomas até resolução pode requerer a interrupção temporária ou a descontinuação permanente de blinatumomabe; no caso de convulsões, recomenda-se profilaxia secundária com medicamentos anticonvulsivantes adequados (p. ex., levetiracetam).
- Recomenda-se quimioterapia intratecal profilática, antes e no decorrer da terapia, para prevenir a recidiva da LLA no SNC.
- A escolha entre 24, 48, 72 ou 96 horas para a duração da infusão deve ser feita pelo prescritor, considerando a frequência das trocas da bolsa de infusão e o peso do paciente. Portanto, é muito importante que as instruções para a preparação (incluindo mistura) e a administração fornecidas na bula do produto sejam rigorosamente seguidas para minimizar os erros de medicação (incluindo a subdosagem e a superdosagem).

Bortezomibe

Apresentação

- Frasco-ampola de pó liofilizado contendo 3,5 mg de bortezomibe.

Classificação

Inibidor de proteassoma.

Mecanismo de ação

O bortezomibe inibe, de modo reversível, a atividade similar à da quimotripsina no proteassoma 26S (complexo enzimático que degrada proteínas ubiquitinadas) e regula a homeostase proteica no interior da célula. A inibição da proteólise desejada pode afetar a ativação de cascatas de sinalização dentro da célula. Essa interrupção dos mecanismos normais de homeostasia pode causar a morte celular.

Farmacocinética

- *Distribuição*: volume de distribuição varia de 1.659 a 3.294 L.
- *Metabolismo*: primariamente por oxidação, principalmente pelas vias isoenzimas CYP2C19 e 3A4, e com uma extensão menor pela via CYP1A2 do citocromo P 450; forma metabólitos (inativos), a partir da remoção de um átomo de boro seguido por hidroxilação.
- *Meia-vida*: após dose única, apresenta meia-vida de eliminação de 9 a 15 horas.
- *Ajuste para função hepática*: em caso de insuficiência hepática moderada ou grave, iniciar com dose reduzida se BT > 1,5 vez o LSN (qualquer nível de AST); nos ciclos subsequentes, aumentar ou reduzir a dose conforme a tolerabilidade.
- *Ajuste para função renal*: a diálise pode reduzir as concentrações do *bortezomibe*; administrá-lo pós-diálise.

Indicações

Indicado para o tratamento de pacientes com mieloma múltiplo:
- Sem tratamento prévio e sem condições de receberem tratamento com altas doses de quimioterapia e transplante de células-tronco hematopoiéticas. Nesses pacientes, o bortezomibe é utilizado em combinação com melfalana e prednisona.

- Sem tratamento prévio e elegíveis ao tratamento de indução com altas doses de quimioterapia e transplante de células-tronco hematopoiéticas. Nesses pacientes, o bortezomibe é utilizado em combinação com dexametasona, ou com dexametasona e talidomida.
- Que receberam ao menos um tratamento prévio.

A reintrodução de bortezomibe pode ser considerada em pacientes que responderam previamente ao tratamento com bortezomibe. O período mínimo entre o tratamento anterior e o início do retratamento é de 6 meses.

Ajuste da dose para toxicidade

- O tratamento com bortezomibe deve ser interrompido ao início de qualquer evidência de toxicidade grau 3 não hematológica (excluindo neuropatia) ou toxicidade hematológica grau 4; após remissão dos sintomas de toxicidade, o tratamento pode ser reintroduzido, com dose reduzida em 25%.
- Recomendação para modificação da dose na presença de dor neuropática e/ou neuropatia periférica sensitiva ou motora:
  - *Grau 1 sem dor ou perda da função*: sem modificação do esquema posológico.
  - *Grau 1 com dor ou grau 2 interferindo na função, mas não nas atividades diárias*: reduzir a dose para 1 mg/m^2.
  - *Grau 2 com dor ou grau 3 interferindo nas atividades diárias*: interromper o tratamento até a toxicidade cessar; pode ser reiniciada com a dose de 0,7 mg/m^2, 1 vez por semana.
  - *Grau 4*: interromper o tratamento.

Administração/diluição

- *EV em bolus*: diluir cada FA em 3,5 mL de soro fisiológico (1 mg/mL). Administrar por 3 a 5 segundos e, a seguir, realizar lavagem com soro fisiológico.
- *SC*: diluir com 1,4 mL de soro fisiológico (2,5 mg/mL); caso o paciente apresente reações locais, a dose pode ser preparada diluindo-se com 3,5 mL de soro fisiológico (1 mg/mL).

Estabilidade e armazenamento

- As embalagens devem ser mantidas em temperatura ambiente (entre 15 e 30 °C), protegidas da luz.
- *Velcade®*: o medicamento reconstituído pode ser administrado em até 8 horas após o preparo se estiver a uma temperatura inferior a 25 °C; a solução reconstituída pode permanecer em uma seringa por até 3 horas nessa mesma temperatura. Não pode ser armazenado a uma temperatura maior que 30 °C.
- *Verazo®*: o medicamento reconstituído pode ser administrado em até 7 dias após o preparo se estiver em temperatura ambiente (entre 15 e 30 °C) e protegido da luz. A solução reconstituída pode ser armazenada por até 6 dias e 18 horas no frasco original, podendo ainda, posteriormente, permanecer por até 6 horas em uma seringa, nessa mesma temperatura.
- *Bortyz®*: o medicamento reconstituído pode ser administrado em até 8 horas após o preparo se estiver a uma temperatura inferior a 25 °C; a solução reconstituída pode permanecer em uma seringa por até 3 horas nessa mesma temperatura. Não pode ser armazenado a uma temperatura maior que 30 °C.
- *Bozored®*: o medicamento reconstituído pode ser administrado em até 8 horas após o preparo se estiver a uma temperatura inferior a 25 °C; a solução reconstituída pode permanecer em uma seringa por até 3 horas nessa mesma temperatura. Não pode ser armazenado a uma temperatura maior que 30 °C.
- *Mielocade®*: o medicamento reconstituído pode ser administrado: em até 8 horas após o preparo se estiver armazenado a uma temperatura inferior a 25 °C, no frasco original; ou por até

10 dias, se mantido sob refrigeração (entre 2 e 8 °C), no frasco original. Após reconstituição, a solução pode também permanecer em uma seringa por até 3 horas, se mantida a uma temperatura inferior a 25 °C. Não armazenar a solução a uma temperatura maior que 30 °C.

Principais interações
- *Com indutores da CYP3A4*: pode ocorrer diminuição dos níveis e da eficácia do bortezomibe. Se associados, recomenda-se acompanhar de perto os pacientes.
- *Com inibidores da CYP3A4*: pode ocorrer aumento dos níveis e da toxicidade do bortezomibe. Recomenda-se acompanhar de perto os pacientes caso esses agentes sejam administrados concomitantemente com bortezomibe; observar possível ocorrência de eventos adversos, como trombocitopenia, neutropenia e neuropatia periférica.

Reações adversas
- *Cardiovasculares*: hipotensão; doença cardíaca.
- *Dermatológica*: erupção cutânea.
- *Gastrointestinais*: constipação; anorexia; diarreia; náusea; vômito.
- *Hematológicas*: anemia, linfocitopenia, neutropenia; trombocitopenia.
- *Musculoesqueléticas*: artralgia; dor óssea; mialgia.
- *Neurológicas*: astenia; tontura; disestesia; cefaleia; insônia; parestesia; neuropatia periférica; transtorno mental.
- *Respiratórias*: tosse; dispneia; infecção do trato respiratório inferior; síndrome de angústia respiratória aguda (SARA); pneumonia intersticial; pneumonite aguda.
- *Outras*: febre; síndrome de lise tumoral.

Precauções
- Monitorar os pacientes quanto aos sintomas de neuropatia, como sensação de queimação, hiperestesia, hipoestesia, parestesia, desconforto, dor neuropática, ou fraqueza.
- Usar com cautela em pacientes com função hepática alterada, pois seu metabolismo e/ou depuração podem ser reduzidos. Monitorar provas de função hepática.
- Usar com cautela em pacientes com histórico de síncope, que utilizam anti-hipertensivos, e em pacientes desidratados, pois bortezomibe pode causar hipotensão ortostática.
- O ácido ascórbico pode diminuir o efeito terapêutico do bortezomibe; os pacientes devem evitar o uso de suplementos e multivitamínicos, alimentos/bebidas (frutas cítricas) contendo vitamina C durante a terapia com bortezomibe. Evitar o uso de preparações contendo chá-verde durante todo o tratamento, pois a eficácia do medicamento pode ser diminuída.
- Pode ser irritante.

Brentuximabe vedotina
Apresentação
- Frasco-ampola com pó liofilizado contendo 50 mg.

Classificação
Conjugado anticorpo-fármaco/anti-CD30.

Mecanismo de ação
Brentuximabe vedotina é um conjugado anticorpo-fármaco (CAF) direcionado ao CD30 que consiste de três componentes: o anticorpo quimérico IgG1 cAC10, específico para o antígeno humano CD30; o inibidor de microtúbulos MMAE; e um ligante de protease clivável, que liga covalentemente MMAE ao cAC10. A atividade antineoplásica do medicamento é presumivelmente decorrente da ligação do CAF às células que expressam CD30, seguida pela internalização do

complexo CAF-CD30 e pela liberação do MMAE via clivagem proteolítica. MMAE liga-se à tubulina, interrompendo a rede de microtúbulos, o que resulta na apoptose e na parada do ciclo celular.

Farmacocinética
- *Absorção*: MMAE, principal metabólito; Tmáx, 1 a 3 dias.
- *Distribuição*: CAF, volume de distribuição de 6 a 10 L; MMAE, ligação às proteínas plasmáticas, 68% a 82%.
- *Metabolismo*: MMAE, hepático limitado via CYP3A4/5.
- *Excreção*: MMAE, excreção renal até 24% e fecal 72%.
- *Meia-vida*: CAF, 4 a 6 dias.
- *Ajuste para função hepática*: não foi avaliada a influência do comprometimento hepático sobre a farmacocinética do brentuximabe.
- *Ajuste para função renal*: não foi avaliada a influência do comprometimento renal sobre a farmacocinética do brentuximabe.

Indicações
- Tratamento de pacientes adultos com linfoma de Hodgkin (LH) CD30+ estádio IV não tratados previamente, em combinação com doxorrubicina, vimblastina e dacarbazina.
- Tratamento de pacientes adultos com LH com risco aumentado de recidiva ou progressão após TCTH.
- Tratamento de pacientes adultos com LH CD30+ recidivado ou refratário, após TCTH autólogo ou após pelo menos dois tratamentos anteriores, quando o TCTH ou poliquimioterapia não for uma opção de tratamento.
- Tratamento de pacientes adultos com linfoma anaplásico sistêmico de grandes células (LAGCs) não tratados previamente, ou outros linfomas de células T periféricas (LCTP) CD30+, em combinação com ciclofosfamida, doxorrubicina e prednisona (CHP).
- Tratamento de pacientes adultos com LAGCs recidivado ou refratário.
- Tratamento de pacientes adultos com linfoma anaplásico primário cutâneo de grandes células ou micose fungoide que expressam CD30+ e que receberam terapia sistêmica prévia.

Administração/diluição
- *EV*: reconstituir cada FA com 10,5 mL de água destilada para produzir uma solução contendo 5 mg/mL de brentuximabe. A dose prescrita deve ser diluída em uma bolsa de infusão de soro fisiológico, solução de glicose 5% ou RL para obter uma concentração final de 0,4 a 1,8 mg/mL de brentuximabe vedotina. A dose prescrita deve ser administrada em 30 minutos; não administrar em *push* ou em *bolus*. O volume recomendado do diluente é de 150 mL.

Estabilidade e armazenamento
- Conservar sob refrigeração entre 2 e 8 °C. Proteger da luz. Não congelar.
- Após a diluição, administrar a solução imediatamente por infusão, ou armazená-la entre 2 e 8 °C e usá-la dentro de 24 horas após a reconstituição.

Principais interações
- *Combinação com bleomicina*: pode resultar em risco aumentado de toxicidade pulmonar.
- *Com inibidores da CYP3A4*: pode resultar em aumento na concentração plasmática de brentuximabe. Usar com cautela se associados e monitorar os sinais e/ou sintomas da toxicidade do brentuximabe; considerar o ajuste de dose.
- *Com indutores da CYP3A4*: pode ocorrer diminuição dos níveis e da eficácia do brentuximabe. Se usados concomitantemente, monitorar a eficácia do brentuximabe.

Reações adversas
- *Dermatológica*: erupção cutânea.
- *Gastrointestinais*: dor abdominal; diarreia; náusea; vômito.
- *Hematológicas*: anemia; neutropenia; trombocitopenia.
- *Neurológica*: neuropatia sensorial.
- *Respiratórias*: tosse; infecção do trato respiratório superior.
- *Outras*: fadiga; febre.

Precauções
- Monitorar a ocorrência de neuropatia periférica; considerar modificações de dose.

Brigatinibe
Apresentação
- Comprimidos de 30, 90 e 180 mg.

Classificação
Inibidor de tirosina quinase.

Mecanismo de ação
Brigatinibe mostrou atividade contra múltiplas quinases (ALK, ROS1, receptor de fator de crescimento semelhante à insulina e FLT-3), em deleções de EGFR e em mutações pontuais, em concentrações viáveis clinicamente. *In vivo*, demonstrou atividade antitumoral contra as quatro formas mutantes de EML4-ALK (incluindo G1202R e L1196M).

Farmacocinética
- *Absorção*: Tmáx, 1 a 4 horas. Cmáx reduzida em 13% quando associado a alimentos.
- *Distribuição*: 66% de ligação às proteínas plasmáticas; volume de distribuição de 153 L.
- *Metabolismo*: hepático, via CYP3A4 e CYP2C8; principal metabólito ativo, AP26123.
- *Excreção*: urina, 25%, 86% como fármaco inalterado; fezes, 65%, 41% como fármaco inalterado; Cl total, 12,7 L/h.
- *Meia-vida*: 25 horas.
- *Ajuste para função hepática*: nenhum ajuste de dose é necessário no comprometimento hepático leve ou moderado.
- *Ajuste para função renal*: nenhum ajuste de dose é necessário no comprometimento renal leve ou moderado.

Indicações
- Indicado para o tratamento de pacientes com câncer de pulmão de não pequenas células (CPNPC), localmente avançado ou metastático, positivo para quinase de linfoma anaplásico (ALK).
- Indicado para o tratamento de pacientes com CPNPC, localmente avançado ou metastático, positivo para ALK, previamente tratados com crizotinibe.

Administração
- *VO*: os comprimidos devem ser engolidos inteiros e com água. Não esmagá-los ou mastigá-los. Podem ser administrados com ou sem alimentos. Se uma dose for esquecida, esta não deve ser administrada e a dose seguinte de brigatinibe deverá ser administrada na hora programada para a próxima dose. Se ocorrer vômito após ingestão do medicamento, uma dose adicional não deve ser administrada e a seguinte deverá ser administrada na hora programada para a próxima dose.

Estabilidade e armazenamento
- Conservar em temperatura ambiente entre 15 e 30 °C.

Principais interações
- *Com inibidores fortes de CYP3A4*: pode resultar em aumento da concentração plasmática de brigatinibe. Se associados, reduzir a dose diária de brigatinibe em 50%; se o inibidor de CYP3A4 for descontinuado, aumentar para a dose prévia de brigatinibe.
- *Com indutores fortes de CYP3A4*: pode resultar em eficácia reduzida de brigatinibe. Evitar a coadministração; considerar o uso de agentes alternativos.

Reações adversas
- *Endócrina*: hiperglicemia.
- *Gastrointestinais*: diarreia; nível elevado de lipase sérica; nível elevado de amilase sérica; náusea.
- *Musculoesquelética*: nível elevado sérico de creatina quinase.
- *Neurológica*: cefaleia.
- *Respiratórias*: tosse; dispneia.
- *Outra*: fadiga.

Precauções
- Um teste de ALK validado é necessário para a seleção de pacientes com CPNPC positivos para ALK. O *status* de CPNPC positivo para ALK deve ser estabelecido antes do início da terapia.

Cabozantinibe
Apresentação
- Comprimidos revestidos de 20, 40 e 60 mg.

Classificação
Inibidor de tirosina quinase.

Mecanismo de ação
Cabozantinibe inibe múltiplos receptores de tirosina quinases que atuam no crescimento tumoral e na angiogênese, remodelação óssea patológica, resistência a medicamentos e progressão metastática do câncer. Foi avaliado pela sua atividade inibidora contra uma variedade de quinases e foi identificado como um inibidor dos receptores MET (proteína receptora do fator de crescimento de hepatócitos) e VEGF (fator de crescimento endotelial vascular). Além disso, inibe outras tirosina quinases, incluindo o receptor GAS6 (AXL), RET, ROS1, TYRO3, MER, o receptor do fator de células-tronco (KIT), TRKB, tirosina quinase 3 semelhante a Fms (FLT3) e TIE-2.

Farmacocinética
- *Absorção*: Tmáx, 2 a 5 horas. Aumento de Cmáx em 41% e de AUC em 57% se administrado com alimentos.
- *Distribuição*: ligação às proteínas plasmáticas ≥ 99,7%; volume de distribuição de 319 a 349 L.
- *Metabolismo*: metabólito óxido NXL184, atividade desconhecida; indutor *in vitro* de CYP1A1. Inibidor *in vitro* de CYP2C8, CYP2C9, CYP2C19 e da glicoproteína P; substrato *in vitro* de CYP3A4.
- *Excreção*: fecal, 54%; renal, 27%; Cl total, 2,2 L/h.
- *Meia-vida*: 99 horas.

- *Ajuste para função hepática*: no comprometimento hepático moderado, iniciar com 40 mg, 1 vez ao dia. Evitar o uso de cabozantinibe em pacientes com comprometimento hepático severo.
- *Ajuste para função renal*: nenhum ajuste é recomendado para pacientes com comprometimento renal leve ou moderado. No comprometimento renal severo, a farmacocinética de cabozantinibe é desconhecida.

Indicações
Indicado para o tratamento do carcinoma de células renais (CCR) avançado:
- Em adultos não tratados previamente, com risco intermediário ou alto.
- Em adultos após tratamento prévio com inibidor do fator de crescimento endotelial vascular (VEGF).

Administração
- *VO*: os comprimidos devem ser engolidos inteiros. Os pacientes devem ser instruídos a não se alimentarem durante pelo menos 2 horas antes e 1 hora depois da administração.

Estabilidade e armazenamento
- Deve ser mantido em temperatura ambiente (entre 15 e 30 °C).

Principais interações
- *Com indutores da CYP3A4*: pode ocorrer diminuição dos níveis e da eficácia do cabozantinibe. Recomenda-se terapêutica alternativa concomitante sem ou com potencial mínimo de indução enzimática. Se necessário, aumentar a dose diária em 40 mg até o tolerado e não exceder a dose de 180 mg; reintroduzir a dose utilizada antes do início do indutor de CYP3A4 em 2 a 3 dias após sua descontinuação.
- *Com inibidores da CYP3A4*: pode resultar em aumento dos níveis e da toxicidade do cabozantinibe. Se necessário o uso concomitante, reduzir a dose diária em 40 mg; reintroduzir a dose utilizada antes do início do inibidor da CYP3A4 em 2 a 3 dias após suspender o uso do inibidor.

Reações adversas
- *Cardiovascular*: hipertensão.
- *Dermatológicas*: mudança na cor do cabelo, síndrome mão-pé.
- *Endocrinometabólicas*: hipocalcemia; hipofosfatemia; perda de peso.
- *Gastrointestinais*: dor abdominal; constipação; diminuição do apetite; dor de dente; diarreia; náusea; estomatite.
- *Hematológicas*: linfocitopenia; neutropenia e trombocitopenia.
- *Hepáticas*: fosfatase alcalina elevada; ALT e AST elevados; hiperbilirrubinemia.
- *Outra*: fadiga.

Precauções
- Orientar o paciente a não ingerir alimentos ou suplementos nutricionais inibidores do citocromo P450.
- Os comprimidos de Cabometyx® não são bioequivalentes à formulação em cápsulas do produto Cometriq®, comercializado nos Estados Unidos, e não devem ser utilizados de modo intercambiável. Se um paciente precisar mudar o tratamento de cápsulas para comprimidos, ele deve continuar com uma dose de cabozantinibe que não exceda 60 mg ou a dose atual da cápsula (o que for menor).

Carfilzomibe

Apresentação
- Frasco-ampola contendo substância liofilizada na dose de 60 mg.

Classificação
Inibidor de proteassoma.

Mecanismo de ação
Carfilzomibe é um inibidor de proteassoma tetrapeptídeo epoxicetona com atividades pró-apoptótica e antiproliferativa em células de tumores sólidos e hematológicos por meio da ligação irreversível aos sítios ativos contendo treonina N-terminal do proteassoma 20S.

Farmacocinética
- *Distribuição*: ligação às proteínas plasmáticas, 97%; volume de distribuição, 28 L.
- *Metabolismo*: hepático.
- *Excreção*: Cl total, 151 a 263 L/h.
- *Meia-vida*: ≤ 1 hora.
- *Ajuste para função hepática*: na vigência de toxicidade hepática, grau 3 ou 4, durante o tratamento com carfilzomibe, com elevação de transaminases, bilirrubina ou outras anormalidades hepáticas, interromper a terapia e, se apropriado, reintroduzir quando a toxicidade for resolvida, com dose reduzida em um nível (ou seja, de 27 mg/m^2 para 20 mg/m^2, ou de 20 mg/m^2 para 15 mg/m^2). Se tolerada, a dose reduzida pode ser aumentada para a dose inicial.
- *Ajuste para função renal*: se Cr sérica ≥ 2 vezes o nível basal, interromper a terapia com carfilzomibe. Uma vez que a função renal tenha melhorado para grau 1 ou para o *status* basal, reintroduzir com dose reduzida em um nível (ou seja, de 27 mg/m^2 para 20 mg/m^2, ou de 20 mg/m^2 para 15 mg/m^2) e, se tolerada, a dose reduzida pode ser aumentada para a dose inicial.

Indicações
- Em combinação com daratumumabe e dexametasona, com lenalidomida e dexametasona, ou com dexametasona isolada, é indicado para o tratamento de pacientes com mieloma múltiplo recidivado que receberam de uma a três terapias prévias.
- Como um agente isolado, está indicado para o tratamento de pacientes com mieloma múltiplo recidivado ou refratário que tenham recebido pelo menos duas terapias prévias que incluíram bortezomibe e um agente Imunomodulador.

Administração/diluição
- *EV*: não administrar em *bolus*. Reconstituir cada FA com 29 mL de água destilada para obter a concentração de carfilzomibe de 2 mg/mL. Administrar EV através de uma seringa ou diluído em 50 ou 100 mL de solução de glicose 5%.

Estabilidade e armazenamento
- Armazenados sob refrigeração (entre 2 e 8 °C) e na embalagem original para serem protegidos da luz direta.
- O tempo entre a reconstituição e a administração não deve exceder 24 horas. Armazenar a solução reconstituída no frasco-ampola, seringa ou bolsa EV, sob refrigeração (entre 2 e 8 °C) por até 24 horas ou em temperatura ambiente (entre 15 e 30 °C) por até 4 horas.

Principais interações

Desconhece-se se o perfil farmacocinético é afetado pela administração concomitante de inibidores ou indutores da CYP3A4. Não é esperado que carfilzomibe influencie a exposição a outros medicamentos.

Reações adversas

- *Cardiovascular*: edema periférico.
- *Gastrointestinais*: constipação; diarreia; náusea; vômito.
- *Hematológicas*: anemia; linfocitopenia; neutropenia; trombocitopenia.
- *Musculoesquelética*: dor nas costas.
- *Neurológica*: cefaleia.
- *Renal*: creatinina sérica elevada.
- *Respiratórias*: tosse; dispneia; infecção do trato respiratório superior.
- *Outras*: fadiga; febre.

Precauções

- Pré-medicar todos os pacientes com dexametasona, 4 mg, VO ou EV, antes de todas as doses no ciclo 1 e no primeiro ciclo de escalonamento para a dose de 27 mg/m^2/dia quando carfilzomibe for administrado em monoterapia; na ocorrência, nos ciclos subsequentes, de reação infusional, dexametasona deve ser reintroduzida.
- Antes e depois de cada dose do primeiro ciclo, conforme a necessidade, hidratar com 250 a 500 mL de soro fisiológico ou outro fluido apropriado; manter a hidratação EV, se necessário, nos ciclos subsequentes.
- Monitorar complicações cardíacas e pulmonares.

Cetuximabe

Apresentação

- Frasco-ampola contendo 100 mg/20 mL e 500 mg/100 mL de cetuximabe (concentração de 5 mg/mL).

Classificação

Anticorpo monoclonal/anti-EGFR.

Mecanismo de ação

Anticorpo monoclonal que se liga especificamente à parte extracelular do receptor do fator de crescimento epidérmico humano (EGFR) e, por competição, inibe a ligação do fator de crescimento epidérmico (EGF) e outros ligantes. Ligando-se ao EGFR, cetuximabe bloqueia a fosforilação e a ativação das quinases associadas ao receptor, o que resulta em inibição do crescimento celular, indução da apoptose e decréscimo da produção do fator de crescimento endotelial vascular.

Farmacocinética

- *Distribuição*: volume de distribuição de 2 a 3 L/m^2; exibe uma farmacocinética não linear, distribui-se em células normais e tumorais, nas quais EGFR está expresso.
- *Excreção*: a principal via de depuração parece ocorrer pela internalização e pela degradação do complexo de EGFR por hepatócitos e pele; a saturação das vias de eliminação ocorre nas doses entre 200 e 500 mg/m^2.
- *Meia-vida*: 112 horas (variação de 63 a 230 horas).
- *Ajuste para função renal*: não é necessário.
- *Ajuste para função hepática*: não é necessário.

Indicações
- Tratamento de pacientes com câncer colorretal metastático RAS não mutado e com expressão de EGFR, em combinação com quimioterapia à base de irinotecano ou com oxaliplatina mais 5-fluoruracila e ácido folínico em infusão contínua.
- Como agente único em pacientes que tenham falhado à terapia com base em oxaliplatina e irinotecano e que sejam intolerantes ao irinotecano.
- Tratamento de pacientes com carcinoma de células escamosas de cabeça e pescoço: em pacientes com carcinoma de células escamosas de cabeça e pescoço localmente avançado, cetuximabe é utilizado concomitantemente à radioterapia. É recomendado iniciar a terapia com cetuximabe uma semana antes da radioterapia e continuar a terapia com o medicamento até o final do período de radioterapia. Em pacientes com carcinoma de células escamosas de cabeça e pescoço, cetuximabe é utilizado em combinação com quimioterapia baseada em platina, seguida do medicamento como terapia de manutenção até a progressão da doença. A quimioterapia deve ser administrada com pelo menos 1 hora de intervalo após a infusão de cetuximabe.

Ajuste de dose
- *Toxicidade cutânea severa*: suspender cetuximabe por 1 a 2 semanas. Se não houver melhora, suspender o uso permanentemente. Se houver melhora, reintroduzir a mesma dose após o primeiro episódio, dose de 200 mg/m^2 após o segundo episódio e dose de 150 mg/m^2 após o terceiro episódio de reação cutânea. Suspender permanentemente após o quarto episódio.

Administração/diluição
- *EV*: a dose calculada para administração deverá ser transferida para uma embalagem vazia estéril, bolsas de polietileno ou PVC. Administrar a dose inicial de 400 mg/m^2 em 2 horas. As doses subsequentes de 250 mg/m^2 podem ser administradas em cerca de 1 hora. Como esquema alternativo, administrar 500 mg/m^2, EV, a cada 2 semanas. Não administrar a uma velocidade de infusão superior a 10 mg/min; não é necessário o uso de filtro em linha. Não administrar em *bolus* ou *push*.

Estabilidade e armazenamento
- *Frascos intactos*: sob refrigeração (entre 2 e 8 °C).
- *Soluções prontas para administração*: o medicamento não contém nenhum conservante antimicrobiano ou agente bacteriostático. Do ponto de vista microbiológico, recomenda-se seu uso imediatamente após aberto. Se não for usado imediatamente, o tempo e as condições de armazenamento são de responsabilidade do usuário, mas não devem exceder 24 horas a uma temperatura entre 2 e 8 °C.

Principais interações
As interações ainda não estão esclarecidas.

Reações adversas
- *Dermatológicas*: erupção acneiforme; pele ressecada; prurido; radiodermite; erupção cutânea.
- *Endocrinometabólicas*: hipomagnesemia; diminuição de peso.
- *Gastrointestinais*: obstipação; diarreia; náusea.
- *Hematológica*: neutropenia.
- *Imunológica*: doenças infecciosas.
- *Neurológicas*: astenia; cefaleia; neuropatia sensorial.
- *Respiratória*: dispneia.
- *Outras*: fadiga, dor, efeito tardio da radioterapia.

Precauções

- Verificar sinais vitais, antes da infusão, no decorrer dela e a cada 15 minutos durante a primeira hora pós-infusão.
- Certificar-se de que a pré-medicação foi prescrita. Recomenda-se difenidramina 50 mg e dexametasona 20 mg por administração EV, 30 minutos antes da administração de cetuximabe. Reação de hipersensibilidade severa pode ocorrer, geralmente durante a primeira infusão; a incidência de reações alérgicas é menor nos ciclos subsequentes.
- Monitorar eletrólitos regularmente durante o tratamento.
- Quando o protocolo incluir administração de outros antineoplásicos no mesmo dia da aplicação de cetuximabe, recomenda-se que os outros medicamentos sejam administrados uma hora após o término da infusão de cetuximabe.
- Monitorar os pacientes que apresentarem toxicidade dermatológica para o desenvolvimento de complicações. Pacientes que apresentarem reação acneiforme severa ao cetuximabe devem interromper seu uso por 1 a 2 semanas, até a melhora do quadro. Segundo estudos, o uso tópico de gel de clindamicina 1%, 2 vezes ao dia, e vibramicina 100 mg, VO, 2 vezes ao dia (ou minociclina), em uso contínuo, parece ter benefício no controle dos sintomas.
- Orientar o paciente a utilizar proteção solar e limitar a exposição ao sol, evitando a exacerbação de reações de pele.

Cobimetinibe

Apresentação
- Comprimidos revestidos de 20 mg.

Classificação
Inibidor de quinase.

Mecanismo de ação
Cobimetinibe é um inibidor reversível da via da proteína quinase ativada por mitógeno (MAPK) e tem como alvo as quinase 1 (MEK1) e 2 (MEK2) reguladas pelo sinal extracelular ativado pelo mitógeno. Quando combinado com vemurafenibe, mostrou que, ao ter como alvos, simultaneamente, as proteínas BRAF V600 mutadas e as proteínas MEK (via RAS/RAF/MEK/ERK) nas células de melanoma, a reativação da via MAPK é inibida por meio das MEK 1/2, resultando em inibição mais forte da sinalização intracelular e diminuição da proliferação das células tumorais.

Farmacocinética
- *Absorção*: a ingestão de alimentos não provoca nenhum efeito sobre a AUC ou a Cmáx; Tmáx, 2,4 horas.
- *Distribuição*: ligação às proteínas plasmáticas, 95%; volume de distribuição, 806 L.
- *Metabolismo*: hepático, extenso; substrato da CYP3A.
- *Excreção*: renal, 17,8% (1,6% inalterado); fecal, 76% (6,6% inalterado); *clearance*, 13,8 L/h.
- *Meia-vida*: 44 horas.
- *Ajuste para função hepática*: nenhum ajuste é requerido em comprometimento hepático leve. Não avaliado no comprometimento moderado ou severo.
- *Ajuste para função renal*: se ClCr 30 a 89 mL/min, não é necessário ajuste de dose. Nenhuma recomendação disponível para comprometimento severo.

Indicações
- Em combinação com vemurafenibe, é indicado para o tratamento de pacientes com melanoma positivo para mutações BRAF V600 irressecável ou metastático.

Administração
- *VO*: pode ser ingerido com ou sem alimentos; os comprimidos devem ser deglutidos inteiros, com água. Se uma dose for omitida, esta pode ser tomada até 12 horas antes da dose seguinte, de modo a manter o esquema de administração diário. Em caso de vômitos após a administração, o paciente não deve tomar uma dose adicional nesse dia e o tratamento deve continuar no dia seguinte conforme esquema prescrito.

Estabilidade e armazenamento
- Deve ser conservado em temperatura ambiente (entre 15 e 30 °C).

Principais interações
- *Com inibidores moderados da CYP3A4*: pode resultar em aumento na concentração plasmática de cobimetinibe.
- *Com indutores fortes ou moderados da CYP3A4*: pode resultar em diminuição na concentração plasmática de cobimetinibe.
- *Com inibidores fortes da CY3A4*: pode resultar em aumento na concentração plasmática de cobimetinibe.

Reações adversas
- *Endocrinometabólicas*: gama-glutamil transferase aumentada; hipofosfatemia.
- *Gastrointestinais*: diarreia, náusea.
- *Hematológicas*: anemia; linfocitopenia.

Precauções
- Monitorar cardiomiopatia, que pode ocorrer, incluindo declínio sintomático e assintomático na fração de ejeção ventricular esquerda. Recomenda-se monitoramento cardíaco; a interrupção ou descontinuação da terapia pode ser necessária.
- Podem ocorrer reações dermatológicas severas, como erupção cutânea e outras reações de pele; evitar exposição ao sol, pela possibilidade de ocorrência de fotossensibilidade severa.
- O teste para mutação positiva para BRAF V600E ou V600K é necessário antes do início do tratamento de cobimetinibe em combinação com vemurafenibe.
- O uso concomitante com suco de toranja pode resultar em concentrações plasmáticas diminuídas de cobimetinibe.

Crizotinibe
Apresentação
- Cápsulas de 200 e 250 mg.

Classificação
Inibidor de tirosina quinase.

Mecanismo de ação
Crizotinibe é um inibidor de multiquinases que inclui ALK. Em pacientes ALK positivos no CPNPC, essa inibição impede a expressão gênica da proteína de fusão oncogênica (EML4-ALK), responsável pela ativação da sinalização em vias sucessivas, afetando a proliferação celular.

Farmacocinética
- *Absorção*: Tmáx, 4 a 6 horas; biodisponibilidade, 43%. Se administrado com alimentos com alto teor de gordura, observou-se redução de AUC e Cmáx em 14%.
- *Distribuição*: volume de distribuição, 1.772 L; ligação às proteínas, 91%.

- *Metabolismo*: hepático, via CYP3A4/5.
- *Excreção*: fecal, 63% (53% inalterado); renal, 22% (2% inalterado); Cl total, dose única, 100 L/h e, no uso contínuo, 60 L/h.
- *Meia-vida*: 42 horas.
- *Ajuste para função hepática*: se ALT ou AST ≥ 5 vezes o LSN e BT ≤ 1 vez o LSN, interromper o uso de crizotinibe. Quando ALT ou AST < 2,5 vezes o LSN ou valor basal, reintroduzir com 200 mg, 2 vezes ao dia. Se houver recorrência com ALT ou AST ≥ 5 vezes o LSN e BT ≤ 1 vez o LSN, reiniciar o tratamento com 250 mg, 1 vez ao dia; se houver nova recorrência, descontinuar permanentemente. Se ALT ou AST > 2,5 vezes o LSN com BT > 1,5 vez o LSN, na ausência de colestase ou hemólise, descontinuar o tratamento permanentemente.
- *Ajuste para função renal*: não é necessário no comprometimento renal leve ou moderado. Usar com cautela no comprometimento renal grave.

Indicações
- Indicado para o tratamento de CPNPC avançado que seja positivo para ALK.
- Indicado para o tratamento de CPNPC avançado que seja positivo para ROS1.

Administração
- *VO*: pode ser tomado com ou sem alimento; as cápsulas devem ser engolidas inteiras. Se uma dose for esquecida, ela deve ser tomada tão logo o paciente se lembre, a não ser que falte menos de 6 horas para a próxima dose, e neste caso não se deve tomar a dose esquecida. O paciente não deve tomar 2 doses (cápsulas) no mesmo horário para compensar uma dose esquecida.

Estabilidade e armazenamento
- Deve ser conservado em temperatura ambiente (entre 15 e 30 °C).

Principais interações
- *Com inibidores da CYP3A4*: pode ocorrer aumento na concentração plasmática do crizotinibe. Evitar o uso concomitante; se não for possível, considerar redução de dose do crizotinibe.
- *Com indutores da CYP3A4*: pode ocorrer diminuição da concentração plasmática do crizotinibe. Se associados, considerar o aumento da dose de crizotinibe e monitorar a toxicidade.
- *Medicamentos que também alteram o intervalo QT*: pode ocorrer risco aumentado do prolongamento do intervalo QT se crizotinibe for associado a esses medicamentos. Usar com cautela e monitorar a ocorrência de toxicidade.
- *Astemizol, clozapina, dofetilida, domperidona e metadona*: efeitos aditivos no prolongamento do intervalo QT e inibição da CYP3A4 pelo crizotinibe se associado a esses medicamentos.
- *Associado a amiodarona*: pode resultar em concentrações aumentadas de crizotinibe ou da amiodarona pela inibição do metabolismo dos dois fármacos pela CYP3A4 e em risco aumentado no prolongamento do intervalo QT.

Reações adversas
- *Cardiovascular*: edema.
- *Gastrointestinais*: constipação; diarreia; náusea; vômito.
- *Oftálmica*: distúrbio visual.

Precauções
Devem-se evitar toranja (*grapefruit*) ou suco de toranja e erva-de-são-joão.

Dabrafenibe

Apresentação
- Cápsulas de 50 e 75 mg.

Classificação
Inibidor de BRAF.

Mecanismo de ação
Seletivamente, dabrafenibe inibe algumas formas mutadas da proteína quinase B-raf (BRAF). Mutações de BRAF V600E resultam em uma ativação constitutiva da via BRAF; por meio da inibição de BRAF, dabrafenibe inibe o crescimento celular tumoral.

Farmacocinética
- *Absorção*: Tmáx, 2 horas; biodisponibilidade, 95%. Se administrado com alimentos: exposição diminuída de dabrafenibe e Tmáx médio alterado em 3,6 horas.
- *Distribuição*: volume de distribuição, 70,3 L; ligação às proteínas plasmáticas, 97%.
- *Metabolismo*: hepático, a metabólitos ativos e a metabólito inativo. Substrato de CYP3A4, CYP2C8, glicoproteína P, BCRP; indutor de CYP3A4 (moderado) e pode induzir CYP2B6, CYP2C8, CYP2C9, CYP2C19.
- *Excreção*: renal, 23% como metabólitos; fecal, 71%; Cl total, 34,4 L/h.
- *Meia-vida*: dabrafenibe, 8 horas; metabólitos ativos: desmetil-dabrafenibe, 21 a 22 horas, e hidroxi-dabrafenibe, 10 horas.
- *Ajuste para função hepática*: não é necessário na insuficiência hepática leve.
- *Ajuste para função renal*: não é necessário na insuficiência renal leve e moderada.

Indicações
- *Melanoma metastático ou irressecável*: como monoterapia ou em combinação com trametinibe, é indicado para o tratamento de pacientes com melanoma metastático ou irressecável, com mutação de BRAF V600.
- *Tratamento adjuvante de melanoma*: em combinação com trametinibe, é indicado para o tratamento adjuvante de pacientes com melanoma de estágio III, com mutação BRAF V600, após ressecção completa.
- *CPCNP avançado*: em combinação com trametinibe, é indicado para o tratamento de pacientes com CPCNP metastático, com mutação de BRAF V600E.
- *Tratamento de câncer anaplásico de tireoide (CAT)*: localmente avançado ou metastático, com mutação de BRAF V600E, em combinação com trametinibe.

Administração
- *VO*: deve ser tomado pelo menos 1 hora antes ou 2 horas depois das refeições, deixando-se um intervalo de aproximadamente 12 horas entre as doses. Deve ser tomado sempre no mesmo horário, todos os dias. Se uma dose for perdida, ela não deve ser tomada, a não ser que o tempo até a próxima dose programada seja maior que 6 horas.

Estabilidade e armazenamento
- Manter o produto na embalagem original e em temperatura ambiente (entre 15 e 30 °C).

Principais interações
- *Com inibidores fortes da CYP3A4*: pode resultar em aumento na concentração plasmática de dabrafenibe. Se associados, monitorar o paciente para ocorrência de reações adversas.

- *Com substratos de CYP3A4*: pode resultar em exposição diminuída dos substratos de CYP3A4.
- *Com indutores fortes da CYP3A4*: pode resultar em diminuição na concentração plasmática de dabrafenibe. Se associados, monitorar a perda de eficácia.
- *Com inibidores fortes de CYP2C8*: pode resultar em aumento na concentração plasmática de dabrafenibe. Recomenda-se a substituição do inibidor forte durante o tratamento; se não for possível, monitorar o paciente para ocorrência de reações adversas.
- *Com indutores fortes de CYP2C8*: pode resultar em diminuição na concentração plasmática de dabrafenibe. Recomenda-se a substituição do indutor forte durante o tratamento, se não for possível monitorar a perda de eficácia.
- *Se associado a substratos de CYP2C8, CYP2C9 e de CYP2B6*: pode resultar em exposição diminuída dos substratos de CYP2C8, CYP2C9 e de CYP2B6.
- *Se associado a fármacos que alteram o pH gástrico*: pode ocorrer alteração da solubilidade de dabrafenibe e alteração de sua biodisponibilidade. Quando utilizados concomitantemente, a exposição sistêmica de dabrafenibe pode ser diminuída, e o efeito na eficácia é desconhecido.
- *Se associado a substratos de CYP2C19 que aumentam o pH gástrico*: pode resultar em biodisponibilidade diminuída de dabrafenibe e concentração diminuída dos substratos de CYP2C19.
- *Se associado a substratos de múltiplas enzimas hepáticas (amiodarona, citalopram, losartana, rosiglitazona), escitalopram*: pode resultar em exposição diminuída dos substratos.

Reações adversas
- *Dermatológicas*: alopecia; síndrome mão-pé; hiperqueratose; papiloma.
- *Endocrinometabólicas*: hiperglicemia; hipofosfatemia.
- *Musculoesquelética*: artralgia.
- *Neurológica*: cefaleia.
- *Outra*: febre.

Precauções
- A confirmação da mutação BRAF V600 ou V600E usando um teste validado/aprovado é necessária para a seleção de pacientes adequados para a terapia com dabrafenibe em monoterapia e em combinação com trametinibe.

Daratumumabe
Apresentação
- *EV*: frasco-ampola contendo 100 mg/5 mL e 400 mg/20 mL.
- *SC*: frasco-ampola contendo 1.800 mg/15 mL.

Classificação
Anticorpo monoclonal anti-CD 38.

Mecanismo de ação
Daratumumabe, um anticorpo monoclonal de IgG1-kappa humano, liga-se à glicoproteína transmembrana com CD38 expressa na superfície das células hematopoiéticas tumorais e induz a apoptose por meio da ligação cruzada mediada pelo domínio Fc. A apoptose também é induzida pela lise celular em razão da citotoxicidade dependente do complemento (CDC), pela citotoxicidade mediada por células dependente de anticorpo (CCDA) e pela fagocitose celular dependente de anticorpo (FCDA). Outras células suscetíveis à lise celular por daratumumabe incluem as mieloides derivadas de células supressoras e um subconjunto de células T reguladoras [CD38 + T (regs)] que expressam CD38.

Farmacocinética

- *Distribuição*: volume de distribuição de 4,4 a 4,7 L.
- *Excreção*: Cl total, 171,4 mL/dia (monoterapia).
- *Meia-vida*: 18 a 23 dias.
- *Ajuste para função hepática*: não foram conduzidos estudos formais de daratumumabe em pacientes com comprometimento hepático. Com base em uma análise da farmacocinética populacional, não é necessário ajustar a dose para pacientes com comprometimento hepático.
- *Ajuste para função renal*: não foram conduzidos estudos formais de daratumumabe em pacientes com comprometimento renal. Com base em uma análise da farmacocinética populacional, não é necessário ajustar a dose para pacientes com comprometimento renal.

Indicações

- Em combinação com bortezomibe, talidomida e dexametasona, para o tratamento de pacientes recém-diagnosticados com mieloma múltiplo (MM) que são elegíveis ao transplante autólogo de células-tronco.
- Em combinação com lenalidomida e dexametasona, ou com bortezomibe, melfalana e prednisona, para o tratamento de pacientes recém-diagnosticados com MM que são inelegíveis ao transplante autólogo de células-tronco.
- Em combinação com lenalidomida e dexametasona, ou com bortezomibe e dexametasona, para o tratamento de pacientes com MM que receberam pelo menos um tratamento prévio.
- Em monoterapia, para o tratamento de pacientes com MM que receberam pelo menos três linhas de tratamento prévio, incluindo um inibidor de proteassoma (IP) e um agente imunomodulador, ou que foram duplamente refratários a um IP e a um agente imunomodulador.

Administração/diluição

- *SC*: essa apresentação é para uso único e pronta para uso. Remover o frasco (mantido sob refrigeração) e deixar atingir a temperatura ambiente (entre 15 e 30 °C). Preparar a seringa dosadora em condições assépticas controladas e validadas. Para evitar a obstrução da agulha, conectá-la (ou o conjunto de infusão subcutânea) à seringa imediatamente antes da injeção. Injetar 15 mL de daratumumabe no tecido subcutâneo do abdome, aproximadamente 7,5 cm à direita ou à esquerda do umbigo, por aproximadamente 3 a 5 minutos.
- *EV*: retirar de uma bolsa de soro fisiológico um volume equivalente de solução ao de daratumumabe prescrito e diluir conforme recomendado na Tabela 2.1. As bolsas de infusão podem ser de PVC, polipropileno ou polietileno. Administrar por meio de dispositivo de infusão com filtro de 0,22 micra. Administrar os medicamentos necessários antes e depois da infusão de daratumumabe. Considerar a escala de incremento na velocidade de infusão de daratumumabe 16 mg/kg somente na ausência de reações infusionais em administrações prévias com esse medicamento.

Tabela 2.1 Velocidade de infusão para a administração do daratumumabe.

	Volume de diluição	Velocidade inicial (1ª hora)	Incrementos na velocidade	Velocidade máxima
1ª infusão (a)	1.000 mL	50 mL/h	50 mL/h a cada hora	200 mL/h
2ª infusão	500 mL	50 mL/h	50 mL/h a cada hora	200 mL/h
Infusões subsequentes (b)	500 mL	100 mL/h	50 mL/h a cada hora	200 mL/h
a) Somente escalonar se não ocorrer reação infusional ≥ grau 1 (leve) durante as 3 primeiras horas da 1ª infusão.				
b) Somente escalonar se não ocorrer reação infusional ≥ grau 1 (leve) nas primeiras duas infusões na velocidade de infusão final de ≥ 100 mL/h.				

Fonte: Desenvolvida pela autoria do capítulo.

Estabilidade e armazenamento
- *EV*: conservar sob refrigeração, em temperatura entre 2 e 8 °C. Não congelar. Proteger da luz.
  - Após preparo, a solução diluída pode ser mantida sob refrigeração (entre 2 e 8 °C), protegida da luz, por até 24 horas antes de usar. Atenção especial à temperatura de 15 a 25 °C e luz ambiente para utilização do medicamento diluído dentro de no máximo 15 horas (incluindo o tempo da infusão).
- *SC*: conservar sob refrigeração em temperatura entre 2 e 8 °C. Não congelar. Proteger da luz.
  - O frasco não perfurado pode ser armazenado à temperatura ambiente e à luz ambiente por um período máximo de 24 horas.
  - Após a preparação da seringa, a preparação deve ser administrada imediatamente.

Principais interações
Avaliações de farmacocinética clínica de pomalidomida, talidomida e bortezomibe indicaram que não há interação clinicamente relevante entre daratumumabe e esses tratamentos de combinação.

Reações adversas
- *Cardiovascular*: edema periférico.
- *Gastrointestinais*: diarreia; náusea.
- *Musculoesqueléticas*: dor lombar; espasmo.
- *Neurológicas*: tonturas; insônia; neuropatia periférica.
- *Respiratórias*: tosse; infecção do trato respiratório superior.
- *Outras*: fadiga; febre; reação infusional.

Precauções
- *EV*: pré-medicar os pacientes com anti-histamínicos, antipiréticos e corticosteroides, antes de administrar daratumumabe, para reduzir o risco de reações relacionadas à infusão. Interromper a infusão de daratumumabe na presença de reações de qualquer severidade e instituir acompanhamento médico/tratamento de suporte, se necessário. Para pacientes com reações de graus 1, 2 ou 3, reduzir a velocidade da infusão ao reiniciar a administração. Na presença de reação anafilática ou reação relacionada à infusão com risco de vida (grau 4), descontinuar permanentemente o tratamento com daratumumabe e instituir os cuidados de emergência apropriados.
- *SC*: pré-medicar os pacientes com anti-histamínicos, antipiréticos e corticosteroides, antes de administrar daratumumabe. Os locais de injeção devem ser alternados para injeções sucessivas. Nunca deve ser injetado em áreas em que a pele está vermelha, machucada, sensível, dura, nem em áreas em que há cicatrizes. Interromper ou diminuir a velocidade de administração se o paciente sentir dor. No caso de a dor não ser aliviada pela desaceleração da injeção, pode ser escolhido um segundo local de injeção no lado oposto do abdome para administrar o restante da dose. Durante o tratamento com daratumumabe SC, não administrar outros medicamentos subcutâneos no mesmo local.

Dasatinibe
Apresentação
- Comprimidos de 20 e 100 mg.

Classificação
Inibidor de tirosina quinase.

Mecanismo de ação
O dasatinibe, em concentrações nanomolares, inibe as seguintes quinases: BCR-ABL, família SRC (SRC, LCK, YES, FYN), c-KIT, EPHA2 e PDGFR-beta. Com base em estudos-modelo, esse

fármaco, previsivelmente, liga-se a conformações múltiplas da quinase ABL. *In vitro*, é ativo em linhagens celulares leucêmicas representando variações da doença sensível e resistente ao mesilato de imatinibe. Inibiu o crescimento de linhagens celulares de leucemia mieloide crônica (LMC) com superexpressão de BCR-ABL. Sob as condições dos ensaios, o dasatinibe foi capaz de superar a resistência ao imatinibe resultante das mutações no domínio da quinase do BCR-ABL, ativação das etapas de sinalização alternativas envolvendo as quinases da família SRC (LYN, HCK) e a superexpressão do gene de resistência a múltiplos medicamentos.

Farmacocinética

- *Absorção*: as concentrações plasmáticas máximas (Cmáx) de dasatinibe são observadas entre 0,5 e 6 horas (Tmáx) após a administração oral.
- *Distribuição*: apresenta um volume aparente de distribuição de 2.505 L, sugerindo que o fármaco é extensamente distribuído para o espaço extravascular. A ligação do dasatinibe e de seu metabólito ativo às proteínas plasmáticas humanas *in vitro* foi aproximadamente de 96% e 93%, respectivamente.
- *Metabolismo*: hepático (extenso); metabolizado, principalmente pela enzima CYP3A4, pela mono-oxigenase-3 flavina (FOM-3) e pelo difosfato uridina glicuronosil transferase (UGT), em um metabólito ativo, bem como em outros, inativos (o metabólito ativo desempenha apenas um papel secundário na farmacologia do dasatinibe).
- *Excreção*: ocorre principalmente por meio das fezes (85%, 19% como fármaco inalterado); urina (4%, sendo que 0,1% como fármaco inalterado).
- *Meia-vida*: terminal, de 3 a 5 horas.
- *Ajuste para função hepática*: o ajuste de dose não é necessário na insuficiência hepática, mas recomenda-se cautela ao usar dasatinibe nesses pacientes.
- *Ajuste para função renal*: sem dados disponíveis.

Indicações

- Tratamento de adultos com leucemia mieloide crônica com cromossomo Philadelphia positivo (LMC Ph+), na fase crônica recém-diagnosticada.
- Tratamento de adultos com LMC Ph+, nas fases crônica, acelerada ou blástica mieloide/ linfoide, com resistência ou intolerância à terapia anterior, incluindo imatinibe.
- Tratamento de adultos com leucemia linfoblástica aguda com cromossomo Philadelphia positivo (LLA Ph+), com resistência ou intolerância à terapia anterior.

Administração

- *VO*: os comprimidos não devem ser esmagados ou cortados. Devem ser ingeridos inteiros. Dasatinibe pode ser administrado junto com a alimentação ou não, pela manhã ou à noite.

Estabilidade e armazenamento

- Armazenar os comprimidos em temperatura entre 15 e 30 °C.

Principais interações

- *Com inibidores da CYP3A4*: dasatinibe é um substrato da CYP3A4. Evitar o uso concomitante com: cetoconazol, itraconazol, eritromicina, claritromicina, ritonavir, atazanavir, indinavir, nefazodona, nelfinavir, saquinavir e telitromicina, pois podem aumentar a concentração plasmática do dasatinibe.
- *Com indutores da CYP3A4*: podem diminuir as concentrações plasmáticas do dasatinibe. Em pacientes nos quais os indutores da CYP3A4 (p. ex., dexametasona, fenitoína, carbamazepina, rifampicina, fenobarbital) são indicados, agentes alternativos com menor potencial

Terapia Antineoplásica **253**

para indução enzimática devem ser utilizados. A erva-de-são-joão (*Hypericum perforatum*) pode reduzir as concentrações plasmáticas de dasatinibe de maneira imprevisível.

- *Com antiácidos*: dados pré-clínicos demonstram que o dasatinibe apresenta solubilidade dependente do pH. A administração simultânea com antiácidos deve ser evitada. Se o tratamento com antiácidos for necessário, a dose de antiácido deve ser administrada pelo menos 2 horas antes ou 2 horas depois da dose de dasatinibe.
- *Com antagonistas H2/inibidores da bomba de prótons*: a supressão em longo prazo da secreção de ácido gástrico por antagonistas H2 ou inibidores da bomba de prótons, como famotidina e omeprazol, podem reduzir a exposição ao dasatinibe; o uso de antiácidos deve ser considerado como substituto em pacientes recebendo terapia com dasatinibe.
- *Com fármacos que podem ter suas concentrações plasmáticas alteradas pelo dasatinibe*: o dasatinibe é um inibidor tempo-dependente da CYP3A4; portanto, substratos da CYP3A4 conhecidos por apresentar um índice terapêutico estreito, como alfentanila, astemizol, terfenadina, cisaprida, ciclosporina, fentanila, pimozida, quinidina, sirolimo, tacrolimo ou alcaloides de ergot (ergotamina, di-hidroergotamina), devem ser administrados com cuidado a pacientes recebendo dasatinibe.

Reações adversas

- *Cardiovasculares*: retenção de fluido corporal; edema localizado; edema superficial.
- *Dermatológica*: erupção cutânea.
- *Endocrinometabólicas*: hipocalcemia; hipocalemia; hipofosfatemia.
- *Gastrointestinais*: dor abdominal; diarreia; náusea; vômito.
- *Hematológica*: mielossupressão.
- *Musculoesquelética*: dor musculoesquelética.
- *Neurológica*: cefaleia.
- *Respiratória*: dispneia.
- *Outras*: fadiga, febre.

Precauções

- Solicitar hemograma completo com contagem diferencial (semanalmente por 2 meses, depois a cada 30 dias); biópsia da medula óssea; provas da função hepática; mensuração de eletrólitos (incluindo cálcio, fósforo e magnésio); monitorização quanto à presença de retenção hídrica; monitorização eletrocardiográfica, se o paciente estiver sob risco de prolongamento do intervalo QT_c; o raio X torácico é recomendado para sintomas sugestivos de derrame pleural (p. ex., tosse, dispneia).
- Suco de toranja (*grapefruit*) pode aumentar a concentração plasmática de dasatinibe e deve ser evitado. A erva-de-são-joão pode diminuir as concentrações plasmáticas de dasatinibe de maneira imprevisível, devendo também ser evitada.

Erlotinibe

Apresentação

- Comprimidos de 25, 100 e 150 mg.

Classificação

Inibidor de tirosina quinase/anti-EGFR.

Mecanismo de ação

O erlotinibe inibe a tirosina quinase do receptor do fator de crescimento epidérmico (EGFR), resultando em inibição da autofosforilação do EGFR e inibição da transdução de sinal do ligante dependente da ativação do EGFR.

Farmacocinética
- *Absorção*: Tmáx, 4 horas; biodisponibilidade, cerca de 60% e, se ingerido com alimentos, quase 100%.
- *Distribuição*: volume de distribuição de 232 L; ligação às proteínas de cerca de 93%.
- *Metabolismo*: 80% a 95% são metabolizados pelo fígado por meio da CYP3A4 e, em menor extensão, pela CYP1A2. O metabólito ativo é o O-metabolite desmetilado (OSI-420).
- *Excreção*: fecal, 83%, 1% inalterado; renal, 8%, 0,3% inalterado; Cl total, 5,3 L/h; *clearance* aumentado em 24% em fumantes.
- *Meia-vida*: 36,2 horas.
- *Ajuste para função hepática*: se AST ≥ 3 vezes o LSN ou BT > 1 a 7 mg/dL, iniciar com 75 mg/dia e aumentar gradativamente se bem tolerado. Interromper ou descontinuar se BT > 3 vezes o LSN e/ou AST > 5 vezes o LSN.
- *Ajuste para função renal*: interromper se houver risco de insuficiência renal por desidratação.

Indicações
- Tratamento de primeira linha e de manutenção de pacientes com câncer de pulmão do tipo não pequenas células (CPNPC), localmente avançado ou metastático, com mutações ativadoras de EGFR (receptor do fator de crescimento epidérmico).
- Tratamento de pacientes com câncer de pulmão de não pequenas células (CPNPC), localmente avançado ou metastático (estádios IIIb e IV), após a falha de pelo menos um esquema quimioterápico prévio.
- Tratamento de primeira linha de pacientes com câncer de pâncreas localmente avançado, irressecável ou metastático, em combinação com gencitabina.

Administração
- *VO*: recomenda-se ingerir erlotinibe com o estômago vazio (pelo menos 1 hora antes ou 2 horas depois da ingestão de alimentos). A administração após as refeições resulta na absorção de quase 100%. Evitar o uso concomitante de antiácidos, bloqueadores H2 ou inibidores da bomba de prótons. Ao usar com antiácidos, considerar um intervalo de administração de 2 horas antes ou 2 horas depois da dose de erlotinibe.

Estabilidade e armazenamento
- Armazenar em temperatura ambiente, entre 15 e 30 °C.

Principais interações
- *Com indutores da CYP3A4*: pode ocorrer diminuição dos níveis e da eficácia do erlotinibe. Evitar o uso concomitante; se associados, considerar o aumento de dose do erlotinibe.
- *Solubilidade reduzida de erlotinibe pela modificação do pH se associado aos inibidores da bomba de prótons*: considerar o uso de antiácidos, mas o intervalo de administração deve ser de várias horas.

Reações adversas
- *Cardiovascular*: edema.
- *Dermatológicas*: alopecia; prurido; erupção cutânea.
- *Endocrinometabólica*: diminuição de peso.
- *Gastrointestinais*: dor abdominal; diarreia; flatulência; indigestão; doença inflamatória da membrana mucosa; anorexia; náusea; vômito.
- *Hepáticas*: hiperbilirrubinemia; aumento de enzimas hepáticas.
- *Imunológica*: doenças infecciosas.

- *Musculoesqueléticas*: dor óssea; mialgia.
- *Neurológica*: cefaleia.
- *Oftálmicas*: conjuntivite; ceratoconjuntivite.
- *Psiquiátricas*: ansiedade; depressão.
- *Respiratórias*: tosse; dispneia.
- *Outras*: fadiga; febre.

Precauções

- O teste para verificação de mutações de EGFR deve ser realizado previamente ao início do tratamento de primeira linha ou de manutenção com erlotinibe, em pacientes com CPNPC.
- *Considerar ajuste da dose*: pacientes que apresentarem diarreia mal tolerada ou reação cutânea intensa podem ser beneficiados com uma breve interrupção da terapia.
- Suspender a terapia em pacientes que apresentarem início agudo (ou piora) de sintomas pulmonares. A doença pulmonar intersticial induzida por erlotinibe deve ser avaliada.
- Minimizar a exposição solar e/ou utilizar um protetor para reduzir a incidência de hiperpigmentação.
- Monitorar INR, quando o uso de erlotinibe for associado a varfarina.

Everolimo

Apresentação

- Comprimidos de 2,5, 5 e 10 mg.

Classificação

Inibidor da quinase mTOR.

Mecanismo de ação

Everolimo é um inibidor do mTOR (alvo da rapamicina nos mamíferos), uma quinase serina-treonina na cascata de sinalização PI3K/AKT, uma via conhecida por se encontrar desregulada na maioria dos cânceres humanos. O everolimo liga-se à proteína intracelular FKBP-12, formando um complexo que inibe a atividade do complexo 1 do mTOR (mTORC1). A inibição da via de sinalização do mTORC1 interfere na síntese de proteínas por meio da redução da atividade da proteína quinase ribossômica S6 (S6K1) e da proteína de ligação do fator eucariótico de elongação 4E (4EBP-1), que regulam as proteínas envolvidas no ciclo celular, na angiogênese e na glicólise. O everolimo reduz os níveis de VEGF, que potencializa os processos angiogênicos tumorais.

Farmacocinética

- *Absorção*: refeição com alto e baixo teor de gordura reduz a AUC e Cmáx; Tmáx, 1 a 2 horas.
- *Distribuição*: ligação às proteínas, 74% em indivíduos saudáveis ou com comprometimento hepático moderado.
- *Metabolismo*: hepático, via CYP3A4 e glicoproteína P.
- *Excreção*: fecal, 80%, fármaco original não detectado; renal, 5%, substância original não detectada.
- *Meia-vida*: 30 horas; no comprometimento hepático moderado, 79 horas.
- *Ajuste para função hepática*: se comprometimento leve a moderado, reduzir a dose diária conforme tolerabilidade. O uso de everolimo é contraindicado na insuficiência hepática severa.
- *Ajuste para função renal*: não é necessário.

Indicações
- Tratamento de mulheres na pós-menopausa com câncer de mama avançado, receptor hormonal positivo, em combinação com um inibidor da aromatase, após terapia endócrina prévia.
- Tratamento de pacientes com tumores neuroendócrinos avançados (NET) localizados no estômago e intestino, pulmão ou pâncreas.
- Tratamento de pacientes com câncer avançado do(s) rim(ns) (carcinoma avançado de células renais –CCR), cuja doença tenha progredido durante ou após o tratamento com VEGFR-TKI, quimioterápicos ou imunoterápicos.
- Tratamento de pacientes com astrocitoma subependimário de células gigantes (SEGA, um tumor cerebral específico), associado a complexo de esclerose tuberosa (TSC).

Administração
- *VO*: deve ser administrado 1 vez ao dia, no mesmo horário, com ou sem alimento. Os comprimidos devem ser engolidos inteiros, com um copo de água; não devem ser mastigados ou triturados.
- Para pacientes com TSC e SEGA que não conseguem engolir os comprimidos inteiros, o medicamento pode ser disperso completamente em um copo com água (aproximadamente 30 mL) por agitação suave, até que o comprimido esteja completamente desintegrado (cerca de 7 minutos), imediatamente antes da ingestão. O copo deve ser lavado com o mesmo volume de água, que deve ser ingerido completamente para garantir que a dose total seja administrada.

Estabilidade e armazenamento
- Conservar em temperatura ambiente (entre 15 e 30 °C). Proteger da luz e da umidade.

Principais interações
- *Inibidores da CYP3A4*: pode resultar em aumento na concentração plasmática e na toxicidade do everolimo.
- *Indutores da CYP3A4*: pode ocorrer diminuição dos níveis e da eficácia do everolimo.
- *Inibição da CYP3A4 pelo everolimo*: pode resultar em risco aumentado da toxicidade de lovastatina e sinvastatina. Se associados, monitorar a ocorrência de rabdomiólise ou demais toxicidades relativas à lovastatina e à sinvastatina.

Reações adversas
- *Cardiovasculares*: hipertensão; edema periférico.
- *Dermatológicas*: acne; exantema.
- *Endocrinometabólicas*: hipercolesterolemia; hipertrigliceridemia; hipoalbuminemia; hipofosfatemia; hiperglicemia.
- *Gastrointestinais*: obstipação; anorexia; diarreia; náusea; estomatite; vômito.
- *Hematológicas*: anemia; diminuição da contagem de linfócitos; trombocitopenia.
- *Hepáticas*: fosfatase alcalina aumentada; ALT e AST aumentados.
- *Neurológicas*: astenia; transtorno mental.
- *Renais*: creatinina sérica elevada; doenças infecciosas do trato urinário.
- *Reprodutivas*: amenorreia; alteração menstrual e menorragia.
- *Respiratórias*: tosse; dispneia; infecção do trato respiratório superior.
- *Imunológica*: doenças infecciosas.
- *Outras*: fadiga; febre.

Precauções

- Pneumonite pode ocorrer (se sintomas leves, não suspender). Para sintomas moderados, interromper e considerar o uso de esteroides; e reintroduzir, na dose de 5 mg/dia, após melhora dos sintomas.
- Evitar o uso em pacientes com intolerância à galactose, deficiência congênita de lactase ou má absorção de glicose-galactose, pois pode resultar em diarreia e má absorção.
- Everolimo é comumente associado a úlceras bucais, mucosite e estomatite. A estomatite geralmente ocorre nas primeiras 8 semanas de terapia; na presença de estomatite, tratá-la com enxaguatório bucal e/ou terapia tópica. Evitar o uso de produtos à base de álcool, peróxido de hidrogênio, iodo ou tomilho.

Gefitinibe

Apresentação

- Comprimidos revestidos de 250 mg.

Classificação

Inibidor da tirosina quinase/anti-EGFR.

Mecanismo de ação

O gefitinibe é um inibidor das vias de transdução da porção tirosina quinase do receptor do fator de crescimento epidérmico (EGFR-TK) e foi desenvolvido como um agente antitumoral oral. O EGFR é parte de uma grande família de receptores de crescimento tirosina quinase, os quais têm uma estrutura comum composta de um domínio extracelular de ligação, um pequeno domínio transmembrana e um domínio intracelular com atividade tirosina quinase. A união de algum ligante ao domínio extracelular do EGFR dá início a uma cascata de sinais de transdução, que influencia em muitos aspectos a biologia celular tumoral, incluindo crescimento, sobrevivência, metástases e angiogênese, bem como a sensibilidade da célula tumoral à quimioterapia e à radioterapia. O gefitinibe liga-se ao ATP e inibe a autofosforilação e a ativação da quinase.

Farmacocinética

- *Absorção*: após a administração oral, a absorção é moderadamente lenta (a concentração plasmática máxima ocorre entre 3 e 7 horas após a dose). A biodisponibilidade absoluta de um comprimido de 250 mg é de 60%. A biodisponibilidade é reduzida para 47% quando o pH gástrico é maior que 5.
- *Distribuição*: é extensivamente distribuído nos tecidos. A ligação às proteínas plasmáticas é de cerca de 90%.
- *Metabolismo*: hepático, primariamente por meio da CYP3A4, resultando na produção de cinco metabólitos. Nenhum dos metabólitos identificados contribuiu significativamente para a atividade farmacológica global do gefitinibe.
- *Excreção*: um estudo demonstrou que a maioria da dose foi excretada pelas fezes, como a maior parte dos metabólitos; menos de 4% da dose foi recuperada na urina.
- *Meia-vida*: 48 horas.
- *Ajuste para função hepática*: não é necessário na disfunção decorrente das metástases hepáticas. Se durante o tratamento ocorrer elevação das transaminases, descontinuar na presença de toxicidade severa.
- *Ajuste para função renal*: não é necessário.

Indicações

- Indicado para o tratamento de pacientes com câncer de pulmão de não pequenas células (CPNPC), localmente avançado ou metastático, com mutações de ativação do receptor de fator de crescimento epidérmico tirosina quinase (EGFR).

Administração
- *VO*: gefitinibe pode ser administrado com ou sem a ingestão de alimentos, de preferência no mesmo horário todos os dias. Se uma dose for esquecida, o paciente deve tomá-la assim que se lembrar; se faltar menos de 12 horas para a próxima dose, não deve tomar a dose esquecida. O paciente não deve tomar doses dobradas (duas doses no mesmo horário) para compensar uma dose esquecida.
- Se a administração de comprimidos inteiros não for possível, gefitinibe pode ser ingerido como uma dispersão em água. O comprimido deve ser colocado em meio copo de água (sem gás), sem ser quebrado ou esmagado; deve-se agitar o comprimido até que seja disperso (cerca de 15 minutos) e administrar o líquido imediatamente. Adicionar mais meio copo de água, mexer e tomar a água adicionada. A dispersão também pode ser administrada por sonda nasogástrica.

Estabilidade e armazenamento
- Temperatura ambiente (20 a 25 °C). Atenção à data de expiração.

Principais interações
- *Inibidores da CYP2D6*: pode resultar em aumento na concentração plasmática do inibidor de CYP2D6 e de seus metabólitos ativos. O uso concomitante é contraindicado.
- *Inibidores da CYP3A4*: pode resultar em aumento dos níveis do gefitinibe. Usar com cautela na impossibilidade de suspender o uso dos inibidores. Considerar a diminuição da dose de gefitinibe na ocorrência de toxicidade.
- *Indutores da CYP3A4*: pode ocorrer diminuição dos níveis e da eficácia do gefitinibe. Se possível, considerar outros tratamentos não indutores; caso contrário, considerar aumento de dose do gefitinibe.
- *Combinação com varfarina*: pode resultar em aumento do INR e de sangramento. Monitorar o INR ou o TP, principalmente durante as 2 primeiras semanas após início da varfarina, e ajustar a dose, se necessário.
- *Alteração da solubilidade, pela modificação do pH gástrico, em combinação com ranitidina, cimetidina*: pode resultar em absorção reduzida do gefitinibe. Usar com cautela quando associados.

Reações adversas
- *Cardiovasculares*: arritmia; prolongamento do intervalo QT.
- *Dermatológicas*: acne; alopecia; ressecamento cutâneo; prurido; erupção cutânea.
- *Gastrointestinais*: vômito; náusea; diarreia; desidratação.
- *Hepáticas*: níveis de AST/ALT aumentados.

Precauções
- Monitorar os pacientes que apresentam lesões centrais, pelo risco aumentado para ocorrência de complicações de hemoptise.
- Monitorar INR quando em associação com varfarina.

Gentuzumabe ozogamicina
Apresentação
- Frasco-ampola com pó liofilizado contendo 4,5 mg.

Classificação
Anticorpo monoclonal/anti-CD33.

Terapia Antineoplásica **259**

Mecanismo de ação

É um agente antineoplásico composto por um anticorpo monoclonal humanizado, conjugado a um antibiótico citotóxico antitumoral chamado caliqueamicina. A porção anticorpo do fármaco age especificamente no antígeno CD33, expresso na superfície dos blastos leucêmicos de mais de 80% dos pacientes com leucemia mieloide aguda (LMA), formando, assim, um complexo internalizado. Nessa internalização, a caliqueamicina liga-se ao DNA em um encaixe secundário que resulta em fraturas do DNA e morte da célula.

Farmacocinética

- *Distribuição*: ligação da caliqueamicina às proteínas plasmáticas, 97%; volume de distribuição da porção anticorpo, 21,4 L.
- *Metabolismo*: a caliqueamicina é metabolizada principalmente por redução não enzimática.
- *Excreção*: Cl total, porção anticorpo, 0,15 a 0,35 L/h (dose, 9 mg/m²).
- *Meia-vida*: porção anticorpo, 6,62 a 90 horas (dose, 9 mg/m²).
- *Ajuste para função hepática*: se BT > 2 vezes o LSN ou AST e/ou ALT > 2,5 vezes o LSN, adiar o tratamento até a recuperação da BT para ≤ 2 vezes o LSN e AST e ALT para ≤ 2,5 vezes o LSN, antes de cada dose. Se a dose for adiada por mais de 2 dias entre as infusões sequenciais, omitir a dose agendada. Gentuzumabe não foi estudado em pacientes portadores de insuficiência hepática grave.
- *Ajuste para função renal*: não existe recomendação para ajuste de dose no comprometimento renal.

Administração/diluição

- *EV*: não administrar em *push* ou em *bolus*. Reconstituir cada FA com 5 mL de água destilada a uma concentração final de 1 mg/mL. Acrescentar o volume correspondente da solução reconstituída para uma bolsa de soro fisiológico até um volume final de 50 mL ou de 100 mL (depende da dose). Infundir por 2 horas através de um filtro de linha de 0,2 micra. Durante a infusão, proteger a bolsa da luz; a extensão não necessita de proteção.

Indicações

- Indicado para a terapêutica de associação com daunorrubicina (DNR) e citarabina, para o tratamento de doentes com idade igual ou superior a 15 anos, com leucemia mieloide aguda (LMA) positiva para CD33, não tratados previamente, com exceção de leucemia promielocítica aguda (LPA).

Estabilidade e armazenamento

- Sensível à luz; proteger contra a luz. Refrigeração (entre 2 e 8 °C). Atenção à data de expiração.
- Soluções reconstituídas podem ser refrigeradas por até 1 hora se protegidas da luz; soluções diluídas são estáveis por 6 horas em TA ou por 12 horas quando refrigeradas, o que inclui o tempo de 2 horas de infusão e, se necessário, 1 hora até atingir a TA antes da administração.

Principais interações

Nenhum estudo de interações fármaco-fármaco foi conduzido com gentuzumabe ozogamicina.

Reações adversas

- *Dermatológica*: erupção cutânea.

260 Terapêutica Oncológica para Enfermeiros e Farmacêuticos

- *Gastrointestinais*: constipação; doença inflamatória da mucosa; náusea; vômito.
- *Hematológica*: hemorragia.
- *Hepáticas*: níveis de ALT e AST elevados.
- *Imunológica*: doença infecciosa.
- *Neurológica*: cefaleia.
- *Outras*: fadiga; febre.

Precauções

- Certificar-se da glicemia e dos parâmetros hematológicos, hepáticos e renais antes da aplicação de gentuzumabe.
- Pré-medicar com acetaminofeno, difenidramina e metilprednisolona antes de cada infusão; monitorar a ocorrência de reações infusionais durante a administração e por até 1 hora após o seu término. Monitorar com frequência sinais e sintomas da doença veno-oclusiva após o tratamento com gentuzumabe ozogamicina.
- Controlar os sinais vitais antes da infusão, no decorrer dela e nas 4 horas seguintes. Hipotensão transitória pode muitas vezes ser observada até 6 horas após a infusão; a incidência decresce com a segunda dose.
- Observar sinais e sintomas de hepatite (ganho de peso, dor no quadrante superior direito do abdome, hepatomegalia, ascite).
- Os médicos deverão considerar a leucorredução com hidroxiureia ou leucoferese para reduzir a contagem periférica de glóbulos brancos a menos de 30.000/mcL antes da administração de gentuzumabe.

Ibrutinibe

Apresentação

- Frasco com 90 ou 120 cápsulas de 140 mg.

Classificação

Inibidor da tirosina quinase de Bruton (BTK).

Mecanismo de ação

Ibrutinibe é um inibidor potente e irreversível de BTK que faz parte da via de sinalização do receptor antigênico da célula B (BCR), que se encontra altamente ativada em doenças linfoproliferativas. A ativação da sinalização de BCR é importante para a proliferação e a sobrevivência das células B malignas. O papel central da BTK na sinalização pelos receptores de superfície de células B resulta na ativação de vias necessárias para a circulação de células B, quimiotaxia e adesão. Estudos pré-clínicos demonstraram que ibrutinibe inibe a proliferação e a sobrevida de células B malignas *in vivo*, bem como a migração celular e a adesão ao substrato *in vitro*.

Farmacocinética

- *Absorção*: Tmáx, 1 a 2 horas; a ingestão de alimentos aumenta a exposição em 2 vezes.
- *Distribuição*: a ligação às proteínas gira em torno de 97,3%.
- *Metabolismo*: hepático, ao metabólito ativo PCI-45227; inibidor da glicoproteína P no TGI em razão das maiores concentrações no local após a administração de 1 dose; improvável que seja um inibidor sistêmico da P-gp em doses terapêuticas; substrato primariamente de CYP3A4.
- *Excreção*: fecal, 80% como metabólitos, 1% como fármaco inalterado; renal, 20% como metabólitos, 0% como fármaco inalterado; Cl renal < 10%; Cl total, 1.000 L/h.
- *Meia-vida*: 4 a 6 horas.

- *Ajuste para função hepática*: evitar o uso no comprometimento hepático; exposição aumentada em 6 vezes no comprometimento hepático moderado. Pacientes com níveis de AST ou ALT ≥ 3 vezes o LSN foram excluídos dos estudos clínicos.
- *Ajuste para função renal*: a excreção renal é mínima e a exposição de ibrutinibe não é alterada em doentes com insuficiência leve a moderada. Não há dados disponíveis no comprometimento renal severo.

Indicações
- Tratamento de adultos com LMC que receberam ao menos um tratamento anterior contendo rituximabe.
- Tratamento de leucemia linfocítica crônica/linfoma linfocítico de pequenas células (LLC/LLPC).
- Macroglobulinemia de Waldenström (MW), em pacientes não tratados anteriormente ou que receberam ao menos um tratamento anterior.
- Linfoma de zona marginal, recidivado ou refratário, em pacientes que receberam ao menos um tratamento anterior contendo rituximabe e que requeiram terapia sistêmica.
- Doença do enxerto contra hospedeiro crônica (DECHc), em pacientes que receberam pelo menos uma linha de terapia sistêmica.

Administração
- *VO*: deve ser administrado 1 vez ao dia, com um copo de água, no mesmo horário. As cápsulas deverão ser deglutidas inteiras com água e não deverão ser abertas, quebradas ou mastigadas. Pode ser ingerido antes ou depois de uma refeição. Caso uma dose não seja administrada no horário programado, esta poderá ser administrada o quanto antes possível, no mesmo dia, com retorno ao regime normal no dia seguinte. O paciente não deverá administrar doses adicionais para compensar a dose omitida.

Estabilidade e armazenamento
- Conservar em temperatura ambiente (entre 15 e 30 °C).

Principais interações
- *Com inibidores de CYP3A4*: pode ocorrer aumento na exposição de ibrutinibe. Considerar o uso de agentes alternativos com menor poder inibitório sobre a CYP3A4.
  - Se for necessária a coadministração com um inibidor moderado de CYP3A4, reduzir a dose de ibrutinibe a 140 mg e monitorar o paciente para ocorrência de sinais e sintomas de toxicidade relativos ao ibrutinibe.
  - Se um inibidor forte de CYP3A4 for utilizado por um período curto (7 dias ou menos), como os antibióticos e antifúngicos, considerar a interrupção de ibrutinibe durante a utilização do inibidor.
- *Com indutores fortes de CYP3A4*: pode ocorrer diminuição da exposição plasmática do ibrutinibe. Considerar o uso de agentes alternativos com menor potencial para indução enzimática.

Reações adversas
- *Cardiovascular*: edema periférico.
- *Dermatológica*: erupção cutânea.
- *Endocrinometabólicas*: níveis aumentados de ácido úrico; desidratação.
- *Gastrointestinais*: dor abdominal; constipação; diminuição de apetite; diarreia; náusea; vômito; estomatite; dispepsia.

- *Hematológicas*: anemia; sangramento; neutropenia; trombocitopenia.
- *Musculoesqueléticas*: dor musculoesquelética; espasmo muscular; fraqueza; artralgia.
- *Renal*: nível aumentado de creatinina sérica.
- *Respiratórias*: dispneia; infecção do trato respiratório superior; tosse; sinusite; epistaxe.
- *Outra*: fadiga.

Precauções
- Não deverá ser administrado com suco de toranja (*grapefruit*) ou laranja-de-sevilha.
- Diarreia é a reação adversa mais comum; beber bastante líquido para reduzir o risco de desidratação.

Imatinibe
Apresentação
- Comprimidos revestidos de 100 e 400 mg.

Classificação
Inibidor da tirosina quinase.

Mecanismo de ação
Inibe a transdução do sinal celular que inibe de modo potente a tirosina quinase Bcr-Abl *in vitro*, no nível celular e *in vivo*. O composto inibe seletivamente a proliferação e induz a apoptose nas linhagens celulares Bcr-Abl positivas, bem como em células leucêmicas frescas de pacientes com LMC com cromossomo Philadelphia positivo (Ph+) e leucemia linfoblástica aguda (LLA). Também inibe a tirosina quinase para o fator de crescimento derivado de plaquetas (PDGF), fator da célula-tronco (SCF), c-KIT e eventos mediados pelo PDGF e pelo SCF.

Farmacocinética
- *Absorção*: a biodisponibilidade absoluta média para a formulação em cápsula é de 98%. Quando administrado com uma refeição rica em gorduras, a taxa de absorção é minimamente reduzida, quando comparada com as condições de jejum.
- *Distribuição*: em concentrações clinicamente relevantes, a ligação às proteínas plasmáticas foi aproximadamente de 95%, com base em experimentos *in vitro*, principalmente à albumina e à alfa-ácido-glicoproteína, com uma pequena ligação às lipoproteínas.
- *Metabolismo*: hepático, principalmente através da via CYP3A4; o principal metabólito (ativo) é o derivado de piperazina N-desmetilado (CGP74588); o comprometimento hepático grave aumenta a biodisponibilidade do imatinibe e seu metabólito ativo em 45% e 55%, respectivamente.
- *Excreção*: 81% da dose é eliminada dentro de 7 dias pelas fezes (68% da dose) e urina (13% da dose). O imatinibe inalterado responde por 25% da dose (5% na urina e 20% nas fezes), sendo o restante metabólito.
- *Meia-vida*: como fármaco inalterado, 18 horas em adultos e 14,8 horas em crianças; em torno de 40 horas para CGP74588.
- *Ajuste para função hepática*: se toxicidade durante o tratamento, suspender temporariamente se BT > 3 vezes o LSN ou transaminases > 5 vezes o LSN. Reintroduzir quando BT < 1,5 vez o LSN e transaminases < 2,5 vezes o LSN em dose reduzida (para adultos, reduzir de 400 para 300 mg/dia, de 600 para 400 mg/dia ou de 800 para 600 mg/dia; para crianças, reduzir de 340 para 260 mg/m²/dia).
- *Ajuste para função renal*: usar com cautela se comprometimento renal severo (< 20 mL/min); se ClCr 20 a 39 mL/min, iniciar com 50% da dose e aumentar gradativamente conforme a tolerância, até o máximo de 400 mg; se ClCr 40 a 59 mL/min, não usar doses > 600 mg.

Indicações
- Tratamento de pacientes adultos e pediátricos (acima de 2 anos) com leucemia mieloide crônica (LMC) com cromossomo Philadelphia positivo (Ph+), recém-diagnosticada e sem tratamento anterior.
- Tratamento de pacientes adultos com LMC Ph+ em crise blástica, fase acelerada ou fase crônica após falha ou intolerância à terapia com alfainterferona.
- Tratamento de pacientes adultos e pediátricos (acima de 1 ano) com leucemia linfoblástica aguda (LLA), Ph+, recentemente diagnosticada, associado a quimioterapia.
- Tratamento de pacientes adultos com tumores estromais gastrointestinais (GIST), não ressecáveis e/ou metastáticos.
- Tratamento adjuvante de pacientes adultos após ressecção de GIST primário.

Administração
- *VO*: imatinibe deve ser ingerido com uma refeição e um grande copo de água. Para pacientes impossibilitados de deglutir o medicamento, os comprimidos podem ser dispersos em água ou suco de maçã (aproximadamente 50 mL para cada 100 mg); misturar até a dissolução e utilizar imediatamente.

Armazenamento
Temperatura ambiente (até 30 °C).

Principais interações
- *Com a clozapina*: inibição da CYP3A4 e/ou da CYP2D6 pelo imatinibe, que pode resultar em aumento nos níveis plasmáticos de clozapina e risco aumentado de prolongamento do intervalo QT.
- *Com a pimozida*: inibição da CYP3A4 pelo imatinibe, que pode resultar em aumento nos níveis plasmáticos da pimozida e risco aumentado de prolongamento do intervalo QT.
- *Com inibidores da CYP3A4*: pode resultar em aumento dos níveis e da toxicidade do imatinibe.
- *Com indutores da CYP3A4*: pode resultar em diminuição dos níveis e da eficácia do imatinibe.
- *Com varfarina*: pode ocorrer aumento dos valores de INR e de sangramento. Monitorar o INR e, se necessário, ajustar a dose de varfarina ou considerar alternativas terapêuticas.
- *Com levotiroxina*: pode resultar em aumento do *clearance* hepático desta, em aumento do nível do hormônio estimulante da tireoide e dos sintomas de hipotiroidismo. Monitorar a função da tireoide durante o uso concomitante.
- *Com anlodipino*: pode resultar em aumento de toxicidade decorrente do imatinibe. Se associados, monitorar a toxicidade e considerar outra opção terapêutica ao anlodipino.
- *Em combinação com sinvastatina*: pode haver diminuição do metabolismo e aumento do efeito farmacológico e da toxicidade desta.
- Inibição do *clearance* do acetaminofeno em combinação com imatinibe.

Reações adversas
- *Cardiovascular*: edema.
- *Dermatológicas*: suores noturnos; erupção cutânea.
- *Endocrinometabólica*: aumento de peso.
- *Gastrointestinais*: diarreia; náusea; vômito.
- *Musculoesqueléticas*: artralgia, cãibras; dor musculoesquelética; mialgia; espasmos.
- *Neurológicas*: astenia; tontura; cefaleia; insônia.
- *Respiratórias*: tosse; nasofaringite; dor faringolaríngea; faringite.
- *Outras*: fadiga; febre; influenza.

Precauções
- Monitoramento do peso e edemas. Estar atento ao risco de retenção hídrica severa.
- Acompanhar a monitorização periódica do hemograma, função hepática e renal.
- Evitar o suco de toranja (*grapefruit*), que pode aumentar a concentração plasmática do imatinibe.
- A erva-de-são-joão pode aumentar o metabolismo e diminuir a concentração do imatinibe.

Inotuzumabe ozogamicina
Apresentação
- Frasco-ampola com pó liofilizado contendo 1 mg.

Classificação
Conjugado anticorpo-fármaco/anti-CD22.

Mecanismo de ação
Inotuzumabe ozogamicina apresenta três porções: o anticorpo inotuzumabe, o agente citotóxico dimetil-hidrazida N-acetil-gama-caliqueamicina e um ligante. Inotuzumabe ozogamicina liga-se a células tumorais que expressam CD22; o complexo é internalizado e libera, por meio do ligante, a porção citotóxica. Uma vez internalizado, o derivado de caliqueamicina é liberado e ativado, causando quebras na fita dupla do DNA e morte celular por apoptose.

Farmacocinética
- *Distribuição*: ligação de caliqueamicina às proteínas plasmáticas, 97%; volume de distribuição, 12 L.
- *Metabolismo*: redução não enzimática de caliqueamicina.
- *Excreção*: Cl total, 0,0333 L/h.
- *Meia-vida*: 12,3 dias.
- *Ajuste para função hepática*: se BT ≥ 1,5 vez o LSN e AST/ALT ≥ 2,5 vezes o LSN, interromper o tratamento até a recuperação da BT para ≤ 1,5 vez o LSN e de AST/ALT para ≤ 2,5 vezes o LSN. Caso a recuperação não ocorra conforme os parâmetros recomendados, suspender o tratamento permanentemente.
- *Ajuste para função renal*: não existe recomendação para ajuste de dose no comprometimento renal, inclusive para pacientes com doença renal terminal, com ou sem hemodiálise.

Indicações
- Monoterapia para o tratamento de adultos com leucemia linfoblástica aguda (LLA) de células B precursoras, recidivada ou refratária, CD22 positivo.
- Tratamento de pacientes adultos com LLA de células B precursoras, recidivada ou refratária, com cromossomo Philadelphia positivo (Ph+), só é indicado após falha do tratamento com pelo menos um inibidor de tirosina quinase.

Administração/diluição
- *EV*: reconstituir cada FA com 4 mL de água destilada a uma concentração de 0,25 mg/mL; o volume final é de 3,6 mL (0,9 mg). Acrescentar o volume correspondente da solução reconstituída para uma bolsa de soro fisiológico até um volume de 50 mL. Infundir por 1 hora, à velocidade de 50 mL/h; durante a infusão, proteger a bolsa da luz.

Estabilidade e armazenamento
- Deve ser conservado sob refrigeração (entre 2 e 8 °C), protegido da luz. Não congelar.

Terapia Antineoplásica   **265**

- *Solução reconstituída*: usar a solução reconstituída imediatamente ou após o armazenamento sob refrigeração (entre 2 e 8 °C) por até 4 horas antes da diluição. Proteger da luz. Não congelar.
- *Solução diluída*: usar a solução diluída imediatamente ou após o armazenamento à temperatura ambiente (entre 15 e 30 °C) ou sob refrigeração (entre 2 e 8 °C). O tempo de armazenamento da solução diluída pode variar, mas o tempo total entre a reconstituição e o final da infusão não deve exceder 8 horas. Proteger da luz. Não congelar.

Principais interações
- A associação com agentes com probabilidade de prolongar o intervalo QT, como antiarrítmicos (p. ex., o sotalol), bem como antipsicóticos, antidepressivos, antibióticos e alguns anestésicos, pode resultar em risco aumentado de prolongamento QT. A interrupção ou o uso de medicamentos alternativos que não prolonguem o intervalo QT é recomendado enquanto o paciente está em uso de inotuzumabe ozogamicina.

Reações adversas
- *Gastrointestinais*: dor abdominal; náusea.
- *Hematológicas*: anemia; hemorragia; leucopenia; linfocitopenia; neutropenia; trombocitopenia.
- *Hepáticas*: níveis elevados de ALT/AST; gama-glutamil transferase aumentada; danos hepatocelulares; hiperbilirrubinemia.
- *Imunológica*: doença infecciosa.
- *Neurológica*: cefaleia.
- *Outras*: fadiga; febre.

Precauções
- Quando o uso concomitante de fármacos conhecidos por prolongar o intervalo QT for inevitável, realizar um eletrocardiograma e obter níveis de eletrólitos antes do início da terapia com inotuzumabe ozogamicina e após o início do fármaco que causa o prolongamento do intervalo QT.
- Monitorar sinais e sintomas de doença veno-oclusiva hepática/síndrome da obstrução sinusoidal (VOD/SOS), incluindo ganho rápido de peso, ascite e hepatomegalia.

Lapatinibe
Apresentação
- Comprimidos revestidos de 250 mg.

Classificação
Inibidor da tirosina quinase/inibidor de EGFR (ErbB1) e de HER-2 (ErbB2).

Mecanismo de ação
Lapatinibe é um inibidor potente e reversível do receptor do fator de crescimento epidérmico (ErbB1) e HER-2 (ErbB2) por meio de ligação à tirosina quinase, interrompendo os processos de fosforilação e ativação dos segundos mensageiros subsequentes (Erk1/2 e Akt); com isso, ocorre a regulação da proliferação e da sobrevida das células nos tumores que expressam o Erb e o ErbB2.

Farmacocinética
- *Absorção*: biodisponibilidade variável; a administração com alimentos aumenta a exposição sistêmica (aumento de AUC em 3 a 4 vezes e de Cmáx em 2,5 a 3 vezes).
- *Distribuição*: mais de 99% ligado à albumina e à alfa-1-glicoproteína ácida.

- *Metabolismo*: hepático; principalmente via CYP3A4 e 3A5 e, em menor grau, via CYP2C19 e 2C8.
- *Meia-vida*: 24 horas (doses repetidas) e 14,2 horas (dose única).
- *Excreção*: fezes (27% como fármaco inalterado; faixa de 3% a 67%); urina (< 2%).
- *Ajuste para função hepática*: se disfunção hepática severa prévia, iniciar com 750 mg/dia (em associação à capecitabina) ou 1.000 mg/dia (em associação ao letrozol). Se hepato-toxicidade severa durante o tratamento, descontinuar permanentemente.
- *Ajuste para função renal*: não há necessidade de ajuste de dose (menos de 2% de lapa-tinibe é eliminado por via renal).

Indicações

- Tratamento associado a capecitabina para câncer de mama avançado ou metastático, com superexpressão de HER-2/neu, em pacientes submetidos à terapia prévia com ou-tros fármacos antineoplásicos, incluindo antraciclina, taxano e trastuzumabe.
- Tratamento em combinação com letrozol é indicado para mulheres na pós-menopausa, com câncer de mama avançado ou metastático positivo para receptores de hormônios, cujos tumores superexpressem HER-2/neu (ErbB2) e para as quais a terapia hormonal é recomendada.

Administração

- *VO*: tomar com estômago vazio, 1 hora antes ou 1 hora depois da refeição. Em um estu-do com indivíduos sadios, a administração de lapatinibe com alimentos de baixo teor de gordura (5% de gordura; 500 calorias) ou com teor alto de gordura (50% de gordura; 1.000 calorias) resultou em aumento de AUC e da concentração máxima; portanto, recomenda-se a administração do lapatinibe em jejum.

Estabilidade e armazenamento

Deve ser conservado em temperatura ambiente (entre 15 e 30 °C).

Principais interações

- *Com inibidores da CYP3A4*: pode ocorrer aumento dos níveis e da toxicidade do lapati-nibe. Considerar a diminuição da dose deste, na ocorrência de toxicidade, de 1.250 mg/dia para 500 mg/dia. Se o inibidor for suspenso, considerar um período de *washout* de 1 semana, antes do ajuste de dose de maneira ascendente para a dose indicada.
- *Com indutores da CYP3A4*: pode ocorrer diminuição dos níveis e da toxicidade do lapa-tinibe. Se usados concomitantemente, considerar a titulação da dose do lapatinibe gra-dualmente, de 1.250 mg/dia até 4.500 mg/dia, levando-se em conta a tolerabilidade.
- Efeitos aditivos no prolongamento do intervalo QT se associado a medicamentos que também alteram o intervalo QT.
- *Em combinação com metadona ou clozapina*: aumento da concentração plasmática destas, pela inibição da CYP3A4 pelo lapatinibe, e efeitos aditivos no prolongamento do intervalo QT. Se associados, monitorar o *status* cardiovascular.
- *Em combinação com amiodarona*: aumento das concentrações plasmáticas da amioda-rona e/ou lapatinibe e efeitos aditivos no prolongamento do intervalo QT.
- *Em combinação com digoxina*: inibição da glicoproteína P pelo lapatinibe, que pode resultar em aumento nos níveis plasmáticos de digoxina. Se associados, monitorar os níveis plasmáticos de digoxina antes e durante a terapia com lapatinibe.
- *Com suco de toranja (grapefruit)*: pode aumentar os níveis e os efeitos do lapatinibe.
- *Com erva-de-são-joão*: pode aumentar o metabolismo com redução das concentrações do lapatinibe.

Reações adversas

- *Dermatológicas*: síndrome mão-pé; erupção cutânea.
- *Gastrointestinais*: diarreia; indigestão; náusea; vômito.
- *Hematológicas*: anemia; trombocitopenia.
- *Hepáticas*: ALT e AST aumentados; hiperbilirrubinemia.
- *Musculoesqueléticas*: dor nas costas; dor em membros inferiores.
- *Neurológicas*: cefaleia; insônia.
- *Respiratória*: dispneia.
- *Outra*: fadiga.

Precauções

- Monitorar hemograma completo com contagem diferencial.
- Monitorar provas de função hepática, incluindo os níveis de transaminases, bilirrubina e fosfatase alcalina (basais e a cada 4 a 6 semanas durante o tratamento).
- Monitorar os níveis de eletrólitos, incluindo cálcio, potássio e magnésio.
- Monitorar a ocorrência de retenção hídrica.
- Estabelecer monitorização eletrocardiográfica se o paciente estiver sob risco de prolongamento do intervalo QT_c.
- Diarreia severa tem sido reportada com lapatinibe. O manuseio da diarreia, com o uso de antidiarreicos, é importante. Dependendo da gravidade, pode ser necessário interromper e descontinuar o tratamento com lapatinibe.
- A dose de lapatinibe não deve ser dividida. Os pacientes devem ser orientados quanto à importância de tomar o medicamento apenas 1 vez ao dia.
- Monitorar sintomas de pneumopatia intersticial.
- Antes de iniciar o tratamento com lapatinibe, deve-se avaliar a fração de ejeção do ventrículo esquerdo (FEVE) para assegurar que os valores basais dessa fração estejam dentro dos limites normais. Interromper o tratamento em caso de redução da FEVE ≥ 2 graus ou abaixo do limite inferior de normalidade; pode ser reiniciado após 2 semanas, com uma dose diária de 1.000 mg, se a FEVE voltar ao normal e se o paciente estiver assintomático. A FEVE deve ser monitorizada continuamente durante todo o tratamento com lapatinibe para assegurar que não ocorra queda abaixo do limite mínimo normal.

Lenvatinibe

Apresentação

- Cápsulas de 4 e 10 mg.

Classificação

Inibidor de tirosina quinase/antiangiogênico.

Mecanismo de ação

Lenvatinibe é um inibidor do receptor de TK que inibe seletivamente as atividades de quinase dos receptores do fator de crescimento endotelial vascular (VEGF) VEGFR1, VEGFR2, VEGFR3 e de outros inibidores de receptor de TK. Isso inibe o crescimento do tumor e a progressão do câncer, interrompendo as funções celulares, incluindo os receptores do fator de crescimento dos fibroblastos (FGF) e os receptores *alfa*, KIT e RET do fator de crescimento derivado das plaquetas (PDGF).

Farmacocinética

- *Absorção*: Tmáx oral de 1 a 4 horas. O efeito dos alimentos retarda a Tmáx em 2 horas; há um atraso na taxa, mas não na extensão de absorção.

- *Distribuição*: ligação às proteínas plasmáticas é de 98% a 99%.
- *Metabolismo*: hepático; é substrato da CYP3A, da P-gp e da BCRP.
- *Excreção*: renal, 25%; fecal, 64%.
- *Meia-vida*: 28 horas.
- *Ajuste para função hepática*: não é necessário um ajuste da dose inicial em pacientes com comprometimento hepático leve ou moderado. Naqueles com comprometimento hepático grave, a dose inicial recomendada é de 14 mg, 1 vez ao dia, para o câncer de tireoide, e de 10 mg de lenvatinibe em combinação com everolimo para CCR, administrado 1 vez ao dia. Não são necessários ajustes de dose com base na função hepática em pacientes com câncer hepatocelular (CHC) e insuficiência hepática leve; existem dados limitados em pacientes com CHC e insuficiência hepática moderada. Com base nesses dados, a dose inicial recomendada em pacientes com insuficiência hepática moderada é de 8 mg, independentemente do peso corporal. Os dados disponíveis não permitem uma recomendação posológica para pacientes com CHC e insuficiência hepática grave.
- *Ajuste para função renal*: não é necessário um ajuste da dose inicial em pacientes com comprometimento renal leve ou moderado. Naqueles com comprometimento renal grave, a dose inicial recomendada é de 14 mg, 1 vez ao dia, para câncer de tireoide, e de 10 mg em combinação com everolimo para CCR, 1 vez ao dia. Os dados disponíveis não permitem uma recomendação posológica para pacientes com CHC e insuficiência renal grave. Os pacientes com doença renal em fase terminal não foram avaliados; portanto, a utilização de lenvatinibe para eles não é recomendada.

Indicações
- Tratamento de pacientes adultos com carcinoma diferenciado da tireoide (CDT: papilífero, folicular ou célula de Hürthle), localmente avançado ou metastático, progressivo, refratário a radioiodoterapia (RIT).
- Indicado em combinação com everolimo para o tratamento de pacientes com CCR avançado após tratamento prévio com terapia antiangiogênica.
- Tratamento de pacientes com carcinoma hepatocelular (CHC), que não receberam terapia sistêmica anterior para doença avançada ou não ressecável.

Administração
- *VO*: lenvatinibe deve ser tomado no mesmo horário diariamente, com ou sem alimentos. As cápsulas devem ser engolidas inteiras, com água. Se o paciente esquecer de tomar uma dose e não conseguir tomá-la dentro de 12 horas, aguardar o horário normal de administração da próxima dose. O tratamento deve continuar enquanto houver benefício clínico.

Estabilidade e armazenamento
- Armazenar à temperatura ambiente (15 a 30 °C).

Principais interações
Sem dados disponíveis.

Reações adversas
- *Cardiovascular*: hipertensão.
- *Dermatológica*: síndrome mão-pé.
- *Gastrointestinais*: dor abdominal; diarreia; perda de apetite; náusea; estomatite; vômito.
- *Musculoesqueléticas*: artralgia; mialgia.
- *Neurológica*: cefaleia.
- *Outras*: dificuldade em falar; fadiga.

Precauções
- Controlar a pressão arterial antes do início do tratamento com lenvatinibe.
- Monitorar sinais ou sintomas clínicos de descompensação cardíaca.

Lorlatinibe
Apresentação
- Comprimidos de 25 e 100 mg.

Classificação
Inibidor de tirosina quinase.

Mecanismo de ação
Lorlatinibe é um inibidor seletivo das tirosinas quinases ALK e do oncogene c-ros 1 (ROS1), que promovem a progressão tumoral em câncer de pulmão de não pequenas células positivo para ALK/ROS1. Lorlatinibe demonstrou atividade *in vitro* contra múltiplas formas mutadas da enzima ALK, incluindo algumas mutações identificadas em tumores com progressão da doença após uso de crizotinibe ou de outro inibidor de ALK.

Farmacocinética
- *Absorção*: Tmáx VO, 1,2 a 2 horas; biodisponibilidade VO, 81%.
- *Distribuição*: volume de distribuição de 305 L; ligação às proteínas é de 66%.
- *Metabolismo*: primariamente metabolizado pela CYP3A4 e pela UGT1A4; indutor de CYP3A e de CYP2B6; inibidor de P-gp, OCT1, OAT3, MATE1 e BCRP.
- *Excreção*: urina, 48% (< 1% inalterado); fecal, 41% (9% inalterado); Cl total, 11 a 18 L/h.
- *Meia-vida*: 24 horas.
- *Ajuste para função hepática*: na presença de comprometimento hepático leve, não é necessário ajuste de dose. No comprometimento moderado ou severo, sem informação disponível.
- *Ajuste para função renal*: na presença de comprometimento leve ou moderado, não é necessário ajuste de dose. No comprometimento severo, sem informação disponível.

Indicações
- Indicado para o tratamento de pacientes adultos com CPNPC avançado, positivo para ALK, previamente tratados com um ou mais inibidores da tirosina quinase ALK.

Administração
- *VO*: pode ser administrado com ou sem alimento. Os pacientes devem ser orientados a tomar a sua dose de lorlatinibe aproximadamente à mesma hora todos os dias. Os comprimidos devem ser engolidos inteiros. Nenhum comprimido deve ser ingerido se estiver quebrado, rachado, ou de outro modo não intacto. Se uma dose do lorlatinibe for esquecida, o paciente deve tomá-la tão logo se lembre, a menos que falte menos de 4 horas até a próxima dose, e nesse caso o paciente deve tomar o medicamento no próximo horário programado. Os pacientes não devem tomar 2 doses no mesmo horário para compensar a dose esquecida.

Estabilidade e armazenamento
- Deve ser conservado em temperatura ambiente (entre 15 e 30 °C).

Principais interações
- *Com indutores fortes de CYP3A4*: pode resultar em diminuição da exposição de lorlatinibe. Antes de iniciar lorlatinibe, descontinuar o indutor forte de CYP3A4 até 3 meias-vidas plasmáticas do indutor forte.

- *Com substratos de CYP3A4*: pode resultar em exposição diminuída dos substratos da CYP3A4, o que pode reduzir a eficácia desses substratos.
- *Com inibidores fortes da CYP3A4*: pode resultar na exposição aumentada de lorlatinibe e na incidência e severidade aumentadas das reações adversas. Se a associação não puder ser evitada, reduzir a dose inicial diária de lorlatinibe de 100 mg para 75 mg, ou de 75 mg para 50 mg.
- *Com substratos de CYP3A4 e inibidores fortes de CYP3A4*: pode resultar em exposição aumentada de lorlatinibe e em decréscimo da exposição dos substratos.
- *Com indutores moderados de CYP3A4*: pode resultar em exposição diminuída de lorlatinibe. Se a associação não puder ser evitada, monitorar ALT, AST e bilirrubina.

Reações adversas
- *Gastrointestinal*: diarreia.
- *Endocrinometabólica*: ganho de peso.
- *Musculoesquelética*: artralgia.
- *Respiratória*: dispneia.
- *Outra*: fadiga.

Precauções
- Orientar o uso de métodos contraceptivos eficazes durante o tratamento.
- Monitorar exames de colesterol sérico, triglicérides e ECG antes e no decorrer do tratamento.

Nilotinibe
Apresentação
- Cápsulas de 150 e 200 mg.

Classificação
Inibidor da tirosina quinase.

Mecanismo de ação
Nilotinibe tem como alvos a oncoproteína BCR-ABL, a c-KIT e o receptor do fator de crescimento derivado de plaquetas (PDGFR). Inibe a proliferação de linhagens de células leucêmicas que é mediada pela BCR-ABL, a partir da ligação no sítio correspondente do ATP da BCR-ABL e inibição da atividade da tirosina quinase. O nilotinibe apresenta atividade em mutações da BCR-ABL quinase resistentes ao imatinibe. Nilotinibe é ciclocelular fase não específica e tem ação imunossupressora.

Farmacocinética
- *Absorção*: os picos de concentração de nilotinibe são alcançados 3 horas após a administração oral, com uma absorção de aproximadamente 30%. A absorção de nilotinibe (biodisponibilidade relativa) pode ser reduzida em aproximadamente 48% e 22% em pacientes com gastrectomia total e parcial, respectivamente. Observa-se um aumento na biodisponibilidade de 82% quando administrado 30 minutos após uma refeição rica em gordura.
- *Distribuição*: o volume de distribuição é de 579 L. A ligação a proteínas plasmáticas é de aproximadamente 98%. O tempo para atingir o pico é de 3 a 4 horas.
- *Metabolismo*: hepático; as principais vias metabólicas identificadas foram a oxidação e a hidroxilação, pela via CYP3A4, em metabólitos inativos primários.
- *Excreção*: fezes (93%; 69% como fármaco inalterado).
- *Meia-vida*: 15 a 17 horas.

- *Ajuste para função hepática*: considerar ajuste de dose para início do tratamento e, se possível, optar por terapia alternativa. Se, durante a terapia, BT > 3 vezes o LSN ou transaminases > 5 vezes o LSN, interromper e reintroduzir com 400 mg/dia quando os níveis retornarem a grau ≤ 1.
- *Ajuste para função renal*: pode não ser necessário (mínima excreção renal).

Indicações

- Tratamento de pacientes adultos com leucemia mieloide crônica com cromossomo Philadelphia positivo (LMC Ph+), em fase crônica (FC), recém-diagnosticada.
- Tratamento de pacientes adultos com LMC Ph+ em fase crônica (FC) ou em fase acelerada após falha ou intolerância a pelo menos uma terapia prévia, incluindo imatinibe.

Administração

- *VO*: deve ser administrado com um intervalo de ao menos 12 horas e não deve ser ingerido com alimentos. Quando indicado clinicamente, nilotinibe pode ser administrado em associação com fatores de crescimento hematopoiéticos, como eritropoetina e filgrastim, e com hidroxiureia ou anagrelida.

Estabilidade e armazenamento

- Conservar em temperatura ambiente (entre 15 e 30 °C) e, depois de aberto, manter na embalagem original.

Principais interações

- *Em combinação com medicamentos que alteram o intervalo QT*: pode provocar efeitos aditivos no prolongamento do intervalo QT, além de aumento de risco de *torsades de pointes*.
- *Associado a fluconazol, posaconazol, saquinavir*: pode ocorrer aumento da concentração plasmática do nilotinibe e risco aumentado de prolongamento do intervalo QT.
- *Efeitos aditivos no prolongamento do intervalo QT e inibição da CYP3A4*: cetoconazol, telitromicina e voriconazol. Pode ocorrer aumento dos níveis e da toxicidade do nilotinibe.
- *Com inibidores da CYP3A4*: pode ocorrer aumento dos níveis e da toxicidade do nilotinibe. Se associados, considerar redução da dose de nilotinibe.
- *Com indutores da CYP3A4*: pode ocorrer diminuição dos níveis e da eficácia do nilotinibe; evitar o uso concomitante.
- *Em combinação com midazolam*: inibição da CYP3A4 pelo nilotinibe, o que pode resultar em aumento na concentração plasmática do midazolam.
- *Em combinação com inibidores da bomba de prótons*: a supressão da secreção gástrica pode provocar uma diminuição da exposição ao nilotinibe. Optar pelo uso de antiácidos ou bloqueadores H2 e considerar um intervalo de várias horas para administração deste.
- *Em combinação com clozapina e metadona*: inibição da CYP3A4 pelo nilotinibe, que pode resultar em aumento nos níveis plasmáticos de clozapina e metadona e risco aumentado de prolongamento do intervalo QT.

Reações adversas

- *Dermatológicas*: alopecia; pele seca; suores noturnos; prurido; exantema.
- *Endocrinometabólica*: hipofosfatemia.
- *Gastrointestinais*: dor abdominal; constipação; diarreia; indigestão; náusea; dor abdominal superior; vômito.
- *Musculoesqueléticas*: artralgia; dor nas costas; mialgia; dor no membro.
- *Neurológicas*: astenia; cefaleia.
- *Respiratórias*: tosse; nasofaringite.
- *Outra*: fadiga.

Precauções

- Recomenda-se a realização de eletrocardiograma (ECG) antes do início da terapia com nilotinibe, devendo ser repetido após 7 dias e quando clinicamente indicado.
- Monitorar o hemograma completo com contagem diferencial a cada 2 semanas durante os primeiros 2 meses e, depois, mensalmente.
- Corrigir a hipocalemia ou a hipomagnesemia antes da administração de nilotinibe. Os níveis sanguíneos de potássio e magnésio devem ser monitorados periodicamente durante a terapia, particularmente em pacientes com risco para anormalidades eletrolíticas.
- Nilotinibe pode ser interrompido temporariamente e/ou sua dose pode ser reduzida em decorrência de toxicidades hematológicas (neutropenia, trombocitopenia) que não estejam relacionadas à leucemia subjacente.
- Para pacientes com dificuldade de deglutição, o conteúdo de cada cápsula deve ser disperso em 1 colher de sopa de suco de maçã e deve ser ingerido imediatamente.

Niraparibe

Apresentação
- Cápsulas de 100 mg.

Classificação
Inibidor de PARP.

Mecanismo de ação
Niraparibe é um inibidor de PARP-1 e de PARP-2 e age no aumento da formação de complexos PARP-DNA, que resultam em dano ao DNA, na apoptose e na morte celular. Foi observada citotoxicidade aumentada nas linhagens tumorais com ou sem deficiências em BRCA1/2.

Farmacocinética
- *Absorção*: nenhum efeito significativo se administrado com alimentos; Tmáx oral, 3 horas; biodisponibilidade, 73%.
- *Distribuição*: ligação às proteínas plasmáticas, 83%; volume de distribuição, 1.074 L.
- *Metabolismo*: principalmente por carboxil esterases a um metabólito inativo.
- *Excreção*: fecal, 38,8%, 19% como fármaco inalterado; urina, 47,5%, 11% como fármaco inalterado.
- *Meia-vida*: 36 horas.
- *Ajuste para função hepática*: nenhum ajuste é necessário no comprometimento hepático. O ajuste da dose de niraparibe é recomendado para pacientes com insuficiência hepática moderada; a insuficiência hepática moderada não teve efeito na Cmáx do niraparibe ou na sua ligação às proteínas. A farmacocinética de niraparibe em pacientes com insuficiência hepática grave é desconhecida.
- *Ajuste para função renal*: nenhum ajuste é necessário no comprometimento renal leve a moderado.

Indicações
- Terapia de manutenção de pacientes adultas com carcinoma de ovário, da trompa de Falópio ou peritoneal primário avançado (Estágios III e IV – FIGO) de alto grau, que responderam completamente ou em parte, após a conclusão da quimioterapia de primeira linha à base de platina.
- Terapia de manutenção de pacientes adultas com carcinoma epitelial de ovário, da trompa de Falópio ou peritoneal primário seroso de alto grau, recorrente e sensível à platina. A paciente deve ter respondido completamente ou em parte à quimioterapia à base de platina.

Administração
- *VO*: as pacientes devem ser orientadas a tomar a sua dose aproximadamente à mesma hora todos os dias. Se a paciente se esquecer de tomar uma dose, deverá tomar a dose seguinte no horário habitual.

Estabilidade e armazenamento
- Não conservar acima de 30 °C.

Principais interações
- Nenhum estudo formal de interação fármaco-fármaco foi conduzido com niraparibe.

Reações adversas
- *Cardiovascular*: hipertensão.
- *Dermatológica*: erupção cutânea.
- *Gastrointestinais*: constipação; diminuição do apetite; mucosite; náusea; vômito.
- *Hematológicas*: anemia; neutropenia; trombocitopenia.
- *Neurológicas*: cefaleia; insônia.
- *Respiratórias*: dispneia; nasofaringite.

Precauções
- Monitorar as pacientes para a ocorrência de insuficiência coronariana, arritmia e hipertensão arterial. Pode ser necessário ajustar a dose com terapia anti-hipertensiva.

Obinutuzumabe
Apresentação
- Frasco-ampola de 40 mL, com 25 mg/mL.

Classificação
Anticorpo monoclonal/anti-CD20.

Mecanismo de ação
Obinutuzumabe é um anticorpo monoclonal (subclasse IgG1) que se liga ao CD20 na superfície de linfócitos B, causando lise da célula B. A depleção das células B no sangue periférico não está diretamente correlacionada à depleção nos órgãos sólidos ou em depósitos malignos e não mostrou correlação com a resposta clínica.

Farmacocinética
- *Distribuição*: volume de distribuição de 3,8 L.
- *Excreção*: Cl total, 0,09 L/dia.
- *Meia-vida*: 28,4 dias.
- *Ajuste para função hepática*: sem informações disponíveis.
- *Ajuste para função renal*: sem informações disponíveis.

Indicações
- Em associação com clorambucila, é indicado no tratamento de pacientes adultos com LLC não tratados previamente e com comorbidades, tornando-os não elegíveis ao tratamento com base em fludarabina com dose completa.
- Em associação com quimioterapia, seguido por manutenção com obinutuzumabe, no tratamento de pacientes com linfoma folicular (LF), não tratados previamente.
- Em associação com bendamustina, seguido por manutenção com obinutuzumabe, no tratamento de pacientes com LF que não responderam ou recaíram durante ou após tratamento com rituximabe ou com um esquema quimioterápico contendo rituximabe.

Administração/diluição

- *EV*: diluir em soro fisiológico. No D1 do ciclo 1, a dose de 100 mg deve ser administrada a 25 mg/h em 4 horas, sem aumento da velocidade de infusão. No D2 ou no D1 (se a administração da primeira bolsa for finalizada sem modificações da velocidade de infusão ou interrupções, a segunda bolsa de 900 mg pode ser administrada no mesmo dia), administrar a dose de 900 mg a 50 mg/h; a velocidade de infusão pode ser escalonada em incrementos de 50 mg/h a cada 30 minutos, até a velocidade máxima de 400 mg/h. Para as administrações subsequentes de 1.000 mg (D8 e D15 do ciclo 1 e D1 dos ciclos 2 a 6), as infusões podem ser iniciadas em velocidade de 100 mg/h e aumentadas em incrementos de 100 mg/h a cada 30 minutos, até o máximo de 400 mg/h.

Estabilidade e armazenamento

- Deve ser conservado sob refrigeração (entre 2 e 8 °C). O produto deve ser mantido na embalagem original, de modo a protegê-lo da luz. Não congelar e não agitar.
- A solução preparada para infusão deve ser usada imediatamente. Se isso não ocorrer, o tempo e as condições de armazenamento em uso são de responsabilidade do usuário e não devem ultrapassar 24 horas em temperatura entre 2 e 8 °C, conforme o perfil de estabilidade química, física e microbiológica da solução de infusão. Não contém conservantes antimicrobianos; portanto, deve-se tomar cuidado para garantir que a solução para infusão não seja contaminada durante o preparo.

Principais interações

Sem relevância clínica ou desconhecidas.

Reações adversas

- *Dermatológica*: reação no local da injeção.
- *Hematológicas*: anemia; neutropenia; trombocitopenia.
- *Musculoesquelética*: distúrbio do sistema musculoesquelético.
- *Respiratória*: tosse.
- *Outra*: febre.

Precauções

- Para administração no D1 e no D2 do ciclo 1, todos os pacientes devem receber pré--medicação com corticosteroide EV, anti-histamínico e analgésico/antipirético oral.
- Considerar profilaxia para síndrome de lise tumoral.
- Hipotensão, um sintoma relacionado às reações infusionais, pode ocorrer durante a administração de obinutuzumabe; portanto, a interrupção do tratamento anti-hipertensivo deve ser considerada por 12 horas antes e no decorrer de cada infusão, bem como na primeira hora após o término da administração.

Olaparibe

Apresentação

- Cápsula de 50 mg.
- Comprimidos na apresentação de 100 e 150 mg.

Classificação

Inibidor de PARP.

Mecanismo de ação

Olaparibe é um potente inibidor das enzimas poli (ADP-ribose) polimerase humanas (PARP-1, PARP2 e PARP-3) e demonstrou inibir o crescimento de linhagens celulares tumorais selecionadas *in vitro* e também o crescimento tumoral *in vivo*, seja administrado como monoterapia ou em combinação com quimioterapias estabelecidas. Olaparibe causa atividade antitumoral, interrompendo a homeostase das células tumorais e aumentando a formação do complexo PARP-DNA.

Farmacocinética
- *Absorção*: biodisponibilidade do comprimido > do que a da cápsula; Tmáx oral, 1 a 3 horas (cápsula) e 1,5 hora (comprimido). Efeitos dos alimentos: para a cápsula, atraso de Tmáx em 2 horas e aumento de AUC em 20%; para o comprimido, atraso de Tmáx em 1,5 hora e aumento de AUC em 8%.
- *Distribuição*: ligação às proteínas, 82%; volume de distribuição, 158 a 167 L.
- *Metabolismo*: hepático, via CYP3A4.
- *Excreção*: fecal, 42%, principalmente como metabólitos, 6% como fármaco inalterado; urina, 44%, principalmente como metabólitos, 15% como fármaco inalterado.
- *Meia-vida*: cápsula, 11,9 ± 4,8 horas; comprimido, 14,9 ± 8,2 horas.
- *Ajuste para função hepática*: não é necessário ajuste de dose no comprometimento hepático leve e moderado.
- *Ajuste para função renal*: não é necessário ajuste de dose no comprometimento renal leve. No comprometimento moderado, reduzir a dose da cápsula para 300 mg (2 vezes ao dia) e a dose do comprimido para 200 mg (2 vezes ao dia).

Indicações
Indicado como monoterapia:
- Tratamento de manutenção de pacientes adultas com carcinoma de ovário seroso de alto grau (grau 2 ou maior) recidivado, incluindo trompa de Falópio ou peritoneal primário, sensível à platina, com mutação no gene de suscetibilidade ao câncer de mama (BRCA1 e/ou 2; germinativa ou somática; patogênica e/ou provavelmente patogênica), e que respondem (resposta parcial ou completa) à quimioterapia com base em platina.
- Tratamento de manutenção de pacientes adultas com carcinoma de ovário (incluindo trompa de Falópio ou peritoneal primário), recentemente diagnosticado, de alto grau (grau 2 ou maior), avançado, com mutação BRCA, e que respondem (resposta completa ou parcial) à quimioterapia em primeira linha com base em platina.
- Tratamento de manutenção de pacientes adultas com carcinoma de ovário seroso (incluindo trompa de Falópio ou peritoneal primário) ou endometrioide, de alto grau (grau 2 ou maior), recidivado, sensível à platina, e que respondem (resposta completa ou parcial) à quimioterapia com base em platina.
- Tratamento de pacientes adultos com câncer de mama metastático HER-2 negativo, com mutação germinativa no gene BRCA (patogênica ou supostamente patogênica), previamente tratados com quimioterapia. Esses pacientes podem ter recebido quimioterapia em um cenário neoadjuvante, adjuvante ou metastático. Pacientes com câncer de mama receptor hormonal positivo devem ter sido tratados com uma terapia endócrina prévia ou serem considerados inadequados para a terapia endócrina.
- Tratamento de manutenção de pacientes adultos com adenocarcinoma de pâncreas metastático com mutação germinativa no gene BRCA, cuja doença não progrediu com quimioterapia em primeira linha com base em platina.
- Tratamento de pacientes adultos com câncer de próstata metastático resistente à castração e com mutação de genes BRCA1/2 e/ou ATM envolvidos na recombinação homóloga (germinativa e/ou somática), cuja doença progrediu após tratamento prévio com novo agente hormonal.

Em combinação com bevacizumabe:

- Tratamento de manutenção de pacientes adultas com carcinoma epitelial avançado (estágio FIGO III-IV) de ovário (incluindo trompa de Falópio ou peritoneal primário) e que respondem (resposta completa ou parcial) à quimioterapia em primeira linha com base em platina, em combinação com bevacizumabe. As pacientes devem ter recebido no mínimo 2 ciclos de bevacizumabe (nos casos de cirurgia de *debulking* de intervalo) ou 3 ciclos de bevacizumabe em combinação com os últimos 3 ciclos de quimioterapia com base em platina.

Administração

- *VO*: deve ser administrado com o estômago vazio (pelo menos 1 hora depois de uma refeição). Após a administração, evitar alimentação por 2 horas. Esse medicamento não deve ser partido, aberto ou mastigado. Se o paciente esquecer de tomar uma dose, deve tomar a próxima normalmente, dentro do horário programado.

Estabilidade e armazenamento

- Olaparibe cápsula deve ser conservado sob refrigeração (entre 2 e 8 °C) e a apresentação em comprimido deve ser conservada em TA (entre 15 e 30 °C). Não congelar e não utilizar se tiver sido congelado.

Principais interações

- *Com inibidores fortes da CYP3A4*: pode resultar no aumento da exposição ao olaparibe.
- *Com inibidores moderados da CYP3A4*: pode resultar em aumento da exposição ao olaparibe.
- *Com indutores da CYP3A4*: pode resultar em diminuição da exposição e da eficácia do olaparibe.

Reações adversas

- *Dermatológica*: erupção cutânea.
- *Gastrointestinais*: constipação; diminuição do apetite; diarreia; indigestão; náusea; estomatite; alteração do paladar; vômito.
- *Hematológica*: anemia.
- *Musculoesqueléticas*: artralgia; dor lombar; mialgia.
- *Neurológica*: cefaleia.
- *Respiratórias*: tosse; nasofaringite.
- *Outra*: fadiga.

Precauções

- Antes de iniciar o tratamento, deve-se confirmar a presença de mutação (germinativa ou somática) no gene de suscetibilidade ao câncer de mama (BRCA). A presença de mutação BRCA deve ser determinada por um laboratório experiente utilizando um teste validado.
- Os comprimidos e as cápsulas de olaparibe não devem ser utilizados de modo intercambiável, em razão das diferenças na dose de cada formulação. A apresentação em comprimidos permite que a dose terapêutica seja administrada em um total de 4 comprimidos/dia (em comparação com 16 cápsulas/dia), sem as restrições de alimentação exigidas pela formulação em cápsula.

Osimertinibe

Apresentação

- Comprimidos de 40 e de 80 mg.

Classificação

Inibidor de tirosina quinase/anti-EGFR.

Terapia Antineoplásica   **277**

Mecanismo de ação

Osimertinibe atua de maneira irreversível em certas formas mutadas de EGFR (T790M, L858R e supressão do éxon 19) em concentrações cerca de 9 vezes < que na forma selvagem do receptor. O metabólito ativo AZ7550 apresentou potência de inibição similar à de osimertinibe, enquanto o AZ5104 mostrou potência maior contra a supressão do éxon 19 e a forma mutada do receptor T790M (em cerca de 8 vezes) e na forma selvagem de EGFR (cerca de 15 vezes). *In vitro*, a inibição da atividade dos receptores HER-2, HER-3, HER-4, ACK1 e BLK também ocorreu em concentrações clinicamente relevantes.

Farmacocinética

- *Absorção*: Tmáx, 6 horas (variação de 3 a 24 horas). Efeitos dos alimentos: aumento na Cmáx de 14% e na AUC de 19% após a ingestão de uma refeição altamente gordurosa e calórica.
- *Distribuição*: ligação proteica alta; volume de distribuição de 986 L.
- *Metabolismo*: hepático; a principal via metabólica foi a oxidação (predominantemente, CYP3A) e a desalquilação. Metabólitos ativos: AZ7550 e AZ5104; inibidor da CYP3A, da proteína resistente ao câncer de mama (BCRP); indutor da CYP3A4, da CYP1A2; substrato da CYP3A, da P-glicoproteína e de BCRP.
- *Excreção*: fecal, 68%; renal, 14%; Cl total, 14,2 L/h.
- *Meia-vida*: 48 horas.
- *Ajuste para função hepática*: nenhum estudo clínico foi conduzido para avaliar o efeito do comprometimento hepático na farmacocinética de osimertinibe. Com base na análise de farmacocinética da população, nenhum ajuste de dose é necessário em pacientes com comprometimento hepático leve. Não há recomendação de ajuste de dose no comprometimento hepático moderado ou severo.
- *Ajuste para função renal*: nenhum estudo clínico foi conduzido para avaliar o efeito do comprometimento renal na farmacocinética de osimertinibe. Com base na análise de farmacocinética da população, nenhum ajuste de dose é necessário em pacientes com comprometimento renal leve ou moderado. Não há recomendação de ajuste de dose no comprometimento renal severo ou em doença renal em estágio final.

Indicações

- Tratamento adjuvante após ressecção do tumor em pacientes com CPNPC cujo tumor apresente mutações de deleção do éxon 19 ou de substituição do éxon 21 (L858R) dos receptores do fator de crescimento epidérmico (EGFRs).
- Tratamento de primeira linha de pacientes com CPNPC, localmente avançado ou metastático, cujo tumor apresenta mutações de deleção do éxon 19 ou de substituição do éxon 21 (L858R) dos EGFRs.
- Tratamento de pacientes com CPNPC, localmente avançado ou metastático, positivo para mutação EGFR T790M, cuja doença progrediu quando em uso ou depois da terapia com inibidores da tirosina quinase dos EGFRs.

Administração

- *VO*: pode ser ingerido com ou sem alimentos, no mesmo horário todos os dias. O comprimido deve ser engolido inteiro, com água. Caso uma dose seja esquecida, esta deve ser tomada assim que o paciente se lembrar; no entanto, se faltar menos de 12 horas para a próxima dose, o paciente deve tomar a próxima dose no horário habitual.

Estabilidade e armazenamento

- Deve ser conservado em temperatura ambiente (temperatura entre 15 e 30 °C).

Principais interações
- *Com inibidores fortes da CYP3A*: a associação pode resultar em exposição aumentada de osimertinibe.
- *Com substratos da CYP3A com estreita margem terapêutica*: evitar a administração concomitante de osimertinibe, o que pode resultar em exposição diminuída do substrato da CYP3A.
- *Com indutores fortes da CYP3A*: pode resultar em diminuição da exposição de osimertinibe.

Reações adversas
- *Dermatológicas*: ressecamento cutâneo; alterações nas unhas; erupção cutânea.
- *Gastrointestinal*: diarreia.
- *Hematológicas*: anemia; linfocitopenia; trombocitopenia (54%).

Precauções
- Para pacientes com dificuldade de deglutição, dispersar o comprimido em cerca de 50 mL de água sem gás, até completa dissolução; lavar o recipiente com água e imediatamente beber (ou administrar através do tubo nasogástrico). Não macerar ou aquecer o comprimido.
- Confirmar a presença da mutação T790M do EGFR antes do início do tratamento com osimertinibe.

Palbociclibe
Apresentação
- Cápsulas de 75, 100 e 125 mg.

Classificação
Inibidor de quinases dependentes de ciclinas (CDKs).

Mecanismo de ação
Palbociclibe é um inibidor seletivo de CDKs 4 e 6 que promovem a proliferação celular. Reduz a proliferação no câncer de mama das linhagens celulares receptoras de estrogênio positivo (RE) por meio do bloqueio da progressão da célula da fase G_1 para a fase S do ciclo celular. A combinação de palbociclibe e letrozol causa uma inibição aumentada da fosforilação da proteína do retinoblastoma (Rb) e do crescimento do tumor em comparação com o tratamento com cada fármaco isoladamente.

Farmacocinética
- *Absorção*: Tmáx oral, 6 a 12 horas. Se administrado com alimentos, aumento na AUC de 12% para 21% e da Cmáx de 24% a 38%.
- *Distribuição*: ligação às proteínas plasmáticas é de 85%; volume de distribuição de 2.583 L.
- *Metabolismo*: hepático, aos metabólitos glucuronídeo conjugado e ácido sulfâmico conjugado; inibidor fraco da CYP3A e dependente do tempo; substrato de CYP3A e de SULT2A.
- *Excreção*: renal, 17,5%; fecal, 74,1%; Cl oral, 63,1 L/h.
- *Meia-vida*: 29 horas.
- *Ajuste para função hepática*: não é necessário ajuste de dose no comprometimento hepático leve e moderado. No comprometimento hepático severo, a dose recomendada de palbociclibe é de 75 mg, 1 vez ao dia, em esquema 3/1.
- *Ajuste para função renal*: não há alteração na exposição de palbociclibe no comprometimento renal leve a severo.

Terapia Antineoplásica **279**

Indicações
- Indicado para o tratamento do câncer de mama avançado ou metastático HR (receptor hormonal) positivo e HER-2 (receptor 2 do fator de crescimento epidérmico humano) negativo, em combinação com terapia endócrina:
  - com inibidores de aromatase de terceira geração (anastrozol, letrozol ou exemestano) como terapia endócrina inicial em mulheres pós-menopausa; ou
  - com fulvestranto em mulheres que receberam terapia prévia.

Administração
- *VO*: as cápsulas devem ser ingeridas inteiras, com alimentos (não mastigar, esmagar ou abri-las). A cápsula não deve ser ingerida se estiver com rachaduras ou danificada de qualquer forma. Quando coadministrado com palbociclibe, o inibidor de aromatase deve ser administrado de acordo com as doses informadas em bula. Quando coadminis-trado com palbociclibe, a dose recomendada de fulvestranto é de 500 mg, administrada por via intramuscular, nos dias 1, 15, 29 e, depois, 1 vez ao mês. Orientar as pacientes a tomarem a dose aproximadamente no mesmo horário. Caso a paciente apresente vômito ou deixe de tomar uma dose, uma dose adicional não deve ser tomada; a dose seguinte deve ser tomada no horário habitual.

Estabilidade e armazenamento
- Deve ser conservado em temperatura ambiente (entre 15 e 30 °C).

Principais interações
- *Com atorvastatina*: pode resultar em exposição aumentada de atorvastatina.
- *Com carbamazepina*: pode resultar em exposição diminuída de palbociclibe ou em exposição aumentada de carbamazepina. Se a combinação não puder ser evitada, considerar ajustes de dose.
- *Associação com inibidores fortes de CYP3A*: se não puder ser evitada, reduzir a dose de palbociclibe para 75 mg, 1 vez ao dia. Se o inibidor for descontinuado, aumentar a dose de palbociclibe (após 3 a 5 meias-vidas do inibidor) para a dose usada antes do início do inibidor forte de CYP3A.
- *Com indutores fortes da CYP3A4*: pode diminuir a concentração sérica de palbociclibe.
- *Associado a substratos de CYP3A*: pode ser necessária a redução da dose dos substratos com estreita faixa terapêutica. Monitorar a terapia.

Reações adversas
- *Dermatológica*: alopecia.
- *Gastrointestinais*: redução do apetite; diarreia; náusea; estomatite; vômito.
- *Hematológicas*: anemia; diminuição da hemoglobina; diminuição da contagem de plaquetas; diminuição da contagem de glóbulos brancos; leucopenia; linfocitopenia; neutropenia; trombocitopenia.
- *Neurológicas*: astenia; neuropatia periférica.
- *Respiratórias*: epistaxe; infecção do trato respiratório superior.
- *Outra*: fadiga.

Precauções
- Em combinação com letrozol, administrar palbociclibe com as refeições. Monitorar para sinais e sintomas de embolia pulmonar. O uso simultâneo de palbociclibe e suco de *grapefruit* pode resultar em aumento da exposição a palbociclibe.

Panitumumabe

Apresentação
- Frasco-ampola contendo 100 mg/5 mL.

Classificação
Anticorpo monoclonal/inibidor de EGFR.

Mecanismo de ação
Panitumumabe é um anticorpo monoclonal recombinante humanizado que se liga especificamente e com alta afinidade ao receptor de fator de crescimento epidérmico (EGFR). A interação do EGFR com seus ligantes normais (p. ex., EGF) causa a fosforilação e a ativação de uma série de tirosinas quinases intracelulares, as quais regulam a transcrição de moléculas envolvidas no crescimento e sobrevida, motilidade, proliferação e transformação celular. O EGFR é expresso em uma variedade de células tumorais (incluindo cólon, pulmão, mama, próstata, carcinoma pancreático, de cabeça e pescoço). Quando panitumumabe se liga ao EGFR, ocorre a internalização do receptor, o que resulta na inibição do crescimento celular, indução da apoptose e diminuição da produção do fator de crescimento endotelial vascular e de interleucina.

Farmacocinética
- *Metabolismo*: desconhecido.
- *Excreção*: desconhecido.
- *Meia-vida*: adultos, 7,5 dias (média, 3,6 a 10,9 dias).
- *Ajuste para função hepática*: sem dados disponíveis.
- *Ajuste para função renal*: sem dados disponíveis.

Indicações
Panitumumabe é indicado para o tratamento de pacientes adultos com câncer colorretal metastático RAS tipo selvagem (CCRm):
- Em primeira linha, em combinação com oxaliplatina e/ou irinotecano com 5-fluoruracila e folinato de cálcio.
- Em segunda linha, em combinação com irinotecano, 5-fluoruracila e folinato de cálcio para pacientes que receberam quimioterapia de primeira linha à base de fluoropirimidina (excluindo irinotecano).
- Como monoterapia após falha com regimes de quimioterapia contendo fluoropirimidina, oxaliplatina e irinotecano.

Administração/diluição
- *EV*: não administrar em *push*. Administrar EV durante 60 minutos. Doses > 1.000 mg devem ser infundidas por 90 minutos. Diluir em 100 a 150 mL de soro fisiológico até a concentração ≤ 10 mg/mL. Utilizar um filtro de 0,2 ou 0,22 micra durante a administração. Lavar com soro fisiológico antes e depois. Se a primeira infusão for tolerada, infusões subsequentes podem ser administradas por 30 a 60 minutos. Doses superiores a 1.000 mg devem ser infundidas, aproximadamente, por 90 minutos.

Estabilidade e armazenamento
- Armazenar os frascos fechados sob refrigeração (entre 2 e 8 °C). Não congelar; não agitar; proteger contra a luz.
- As preparações em recipientes de infusão permanecem estáveis por 24 horas sob refrigeração, em temperatura entre 2 e 8 °C, ou por 6 horas em temperatura ambiente (não congelar).

Terapia Antineoplásica 281

Principais interações

Nenhum estudo formal de interação foi conduzido com panitumumabe.

Reações adversas

- *Cardiovascular*: edema periférico.
- *Dermatológicas*: erupção acneiforme; toxicidade dermatológica; fissura cutânea; dermatite esfoliativa generalizada; alterações nas unhas; paroníquia; prurido; erupção cutânea.
- *Endocrinometabólica*: hipomagnesemia.
- *Gastrointestinais*: dor abdominal; constipação; diarreia; náusea; vômito.
- *Oftálmica*: alterações oculares.
- *Respiratórias*: tosse; dispneia.
- *Outra*: fadiga.

Precauções

- As provas da expressão do receptor de fator de crescimento epidérmico (EGFR) e o *status* de RAS tipo selvagem (KRAS e NRAS) devem ser concluídas antes do início do tratamento.
- O panitumumabe não deve ser administrado em combinação com quimioterapia contendo IFL (irinotecano, 5-fluoruracila em *bolus* e folinato de cálcio) ou bevacizumabe.
- Monitorar os níveis de magnésio e cálcio durante a terapia e por 8 semanas após o término dela.
- Monitorar os sinais vitais e a temperatura antes, no decorrer e depois da infusão. Reduzir a velocidade de infusão em 50% em casos de reações leves a moderadas; interromper na ocorrência de reações graves à infusão.
- Orientar o paciente para informar a equipe quando da ocorrência de alterações oculares.
- *Ajuste de dose na presença de toxicidade cutânea*: para toxicidade dermatológica (grau 3 ou 4), suspender o tratamento; se a toxicidade cutânea não atingir grau igual ou abaixo de 2 em até 1 mês, interromper o tratamento permanentemente. Se a toxicidade cutânea atingir grau igual ou abaixo de 2 em até 1 mês (com omissão de até 2 doses), retomar o tratamento com metade da dose original. A dose pode ser aumentada em incrementos de 25% da dose original (até 6 mg/kg) se não houver recorrência da toxicidade cutânea. Para toxicidade cutânea recorrente, interromper o tratamento de modo permanente.

Pazopanibe

Apresentação

- Comprimidos revestidos de 200 e 400 mg.

Classificação

Inibidor de tirosina quinase/múltiplos receptores.

Mecanismo de ação

Pazopanibe é um inibidor potente de alvo múltiplo de tirosina quinase dos receptores de VEGFR 1, 2 e 3, de PDGFR-alfa e PDGFR-beta e de c-KIT.

Farmacocinética

- *Absorção*: Tmáx, 2 a 4 horas; diminui cerca de 2 horas se o comprimido for triturado. Aumento da biodisponibilidade/taxa/absorção, se o comprimido for triturado. Aumento da exposição sistêmica na presença de alimentos (aumento na AUC e na Cmáx em 2 vezes); deve ser tomado em jejum.
- *Distribuição*: ligação às proteínas > 99%.

- *Metabolismo*: hepático, via CYP3A4 (maior); CYP1A2 e CYP2C8 (menor).
- *Excreção*: fecal (primariamente); renal (< 4% inalterado); não dialisável (hemodiálise).
- *Meia-vida*: 30,9 horas (meia-vida média).
- *Ajuste para função hepática*: no comprometimento prévio, não é necessário ajuste se disfunção leve; reduzir para 200 mg/dia, VO, se disfunção moderada; não recomendado se disfunção hepática severa. Quando desenvolvimento de disfunção durante o tratamento: se ALT 3 a 8 vezes o LSN, manter pazopanibe com monitoramento semanal até ALT grau 1 ou valor basal; se ALT > 8 vezes o LSN, suspender até ALT grau 1 ou valor basal e reintroduzir com dose ≤ 400 mg/dia; se elevação de ALT novamente para > 3 vezes o LSN, descontinuar permanentemente; se ALT > 3 vezes o LSN e BT > 2 vezes o LSN, descontinuar permanentemente; se hiperbilirrubinemia indireta leve e ALT > 3 vezes o LSN, interromper com monitoramento semanal até ALT grau 1 ou valor basal.
- *Ajuste para função renal*: não é necessário para ClCr > 30 mL/min. Recomenda-se precaução quando ClCr < 30 mL/min (não existe experiência nesse grupo de pacientes).

Indicações
- Tratamento de carcinoma de células renais (RCC) avançado e/ou metastático.
- Tratamento de pacientes adultos com subtipos específicos de sarcoma de partes moles (STS) avançado que receberam quimioterapia prévia para doença metastática ou que tenham progredido dentro de 12 meses após a terapia neoadjuvante ou adjuvante.

Administração
- *VO*: devem ser tomados inteiros, com água, e não devem ser partidos nem esmagados. Deve ser ingerido sem alimentos (pelo menos 1 hora antes ou 2 horas depois de uma refeição). Caso uma dose seja perdida, não deve ser administrada em um intervalo menor que 12 horas da próxima tomada.

Estabilidade e armazenamento
- Mantenha o produto na embalagem original e em temperatura ambiente (entre 15 e 30 °C).

Principais interações
- *Efeitos aditivos em combinação com medicamentos que prolongam o intervalo QT*: pode resultar em aumento de risco de *torsades de pointes*. A associação é contraindicada.
- *Em combinação com tioridazina*: efeitos aditivos no prolongamento do intervalo QT e inibição da CYP2D6 pelo pazopanibe. A associação é contraindicada.
- *Em combinação com pimozida*: efeitos aditivos no prolongamento do intervalo QT e inibição da CYP3A4 pelo pazopanibe. A associação é contraindicada.
- *Em combinação com posaconazol e atazanir*: pode resultar em aumento na concentração plasmática do pazopanibe e em efeitos aditivos no prolongamento do intervalo QT. O uso concomitante é contraindicado.
- *Em combinação com quinidina*: pode haver efeitos aditivos no prolongamento do intervalo QT e inibição da CYP3A4 pelo pazopanibe, com aumento na concentração plasmática da quinidina.
- *Em combinação com claritromicina e telitromicina, inibidores fortes da CYP3A4*: pode resultar em aumento na concentração plasmática do pazopanibe e em efeitos aditivos no prolongamento do intervalo QT.
- *Com indutores fortes da CYP3A4*: pode ocorrer diminuição dos níveis e da eficácia do pazopanibe. Recomenda-se a seleção de terapêutica concomitante alternativa sem ou com potencial mínimo de indução enzimática.

- *Associação com inibidores da bomba de prótons*: pode resultar na redução da biodisponibilidade de pazopanibe.
- *Associação com sinvastatina*: pode resultar na elevação de ALT. Usar com cautela e monitorar os níveis de ALT se coadministrados. Redução de dose, interrupção e descontinuação de pazopanibe podem ser necessárias na elevação de ALT.

Reações adversas
- *Cardiovascular*: hipertensão.
- *Dermatológica*: mudança na cor do cabelo.
- *Endocrinometabólicas*: albuminemia; hipomagnesemia; hiponatremia; hipofosfatemia; hiperglicemia; diminuição de peso.
- *Gastrointestinais*: diminuição do apetite; diarreia; anorexia; náusea; vômito.
- Hematológicas: leucopenia; neutropenia; trombocitopenia.
- *Hepáticas*: fosfatase alcalina aumentada; ALT e AST elevados; hiperbilirrubinemia.
- *Imunológica*: linfocitopenia.
- *Musculoesqueléticas*: dor musculoesquelética; mialgia.
- *Neurológica*: cefaleia.
- *Respiratória*: dispneia.
- *Outras*: dor; fadiga.

Precauções
- Interromper pelo menos 7 dias antes de cirurgia programada e retomar após avaliação clínica da cicatrização adequada.
- Interromper se hipertensão grave e persistente não controlada com medicamentos e redução de dose.

Pertuzumabe
Apresentação
- Frasco-ampola contendo 420 mg/14 mL (30 mg/mL).

Classificação
Anticorpo monoclonal.

Mecanismo de ação
Pertuzumabe é um anticorpo monoclonal recombinante humanizado que age seletivamente sobre o domínio extracelular de dimerização (subdomínio II) de HER-2. Dessa forma, bloqueia a heterodimerização ligante dependente do HER-2 com outros membros da família HER, incluindo EGFR, HER-3 e HER-4.

Farmacocinética
- *Excreção*: Cl total, 0,24 L/dia.
- *Meia-vida*: 18 dias.
- *Ajuste para função hepática*: não foram conduzidos estudos clínicos para avaliar o efeito da insuficiência hepática sobre a farmacocinética do pertuzumabe.
- *Ajuste para função renal*: não há necessidade de ajuste se o comprometimento for leve a moderado; para comprometimento severo, os dados farmacocinéticos disponíveis são limitados para recomendar o ajuste de dose.

Indicações
- Indicado, em combinação com trastuzumabe e docetaxel, para pacientes com câncer de mama HER-2-positivo, metastático ou localmente recorrente, não ressecável, que não

tenham recebido tratamento prévio com medicamentos anti-HER-2 ou quimioterapia para doença metastática.
- Indicado, em combinação com trastuzumabe e quimioterapia, para:
  - Tratamento neoadjuvante de pacientes com câncer de mama HER-2 positivo localmente avançado, inflamatório ou em estágio inicial com elevado risco de recorrência (tanto para tumor > 2 cm de diâmetro quanto para linfonodo positivo), como parte de um esquema terapêutico completo para o câncer de mama inicial.
  - Tratamento adjuvante de pacientes com câncer de mama HER-2 positivo em estágio inicial com elevado risco de recorrência.

Administração/diluição
- *EV*: não administrar em *bolus*. Diluir a dose prescrita em 250 mL de soro fisiológico. Administrar a dose inicial de 840 mg em 60 minutos, seguida por 420 mg administrados em 30 a 60 minutos a cada 3 semanas.

Estabilidade e armazenamento
- Frasco-ampola deve ser conservado sob refrigeração (entre 2 e 8 °C).
- Não contém conservante antimicrobiano; portanto, deve-se tomar cuidado para garantir a esterilidade da solução preparada. A solução para infusão, diluída em bolsas de cloreto de polivinila (PVC) ou de poliolefina que contenham soro fisiológico, pode ser armazenada em temperaturas entre 2 e 8 °C por até 24 horas antes do uso.

Principais interações
Sem dados disponíveis.

Reações adversas
- *Dermatológicas*: erupção cutânea; prurido.
- *Gastrointestinais*: dor abdominal/distensão; diarreia; náusea; vômito; anorexia.
- *Imunológica*: reações de hipersensibilidade.
- *Musculoesqueléticas*: artralgia/mialgia; dor nas costas.
- *Neurológica*: cefaleia.
- *Outras*: fadiga/astenia; reações infusionais, a maioria de leve a moderada; febre.

Precauções
- Monitorar o decréscimo da fração de ejeção do ventrículo esquerdo antes de iniciar e durante a terapia (a cada 3 meses).
- Monitorar reações de infusão e de hipersensibilidade, incluindo anafilaxia.

Polatuzumabe vedotina
Apresentação
- Pó liofilizado para reconstituição, 140 mg/frasco (frasco de dose única).

Classificação
Conjugado anticorpo-fármaco/anti-CD79b.

Mecanismo de ação
Polatuzumabe vedotina apresenta atividade contra células B em divisão e consiste em três componentes: 1) anticorpo monoclonal humanizado de imunoglobulina G1 (IgG1) específico para o antígeno humano CD79b (uma proteína de superfície específica de célula B); 2) agente antimitótico monometil auristatina E (MMAE); e 3) ligante de clivagem de protease que covalentemente liga MMAE ao anticorpo polatuzumabe. O anticorpo monoclonal liga-se ao

CD79b; após a ligação, polatuzumabe vedotina é internalizado e o ligante é clivado por proteases lisossomais, permitindo a liberação intracelular de MMAE, que se liga aos microtúbulos, inibindo a divisão celular e induzindo a apoptose.

Farmacocinética
- *Distribuição*: volume de distribuição EV, 3,15 L (anticorpo conjugado MMAE); ligação às proteínas, 71% a 77% (MMAE não conjugado).
- *Metabolismo*: não informado; substrato de CYP3A4 e de P-gp (MMAE).
- *Excreção*: Cl total, 0,9 L/dia (anticorpo conjugado MMAE).
- *Meia-vida*: 12 dias (anticorpo conjugado MMAE); 4 dias (MMAE não conjugado).
- *Ajuste para função hepática*: no comprometimento leve, não é necessário ajuste da dose inicial. Evitar o uso no comprometimento moderado ou severo.
- *Ajuste para função renal*: no comprometimento leve a moderado, não foram observadas diferenças clinicamente significativas na farmacocinética do MMAE conjugado (acMMAE) ou do MMAE não conjugado.

Indicações
- Em combinação com bendamustina e rituximabe, é indicado para o tratamento de pacientes adultos com linfoma difuso de grandes células B (LDGCB) CD20 positivo, recidivado ou refratário, que não são candidatos a transplante de células-tronco hematopoiéticas.

Administração/diluição
- *EV*: reconstituir cada frasco de 140 mg com 7,2 mL de água destilada, resultando em uma concentração de 20 mg/mL; em seguida, diluir em no mínimo 50 mL de soro fisiológico ou de solução de glicose 5%, a uma concentração final de 0,72 a 2,7 mg/mL. Infundir a dose inicial por 90 minutos através de um filtro de 0,2 ou 0,22 micra. Se a velocidade de infusão inicial for tolerada, as doses subsequentes podem ser infundidas em 30 minutos.

Estabilidade e armazenamento
- Conservar sob refrigeração (entre 2 e 8 °C). Manter o frasco-ampola no cartucho para proteger da luz. Não congelar. Não agitar.
- Do ponto de vista microbiológico, a solução reconstituída deve ser usada imediatamente. Se não for usada imediatamente, o tempo de armazenamento em uso e as condições antes do uso são de responsabilidade do usuário e normalmente seriam de, no máximo, 24 horas sob a temperatura entre 2 e 8 °C. Se a reconstituição for realizada em condições assépticas validadas e controladas, armazenar a solução reconstituída não utilizada de polatuzumabe por até 48 horas entre 2 e 8 °C, ou até 8 horas entre 9 e 25 °C, antes da diluição. Descartar o frasco quando o tempo cumulativo de armazenamento antes da diluição exceder 48 horas, conforme dados de estabilidade físico-química.

Principais interações
- *Com indutores fortes da CYP3A4*: pode resultar na diminuição da concentração sérica de polatuzumabe vedotina. A exposição ao MMAE não conjugado, o componente citotóxico, pode ser diminuída.
- *Com inibidores fortes da CYP3A4*: pode resultar no aumento da concentração sérica de polatuzumabe vedotina. A exposição ao MMAE não conjugado, o componente citotóxico, pode ser aumentada.

Reações adversas
- *Gastrointestinais*: diminuição do apetite; diarreia.
- *Hematológicas*: anemia; linfocitopenia; neutropenia; trombocitopenia.
- *Outras*: fadiga; febre.

Precauções
- Orientar o uso de métodos contraceptivos eficazes durante o tratamento.
- Monitorar os exames laboratoriais antes e no decorrer do tratamento.
- Monitorar sinais e sintomas de reações infusionais por um mínimo de 90 minutos após o término da infusão da primeira dose, bem como sinais e sintomas de síndrome de lise tumoral em pacientes com alta carga tumoral.
- Administrar um anti-histamínico e um antipirético de 30 a 60 minutos antes de cada infusão. Na ocorrência de reação infusional, interromper a infusão de polatuzumabe vedotina e administrar tratamento de suporte, se necessário. Após resolução, reiniciar a infusão com 50% da velocidade anterior; se tolerada, pode-se aumentar a velocidade em incrementos de 50 mg/h a cada 30 minutos.
- Polatuzumabe vedotina, bendamustina e rituximabe podem ser administrados em qualquer sequência (no primeiro dia de cada ciclo).

Ponatinibe
Apresentação
- Comprimidos de 15 e 45 mg.

Classificação
Inibidor de tirosina quinase.

Mecanismo de ação
Ponatinibe inibe, *in vitro*, a atividade TK de ABL e de seu mutante T315I, além de outras quinases, que incluem membros de VEGFR, PDGFR, FGFR, receptores de EPH e as famílias das quinases SRC, KIT, RET, TIE2 e FLT3. Em ratos, ponatinibe reduziu o tamanho dos tumores que expressam BCR-ABL ou seu mutante T315I, em comparação aos controles.

Farmacocinética
- *Absorção*: Tmáx < 6 horas; biodisponibilidade desconhecida. Sem alteração em AUC e Cmáx na presença de alimentos.
- *Distribuição*: ligação às proteínas > 99%; e volume de distribuição de 1.223 L.
- *Metabolismo*: oxidativo (primário) e reações de hidrólise; substrato de CYP3A4, CYP2C8, CYP2D6, CYP3A5; inibidor da glicoproteína P.
- *Excreção*: fecal, cerca de 87%; renal, cerca de 5%.
- *Meia-vida*: cerca de 24 horas.
- *Ajuste para função hepática*: se transaminases hepáticas > 3 vezes o LSN, interromper a terapia, monitorar a função hepática e reiniciar quando transaminases hepáticas < 3 vezes o LSN. Se a disfunção ocorrer durante a terapia com 45 mg, reiniciar com 30 mg; com a dose de 30 mg, reiniciar com 15 mg; com a dose de 15 mg, descontinuar a terapia. Se AST ou ALT ≥ 3 vezes o LSN, BT > 2 vezes o LSN e fosfatase alcalina < 2 vezes o LSN, descontinuar a terapia.
- *Ajuste para função renal*: sem dados disponíveis.

Indicações
Indicado em adultos com:
- leucemia mieloide crônica (LMC) de fase crônica (LMC-FC), de fase acelerada (LMC-FA) ou de fase blástica (LMC-FB), que são resistentes ao dasatinibe ou nilotinibe; que são intolerantes ao dasatinibe ou nilotinibe e para os quais o tratamento subsequente com imatinibe não é clinicamente apropriado; ou que apresentam a mutação T315I;
- leucemia linfoblástica aguda com cromossomo Philadelphia positivo (LLA Ph+), que são resistentes ao dasatinibe; que são intolerantes ao dasatinibe e para os quais o trata-

mento subsequente com imatinibe não é clinicamente apropriado; ou que apresentam a mutação T315l.

Administração
- *VO*: os comprimidos devem ser engolidos inteiros. Os pacientes não devem esmagar nem dissolver os comprimidos. Pode ser tomado com ou sem alimentos.

Estabilidade e armazenamento
- Deve ser mantido em temperatura ambiente (entre 15 e 30 °C).

Principais interações
- *Com inibidores da CYP3A4*: pode ocorrer aumento dos níveis e da toxicidade do ponatinibe.
- *Com indutores da CYP3A4*: pode ocorrer diminuição dos níveis e da eficácia do ponatinibe.
- *Se associado a agentes que aumentam o pH gástrico*: pode resultar em diminuição dos níveis e da eficácia do ponatinibe.

Reações adversas
- *Cardiovascular*: hipertensão.
- *Dermatológicas*: ressecamento da pele; erupção cutânea.
- *Gastrointestinais*: dor abdominal; constipação; náusea.
- *Hematológica*: mielossupressão.
- *Musculoesquelética*: artralgia.
- *Neurológicas*: astenia; cefaleia.
- *Outras*: fadiga; febre.

Precauções
- Suporte hematológico, como transfusão de plaquetas e fatores de crescimento hematopoiético, pode ser utilizado durante o tratamento se for clinicamente indicado.
- Antes de iniciar o tratamento com ponatinibe, a condição cardiovascular do paciente deve ser avaliada, incluindo histórico clínico e exame físico, e os fatores de risco cardiovascular devem ser ativamente monitorados.

Ramucirumabe
Apresentação
- Frasco-ampola contendo 100 mg/10 mL (10 mg/mL) e 500 mg/50 mL (10 mg/mL).

Classificação
Anticorpo monoclonal/anti-VEGFR2.

Mecanismo de ação
Ramucirumabe liga-se especificamente ao receptor 2 do VEGF, que é o principal mediador da angiogênese. Ao bloquear a ligação dos ligantes VEGF-A, VEGF-C e VEGF-D ao receptor 2, esse fármaco inibe a ativação induzida pelos ligantes e, consequentemente, a proliferação e a migração de células endoteliais humanas. Em um modelo animal, ramucirumabe inibe a angiogênese *in vivo*.

Farmacocinética
- *Distribuição*: volume de distribuição de 5,4 L.
- *Excreção*: Cl total, 0,015 L/h.
- *Meia-vida*: 14 dias.
- *Ajuste para função hepática*: nenhum ajuste de dose é recomendado em pacientes com comprometimento hepático leve ou moderado com base em análise de PK.

- *Ajuste para função renal*: não foram realizados estudos com ramucirumabe em pacientes com comprometimento renal. Os dados clínicos sugerem que não é necessário ajuste de dose no comprometimento renal leve ou moderado. Não existem dados sobre a administração de ramucirumabe em comprometimento renal grave.

Indicações

- Em combinação com paclitaxel, é indicado para o tratamento de pacientes adultos com adenocarcinoma gástrico ou da junção gastroesofágica (JGE) avançado, que tenham apresentado progressão da doença após quimioterapia com platina ou fluoropirimidina.
- Como agente isolado, é indicado para o tratamento de pacientes adultos com adenocarcinoma gástrico ou da JGE avançado, que tenham apresentado progressão da doença após quimioterapia com platina ou fluoropirimidina, nos quais o tratamento com paclitaxel não é apropriado.
- Em combinação com docetaxel, é indicado para o tratamento de pacientes adultos com CPNPC metastático ou localmente avançado, que tenham apresentado progressão da doença e que já tenham apresentado falha com quimioterapia prévia com base em platina.
- Em combinação com erlotinibe, é indicado para o tratamento de primeira linha de pacientes adultos com CPNPC metastático, cujos tumores apresentam mutações ativadoras do EGFR do tipo deleção do éxon 19 ou mutações de substituição do éxon 21 (L858R).
- Em combinação com irinotecano, ácido folínico e 5-fluoruracila (FOLFIRI), é indicado para o tratamento de pacientes adultos com câncer colorretal metastático que tenham apresentado progressão da doença após terapia prévia com bevacizumabe, oxaliplatina e fluoropirimidina.
- Como agente isolado, é indicado no tratamento de pacientes com carcinoma hepatocelular que tenham alfa-fetoproteína (AFP) ≥ 400 ng/mL, após terapia prévia com sorafenibe.

Administração/diluição

- *EV*: diluir a dose prescrita em soro fisiológico a um volume final de 250 mL e administrar por cerca de 60 minutos; não utilizar solução de glicose 5%. Para atingir o tempo de infusão recomendado, a taxa máxima de 25 mg/min não deve ser ultrapassada, sendo preferível aumentar o tempo de infusão. Administrar em bomba de infusão; no final, lavar o acesso com soro fisiológico.

Estabilidade e armazenamento

- Os frascos devem ser armazenados sob refrigeração, entre 2 e 8 °C, até o momento da utilização.
- A estabilidade química e física da solução para infusão com cloreto de sódio 0,9% foi demonstrada durante 24 horas quando conservada entre 2 e 8 °C. Do ponto de vista microbiológico, a solução para infusão de ramucirumabe deve ser aplicada imediatamente. Se isso não ocorrer, o tempo e as condições de armazenamento são de responsabilidade do usuário e, normalmente, não devem ultrapassar 24 horas em temperaturas entre 2 e 8 °C.

Principais interações

- Nenhuma interação farmacocinética foi observada entre ramucirumabe e paclitaxel, ou entre ramucirumabe e docetaxel.

Reações adversas

- *Cardiovascular*: hipertensão.
- *Gastrointestinal*: diarreia.

- *Hematológica*: neutropenia.
- *Respiratória*: epistaxe.
- *Outra*: fadiga.

Precauções
- Antes de cada infusão de ramucirumabe, pré-medicar com um anti-histamínico H1 (p. ex., difenidramina). Para pacientes que apresentarem reações infusionais G1 ou G2 (segundo NCI CTCAE), a pré-medicação deverá ser utilizada em todas as administrações subsequentes. Em caso de uma segunda reação G1 ou G2 relacionada à infusão, pré-medicar também com dexametasona (ou um equivalente) e paracetamol.

Regorafenibe
Apresentação
- Comprimidos de 40 mg.

Classificação
Inibidor de múltiplas quinases.

Mecanismo de ação
Regorafenibe é um agente oral de desativação do tumor que bloqueia potentemente as multiproteínas quinases, inclusive quinases envolvidas na angiogênese tumoral (VEGFR1, -2, -3, TIE2), oncogênese (KIT, RET, RAF-1, BRAF, BRAFV600E), metástase (VEGFR3, PDGFR, FGFR) e imunidade tumoral (CSF1R).

Farmacocinética
- *Absorção*: Tmáx, 4 horas; biodisponibilidade, 69%. Na presença de alimentos, aumento de AUC para fármaco inalterado e metabólitos ativos (refeições com baixo teor de gordura); aumento de AUC para fármaco inalterado e diminuição de AUC para metabólitos ativos (refeição rica em gordura).
- *Distribuição*: ligação às proteínas plasmáticas, 99,5%.
- *Metabolismo*: metabolizado por CYP3A4 e UGT1A9; metabólitos ativos, M-2 (N-óxido-regorafenibe) e M-5 (N-óxido e N-desmetil-regorafenibe).
- *Excreção*: fecal, 47% como inalterado e 24% como metabólitos; renal, 19%.
- *Meia-vida*: regorafenibe, 28 horas; M-2, 25 horas; M-5, 51 horas.
- *Ajuste para função hepática*: em estudos de farmacocinética realizados em pacientes com carcinoma hepatocelular e comprometimento hepático leve e naqueles com tumores sólidos e função hepática normal, não se observaram diferenças nas taxas de exposição. Não se recomenda o uso em comprometimento hepático severo. Na ocorrência de toxicidade hepática (elevação de AST/ALT grau 3), reiniciar com dose reduzida de 120 mg/dia somente se o benefício potencial ultrapassar o risco. Descontinuar regorafenibe se AST ou ALT > 20 vezes o LSN; se AST ou ALT > 3 vezes o LSN e BT > 2 vezes o LSN; se AST ou ALT > 5 vezes o LSN, a despeito da redução da dose inicial para 120 mg/dia.
- *Ajuste para função renal*: em estudos de farmacocinética em pacientes com função renal normal ou comprometimento leve, não se observaram diferenças nas taxas de exposição. Os dados de farmacocinética em comprometimento moderado são limitados; a farmacocinética não foi avaliada em pacientes com comprometimento renal severo.

Indicações
Indicado para o tratamento de pacientes adultos com:
- tumores estromais gastrointestinais (GIST), metastáticos ou não ressecáveis, e que tenham progredido ou tenham experimentado intolerância ao tratamento prévio com imatinibe e sunitinibe;

- carcinoma hepatocelular (CHC) e que tenham sido previamente tratados com sorafenibe;
- câncer colorretal (CCR) metastático e que tenham sido previamente tratados com (ou não sejam considerados candidatos para) as terapias disponíveis que incluem quimioterapia à base de fluoropirimidinas, terapia anti-VEGF e terapia anti-EGFR.

Administração
- *VO*: os comprimidos revestidos devem ser ingeridos inteiros, com água, na mesma hora de cada dia, após refeição leve que contenha menos que 30% de gordura. Se uma dose for esquecida, deve ser ingerida no mesmo dia, assim que o paciente se lembrar. O paciente não deve ingerir duas doses no mesmo dia para compensar uma dose esquecida. No caso de vômito após a administração, não se deve ingerir comprimidos adicionais.

Estabilidade e armazenamento
- O medicamento deve ser mantido em temperatura ambiente (entre 15 e 30 °C). Proteger da umidade.

Principais interações
- *Com indutores da CYP3A4*: pode ocorrer diminuição da concentração plasmática do regorafenibe. Se associados, considerar aumento de dose e monitorar a toxicidade.
- *Com inibidores da CYP3A4*; pode ocorrer aumento dos níveis do regorafenibe.
- *Associação de regorafenibe (inibidor e substrato da CYP3A4) e carbamazepina (substrato e potente indutor da CYP3A4)*: pode resultar em níveis plasmáticos aumentados de carbamazepina; pode ser necessário o ajuste de dose para ambos.
- *Em combinação com itraconazol*: pode ocorrer exposição aumentada de ambos os fármacos. Evitar o uso concomitante.
- *Em combinação com primidona ou deferasirox*: pode resultar em exposição diminuída do regorafenibe. Evitar o uso concomitante, se clinicamente possível.

Reações adversas
- *Cardiovascular*: hipertensão.
- *Dermatológica*: eritema acral.
- *Endocrinometabólicas*: hipocalcemia; hiponatremia; hipofosfatemia; perda de peso.
- *Gastrointestinais*: redução do apetite; diarreia; doença inflamatória da membrana mucosa; náusea; vômito.
- *Hematológicas*: anemia; linfocitopenia; trombocitopenia.
- *Hepáticas*: ALT e AST elevados; hiperbilirrubinemia; aumento do nível de lipase sérica.
- *Neurológicas*: astenia; dificuldade para falar.
- *Renal*: proteinúria.
- *Outras*: fadiga; febre; doenças infecciosas; dor.

Precauções
- Monitorar a função hepática antes e durante a terapia com regorafenibe.
- Ingerir no café da manhã com alimentos com menos de 30% de teor de gordura.

Ribociclibe
Apresentação
- Comprimidos de 200 mg.

Classificação
Inibidor de quinases dependentes de ciclinas (CDKs).

Mecanismo de ação

Ribociclibe é um inibidor das quinases 4 e 6 que interrompe a fase G_1 do ciclo celular e reduz a proliferação das linhagens celulares do câncer de mama. O volume do tumor decresce por uma inibição da fosforilação da proteína do retinoblastoma (Rb).

Farmacocinética

- *Absorção*: nenhum efeito na taxa e na extensão da absorção de ribociclibe na presença de alimentos; Tmáx oral, 1 a 4 horas.
- *Distribuição*: ligação às proteínas plasmáticas, 70%; volume de distribuição, 1.090 L.
- *Metabolismo*: hepático, predominante através da via CYP3A4.
- *Excreção*: urina, 23%, 12% como fármaco inalterado; fecal, 69%, 17% como fármaco inalterado.
- *Ajuste para função hepática*: não é necessário ajuste de dose no comprometimento hepático leve; no moderado ou severo, reduzir a dose inicial para 400 mg/dia, por 21 dias de um ciclo de 28 dias. Se as elevações de AST e/ou ALT > 3 vezes o LSN e BT > 2 vezes o LSN, independentemente do valor basal e na ausência de colestase, descontinuar o tratamento. Se toxicidade hepatobiliar < grau 2 no basal e com elevações de AST e/ou ALT > 3 a 5 vezes o LSN, sem aumento na BT acima de 2 vezes o LSN, interromper o tratamento até recuperação para o basal ou para grau menor e reintroduzir com a mesma dose; na recorrência do grau 2, reintroduzir com dose menor, 400 mg/dia na primeira redução ou 200 mg/dia na segunda redução; se a próxima dose ficar abaixo de 200 mg/dia, descontinuar o tratamento. Se toxicidade hepatobiliar com elevações de AST e/ou ALT > 5 a 20 vezes o LSN, sem aumento na BT acima de 2 vezes o LSN, interromper o tratamento até recuperação para o basal ou para grau menor e reintroduzir com a dose de 400 mg/dia na primeira redução ou 200 mg/dia na segunda redução; se a próxima dose ficar abaixo de 200 mg/dia, descontinuar o tratamento. Se toxicidade hepatobiliar com elevações de AST e/ou ALT > 20 vezes o LSN, sem aumento na BT acima de 2 vezes o LSN, descontinuar o tratamento.
- *Ajuste para função renal*: não é necessário ajuste de dose em pacientes com insuficiência renal leve ou moderada. De acordo com um estudo de insuficiência renal em indivíduos saudáveis e não portadores de câncer com insuficiência renal grave, uma dose inicial de 200 mg é recomendada. Ribociclibe não foi estudado em pacientes com câncer de mama com insuficiência renal grave.

Indicações

- Indicado para o tratamento de pacientes com câncer de mama localmente avançado ou metastático, receptor hormonal (RH) positivo e receptor para o fator de crescimento epidérmico humano tipo 2 (HER-2) negativo em combinação com um inibidor de aromatase ou fulvestranto. Em mulheres na pré-menopausa ou perimenopausa, a terapia endócrina deve ser combinada com um agonista do hormônio liberador do hormônio luteinizante (LHRH).

Administração

- *VO*: pode ser ingerido com ou sem alimento. Orientar os pacientes a tomarem a sua dose aproximadamente à mesma hora todos os dias, preferencialmente de manhã. Se o paciente vomitar depois de tomar a dose ou se esquecer de tomar uma dose, não deve tomar uma dose adicional naquele dia; a próxima dose deve ser tomada na hora habitual. Deve ser utilizado em combinação com 2,5 mg de letrozol ou outro inibidor da aromatase, ou com 500 mg de fulvestranto.

Estabilidade e armazenamento
- Conservar esse medicamento em temperatura ambiente (entre 15 e 30 °C).

Principais interações
- *Com inibidores fortes da CYP3A4 que causam o prolongamento do intervalo QT*: o uso concomitante está contraindicado por aumentar o risco de prolongamento do intervalo QT e pelo aumento da exposição ao ribociclibe.
- *Se associado a fármacos que causam o prolongamento do intervalo QT*: efeito aditivo.
- *Se associado a inibidores fortes da CYP3A4*: reduzir a dose de ribociclibe para 400 mg, 1 vez ao dia; se o inibidor forte for descontinuado, alterar a dose de ribociclibe (após ao menos 5 meias-vidas do inibidor forte de CYP3A4) para a dose utilizada antes de iniciar o inibidor.
- *Com indutores fortes da CYP3A4*: pode resultar em exposição diminuída ao ribociclibe.

Reações adversas
- *Dermatológica*: alopecia.
- *Gastrointestinais*: constipação; diarreia; náusea; vômito.
- *Hematológicas*: leucopenia; neutropenia.
- *Musculoesquelética*: dor lombar.
- *Neurológica*: cefaleia.
- *Outra*: fadiga.

Precauções
- Monitorar o eletrocardiograma se associado a inibidores fortes da CYP3A4 que causam o prolongamento do intervalo QT.

Rituximabe
Apresentação
- Frasco-ampola contendo 100 mg/10 mL e 500 mg/50 mL.
- Frasco-ampola contendo 1.400 mg/11,7 mL.

Classificação
Anticorpo monoclonal.

Mecanismo de ação
Anticorpo monoclonal quimérico camundongo/humano que se liga especificamente ao antígeno transmembrana CD20. Esse antígeno está localizado nos linfócitos pré-B e nos linfócitos B maduros, mas não em células pré-B progenitoras, linfócitos B ativados (células plasmáticas) ou outros tecidos normais. O antígeno está presente em mais de 95% de todas as células B dos linfomas não Hodgkin e leucemias. O fármaco liga-se ao antígeno CD20 dos linfócitos B e inicia reações imunológicas que medeiam a lise da célula B. Estudos *in vitro* demonstram que rituximabe sensibiliza linhagens celulares do linfoma B humano resistentes aos agentes quimioterápicos, tornando-as vulneráveis.

Farmacocinética
- *Distribuição*: volume de distribuição: artrite reumatoide, 3,1 L; granulomatose de Wegener e poliangiite microscópica, 4,5 L.
- *Excreção*: incerta, pode sofrer fagocitose e catabolismo no sistema reticuloendotelial.
- *Meia-vida*: LLC, 32 dias (variando de 14 a 62 dias); LNH, 22 dias (variando de 6 a 52 dias).
- *Ajuste para função hepática*: sem dados disponíveis.
- *Ajuste para função renal*: sem dados disponíveis.

Indicações
- *Linfoma não Hodgkin (LNH)*:
  - Pacientes com LNH de células B, baixo grau ou folicular, CD20 positivo, recidivado ou resistente à quimioterapia.
  - Pacientes com LNH difuso de grandes células B, CD20 positivo, em combinação à quimioterapia CHOP.
  - Pacientes com LNH de células B, folicular, CD20 positivo, não tratados previamente, em combinação com quimioterapia.
  - Pacientes com linfoma folicular, como tratamento de manutenção, após resposta à terapia de indução.
- *Leucemia linfoide crônica (LLC)*: em combinação com quimioterapia, é indicado para o tratamento de pacientes com LLC não tratados previamente e com recaída/refratária ao tratamento.

Administração/diluição
- *EV*: sob infusão. Diluir em soro fisiológico ou solução de glicose 5% à concentração de 1 a 4 mg/mL. Iniciar a primeira infusão com velocidade de 50 mg/h. Se não ocorrer reação infusional, aumentar 50 mg/h a cada 30 minutos, até o máximo de 400 mg/h. Caso ocorra hipersensibilidade ou eventos relacionados à infusão, esta deve ser temporariamente diminuída ou interrompida. Após a melhora dos sintomas, a infusão pode ser reiniciada com a metade da taxa anterior ao evento. As infusões subsequentes podem ser iniciadas a uma taxa de 100 mg/h, com incrementos de 100 mg/h a cada 30 minutos, até o máximo de 400 mg/h.
- *SC*: em pacientes aptos a receber a dose completa de rituximabe EV, a segunda dose ou doses subsequentes podem ser administradas por via subcutânea, usando-se a formulação SC 1.400 mg, que deve ser aplicada ao longo de, aproximadamente, 5 minutos; se uma injeção for interrompida, ela pode ser retomada no mesmo local, ou outro local de administração pode ser usado na parede abdominal, se apropriado.

Estabilidade e armazenamento
- *Frascos intactos*: refrigeração (entre 2 e 8 °C), ao abrigo da luz. Atenção à data de expiração.
- *Após diluição*: temperatura ambiente (25 °C), até 12 horas. Refrigeração (entre 2 e 8 °C), até 24 horas.

Principais interações
Sem relevância clínica ou desconhecidas.

Reações adversas
- *Cardiovascular*: hipotensão.
- *Dermatológicas*: sudorese noturna; prurido; erupção cutânea.
- *Gastrointestinais*: dor abdominal; diarreia; náusea; vômito.
- *Hematológica*: anemia.
- *Musculoesqueléticas*: artralgia; dor nas costas; mialgia.
- *Neurológicas*: astenia; tontura; cefaleia; neuropatia sensorial.
- *Respiratórias*: aumento da frequência de tosse; rinite.
- *Outras*: febre; doenças infecciosas; dor; tremores.

Precauções
- Não há necessidade de certificar-se dos parâmetros hematológicos antes de toda aplicação de rituximabe. Em geral, são realizados hemogramas a cada 3 a 4 ciclos.
- Rituximabe deve ser precedido de pré-medicação, 30 a 60 minutos antes, composta de um analgésico (p. ex., paracetamol) e de um anti-histamínico (p. ex., difenidramina).

294   Terapêutica Oncológica para Enfermeiros e Farmacêuticos

- Atenção ao controle de pressão arterial durante a infusão de rituximabe. Recomenda-se verificar a cada 30 minutos na primeira infusão e a cada hora nas infusões subsequentes. Se o paciente apresentar alterações, verificar a pressão arterial a cada 30 minutos também durante as infusões subsequentes.

Ruxolitinibe

Apresentação
- Comprimidos de 5, 10, 15 e 20 mg.

Classificação
Inibidor de tirosina quinase.

Mecanismo de ação
O mecanismo de ação de ruxolitinibe consiste em bloquear um grupo de enzimas conhecidas como Janus quinases (JAK), as quais estão envolvidas na produção e no crescimento das células sanguíneas. Na mielofibrose (MF) e na *policitemia vera* (PV), também existe muita atividade de JAK, provocando a produção anormal de células sanguíneas que migram para os órgãos, incluindo o baço, o que causa sua dilatação. Ao bloquear as JAK, ruxolitinibe diminui a produção anormal de células sanguíneas.

Farmacocinética
- *Absorção*: biodisponibilidade oral, 95%; Tmáx, aproximadamente 1 hora.
- *Distribuição*: ligação à albumina de 97%; volume de distribuição de 72 L (MF), 75 L (PV).
- *Metabolismo*: hepático, via CYP3A4; substrato de CYP3A e de CYP2C9.
- *Excreção*: renal, 74%, principalmente como metabólitos; fecal, 22%, principalmente como metabólitos; não dialisável; Cl total, 17,7 a 22,1 L/h (MF); 12,7 L/h (PV).
- *Meia-vida*: pacientes sem comprometimento hepático, 3 horas; com comprometimento hepático, 4,1 a 5 horas; ruxolitinibe mais metabólitos, 5,8 horas.
- *Ajuste para função hepática*: em pacientes com qualquer comprometimento hepático, a dose inicial recomendada, com base na contagem de plaquetas, deve ser reduzida em aproximadamente 50%.
- *Ajuste para função renal*: em pacientes com MF com insuficiência renal grave, a dose inicial recomendada, com base na contagem de plaquetas, deve ser reduzida em aproximadamente 50%. Há dados limitados para determinar as melhores opções de dosagem para pacientes em diálise com doença renal em estágio final (ESRD); os dados disponíveis nessa população sugerem que pacientes com MF devem iniciar com uma dose única de 15 ou 20 mg, com base nas contagens de plaquetas, com doses únicas subsequentes somente depois de cada sessão de diálise e com o monitoramento cuidadoso da segurança e da eficácia.

Indicações
- Indicado para o tratamento de pacientes com mielofibrose de risco intermediário ou alto, incluindo mielofibrose primária, mielofibrose pós-*policitemia vera* ou mielofibrose pós-trombocitemia essencial.
- Indicado para o tratamento de pacientes com *policitemia vera* que são intolerantes ou resistentes à hidroxiureia ou à terapia citorredutora de primeira linha.

Administração
- *VO*: pode ser administrado com ou sem alimento. Se uma dose for perdida, o paciente não deve tomar uma dose adicional, mas deve tomar a próxima dose no horário habitual. Esse medicamento não deve ser partido, aberto ou mastigado.

Estabilidade e armazenamento
- Conservar em temperatura ambiente (entre 15 e 30 °C).

Principais interações
- *Com inibidores fortes de CYP3A4*: pode resultar em exposição aumentada a ruxolitinibe e, se associados, a dose diária total de ruxolitinibe deve ser reduzida em aproximadamente 50%.
- Uma redução da dose de 50% de ruxolitinibe deve ser considerada se associado a inibidores duplos de CYP2C9 e de CYP3A4.
- Aumentos graduais na dose de ruxolitinibe podem ser considerados se a eficácia da terapia diminuir durante o tratamento com um indutor da CYP3A4.
- Não é recomendado nenhum ajuste de dose quando ruxolitinibe é coadministrado com inibidores leves ou moderados da CYP3A4.
- Conforme recomendação em bula, ruxolitinibe pode inibir a glicoproteína-p e a proteína *breast cancer resistance protein* (BCRP) no intestino. Isso pode resultar em um aumento da exposição sistêmica de substratos desses transportadores. Recomenda-se monitoramento terapêutico do fármaco (*therapeutic drug monitoring* – TDM) ou monitoramento clínico da substância afetada. É possível que a potencial inibição da P-gp e da BCRP no intestino possa ser minimizada se o intervalo de tempo entre administrações for o mais longo possível.

Reações adversas
- *Renal*: infecções no trato urinário.
- *Hematológicas*: anemia; trombocitopenia; neutropenia; hipercolesterolemia.
- *Neurológicas*: tontura; cefaleia.
- *Hepáticas*: ALT e AST elevados.
- *Outras*: sangramento (qualquer sangramento, incluindo intracraniano, gastrointestinal, hematoma e outros sangramentos); hematomas.

Precauções
- Uma contagem de células sanguíneas deve ser realizada antes do início da terapia. Os hemogramas completos devem ser monitorados a cada 2 a 4 semanas até que as doses se estabilizem e quando for clinicamente indicado.
- Interromper o tratamento caso a contagem de plaquetas seja < 50.000/mm^3 ou se a contagem de neutrófilos absolutos totais for < 500/mm^3 (pacientes com MF ou com PV) ou hemoglobina < 8g/dL (pacientes com PV).
- O tratamento deve continuar enquanto os benefícios ao paciente forem maiores do que os riscos.
- O uso concomitante com suco de toranja pode resultar em concentrações plasmáticas aumentadas de ruxolitinibe.
- Os pacientes diagnosticados com insuficiência hepática e/ou insuficiência renal grave, enquanto receberem ruxolitinibe, devem ser cuidadosamente monitorados e podem precisar ter suas doses reduzidas para evitar reações adversas ao medicamento.

Sorafenibe
Apresentação
- Comprimidos revestidos de 200 mg.

Classificação
Inibidor de tirosina quinase.

Mecanismo de ação

O sorafenibe é um inibidor da multiquinase que reduz a proliferação celular tumoral *in vitro*. Bloqueia a atividade da serina/treonina e dos receptores de tirosina quinase localizados na célula tumoral (c-Raf, b-Raf, V600E b-Raf, KIT e Flt3) e na vascularização tumoral (c-Raf, VEGFR2, VEGFR3 e PDGFR-beta).

Farmacocinética

- *Absorção*: biodisponibilidade, 38% a 49%; diminuição da biodisponibilidade em 29% se administrado com alimentos ricos em gordura (50% de gordura); Tmáx, 3 horas.
- *Distribuição*: ligação às proteínas de 99,5%.
- *Metabolismo*: hepático, via CYP3A4 (oxidação) e via UGT1A9 (glucuronidação).
- *Excreção*: fecal, 77%, 51% como inalterado; renal, 19% como metabólitos glucuronidados.
- *Meia-vida*: 25 a 48 horas.
- *Ajuste para função hepática*: não é necessário para comprometimento hepático leve a moderado; não há estudos em comprometimento hepático severo. Usar com cautela em pacientes com elevado nível de BT.
- *Ajuste para função renal*: não é necessário. Sem dados disponíveis para pacientes em diálise.

Indicações

- Tratamento de pacientes com carcinoma celular renal avançado que não responderam à terapia com alfainterferona ou interleucina-2 ou não eram elegíveis para essa terapia.
- Tratamento de pacientes com carcinoma hepatocelular não ressecável.
- Tratamento de pacientes com carcinoma de tireoide diferenciado (papilífero, folicular, célula de Hürthle), localmente avançado ou metastático, progressivo, refratário a iodo radioativo.

Administração

- *VO*: os comprimidos devem ser deglutidos com um pouco de água. Recomenda-se que seja tomado entre as refeições ou durante refeições com pouca ou moderada gordura. Se o paciente for ingerir uma refeição rica em gordura, deve ser tomado pelo menos 1 hora antes ou 2 horas depois da refeição. Se uma dose for esquecida, deve-se ingeri-la o quanto antes; se for perto do horário da próxima dose, aguardar para ingerir no horário habitual programado. Não se deve ingerir duas doses para compensar a dose esquecida.

Estabilidade e armazenamento

- Deve ser guardado na sua embalagem original e à temperatura ambiente (entre 15 e 30 °C).

Principais interações

- *Em combinação com neomicina*: por meio de um mecanismo de interação desconhecido, pode ocorrer diminuição dos níveis e da eficácia do sorafenibe. Usar com cautela se associados.
- *Se associado a medicamentos que causam prolongamento do intervalo QT*: efeitos aditivos.
- *Com indutores da CYP3A4*: pode ocorrer diminuição dos níveis e da eficácia do sorafenibe.
- *Em combinação com varfarina*: pode resultar em aumento do efeito anticoagulante da varfarina. Acompanhar regularmente sangramento e alterações no INR ou no TP.
- *Em combinação com substratos da CYP2B6*: pode ocorrer inibição pelo sorafenibe e resultar em aumento nos níveis e no efeito desses fármacos.
- *Em combinação com substratos da CYP2C8*: pode ocorrer inibição pelo sorafenibe e resultar em aumento nos níveis e no efeito desses fármacos.

Reações adversas

- *Dermatológicas*: eritema acral; alopecia; descamação da pele; erupção cutânea.
- *Endocrinometabólicas*: hipoalbuminemia; hipocalcemia; hipofosfatemia; perda de peso.
- *Gastrointestinais*: dor abdominal; diarreia; aumento do nível sérico de lipase; anorexia; náusea; amilase sérica elevada.
- *Hematológicas*: linfocitopenia; trombocitopenia.
- *Outras*: fadiga; dor.

Precauções

- Controlar regularmente a INR de pacientes que tomam varfarina.
- Controlar hemograma completo com contagem diferencial, eletrólitos, fósforo.
- Monitorar hipertensão. Semanalmente, nas primeiras semanas de tratamento, e depois periodicamente.
- Pode complicar a cicatrização de feridas; suspender temporariamente o tratamento em pacientes que sofrerão procedimentos cirúrgicos maiores.

Sunitinibe

Apresentação

- Cápsulas de 12,5, 25 e 50 mg.

Classificação

Inibidor de tirosina quinase/múltiplos receptores.

Mecanismo de ação

Sunitinibe inibe a fosforilação do receptor múltiplo de TK. É um potente inibidor de PDGFR-alfa e PDGFR-beta; de VEGFR1, VEGFR2 e VEGFR3; do receptor do fator de células-tronco (KIT); do receptor de fator estimulante de colônias de macrófagos (CSF-1R); do receptor de TK codificado pelo proto-oncogene ret (RET). Pode inibir o crescimento tumoral, causar a regressão tumoral, inibir a angiogênese patológica e inibir a progressão metastática do câncer.

Farmacocinética

- *Absorção*: Tmáx, 6 a 12 horas.
- *Distribuição*: ligação às proteínas de 95% (sunitinibe) e 90% (metabólito primário SU12662); volume de distribuição de 2.230 L.
- *Metabolismo*: hepático, predominantemente via CYP3A4.
- *Excreção*: fecal, 61% (principal via de eliminação); e renal, 16%.
- *Meia-vida*: sunitinibe, 40 a 60 horas; e SU12662, 80 a 110 horas.
- *Ajuste para função hepática*: não é necessário em pacientes com *Child-Pugh* A ou B; não avaliado em pacientes *Child-Pugh* C. Não há dados disponíveis para AST/ALT > 2,5 vezes o LSN ou AST/ALT > 5 vezes o LSN em decorrência de metástases hepáticas.
- *Ajuste para função renal*: não é necessário para pacientes com ClCr ≥ 42 mL/min. Não há dados disponíveis para pacientes com insuficiência renal mais severa.

Indicações

- Tratamento de tumor estromal gastrointestinal (GIST) após falha do tratamento com mesilato de imatinibe em decorrência de resistência ou intolerância.
- Tratamento de carcinoma metastático de células renais (CCRm) avançado.
- Tratamento de tumores neuroendócrinos pancreáticos não ressecáveis.
- Tratamento adjuvante de pacientes adultos com alto risco de CCR recorrente após nefrectomia.

Administração

- *VO*: com ou sem alimentos. Caso o paciente se esqueça de tomar o medicamento no horário estabelecido, não deve receber uma dose adicional. Deve tomar a dose recomendada no dia seguinte, como faria habitualmente. Esse medicamento não deve ser partido, aberto ou mastigado.

Estabilidade e armazenamento

- Deve ser conservado em temperatura ambiente (entre 15 e 30 °C), protegido da umidade.

Principais interações

- Efeitos aditivos se associado a medicamentos que provocam prolongamento do intervalo QT. Usar com cautela, se associado a sunitinibe.
- Efeitos aditivos no prolongamento do intervalo QT e inibição da CYP3A4. Pode resultar em aumento na concentração plasmática do sunitinibe e risco aumentado de prolongamento do intervalo QT. Se associados, considerar redução de dose do sunitinibe a um mínimo de 37,5 mg/dia (para GIST ou para carcinoma de células claras do rim) ou 25 mg (para tumores neuroendócrinos).
- *Com inibidores da CYP3A4*: pode resultar em aumento dos níveis de sunitinibe e de seu metabólito ativo. Optar por agentes sem potencial de inibição.
- *Com indutores da CYP3A4*: pode ocorrer diminuição dos níveis do sunitinibe e de seu metabólito ativo. Se associados, considerar aumento de dose em incrementos de 12,5 mg até o máximo de 87,5 mg/dia de sunitinibe.

Reações adversas

- *Dermatológicas*: descoloração da pele; pele amarelada; ressecamento da pele; erupção cutânea.
- *Endocrinometabólica*: hipotireoidismo.
- *Gastrointestinais*: dor abdominal; constipação; diarreia; indigestão; doença inflamatória da membrana mucosa; anorexia; náusea; dor na estrutura da cavidade oral; alteração do paladar; vômito.
- *Hematológicas*: anemia; hemorragia; leucopenia; linfocitopenia; distúrbio neutropênico.
- *Hepática*: teste de função hepática anormal.
- *Musculoesquelética*: dor nos membros.
- *Neurológica*: astenia.
- *Renal*: ácido úrico elevado.
- *Respiratórias*: tosse; epistaxe.
- *Outra*: fadiga.

Precauções

- Monitorar os pacientes para ocorrência de hipertensão. Suspensão temporária de sunitinibe é recomendada para pacientes com hipertensão severa. Até que mais dados clínicos estejam disponíveis, bloqueadores de canais de cálcio, como diltiazem e verapamil, deverão ser evitados, por serem conhecidos inibidores da CYP3A4.
- Monitorar a função da tireoide em pacientes recebendo sunitinibe. Realizar dosagens de hormônio estimulante de tireoide (TSH) a intervalos de 2 a 3 meses.
- Avaliar hemograma completo com contagem diferencial e plaquetas (antes de cada ciclo terapêutico), bem como bioquímica sérica, incluindo mensuração de magnésio, fosfato e potássio (antes de cada ciclo terapêutico).
- Usar com cautela em pacientes diabéticos, em razão da presença de açúcar na formulação.

Trametinibe

Apresentação
- Comprimidos de 0,5 e 2 mg.

Classificação
Inibidor de MEK.

Mecanismo de ação
Trametinibe é um inibidor reversível da ativação da quinase regulada por sinal extracelular mitógeno-ativado 1 (MEK1) e inibidor da atividade da quinase 2 (MEK2). Proteínas MEK são componentes críticos da via de sinalização da quinase relacionada ao sinal extracelular (ERK). No melanoma e em outros cânceres, essa via é frequentemente ativada por formas mutadas de BRAF que ativam MEK e estimulam o crescimento de células tumorais. Mutações do gene BRAF V600E resultam em ativação constitutiva da via BRAF, que inclui MEK1 e MEK2. Trametinibe inibe o crescimento de células de melanoma com mutação positiva para BRAF V600, *in vitro* e *in vivo*.

Farmacocinética
- *Absorção*: Tmáx, 1,5 hora; biodisponibilidade, 72%. Quando administrado com alimentos, houve diminuição de AUC em 24% e de Cmáx em 70%; prolongamento de Tmáx em 4 horas.
- *Distribuição*: volume de distribuição, 214 L; ligação às proteínas plasmáticas, 97,4%.
- *Metabolismo*: desacetilação com ou sem mono-oxigenação e glucuronidação.
- *Excreção*: fecal > 80%; renal < 20%, < 0,1% como fármaco inalterado; Cl total, 4,9 L/h.
- *Meia-vida*: 3,9 a 4,8 dias.
- *Ajuste para função hepática*: não é necessário na insuficiência hepática leve.
- *Ajuste para função renal*: não é necessário na insuficiência renal leve e moderada.

Indicações
- Em combinação com dabrafenibe, é indicado para o tratamento de pacientes com melanoma não ressecável ou metastático com mutação BRAF V600.
- Em combinação com dabrafenibe, é indicado para o tratamento adjuvante de pacientes com melanoma de estágio III com mutação BRAF V600, após ressecção completa.
- Em combinação com dabrafenibe, é indicado para o tratamento de pacientes com câncer de pulmão metastático de células não pequenas (CPCNP) com mutação de BRAF V600E.

Administração
- *VO*: deve ser administrado sem alimentos, pelo menos 1 hora antes ou 2 horas depois de uma refeição. Se uma dose for perdida, tomar a dose somente se estiverem faltando mais de 12 horas até a próxima dose programada. Se uma dose de dabrafenibe for omitida, quando trametinibe é dado em associação com dabrafenibe, a dose de dabrafenibe só deve ser tomada se faltarem mais de 6 horas até a próxima dose prevista.

Estabilidade e armazenamento
- Armazenar sob refrigeração de 2 a 8 °C. Não congelar. Proteger contra umidade e luz. Conservar o produto em seu frasco original. Manter o frasco hermeticamente fechado. Não remover o dessecante.

Principais interações
Não são conhecidas interações medicamentosas de relevância clínica devidas ao trametinibe.

Reações adversas
- *Dermatológica*: erupção cutânea.
- *Endocrinometabólica*: hipoalbuminemia.
- *Gastrointestinal*: diarreia.
- *Hematológica*: anemia.
- *Hepáticas*: fosfatase alcalina elevada; ALT e AST elevados.
- *Imunológica*: linfedema.

Precauções
- Alimentos podem retardar e reduzir a absorção de trametinibe, o que pode resultar em níveis sanguíneos menores do fármaco. Tomar trametinibe ao menos 1 hora antes ou 2 horas depois das refeições.

Trastuzumabe
Apresentação
- *EV*: frasco-ampola contendo 440 mg de substância liofilizada e um frasco-ampola com 20 mL de água bacteriostática para injeção (álcool benzílico 1,1%). FA contendo 150 mg de substância liofilizada.
- *SC*: frasco-ampola contendo 600 mg/5 mL.

Classificação
Anticorpo monoclonal.

Mecanismo de ação
Anticorpo monoclonal humanizado que atinge seletivamente o domínio extracelular da proteína do receptor 2 do fator de crescimento epidérmico humano (HER-2). O proto-oncogene HER-2 ou c-erbB2 codifica uma proteína transmembrana, semelhante ao receptor que está estruturalmente relacionado ao EGFR. Uma consequência da amplificação do gene HER-2 é um aumento da expressão da proteína HER-2 na superfície dessas células tumorais, resultando em um receptor HER-2 constitutivamente ativado. Trastuzumabe é um anticorpo monoclonal anti-HER-2, pois se liga aos receptores HER-2 que se encontram presentes de maneira aumentada nos tumores HER-2 positivos, bloqueando o estímulo ao crescimento tumoral.

Farmacocinética
- *Distribuição*: volume de distribuição de 44 mL/kg.
- *Meia vida*: dose-dependente, 5,8 dias (intervalo de 1 a 32 dias) para esquema semanal.
- *Ajuste para função hepática*: não é necessário ajuste de dose no comprometimento hepático.
- *Ajuste para função renal*: não é necessário ajuste de dose no comprometimento renal.

Indicações
Indicado para o tratamento de pacientes com câncer de mama metastático que apresentam tumores com superexpressão do HER-2:
- Em monoterapia, para o tratamento de pacientes que já tenham recebido um ou mais tratamentos quimioterápicos para suas doenças metastáticas.
- Em combinação com paclitaxel ou docetaxel, para o tratamento de pacientes que ainda não tenham recebido quimioterapia para suas doenças metastáticas.

Indicado para o tratamento de pacientes com câncer de mama inicial HER-2-positivo:
- Após cirurgia, quimioterapia (neoadjuvante ou adjuvante) e radioterapia (quando aplicável).

- Após quimioterapia adjuvante com doxorrubicina e ciclofosfamida, em combinação com paclitaxel ou docetaxel.
- Em combinação com quimioterapia adjuvante de docetaxel e carboplatina.
- Em combinação com quimioterapia neoadjuvante seguida por terapia adjuvante com trastuzumabe para câncer de mama localmente avançado (inclusive inflamatório) ou tumores > 2 cm de diâmetro.

Indicado para câncer gástrico avançado em associação com capecitabina ou 5-fluoruracila (5-FU) endovenoso, e um agente de platina é indicado para o tratamento de pacientes com adenocarcinoma inoperável, localmente avançado, recorrente ou metastático do estômago ou da junção gastroesofágica, HER-2-positivo, que não receberam tratamento prévio contra o câncer para a doença metastática.

Administração/diluição

- *EV de 30 a 90 minutos*: reconstituir com 20 mL de diluente próprio e diluir em 250 mL de soro fisiológico para administração; não utilizar solução de glicose 5%.
- *SC*: a apresentação de trastuzumabe SC é de uso único, devendo ser administrada somente como uma injeção SC, e não pela via EV. A dose fixa recomendada é de 600 mg a cada 3 semanas, independentemente do peso corpóreo do paciente, devendo ser administrada em aproximadamente 2 a 5 minutos. O local de injeção deve ser alternado entre a coxa esquerda e a direita. Novas injeções devem ser aplicadas em uma pele saudável a pelo menos 2,5 cm de distância do local anterior e nunca em áreas onde a pele esteja vermelha, lesionada, sensível ou rígida.

Estabilidade e armazenamento

- *EV*: antes de aberto, deve ser conservado sob refrigeração (entre 2 e 8 °C).
- *Cuidados de conservação da solução reconstituída*:
  - A solução reconstituída com a água bacteriostática para injeção fornecida para trastuzumabe 440 mg é estável durante 28 dias, quando conservada sob refrigeração entre 2 e 8 °C; a solução reconstituída contém conservantes, por isso pode ser destinada para uso múltiplo. Qualquer quantidade de solução reconstituída remanescente deve ser descartada após 28 dias. Se for utilizada água estéril para injeção para reconstituir o conteúdo do frasco-ampola de 440 mg, a solução é estável por apenas 24 horas e, depois disso, deve ser descartada. A solução reconstituída não deve ser congelada.
- *Cuidados de conservação da solução para infusão com o produto reconstituído*:
  - A solução para infusão (solução para infusão de cloreto de sódio a 0,9%) com o produto reconstituído é fisicamente e quimicamente estável durante 24 horas (não conservar em temperaturas acima de 30 °C). Do ponto de vista microbiológico, a solução para infusão de trastuzumabe deve ser aplicada imediatamente. Se isso não ocorrer, o tempo e as condições de armazenamento em uso são de responsabilidade do usuário e, normalmente, não devem ultrapassar 24 horas em temperatura entre 2 e 8 °C.
- *SC*: deve ser mantido sob refrigeração (entre 2 e 8 °C) e armazenado em sua embalagem original para protegê-lo da luz. O frasco não deve ser mantido por mais de 6 horas em temperatura ambiente (não armazenar em temperatura acima de 30 °C). Não congelar. Do ponto de vista microbiológico, uma vez que a solução injetável for transferida do frasco-ampola para a seringa, o medicamento deve ser utilizado imediatamente, considerando que não contém conservantes em sua formulação. Do ponto de vista físico-químico, uma vez que a solução injetável for transferida do frasco-ampola para a seringa, o produto é estável por 48 horas entre 2 e 8 °C e por mais 6 horas em temperatura ambiente (não armazenar em temperatura acima de 30 °C), evitando exposição direta à luz solar. Esse tempo de exposição em temperatura ambiente não deve ser cumulativo a outro tempo de exposição anterior do produto em temperatura ambiente.

Principais interações

- *Em combinação com varfarina*: pode ocorrer aumento do sangramento. Monitorar o INR ao iniciar a terapia com trastuzumabe, depois a cada 2 semanas por 3 meses e, quando estabilizar, mensalmente. Ajustar a dose de varfarina, se necessário.

Reações adversas

- *Cardiovasculares*: edema; edema periférico; taquicardia.
- *Dermatológica*: erupção cutânea.
- *Endocrinometabólica*: diminuição de peso.
- *Gastrointestinais*: dor abdominal; diarreia; anorexia; náusea; estomatite; vômito.
- *Hematológicas*: anemia; neutropenia; trombocitopenia.
- *Imunológica*: doenças infecciosas.
- *Musculoesqueléticas*: artralgia; dor lombar; mialgia.
- *Neurológicas*: astenia; tontura; cefaleia; insônia.
- *Renal*: insuficiência renal.
- *Respiratórias*: tosse; dispneia; nasofaringite; faringite; rinite; infecção do trato respiratório superior.
- *Outras*: fadiga; febre; doença inflamatória da membrana mucosa; tremores.

Precauções

- Acompanhar os exames de avaliação cardíaca (exame físico, ECG, ecocardiograma e obtenção de imagens MUGA) pré-infusão do medicamento e periodicamente. Essas avaliações são especialmente importantes em pacientes com insuficiência cardíaca preexistente e em pacientes que já fizeram ou fazem uso concomitante de antracíclicos.
- Não há necessidade de certificar-se dos parâmetros hematológicos antes de toda aplicação de trastuzumabe. No entanto, quando associado a quimioterápicos, a monitorização do hemograma é essencial.
- A primeira infusão de trastuzumabe deve ser feita em 90 minutos e sob observação rigorosa. Caso ocorra hipersensibilidade ou eventos relacionados à infusão, esta deverá ser temporariamente diminuída ou interrompida e o paciente tratado com analgésico/antipirético (paracetamol, p. ex.) e/ou anti-histamínico (difenidramina, p. ex.). Após melhora dos sintomas, a infusão poderá ser lentamente reiniciada.
- Recomenda-se pré-medicação, 30 a 60 minutos antes, composta de um analgésico (p. ex., paracetamol) e de um anti-histamínico (p. ex., difenidramina).
- Monitorar INR quando iniciar a terapia com trastuzumabe, depois a cada 2 semanas por 3 meses e então mensalmente quando estiver estável. Orientar o paciente para ficar atento aos sinais de sangramento; pode haver necessidade de ajuste de dose.

Trastuzumabe entansina

Apresentação

- FA contendo 100 e 160 mg de substância liofilizada.

Classificação

Conjugado anticorpo-fármaco.

Mecanismo de ação

Ado-trastuzumabe entansina (T-DM1) é composto de um anticorpo monoclonal (trastuzumabe) conjugado a um fármaco citotóxico (CAF). O trastuzumabe, por meio de uma ligação covalente, liga-se ao fármaco inibidor de microtúbulo DM1 (um derivado da maitansina) via ligação estável de tioéter MCC (4-[N-maleimidometil] ciclo-hexano-1-carboxilato). Entansina refere-se ao complexo MCC-DM1. A partir de uma ligação ao subdomínio do receptor HER-2,

T-DM1 sofre internalização mediada pelo receptor, com posterior degradação lisossomal, o que resulta na liberação intracelular de DM1 contendo catabólitos citotóxicos.

Farmacocinética
- *Distribuição*: conjugado, volume de distribuição de 3,13 L; DM1, ligação às proteínas plasmáticas é de 93%.
- *Metabolismo*: DM1, substrato de CYP3A4/5 e da glicoproteína P.
- *Excreção*: T-DM1, Cl total, 0,68 L/dia.
- *Meia-vida*: aproximadamente 4 dias.
- *Ajuste para função hepática*:
  - Se hiperbilirrubinemia Grau 2, suspender até Grau ≤ 1 e reintroduzir com a mesma dose; se hiperbilirrubinemia Grau 3, suspender até Grau ≤ 1 e reintroduzir com dose reduzida em 1 nível. Primeira redução para 3 mg/kg a cada 3 semanas; segunda redução para 2,4 mg/kg a cada 3 semanas. Se necessária nova redução, descontinuar o tratamento.
  - Se hiperbilirrubinemia Grau 4 ou ALT ou AST > 3 vezes o LSN e BT > 2 vezes o LSN, descontinuar permanentemente a terapia.
  - Se ALT ou AST > 5 a 20 vezes o LSN, interromper até Grau ≤ 2 e reduzir a dose em 1 nível. Primeira redução para 3 mg/kg a cada 3 semanas ou segunda redução para 2,4 mg/kg a cada 3 semanas. Se necessária nova redução, descontinuar o tratamento.
  - Se ALT ou AST > 20 vezes o LSN ou se as transaminases séricas > 3 vezes o LSN e BT > 2 vezes o LSN, descontinuar permanentemente a terapia.
- *Ajuste para função renal*: não foram conduzidos estudos na presença de comprometimento renal. Todavia, com base na farmacocinética da população, na análise das reações adversas a medicamentos de Grau ≥ 3 e nas modificações de dose, não é necessário o ajuste em pacientes com insuficiência renal leve ou moderada; para pacientes com insuficiência renal grave, não existem dados disponíveis.

Indicações
- Indicado em monoterapia para tratamento de pacientes com câncer de mama HER-2--positivo metastático ou localmente avançado não ressecável, que tenham recebido tratamento prévio com trastuzumabe e um taxano.
- Indicado em monoterapia para o tratamento adjuvante de pacientes com câncer de mama HER-2-positivo em estágio inicial, que apresentam doença residual invasiva após o tratamento neoadjuvante com base em taxano e trastuzumabe.

Administração/diluição
- *EV*: reconstituir o FA de 100 mg com 5 mL de água destilada e o de 160 mg com 8 mL de água destilada, o que resultará em uma solução contendo 20 mg/mL de trastuzumabe entansina. Não agitar. Diluir a dose prescrita em 250 mL de soro fisiológico e administrar através de um filtro de 0,22 micra. A primeira dose deverá ser realizada em 90 minutos (± 10 minutos), com observação mínima de 60 minutos após infusão. Caso a primeira infusão seja bem-sucedida, as subsequentes podem ser administradas em 30 minutos (± 10 min), com uma observação mínima de 30 minutos após infusão.

Estabilidade e armazenamento
- Armazenar os frascos-ampola sob refrigeração (temperatura entre 2 e 8 °C).
- Após aberto e reconstituído com água estéril para injetáveis, válido por até 24 horas, se mantido sob refrigeração, em temperatura entre 2 e 8 °C. Não pode ser congelado.
- Após reconstituição e diluição em bolsa com solução de cloreto de sódio 0,9% ou 0,45%, válido por até 24 horas, se mantido em temperatura entre 2 e 8 °C. Não pode ser congelado.

Principais interações

- Não foi conduzido nenhum estudo formal de interação fármaco-fármaco com trastuzumabe entansina. Estudos *in vitro* demonstram que DM1 é metabolizado principalmente por CYP3A4 e, em menor extensão, pela CYP3A5.
- *Com inibidores fortes da CYP3A4*: pode resultar em exposição aumentada do componente citotóxico DM1 e risco de toxicidade. Se associados e se viável, considerar adiar o uso de TDM1 até os inibidores fortes de CYP3A4 terem sido eliminados da circulação (aproximadamente, a eliminação de 3 meias-vidas dos inibidores).
- *Se associado a amiodarona e a substratos de CYP1A2, CYP2C9, CYP2D6, CYP3A4 e glicoproteína P*: pode resultar em exposição aumentada dos substratos.

Reações adversas

- *Gastrointestinais*: constipação; náusea.
- *Hematológica*: trombocitopenia.
- *Hepática*: aumento de enzimas hepáticas.
- *Musculoesquelética*: dor musculoesquelética.
- *Neurológica*: cefaleia.
- *Outra*: fadiga.

Precauções

- Interromper ou descontinuar a terapia se LVEF diminuído.
- Monitorar a ocorrência de neuropatia periférica.
- Descontinuar a terapia na ocorrência de doença pulmonar intersticial ou pneumonite.

Vandetanibe

Apresentação

- Comprimidos revestidos de 100 e 300 mg.

Classificação

Inibidor de tirosina quinase/inibidor de EGFR/VEGF.

Mecanismo de ação

Vandetanibe inibe, *in vitro*, EGFR dependente da sobrevivência celular. O fármaco inibiu em células tumorais e endoteliais a fosforilação de TK do receptor estimulado por EGF; e, em células endoteliais, a fosforilação de TK estimulada por VEGF. Em modelos de angiogênese, inibiu a migração, a proliferação e a migração celular, bem como a formação de novos vasos sanguíneos.

Farmacocinética

- *Absorção*: Tmáx, 6 horas; a biodisponibilidade não é afetada na presença de alimentos.
- *Distribuição*: volume de distribuição, 7.450 L; ligação às proteínas, 90%, à albumina e à alfa-1-glicoproteína ácida.
- *Metabolismo*: hepático, via CYP3A4, ao metabólito ativo N-desmetil-vandetanibe e via enzimas mono-oxigenases contendo flavina ao N-óxido-vandetanibe; substrato de CYP3A4.
- *Excreção*: Cl total, 13,2 L/h.
- *Meia-vida*: 19 dias.
- *Ajuste para função hepática*: não é recomendado para pacientes com comprometimento hepático moderado e severo, pois a segurança e a eficácia ainda não foram estabilizadas.
- *Ajuste para função renal*: a exposição ao vandetanibe é aumentada em pacientes com comprometimento renal. Iniciar o tratamento com 200 mg no comprometimento renal moderado a severo e monitorar o prolongamento do intervalo QT.

Indicações

- Indicado para o tratamento de pacientes com carcinoma medular de tireoide localmente avançado irressecável ou metastático.

Administração

- *VO*: deve ser tomado 1 vez ao dia, com ou sem alimentos. Também pode ser disperso em meio copo (aproximadamente 50 mL) de água sem gás; outros líquidos não devem ser usados. O comprimido deve ser colocado na água, sem esmagar, e deve ser agitado (aproximadamente 10 minutos) até a dispersão, e a solução deve ser ingerida imediatamente. Qualquer resíduo que permanecer no copo deverá ser misturado com um pouco de água e ingerido. O medicamento disperso também pode ser administrado através de sonda nasogástrica ou gastrostomia. Se o paciente esquecer uma dose, a próxima dose diária deve ser tomada conforme horário inicialmente programado.

Estabilidade e armazenamento

- Deve ser mantido em temperatura ambiente (entre 15 e 30 °C).

Principais interações

- Efeitos aditivos se associado a medicamentos que provocam prolongamento do intervalo QT e/ou *torsades de pointes*.
- *Com indutores da CYP3A4*: pode ocorrer diminuição dos níveis e da eficácia do vandetanibe. Recomenda-se terapêutica concomitante alternativa, sem ou com potencial mínimo de indução enzimática.
- *Em combinação com deferasirox*: pode resultar em exposição diminuída do vandetanibe. Evitar o uso concomitante, se clinicamente possível.

Reações adversas

- *Cardiovasculares*: hipertensão.
- *Dermatológicas*: acne; erupção cutânea.
- *Endocrinometabólicas*: hipocalcemia; hipoglicemia.
- *Gastrointestinais*: dor abdominal; colite; diarreia; anorexia; náusea; alteração do paladar.
- *Hepática*: ALT elevado.
- *Neurológica*: cefaleia.
- *Respiratória*: infecção respiratória do trato superior.
- *Outra*: fadiga.

Precauções

- Monitorar ocorrência de toxicidade severa ou prolongamento do intervalo QT identificado por meio de monitoramento frequente por ECG.

Vemurafenibe

Apresentação

- Comprimidos revestidos de 240 mg.

Classificação

Inibidor de quinase BRAF.

Mecanismo de ação

Vemurafenibe é um inibidor da enzima serina-treonina BRAF quinase. Mutações do gene BRAF resultam em ativação constitutiva da proteína BRAF, que pode promover sinalização hiperativa e proliferação celular na ausência de fatores de crescimento típicos. Como inibidor potente e seletivo da BRAF oncogênica, vemurafenibe suprime o fluxo de sinalização por meio da quinase de MAP. O substrato com melhor caracterização de BRAF é o MEK, e sua fosforilação por BRAF resulta na ativação de pMEK, que, por sua vez, fosforila ERK em pERK e se transloca para o interior do núcleo, onde ativa fatores transcricionais. Estudos pré-clínicos *in vitro* demonstraram que vemurafenibe inibe de maneira potente a fosforilação e a ativação de MEK e ERK e, consequentemente, suprime a proliferação celular em células tumorais que expressam proteínas BRAF V600 com mutação.

Farmacocinética
- *Absorção*: Tmáx, 3 horas. Na presença de alimentos, aumento de AUC em 5 vezes e de Cmáx em 2 a 5 vezes, atraso de 4 horas para Tmáx.
- *Distribuição*: ligação às proteínas > 99%, volume de distribuição de 106 L.
- *Excreção*: fecal, 94%; renal, 1%; Cl total, 31 L/dia.
- *Meia-vida*: 57 horas.
- *Ajuste para função hepática*: não é necessário na insuficiência hepática leve e moderada. Sem dados disponíveis na insuficiência hepática severa.
- *Ajuste para função renal*: não é necessário na insuficiência renal leve e moderada. Sem dados disponíveis na insuficiência renal severa.

Indicações
- Indicado para o tratamento de melanoma positivo para mutação BRAF V600E irressecável ou metastático, quando detectado por um teste aprovado pela ANVISA.

Administração
- *VO*: a primeira dose deve ser tomada pela manhã e a segunda à noite, aproximadamente 12 horas mais tarde, com ou sem alimentos. Devem ser deglutidos inteiros, acompanhados de um copo de água. Se uma dose for omitida, pode ser tomada até 4 horas antes da dose seguinte, para manter o esquema de 2 vezes ao dia. As 2 doses não devem ser tomadas no mesmo horário. Em caso de vômitos após a administração, o paciente não deve tomar uma dose adicional do medicamento e o tratamento deve continuar como de costume.

Estabilidade e armazenamento
- Deve ser conservado em temperatura ambiente (entre 15 e 30 °C), na embalagem original, protegido da umidade.

Principais interações
- *Efeitos aditivos se associado a medicamentos que provocam o prolongamento do intervalo QT*: pode resultar em aumento do risco de *torsades de pointes*. Monitorar o *status* cardiovascular para prolongamento do intervalo QT.
- *Com posaconazol, saquinavir, claritromicina, telitromicina e voriconazol*: efeitos aditivos no prolongamento do intervalo QT e inibição da CYP3A4. Pode resultar em aumento na concentração plasmática de vemurafenibe.
- *Com inibidores da CYP3A4*: pode resultar em aumento na concentração plasmática de vemurafenibe. Se o uso concomitante for necessário, monitorar o aumento do intervalo QT e outros sinais de toxicidade decorrente do vemurafenibe.
- *Com indutores da CYP3A4*: pode resultar em diminuição na concentração plasmática de vemurafenibe. Usar com cautela se associados.
- *Em combinação com fentanila, pimozida, quinidina, midazolam*: a indução da CYP3A4 pelo vemurafenibe pode resultar em diminuição na concentração desses medicamentos.

Terapia Antineoplásica **307**

- *Em combinação com teofilina*: a inibição da CYP1A2 pelo vemurafenibe pode resultar em aumento na concentração plasmática da teofilina.
- *Em combinação com substratos da CYP2D6*: a inibição enzimática pelo vemurafenibe pode resultar em aumento nas concentrações plasmáticas desses fármacos, com aumento dos efeitos farmacológicos e do risco de ocorrência de reações adversas.
- *Em combinação com varfarina*: a inibição da CYP2C9 pelo vemurafenibe pode resultar em risco aumentado de sangramento. Se associados, monitorar o INR.

Reações adversas
- *Dermatológicas*: alopecia; papiloma cutâneo; fotossensibilidade; prurido; exantema.
- *Gastrointestinal*: náusea.
- *Musculoesquelética*: artralgia.
- *Outra*: fadiga.

Precauções
- Monitorar transaminases, fosfatase alcalina e bilirrubina durante a terapia.
- Monitorar creatinina sérica.
- Monitorar dosagem sérica de eletrólitos: cálcio, magnésio e potássio.
- Somente pacientes com mutação positiva para BRAF V600 (incluindo BRAF V600E) serão beneficiados com o tratamento.

Venetoclax
Apresentação
- Comprimidos de 10, 50 e 100 mg.
- *Embalagem inicial*: semana 1, 10 mg (14); semana 2, 50 mg (7); semana 3, 100 mg (7); semana 4, 100 mg (14), no total de 42 comprimidos.
- *Tratamento mensal de manutenção*: embalagem contendo 120 comprimidos com 100 mg de venetoclax.

Classificação
Inibidor da proteína BCL-2.

Mecanismo de ação
Venetoclax é um inibidor seletivo de uma pequena molécula da célula de linfoma B (BCL-2), uma proteína que inibe a apoptose. Liga-se diretamente ao canal de ligação-BH3 da BCL-2, deslocando a proteína pró-apoptótica BH3, para iniciar a permeabilização da membrana mitocondrial externa (MOMP), a ativação de caspase e a morte celular programada.

Farmacocinética
- *Absorção*: exposição aumentada 3 a 4 vezes se ingerido com alimentos de baixo teor de gordura e 5,1 a 5,3 vezes com alimentos de alto teor de gordura.
- *Distribuição*: alta ligação às proteínas plasmáticas; volume de distribuição de 256 a 321 L.
- *Metabolismo*: metabólito M27, atividade 58 vezes <; substrato de CYP3A4/5; substrato e inibidor de P-gp e de BCRP.
- *Excreção*: renal, menos de 0,1%; fecal, mais de 99,9%, 20,8% inalterado.
- *Meia-vida*: 26 horas.
- *Ajuste para função hepática*: nenhum ajuste de dose é necessário no comprometimento hepático leve. No comprometimento moderado, nenhum ajuste é necessário, porém monitorar sinais de toxicidade. Não existem dados disponíveis em comprometimento hepático severo.
- *Ajuste para função renal*: se ClCr ≥ 30 mL/min, nenhum ajuste de dose é necessário; porém, usar com cautela, pelo risco aumentado da ocorrência de síndrome de lise tumoral. Se ClCr < 30 mL/min, não existem dados disponíveis para recomendar ajuste de dose.

Na doença terminal, que requer diálise, não existe recomendação para ajuste de dose. É pouco provável que haja remoção de venetoclax pela diálise em razão do alto volume de distribuição e da alta ligação às proteínas.

Indicações
- Indicado para o tratamento da leucemia linfocítica crônica (LLC) em pacientes adultos.
- Em combinação com os agentes hipometilantes azacitidina ou decitabina, ou em combinação com citarabina em baixa dose, é indicado para pacientes recém-diagnosticados com leucemia mieloide aguda (LMA) e que são inelegíveis para receberem quimioterapia intensiva, a critério médico.

Administração
- *VO*: deve ser administrado por via oral, 1 vez ao dia, até progressão da doença ou toxicidade inaceitável. Instruir o paciente a ingerir os comprimidos com água e durante as refeições, preferencialmente sempre no mesmo horário. Deve ser ingerido inteiro, não podendo ser mastigado, esmagado ou partido antes da ingestão.

Estabilidade e armazenamento
- Deve ser conservado em temperatura ambiente (temperatura entre 15 e 30 °C).

Principais interações
- *Com inibidores fortes de CYP3A4*: pode resultar em exposição aumentada a venetoclax. O uso concomitante de venetoclax está contraindicado no início e durante a fase de indução, uma vez que a coadministração pode aumentar suas concentrações plasmáticas. Para pacientes que completaram a fase de indução, estão com uma dose diária constante de venetoclax e requerem um inibidor concomitante de CYP3A, reduzir a dose deste em pelo menos 75%. Em 2 a 3 dias após a descontinuação do inibidor de CYP3A, retomar a dosagem de venetoclax utilizada antes do início do inibidor.
- *Com inibidores moderados de CYP3A4 e da glicoproteína P*: pode resultar em uma exposição aumentada de venetoclax. Se associados, reduzir a dose de venetoclax em ao menos 50% e monitorar o paciente para sinais de toxicidade. Em 2 ou 3 dias após descontinuar o inibidor, reintroduzir a dose inicial de venetoclax.
- *Com indutores de CYP3A4*: a associação pode resultar em uma exposição diminuída a venetoclax.
- *Se associado a substratos da glicoproteína P com baixo índice terapêutico*: pode resultar em exposição aumentada dos substratos da glicoproteína P. Se associados, administrar o substrato ao menos 6 horas antes de venetoclax.
- *Associado a varfarina*: pode resultar em uma exposição aumentada a esta. Se associados, monitorar o INR.

Reações adversas
- *Gastrointestinais*: diarreia, náusea.
- *Hematológicas*: anemia; neutropenia; trombocitopenia.
- *Respiratória*: infecção respiratória do trato superior.
- *Outra*: fadiga.

Precauções
- Para evitar a síndrome da lise tumoral (SLT), é muito importante manter o paciente hidratado. Beber água todos os dias, nos 2 dias anteriores ao início do tratamento com a primeira dose; e cada vez que a dose for aumentada, o paciente deve beber aproximadamente 1,5 a 2 litros de água durante os dias de tratamento.
- O paciente não deve comer ou tomar suco de toranja (*grapefruit)*, laranja-azeda (inclusive geleia) e carambola enquanto estiver utilizando venetoclax.

Terapia Antineoplásica **309**

AGENTES DE DIFERENCIAÇÃO

Tretinoína

Apresentação

- Caixas contendo 100 cápsulas. Dosagem de 10 mg.

Classificação

Retinoide.

Mecanismo de ação

A tretinoína é um metabólito natural do retinol e pertence à classe dos retinoides, que compreende análogos naturais e sintéticos. Estudos *in vitro* com o ácido all-transretinoico demonstraram indução de diferenciação e inibição de proliferação celular em linhagens de células hematopoiéticas transformadas, incluindo as linhagens de células leucêmicas mieloides humanas. O mecanismo de ação na leucemia promielocítica aguda não é conhecido, podendo ser decorrente de uma alteração na ligação do ácido all-transretinoico a um receptor de ácido retinoico (RAR) no núcleo celular, uma vez que o receptor do ácido retinoico é alterado pela fusão com a proteína chamada LPM. A tretinoína ocasiona, dessa forma, diferenciação das células da leucemia promielocítica aguda.

Farmacocinética

- *Absorção*: a tretinoína é um metabólito endógeno da vitamina A e normalmente está presente no plasma. Doses orais são bem absorvidas e, em voluntários saudáveis, concentrações plasmáticas máximas são obtidas após 3 horas. Existe uma ampla variação individual na absorção do ácido all-transretinoico.
- *Distribuição*: no plasma, o fármaco liga-se extensivamente às proteínas plasmáticas.
- *Metabolismo*: o ácido all-transretinoico é isomerizado para ácido 13 cis-retinoico e oxidado para metabólitos 4-oxo. Esses metabólitos apresentam meia-vida mais longa do que a do ácido all-transretinoico, podendo ocorrer algum acúmulo. Durante o tratamento contínuo, pode ocorrer uma diminuição acentuada na concentração plasmática, possivelmente em razão da indução enzimática do citocromo P-450, que eleva o *clearance* e diminui a biodisponibilidade após doses orais.
- *Excreção*: a excreção renal de metabólitos formados por oxidação e glucuronidação é a principal via de eliminação (60%).
- *Meia-vida*: após atingir o pico, as concentrações plasmáticas decrescem com uma meia-vida de eliminação média de 0,7 hora. As concentrações plasmáticas atingem níveis endógenos após dose única de 40 mg em cerca de 7 a 12 horas.
- *Ajuste para função hepática*: a necessidade de ajuste de dose em pacientes com insuficiência hepática não foi pesquisada. Como medida de precaução, a dose deverá ser diminuída para 25 mg/m^2/dia.
- *Ajuste para função renal*: a necessidade de ajuste de dose em pacientes com insuficiência renal não foi pesquisada. Como medida de precaução, a dose deverá ser diminuída para 25 mg/m$_2$/dia.

Indicações

- É indicado para indução da remissão em leucemia promielocítica aguda (LPA; classificação FAB LMA-M3). Pacientes não tratados anteriormente, bem como pacientes que apresentaram recidiva após quimioterapia-padrão (antraciclina e citosina arabinosídeo ou tratamentos equivalentes) ou pacientes refratários a qualquer quimioterapia podem ser tratados com ácido all-transretinoico.

Administração
- *VO*: o efeito da ingestão de alimentos na biodisponibilidade de tretinoína (ácido all-
-transretinoico) não foi caracterizado. Uma vez que, sabidamente, a biodisponibilidade dos retinoides, como classe, aumenta na presença de alimentos, recomenda-se que a tretinoína seja administrada durante ou logo após uma refeição.

Estabilidade e armazenamento
- Temperatura ambiente (até 30 °C). Ao abrigo da luz. Atenção à data de expiração.

Principais interações
- *Em combinação com ácido aminocaproico, aprotinina, ácido tranexâmico*: por meio de um mecanismo desconhecido, pode resultar em risco aumentado de trombose. Monitorar de perto sinais ou sintomas de complicações tromboembólicas.
- *Em combinação com tetraciclina*: por toxicidade aditiva, pode haver risco de aumento de pressão intracraniana. É contraindicada a associação.
- *Inibição do metabolismo do ácido transretinoico em combinação com cetoconazol, fluconazol, voriconazol*: pode resultar em risco aumentado de toxicidade do ácido transretinoico. Monitorar de perto sinais ou sintomas de toxicidade deste.
- *Indução do metabolismo do ácido transretinoico em combinação com glicocorticosteroides*: pode resultar em eficácia diminuída do ácido transretinoico. Monitorar o paciente para eficácia diminuída.
- *Em combinação com vitamina A*: pode haver risco aumentado de toxicidade. É contraindicada a associação.

Reações adversas
- *Cardiovasculares*: arritmia cardíaca; desconforto torácico; edema; rubor; edema periférico.
- *Dermatológicas*: alopecia; eritema; reação no local da injeção; prurido; erupção cutânea; irritação cutânea; pele hipopigmentada.
- *Endocrinometabólicas*: hipercolesterolemia; hipertrigliceridemia; diminuição de peso; ganho de peso.
- *Gastrointestinais*: dor abdominal; constipação; diarreia; anorexia; ressecamento das mucosas; náusea e vômito; hemorragia gastrointestinal.
- *Hematológicas*: coagulação intravascular disseminada; hemorragia; leucocitose.
- *Hepática*: aumento do teste de função hepática.
- *Musculoesquelética*: dor óssea.
- *Neurológicas*: tontura; cefaleia; parestesia.
- *Oftálmica*: perturbação visual
- *Psiquiátrica*: ansiedade.
- *Respiratórias*: distúrbio do sistema respiratório superior; dispneia; IR.
- *Outras*: febre; doenças infecciosas; mal-estar; dor; tremores; otalgia; síndrome de diferenciação.

Precauções
- Observar rigorosamente sinais e sintomas da *síndrome do ácido retinoico* e garantir a administração precoce de corticosteroides aos primeiros sinais e sintomas de dispneia ou outras manifestações.
- Orientar pacientes do sexo feminino quanto aos riscos de teratogenicidade e discutir alternativas contraceptivas.

- Orientar o paciente e/ou familiares para dividir a dose diária em 2 tomadas, sempre administradas durante ou logo após uma refeição.
- Orientar o paciente que, em caso de esquecimento, as cápsulas de tretinoína devem ser tomadas com alimento, assim que se lembrar.

Referências bibliográficas

1. Masci G, Magagnoli M, Zucali PA, Castagna L, Carnaghi C, Sarina B. Supportive care and quality of life: minidose warfarin prophylaxis for catheter-associated thrombosis in cancer patients: can it be safely associated with fluorouracil-based chemotherapy? J Clin Oncol. 2003;21:736.
2. Cocconi G, Cunningham D, van Cutsem E, Francois E, Gustavsson B, van HazelD Kerr G et al. Open, randomized, multicenter trial of raltitrexed versus fluorouracil plus high-dose leucovorin in patients with advanced colorectal cancer. Tomudex Colorectal Cancer Study Group. J Clin Oncol 1998;16(9):2943.
3. Agência Nacional de Vigilância Sanitária (ANVISA). Bula do produto Femara. 2021. [acesso em 3 jun 2022]. Disponível em: https://consultas.anvisa.gov.br/#/bulario/q/?numeroRegistro=100680100.
4. Agência Nacional de Vigilância Sanitária (ANVISA). Bula do produto Roferon A. 2021. [acesso em 3 jun 2022]. Disponível em: https://consultas.anvisa.gov.br/#/bulario/q/?numeroRegistro=101000146.
5. BC Cancer Agency. Cancer drug manual. 2014. [acesso em 11 fev 2021]. Disponível em: http://www.bccancer.bc.ca/drug-database-site/Drug%20Index/Cytarabine_monograph_1May2014.pdf.

Associações e entidades

- Sociedade Internacional de Farmacêuticos em Oncologia (ISOPP)
- American Society of Health-System Pharmacists (ASHP)
- American Society of Clinical Oncology (ASCO)
- The American College of Clinical Pharmacy (ACCP)
- Organização de Farmacêuticos Ibero-Latino-Americanos (OFIL)
- Organização Panamericana de Saúde (OPAS)
- World Health Organization (WHO)
- Sociedad Española de Farmacia Hospitalaria (SEFH)
- National Comprehensive Cancer Network (NCCN)
- Agência Nacional de Vigilância Sanitária (ANVISA)
- Sociedade Brasileira de Controle e Contaminação (SBCC)
- Food and Drug Administration (FDA)
- Associação Brasileira de Farmacêuticos (ABF)
- International Society for Pharmacoepidemiology (ISPE)
- Hematology/Oncology Pharmacy Association (HOPA)
- Grupo Español para el Desarollo de la Farmacia Oncológica (GEDEFO)
- International Agency for Research on Cancer (IARC)
- Instituto para Práticas Seguras no Uso de Medicamentos (ISMP Brasil)
- BC Cancer agency

Sites

- http://www.drugs.com/.
- https://www.farmclin.com/seccion.asp?Id=1.
- https://medlineplus.gov/druginfo/meds/a613038.htmL.
- http://www.medilexicon.com/drugsearch.
- https://search.medscape.com/search/.
- https://www.medscape.com/medscapetoday/journals.
- http://www.rxlist.com/script/main/hp.asp.

3

Manuseio Seguro dos Agentes Antineoplásicos

- Edva Moreno Aguilar Bonassa • Maria Inês Rodrigues Gato
- Camila Rodrigues Lopes • Maria Lurdemiler Sabóia Mota

Introdução

Atualmente, existem mais de 100 antineoplásicos em uso clínico. São medicamentos utilizados no controle do câncer, administrados pelas mais diversas vias, sendo a endovenosa e a oral as opções mais comuns. Nesse amplo grupo de medicamentos, que inclui os agentes biológicos, a terapia hormonal e os alvos moleculares, figuram, ainda de maneira destacada, os agentes quimioterápicos antineoplásicos que interferem no ciclo celular. Vimos no capítulo 1 que a ação dos quimioterápicos é inespecífica, pois sua toxicidade é exercida não apenas sobre o tecido neoplásico, mas também sobre células normais, em especial naquelas que apresentam ciclos celulares mais curtos.

Estudos demonstram fortes evidências de que essas substâncias podem ser potencialmente nocivas ao ambiente e aos profissionais que as manuseiam; portanto, aspectos referentes à segurança pessoal e ambiental devem ser observados durante o preparo de antineoplásicos citotóxicos.

A importância desse assunto para a equipe multiprofissional em oncologia é indiscutível, e hoje dispomos de atualizações em legislação que estabelecem os requisitos mínimos para o funcionamento dos serviços de terapia antineoplásica, os quais serão abordados adiante.

Aspectos relativos à segurança do manipulador e do ambiente

Nos capítulos anteriores, foi abordado o mecanismo de ação dos quimioterápicos. Vimos que esses medicamentos são capazes de interferir no processo de divisão celular, em especial daquelas células de rápida proliferação, tumorais ou não. Em decorrência dessa não especificidade, são comuns os efeitos colaterais sobre as células dos tecidos normais.

Estudos confirmam que pacientes submetidos à quimioterapia e à radioterapia têm maior incidência de segunda neoplasia, quando em comparação à população em geral. Isso decorre de lesões cromossômicas induzidas pelos tratamentos. Além disso, observaram-se: esterilidade temporária ou permanente em homens e mulheres após receberem altas doses de quimioterapia; e incidência maior de aborto e malformações congênitas em pacientes grávidas que realizaram quimioterapia, especialmente no primeiro trimestre.

As principais características que tornam essas substâncias perigosas são:

- Genotoxicidade (mutagenicidade e clastogenicidade).
- Carcinogenicidade em modelos animais, em humanos, ou em ambos, de acordo com a classificação da International Agency Research on Cancer (IARC).

- Teratogenicidade ou alteração da fertilidade em estudos animais ou em pacientes tratados.
- Evidência de toxicidade em algum órgão ou sistema após baixas doses administradas em modelos animais ou em pacientes tratados.

Convém salientar que nem todos os antineoplásicos são substâncias dotadas de ação carcinogênica em humanos. São incontestáveis os riscos para os pacientes que recebem quimioterapia. E para quem manuseia essas substâncias, existem riscos? Diante de fortes evidências, os antineoplásicos citotóxicos devem ser manipulados com cuidados especiais.

A questão do risco ocupacional desperta, em geral, dois padrões de comportamento diametralmente opostos: de um lado, encontramos profissionais que praticamente não acreditam nos riscos; e, de outro, aqueles com medo quase sem limites, que chegam a recusar atividades que envolvam quimioterapia. Para uma posição mais segura e equilibrada, é fundamental o conhecimento das evidências de riscos, das controvérsias ainda não resolvidas e das normas preconizadas para o manuseio seguro dos antineoplásicos.

Evidências de riscos

Diversos trabalhos documentam as evidências de risco no manuseio de substâncias citotóxicas:

- *Teste de Ames*: é um método para detecção de agentes químicos mutagênicos. A identificação de compostos carcinogênicos é importante, porque mutações no DNA são frequentemente associadas ao câncer. Para o teste de Ames, são utilizadas cepas especiais de *Salmonella typhimurium*, que possuem uma mutação que inativa a via de biossíntese de histidina. Como as bactérias são incapazes de produzir a própria histidina e sua única fonte é o ambiente, colônias dessa cepa não crescem em meios com ausência do aminoácido, a menos que haja uma mutação reversa que restabeleça a via de biossíntese da histidina. Essas colônias com mutações reversas são chamadas de *revertentes*. Quaisquer mutações são mais comuns na presença de agentes mutagênicos, de modo que revertentes são mais frequentes na presença de agentes mutagênicos (Berg et al., 2002)[66].
- *Outros testes urinários*: o teste de Ames não é específico para mutagenicidade induzida por citotóxicos. Portanto, outros métodos de análise foram utilizados, incluindo excreção urinária de tioéter (Jagun et al., 1982)[27], níveis urinários de platina (Venitt et al., 1984)[61] e níveis urinários de ciclofosfamida (Hirst et al., 1984)[21]. Entretanto, como o teste de Ames, esses métodos também têm limitações.
- *Falck* et al. *(1979)*[18]: aumento da atividade mutagênica detectada por meio da análise da urina de enfermeiras que manipulavam quimioterapia.
- *Norppa* et al. *(1980)*[43]*, Waksvik* et al. *(1981)*[63]*, Milkovic-Kraus (1991) e Brumen (1992)*: aumento na incidência de troca de cromátides-irmãs nos linfócitos de enfermeiras que manipulavam quimioterapia (aberrações cromossômicas).
- *Crudi (1980)*[14] *e Ladik (1980)*: sintomas como tontura, náuseas, cefaleia, alterações de mucosa e reações alérgicas em manipuladores que trabalhavam em sala fechada, pequena e mal ventilada, sem nenhuma medida de proteção.
- *Kleinberg e Quinn (1981)*[29]: foi detectada e quantificada grande quantidade de partículas de fluoruracila e cefalotina (não citostático) dispersas no ar durante a manipulação em cabine de fluxo laminar horizontal. Essas partículas são chamadas de aerossóis e podem ser inaladas, absorvidas pela pele e deglutidas, quando depositadas sobre alimentos e bebidas. Dessa maneira, mesmo não ocorrendo manipulação, há risco de contaminação por exposição ambiental.
- *Anderson* et al. *(1982)*[1]: em um estudo utilizando o teste de Ames para determinar a atividade mutagênica da urina em funcionários da farmácia, os aspectos de proteção quanto à utilização de luvas, máscaras de proteção e cabines de fluxo laminar foram avaliados. Quando os agentes citotóxicos foram manipulados em cabine de fluxo la-

minar horizontal (Anexo 1), a urina dos funcionários foi considerada mutagênica, sem levar em conta a utilização de máscaras e luvas. Entretanto, nenhuma mutagenicidade foi encontrada quando agentes citotóxicos foram manipulados em Cabine de Segurança Biológica (Figura 3.1) com a utilização de luvas.

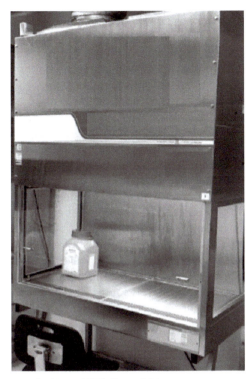

Figura 3.1 Cabine de Segurança Biológica (CSB) Classe II B2.
Fonte: Acervo da autoria do capítulo.

- *Saurel-Cubizolles* et al. *(1993)*[48]: em estudo feito em Paris, envolvendo 734 gestações, 15 delas ectópicas (2%), observou-se relação significativa entre a gravidez ectópica e o manuseio de antineoplásicos no primeiro trimestre de gravidez. No entanto, os autores sugerem a realização de estudos mais amplos para confirmar os resultados.
- *Fuchs (1995)*: em estudo alemão, 91 enfermeiras, provenientes de variadas clínicas de quatro hospitais, foram submetidas a exames de sangue para detecção de alterações cromossômicas. Dez enfermeiras que manipulavam quimioterapia sem medidas de proteção (cabine de segurança biológica, luvas ou mesmo máscara) apresentaram alterações cromossômicas 50% maiores do que as do grupo-controle. No entanto, após a instituição de medidas de proteção, observou-se queda no índice dessas alterações aos patamares do grupo-controle. Cabe ressaltar que o estudo não identificou diferença no nível dessas alterações entre o grupo que manipulava quimioterapia com medidas de proteção e o que não manipulava quimioterapia.
- *Baker e Connor (1996)*[6]: foram documentados: efeitos crônicos à exposição, incluindo dano hepático, em três enfermeiras oncológicas, atribuído ao preparo de agentes citotóxicos no período de 6 a 16 anos; câncer de bexiga em um farmacêutico que manipulou substâncias citotóxicas sem medidas adequadas de proteção; e carcinoma nasofaríngeo em uma enfermeira que sofreu exposição ocupacional sem a utilização de medidas de segurança.

- *Valanis (1997)*[59]: verificou provável correlação entre o manuseio de quimioterapia e infertilidade no grupo de manipuladores que não utilizavam medidas de proteção.
- *El-Ebiary* et al. *(2013)*[17]: os resultados desse estudo confirmaram que o manuseio de medicamentos antineoplásicos sem as devidas precauções impôs um risco genotóxico aos farmacêuticos e enfermeiros expostos.

Na experiência prática, observa-se que alguns fármacos, como a carmustina, a mecloretamina e a estreptozocina, causam efeito irritante sobre a pele, mucosas e outros tecidos quando absorvidos pela epiderme ou em contato com os olhos. Em estudo conduzido por Momeni et al. (2013)[36], verificou-se que enfermeiras apresentaram alguns efeitos adversos, como cefaleia e reações de pele, logo após a administração de quimioterapia.

Na análise das pesquisas, há de se levar em consideração que os manipuladores de quimioterapia, em sua grande maioria, não utilizavam Cabine de Segurança Biológica nem luvas de proteção. Alguns estudos (Nguyen et al., 1982; e Staiano et al., 1981)[40,51] conseguiram demonstrar queda nos índices de exposição com o uso de medidas de segurança. No entanto, outras pesquisas apresentaram resultados conflitantes, uma vez que não conseguiram demonstrar níveis aumentados de atividade mutagênica (Hoffman, 1980)[22], nem alterações imunológicas (Lassila et al. 1980)[32] ou alterações hematológicas (Jochimsen, 1988) em manipuladores de quimioterapia.

Os resultados dessas pesquisas não permitem estabelecer conclusões precisas sobre os riscos: os testes para detecção do nível de mutagenicidade na urina (teste de Ames) são controversos, algumas pesquisas trabalham com amostragens pequenas e não significativas, muitas sem grupo-controle e ainda algumas sem considerar fatos importantes na análise dos resultados, como hábito de fumar, beber, ingerir drogas ou medicamentos, idade. Além disso, ainda não existem pesquisas confiáveis sobre os riscos de longo prazo. No entanto, os riscos estão presentes, havendo a necessidade da implantação de condutas adequadas para minimizar a exposição ocupacional.

Riscos de exposição aos agentes citotóxicos

O risco de exposição aos agentes citotóxicos ocorre em qualquer fase: no preparo, na administração e no descarte dos quimioterápicos. O manuseio de urina, fezes e demais fluidos corpóreos, durante a administração e nas primeiras 48 horas subsequentes, também oferece riscos de exposição. A contaminação pode ocorrer por inalação do medicamento aerossolizado, por contato direto com a pele e mucosas e pela ingestão de medicamentos, gomas de mascar e uso de cigarros expostos aos agentes citotóxicos. Pode-se, assim, identificar os seguintes níveis de exposição:

Durante o preparo
- Retirada de solução do frasco-ampola.
- Punção, reconstituição e aspiração de frascos-ampola (introdução e retirada da agulha).
- Quebra e reconstituição de ampolas.
- Transferência do medicamento de um envase para outro.
- Retirada de ar da seringa que contém o agente citotóxico e ajuste de dose.
- Conexão e desconexão de equipos, seringas e conectores.

Durante a administração
- Administração em *bolus* ou *push* com seringa.
- Conexão e desconexão de dispositivos de infusão, seringas e conectores.

Durante o descarte
- Acondicionamento, transporte e armazenamento dos resíduos.

- Manuseio de fluidos corpóreos (sangue, urina, fezes e vômito).
- Ao desprezar fluidos corpóreos e quimioterápicos; manuseio de roupas contaminadas por fluidos corpóreos; descarte de materiais contaminados (frascos, ampolas, dispositivos de infusão, bolsas de soros, seringas, aventais, luvas).

Recomendações para um manuseio seguro

Em 1970, um decreto do Occupational Safety and Health (Estados Unidos) concedeu autoridade administrativa à Occupational Safety and Health Administration (OSHA) para definir normas que garantissem o manuseio seguro dos agentes citotóxicos do ponto de vista pessoal e ambiental. A primeira normatização completa sobre o assunto foi publicada em 1986, sendo que a Cabine de Segurança Biológica (Figura 3.1) foi considerada o mais importante elemento de proteção.

Outros guias internacionais para o controle da exposição ocupacional foram elaborados.

A Society of Hospital Pharmacists (ASHP) publicou sua primeira orientação para o manuseio de agentes perigosos em 1983 e, em 1985 e 1990, emitiu boletins de orientações técnicas. O guia que estabelece as diretrizes da ASHP, o *ASHP technical assistance bulletin on handling cytotoxic and hazardous drugs*, foi publicado em 2006 e atualizado em 2018.

O Instituto Nacional de Segurança e Saúde Ocupacional dos Estados Unidos (NIOSH, do inglês National Institute for Occupational Safety and Health) elaborou um documento com a relação das substâncias consideradas perigosas segundo o risco de exposição, com a descrição dos cuidados mínimos necessários para garantir a segurança na manipulação desses agentes. O alerta *Preventing occupational exposures to antineoplastic and other hazardous drugs in health care settings* foi publicado em setembro de 2004, com a última atualização em 2020. À lista da NIOSH de 2020, foram adicionados 16 fármacos; alguns apresentam tratamento especial, outros tiveram modificação quanto às recomendações dos fabricantes, novas informações e avisos de segurança. Alguns dos fármacos incluídos na última revisão foram: olaparibe, blinatumumabe, polatuzumabe vedotina, lenvatinibe, cobimetinibe.

Até 2002, o Brasil não contava com uma legislação nacional que norteasse o manuseio de antineoplásicos, que até então seguia as recomendações internacionais e aquelas estabelecidas pelos conselhos de classe profissionais. Em 1996, houve um marco, com o advento da Resolução n. 288, do Conselho Federal de Farmácia (CFF), que estabeleceu que compete ao farmacêutico o preparo de antineoplásicos (conforme disposto em seu Artigo 1º: "É atribuição privativa do farmacêutico a competência para o exercício da atividade de manipulação de medicamentos antineoplásicos e similares nos estabelecimentos de saúde"). Desde 2017, com a Resolução n. 640, do CFF, o farmacêutico que deseje trabalhar na área de oncologia precisa possuir titulação mínima, além de atender a um dos seguintes critérios: ser portador de título de especialista emitido pela Sociedade Brasileira de Farmacêuticos em Oncologia (SOBRAFO); ter feito residência na área de oncologia; ser egresso de programa de pós-graduação *latu sensu* reconhecido pelo MEC relacionado a Farmácia em Oncologia; ter atuado por três anos ou mais na área de oncologia. Segundo Ofício Circular n. 50/2021 do CFF, profissionais que até dezembro de 2020 cumpriram os requisitos da Resolução n. 640/2017 puderam solicitar a análise da averbação e apostilamento até 31 de dezembro de 2021.

A Resolução n. 569/2018, do Conselho Federal de Enfermagem (COFEN), regulamenta a atuação dos profissionais de enfermagem nos serviços de terapia antineoplásica. De acordo com essa resolução, é competência privativa do enfermeiro desde o planejamento até a execução/avaliação de todas as atividades de enfermagem em pacientes submetidos ao tratamento antineoplásico, colaborando para a segurança desse processo, em razão de sua alta complexidade. A Resolução também cita que o processo de administração do agente antineoplásico é privativo do enfermeiro e que este deve estar atualizado quanto às medidas de biossegurança individual, coletiva e ambiental, a fim de proporcionar segurança e evitar acidentes.

Em 21 de fevereiro de 2002, a Agência Nacional de Vigilância Sanitária (ANVISA) publicou a Resolução da Diretoria Colegiada (RDC) n. 50, que dispõe sobre a elaboração de projetos físicos em serviços de saúde e estabelece os critérios básicos para o preparo e a administração de antineoplásicos quanto à adequação da área física, a saber:

- área de apoio administrativo;
- recepção;
- área para armazenamento de medicamentos e/ou materiais;
- área para limpeza e higienização de insumos;
- área para paramentação;
- sala independente para a manipulação de antineoplásicos;
- área para armazenamento de resíduos.

Em 2003, a SOBRAFO publicou a primeira recomendação nacional para o preparo seguro de agentes antineoplásicos, o que culminou com a publicação da RDC ANVISA n. 220, em 21 de setembro de 2004, a qual estabelece os requisitos mínimos nos serviços de terapia antineoplásica, sendo, atualmente, a principal norma destinada a esse fim. Em 2014, a SOBRAFO divulgou o I Consenso Brasileiro para Boas Práticas de Preparo da Terapia Antineoplásica, em que são abordados temas de segurança ocupacional e ambiental em relação a substâncias de risco.

Conforme as recomendações da RDC ANVISA n. 220/2004, os serviços de terapia antineoplásica (STA) devem ser constituídos por:

- Responsável técnico habilitado em Cancerologia Clínica, com titulação reconhecida pelo Conselho Federal de Medicina (CFM).
- Nos serviços em que são atendidos somente pacientes com doenças hemolinfopoéticas, responsável técnico habilitado em Hematologia, com titulação reconhecida pelo CFM.
- Nos serviços em que são atendidos somente crianças e adolescentes, responsável técnico habilitado em Cancerologia Pediátrica, com titulação reconhecida pelo CFM.
- Médicos que prescrevem a terapia antineoplásica (TA), habilitados em Cancerologia Clínica, Pediátrica ou Hematologia, com titulação reconhecida pelo CFM.
- Enfermeiro responsável técnico pelas atividades de enfermagem, com registro no Conselho Regional de Enfermagem (COREN).
- Profissional médico durante o período de funcionamento do serviço de terapia antineoplásica (STA) para atendimento das intercorrências clínicas decorrentes da TA.
- Farmacêutico responsável técnico pelas atividades de farmácia, com registro no Conselho Regional de Farmácia (CRF), podendo ser este profissional vinculado à farmácia contratada.

Resumo das recomendações – RDC ANVISA n. 220/2004

A manipulação de antineoplásicos e de outras substâncias com reconhecido risco químico deve seguir critérios rígidos de utilização de equipamentos de proteção coletiva (EPC, Cabine de Segurança Biológica) e individual (EPI), procedimentos de conservação e transporte, prevenção e condutas na ocorrência de acidentes. A seguir são abordados alguns dos critérios mencionados.

Durante o preparo

A infraestrutura física deve estar em conformidade com os requisitos contidos na RDC ANVISA n. 50/2002, suas atualizações, ou outro instrumento legal que venha a substituí-la. Quando o STA contar com farmácia própria, esta deve atender aos seguintes requisitos mínimos:

- Área destinada para paramentação, provida de lavatório para higienização das mãos.
- Sala exclusiva para preparação de medicamentos para TA, com área mínima de 5 m² por Cabine de Segurança Biológica.
- Área de armazenamento exclusiva de medicamentos específicos da TA.

A Cabine de Segurança Biológica (CSB) Classe II B2 (Figura 3.1), a indicada para a manipulação de produtos de alta toxicidade, deve ser instalada seguindo as orientações contidas na RDC

ANVISA n. 50/2002. Ela promove total exaustão externa, possui filtros do tipo *high efficiency particulate air filter* (HEPA), que retira do ar partículas e até mesmo micro-organismos. Tem capacidade de reter até 0,3 mícron, com 99,97% de eficácia. O filtro não remove vapores nem gases. A CSB II B2 expulsa 100% do ar, sendo o novo ar introduzido a partir do local onde se encontra a cabine; 60% do ar que entra provém da parte superior, tendo passado por um filtro HEPA, e os 40% restantes entram pela abertura frontal. A cabine tem pressão negativa em relação ao local onde está instalada, pela diferença entre o insuflamento do ar no interior da cabine e sua exaustão (vazão de 1.500 m^3/h e pressão de sucção de 35 mca). Deve-se efetuar a troca do filtro absoluto conforme o grau de saturação e a capacidade filtrante remanescente, medida a cada seis meses, conforme preconiza a RDC ANVISA n. 220/2004. Os filtros HEPA devem ser substituídos após 500 horas de trabalho efetivo, se estiverem saturados, sofrerem algum dano ou conforme a descrição do fabricante. A CSB deve ser validada com periodicidade semestral e sempre que houver movimentação ou reparos por pessoal treinado e com registro do processo. Limpar diariamente a CSB com álcool 70° e, semanalmente, descontaminá-la com um agente alcalino seguido de água. Para executar a limpeza, utilizar a mesma paramentação recomendada para o preparo.

Para o manuseio dos medicamentos não estéreis, como comprimidos e cápsulas, não há obrigatoriedade de que sejam manipulados em um ambiente asséptico, de modo que a cabine a ser utilizada para esse fim necessita apenas proteger o operador e o ambiente. A RDC ANVISA n. 67/2007 orienta quanto às características da cabine em que podem ser manipulados medicamentos não estéreis, sendo que as Cabines Classe I atendem a essas exigências e possuem um filtro HEPA na exaustão. Conforme a Norma Regulamentadora n. 32 (NR-32), do Ministério do Trabalho, atualizada em 2018, compete ao empregador fornecer aos trabalhadores dispositivos de segurança que minimizem a geração de aerossóis e a ocorrência de acidentes durante a manipulação e a administração.

Durante o preparo de fármacos citotóxicos, deve-se utilizar EPIs, como:

- Dois pares de luvas (tipo cirúrgicas) de látex, punhos longos, isentas de talco e estéreis (Figura 3.2). Lavar as mãos adequadamente antes da colocação e depois da retirada das luvas. Não tocar com as luvas em nenhum objeto ou material que esteja fora da cabine. Descartá-las ao término das manipulações e/ou a cada 30 minutos.

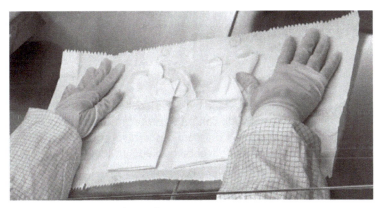

Figura 3.2 Luvas estéreis para manipulação de citotóxicos.
Fonte: Acervo da autoria do capítulo.

- Avental longo ou macacão de uso restrito na área de preparação, descartável ou reutilizável, com baixa liberação de partículas, baixa permeabilidade, frente fechada, com mangas longas e punho elástico (Figura 3.3). A paramentação, quando reutilizável, deve ser guardada separadamente, em ambiente fechado, até que seja higienizada. O processo de lavagem deve ser exclusivo a esse vestuário.

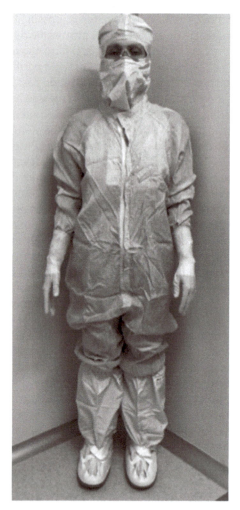

Figura 3.3 Paramentação impermeável para preparo de citotóxicos em área limpa.
Fonte: Acervo da autoria do capítulo.

- O uso de óculos e respiradores não são exigidos legalmente, entretanto são importantes na ocorrência de acidentes fora da cabine. A proteção respiratória recomendada para manipulação de quimioterapia é a máscara descartável com referência PFF2/N95.
- Propé descartável ou bota impermeável com solado antiderrapante e gorro descartável ou capuz impermeável em área limpa.

Ainda durante o preparo, preencher os equipos com solução diluente (SF ou SG 5%) antes de adicionar o medicamento quimioterápico. Utilizar equipamentos, seringas e conectores de luer-lock, bem como técnicas adequadas para minimizar a aerossolização. Ao abrir uma ampola de um agente citotóxico, envolver a parte superior com uma lâmina de gaze e injetar o diluente lentamente na parede lateral da ampola. A diluição e a aspiração do quimioterápico contido em frasco-ampola devem ser cuidadosas, respeitando o equilíbrio das pressões no interior e por fora do frasco, de maneira a evitar a liberação de aerossóis ou de gotículas sobre a superfície de preparo. Evitar a injeção de pressão positiva, infundir lentamente o diluente e permitir o escape de ar excessivo para dentro da seringa antes de desconectá-la do frasco-ampola (Figura 3.4). Desprezar dentro do próprio frasco o excesso do agente antineoplásico que eventualmente tenha sido aspirado.

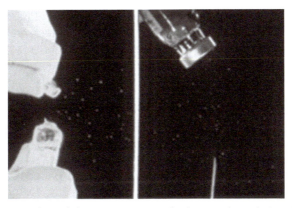

Figura 3.4 Contaminação ambiental durante o processo de abertura dos quimioterápicos.
Fonte: Acervo da autoria do capítulo.

Vários estudos relatam que a implantação de EPC e EPIs resulta em redução significativa de exposição dos profissionais durante a manipulação de agentes antineoplásicos, mas não elimina completamente a contaminação das superfícies de trabalho. Desde 2005, órgãos regulamentadores passaram a recomendar também o uso de dispositivos de sistema fechado para manipulação de medicamentos citotóxicos, minimizando os riscos ocupacionais durante o manuseio e a transferência do agente, mantendo a integridade microbiológica, com redução da formação de aerossóis e a ocorrência de acidentes punctórios a partir da eliminação do uso de agulhas (BRM Medical®; OncoSafe®; BD PhaSeal®, ICU®). Os dispositivos (Figura 3.5) são conectados nas seringas, frascos e equipos, promovem barreira mecânica e evitam vazamentos, oferecendo mais segurança aos profissionais durante a exposição a medicamentos citotóxicos.

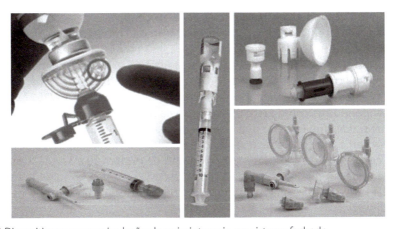

Figura 3.5 Dispositivos para manipulação de quimioterapia em sistema fechado.
Fonte: Acervo da autoria do capítulo.

Os produtos manipulados para utilização em até 48 horas, do início da preparação até o término de sua administração, devem atender às disposições estabelecidas na RDC ANVISA n. 220/2004, de maneira a reduzir os riscos de contaminação inerentes ao procedimento. No caso de fornecimento para outros serviços, ou para produtos manipulados para utilização em período que ultrapasse as 48 horas, além das disposições contidas na RDC ANVISA n. 220/2004, deve-se seguir as exigências da RDC ANVISA n. 67/2007, que dispõe sobre Boas Práticas de Manipulação de Preparações Magistrais e Oficinais para Uso Humano em farmácias.

Muitas instituições estão adequando suas áreas e implementando "áreas limpas" com controle ambiental definido em termos de fluxo de ar, pressão, temperatura, umidade, ruído, vibração, iluminação, contaminação microbiana e por partículas, projetada e utilizada de modo a reduzir a introdução, a geração e a retenção de contaminantes em seu interior. Na norma da Associação Brasileira de Normas Técnicas (ABNT) NBR 7256, é possível consultar mais informações a respeito; a sala de manipulação e as antecâmaras projetadas geralmente se baseiam na norma brasileira aprovada pela ABNT NBR da família ISO 14644-1.

Recomenda-se que os seguintes ambientes estejam presentes no serviço de farmácia que atende oncologia com base na legislação vigente e seguindo a ABNT NBR:

- *Vestiário com barreira/sala de paramentação*: deve dispor de sala destinada à paramentação, ventilada, preferencialmente com dois ambientes (barreira sujo/limpo) e servindo como acesso à área de manipulação. De acordo com a RDC ANVISA n. 67/2007, na sala de paramentação ou junto a ela deve haver lavatório com provisão de sabonete líquido e antisséptico, além de recurso para secagem das mãos; esse lavatório deve ser de uso exclusivo para o processo de paramentação. Deve apresentar pressão diferencial positiva em relação à sala de manipulação, funcionando, dessa maneira, como barreira de contenção à saída e à entrada de ar na sala de manipulação. O vestiário deve dispor ainda de: lava-olhos, o qual pode ser substituído por uma ducha do tipo higiênica; chuveiro de emergência; equipamentos de proteção individual e vestimentas para uso e reposição; armários para guarda de pertences; recipientes para descarte de vestimentas usadas.
- *Sala de limpeza e higienização*: dos materiais e de embalagens primárias dos medicamentos que serão utilizados na manipulação. Deve ser adjacente e comunicar-se com a sala de manipulação através de passadores intertravados. Conforme consta na RDC ANVISA n. 67/2007, a sala deve ser ISO Classe 8 (Grau D).
- *Sala de manipulação*: deve ser independente, exclusiva e onde ficará a CSB Classe II B2. A condição de um ambiente asséptico na área de trabalho da CSB, para manipulação de medicamentos antineoplásicos estéreis, deve ser certificada, isto é, o ar de insuflamento deve garantir, em operação, uma classificação da limpeza do ar como ISO Classe 5 (Grau A ou Classe 100), de acordo com a ABNT NBR 14644-1 para partículas de tamanho iguais ou superiores a 0,5 μm e inferiores ou iguais a 5 μm. A sala de manipulação deve possuir classificação de ar ISO Classe 7 (Grau C) e pressão diferencial negativa em relação aos ambientes adjacentes, conforme preconiza a RDC ANVISA n. 67/2007.

Ainda atendendo aos critérios estabelecidos pela *NR-32 – Segurança e saúde no trabalho em serviços de saúde*, que tem por finalidade estabelecer as diretrizes básicas para a implementação de medidas de proteção à segurança e à saúde dos trabalhadores dos serviços de saúde, bem como daqueles que exercem atividades de promoção e assistência à saúde em geral, é vedado iniciar qualquer atividade na falta de EPI e dar continuidade às atividades de manipulação quando ocorrer qualquer interrupção do funcionamento da Cabine de Segurança Biológica.

Durante a administração
- Lavar as mãos adequadamente antes e depois da utilização das luvas.
- Utilizar avental longo, com baixa liberação de partículas, baixa permeabilidade, frente fechada, com mangas longas e punho elástico. Algumas referências preconizam o uso de óculos de proteção e/ou protetores faciais e outras somente se existir risco de aerossolização. Lembrar que máscaras cirúrgicas não protegem da inalação de aerossóis. O profissional deve utilizar máscara N95 para proteção.
- Utilizar dispositivos de infusão para administração em sistema fechado, seringas e conectores de luer-lock (Figuras 3.5 e 3.6).

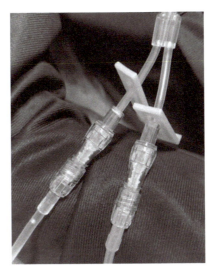

Figura 3.6 Administração de quimioterapia em sistema fechado.
Fonte: Acervo da autoria do capítulo.

- Manter uma gaze próxima às conexões para coleta de eventuais vazamentos, em especial no momento da introdução e retirada de dispositivos de infusão ou conectores.
- *Não retirar o ar das seringas*: elas devem vir da área de manipulação prontas para administração.
- Observar todas as conexões para detectar possíveis vazamentos.
- *Inalação com pentamidina*: utilizar inalador especial (Respigard®) e isolar o local para ventilação por duas horas (Figura 3.7).

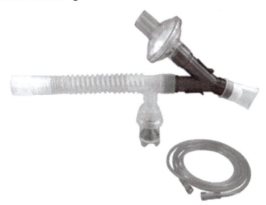

Figura 3.7 Respigard®: inalador especial para pentamidina.
Fonte: Acervo da autoria do capítulo.

Conservação e transporte

- O transporte de agentes citotóxicos deve ser feito em recipientes isotérmicos exclusivos, protegidos de intempéries e da incidência direta da luz solar.
- O responsável pelo transporte deve receber treinamento específico de biossegurança para casos de acidentes e emergências.
- Em caso de contaminação acidental durante o transporte, é obrigatória a notificação do ocorrido ao responsável pela manipulação, assim como devem ser adotadas providências de descontaminação e limpeza conforme os protocolos institucionais estabelecidos.

Nos acidentes pessoais e ambientais

- Protocolos de condutas durante a ocorrência de acidentes com antineoplásicos devem ser instituídos (quando do contato com a pele e os olhos, acidentes com perfurocortantes etc.).
- Todos os acidentes devem ser registrados em formulário específico.
- Se o acidente ocorrer na CSB, interromper imediatamente as atividades e avaliar a contaminação pessoal. Trocar a paramentação, caso seja necessário. Desprezar em embalagem apropriada para descarte de resíduos todo o material descartável contaminado com respingos e derramamentos. Remover com compressa seca respingos, gotículas e derramamentos das embalagens dos medicamentos e, a seguir, passar uma compressa umedecida com água estéril e sabão neutro. Lavar as paredes laterais internas, o vidro frontal interno e a área de trabalho com compressa umedecida com água estéril e sabão neutro, com movimento de cima para baixo e de dentro para fora. Se ocorrer contaminação direta da superfície do filtro HEPA, a cabine deverá ser isolada até a substituição do filtro.
- *Quando envolver os olhos*: lavá-los com água corrente ou solução isotônica em abundância por pelo menos cinco minutos, notificar o Serviço de Medicina Ocupacional e registrar o acidente.
- *Quando envolver pele e mucosas*: interromper imediatamente as atividades e retirar cuidadosamente a roupa contaminada (se houver). Lavar o local com água e sabão em abundância e irrigá-lo com solução de cloreto de sódio a 0,9% sem atrito. Notificar a Comissão Interna de Prevenção de Acidentes (CIPA) e encaminhar o profissional ao Serviço de Medicina Ocupacional.
- *Quando envolver EPI*: retirar o EPI imediatamente, lavar as áreas da pele atingidas e descartá-lo em embalagem apropriada para resíduo químico. Avental não descartável deve ser adequadamente acondicionado, identificado e encaminhado, separadamente, para pré-lavagem. Notificar a CIPA e encaminhar o profissional ao Serviço de Medicina Ocupacional.
- *Acidentes com derramamento no ambiente*: interromper imediatamente as atividades e avaliar a contaminação pessoal. Abrir o *kit* de derramamento e paramentar-se adequadamente com proteção respiratória, avental de baixa permeabilidade, compressas absorventes secas para absorver o material líquido e úmidas para absorver substância liofilizada, óculos de segurança, dois pares de luvas de procedimento. Recolher os fragmentos de vidro com uma pá e uma vassourinha descartáveis e descartar tudo no saco plástico apropriado. Colocar delicadamente sobre a área contaminada pequena quantidade de água e sabão neutro, demarcando a área. Com uma compressa, passar sobre a área a mistura de água e sabão, realizando movimentos da periferia para o centro. Desprezar as compressas em saco plástico apropriado para resíduos químicos. Derramar cuidadosamente pequeno volume de água sobre a área e, com outra compressa, remover o excesso de sabão com movimentos da periferia para o centro. Desprezar a compressa em saco plástico apropriado e, se necessário, repetir a operação. Registrar o incidente no prontuário médico das pessoas envolvidas.
- Deve-se manter um *kit* de derramamento identificado e disponível em todas as áreas onde são realizadas atividades de manipulação, armazenamento, transporte e administração. O *kit* de derramamento deve conter, no mínimo, luvas de procedimentos (dois pares), avental de baixa permeabilidade, touca descartável, compressas absorventes, proteção respiratória (PFF2 ou N95), proteção ocular, descrição do procedimento, formulário para o registro do acidente e recipiente identificado para recolhimento dos resíduos de acordo com a RDC ANVISA n. 222/2018, que estabelece o regulamento para gerenciamento de resíduos dos serviços de saúde, suas atualizações ou outro instrumento legal que venha a substituí-la.

Descarte de resíduos quimioterápicos

Resíduos quimioterápicos são aqueles resultantes das atividades de manipulação de produtos antineoplásicos, como agulhas, seringas, dispositivos para punção venosa, equipos, ampolas, algodão, frascos de medicamentos quimioterápicos, bolsas de soro, esparadrapos e adesivos, cateteres, filtros, máscaras, luvas e demais materiais que tiveram contato com o paciente ou com os medicamentos quimioterápicos. Excretas do paciente (fezes e urina), bem como materiais de limpeza, também são considerados resíduos quimioterápicos.

O descarte do lixo tóxico, advindo da utilização de antineoplásicos, deve seguir rigorosos critérios de segregação e acondicionamento em recipientes especiais que possibilitem a imediata identificação pelos responsáveis pela coleta e pelo destino final desse material. Embalagens especiais são fundamentais para que esses procedimentos se processem naturalmente, sem grandes riscos para os profissionais ou para os leigos.

No Brasil, de acordo com I Seminário da Política Nacional de Saúde Ambiental (PNSA), a saúde ambiental compreende um campo de práticas intersetoriais e transdisciplinares voltadas aos reflexos, na saúde humana, das relações ecogeossociais do homem com o ambiente, visando o bem-estar, a qualidade de vida e a sustentabilidade.

Não se pode ignorar que no Brasil existe uma população que, lamentavelmente, vive à custa de materiais retirados dos lixos ("recicláveis"). Desse modo, torna-se prioritário que resíduos provenientes de antineoplásicos sejam descartados em locais distantes dos aterros para resíduos domésticos e que a queima desses resíduos a céu aberto (fogueiras) seja evitada.

A ANVISA recomenda que os resíduos decorrentes da utilização de citotóxicos sejam neutralizados ou incinerados para evitar a contaminação do meio ambiente, sendo necessário para tanto que as companhias de limpeza urbana se adéquem para esse tipo de procedimento. Os serviços de quimioterapia devem implantar o Plano de Gerenciamento de Resíduos de Serviços de Saúde (PGRSS), atendendo aos requisitos da RDC ANVISA n. 222/2018, que revogou a RDC ANVISA n. 306/2004. Seguem algumas recomendações:

- Materiais reutilizáveis, como óculos de proteção e protetor facial, devem ser bem lavados com água corrente e sabão por pessoal treinado e paramentado (luvas duplas e avental).
- O lixo tóxico e o material utilizado no preparo e na administração dos medicamentos citotóxicos devem ser acondicionados em recipiente padronizado, fechado e de consistência rígida, que impeça perfuração ou vazamento (Figura 3.8). Todos devem ser identificados como resíduo químico, segundo a Norma ABNT NBR 7500 – Identificação para o transporte terrestre, manuseio, movimentação e armazenamento de produtos, de maio de 2021, (Figura 3.9) e encaminhados diariamente para armazenamento, até serem recolhidos pelo serviço de coleta de lixo hospitalar.
- A equipe de higiene deverá ser orientada quanto ao uso de EPIs, como máscara, óculos e luvas, para o manuseio do resíduo tóxico, sendo que o funcionário encarregado da coleta deve ser alertado sobre o perigo do contato com esse material.
- Os materiais perfurocortantes contaminados (compostos por seringas, agulhas, ampolas e frascos, utilizados no preparo) deverão ser colocados em recipientes rígidos, padronizados e à prova de perfuração, até o limite de capacidade de acondicionamento. Os demais materiais "resíduo químico" podem ser acondicionados em sacos plásticos padronizados (identificados como "Químico" – Figura 3.9).
- O armazenamento deve ser realizado em local específico para essa finalidade, tendo como parâmetro as normas preestabelecidas pela Vigilância Sanitária. O local deve ser todo azulejado para facilitar a limpeza, contando com uma torneira e um ralo.
- Os resíduos de medicamentos contendo produtos citostáticos, antineoplásicos, imunossupressores, imunomoduladores e antirretrovirais, quando descartados por serviços assistenciais de saúde, farmácias, drogarias e distribuidores de medicamentos, ou apreendidos, devem ser submetidos a tratamento ou dispostos em aterro de resíduos perigosos – Classe I, conforme RDC ANVISA n. 222/2018.

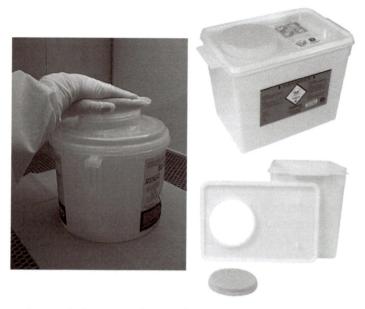

Figura 3.8 Sugestão de embalagem para descarte de resíduo quimioterápico.
Fonte: Acervo da autoria do capítulo.

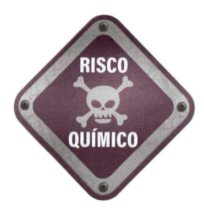

Figura 3.9 Identificação de resíduo químico.
Fonte: Acervo da autoria do capítulo.

Manuseio de excretas de pacientes

As excretas dos pacientes submetidos ao tratamento antineoplásico apresentam riscos à equipe de saúde e ao ambiente, uma vez que parcela dessas substâncias permanece inalterada ou sob a forma de metabólitos inativos nas fezes, na urina e no vômito. A exposição dos profissionais a esses agentes contaminantes pode prejudicar a saúde, acarretando mutagenicidade, infertilidade, aborto, malformações congênitas, genotoxicidade, câncer, irregularidades menstruais, perda de cabelo e sintomas imediatos, como tontura, cefaleia, náuseas, vômitos, irritação da garganta e dos olhos, alterações de mucosa, bem como possíveis reações alérgicas e cutâneas.

Os compostos citotóxicos podem ser encontrados nos resíduos e esgotos hospitalares ou, no caso de doentes em tratamento ambulatorial, em resíduos e esgotos públicos, em razão do descarte inapropriado ou da ocorrência de acidentes. Além dos compostos citotóxicos na forma básica, seus metabólitos também têm que ser considerados na água residual. Essas substâncias podem, por isso, contribuir para a potencial biotoxicidade e mutagenicidade das águas provenientes de unidades hospitalares. De acordo com o Artigo 63 da RDC ANVISA n. 222/2018, as excretas de pacientes podem ser lançadas em rede coletora de esgotos sanitários, conectada à estação de tratamento, desde que atendam às normas e diretrizes da concessionária do sistema de coleta e tratamento de esgotos sanitários, ou lançadas diretamente em corpos hídricos após tratamento próprio no serviço.

A preocupação com a contaminação de mananciais é pertinente quando tomamos, por exemplo, os compostos da platina. Stefánka et al. (2004)[52] documenta que a emissão de cisplatina para o meio ambiente aquático é alta por estar incluída em vários esquemas quimioterápicos para tratamento de tumores de pulmão, testículo, cabeça, pescoço, bexiga e ovário.

Estima-se que de 31% a 85% de cisplatina administrada seja excretada diretamente para a água residual hospitalar, via urina dos pacientes. As amostras de urina de pacientes mostram conter cisplatina principalmente como molécula livre não carregada, como íons hidrolisados de cis-[PtCl(NH3)2](H2O)]+ (monoaquacisplatina) e cis-[Pt(NH3)2](H2O)]2 + (diaquacisplatina) e como conjugados com biomoléculas contendo sulfato.

Na maioria dos centros de tratamento oncológico espalhados pelo mundo, não há tratamento da água contendo a urina e outras excretas dos pacientes tratados com antineoplásicos. A platina e outros fármacos são lançados nos esgotos hospitalares, que acabam recebendo o mesmo destino e tratamento dos esgotos domésticos. Trabalho conduzido em três hospitais alemães quantificou a cisplatina e seus metabólitos lançados no ambiente. A conclusão do estudo alerta para o fato de serem as quantidades de cisplatina consideráveis e perigosas à saúde.

Estudo similar foi realizado em cinco hospitais europeus, onde, por 24 horas, foram quantificadas as taxas de platina na água residual e comparadas com as taxas anuais esperadas, bem como com as taxas de platina jogadas no ambiente por carros equipados com conversores catalíticos. Os resultados demonstraram que as emissões pelos hospitais são muito menores quando comparadas com as emissões desses carros, mesmo quando são consideradas as emissões mais altas possíveis pelos hospitais. O problema levantado pelo estudo é que, mesmo havendo uma taxa de platina proveniente dos antineoplásicos menor em relação à proveniente dos carros, em algum momento esses resíduos se encontrarão no leito dos rios e mares.

Embora grande quantidade de substâncias tóxicas seja decomposta em dióxido de carbono e água pelos micro-organismos residentes nos mananciais, as substâncias não biodegradáveis ficarão inalteradas em sistemas de água ou depositadas na lama que compõem o fundo e as margens dos mananciais. Essas substâncias podem, então, encontrar o seu fim na água de consumo ou na cadeia alimentar. Pelo fato de serem encontrados vestígios de compostos citotóxicos no sangue e na urina dos profissionais de enfermagem e farmácia que lidam com eles, intensificaram-se os padrões de segurança para lidar com esses compostos.

Ao manusear excretas dos pacientes que receberam IA nas últimas 48 horas, recomenda-se:

- Vestir aventais e luvas de procedimento de acordo com a RDC ANVISA n. 220/2004.
- Desprezar excretas de maneira cuidadosa para evitar respingos.
- Tampar o vaso sanitário antes de dar descarga, que deve ser acionada duas vezes.
- As roupas contaminadas com excretas e fluidos corporais do paciente devem ser acondicionadas e encaminhadas à lavanderia, sendo identificadas segundo a Norma ABNT NBR 7500 – Identificação para o transporte terrestre, manuseio, movimentação e armazenamento de produtos, de maio de 2021 (Figura 3.9).

Saúde ocupacional

A detecção e o controle de efeitos ocasionados pelos agentes citotóxicos em profissionais que manuseiam essas substâncias devem ser realizados de acordo com a Norma Regulamentadora n. 7 – Programa de Controle Médico de Saúde Ocupacional (PCMSO). O acompanhamento da saúde ocupacional deverá ter caráter de prevenção, rastreamento e diagnóstico precoce dos agravos à saúde relacionados ao trabalho, inclusive de natureza subclínica. Por meio desde reconhecimento, deve ser estabelecido um conjunto de exames clínicos e complementares específicos para a prevenção ou a detecção precoce dos agravos à saúde dos trabalhadores, deixando claro, ainda, os critérios a serem seguidos na interpretação dos resultados dos exames e as condutas tomadas nos casos de constatação de alterações.

- O PCMSO deve incluir a realização obrigatória dos exames médicos:
  a) *Admissional*: deve ser realizado antes que o colaborador assuma suas atividades.
  b) *Periódico*: para colaboradores expostos a riscos ocupacionais identificados e classificados no Programa de Gerenciamento de Risco (PGR) e para portadores de doenças crônicas que aumentem a suscetibilidade a esses riscos, a cada ano ou a intervalos menores, a critério do médico responsável.
  c) *De retorno ao trabalho*: o exame clínico deve ser realizado antes que o colaborador reassuma suas funções, quando ausente por período igual ou superior a 30 dias, por motivo de doença ou acidente, de natureza ocupacional ou não.
  d) *De mudança de riscos ocupacionais*: deve, obrigatoriamente, ser realizado antes da data da mudança, adequando-se o controle médico aos novos riscos.
  e) *Demissional*: o exame clínico deve ser realizado em até 10 dias contados do término do contrato, podendo ser dispensado caso o exame clínico ocupacional mais recente tenha sido realizado há menos de 135 dias, para as organizações de graus de risco 1 e 2, e há menos de 90 dias, para as organizações de graus de risco 3 e 4.
- Antes de ingressar na área, durante a primeira avaliação, o colaborador deve ser submetido a um exame físico e laboratorial; deve ser pesquisado seu histórico clínico e, principalmente, sua exposição anterior a drogas e radiação, além do uso de medidas de proteção. Também é importante avaliar as condições hematológicas, hepáticas, renais, oncológicas e reprodutivas. O exame físico deve ser completo e com ênfase na avaliação de pele, mucosa, aparelhos cardiocirculatório e pulmonar, sistema linfático e hepático. A organização deve garantir que o PCMSO contenha planejamento de exames médicos clínicos e complementares necessários, conforme os riscos ocupacionais identificados, atendendo ao determinado pela NR.
- As exposições devem ser registradas em prontuário médico e devem ser feitos registros precisos para fins legais e estudos epidemiológicos. Os treinamentos e orientações também devem ser registrados, assim como o cumprimento das medidas de proteção e revisões da CSB.
- Os colaboradores envolvidos devem receber capacitação inicial e continuada que contenha, no mínimo:
  a) As principais vias de exposição ocupacional.
  b) Os efeitos terapêuticos e adversos desses medicamentos e o possível risco à saúde, em longo e curto prazo.
  c) As normas e os procedimentos padronizados relativos ao manuseio, preparo, transporte, administração, distribuição e descarte dos quimioterápicos antineoplásicos.
  d) As normas e os procedimentos a serem adotados no caso de ocorrência de acidentes.
- Afastar as gestantes e nutrizes das atividades em que possa haver risco de exposição a medicamentos citotóxicos.
- Proibir que os colaboradores expostos a agentes citotóxicos realizem atividades com possibilidade de exposição aos agentes ionizantes.
- É aconselhável fazer rodízio entre as pessoas envolvidas no preparo e na aplicação.

Conclusão

Manipular quimioterapia envolve riscos, especialmente quando as recomendações de segurança não são seguidas. Além disso, em longo prazo, os potenciais efeitos indesejáveis podem afetar de maneira negativa a saúde dos profissionais.

A equipe multiprofissional que atua no tratamento oncológico deve conhecer os fatores envolvidos, para minimização da exposição a esses agentes. Ações educativas devem ser implementadas, visando conscientizar os profissionais em Oncologia de que a segurança ocupacional depende da ação de cada um para o benefício de todos. Devem ser implementadas normas individuais e coletivas de segurança, conforme as recomendações vigentes em âmbito nacional e internacional. De modo geral, a equipe multiprofissional em Oncologia deve estabelecer métodos seguros de manuseio, implantando procedimentos desde o recebimento de antineoplásicos até o descarte de resíduos. Cuidados devem ser estabelecidos, também, quando do manuseio de excretas de pacientes que receberam terapia antineoplásica. Importante lembrar que a comunicação multiprofissional é o ponto-chave para garantir a segurança ocupacional de toda a equipe.

Referências bibliográficas

1. Anderson R et al. Risk of handling injectable antineoplastics. Am J Hosp Pharm. 1982;39:1881-7.
2. Anderson RW, Puckett WH. Establishing an oncology pharmacy service. New York: Bristol-Meyers; 1985.
3. Artigas PA, Hebra IR. Consejos para la manipulación de citostáticos. Nursing. Mar 1985:11-3.
4. Society of Hospital Pharmacists (ASHP). Guidelines on handling hazardous drugs. Am J Health-Syst Pharm. 2018;75:1996-2031.
5. Avis KE, Levchuk JW. Special considerations in the use of vertical laminar-flow workbenches. Am J Hosp Pharm. 1984;41:81-93.
6. Baker ES, Connor TH. Monitoring occupational exposure to cancer chemotherapy drugs. Am J Health-Syst Phar. 1996;53:2713-23.
7. Bingham E. Hazards to health workers from antineoplastic drugs. N Engl. 1985;7:1220-1.
8. Burke MB, Wilkes GM, Ingeersen K. Cancer chemotherapy: a nursing process approach. 2nd ed. Sudbury, MA: Jones & Bartlett Publishers; 1996.
9. Caudell KA et al. Quantification of urinary mutagens in nurses during potential antineoplastic agent exposure. Cancer Nursing. 1988;11(1):41-50.
10. Chabner BA. Terapias dirigidas para alvos: inibidores de tirosinocinase, anticorpos monoclonais e citocinas. In: Brunton LL, Chabner BA, Knollmann BC, organizadores. As bases farmacológicas da terapêutica de Goodman & Gilman. 12. ed. Rio de Janeiro: McGraw-Hill; 2012. p. 1731-54.
11. Cloak MM et al. Occupational exposure of nursing personnel to antineoplastic agents. Oncology Nursing Forum. 1985;12(5):33-9.
12. Sociedade Brasileira de Farmacêuticos em Oncologia (SOBRAFO). I Consenso Brasileiro para Boas Práticas de Preparo da Terapia Antineoplásica. 2018. [acesso em 12 ago 2021. Disponível em: https://sobrafo.org.br/wp-content/uploads/2018/12/I_Consenso_Brasileiro_para_Boas_Praticas_de_Preparo_da_Terapia.pdf.
13. Controlling occupational exposure to hazardous drugs. Am J Health-Syst Pharm. 1995;52:1669-85.
14. Crudl CB. A compounding dilemma: I have kept the drug sterile but have I contaminated myself? NITA. 1980;3:77-8.
15. Cui K et al. Novel cisplatin-type platinum complexes and their cytotoxic activity. Bioorganic & Medicinal Chemistry Letters. 2006;16:2937-42.
16. Eeva NE et al. Chromosome aberration in lymphocytes of nurses handling cytostatic agents. Scand J. Work Environ Health. 1984;10:71-4.
17. El-Ebiary AA, Abuelfadl AA, Sarhan NI. Evaluation of genotoxicity induced by exposure to antineoplastic drugs in lymphocytes of oncology nurses and pharmacists. J Appl Toxicol. 2013;33(3):196-201. [acesso em 12 ago 2021]. Disponível em: https://reference.medscape.com/medline/abstract/21935972.
18. Falck K et al. Mutagenicity in urine of nurses handling cytostatic drugs. Lancet. 1979;9:1250-1.
19. Harrison BR. Developing guidelines for working with antineoplastic drugs. Am J Hosp Pharm. 1981;38:1686-93.
20. Hecht F, Sutherland GR. Fragile sites and cancer breakpoints. Cancer Genet Cytogenet. 1984;12(2):179-81.
21. Hirst M, Tse S, Mills DG et al. Occupational exposure to cyclo-phosphamide. Lancet. 1984;1:186-8.

22. Hoffman DM. The handling of antineoplastic drugs in a major cancer center. Am J Hosp Pharm. 1980;15(6):302-4.

23. Hoy RH, Stump LM. Effect of an air-venting filter device on aerosol production from vials. Am J Hosp Pharm. 1984;41:324-6.

24. Hu H, Ma Y, Jiang Y et al. A comparison of chromosome fragile sites in elderly and young people. Hua Hsi I Ko Ta Hsueh Hsueh Pao. 1998;29(2):165-7.

25. Sociedade Brasileira de Farmacêuticos em Oncologia (SOBRAFO). Uso de Máscaras. Informativo SOBRAFO. 2020. [acesso em 12 ago 2021]. Disponível em: https://sobrafo.org.br/wp-content/uploads/2020/04/informativo-COVID-mascaras.pdf.

26. Wild CP, Weiderpass E, Stewart BW. The global cancer burden. In: International Agency for Research on Cancer World. Cancer Report: cancer research for cancer prevention. Cancer Control. 2020;199:15-49.

27. Jagun O et al. Urinary thioether excretion in nurses handling cytotoxic drugs. Lancet. 1982;2:443-4.

28. Lawson CC et al. Occupational exposures among nurses and risk of spontaneous abortion. Am J Obstet Gynecol. Apr 2012;206(4):327. [acesso em 12 ago 2021]. Disponível em: https://www.ncbi.nlm.nih.gov/pmc/articles/PMC457273.

29. Kleinberg ML, Quinn MJ. Airborne drug levels in a laminar-flow hood. Am J Hosp Pharm. 1981;38:1301-3.

30. Knowles RS, Virden JE. Handling of injectable antineoplastic agents. Br Med J. 1980;281:589-91.

31. Laidlaw JL et al. Permeability of latex and polyvinyl chloride gloves to 20 antineoplastic drugs. Am J Hosp Pharm. 1984;42:2618-23.

32. Lassila O, Toivanen A, Nordmann E. Immune function in nurses handling cytostatic drugs. Lancet. 1980;2:482.

33. Lunn G, Sansone EB. Destruction of hazardous chemicals in the laboratory. 2nd ed. New York: Wiley-Interscience/John Wiley & Sons; 1994. p. 111-5.

34. Mattia MA, Blake SL. Hospital hazards: cancer drugs. Am J Nursing. 1983:759-62.

35. McDevitt JJ, Lees PSJ, McDiarmid MA. Exposure of hospital pharmacists and nurses to antineoplastic agents. J Occup Med. 1993;35:57-60.

36. Momeni M, Danaei M, Askarian M. How do nurses manage their occupational exposure to cytotoxic drugs? A descriptive survey in chemotherapy settings, Shiraz, Iran. Int J Occup Environ Med. 2013;4:102-6.

37. Brasil. Ministério do Trabalho. Norma Regulamentadora n. 32 (NR-32): Segurança e Saúde no Trabalho em Serviços de Saúde. Portaria SEPRT n. 915, de 30 de julho de 2019.

38. National Study Commission on Cytotoxic Exposure. Recommendations for handling cytotoxic agents. Providence, RI: National Study Commission on Cytotoxic Exposure; 1984.

39. Neal A et al. Exposure of hospital workers to airborne antineoplastic agents. Am J Pharm. 1983;40:597-601.

40. Nguyen TV, Theiss JC, Matney TS. Exposure of pharmacy personnel to mutagenic antineoplastic drugs. Cancer Res. 1982;42:4792-6.

41. National Institute for Occupational Safety and Health (NIOSH). NIOSH list of hazardous drugs in healthcare settings 2020. 2020. [acesso em 12 ago 2021]. Disponível em: https://www.federalregister.gov/documents/2020/05/01/2020-09332/hazardous-drugs-draft-niosh-list-of-hazardous-drugs-in-healthcare-settings-2020-procedures-and-risk.

42. Nikula E, Kiviniitty K, Leisti J et al. Chromosome aberrations in lymphocytes of nurses handling cytostatic agents. Scand J Work Environ Health. 1984;10:71-4.

43. Norppa H, Sorsa M, Vainio H et al. Increased sister chromatid exchange frequencies in lymphocytes of nurses handling cytostatic drugs. Scand J Work Environ Health. 1980;6:299-301.

44. Occupational Safety and Health Administration (OSHA). OSHA Technical Manual. Section VI: Chapter 2: Controlling occupational exposure to hazardous drugs. [acesso em 12 ago 2021]. Disponível em: https://www.osha.gov/hazardous-drugs/controlling-occex.

45. OSHA Work-practice guidelines for personnel dealing with cytotoxic (antineoplastic) drugs. Am J Hosp Pharm. 1986;43:1193-294.

46. Power LA, Pech JG. Particulate matter possible in type B vertical-flow hoods. Am J Hosp Pharm. 1982;39-574.
47. Rebecca B. Efeitos tardios do tratamento do câncer em crianças. Clínicas Pediátricas da América do Norte. 1985;3:865-79.
48. Saurel-Cubizolles MJ, Job-Spira N, Estryn-Behar M. Ectopic pregnancy and occupational exposure to antineoplastic drugs. Lancet. 1993;341:1169-72.
49. Selevan SG, Lindbolm ML, Hornung RW, Hemminki K. A study of occupational exposure to antineoplastic drugs and fetal loss in nurses. N Engl J Med. 1985;313:1173-8.
50. Sotaniemi EA et al. Liver damage in nurses handling cytostatic agents. Acta Med Scand. 1983;214:189-91.
51. Staiano N et al. Lack of mutagenic activity in urine from hospital pharmacists admixing antitumor drugs. Lancet. 1981;1:615-6.
52. Stefánka ZS et al. Investigation of reaction of cisplatina with methionine in aqueous media using HPLC-ICP-DRCMS. J Anal At Spectrom. 2004;19:894-8.
53. Stolar MM. ASHP technical assistance bulletin on handling cytotoxic drugs in hospitals. Am J Hosp Pharm. 1985;42:131-7.
54. Theiss JC, Matney TS. Exposure pharmacy personnel to mutagenic antineoplastic drugs. Cancer Research. 1982;42:4792-6.
55. Thomson K, Mikkelsen HI. Protective capacity of gloves used fop handling of nitrogen mustard. Contact Dermatitis. 1975;1:268-9.
56. Turci R, Sottani C, Ronchi A et al. Biological monitoring of hospital personnel occupationally exposed to antineoplastic agents. Toxicol Lett. 2002;134:57-64.
57. UTMD. Anderson Hospital Department of Pharmacy Guidelines for handling antineoplastic agents. Am J Hosp Pharm. 1982;39:1887.
58. Valanis B, Vollmer WM, Labuhn K, Glass A, Corelle C. Antineoplastic drug handling protection after OSHA guidelines: comparison by profession, handling activity, and worksite. J Occup Med. 1992;34:149-55.
59. Valanis B, Vollmer W, Labuhn K, Glass A. Occupational exposure to antineoplastic agents and self-reported infertility among nurses and pharmacists. J Occup Environ Med. Jun 1997; 39(6):574-80.
60. Valle JC. Como manipular agentes antineoplásicos com segurança. Sociedade Brasileira de Oncologia Clínica. Out 1985.
61. Venitt S, Crofton-Sleigh C, Hunt J et al. Monitoring exposure of nursing and pharmacy personnel to cytotoxic drugs: urinary mutation assays and urinary platinum as mutation assays and urinary platinum as markers of absorption. Lancet. 1984;1:74-6.
62. Zisowsky J et al. Relevance of drug uptake and efflux for cisplatin sensitivity of tumor cells. Biochemical Pharmacolog. 2006.
63. Waksvik H et al. Chromosome analyses of nurses handling cytostatic agents. Cancer Treatment Reports. 1981;65:607-10.
64. Womer RB, Tracy E, Soo-Hoo W et al. Multidisciplinary systems approach to chemotherapy safety: rebuilding processes and holding the gains. J Clin Oncol. 2002;20:4705-12.
65. Zimmerman PF et al. Recommendations for safe handling of injectable antineoplastic drug products. Am J Hosp Pharm. 1981;38:1693-5.
66. Berg JM, Tymoczko JL, Stryer Lubert. Biochemistry. 5th ed. New York: W.H. Freeman; 2002.

Sites

- Sociedade Brasileira de Farmacêuticos em Oncologia (SOBRAFO): www.sobrafo.org.br.
- Occupational Safety and Health Administration (OSHA): www.osha.gov.
- National Institute for Occupational Safety and Health (NIOSH): https://www.cdc.gov/niosh/index.htm.
- Conselho Federal de Enfermagem (COFEN): http://www.cofen.gov.br/.
- Conselho Federal de Farmácia (CFF): https://cff.org.br/.

Anexo 1 – Equipamentos de Proteção Coletiva

Conceitos
Fluxo unidirecional laminar
Massa contínua de ar ultrafiltrado livre de partículas e bactérias, obtido através de filtro absoluto (HEPA, do inglês *high efficiency particulate air filter*). A massa de ar move-se a baixa velocidade (máximo de 110 pés/minuto), em sentido unidirecional e aerodinâmico, tomando a forma dos objetos ou pessoas que encontre no trajeto, envolvendo-as em uma atmosfera praticamente estéril, carregando ao mesmo tempo a contaminação gerada dentro da área de trabalho.

Filtro absoluto HEPA
Filtro de alta capacidade, capaz de reter partículas de até 0,3 mícron, com 99,97% de eficiência.

Cabine de fluxo laminar (CFL)
São sistemas eletromecânicos de fluxo unidirecional (laminar) horizontal ou vertical, capazes de criar ambientes Classe ISO 5 em pequenas áreas de trabalho, independentemente das condições do ambiente que as circunda. Permite a manipulação de modo seguro de materiais biológicos ou estéreis, que não podem sofrer qualquer tipo de contaminação oriunda do meio externo ou ainda de contaminações cruzadas. A CFL oferece proteção apenas ao produto manipulado e não é indicada no manuseio de citotóxicos.

Cabine de segurança biológica (CSB)
As CSB são utilizadas como barreiras aos agentes perigosos gerados no seu interior e são classificadas em:

1. *Classe I*: protege somente o operador e o ambiente e é adequada para o manuseio de medicamentos não estéreis. O produto fica exposto à contaminação proveniente do ar da área onde está localizada a cabine.
2. *Classe II*: confere proteção ao operador, ao ambiente e ao produto manipulado. É o modelo utilizado em 99% dos preparos que envolvam risco de contaminação biológica. Além do filtro HEPA de exaustão, apresenta um filtro HEPA de insuflamento.
3. *Classe III*: confere proteção ao operador, ao ambiente e ao produto manipulado, sendo também chamada de isolador. O manuseio ocorre por meio de luvas de borrachas ou de escafandros.

CSB Classe II
São assim classificadas:
- *A1*: recicla 70% do ar circulante e promove a expulsão dos 30% restantes, após ter passado através de um filtro HEPA para a própria sala onde está localizada a cabine.
- *A2*: 70% de recirculação e 30% de exaustão para o ambiente externo através de um duto.
- *B2*: 100% de exaustão, sem recirculação de ar, sendo adequada para o manuseio de citotóxicos estéreis.

Cabine de fluxo laminar horizontal
Nesse tipo de cabine, o ar ultrafiltrado incide horizontalmente em relação à superfície de trabalho e é liberado totalmente para o ambiente, sem barreiras. É recomendado para trabalhos estéreis quando não se manipulam patógenos ou substâncias tóxicas. Por exemplo: preparo de nutrição parenteral, cultura de tecidos e fracionamento de sangue (Figura 3.10).

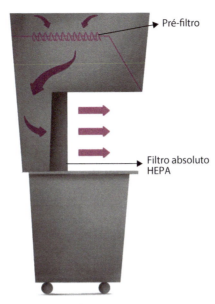

Figura 3.10 Cabine de fluxo laminar horizontal.
Fonte: Acervo da autoria do capítulo.

Cabine de segurança biológica Classe II Tipo B2

Nesse tipo de cabine, o ar ultrafiltrado incide verticalmente em relação à superfície de trabalho e é absorvido totalmente pelos orifícios laterais e frontais da bancada. Um anteparo frontal impede a saída do ar para o ambiente. Promove a liberação de 100% do ar para fora do ambiente de trabalho através de tubulação com exaustores equipados com filtros HEPA. É recomendada para trabalhos que oferecem risco ao operador e ao ambiente. Por exemplo: manipulação de quimioterápicos e de substâncias radioativas (Figura 3.11).

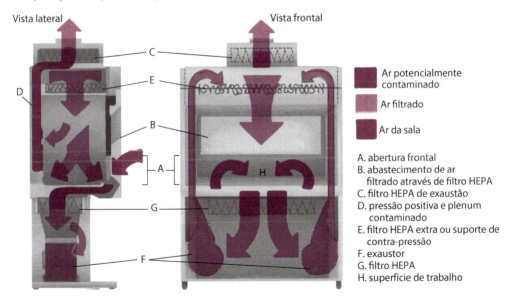

Figura 3.11 Mecanismo de fluxo de ar pela CSB.
Fonte: Acervo da autoria do capítulo.

Manuseio Seguro dos Agentes Antineoplásicos   333

Anexo 2 – Legislação em Oncologia

Ministério da Saúde
- *Portaria 3.535, de setembro de 1998*: estabelece critérios para cadastramento de centros de alta complexidade em oncologia.

Agência Nacional de Vigilância Sanitária – Resoluções da Diretoria Colegiada
- *RDC n. 50, de fevereiro de 2002* – dispõe sobre regulamento técnico para projetos físicos em estabelecimentos assistenciais de saúde.
- *RDC n. 45, de março de 2003*: dispõe sobre regulamento técnico para boas práticas de utilização de soluções parenterais em serviços de saúde.
- *RDC n. 220, de setembro de 2004*: aprova o regulamento técnico para funcionamento dos serviços de terapia antineoplásica, publicado no *Diário Oficial da União (DOU)* em 23 de setembro de 2004.
- *RDC n. 67, de outubro de 2007*: dispõe sobre boas práticas de manipulação de preparações magistrais e oficinais para uso humano em farmácias.
- *RDC n. 21, de maio de 2009*: altera o item 2.7, do Anexo III, da Resolução RDC n. 67, de outubro de 2007.
- *RDC n. 222, de março de 2018*: regulamenta as boas práticas de gerenciamento dos resíduos de serviços de saúde, revogando a *RDC n. 306*, de dezembro de 2004.

Conselho Federal de Farmácia
- *Resolução n. 288, de março de 1996*: dispõe sobre a manipulação de drogas antineoplásicas pelo farmacêutico.
- *Resolução n. 640, de abril de 2017*: determina que o farmacêutico que deseja trabalhar em Oncologia precisa ter titulação mínima, bem como atender a um dos critérios a seguir: ser portador de título de especialista emitido pela SOBRAFO; ter feito residência na área de Oncologia; ser egresso de programa de pós-graduação *latu sensu* reconhecido pelo MEC, relacionado à farmácia oncológica; ter atuado por três anos ou mais na área de Oncologia.

Conselho Federal de Enfermagem
- *Resolução n. 569, fevereiro de 2018*: dispõe sobre a atuação dos profissionais de enfermagem em quimioterapia antineoplásica.

Ministério do Trabalho
- *Portaria SEPRT n. 915, de julho de 2019*: atualiza a Norma Regulamentadora n. 32 (NR-32) – Segurança e Saúde no Trabalho em Estabelecimentos de Saúde, publicada em 11 de novembro de 2005, pela *Portaria SEPRT n. 485*. A NR-32 tem por finalidade estabelecer as diretrizes básicas para a implementação de medidas de proteção à segurança e à saúde dos trabalhadores dos serviços de saúde, bem como daqueles que exercem atividades de promoção e assistência à saúde em geral.
- *Portaria n. 6.734, de março de 2020 (DOU, de 13 de março de 2020)*: aprova a nova redação da Norma Regulamentadora n. 7 (NR-7) – Programa de Controle Médico de Saúde Ocupacional (PCMSO), estabelecendo diretrizes e requisitos para o desenvolvimento do programa nas organizações, com o objetivo de proteger e preservar a saúde de seus empregados em relação aos riscos ocupacionais, conforme avaliação de riscos do Programa de Gerenciamento de Risco (PGR) da organização.

4

Administração dos Agentes Antineoplásicos

- Edva Moreno Aguilar Bonassa • Letícia Aragon Rodrigues
- Andreia Oliveira da Silva Meira • Ana Claudia de Oliveira

Introdução

A terapêutica do câncer é composta, basicamente, por três modalidades: cirurgia, radioterapia e tratamento antineoplásico, que inclui os medicamentos classificados como agentes citotóxicos, terapias-alvo e/ou imunoterapia.

Agentes citotóxicos são substâncias químicas que, isoladas ou em combinação, são capazes de diminuir o metabolismo das células neoplásicas ou de destruí-las completamente, diretamente ou indiretamente, por meio da alteração dos processos de divisão celular. Esses agentes afetam todas as células que se encontram em proliferação, com o objetivo de tratar neoplasias malignas. É o tratamento de escolha para doenças do sistema hematopoiético e para os tumores sólidos que apresentem ou não metástases regionais ou a distância.

Diferentemente dos agentes citotóxicos, a *terapia-alvo* tem como objetivo atingir somente as células tumorais, a partir da sua ligação com moléculas específicas presentes no tumor, preservando as células saudáveis em proliferação e, consequentemente, causando menos efeitos colaterais.

Já a *imunoterapia* é responsável pela criação de mecanismos encarregados de promover determinada resposta imunológica contra o tumor.

O processo de administração de agentes biológicos e antineoplásicos inclui algumas etapas que devem ser realizadas antes da aplicação propriamente dita. Durante a consulta com o médico oncologista, o paciente (ou o representante legal, em casos pediátricos) deve obter informações claras sobre o tratamento proposto e deve formalizar o seu consentimento por meio do Termo de Consentimento Esclarecido. Todas as organizações devem ter políticas e guias de procedimento para a orientação sobre a administração de quimioterapia.

Para habilitar enfermeiros nessa área, os programas de treinamento e reciclagem devem incluir: fisiopatologia do câncer, farmacologia dos agentes antineoplásicos, princípios de manuseio seguro, manejo dos efeitos colaterais e complicações relacionadas à aplicação. Além disso, devem abranger treinamento prático de: punção venosa, técnicas de administração, manuseio dos diversos tipos de dispositivos vasculares e uso de bombas de infusão.

A Oncology Nursing Society (ONS) recomenda também uma rigorosa rotina de aplicação e sugere um *checklist* para a administração de quimioterapia (Quadro 4.1).

Quadro 4.1 *Checklist* para administração de quimioterapia.

1. Verifique o estado físico, cognitivo e emocional do paciente e dos familiares.
2. Verifique as informações que o paciente tem sobre sua doença e seu plano de tratamento. Reveja detalhes do cronograma da quimioterapia, expectativa de efeitos colaterais e medidas para enfrentá-los. Forneça orientações por escrito para que possam ser consultadas posteriormente.
3. Verifique as experiências prévias com quimioterapia.
4. Pesquise reações alérgicas.
5. Se o paciente faz parte de uma pesquisa clínica, verifique se já assinou o "Consentimento Informado". Certifique-se de que ele está bem-informado sobre os medicamentos que receberá, seus riscos e benefícios.
6. Verifique se o paciente precisa de orientações adicionais (cateter, autocuidado, entre outros). Cheque se ele tem os números dos telefones do médico e da clínica ou hospital.
7. Reveja os exames laboratoriais e certifique-se dos parâmetros para liberação da aplicação. Reporte anormalidades ao médico responsável.
8. Confira a prescrição médica (ordem escrita): nome(s) do(s) medicamento(s), dosagem, via, velocidade, sequência de infusão, data do início do tratamento (D1) e medicamentos e soros pré-quimioterapia. Questione qualquer item que pareça diferente do usual.
9. Cheque peso, altura e superfície corporal e recalcule a dosagem. Cheque a dose cumulativa, se necessário. Sempre que possível, confira a prescrição médica e o cálculo das dosagens com outro enfermeiro.
10. Conheça a farmacologia do medicamento: mecanismo de ação, dosagem usual, via de administração, efeitos colaterais agudos e tardios, bem como via de excreção.
11. Tenha sempre medicamentos e equipamentos prontos para emergência e um *kit* de extravasamento para eventual utilização.
12. Certifique-se da identidade do paciente, pelo registro na pulseira de identificação ou solicitando que ele informe seu nome completo e data de nascimento, antes de aplicar as medicações.
13. Reúna o equipamento apropriado para a aplicação. Confira as etiquetas de todos os medicamentos com a prescrição médica.
14. Cheque o acesso venoso. Certifique-se do bom fluxo e refluxo antes de aplicar os medicamentos.
15. Aplique inicialmente as pré-medicações: a maior parte delas deve ser aplicada 20 a 30 minutos antes dos antineoplásicos. Em alguns casos, a terapêutica antiemética pode iniciar na manhã do dia da aplicação ou mesmo no dia anterior.
16. Administre os medicamentos com destreza e eficiência, de acordo com a prescrição médica e a rotina estabelecida pela Instituição. Verifique se o medicamento é vesicante ou irritante antes de iniciar a aplicação e siga as instruções específicas em caso afirmativo. De qualquer forma, evite sempre a infiltração. Em caso de dúvida, interrompa a aplicação e estabeleça outra via venosa.
17. Não misture os medicamentos em tratamentos combinados. "Lave" a via venosa com soro fisiológico antes da administração, entre o uso dos medicamentos e após o último quimioterápico.
18. Evite aplicar vesicantes através de veias puncionadas há mais de 24 horas e mantê-las com esse tipo de medicamento por tempo prolongado.
19. Se você não conseguiu puncionar um acesso periférico após duas tentativas, chame um colega para substituí-lo.
20. Não permita que alguém o interrompa durante o preparo e a aplicação da quimioterapia.
21. Não encoraje a dependência do paciente a um enfermeiro em particular.
22. Sempre ouça o paciente. Os conhecimentos e as preferências do cliente devem ser considerados, sempre que possível. Com o decorrer do tratamento, os pacientes ficam cada vez mais familiarizados com técnicas e dispositivos de punção e suas observações podem ser úteis ao enfermeiro. Mesmo que a preferência do paciente não seja a melhor opção, nunca desencoraje sua participação.
23. Descarte os dispositivos de punção de acordo com as recomendações de segurança do Occupational Safety and Health Administration (OSHA).
24. Documente a aplicação de acordo com a rotina da Instituição, sem omitir detalhes importantes, como via de acesso e hora da aplicação.
25. Enquanto administra os medicamentos, aproveite a oportunidade para ensinar e aconselhar o paciente e seus familiares.

Fonte: Adaptado de Oncology Nursing Society (ONS).

No Brasil, segundo a Resolução da Diretoria Colegiada da Agência de Vigilância Sanitária n. 220 (RDC ANVISA n. 220), de 21 de setembro de 2004, estabeleceu-se que a terapia antineoplásica (TA) deve abranger, obrigatoriamente, as seguintes etapas: observação clínica e prescrição médica; preparação; avaliação da prescrição, manipulação, controle de qualidade e conservação; transporte; administração; descarte e documentação; e registros que garantam a rastreabilidade em todas as etapas do processo. Todos esses requisitos compõem as *Boas práticas de preparação da terapia antineoplásica*.

Com relação ao preparo, são observados os seguintes aspectos: uso dos equipamentos de proteção individual (EPI) – luvas de látex, punho longo, sem talco e estéreis; avental longo ou macacão de uso restrito à área de preparação, com baixa liberação de partículas, baixa permeabilidade, frente fechada, mangas longas e punho elástico. Além disso, é obrigatória a existência de procedimento operacional escrito para todas as etapas do processo de preparação. O responsável pela preparação deve avaliar a prescrição médica observando sua adequação aos protocolos estabelecidos pela equipe multiprofissional de terapia antineoplásica (EMTA), sua legibilidade e respectiva identificação de registro no Conselho Regional de Medicina (CRM), conforme resolução do Conselho Federal de Medicina (CFM).

Quanto à administração, deve ser realizada por profissional de enfermagem qualificado e que atenda aos requisitos desse regulamento técnico, bem como à Resolução do Conselho Federal de Enfermagem (COFEN) n. 569, versão atualizada e publicada em 2018, suas atualizações ou outro instrumento legal que venha a substituí-la. Essa resolução regulamenta a atuação dos profissionais de enfermagem nos serviços de quimioterapia antineoplásica.

As atribuições e responsabilidades individuais devem estar formalmente descritas e disponíveis a todos os envolvidos no processo. O profissional responsável pela administração da TA deve receber treinamento inicial e permanente, garantindo a sua capacitação e sua atualização. Devem ser utilizadas luvas de procedimento e aventais impermeáveis de manga longa durante a administração da TA. Para a administração, a TA deve apresentar rótulo com as seguintes informações: nome do paciente, data de nascimento e registro hospitalar (se for o caso), composição qualitativa e quantitativa de todos os componentes, volume total, data e hora da manipulação, cuidados na administração, prazo de validade, condições de temperatura para conservação e transporte, identificação do responsável pela manipulação com o registro do conselho profissional.

Todos os procedimentos pertinentes à administração da TA devem ser realizados de acordo com prescrições operacionais escritas e que atendam às diretrizes do regulamento técnico. Deve existir protocolo escrito para o atendimento de acidentes de punção e extravasamento de medicamentos, descarte seguro e em caso de acidentes/derramamento. Deve ser feita avaliação da prescrição médica, observando-se a adequação dela aos protocolos estabelecidos pela EMTA. Antes da administração, a prescrição médica deve ser avaliada pelo enfermeiro quanto a viabilidade, interações medicamentosas, medicamentos adjuvantes e de suporte e pré-medicações necessárias; também devem ser conferidas a identificação do paciente e sua correspondência com a formulação prescrita.

Além disso, a RDC ANVISA n. 220 estabelece que o serviço de terapia antineoplásica (STA) deve contar com: alvará sanitário atualizado, expedido pelo órgão sanitário competente, conforme estabelecido na Lei Federal n. 6.437, de 20 de agosto de 1977, suas atualizações ou outro instrumento legal que venha a substituí-la; EMTA constituída; responsável técnico (RT) habilitado em Cancerologia Clínica, com titulação reconhecida pelo CFM; enfermeiro responsável técnico pelas atividades de enfermagem, com registro no Conselho Regional de Enfermagem (COREN); médico durante o período de funcionamento do STA para atendimento das intercorrências clínicas da TA; farmacêutico responsável técnico pelas atividades de farmácia, com registro no Conselho Regional de Farmácia (CRF), podendo ser esse profissional vinculado à farmácia contratada.

Entre as atribuições da EMTA, encontram-se: executar, supervisionar e avaliar permanentemente todas as etapas da TA; criar mecanismos para o desenvolvimento da farmacovigilância, tecnovigilância e biossegurança em todas as etapas da TA; estabelecer protocolos de prescrição e acompanhamento da TA; assegurar condições adequadas de indicação, prescrição, preparação, conservação, transporte, administração e descarte da TA; capacitar os profissionais envolvidos, diretamente ou indiretamente, com a aplicação do procedimento, por meio de programas de educação permanente, devidamente registrados.

O STA deve dispor, para atendimento de emergência médica, no próprio local ou em área contígua e de fácil acesso, e em plenas condições de funcionamento, no mínimo dos seguintes materiais e equipamentos: eletrocardiógrafo, carro de emergência com monitor cardíaco e desfibrilador, ventilador pulmonar manual (AMBU com reservatório), medicamentos de emergência, rede de oxigênio, aspirador portátil e material de intubação completo (tubos endotraqueais, cânulas, guias e laringoscópios com jogo completo de lâminas).

No âmbito da biossegurança, o STA deve manter um *kit* de derramamento identificado e disponível em todas as áreas onde são realizadas atividades de manipulação, armazenamento, administração e transporte. O *kit* de derramamento deve conter, no mínimo: luvas de procedimentos, avental de baixa permeabilidade, compressas absorventes, proteção respiratória, proteção ocular, sabão, descrição do procedimento, formulário para o registro do acidente e recipiente identificado para recolhimento dos resíduos.

O COFEN, por meio de sua Resolução n. 569/2018, já citada neste capítulo, determina as funções a serem desenvolvidas pelo enfermeiro nos serviços de terapia antineoplásica. A administração dos agentes antineoplásicos é função privativa do enfermeiro, bem como o planejamento, a organização, a supervisão, a execução e a avaliação de todas as atividades de enfermagem em um STA. O enfermeiro tem papel imprescindível na educação do paciente e de sua família, além de participar da construção de protocolos assistenciais, a fim de prevenir, tratar e reduzir os efeitos colaterais do tratamento.

Ademais, a Resolução COFEN n. 569/2018 descreve também as competências do técnico de enfermagem nesse serviço de alta complexidade, como: executar um plano de cuidados de enfermagem, sob supervisão ou prescrição do enfermeiro; cumprir os protocolos destinados a prevenção, tratamento e redução dos efeitos colaterais secundários ao tratamento; registrar informações acerca da assistência de enfermagem no prontuário do paciente; além de participar da educação do paciente e de seus familiares.

No momento da administração, o enfermeiro responsável deve usar os equipamentos de proteção individuais preconizados (óculos, máscara, gorro, avental impermeável e luvas). Agentes antineoplásicos podem ser administrados em hospitais especializados ou não, unidades ambulatoriais ou clínicas oncológicas. Para definir se o tratamento será ambulatorial ou se o paciente será internado, consideram-se os seguintes aspectos: complexidade, duração e toxicidade aguda do protocolo; histórico de reações; grau de aderência ao tratamento (paciente e familiares); proximidade; facilidade de locomoção; e aspectos econômicos.

Os fármacos antineoplásicos podem ser administrados pelas seguintes vias: oral (VO), intramuscular (IM), subcutânea (SC), intravenosa (IV), intra-arterial (IA), intratecal (IT), intraperitoneal (IP), intrapleural (IPL) e intravesical. Qualquer que seja a via de aplicação, certos cuidados são fundamentais.

O primeiro deles refere-se à educação do paciente e seu familiar/cuidador, que devem ser informados sobre todos os aspectos da terapia biológica ou antineoplásica, incluindo efeitos físicos e psicológicos, reações adversas, riscos e benefícios. Além disso, como citado anteriormente, o paciente ou seu responsável deverá assinar um termo de consentimento antes da terapia antineoplásica ser iniciada, e esse termo deve ser entregue pelo médico no momento das orientações sobre o tratamento a ser realizado e, então, arquivado no prontuário do paciente.

O segundo cuidado é a atenção rigorosa à prescrição médica: nome do fármaco, dose, via e tempo de aplicação (o enfermeiro deve estar informado a respeito da velocidade de administração, já que alguns antineoplásicos podem ser administrados em 1 a 2 minutos, enquanto outros requerem uma infusão bem mais lenta, sob risco de ocasionar hipotensão severa ou reação anafilática), bem como identificação completa do paciente (não só o nome completo, mas também a data de nascimento e o número de prontuário; o paciente nunca deverá ser identificado apenas pelo número do leito).

Quanto à administração, os cuidados relacionados à assepsia e às medidas de proteção ao operador são também importantes e indispensáveis durante todo o processo de aplicação dos antineoplásicos. O conhecimento do medicamento nos seus aspectos de diluição, conservação, estabilidade, incompatibilidades e fotossensibilidade é essencial. Voltamos a salientar a importância de um manual ou bulário que compile essas e outras informações relevantes sobre cada quimioterápico. Torna-se fundamental o conhecimento dos efeitos colaterais desses medicamentos, especialmente daqueles imediatos à aplicação. Finalmente, o enfermeiro deve conhecer cada antineoplásico no seu aspecto relativo à toxicidade dermatológica local: quais são vesicantes (provocam irritação severa e necrose local quando infiltrados fora do vaso sanguíneo) e quais são irritantes (causam reação cutânea menos intensa quando extravasados; porém, mesmo adequadamente infundidos no vaso sanguíneo, podem ocasionar dor e reação inflamatória no local de punção e ao longo da veia utilizada para aplicação).

Indiscutivelmente, a via intravenosa é a mais utilizada para aplicação dos agentes quimioterápicos; portanto, nos próximos capítulos, abordaremos os aspectos mais importantes relacionados às diversas vias de administração, porém com mais ênfase à via intravenosa. No Quadro 4.2, apresentamos as principais características das vias de administração viáveis para os antineoplásicos.

Administração pela via intravenosa
Técnicas de administração

A administração através da rede venosa periférica é a mais comum em nosso meio, porém requer treino e habilidade técnica, especialmente quando se aplicam fármacos irritantes e vesicantes. Os critérios de escolha do vaso sanguíneo, a técnica de punção e fixação do acesso e as medidas de prevenção do extravasamento de fármacos estão descritos detalhadamente no capítulo 5 – Reações adversas dos agentes antineoplásicos, no segmento referente à "Toxicidade dermatológica". Estão também relacionados os quimioterápicos irritantes e vesicantes e as opções de tratamento das infiltrações desses fármacos nos tecidos circunjacentes ao vaso puncionado.

Administração em *push* ou sob infusão contínua

Os antineoplásicos podem ser administrados em *push* ou sob infusão contínua. A escolha entre essas duas formas de aplicação dependerá do fármaco e do vaso sanguíneo escolhido e do protocolo institucional. Em geral, aplicam-se sob infusão contínua quimioterápicos capazes de ocasionar hipotensão arterial, reações alérgicas e/ou fenômenos dolorosos e inflamatórios intensos ao longo da veia puncionada. Além disso, fármacos ciclocelulares específicos tornam-se mais efetivos quando administrados sob infusão contínua, pois dessa maneira se garante uma concentração sérica mínima, porém constante, do quimioterápico, favorecendo a exposição de um número maior de células naquela fase específica vulnerável ao citostático. No capítulo 2 – Terapia antineoplásica, estão descritos os agentes antineoplásicos e o modo de aplicação mais recomendado para cada um deles.

Quadro 4.2 Vias de administração de antineoplásicos.

Via	Vantagens	Desvantagens	Implicações para a enfermagem	Exemplos de fármacos
Oral Administração de antineoplásico pela cavidade oral	• Simples. • Econômica. • Não invasiva. • Frequentemente menos tóxica. • Boa absorção em pacientes com trato gastrointestinal sem anormalidades. • Não requer profissional especializado. • Indolor.	• É necessário que o paciente esteja plenamente consciente, livre de vômitos e de dificuldades de deglutição. • É contraindicada para pacientes com quadro de êmese, disfagia e déficit neurológico. • Absorção gastrointestinal é mais lenta e menos precisa, o que limita o uso dessa via, especialmente nos esquemas de indução de remissão, nos quais o fator tempo é fundamental.	• O manuseio dos quimioterápicos orais também deve ser feito com luvas ou evitando sua colocação diretamente sobre as mãos (um bom recurso é utilizar a própria tampa do frasco como coletor do comprimido ou cápsula). • A diluição do medicamento, se necessária, deve ser feita preferencialmente em água; e recomenda-se a administração logo a seguir. • Caso o paciente vomite logo após a ingestão do quimioterápico, deve-se repetir a administração (consulte a bula do quimioterápico em questão). • Orientar o paciente para que vomite em saco plástico transparente para que eventuais cápsulas ou comprimidos não digeridos possam ser detectados e a mesma quantidade seja administrada quando necessário. • Manter o paciente informado sobre os efeitos colaterais. • Recomenda-se oferecer um calendário ao paciente com o registro de datas, horários e doses dos medicamentos, com um espaço para a checagem de cada ingestão. Esse calendário deve ser periodicamente apresentado à equipe multiprofissional para avaliação da aderência ao tratamento.	**Agentes antineoplásicos** • Afatinibe – comprimidos revestidos de 30 e 40 mg • Alectinibe – cápsulas de 150 mg • Bussulfano – comprimidos de 2 mg • Cabozantinibe – cápsulas de 20, 40 ou 60 mg • Capecitabina – comprimidos de 150 e 500 mg • Ixazomibe - cápsulas duras de 4, 3 ou 2,3 mg • Ciclofosfamida – drágeas de 50 mg • Clorambucil – comprimidos de 2 mg • Cobimetinibe – comprimidos revestidos de 20 mg • Crizotinibe – cápsulas de 200 ou 250 mg • Dabrafenibe - cápsulas duras de 50 ou 75 mg • Dasatinibe – comprimidos revestidos de 20 e 50 mg • Erlotinibe - comprimidos revestidos de 25, 100 e 150 mg • Estramustina – cápsulas de 140 mg • Etoposídeo – cápsulas de 50 e 100 mg • Everolimus – comprimidos de 2,5, 5 e 10 mg • Fludarabina – comprimidos de 10 mg • Gefitinibe – comprimidos de 250 mg • Hidroxiureia – cápsulas de 500 mg • Ibrutinibe – cápsulas duras de 120 mg • Imatinibe – cápsulas de 50 e 100 mg • Lapatinibe – comprimidos revestidos de 250 mg • Lenalidomida – cápsulas duras de 5, 10, 15 ou 25 mg • Lenvatinibe – cápsulas de 4 e 10 mg • Lomustina – cápsulas de 10 e 40 mg • Melfalana – comprimidos de 2 mg • Mercaptopurina – comprimidos de 50 mg • Metotrexato– comprimidos de 2,5 mg • Midostaurina – cápsulas de 25 mg • Mitotano – comprimidos de 500 mg • Nilotinibe – cápsulas de 50 e 200 mg • Osimertinibe - comprimidos revestidos de 40 mg • Palbociclibe - comprimidos revestidos de 40 mg

(continua)

Quadro 4.2 Vias de administração de antineoplásicos (*continuação*).

Via	Vantagens	Desvantagens	Implicações para a enfermagem	Exemplos de fármacos
				• Pazopanibe - comprimidos revestidos de 200 e 400 mg • Procarbazina – cápsulas de 50 mg • Regorafenibe – comprimidos revestidos de 40 mg • Ribociclibe - comprimidos revestidos de 200 mg • Ruxolitinibe – comprimidos de 5, 10, 15 ou 20 mg • Sorafenibe – comprimidos de 200 mg • Sunitinibe - cápsulas de 12,5, 25 ou 50 mg • Tegafur e uracila – cápsulas com 100 mg de tegafur e 224 mg de uracila • Temozolomida – cápsulas de 5, 20, 100 e 250 mg • Tioguanina - comprimidos de 40 mg • Topotecano – cápsulas de 0,25 e 1 mg • Trametinibe – comprimidos de 0,5 e 2 mg • Tretinoína (ATRA) – cápsulas de 10 mg • Vemurafenibe – comprimidos de 240 mg • Venetoclax – comprimidos revestidos de 10, 50 e 100 mg • Vinorelbina – cápsulas duras de 20 e 30 mg **Agentes hormonais** • Abemaciclibe – comprimidos revestidos de 50 ou 100 mg • Abiraterona – comprimidos de 250 mg • Aminoglutetimida – comprimidos de 250 mg • Anastrozol – comprimidos de 1 mg • Apalutamida – comprimidos de 60 mg • Bicalutamida – comprimidos de 50 mg • Ciproterona – comprimidos de 50 e 100 mg • Dietilestilbestrol – comprimidos de 1 mg • Enzalutamida – cápsulas moles de 40 mg • Exemestano – drágeas de 25 mg • Flutamida – comprimidos de 250 mg • Letrozol – comprimidos de 2,5 mg • Medroxiprogesterona – comprimidos de 500 mg • Megestrol – comprimidos de 160 mg e suspensão oral de 40 mg/mL • Tamoxifeno – comprimidos de 10 e 20 mg • Toremifeno – comprimidos de 60 mg

(continua)

Quadro 4.2 Vias de administração de antineoplásicos (*continuação*).

Via	Vantagens	Desvantagens	Implicações para a enfermagem	Exemplos de fármacos
				Diversos • Ácido folínico – comprimidos de 15 mg • Alopurinol – comprimidos de 100 e 300 mg • Ciclosporina – solução oral de 100 mg/mL e cápsulas de 25, 50 e 100 mg • Clodronato dissódico – cápsulas de 400 mg • Mesna – comprimidos de 400 e 600 mg • Tretinoína – cápsulas de 10 mg
Intramuscular Administração de antineoplásicos no tecido muscular **Subcutânea** Administração de antineoplásicos no tecido subcutâneo	• Com o advento dos agentes biológicos, essas vias de aplicação tornaram-se mais rotineiras na terapêutica oncológica. • Menor tempo de infusão.	• Toxicidade dermatológica local de grande parte dos quimioterápicos impede a aplicação intramuscular e subcutânea desses fármacos. • A absorção mais lenta e menos precisa constitui-se em mais um fator limitante a essas vias de administração. • Administração realizada por profissional especializado. • Procedimento invasivo: causa dor.	• Imunodepressão, leucopenia, trombocitopenia e fragilidades cutânea e vascular exigem cuidados especiais: rigores absolutos de assepsia; punção cuidadosa, utilizando-se agulha do menor calibre possível; rodízio adequado das áreas de aplicação; e efetiva compressão local pós-administração. • Evitar aplicação de fricção excessiva e calor no local puncionado, pois dessa maneira podem ocorrer alterações na absorção dos medicamentos. • Em geral, os medicamentos devem ser diluídos em pequenos volumes de diluentes; porém, com a utilização da associação da hialuronidase, os volumes de 15 mL passaram a ser utilizados na administração subcutânea de alguns antineoplásicos. Em geral, utiliza-se soro fisiológico (SF) ou água destilada.	**Agentes antineoplásicos** • Alentuzumabe (SC) • Asparaginase (IM) • Azacitidina (SC) • Bortezomibe (SC) • Bleomicina (SC e IM) • Ciclofosfamida (IM) • Citarabina (SC e IM) • Cladribina (SC) • Daratumumabe (SC) • Metotrexato (SC e IM) • Mepessuccinato de omacetaxina (SC) • Rituximabe SC (SC) • Thiotepa (SC e IM) • Trastuzumabe (SC) **Biomoduladores** • Interferona (SC e IM) • Interleucina-2 (SC e IM) • Peginterferona (SC) **Mieloestimulantes** • Eritropoetina (SC) • Filgrastim (SC) • Pegfilgrastim (SC) • Pegfilgrastim On-Body Injector (SC) • Plerixafor (SC) • Lenograstina (SC)

(continua)

Via	Vantagens	Desvantagens	Implicações para a enfermagem	Exemplos de fármacos
				• Molgramostim (SC) • Oprelvecina (SC) • Romiplostim (SC) **Agentes hormonais** • Busserrelina (SC) • Calcitonina (SC e IM) • Degarelix (SC) • Formestano (IM) • Fulvestranto (IM) • Gosserrelina (SC) • Leuprolida (SC) • Leuprorrelina (SC) • Medroxiprogesterona (IM) • Octreotida (SC e IM) • Triptorrelina (IM)
Intra-arterial Administração de antineoplásicos por via arterial	• Destina-se ao tratamento de tumores localizados, geralmente inoperáveis, de fígado; membros; cabeça e pescoço; cólon; reto; cérebro; pâncreas; bexiga; cérvix uterino; mama; melanoma e sarcomas. • Permite infusão do quimioterápico em concentração mais alta próximo ao leito tumoral, o que pode tornar o tratamento mais efetivo e, possivelmente, menos tóxico em nível sistêmico. • Objetivo de aumentar os níveis do fármaco no leito tumoral.	• Administração é realizada por médico e/ou enfermeiro especializado. • Procedimento invasivo: causa dor. • É realizada através de cateteres temporários ou permanentes, sendo a infusão controlada por bomba de infusão. • Necessita de heparinização adequada junto à solução infundida. • A morte tecidual desencadeada pelo tratamento pode ocasionar febre e dor intensa em área tumoral, que requer tratamento sintomático.	• Escolha da artéria sempre dependerá da localização tumoral, mas, em geral, a quimioterapia intra-arterial pode ser feita através da celíaca, femoral, braquial, radial, hepática ou carótidas externa ou interna. • Quimioembolização: associação do quimioterápico a uma substância embolizadora, que causa vasoconstrição temporária no local e dificulta a saída do antineoplásico para a circulação sistêmica, possivelmente garantindo uma potencialização do seu efeito antitumoral. Esse procedimento é realizado por radiologista vascular. • Perfusão regional isolada ou infusão isolada de membro: cateterização venosa e arterial com o objetivo de perfundir o quimioterápico exclusivamente na área, evitando a circulação sistêmica do fármaco; procedimento executado em centro cirúrgico pelo cirurgião, com apoio do radiologista vascular. • Orientar o paciente e/ou familiares sobre o tratamento a ser executado.	• Floxuridina ou FUDR • Fluoruracila • Carmustina • Cisplatina • Doxorrubicina • Metotrexato • Etoposídeo • Mitoxantrona • Mitomicina • Paclitaxel • Dactinomicina • Oxaliplatina • Interleucina • Anticorpos monoclonais

(*continua*)

Quadro 4.2 Vias de administração de antineoplásicos (*continuação*).

Via	Vantagens	Desvantagens	Implicações para a enfermagem	Exemplos de fármacos
			• Observar o posicionamento e a fixação do cateter e trocar cuidadosamente o curativo apenas se necessário (quando estiver sujo, úmido ou descolando).	
			• Observar e manter a permeabilidade do cateter (em geral, inclui-se heparina na solução quimioterápica administrada).	
			• Controlar a infusão dos quimioterápicos através da bomba de infusão, observando para que as soluções estejam absolutamente livres de bolhas de ar.	
			• Manter as conexões cateter/equipo/soro seguras e firmes para evitar hemorragias e/ou oclusão do cateter.	
			• Monitorizar sangramento, hematoma ou edema pericateter, bem como condições circulatórias do membro envolvido.	
			• Assistir o paciente com relação aos efeitos colaterais e restrições impostas pelo tratamento.	
			• Monitorizar os sinais e sintomas sugestivos de deslocamento do cateter, como dispepsia, náusea excessiva, vômito, diarreia, gastrite, dor intensa semelhante à úlcera péptica ou pancreatite e hemorragia gastrointestinal. Esses sinais e sintomas sugerem deslocamento de cateteres posicionados em artéria gastroduodenal para tratamento de tumores hepáticos e obrigam a uma verificação imediata do seu posicionamento pelos métodos angiográficos.	
			• Monitorizar as toxicidades decorrentes do tratamento. Enfermagem e paciente devem conhecer os efeitos esperados para identificar prontamente os não esperados ou severos. Vale lembrar que as toxicidades são local e fármaco-dependentes: infusão arterial cerebral (dor ocular, diminuição da visão, convulsão, hemiparesia, diminuição da audição, confusão, dermatite na região da fronte); infusão arterial em cabeça e pescoço (alterações visuais, hemiparesia, paralisia do sétimo nervo, mucosite, dermatite, ulceração); infusão arterial em membros edema, danos a músculos e/ou nervos, tromboflebite,	

(*continua*)

Via	Vantagens	Desvantagens	Implicações para a enfermagem	Exemplos de fármacos
			(necrose tissular, diminuição da mobilidade em articulações do membro envolvido, dermatite); infusão arterial em pélvis (celulite, fístula, dor em membros inferiores, dano nervoso, cistite, mucosite local, mielossupressão); infusão arterial em cólon (estomatite, náusea, vômito, diarreia, mielossupressão, hepatite química, esclerose biliar, úlcera, colecistite, pancreatite).	
Intratecal Administração de antineoplásicos diretamente no líquor	• Atravessa a barreira hematoliquórica. • Expõe o líquor, meninges e sistema nervoso a uma concentração efetiva de antineoplásico.	• Punção da coluna lombar por médico neurologista ou oncologista clínico habilitado. • Administração requer médico especializado.	• Diluição dos fármacos deve ser feita em soro fisiológico imediatamente antes da administração. • Não devem ser utilizados diluentes bacteriostáticos, pois os efeitos colaterais podem ser potencializados. • Rigores absolutos de assepsia, observando as medidas de proteção pessoal e ambiental e utilizando pequenos volumes (no máximo, 5 mL; excepcionalmente, 10 mL). • A dispensação do medicamento para uso IT deve ser individualizada e com identificação própria. • Aconselhável o repouso nas 2 horas seguintes para prevenir a cefaleia. • As reações mais esperadas com o tratamento são: cefaleia, náuseas e febre, porém podem ocorrer manifestações mais sérias relacionadas à neurotoxicidade e meningite química ocasionada pelos fármacos, como: rigidez de nuca, vômitos, paresias, dor lombar, confusão, irritabilidade, vertigem, sonolência e convulsões. • Orientar o paciente e/ou familiares sobre o tratamento a ser executado. • Posicionar e imobilizar adequadamente o paciente para punção lombar. • Assistir o paciente com relação aos efeitos colaterais apresentados. • Avaliação constante de sinais e sintomas de neurotoxicidade e irritação meníngea: rigidez de nuca, vômitos, parestesias, dor lombar, irritabilidade, vertigens, sonolência e convulsões.	**Fármacos mais utilizados** • Citarabina (quimioterápico) • Metotrexato (quimioterápico) • Dexametasona (corticoide) • Trastuzumabe

(*continua*)

Quadro 4.2 Vias de administração de antineoplásicos (*continuação*).

Via	Vantagens	Desvantagens	Implicações para a enfermagem	Exemplos de fármacos
Intraperitoneal Administração de antineoplásicos na cavidade peritoneal	• Indicada nos casos de metástases peritoneais de carcinoma de cólon, ovário e estômago para potencialização do efeito antineoplásico. • Toxicidade local aceitável e sistêmica leve ou tardia. • Potencialização do efeito citotóxico, pois permite contato direto das células neoplásicas com altas concentrações do fármaco.	• Pode causar: dor abdominal, anorexia, diarreia, constipação, disúria, peritonite bacteriana (que pode ser prevenida por rigorosos cuidados de assepsia no manuseio dos cateteres e soluções), peritonite química e efeitos colaterais e toxicidades relacionados ao fármaco infundido (mielodepressão, toxicidade renal, mucosite, entre outros). • É realizada por profissional especializado, através de cateter de curta ou longa permanência, ou pelo cirurgião após a citorredução cirúrgica.	• Orientar o paciente e/ou familiares sobre o tratamento a ser executado, os cuidados relacionados ao cateter e a necessidade de mudança de posição a cada 15 minutos durante e após o período de infusão do fármaco, para mobilização do medicamento e irrigação de toda a cavidade. • Os fármacos para aplicação intraperitoneal devem ser manuseados dentro de rigores absolutos de assepsia e observando as medidas de proteção pessoal e ambiental. • Assistir o paciente com relação aos efeitos colaterais apresentados durante a infusão. • Infundir em 10 a 20 minutos (cateter de curta permanência) ou em 30 a 180 minutos (cateter de longa permanência). • Monitorizar sintomas de dor e cólica abdominal, dispneia, náuseas, vômitos e sinais de desequilíbrio hidroeletrolítico. • Manipular o cateter utilizando técnica asséptica. • Observar e manter a permeabilidade do cateter. • Observar o posicionamento e a fixação do cateter ou da agulha Huber Point no caso de Port-a-cath. • Aquecer as soluções infundidas à temperatura corporal (37 °C) (preferencialmente, utilizar calor seco). • Observar as características do líquido de drenagem, quando indicada: inicialmente, pode ser sanguinolento, mas deve tornar-se claro; se a drenagem for turva ou a área de inserção do cateter estiver excessivamente dolorosa, hiperemiada ou com drenagem anormal, devem ser enviados para cultura o líquido ascítico e um *swab* da região pericateter.	**Principalmente:** • Cisplatina • Paclitaxel • Doxorrubicina • Oxaliplatina • Fluoruracila **Mas também:** • Bleomicina • Metotrexato • Melfalana • Citarabina • Mitoxantrona • Carboplatina • Interferona • Mitomicina • Floxuridina

(continua)

Quadro 4.2 Vias de administração de antineoplásicos (*continuação*).

Via	Vantagens	Desvantagens	Implicações para a enfermagem	Exemplos de fármacos
Intrapleural Administração de antineoplásicos no espaço intrapleural	• Tratamento de efusões malignas ali localizadas, geralmente secundárias ao linfoma, sarcoma, mesotelioma, carcinoma do estômago, ovário, pulmão e mama. • A toracocentese promove alívio da dispneia e permite um diagnóstico preciso pela análise do líquido pleural, porém não previne recorrência do derrame. • Reduz os episódios de derrame pleural maligno, por meio da esclerose da parede pleural. • Permite uma alta concentração dos medicamentos diretamente na área tumoral, minimizando os efeitos sistêmicos.	• É realizada por médico especializado através de cateter torácico. • Requer inserção de dreno torácico. • Procedimento invasivo: causa dor. • Após o procedimento inicial, o dreno deverá ser mantido até que o volume drenado seja inferior a 100 mL. • O paciente pode apresentar dor pleural intensa; hipertermia; alterações da pressão arterial, da frequência e do padrão respiratório; e dispneia.	• O tratamento é precedido de drenagem pleural e administração de medicamentos analgésicos e/ou narcóticos e antitérmicos. • Orientar o paciente e/ou familiares sobre o tratamento a ser executado, seus efeitos colaterais, os cuidados relacionados ao cateter ou dreno e a necessidade de mudança de posição durante o período de permanência do fármaco. • Os fármacos para aplicação intrapleural devem ser manuseados dentro de rigores absolutos de assepsia e observando as medidas de proteção pessoal e ambiental; em geral, são diluídos em 50 a 100 mL de soro fisiológico. • Assistir o paciente e auxiliar o médico durante a implantação do dreno ou cateter pleural e aplicação da quimioterapia intrapleural. • Monitorizar pulso, respiração e pressão arterial durante e após o procedimento. • No caso de dreno torácico, manter a extremidade da extensão de drenagem sob selo d'água realizando mensurações periódicas. • Assistir o paciente com relação aos efeitos colaterais apresentados. • Manipular o cateter utilizando técnica asséptica e cuidadosamente para evitar entrada de ar. • O dreno deverá ser fechado no máximo por 2 horas após a administração do antineoplásico e deverá ser realizada a mudança de decúbito a cada 5 a 15 minutos, para mobilização do medicamento.	• Doxorrubicina • Bleomicina • Dactinomicina • Fluoruracila • Mecloretamina • Tetraciclina (antibiótico)

(*continua*)

Quadro 4.2 Vias de administração de antineoplásicos (*continuação*).

Via	Vantagens	Desvantagens	Implicações para a enfermagem	Exemplos de fármacos
Intravesical Instilação de medicamento diretamente na bexiga	• São selecionados para esse tipo de tratamento pacientes com câncer superficial de bexiga ou carcinoma *in situ*, para prevenção de recidivas e de ocorrência de novos tumores.	• Realizada por profissional especializado, através de cateter vesical. • Dor, hematúria transitória, urgência urinária, polaciúria, disúria, dermatite e eritema da genitália externa.	• Requer técnica asséptica na instalação e manipulação do cateter vesical. • Restrição hídrica de 8 a 12 horas antes da aplicação. • O fármaco é injetado via sonda vesical, diluído em 40 a 60 mL de água destilada ou soro fisiológico sob infusão contínua gota a gota ou lentamente em *push* com seringa. • O cateter pode ser retirado ou ocluído em seguida e o paciente orientado para reter o volume o maior tempo possível (caso a sonda tenha sido retirada) e mudar de posição a cada 10 a 15 minutos, de modo a permitir o contato do fármaco com toda a parede vesical. • O período de permanência é de 1 a 2 horas; caso o cateter tenha sido ocluído e não retirado, deve ser aberto após esse período. • Orientar o paciente e/ou familiares sobre o tratamento a ser executado, os cuidados relacionados à sonda vesical e a necessidade de mudança de posição durante o período de permanência do medicamento. • Os fármacos para aplicação intravesical devem ser manuseados dentro de rigores absolutos de assepsia e observando as medidas de proteção pessoal e ambiental. • Descartar adequadamente os resíduos de quimioterapia eliminados pela urina. • Assistir o paciente com relação aos efeitos colaterais apresentados: dor, urgência urinária, polaciúria, disúria, dermatite e eritema da genitália externa.	• Bacilo Calmette-Guérin (BCG) • Tiotepa • Mitomicina • Doxorrubicina • Gencitabina
Tópica Administração de antineoplásico diretamente na pele	• Baixo custo e baixa toxicidade. • Permite maiores concentrações da medicação na área do tumor.	• Via pouco utilizada por apresentar risco de exposição coletiva. • Tem como fator limitante a estabilidade do medicamento quando manipulado.	• Avaliar adesão do paciente/família ao tratamento e uso correto do antineoplásico.	

(*continua*)

Observações

- O dispositivo deve ser adequado às características do fármaco, do vaso e à velocidade de infusão desejada. Fármacos viscosos e que necessitem ser aplicados rapidamente obrigam à escolha de agulhas mais calibrosas (jelco ou Saf-T-intima® n. 20 ou 22, p. ex.). Além disso, quimioterápicos nefrotóxicos, cuja aplicação vem, invariavelmente, acompanhada de vigorosa hidratação parenteral, necessitam de dispositivos de maior calibre. Em geral, para os pacientes adultos opta-se pelos calibres 20 e 22, para jelco ou Saf-T-intima®, enquanto para as crianças usam-se os 22 e 24, para jelco ou Saf-T-intima®. Ressalta-se que o Centers for Disease Control and Prevention (CDC, órgão americano que estabelece normas para prevenção de infecções relacionadas ao uso de cateteres vasculares) recomenda que se evite a aplicação de fármacos vesicantes por meio de dispositivos com agulha metálica.
- O cateter periférico deve ser instalado por profissionais que demonstrem conhecimento do produto, da técnica e das complicações potenciais da terapia prescrita, bem como das recomendações do fabricante.

Técnica de administração sob infusão contínua

Para a aplicação dos quimioterápicos sob infusão contínua, ou seja, gota a gota, deve-se diluí-los em soro (em geral, glicosado 5%, fisiológico ou água destilada, com eletrólitos ou manitol, se prescritos e compatíveis). O volume de diluente é frequentemente especificado pelo médico prescritor ou farmacêutico, porém o enfermeiro deve conhecer os volumes recomendados para a aplicação de cada antineoplásico. A veia puncionada deverá ser avaliada imediatamente antes de receber o quimioterápico e somente após se ter a certeza das boas condições de infusão do vaso deve-se iniciar a administração do antineoplásico. Deve-se evitar a aplicação de mais de um quimioterápico simultaneamente, pelos riscos de incompatibilidade e reações; porém, se prescritos dessa forma, verificar previamente se não existem contraindicações. Pode-se infundir exclusivamente o soro contendo o quimioterápico por meio de equipo do tipo macrogotas ou microgotas, equipo do tipo bureta microgotas, ou paralelamente a outro soro de hidratação, com o auxílio de um equipo conector em Y. No caso de uso de buretas, são importantes ações como produto voltado à biossegurança e deve-se lavar o sistema com soro fisiológico ou glicosado logo após a administração para evitar a interação entre medicamentos. Quimioterápicos vesicantes não devem ser administrados sob infusão contínua por meio de rede venosa periférica sem o recurso de um cateter central, ou seja, um cateter cuja extremidade atinja as proximidades do átrio direito. Preferencialmente, soluções contínuas devem ser administradas em bombas de infusão, proporcionando mais segurança.

Complicações

Dentre as complicações locais associadas à administração dos quimioterápicos por acesso periférico, destacam-se: flebite, urticária, vasoespasmo, dor, eritema, descoloração ou hiperpigmentação venosa e necrose tecidual secundária ao extravasamento. Os maiores problemas acompanham os medicamentos *vesicantes* e *irritantes*.

Quimioterápicos *vesicantes* provocam irritação severa, com formação de vesículas e destruição tecidual quando extravasados, ou seja, infiltrados fora do vaso sanguíneo.

Quimioterápicos *irritantes* causam reação cutânea menos intensa quando extravasados (dor e queimação sem necrose tecidual ou formação de vesículas); porém, mesmo que adequadamente infundidos, podem ocasionar dor e reação inflamatória no local de punção e ao longo da veia utilizada para aplicação.

Os sinais e sintomas de extravasamento e as medidas de prevenção e tratamento desses indesejáveis acidentes estão detalhadamente descritos no capítulo 5 – Reações adversas dos

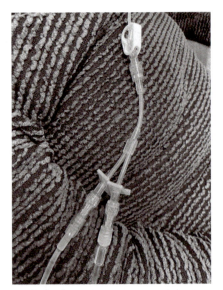

Figura 4.1 Equipo de soro comum acoplado ao equipo em Y para aplicação de quimioterapia em sistema fechado.
Fonte: Acervo da autoria do capítulo.

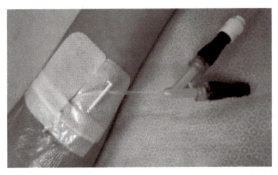

Figura 4.2 Equipo de soro comum acoplado ao dispositivo venoso em Y (*needleless*) para aplicação de quimioterapia em sistema fechado.
Fonte: Acervo da autoria do capítulo.

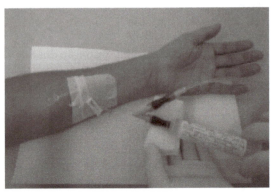

Figura 4.3 Aplicação da quimioterapia em *push* por meio do dispositivo venoso em Y (*needleless*) para aplicação de quimioterapia em sistema fechado.
Fonte: Acervo da autoria do capítulo.

Técnica de administração em *push* ou *bolus*

A administração de agentes antineoplásicos em tempo inferior a 15 minutos é denominada *administração em push* ou *bolus*. Essa técnica é realizada por meio de seringa ou em *bag*, desde que seja respeitado o tempo de infusão mencionado. Os medicamentos vesicantes são administrados por meio dessa técnica, a fim de reduzir o tempo de exposição do vaso sanguíneo ao agente capaz de causar dano tecidual.

A seguir, são demonstrados os passos para realizar a técnica de administração do agente antineoplásico em *bolus* por meio de seringa:

1. Orientar o paciente e/ou familiares sobre o procedimento a ser executado.
2. Reunir o material:
   - Seringa contendo o fármaco a ser administrado.
   - "Veículo" (soro fisiológico ou soro glicosado 5% e, menos frequentemente, água destilada), ou seja, o soro necessário à veiculação do fármaco.
   - Equipo de soro comum, do tipo macrogotas, acoplado a um equipo conector em Y ou uma dânula (Figuras 4.1 e 4.2).
   - Material para antissepsia do local de punção: bolas de algodão embebidas em álcool 70° ou lenços umedecidos com álcool 70° (*swab* de álcool).
   - Dispositivo para punção: cateter sobre agulha, popularmente conhecido como jelco, Insyte® ou Saf-T-intima®. Dispositivos venosos periféricos do tipo *scalp* não devem ser usados para a administração de terapia antineoplásica; a recomendação é o uso de cateter sobre agulha de menor calibre possível.
   - Adesivo transparente para fixação, a fim de permitir a visualização do acesso durante todo o período de infusão.
   - Luvas descartáveis e máscara.
3. Escolher o vaso a ser puncionado e avaliar o membro evitando local próximo das articulações ou com anatomia e sensibilidade alterada em decorrência de cirurgias prévias, presença de edema ou parestesia. Preparar o vaso a ser puncionado; não escolher vasos de pequeno calibre, tortuosos e estenosados, assim como não utilizar veias puncionadas nas últimas 24 horas. Executar a punção cuidadosamente, com movimento único e leve.
4. Aplicar fixação que garanta estabilidade do dispositivo, mesmo às movimentações do paciente, e que permita a visualização da área puncionada. Realizar testes de fluxo e refluxo venoso no início e no decorrer de cada infusão do quimioterápico (ver no capítulo 5 – Reações adversas dos agentes antineoplásicos, no segmento referente à "Toxicidade dermatológica", o item que trata da "Prevenção do extravasamento").
5. Após alguns minutos de infusão do "veículo" sem intercorrências, como infiltração, dor ou irritação, proceder à aplicação do quimioterápico através da conexão da seringa a uma das vias do equipo conector em Y ou à dânula ou "torneirinha" (Figura 4.3). Não interromper o fluxo de soro enquanto se administra o fármaco.
6. Observar constantemente a área puncionada durante a aplicação do quimioterápico, especialmente se o medicamento for vesicante. Estar atento às queixas do paciente e interromper a administração assim que suspeitar da ocorrência de extravasamento.
7. Manter a infusão do "veículo" durante mais alguns minutos após o término da administração do fármaco para liberar totalmente o vaso sanguíneo da presença do quimioterápico. Em seguida, retirar cuidadosamente o dispositivo e comprimir adequadamente o local de punção para evitar sangramento e hematoma.

No caso da administração em *bag* por meio da técnica em *bolus*, todas as etapas descritas anteriormente devem ser cumpridas, sendo indispensável a presença do enfermeiro durante o tempo de administração do fármaco para vigilância de sinais de extravasamento.

Quadro 4.2 Vias de administração de antineoplásicos (*continuação*).

Via	Vantagens	Desvantagens	Implicações para a enfermagem	Exemplos de fármacos
Intravenosa Administração de antineoplásicos na corrente sanguínea	• Via mais comum de administração da terapêutica oncológica. • Mais segura no que se refere ao nível sérico do fármaco e sua absorção.	• Requer cuidados especiais, principalmente quando se administram quimioterápicos vesicantes, ou seja, capazes de ocasionar inflamação intensa e necrose tissular quando infiltrados fora do vaso sanguíneo. • O caráter prolongado dos tratamentos oncológicos, as fragilidades vascular e cutânea, as trombocitopenias frequentes e o desgaste progressivo da rede venosa periférica exigem rigoroso conhecimento e habilidade técnica do profissional que aplica esses medicamentos. • Administração realizada por profissional especializado. • Procedimento invasivo: causa dor. • Complicações locais associadas à administração dos quimioterápicos por acesso periférico: flebite, urticária, vasoespasmo, dor, eritema, descoloração ou hiperpigmentação venosa e necrose tecidual secundária ao extravasamento.	• Requer treino e habilidade técnica, especialmente quando se aplicam fármacos vesicantes. • São necessários critérios de escolha do vaso sanguíneo, a técnica de punção e fixação da veia e as medidas de prevenção do extravasamento de fármacos. • Quimioterápicos vesicantes: provocam irritação severa, com formação de vesículas e destruição tecidual quando extravasados, ou seja, infiltrados fora do vaso sanguíneo. • Quimioterápicos irritantes: causam reação cutânea menos intensa quando extravasados (dor e queimação sem necrose tecidual ou formação de vesículas) e são responsáveis pelas flebites químicas.	**Quimioterápicos vesicantes** • Dacarbazina (controvérsias) • Dactinomicina • Daunorrubicina • Daunorrubicina lipossomal (controvérsias) • Doxorrubicina • Doxorrubicina lipossomal peguilado (controvérsias) • Epirrubicina • Idarrubicina • Mecloretamina • Mitomicina • Oxaliplatina (controvérsias) • Paclitaxel • Vimblastina • Vincristina • Vinorelbina **Quimioterápicos irritantes** • Carboplatina • Carmustina • Cisplatina • Dacarbazina • Daunorrubicina • Docetaxel • Doxorrubicina • Epirrubicina • Etoposídeo • Gencitabina • Idarrubicina • Mecloretamina • Melfalana • Mitoxantrona • Oxaliplatina • Streptozocin • Teniposídeo • Thiotepa • Vinorelbine

Fonte: Desenvolvido pela autoria do capítulo.

agentes antineoplásicos, no segmento referente à "Toxicidade dermatológica", assim como outras complicações locais da administração através da rede venosa periférica, como dor, flebite, vasoespasmo e hiperpigmentação, e as alternativas propostas para sua prevenção e tratamento.

Cateteres

O uso constante da rede venosa para aplicação de quimioterápicos, soros, antibióticos, hemoderivados e para coleta de sangue destinada à realização de exames laboratoriais causa problemas cada vez mais sérios de visualização e punção do vaso. Associadas a isso, a fragilidade capilar, a desnutrição e a esclerose venosa, decorrentes da própria doença ou do tratamento, agravam o problema de acesso vascular. Entretanto, têm-se os pacientes com boa rede venosa periférica, porém com previsão de tratamento quimioterápico prolongado (2 a 3 anos, p. ex.).

Nesses casos, a equipe de saúde deve estudar a possibilidade do uso de cateteres mais longos com posição central, como o totalmente implantado (Port-a-cath®), os cateteres tunelizados (Hickman® e Permicath®) ou como o central de inserção periférica (PICC®). Atualmente, o mercado apresenta a opção do cateter PICC tunelizado. Esse cateter garante maior tempo de uso e maior prevenção de infecção, porém a inserção é de responsabilidade do médico. Todos esses dispositivos vêm sendo utilizados crescentemente na oncologia, viabilizando infusões em geral que são frequentes no paciente diagnosticado com câncer, como administração de fluidos, medicações, hemoderivados e nutrição parenteral, além de permitirem coletas de sangue para análise laboratorial e exames de imagem com uso de contraste.

São inúmeras e indiscutíveis as *vantagens dos cateteres centrais*; no entanto, podem ser desencadeados graves riscos e complicações, tornando seu uso desvantajoso. A avaliação individualizada quanto aos benefícios do uso desse tipo de dispositivo é necessária.

Basicamente, pode-se colocar como desvantagens os riscos inerentes de infecção local ou sistêmica e trombose venosa. Colocar e manter um cateter pode parecer muito simples. No entanto, para que as desvantagens não se sobreponham às vantagens, é de fundamental importância a atenção aos seguintes aspectos:

- *Indicação precisa e criteriosa*: consideram-se aspectos relacionados ao *tratamento* (duração, tipo e número de aplicações, grau de mielodepressão associada); *condições de rede venosa periférica* (quantidade e qualidade das veias de membros superiores); *econômicos* (os cateteres são importados, caros, nem sempre estão incluídos na cobertura dos convênios); *sociais* (o paciente e/ou familiares devem estar aptos a receber treinamento de manuseio, absorver orientações específicas e ter condições que favoreçam o cuidado adequado); e *emocionais* (presença do "pânico" de picadas, questões de autoimagem relacionadas à presença do dispositivo). Decidir se o paciente deve ou não implantar um cateter não é uma questão da equipe médica exclusivamente: o enfermeiro participa da decisão, pois, entre outros aspectos, conhece o acesso venoso e a condição socioeconômica do paciente. A decisão da implantação de um cateter central deve ocorrer no planejamento da terapêutica, e não quando a rede venosa se torna impossibilitada à administração do antineoplásico.
- *Adequada seleção do cateter*: a decisão entre acesso venoso periférico, com a utilização de dispositivos como *Intima®*, Jelco® ou Insyte®, ou cateter venoso central (totalmente implantado ou parcialmente implantado de longa duração) dependerá da indicação da terapêutica e deverá ocorrer preferencialmente na primeira infusão. No Quadro 4.3, definiu-se uma classificação de acordo com o tipo de inserção. Quanto à durabilidade, dividem-se em dois grandes grupos: os de curta e os de longa permanência. Em geral, cateteres de longa permanência são de silicone, implantados cirurgicamente, e têm trecho tunelizado. Para escolher o melhor cateter, um dos fatores mais importantes a ser considerado é o *tratamento*. Se o paciente tem previsão de tratamento prolongado, com múltiplas infusões endovenosas e coletas de sangue, e com períodos frequentes de mielossupressão, o mais indicado é um cateter central de longa permanência (Port®,

Permicath®, Broviac® ou Hickman®, p. ex.). Se há perspectiva de transplante autólogo de medula óssea, é interessante a inserção de um cateter de Hickman® calibroso (13,5 F) ou um Permcath®. Fatores *econômicos* são também considerados na escolha do cateter: em geral, dispositivos de longa permanência, além de mais caros, requerem centro cirúrgico e cirurgião experiente para sua implantação, o que eleva significativamente seus custos. Na escolha do cateter, também se consideram *outros fatores*, como estética, autoimagem, grau de aceitação, condições de assumir os cuidados etc. O CDC recomenda que o dispositivo selecionado seja aquele que apresenta o menor risco de complicações (infecciosas e não infecciosas) e o menor custo para atender o tipo e a duração da terapia endovenosa proposta. Também propõe a implantação de cateter com apenas um lúmen, a menos que múltiplos lúmens sejam essenciais para o manejo do paciente.

Quadro 4.3 Classificação dos cateteres.

Cateteres periféricos
Curtos
Scalp
Jelco ou Insyte®
Saf-T-intima®
Intermediários
PICC Midline
Cateteres centrais
De implantação periférica
PICC
De implantação central
Não tunelizados
Lúmen único
Duplo lúmen
Triplo lúmen
Tunelizados
Broviac (lúmen único)
Hickman (dois ou mais lúmens)
Permcath (calibrosos: para diálise ou aférese)
Totalmente implantados (Port ou Port-a-cath®)

Fonte: Desenvolvido pela autoria do capítulo.

- *Técnica de implantação segura*: os cateteres devem ser implantados por médicos experientes e, no caso de cateteres de longa permanência, preferencialmente por cirurgiões vasculares em centro cirúrgico, com o uso de aparelho de ultrassom, para garantir a melhor técnica de implantação e evitar riscos como pneumotórax. O CDC recomenda que o médico lave rigorosamente as mãos com antisséptico, utilize paramentação completa (luvas e avental esterilizado, gorro, máscara e campos cirúrgicos grandes — *precauções de barreira máximas*) e proceda à antissepsia da pele com solução de clorexidina a 2% ou clorexidina aquosa a 0,5%. Em caso de contraindicação ao uso de clorexidina, o preparo da pele deve ser feito com álcool 70°, PVP-I ou tintura de iodo a 2% na pré-implantação do cateter. O posicionamento, a funcionalidade e a fixação do cateter devem ser observados durante sua implantação: um cateter central deve estar adequadamente posicionado (ponta próxima ao átrio direito, sem grandes angulações em seu trajeto), com excelente infusão e refluxo sanguíneo e seguramente fixado. Na implantação de um cateter, é preciso pesar os riscos e os benefícios de uma implantação em área com menores índices de infecção (subclávia, p. ex.) ante os riscos de complicações mecânicas (pneumotórax, punção de artéria subclávia, laceração da veia subclávia, hemotórax, trombose, deslocamento do cateter e embolia). O PICC, apesar de ser de inserção periférica, é considerado de longa duração, e sua inserção pode ser feita por enfermeiro adequadamente treinado e capacitado no uso do aparelho de ultrassom para a garantia da implantação de modo qualificado e seguro.

- *Manuseio correto*: muitos manuseiam o cateter, como os funcionários do setor de suprimentos, responsáveis pelo armazenamento e pela distribuição; os funcionários do centro cirúrgico, encarregados da verificação do lote e da abertura da embalagem; o cirurgião, o clínico ou o enfermeiro, que insere o cateter; a enfermagem, que manipula e ensina a manipular; o paciente e os familiares, que executam cuidados domiciliares; e a equipe médica, que toca o cateter, especialmente durante o exame clínico. *Todos* devem conhecer os riscos associados a um manuseio incorreto. Nesse aspecto, é de fundamental importância que a instituição defina normas e rotinas de manuseio práticas e universais, ou seja, padronizadas para todas as unidades de atendimento; registradas, isto é, claramente escritas *on-line* ou em manuais de fácil acesso; e que haja total cumprimento dessas normas e rotinas. Além disso, para garantir manipulação padronizada e segura, é essencial que a instituição selecione uma equipe especialmente treinada para inserção e manipulação de cateteres, ofereça treinamento e reciclagem periódica a esses manipuladores e exerça uma constante supervisão na prática desses cuidados. E, por fim, deve haver um processo contínuo de avaliação e atualização dessas rotinas, pois as novidades não param de surgir. A implantação de indicadores de qualidade para acompanhamento do controle de infecção de corrente sanguínea associada aos cateteres centrais são ferramentas importantes de gestão. O desenvolvimento e a implantação de algoritmo de decisão na terapia de infusão ao paciente oncológico também são uma estratégia a ser utilizada para garantir a qualidade na melhor escolha do tipo de cateter para cada paciente.

Cateteres periféricos

Os cateteres periféricos constituem-se na opção mais econômica, rápida e comum de acesso vascular. Seu uso, especialmente em pacientes oncológicos, requer equipe de enfermagem rigorosamente treinada e experiente. Suas principais limitações são: fármacos vesicantes sob infusão contínua prolongada, má qualidade da rede venosa periférica (em número e/ou qualidade de veias disponíveis para punção) e problemas emocionais ligados à punção ("pânico de punção").

Os valores das taxas de infecção esperadas com esse tipo de cateter variam amplamente, de acordo com o material do qual é constituído, seu tamanho (diâmetro e comprimento), local de inserção, características da medicação infundida e tipo de paciente (diabético, imunossuprimido, entre outros fatores). Com relação ao material de constituição, sabe-se que dispositivos com agulha de aço, como o *scalp*, por exemplo, estão relacionados a taxas de infecção mais baixas (< 0,2%), porém não são indicados para administração de quimioterápicos, e que os cateteres de Vialon ou Teflon moldam-se melhor ao vaso, são mais resistentes à aderência microbiana e apresentam chances menores de se tornarem colonizados do que cateteres de polietileno (Figura 4.4). Cabe lembrar que a flebite nem sempre é infecciosa: frequentemente, ela é química ou mecânica, isto é, decorrente de fenômenos irritativos desencadeados pelo fármaco ou pelo dispositivo. No entanto, a flebite pode aumentar o risco de infecção relacionada ao cateter.

Os cateteres periféricos curtos podem ser constituídos por agulha de metal (*scalp*) ou agulha de material plástico (Jelco®, Insyte® ou Saf-T-intima®). Os dispositivos de plástico contam com uma agulha metálica (mandril) apenas para inserção, e seu mecanismo retrátil confere segurança ao diminuir o risco ocupacional; no caso do Saf-T-intima®, esse mandril, após retirado, também não oferece risco de acidente por punção acidental graças à proteção acoplada em sua extremidade (Figura 4.5). Já o Midline é considerado um cateter periférico intermediário. É implantado por meio de punção percutânea das veias cefálica ou basílica em fossa antecubital. Pode ser inserido por enfermeiro treinado e requer mais precauções de barreira máxima em sua implantação (luvas e campos estéreis). Em geral, tem em torno de 10 a 25 cm de comprimento, pode ter de um a dois lúmens e é composto por silicone ou poliuretano recoberto por uma fina camada de poli-N-vinil-pirrolidona (Hidrocath) (ver item "Avanços em acesso vascular"). Está associado a índices de flebite, infecção e deslocamento menores que os periféricos curtos e é mais barato que os cateteres centrais, com permanência de 7 a 49 dias[46,70-72], porém o CDC não define um intervalo rígido de troca.

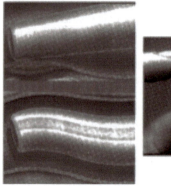
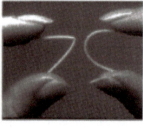

Figura 4.4 Avanços em acesso vascular: material de constituição dos cateteres.
Fonte: Acervo da autoria do capítulo.

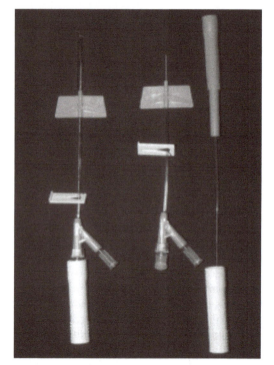

Figura 4.5 Saf-T-intima®: dispositivo para punção periférica com fio-guia seguro (retirado com proteção para evitar risco de punção acidental).
Fonte: Acervo da autoria do capítulo.

Cateteres centrais
Cateter central de inserção periférica

Os cateteres centrais de inserção periférica (PICC) são inseridos na veia cefálica ou basílica por meio de punção percutânea em membro superior e atingem a veia cava superior (Figuras 4.6 e 4.7). Podem ser classificados como: monolúmen, quando apresentam uma via para infusão; duplo lúmen, quando há duas vias para infusão; ou triplo lúmen, no caso de três vias (Figuras 4.7 e 4.8). O enfermeiro responsável pelo procedimento realizará a escolha da quantidade de lúmens com base na indicação de uso do cateter, a fim de atender à necessidade do paciente sem aumentar sua exposição ao risco de infecção. Quanto maior a quantidade de lúmens, maior será o risco de infecção relacionado ao uso do dispositivo. As principais indicações para a inserção do PICC são: necessidade de acesso venoso por tempo superior a 6 dias, infusão de soluções hipertônicas ou vesicantes e/ou pacientes com rede venosa prejudicada e com probabilidade de terapia intravenosa prolongada. Além disso, o Power PICC permite a injeção de meios de contraste em taxas de até 5 mL/s (300 psi) para exames de imagem, como a tomografia computadorizada, por exemplo. Os cateteres centrais de inserção periférica representam uma alternativa quando se quer evitar a punção e a cateterização das veias subclávia ou jugular. Suas principais vantagens são: há menos chances de complicações mecânicas (trombose, hemotórax); são mais baratos que os demais cateteres centrais; podem ser inseridos por enfermeiro treinado (Resolução COFEN n.258/2001); e conferem menores índices de flebite, infiltração e saída acidental do que os cateteres periféricos curtos. Alguns trabalhos demonstram índices de infecção menores do que aqueles observados em outros cateteres centrais não tunelizados. A fossa antecubital é menos oleosa, menos colonizada e menos úmida do que a pele do tórax ou do pescoço. Além disso, a implantação periférica distancia o cateter das secreções endotraqueais e nasais. A flebite associada ao PICC é de 2,2% a 9,7%. O tempo de permanência variou nos trabalhos de 10 a 73 dias; no entanto, esses cateteres podem permanecer por períodos bem maiores (acima de 300 dias). A inserção do cateter PICC requer enfermeiro treinado e capacitado, o uso de aparelho de ultrassom e barreira máxima. Um protocolo é indicado para a padronização da técnica de manuseio e manutenção segura desse dispositivo. Uma sugestão de técnica de curativo do cateter PICC está demonstrada passo a passo nas Figuras 4.34 a 4.41.

As *flebotomias*, ou seja, o acesso cirúrgico às veias periféricas para inserção de cateteres centrais, não são realizadas rotineiramente, pois esse tipo de acesso está associado a uma incidência de flebite muito alta (de 15% a 50%). Certamente, não é a melhor opção; porém, quando necessário, deve permanecer por 4 a 5 dias no máximo e sob vigilância rigorosa.

Cateter central não tunelizado

São os cateteres implantados com mais frequência, especialmente em pacientes de unidades críticas. Podem ser de um, dois ou mais lúmens. A multiplicidade de lúmens facilita a administração concomitante de soluções, porém parece estar associada a um aumento nos índices de infecção. Isso pode ser explicado pelo trauma cutâneo maior na implantação desse tipo de cateter e pelo aumento de manipulação decorrente da multiplicidade de lúmens.

O melhor local para a implantação é a veia subclávia: os índices de colonização e infecção de cateteres nessa área são menores. No entanto, as complicações e os riscos na implantação em jugular são menores. A inserção requer: médico treinado, paramentação completa de barreira máxima (máscara, gorro, luvas e avental esterilizados e campos cirúrgicos grandes), anestesia local e radiografia subsequente para checagem de posicionamento. Não há necessidade de centro cirúrgico.

O material de constituição desse tipo de cateter vem evoluindo progressivamente. Os antigos Intracath®, feitos de polietileno, vêm sendo substituídos por cateteres de Teflon e poliuretano (ver item "Avanços em acesso vascular"), e com nova tecnologia de implantação, mais simples e segura (Figura 4.9). As principais complicações decorrentes da implantação e manutenção desses cateteres são: pneumotórax, hemotórax, punção de artéria carótida, enfisema subcutâneo, fenômenos tromboembólicos e infecção. Por não serem tunelizados, necessitam, permanentemente, de um ponto de fixação para prevenir saída acidental e permanência de, no máximo, 15 dias.

Os principais cuidados com os cateteres centrais não tunelizados são: o curativo; a permeabilização do cateter por meio de salinização ou heparinização periódica, conforme protocolo institucional; a troca da tampa/conector valvulado e o uso de protetor da tampa/conector (tampa protetora com álcool para desinfecção e proteção dos conectores sem agulha que protegem pontos de acesso intravenoso por até 7 dias quando não removida).

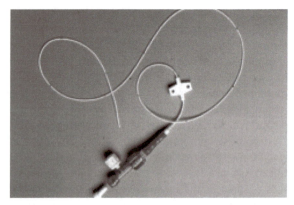

Figura 4.6 Cateter do tipo PICC (cateter central de inserção periférica).
Fonte: Acervo da autoria do capítulo.

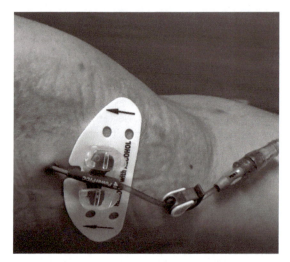

Figura 4.7 Cateter PICC monolúmen.
Fonte: Acervo da autoria do capítulo.

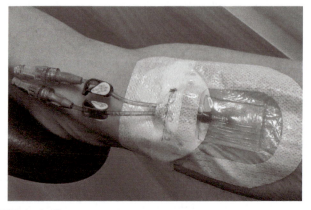

Figura 4.8 Cateter PICC duplo lúmen.
Fonte: Acervo da autoria do capítulo.

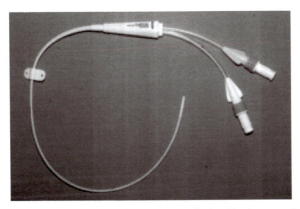

Figura 4.9 Cateter duplo lúmen: cateter central de curta permanência utilizado para aplicação de quimioterapia.
Fonte: Acervo da autoria do capítulo.

Cateter central tunelizado

É considerado um cateter de longa permanência e tem sido indicado com frequência em pacientes onco-hematológicos, principalmente em transplante de medula óssea, e em portadores de insuficiência renal. Permitem qualquer tipo de infusão (soro, NPP, antibióticos, sangue e componentes, contraste, entre outros) e coleta de sangue. Foi idealizado por Broviac e colaboradores, em 1973, para utilização em pacientes sob nutrição parenteral prolongada. Em 1979, Hickman propôs uma modificação nesse cateter para melhor atender os transplantados de medula óssea: aumento do calibre e duplo lúmen. Ambos deram o próprio nome ao cateter: cateter de Broviac (lúmen único) e cateter de Hickman (duplo ou, mais raramente, triplo lúmen). Atualmente, os cateteres centrais tunelizados existem em vários comprimentos e calibres (diâmetro interno de 0,7 a 2,1 mm) e são produzidos por diversas empresas internacionais (Baxter, Quinton, Davol, entre outras) (Figuras 4.10 e 4.11).

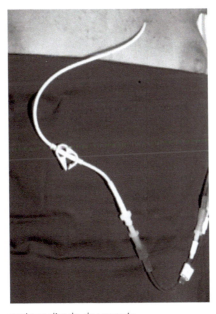

Figura 4.10 Broviac: cateter central tunelizado de uma via.
Fonte: Acervo da autoria do capítulo.

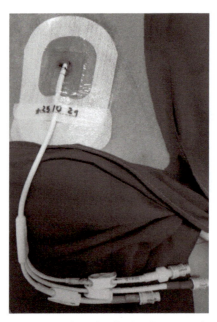

Figura 4.11 Cateter Hickman: cateter central tunelizado de três vias em hemitórax esquerdo em paciente submetida ao transplante alogênico de células-tronco hematopoiéticas.
Fonte: Acervo da autoria do capítulo.

Os cateteres centrais tunelizados são geralmente de silicone, revestidos por uma camada de Teflon para assegurar-lhes mais resistência e durabilidade. Sua extremidade proximal deve permanecer adjacente ao átrio direito, em um vaso de alto fluxo sanguíneo (veia cefálica, jugular ou subclávia; checar posicionamento por meio de radioscopia no intraoperatório); e sua porção distal, exteriorizada por uma pequena punção ou incisão localizada, em geral na altura da terceira ou da quarta vértebra intercostal direita ou esquerda (Figura 4.12).

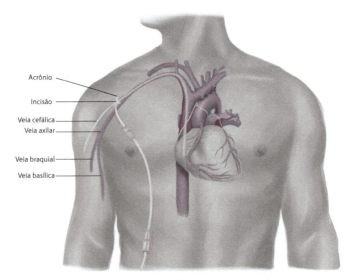

Figura 4.12 Visão esquemática da implantação do cateter central tunelizado.
Fonte: Acervo da autoria do capítulo.

Esses cateteres devem ser implantados, preferencialmente, por cirurgião vascular, em centro cirúrgico, sob anestesia local ou geral. O vaso de escolha é puncionado e, entre esse local e o ponto de saída, o cirurgião cria um túnel no tecido subcutâneo por onde passa o cateter, por isso o termo "tunelizado". Nesse trecho tunelizado, o cateter tem um *cuff* de Dacron, espécie de espuma em torno da qual o organismo cria um tecido fibroso que ajuda na fixação do cateter e na prevenção de contaminações ascendentes provindas do sítio de saída (Figura 4.13). Atualmente, estão disponíveis cateteres com *cuffs* constituídos por substâncias antimicrobianas (ver item "Avanços em acesso vascular"). Graças à fixação garantida pelo túnel e pelo *cuff*, o ponto de fixação pode ser retirado 2 a 6 semanas após a inserção do cateter, o que possibilita uma completa epitelização do local. Em geral, os índices de infecção reportados com esse tipo de cateter são significativamente menores do que aqueles atribuídos aos cateteres centrais não tunelizados. Vale lembrar que a neutropenia é, na verdade, um dos principais fatores de risco para a ocorrência de infecção relacionada ao cateter.

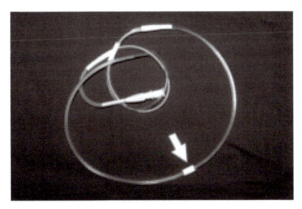

Figura 4.13 *Cuff* em cateteres centrais tunelizados.
Fonte: Acervo da autoria do capítulo.

Relacionamos as vantagens e as desvantagens desse tipo de cateter:
- *Vantagens:* dispensam punção percutânea; teoricamente são mais duráveis, pois não têm as limitações impostas pela membrana de silicone puncionável; são adequados à infusão de grandes quantidades de fluidos simultaneamente (pacientes submetidos a transplante de medula, p. ex.); são adequados à infusão de soluções por tempo prolongado (nutrição parenteral, p. ex.).
- *Desvantagens:* exigem mais cuidados de manutenção; exigem treinamento do paciente e/ou familiares para seu manuseio; são mais suscetíveis a infecção; são mais sujeitos a acidentes (quebra, perfuração, corrosão etc.); são menos cosméticos; limitam as atividades (nadar, p. ex.).

Os principais cuidados com os cateteres centrais tunelizados são: o curativo; a permeabilização do cateter por meio de salinização ou heparinização periódica, conforme protocolo institucional; a troca da tampa/conector valvulado e o uso de tampa protetora (tampa com álcool para desinfecção e proteção dos conectores sem agulha que protegem pontos de acesso intravenoso por até 7 dias quando não removida).

Cateter totalmente implantado

Os cateteres totalmente implantados ou, como são conhecidos em nosso meio, os Ports ou Port-a-cath®, são dispositivos cuja extremidade distal se acopla a uma câmera puncionável siliconizada, que deve permanecer sob a pele, embutida em uma *loja* no tecido subcutâneo da região torácica, sobre uma protuberância óssea (Figura 4.14).

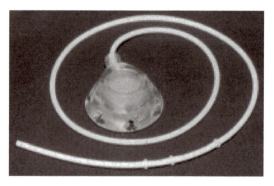

Figura 4.14 Port ou Port-a-cath® (cateter central totalmente implantado).
Fonte: Acervo da autoria do capítulo.

Tem boa aceitação entre os pacientes por dois motivos principais: não requer cuidados domiciliares; e sua interferência em autoimagem é mínima, pois o dispositivo não é exteriorizado.

Entre os cateteres de longa permanência, o Port-a-cath® figura como o dispositivo com menores taxas de infecção de corrente sanguínea relacionada ao cateter, possivelmente graças à inexistência de orifício externo de saída.

O acesso a esse tipo de cateter é feito por meio de punção da pele sobre a câmera puncionável ou reservatório, constituído, em geral, de aço inoxidável (menos indicado), titânio ou plástico, com borracha de silicone puncionável em sua parte superior (Figura 4.15).

A agulha utilizada para punção deve ser do tipo Huber Point, conforme mostram as Figuras 4.16 e 4.17. Segundo o fabricante, esse tipo de agulha, que apresenta o bisel lateralizado e não em sua extremidade distal, ocasiona menor traumatismo à membrana de silicone, permitindo um número maior de punções (em média, 1.000 punções com agulha calibre 19 e 2.000 punções com agulha 22). As agulhas de Huber simples podem ser retas ou curvas: as retas são mais indicadas para a prática de manutenção da permeabilidade do cateter (salinização) e as curvas, graças à sua conformação mais anatômica, são úteis para infusões prolongadas. Entretanto, quando há previsão de permanência da punção por mais de 12 horas, deve-se optar por agulhas de Huber de longa permanência, ou seja, aquelas que têm uma pequena extensão que facilita a manipulação e a fixação (Figura 4.17). É importante ressaltar que as agulhas do tipo Huber de longa permanência contam com mecanismo retrátil no momento da retirada, o que é uma exigência para a segurança ocupacional na atualidade (Figura 4.18 e 4.19).

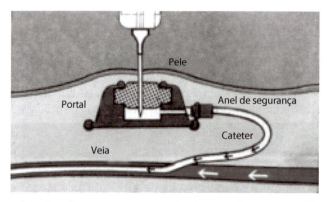

Figura 4.15 Imagem ilustrativa de como ocorre a punção da pele sobre o reservatório puncionável.
Fonte: Acervo da autoria do capítulo.

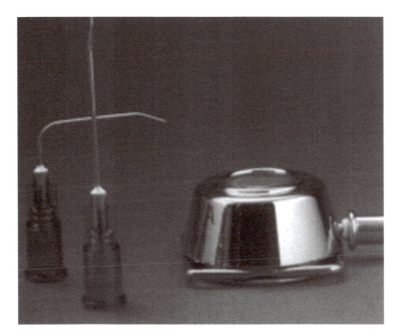

Figura 4.16 Agulhas de curta permanência utilizadas para punção do cateter Port-a-cath®.
Fonte: Acervo da autoria do capítulo.

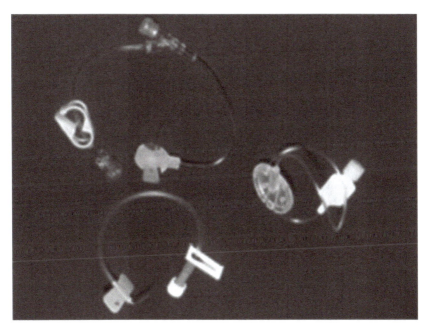

Figura 4.17 Agulhas de longa permanência utilizadas para punção do Port-a-cath®.
Fonte: Acervo da autoria do capítulo.

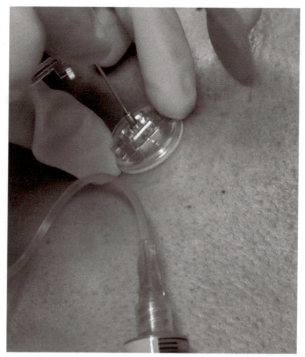

Figura 4.18 Mecanismo retrátil no momento da retirada da agulha Huber permite que o profissional de saúde não tenha contato com a extremidade perfurante.
Fonte: Acervo da autoria do capítulo.

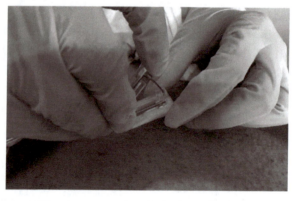

Figura 4.19 Mecanismo retrátil no momento da retirada da agulha Huber Gripper Plus® permite que o profissional de saúde não tenha contato com a extremidade perfurante.
Fonte: Acervo da autoria do capítulo.

Existem vários tipos de Ports: o *venoso*, para implantação em veias calibrosas da região torácica, como subclávia, jugular ou cefálica; o *arterial*, destinado à infusão de quimioterápicos através da artéria que irriga o leito tumoral; o *peritoneal*, cuja extremidade deve permanecer em região peritoneal; e o *intraespinal*, destinado à deliberação de analgésicos diretamente no espaço peridural (Figura 4.20). Seja qual for o tipo de cateter, seu reservatório deve permanecer apoiado sobre uma protuberância óssea da região torácica, alojado no tecido subcutâneo, a fim de garantir a punção e melhor fixação do dispositivo.

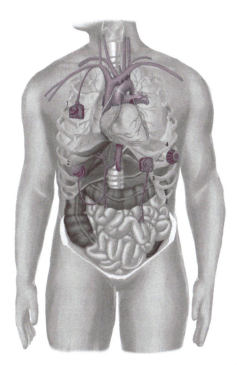

Figura 4.20 Tipos de Port: 1. Port venoso; 2. Port arterial; 3. Port peritoneal; 4. Port intraespinal.
Fonte: Acervo da autoria do capítulo.

O Port venoso é o mais comum e destina-se à infusão de quimioterápicos, soro, antibióticos, hemoderivados, nutrição parenteral ou qualquer outro fluido endovenoso; permite a coleta de amostra sanguínea para exames laboratoriais e infusão de contraste para exames de imagem. É implantado em centro cirúrgico, por cirurgião preferencialmente vascular, sob anestesia local ou geral, por meio de punção percutânea, com o auxílio de um aplicador especial ou dissecção cirúrgica próxima ao vaso de escolha. A ponta do cateter deve permanecer livre no interior de uma veia de grosso calibre e próxima ao átrio direito (checar posicionamento por radioscopia no intraoperatório). O reservatório é instalado através de outra incisão próxima à primeira. Parte do tecido subcutâneo ali localizado é removido, objetivando a criação de uma *bolsa* destinada ao alojamento da câmera puncionável. A incisão não deve permanecer na área de punção. A espessura do tecido sobre o reservatório deve ser mensurada de modo a permitir a palpação precisa da área e sua punção com agulha de Huber de comprimento-padrão (no máximo 25 mm), porém sem prejudicar a irrigação sanguínea local ou ocasionar pressão excessiva sob a pele. Aconselha-se a punção do cateter com agulha de Huber de longa permanência ao final da implantação, ainda no centro cirúrgico, com o paciente sob anestesia, quando há necessidade de utilização imediata do dispositivo. Todo Port, quer seja venoso ou arterial, deve sair do centro cirúrgico com excelente fluxo e refluxo sanguíneo para possibilitar seu uso pleno e seguro em todas as situações.

No pós-operatório imediato, deve-se observar a área no que se refere à formação de coleção líquida ou sangramento, administrar analgésicos, se necessário, e trocar os curativos até a retirada dos pontos (7 a 10 dias depois). Após esse período, nenhum outro cuidado especial nessa área é recomendado, além da proteção contra traumas e ferimentos e a execução dos procedimentos para a manutenção da permeabilidade. A permeabilização deve ser realizada após cada uso ou, quando o cateter não estiver sendo utilizado, a cada 30, 60 ou 90 dias no caso dos Ports venosos, ou semanalmente no caso de Ports arteriais. Cabe lembrar que essa periodicidade pode sofrer variação conforme o protocolo institucional. Estudos recentes sugerem a manutenção dos Ports a cada 3 meses aos pacientes fora de tratamento.

A punção desses cateteres deve ser feita pelo enfermeiro, pois se trata de uma atividade assistencial de alta complexidade e que deve obedecer aos rigores absolutos de assepsia e rotina preestabelecida. A técnica de punção do Port-a-cath® que recomendamos está ilustrada com uma sequência de fotos dos passos mais importantes nas Figuras 4.25 a 4.33.

O Port dispensa qualquer cuidado caseiro, porém exige punção para seu uso. A seguir, relacionamos as principais vantagens e desvantagens dos Port-a-cath®:

- *Vantagens:* dispensam curativos; dispensam permeabilização frequente; são menos suscetíveis a infecção; são mais cosméticos; não limitam as atividades quando não agulhados (nadar, p. ex.); não exigem treinamento do paciente e/ou familiares para seu manuseio; são menos sujeitos a acidentes (quebra, perfuração, corrosão).
- *Desvantagens:* exigem punção percutânea para serem utilizados; não são os mais adequados a infusão por tempo prolongado (nutrição parenteral, p. ex.); não são os mais adequados à infusão de grandes quantidades de fluidos simultaneamente (pacientes submetidos a transplante de medula óssea, p. ex.); têm vida média limitada pela membrana de silicone, que suporta, no máximo, 2.000 punções; aparentemente estão mais sujeitos às dificuldades de refluxo e infusão. Quando agulhados, deve-se evitar banhos de imersão e atividade física ou de lazer da mesma natureza (p. ex., nadar/mergulhar).

Nos últimos anos, houve uma inovação do cateter totalmente implantado denominado Power Port. Consiste em um novo dispositivo, que permite que seja realizada injeção de contraste sob pressão. Nesse caso, recomenda-se o uso de agulha *power* para esse objetivo, a fim de suportar com mais segurança a taxa máxima de infusão recomendada de 5 mL/s (300 psi), conferida às bombas injetoras de contraste.

Regras gerais para um manuseio correto de cateteres

As regras para um manuseio correto valem para todos que manipulam o cateter, inclusive o próprio paciente e seus familiares. Para garantir a aderência aos cuidados, a educação do paciente e familiares é primordial. Estes devem ser adequadamente *preparados* para receber o dispositivo, *orientados e treinados* no manuseio e *conscientizados* dos graves riscos de uma manipulação incorreta. A orientação deve ser realizada em uma linguagem clara e adequada ao nível de compreensão do paciente e de sua família. O enfermeiro deve estar disponível para o esclarecimento de dúvidas durante todo o processo.

Higienização das mãos

A higienização das mãos apresenta as seguintes finalidades: remoção de sujidade, suor, oleosidade, pelos, células descamativas e da microbiota da pele, interrompendo a transmissão de infecções veiculadas ao contato e prevenção e redução das infecções causadas pelas transmissões cruzadas. As mãos dos profissionais que atuam em serviços de saúde podem ser higienizadas utilizando-se: água e sabão (quando as mãos estiverem visivelmente sujas ou contaminadas com sangue e outros fluidos corporais), preparação alcoólica (quando não estiverem visivelmente sujas – antes de contato com o paciente, após contato com o paciente, antes de realizar procedimentos assistenciais e manipular dispositivos invasivos, após contato com objetos inanimados e superfícies imediatamente próximas ao paciente, antes e após a remoção de luvas) e antisséptico (precaução de contato recomendada para pacientes portadores de micro-organismos multirresistentes e em unidades de pacientes imunodeprimidos).

Portanto, a higienização das mãos é *fundamental* imediatamente antes e depois do manuseio de cateteres. O rigor quanto à lavagem ou higienização das mãos com álcool gel deve estender-se a todos os que manipulam o paciente, tanto equipe multiprofissional como familiares e cuidadores (Figura 4.21).

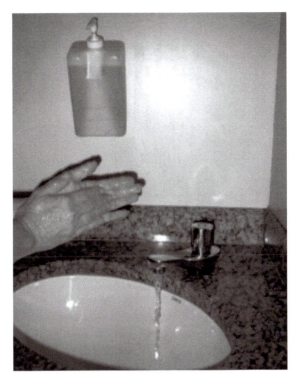

Figura 4.21 Lavagem rigorosa das mãos imediatamente antes e depois da manipulação de cateteres.
Fonte: Acervo da autoria do capítulo.

Existem controvérsias quanto ao uso de *luvas* na manipulação de cateteres: devem ser estéreis ou não? Segundo o CDC, não há obrigatoriedade de uso de luvas estéreis no manuseio de cateteres e linhas de infusão; no entanto, deve-se utilizar "técnica não toque" no sítio de saída e na troca de curativos. Dessa forma, recomendamos o uso de luvas não estéreis quando a manipulação envolve coleta de sangue e abertura do sistema. Em outras situações, as mãos apenas devem ser rigorosamente lavadas imediatamente antes da manipulação. Cuidado com as mãos de quem cuida! Elas podem fazer dos cateteres os maiores aliados no tratamento de pacientes onco-hematológicos ou transformá-los em mais um grave problema a ser enfrentado.

Fixação dos cateteres

A fixação deve ser usada para prevenir a migração do cateter e a perda do acesso venoso. Deve-se usar um método que não interfira no acesso e na monitorização do local, nem impeça a circulação vascular ou a administração de medicamentos, e seguir técnica asséptica. As organizações devem ter políticas, guias práticos e procedimentos que descrevam a fixação do cateter. Os produtos utilizados devem incluir dispositivos próprios para a fixação, fitas estéreis e fios cirúrgicos. Sempre que possível, deve-se utilizar a fixação própria para o cateter, geralmente do mesmo fabricante. Quando um dispositivo de fixação é utilizado, a troca deve ser realizada de acordo com as instruções do fabricante, e a remoção do dispositivo deve ser feita em intervalos estabelecidos para permitir a inspeção visual da inserção e a monitorização da integridade cutânea. Quando fitas estéreis forem usadas para fixar o cateter, elas devem ser aplicadas apenas ao adaptador, e não diretamente na junção da pele ao cateter (Figura 4.22). Quando o cateter for fixado inicialmente com pontos cirúrgicos e estes se tornarem frágeis ou soltarem-se, uma fixação alternativa deve ser realizada. Ademais, um cateter que se exterioriza nunca deve ser reinserido.

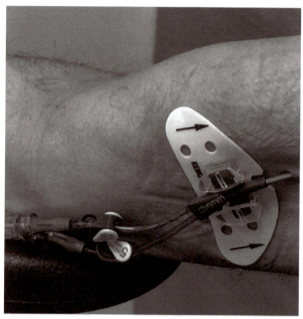

Figura 4.22 Fixador em um cateter PICC duplo lúmen, a fim de garantir adequada fixação e estabilidade ao cateter.
Fonte: Acervo da autoria do capítulo.

Curativos de cateteres

O CDC recomenda o uso de curativo estéril na área de inserção dos cateteres e considera igualmente eficaz o curativo com gaze seca estéril e película transparente, que deve ser trocada em intervalos preestabelecidos ou imediatamente se a integridade estiver comprometida (suja, úmida ou descolando). As organizações devem ter políticas, guias práticos e procedimentos que descrevam o uso de curativos para cateteres.

A integridade de gazes utilizadas nos curativos deve ser mantida com um material oclusivo. Curativos com gazes que impeçam a visualização da inserção de cateteres periféricos e centrais devem ser trocados rotineiramente, no máximo a cada 48 horas, ou imediatamente se a integridade estiver comprometida. Curativos com películas semipermeáveis e gaze devem ser trocados pelo menos a cada 48 horas. O curativo transparente semipermeável num cateter periférico deve ser trocado no momento da troca do acesso e imediatamente se sua integridade estiver comprometida. Para cateteres centrais, o intervalo de troca do curativo transparente depende do tipo do curativo, da idade e das condições do paciente, das taxas de infecção da instituição, condições ambientais e orientações do fabricante, sendo o tempo máximo de 7 dias. A inserção do cateter deve ser inspecionada visualmente e palpada quanto à sensibilidade local e ao endurecimento, diariamente, sobre o curativo transparente intacto. No caso de sensibilidade local na inserção, febre sem foco ou sintomas de infecção local ou sanguínea, deve-se remover o curativo e inspecionar o local diretamente. Atualmente, recomenda-se o uso de películas transparentes impregnadas com clorexidina (Figura 4.23), ou o uso de cobertura antimicrobiana em forma de disco sob a película transparente (Biopatch®). A troca da película transparente impregnada com clorexidina deve ser realizada a cada 7 dias, de acordo com as orientações do fabricante. Durante o uso desse tipo de cobertura, a equipe deve avaliar a saturação da placa de clorexidina, o que pode acontecer no caso de saída de exsudato pela inserção, por exemplo. Se saturada, a película deve ser trocada imediatamente.

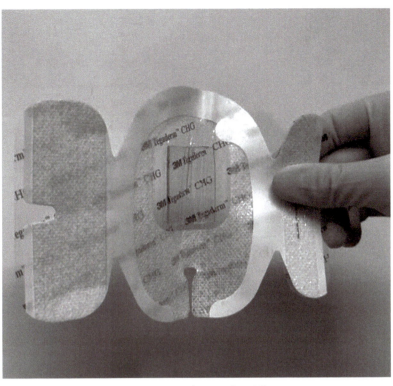

Figura 4.23 Película estéril transparente impregnada com clorexidina.
Fonte: Acervo da autoria do capítulo.

A anotação de enfermagem deve conter as condições do local de inserção e do curativo diariamente. A descrição do procedimento de troca do curativo deve conter o tipo do cateter, o aspecto da inserção e da pele pericateter, data, hora e o nome do profissional que realizou o procedimento. Todo curativo deve conter a data em que foi realizado, para o devido controle do dia em que deverá ser trocado. Para facilitar esse processo, as coberturas estéreis apresentam um adesivo específico, que deve ser preenchido corretamente com essa informação. O CDC ainda recomenda que se evite a contaminação pelo toque da área de inserção do cateter durante a troca de curativos. Sugerimos o uso de pinças estéreis para execução do curativo e de luvas não estéreis para proteção do operador ou, na falta desses materiais, a realização do procedimento com luvas estéreis (ver técnica de curativo demonstrada nas Figuras 4.34 a 4.41).

Para *antissepsia* da área de inserção, recomenda-se clorexidina alcoólica a 2%, álcool 70°, PVP-I ou tintura de iodo a 2%. Estudos demonstraram a superioridade da clorexidina alcoólica a 2% sobre o álcool 70° e o PVP-I na prevenção de infecções relacionadas aos cateteres venosos e arteriais[69]. A clorexidina apresenta efeito residual nitidamente superior, além de amplo espectro de ação contra a maior parte das bactérias hospitalares e fungos. Antes de se acessar o sistema, ou seja, conectar seringas ou equipos no cateter, a extremidade distal do cateter dotada de tampa ou os conectores valvulados (Figura 4.24) devem ser limpos com antisséptico apropriado. A limpeza pode ser feita com lâminas de gaze estéril embebidas em álcool 70° ou clorexidina alcoólica; ou, quando estiver disponível, lenços umedecidos com álcool 70° (*swab* de álcool) são uma boa opção para essa atividade e devem ser esfregados nos conectores em movimentos circulares por 15 segundos.

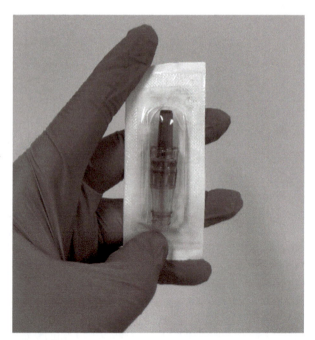

Figura 4.24 Conector valvulado.
Fonte: Acervo da autoria do capítulo.

Sugestão de técnica de punção de Port-a-cath® para manutenção da permeabilidade com solução salina

Essa técnica de punção de Port-a-cath® está sujeita a alterações, de acordo com os materiais disponíveis na instituição em questão. Para executar a técnica sugerida, após a adequada higienização das mãos o enfermeiro deverá realizar os seguintes passos (Figuras 4.25 a 4.33):

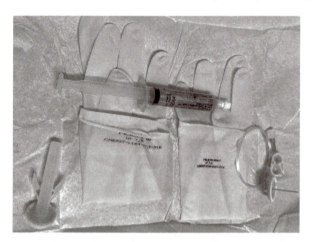

Figura 4.25 Separar os materiais necessários para a punção do Port-a-cath®: 1 par de luvas estéreis, produto para antissepsia da pele (neste caso, utilizamos um dispositivo com gluconato de clorexidina a 2% e álcool isopropílico 70°), 1 agulha para punção do cateter, 1 seringa com soro fisiológico (neste caso, utilizamos a seringa de soro fisiológico pronta e estéril), 1 curativo para estancar o sangramento após a retirada da agulha. Abrir os materiais estéreis no campo estéril.
Fonte: Acervo da autoria do capítulo.

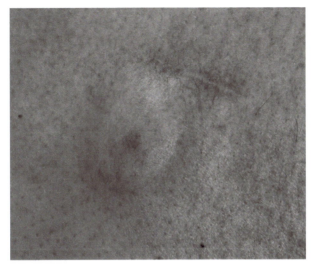

Figura 4.26 Inspecionar o local onde se encontra o cateter. Avaliar as condições da pele e a profundidade entre a pele e o reservatório. Caso a implantação do cateter seja recente, avaliar as condições da incisão cirúrgica. Neste caso, a incisão está totalmente cicatrizada e pode ser visualizada logo acima da proeminência que indica o local do reservatório do cateter. Calçar as luvas estéreis. No campo estéril, conectar a seringa de soro fisiológico na agulha de punção e preencher o sistema.
Fonte: Acervo da autoria do capítulo.

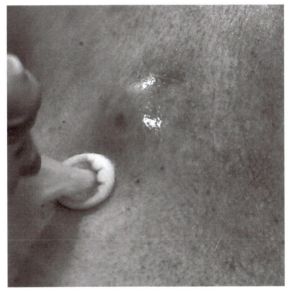

Figura 4.27 Segurar o dispositivo impregnado com gluconato de clorexidina a 2% e álcool isopropílico 70° com um dedo em cada alça lateral do dispositivo; apertar, a fim de distribuir a solução antisséptica para a esponja. Iniciar a antissepsia da pele friccionando a esponja contra a pele no sentido "vai e vem". Iniciar a antissepsia no local onde será realizada a punção e ampliar a área, aproximadamente, 5 centímetros ao redor. A partir do momento que se ampliar a área, a esponja não deve voltar à área onde a agulha será inserida. Para mais detalhes de como realizar a antissepsia, acesse o vídeo.

Fonte: Acervo da autoria do capítulo.

Administração dos Agentes Antineoplásicos

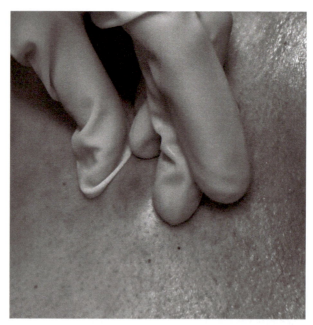

Figura 4.28 Com a mão não dominante, apoiar os dedos polegar, médio e anelar, a fim de delimitar três bordas do reservatório do cateter Port-a-cath®, exceto a borda inferior. Deixar a mão firme para que o reservatório não se movimente durante a punção.
Fonte: Acervo da autoria do capítulo.

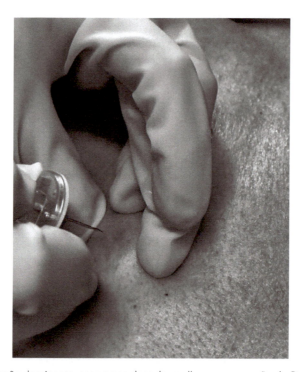

Figura 4.29 Com a mão dominante, segurar as alças da agulha para a punção do Port-a-cath®. A punção deve ser realizada no meio do reservatório, em sentido único e com um ângulo de 90°.
Fonte: Acervo da autoria do capítulo.

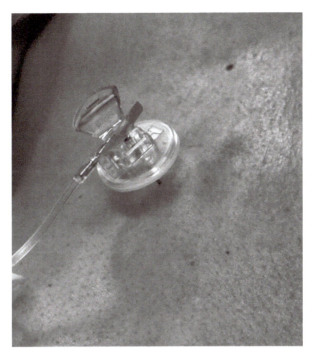

Figura 4.30 Após a punção, a agulha ficará perpendicular à pele.
Fonte: Acervo da autoria do capítulo.

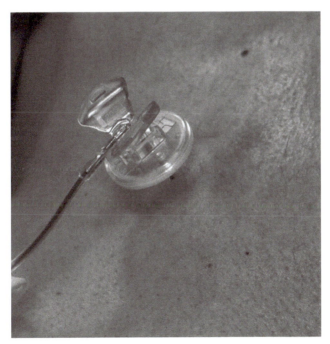

Figura 4.31 A seringa com solução fisiológica já estará conectada; realizar uma aspiração rápida, a fim de testar o refluxo sanguíneo do cateter; e, em seguida, realizar a infusão de 10 mL de soro fisiológico.
Fonte: Acervo da autoria do capítulo.

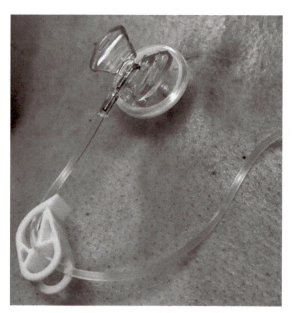

Figura 4.32 Apertar o *clamp* da via.
Fonte: Acervo da autoria do capítulo.

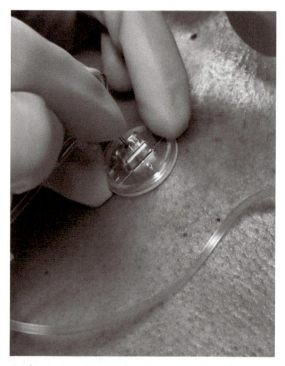

Figura 4.33 Segurar o círculo com a mão não dominante e as alças do cateter com a mão dominante. Simultaneamente, pressionar o círculo contra a pele e puxar as alças para cima, de modo que a agulha seja retirada da pele. O mecanismo retrátil evitará que o profissional seja perfurado pela agulha. Ocluir o orifício com curativo para estancar qualquer pequeno sangramento após a punção.
Fonte: Acervo da autoria do capítulo.

Sugestão de técnica de curativo de cateter central

Os cateteres também podem ser contaminados através da água do chuveiro, em especial quando ocorre o acúmulo de água residual em áreas de conexão (tampas, p. ex.). Dessa forma, passou-se a restringir o contato do cateter (área de inserção e conexões) com a água do chuveiro, somando-se à proibição já existente de mergulhá-lo em banheira ou piscina. Durante o banho de chuveiro, o paciente deve proteger a área de saída do cateter e suas conexões com cobertura impermeável. O curativo deve ser trocado quando apresentar umidade, descolamento da pele, ou na presença de secreção que sature a placa de clorexidina do curativo, tornando-a ineficaz. A seguir, sugerimos uma técnica de curativo de cateter central de inserção periférica (PICC). Essa técnica está sujeita a alterações, de acordo com os materiais disponíveis na instituição em questão. Para executar a técnica sugerida, após a adequada higienização das mãos o enfermeiro deverá realizar os seguintes passos (Figuras 4.34 a 4.41):

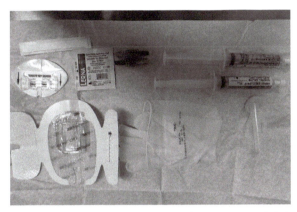

Figura 4.34 Separar os materiais necessários para o curativo de cateter central de inserção periférica (PICC): 1 par de luvas estéreis, produto para antissepsia da pele (neste caso, utilizamos um dispositivo com gluconato de clorexidina a 2% e álcool isopropílico 70°), 1 dispositivo de fixação do cateter, 1 sachê com lenço protetor cutâneo, 1 película estéril transparente impregnada com clorexidina. Neste caso, adicionamos 2 conectores valvulados e 2 seringas de solução salina estéril para troca dos dispositivos valvulados após o curativo. Abrir os materiais estéreis no campo estéril.
Fonte: Acervo da autoria do capítulo.

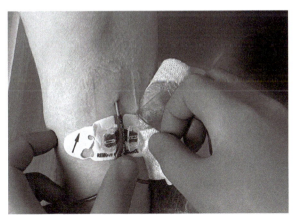

Figura 4.35 Calçar luvas de procedimento. Iniciar a retirada do curativo anterior. Utilizar lenço removedor de adesivo para prevenir lesão relacionada à retirada do adesivo caso seja necessário. Retirar o curativo anterior com cautela, puxando a película de maneira perpendicular à pele.
Fonte: Acervo da autoria do capítulo.

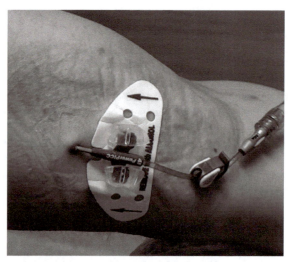

Figura 4.36 Após a retirada do curativo anterior, inspecionar a inserção e avaliar a presença de sinais flogísticos, como hiperemia, presença de exsudato e edema. Avaliar a pele ao redor e o número em que se encontra o cateter na inserção (dessa forma, o enfermeiro consegue identificar rapidamente caso o cateter esteja tracionado). Após adequada avaliação, retirar o dispositivo de fixação anterior. Calçar luvas estéreis para iniciar a antissepsia da pele.
Fonte: Acervo da autoria do capítulo.

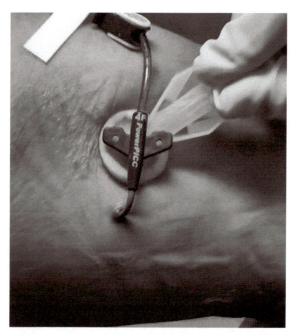

Figura 4.37 Segurar o dispositivo impregnado com gluconato de clorexidina a 2% e álcool isopropílico 70° com um dedo em cada alça lateral do dispositivo; apertar, a fim de distribuir a solução antisséptica para a esponja. Iniciar a antissepsia da pele friccionando a esponja contra a pele no sentido "vai e vem". Iniciar a antissepsia na inserção e ampliar a área por toda a região onde a película ficará aderida. A partir do momento que se ampliar a área, a esponja não deve voltar à inserção do cateter.
Fonte: Acervo da autoria do capítulo.

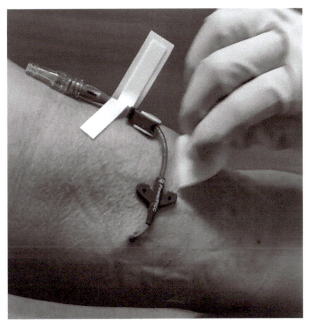

Figura 4.38 Após a antissepsia da pele, aguardar 2 minutos para secagem completa do produto na pele. Aplicar o lenço protetor cutâneo ao redor do cateter para prevenção de lesão relacionada ao uso de adesivo. Esse produto funciona como uma barreira na pele do paciente. Aguardar 30 segundos para secagem completa.
Fonte: Acervo da autoria do capítulo.

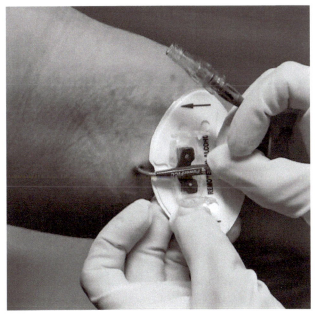

Figura 4.39 Instalar o novo dispositivo de fixação estéril. Para isso, acomodar o adesivo abaixo da alça de fixação do cateter, prender cada parte da alça no lugar correspondente no adesivo e, por último, fixar o adesivo à pele do paciente.
Fonte: Acervo da autoria do capítulo.

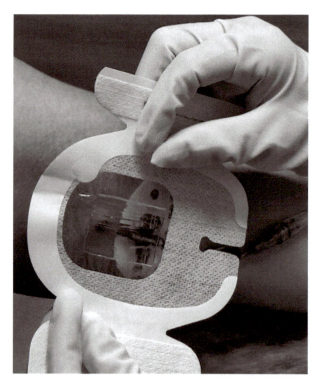

Figura 4.40 Instalar a película transparente estéril impregnada com clorexidina, de modo que a placa com clorexidina fique logo acima da inserção do cateter para sua efetividade na prevenção de infecção.
Fonte: Acervo da autoria do capítulo.

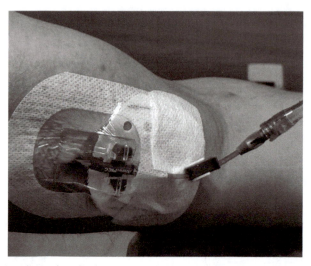

Figura 4.41 Após a instalação da película, escrever no curativo a data em que a troca foi realizada. Orientar o paciente e sua família quanto aos cuidados com o cateter. Nesse momento, o profissional pode realizar a medida da circunferência braquial do paciente, a fim de verificar se houve alterações. O aumento da circunferência braquial em 3 cm ou mais desde o dia da instalação do PICC pode ser indicativo de trombose relacionada ao cateter.
Fonte: Acervo da autoria do capítulo.

Manutenção da permeabilidade de cateteres centrais

Cateteres de longa permanência (Port-a-cath®, Broviac®, Hickman®, Permcath®, PICC®) devem ser rotineiramente expostos ao procedimento de manutenção de sua permeabilidade, a fim de evitar a formação de trombo ou coágulo em seu interior, responsáveis não só pela obstrução e por fenômenos tromboembólicos, mas também pelo favorecimento da contaminação dos cateteres. Sabe-se que depósitos de trombo e fibrina sobre o cateter podem servir de substrato para a colonização microbiana. Dessa forma, o uso de substâncias que evitem esse acontecimento pode colaborar na prevenção de infecções relacionadas ao cateter. Importante lembrar que os cateteres com válvula que impede o refluxo espontâneo de sangue (denominada *válvula Groshong*) não necessitam de heparinização.

Atualmente, muitos estudos têm discutido sobre qual a melhor solução para proporcionar a devida permeabilidade ao cateter: solução com heparina ou soro fisiológico? Apesar de diversas pesquisas publicadas, não há um consenso sobre qual a melhor escolha. Um estudo publicado pela Oncology Nursing Society (ONS) demonstrou que a solução salina oferece a mesma eficácia em manter a permeabilidade do cateter Port-a-cath®, em comparação com a solução de heparina, além de apresentar menor custo[29]. Além deste, um estudo randomizado realizado com 802 pacientes diagnosticados com câncer evidenciou que a solução salina é eficaz e segura para a permeabilidade do cateter totalmente implantado, desde que os profissionais de saúde sigam protocolos rigorosos de manutenção do dispositivo[39].

Trata-se de um tema que necessita de maior investigação, com estudos realizados sob método científico rigoroso, a fim de aprimorar a prática com base em evidência e proporcionar a melhor experiência do paciente no uso de cateteres centrais. Trata-se de um assunto controverso; assim, as rotinas mudarão conforme o protocolo seguido por cada instituição.

Em protocolos que utilizam heparina, recomenda-se o *flush* (em intervalos estabelecidos) com a solução com heparina, cuja concentração não deve causar anticoagulação sistêmica e deve ser a mínima possível para manter a permeabilidade do cateter. Há relatos de casos de trombocitopenia induzida por heparina no uso de *flushes* de soluções de heparina; por isso, todos os pacientes devem ser monitorizados quanto a sinais e sintomas de trombocitopenia. Ao apresentarem os sinais e sintomas, todas as soluções de heparina devem ser suspensas.

Não existe uma definição exata quanto à dose e ao aprazamento das heparinizações: a literatura apresenta doses de heparina que variam de 10 a 1.000 U/mL e intervalos de aplicações de 2 vezes por dia a 1 vez por mês. O mais comum é a utilização de soluções de heparina 100 U/mL em quantidade ligeiramente superior ao *priming* do cateter (volume interno que preenche o lúmen).

Tornam-se necessários mais estudos controlados para definir o melhor esquema de heparinização: aquele que garanta a manutenção da permeabilidade e a prevenção de fenômenos tromboembólicos, sem aumentar os riscos de anticoagulação excessiva, os índices de infecção e os custos. Com base em literatura e esquemas adotados em instituições de referência, sugerimos a seguinte rotina de heparinização:

- *Port-a-cath®*: heparinização mensal, com 2 mL de solução de heparina 100 U/mL.
- *Broviac®/Hickman®/Permcath®*: heparinização semanal, com 2 mL de solução de heparina 100 U/mL (muitas controvérsias: alguns serviços recomendam heparinização diária).
- *Centrais não tunelizados*: heparinização diária, com 2 mL de solução de heparina 100 U/mL.
- *PICC*: heparinização diária, com 1 mL de solução de heparina 100 U/mL.
- *Cateteres periféricos curtos*: heparinização diária, com 1 mL de solução de heparina 100 U/mL.

Além da heparinização de rotina, os cateteres devem ser heparinizados após cada uso, quando fechados. No entanto, se manipulados em intervalos menores que 24 horas, podem ser "lavados" com 10 a 20 mL de soro fisiológico após cada uso e heparinizados apenas a cada 24 horas.

A solução de heparina, preferencialmente, deve ser fornecida pelo laboratório ou farmácia já pronta para uso. Entretanto, na ausência de soluções prontas, pode ser preparada a partir de heparina 5.000 U/mL.

Quando não estão sob infusão contínua, os cateteres devem ser heparinizados e fechados com tampas, preferencialmente de sistema fechado, como os conectores valvulados. Não existe uma rotina de troca de tampas definida pelo CDC. Em algumas instituições, elas são trocadas semanalmente. Cabe ressaltar a importância de realizar a lavagem do cateter com técnica de turbilhonamento durante a infusão da solução salina, clampeando a via no final da infusão, de modo a garantir a pressão positiva no lúmen.

Manobras de desobstrução de cateteres centrais

As manobras para *desobstrução* de cateteres devem ser executadas exclusivamente pela equipe treinada para isso. Em algumas instituições, há grupos formados por enfermeiros com cursos complementares em terapia intravenosa. O uso de soluções tromboembolíticas, como a uroquinase, por exemplo, em dosagem baixa (5.000 U/mL), é eficaz na desobstrução por coágulos ou fibrina, além de segura para o paciente. Esse produto é comercializado nos Estados Unidos como Abbokinase Open-cath® e na Europa como Urokinase 10.000 HS® (Laboratório Medac). Para obstruções por precipitado de fármacos, alguns trabalhos recomendam ácido hidroclorídrico 0,1 N, porém o produto não é comercializado no Brasil.

Fenômenos obstrutivos são inversamente proporcionais à qualidade dos cuidados prestados. Recomenda-se que seja estabelecida uma rotina para prevenção de obstruções, quer sejam elas por sangue ou medicamentos. Um dos principais cuidados é a *irrigação do cateter* com 20 mL de soro fisiológico em *push* imediatamente após a infusão de sangue ou de hemocomponentes e entre as aplicações de fármacos (Figura 4.42), utilizando a técnica de turbilhonamento e clampeando o lúmen, proporcionando pressão positiva.

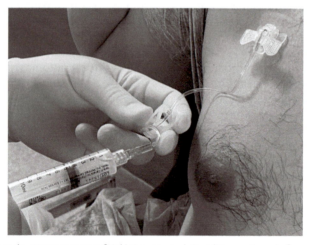

Figura 4.42 Lavagem do cateter com soro fisiológico, em *push*, imediatamente após fluxo ou refluxo de sangue.
Fonte: Acervo da autoria do capítulo.

Troca de sistema fechado

As organizações devem ter políticas, guias práticos e procedimentos que descrevam a troca do sistema fechado.

Os sistemas de infusão contínua devem ser trocados num intervalo máximo de 72 horas, imediatamente após suspeita de contaminação ou quando sua integridade estiver comprometida; a troca de filtros ou qualquer outro componente do sistema fechado deve coincidir com a sua troca. Os equipos de nutrição parenteral devem ser trocados a cada 24 horas e os de hemocomponentes após cada transfusão. A troca deve ser feita sob técnica asséptica.

Qualquer aumento na taxa de infecção relacionada a cateteres requer uma avaliação das políticas e procedimentos a respeito da troca de sistema.

Soluções parenterais lipídicas sob infusão contínua devem ser trocadas a cada 12 horas; e nutrição parenteral total, a cada 24 horas. Quanto às outras soluções, não existe uma normatização pelo CDC.

A troca de soluções, equipos e conexões, bem como a introdução de seringas com medicamentos na linha de infusão de cateteres, invariavelmente acarretam riscos importantes de contaminação (Figura 4.43). Como um modo de controlar e limitar a abertura das linhas de infusão, desde 1994, adotamos o *sistema fechado de infusão*, isto é, mantemos os cateteres e as conexões permanentemente fechados e fazemos todo o acesso (infusões e coletas de sangue) por meio de tampas (tampas PRN e agulhas 25 x 8). Segundo estudos realizados por Crow et al., o uso de sistema fechado para obtenção de amostras de sangue acarreta índices de contaminação significativamente inferiores aos dos sistemas convencionais[27]. No entanto, o sistema inicialmente adotado aumentava os riscos de acidente por punção do pessoal de enfermagem e limpeza. Passamos, então, a buscar no mercado internacional sistemas de infusão *needless*, ou seja, tampas de cateteres e equipos que permitissem acesso através de agulhas não perfuráveis. O dispositivo de escolha adotado, desde 1996, foi o Interlink®, da BD (Figuras 4.43 a 4.46). Um dos cuidados mais importantes (que adotamos com rigor) é a antissepsia do *hub*, ou seja, da borrachinha da tampa, por 15 segundos, com lâminas de gaze estéril embebidas em álcool 70° a cada punção, além da conduta de nunca reutilizar um dispositivo de acesso.

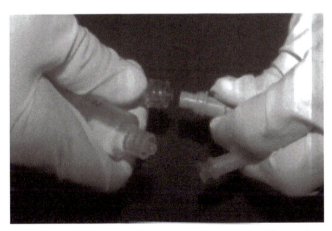

Figura 4.43 Abertura das linhas de infusão para trocas e aplicação de medicamentos favorece a contaminação.
Fonte: Acervo da autoria do capítulo.

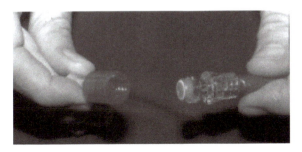

Figura 4.44 Tampa e conector Interlink®: um dos sistemas *needless* disponíveis.
Fonte: Acervo da autoria do capítulo.

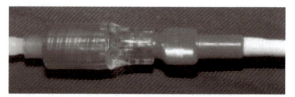

Figura 4.45 Infusão em sistema fechado.
Fonte: Acervo da autoria do capítulo.

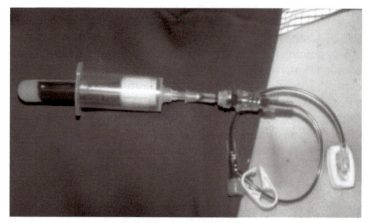

Figura 4.46 Coleta de sangue por meio do Port em sistema fechado.
Fonte: Acervo da autoria do capítulo.

Existem no mercado outros dispositivos *needless*. Destacamos o sistema Conector Clave®, da ICV Medical. Trata-se de uma tampa especial, acessada diretamente por seringa ou equipo, sem necessidade de conectores específicos (Figura 4.47 e 4.48). Em algumas instituições, esses dispositivos estão substituindo o Interlink®, pela facilidade no manuseio e pela redução de custos.

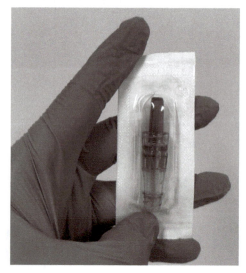

Figura 4.47 Conector Clave®: um dos sistemas *needless* disponíveis.
Fonte: Acervo da autoria do capítulo.

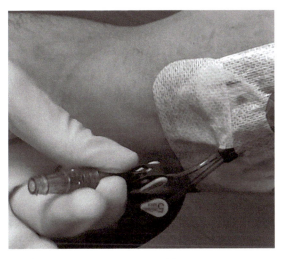

Figura 4.48 Conector Clave® instalado em um cateter PICC.
Fonte: Acervo da autoria do capítulo.

O CDC salienta que os sistemas *needless* foram especialmente desenhados para reduzir a incidência de acidentes com dispositivos perfurantes e, consequentemente, a contaminação de profissionais da área da saúde. Além disso, evita a troca de tampas a cada conexão, diminuindo a quantidade de vezes que o sistema é aberto e contribuindo para a prevenção de infecção relacionada ao uso de cateteres.

Preparo de soluções e medicamentos parenterais

O CDC recomenda que todas as soluções e medicamentos para aplicação parenteral sejam *preparados em farmácia*, com técnica asséptica e em cabine de fluxo laminar. Enfatiza, também, os seguintes aspectos: inspeção de todas as soluções e medicamentos antes do preparo para detecção de anormalidades (quebra, partículas estranhas, turvação, produto expirado); dar preferência aos frascos de dose única; quando utilizar frasco multidosagem, refrigerar se recomendado; fazer antissepsia da tampa de borracha com álcool 70° antes de acessá-lo; e a cada acesso utilizar um novo dispositivo estéril.

Troca de cateteres periféricos

A enfermagem deve demonstrar competência no conhecimento da troca de cateteres de acordo com as políticas e guias de procedimentos da instituição. O CDC recomenda a troca de cateteres periféricos venosos curtos, em adultos, a cada 4 dias no máximo. Para crianças e neonatos, não se estabelece uma frequência exata de troca; os cateteres periféricos são trocados apenas na suspeita de contaminação, complicação ou término da terapia. No caso dos cateteres inseridos em situação de emergência, quando a técnica asséptica pode ter sido comprometida, a troca deve ser feita o mais rápido possível, no máximo em 48 horas. Ressalta também a necessidade de vigilância diária do sítio de inserção. No entanto, Maki et al., em um estudo amplo, não constataram nenhum episódio de bacteremia com cateteres que permaneceram por mais de 72 horas[66-68,70,71].

Dessa forma, pacientes oncológicos que frequentemente apresentam rede venosa periférica precária podem ser tratados dentro das regras estabelecidas para os pacientes pediátricos, ou seja, sem aprazamento definido para a troca do dispositivo, porém sob estrita vigilância da área de inserção. O dispositivo deve ser imediatamente retirado quando o paciente desenvolve sinais de flebite (calor, aumento da sensibilidade, eritema, rigidez do vaso). Para cateteres periféricos venosos intermediários (PICC Midline), também não há tempo de permanência definido: seguem-se as mesmas regras anteriores.

Troca de cateteres centrais

O CDC não recomenda a troca rotineira de cateteres centrais não tunelizados como medida preventiva de infecção. Cateteres implantados em situações de emergência só devem ser trocados se houver confirmação ou suspeita de quebra de técnica asséptica durante sua implantação. Recomenda-se rigorosa observação da área de inserção (cor, calor, rubor, edema, secreção) e das condições de funcionamento desses cateteres, com troca imediata se forem constatadas alterações. O CDC não estabelece a frequência de troca de Port ou de suas agulhas. Várias instituições, com base em literatura e esquemas adotados em hospitais de referência, utilizam agulhas de Port com extensão e as trocam a cada 7 dias.

Cateteres não funcionantes ou impróprios podem ser trocados com fio-guia; porém, se houver evidência de infecção relacionada ao cateter e indicação de retirada dele não deve ser feita a troca com fio-guia. Nesse caso, outro cateter deve ser inserido em outra área. Se houver suspeita de infecção relacionada ao cateter, mas não houver nenhuma evidência de infecção (drenagem purulenta, eritema, aumento de sensibilidade), a troca pode ser feita com fio-guia e a ponta encaminhada para cultura semiquantitativa ou quantitativa. Se o resultado da cultura vier negativo, o novo cateter poderá ser mantido; entretanto, se a cultura indicar colonização ou infecção, o novo cateter deve ser removido e outro instalado em área diferente. Vale lembrar que em aproximadamente 70% dos episódios febris o cateter *não é* a fonte de infecção; no entanto, é sempre o primeiro e principal suspeito[78,100,114]. Entre os patógenos frequentemente envolvidos, tem destaque o *S. aureus*. As *Pseudomonas* são as principais causadoras de infecção do túnel, quadro que comumente requer a retirada do cateter para resolução.

Remoção de cateteres centrais

As organizações devem ter políticas, guias práticos e procedimentos que descrevam a remoção de cateteres venosos centrais. De modo geral, recomenda-se a retirada do cateter nas seguintes situações:

- Comprovada fungemia relacionada ao cateter.
- Ausência de resposta após um mínimo de 5 dias de antibioticoterapia apropriada.
- Manutenção de hemocultura positiva, mesmo após 3 dias de antibioticoterapia apropriada, na ausência de outra fonte de infecção definida e recorrência de hemocultura positiva com o mesmo micro-organismo isolado na primeira infecção após 10 a 14 dias de antibiótico apropriado.

Nas situações de limitação de acesso venoso periférico, a decisão de se manter o cateter central por 72 horas dependerá da avaliação do cateter, integridade da pele, tipo e duração da terapia prescrita, devendo ser registrada no prontuário do paciente.

Sempre que o paciente relatar desconforto ou dor relacionada ao cateter, este deve ser avaliado e ações apropriadas executadas. Quando as intervenções não obtiverem sucesso, deve-se remover o cateter e registrar a complicação no prontuário do paciente.

Avanços em acesso vascular

Novos produtos, cada vez mais aperfeiçoados, vêm contribuindo para a evolução do acesso vascular. A cada dia surgem novas bolsas para soluções, bombas de infusão e dispositivos de acesso mais inteligentes e cateteres cada vez mais biocompatíveis; esses avanços contribuem para o controle de infecção e da exposição profissional e significam sempre mais qualidade de vida para o paciente.

Bolsas do tipo sistema fechado

Soluções contaminadas são frequentemente responsáveis por infecção de corrente sanguínea. Bactérias e fungos podem proliferar-se em soluções parenterais, oriundos das seguintes portas principais de entrada: "agulhas-respiros", falha técnica na abertura dos frascos e na injeção dos componentes do soro e má qualidade dos frascos de soro. Bolsas de soro constituídas por PVC, polipropileno ou poliolefina permitem infusão e injeção de substâncias em sistema fechado, ou seja, não há necessidade de "agulha-respiro" nem de abertura total para injeção de substâncias ou introdução do equipo. Com esse tipo de bolsa, é possível manter com segurança o mesmo equipo sob infusão durante 3 dias, conforme recomenda o CDC (Figura 4.49).

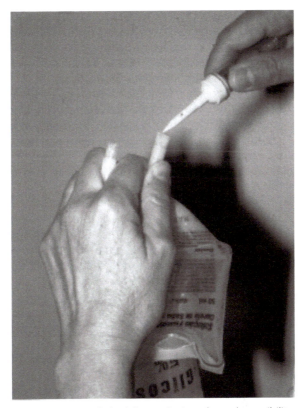

Figura 4.49 Troca de bolsas tipo "sistema fechado" com técnica adequada possibilita manutenção do equipo por 72 horas.
Fonte: Acervo da autoria do capítulo.

Tampas perfuráveis

Equipos em Y e *torncirinhas*, desenhados para permitir múltiplas infusões, estão intimamente relacionados às bacteremias hospitalares, pois podem facilmente contaminar-se em decorrência do uso inadequado. Tampas perfuráveis adaptadas aos equipos de infusão permitem acesso em sistema fechado. Estudo realizado por Crow et al. demonstrou que a utilização de sistema fechado para obtenção de amostras sanguíneas apresenta índices de contaminação significativamente menores em relação aos do sistema convencional[27]. O ideal é que se utilizem tampas especiais que permitam acesso sem agulha ou com agulhas não perfurantes para evitar os riscos de acidentes ocupacionais.

Material de constituição dos cateteres

Os organismos que colonizam os cateteres vasculares provêm da área de inserção e, a partir desse ponto, migram pela superfície externa do cateter; ou provêm do canhão do cateter (extremidade distal) por meio da manipulação e, a partir desse ponto, migram intralúmen.

No processo de colonização do cateter e posterior contaminação e infecção da corrente sanguínea, está envolvido o chamado *biofilme*. Trata-se de uma fina camada de fibrina e fibronectina, entre outras proteínas, na qual se agregam substâncias glicopeptídicas conhecidas como *glicocálix* ou *slime*. Essas alterações intralúmen e extralúmen favorecem a aderência e a multiplicação de micro-organismos: o *S. Aureus* adere à fibronectina, ao fibrinogênio e à laminina; e o *S. epidermidis* adere somente à fibronectina. Essa multiplicação dá origem às colônias, e o complexo formado agrega nutrientes, resíduos e outras bactérias e fungos: está formado o biofilme.

A colonização e a formação do biofilme ocorrem em 3 dias de cateterização. Ele atua como barreira ao ataque dos antibióticos, neutrófilos, fagócitos, macrófagos e anticorpos. Hoje, já é bem conhecido seu papel na gênese e na manutenção das infecções bacterianas e fúngicas super-resistentes e nos fenômenos tromboembólicos.

A intensidade da adesão microbiana e fúngica aos cateteres está também relacionada às características do cateter, ao seu material de constituição e a irregularidades de superfície, principalmente. Numa tentativa de diminuir a resposta do hospedeiro à trombogenicidade, às irregularidades de superfície e à irritação ocasionada pelos cateteres, os fabricantes vêm desenvolvendo produtos cada vez mais biocompatíveis.

Vários investigadores mostraram que o *S. aureus* e a *Candida sp.* aderem melhor a cateteres de cloreto de polivinil do que aos de Teflon.

Maki et al. publicaram em 1991 um amplo estudo comparando cateteres periféricos curtos de Teflon e de poliuretano. O trabalho mostrou índices de infecção local semelhantes entre os dois tipos de cateter (5,4% e 6,9%, respectivamente). Nenhum deles foi associado a infecção de corrente sanguínea, porém os cateteres de poliuretano apresentaram incidência aproximadamente 30% menor de flebite[68]. Em contraste, cateteres de polietileno têm sido associados a índices de infecção de corrente sanguínea de até 5%[25,66].

Os cateteres venosos centrais são constituídos por poliuretano, polivinil, polietileno ou silicone. Dispositivos de polietileno vêm sendo abandonados: não têm boa maleabilidade, podem quebrar e são mais trombogênicos. Um estudo que comparou cateteres de silicone e polivinil constatou índices de infecção significativamente menores entre os cateteres de silicone (0,83 e 19, respectivamente, para cada 1.000 cateteres/dia). Vale lembrar que os cateteres de silicone desse trabalho eram tunelizados e os de polivinil, em sua grande maioria, não tunelizados, variável importante na análise em questão[74]. Outro ponto importante nessa comparação é que os cateteres de polivinil também estão associados a risco maior de complicações mecânicas, como quebra, obstrução, deslocamento e trombose (Figura 4.4).

Também a hidrofobicidade do material parece contribuir para maior aderência bacteriana. Cateteres de poliuretano recobertos por uma fina camada de polivinilpirrolidona (material hidrofílico) permitem maior absorção de água (Hidrocath), estabelecendo uma textura mais lisa à sua superfície.

Cateteres com substâncias antimicrobianas

Cateteres e *cuffs* constituídos ou impregnados por substâncias antimicrobianas têm sido propostos para minimizar o risco de infecções. Os chamados *vitacuffs* foram os precursores. Trata-se de um *cuff* impregnado com prata ou outras substâncias bactericidas, cujo objetivo é formar uma barreira mecânica à migração de micro-organismos provenientes do sítio de inserção. Entretanto, esse recurso parece não beneficiar cateteres tunelizados[88]. Estão disponíveis no mercado internacional cateteres impregnados por cefazolina, sulfadiazina de prata, clorexidina e minociclina/rifampicina. Estudos com esses cateteres sugerem redução na incidência de colonização.

Um deles, realizado por Mermel com cateteres impregnados com sulfadiazina de prata e clorexidina, mostra índices reduzidos de infecção de corrente sanguínea[73]. Segundo Veenstra et al., esses cateteres têm boa relação custo-benefício se a incidência de infecção relacionada ao cateter é maior que 3,3/1.000 cateteres/dia ou maior que 1%[109]. Na prática, esses índices de infecção ocorrem com maior frequência em pacientes de unidades de cuidado intensivo, em queimados e neutropênicos. Ainda segundo esse autor, esse tipo de cateter, com permanência menor ou igual a 10 dias, reduz de 5,2% para 3% o índice de infecção; assim, a cada 300 cateteres inseridos, aproximadamente 60 mil dólares são economizados, sete infecções relacionadas ao cateter são prevenidas e uma morte evitada. Essas pesquisas foram realizadas com cateteres impregnados extralúmen. Atualmente, estão disponíveis cateteres impregnados intralúmen com clorexidina, além da impregnação extralúmen com sulfadiazina de prata e clorexidina. Existem dúvidas se esses cateteres podem favorecer o aparecimento de *cepas* resistentes à clorexidina e, eventualmente, a alguns antibióticos. Cateteres impregnados com minociclina/rifampicina mostraram índices ainda mais reduzidos de infecção relacionada ao cateter. Vale lembrar que os cateteres estudados eram impregnados intralúmen e extralúmen. Os estudos clínicos realizados até o momento não demonstraram resistência *in vivo* aos antibióticos utilizados, mas resistência *in vitro* já foi observada. Novos estudos serão necessários.

Cateteres com uma câmera preenchida com álcool iodado a 3% em sua extremidade distal ("canhão" do cateter) são comercialmente disponíveis na Europa. Estudo prospectivo e randomizado com esse tipo de cateter mostrou redução na incidência de infecção. O custo-benefício é favorável em cateteres com permanência acima de 2 semanas.

Outro recurso que vem sendo utilizado na profilaxia de infecções é a instilação rotineira de antibióticos, como a vancomicina, por exemplo. De fato, essa medida parece diminuir a incidência de infecção por estafilococos coagulase-negativos, conforme demonstrado em estudo realizado por Spafford em neonatos de baixo peso, mas não protege contra as infecções por cocos Gram-positivos e não diminui a mortalidade global do grupo estudado[104].

Além disso, existe o risco em potencial do desenvolvimento de bactérias resistentes à vancomicina. Dessa forma, essa prática não é recomendada pelo CDC.

Estudo prospectivo randomizado realizado por Maki et al. mostra redução na incidência de infecção relacionada ao cateter (venoso central e arterial) com o uso do Biopatch®, um tipo de curativo de cateter que contém uma esponja impregnada de clorexidina[67].

Um conhecimento mais amplo da patogênese das infecções relacionadas aos cateteres pode possibilitar o desenvolvimento de novas estratégias de controle. O *flush* do cateter com uma solução composta por minociclina em uma baixa concentração e ácido etilenodiaminotetracético (EDTA) foi proposto na década de 1990[88 90]. Essa combinação tem amplo espectro e atividade sinérgica contra estafilococos oxacilina resistentes, bacilos Gram-negativos e *C. albicans*. O EDTA tem uma atividade anticoagulante igual ou até mais forte que a da heparina, que não é diminuída pela adição de minociclina. Além disso, esses fármacos não são empregados no tratamento das infecções da corrente sanguínea; consequentemente, o risco do aparecimento de micro-organismos resistentes é baixo. Um trabalho publicado por Issam Raad et al. na revista Antimicrobial Agents and Chemotherapy, em novembro de 2003, mostra os resultados *in vitro* e *ex vivo* de uma combinação entre minociclina em dosagem mais alta (3 mg/mL) e EDTA[91]. Essa parceria é altamente efetiva na redução de colonização do biofilme de cateteres por *S. epidermidis*, *S. aureus* e *C. albicans*. Essa combinação também foi aplicada em Ports de 14 crianças com câncer. Não houve infecção e/ou eventos trombóticos nesse grupo, enquanto no grupo-controle, cujos cateteres receberam *flush* com solução de heparina, 10 Ports em 48 se infectaram. Esses trabalhos dão suporte aos estudos anteriores que demonstram a eficácia dessa combinação na prevenção de infecções de corrente sanguínea relacionadas ao cateter. No entanto, estudos adicionais são necessários para definir os fatores do hospedeiro e dos micro-organismos que promovem a aderência dos bacilos Gram-negativos (como o *Acinetobacter sp*. e a *Pseudomonas sp*., p. ex.), associados à infecção do cateter.

O CDC ainda não coloca como rotineira a maior parte dessas novas alternativas, como os curativos e cateteres impregnados, o sistema *needless* e o *flush* com substâncias bactericidas e/

ou antibióticas. Todas essas medidas são de alto custo, podem selecionar cepas resistentes, e os relatos de literatura até o momento não são suficientemente consistentes para a padronização dessas medidas no manuseio de todos os cateteres. No entanto, vem crescendo a indicação, especialmente quando os índices de infecção permanecem altos, a despeito do cumprimento de medidas adequadas de prevenção e em grupos específicos de maior risco (pacientes de unidades de cuidado intensivo, queimados e neutropênicos, como mencionado anteriormente).

Válvulas Groshong®

A grande maioria dos cateteres requer salinização frequente quando fechados para profilaxia da obstrução. Essa prática tem as seguintes desvantagens: aumenta as chances de infecção, eleva os custos e diminui a qualidade de vida (gera preocupação, eventual necessidade de treinamento de manuseio ou visitas mais frequentes ao hospital ou clínica). Válvulas Groshong® (Figuras 4.50 e 4.51) impedem o retorno venoso gravitacional; portanto, os cateteres que as contêm possuem menor probabilidade de obstrução. Vale lembrar que essa válvula não impede a coleta de amostra sanguínea, já que o material é aspirado sob pressão negativa suficiente para sua abertura.

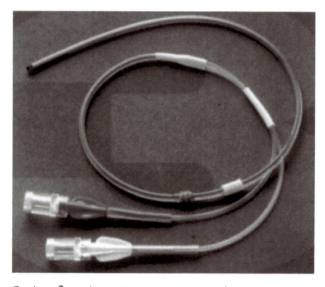

Figura 4.50 Cateter Groshong®: previne o retorno venoso espontâneo.
Fonte: Acervo da autoria do capítulo.

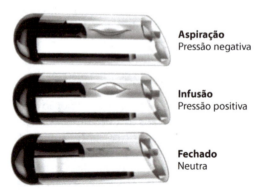

Figura 4.51 Cateter Groshong®: abertura da válvula exclusivamente sob pressão positiva ou negativa.
Fonte: Acervo da autoria do capítulo.

Cateter do tipo central de inserção periférica totalmente implantado

Trata-se de um cateter periférico central que apresenta em sua extremidade distal um reservatório do tipo Port, menor que os convencionais, que se aloja sob o tecido subcutâneo do membro superior. Tem as vantagens de um cateter totalmente implantado associado ao baixo custo e morbidade de implantação dos cateteres centrais de inserção periférica (PICC) (Figura 4.52).

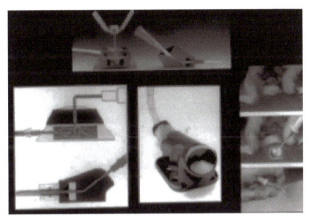

Figura 4.52 Cateter PICC totalmente implantado: extremidade distal do tipo Port.
Fonte: Acervo da autoria do capítulo.

Bombas de infusão

Para infusão de soluções, dispomos, basicamente, de dois tipos de bomba: portáteis e não portáteis.

As bombas portáteis representam um grande avanço na qualidade de vida do paciente oncológico. Possibilitam tratamentos sob infusão contínua em nível domiciliar, evitando os traumas, os riscos e os custos de uma hospitalização. Podem ser mecânicas ou descartáveis. Bombas mecânicas permitem infusões mais precisas e têm alarme para sinalização de intercorrências (interrupção, desconexão, ar na linha) (Figura 4.53). As bombas descartáveis são as chamadas elastoméricas (Figuras 4.54 e 4.55). São dispositivos que infundem a solução sob velocidade fixa utilizando um infusor elastomérico de silicone e um restritor de fluxo, com precisão menor que a das mecânicas, e não têm alarme. No entanto, seu custo é bem mais baixo e habitualmente coberto pelos convênios ou seguro-saúde.

De uso limitado em nosso meio, principalmente pelo alto custo, as bombas implantáveis são dispositivos em geral de titânio, com um ou dois septos de silicone para acesso por meio de punção e um cateter de silicone para inserção em veia ou, mais frequentemente, artéria. As duas bombas mais comuns são a Infusaid e a Medtronic. A primeira é constituída por dois reservatórios: um para deposição da solução a ser infundida e outro para contenção do fluorocarbono, substância que, sob aquecimento (calor corporal), expande e comprime o reservatório da solução, liberando-a através do cateter (Figura 4.56). A bomba Medtronic funciona graças a uma bateria interna de lítio e a um microprocessador eletrônico ativado externamente. Ambas são implantadas cirurgicamente, recebem a solução por meio de punção percutânea, e o tratamento que as envolve com mais frequência é a infusão intra-arterial de floxuridina (FUDR) para controle de tumores de fígado primários ou metastáticos. Recomenda-se mantê-las permanentemente abastecidas com o fármaco antineoplásico prescrito ou com uma solução salina heparinizada.

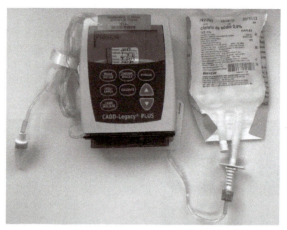

Figura 4.53 Bomba de infusão portátil eletrônica.
Fonte: Acervo da autoria do capítulo.

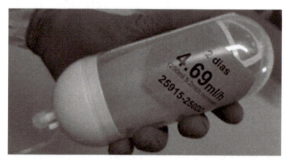

Figura 4.54 Infusor elastomérico: opção em bomba de infusão portátil descartável.
Fonte: Acervo da autoria do capítulo.

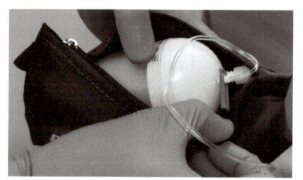

Figura 4.55 Bomba de infusão portátil descartável acondicionada em bolsa do tipo pochete para facilitar o transporte durante o período que estará conectada ao paciente.
Fonte: Acervo da autoria do capítulo.

Administração pela via intra-arterial

A infusão de substâncias antineoplásicas pela via intra-arterial (IA) é utilizada com mais frequência nos casos de tumores localizados e geralmente inoperáveis de fígado (primários ou metastáticos, provenientes principalmente de carcinoma gastrointestinal; colorretal, principalmente), mama e pulmão, mas também nos tumores primários de cabeça e pescoço, cérebro, pelve, pâncreas e sarcomas. Nesses casos, pode contribuir para a melhora da qualidade de vida, porém, em geral, não a prolonga.

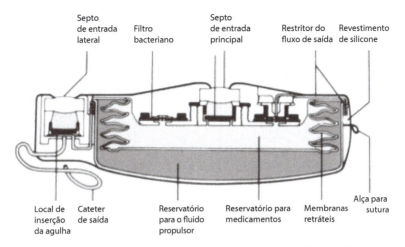

Figura 4.56 Esquema de funcionamento da bomba de infusão implantável Infusaid®.
Fonte: Acervo da autoria do capítulo.

A escolha da artéria sempre dependerá da localização tumoral, mas, em geral, a quimioterapia intra-arterial pode ser feita através da artéria celíaca, femoral, braquial, radial, hepática ou carótida externa ou interna.

Intervenções vêm sendo propostas com o objetivo de aumentar os níveis do medicamento no leito tumoral. As duas mais importantes intervenções são a *quimioembolização* e a *perfusão regional isolada*.

A *quimioembolização* consiste na associação do quimioterápico a uma substância embolizadora, que pode ser o Lipiodol® ou o Gelfoam®. O primeiro, em geral, é injetado junto com o quimioterápico; e o segundo, logo depois.

A *perfusão regional isolada* ou *infusão isolada de membro* é um procedimento geralmente aplicado em membros portadores de sarcoma ou melanoma localmente disseminado, sem metástase a distância. Trata-se da cateterização venosa e arterial de braço ou perna portador da neoplasia, em associação ou não a hipertermia, com o objetivo de perfundir o quimioterápico exclusivamente nessa área, evitando a circulação sistêmica do medicamento.

A quimioterapia intra-arterial pode ser realizada por cateteres *temporários* ou *permanentes*.

Cateteres temporários são implantados, em geral, nos serviços de radiologia vascular, sob anestesia local ou peridural, por meio de punção percutânea da artéria femoral ou, menos frequentemente em nosso meio, braquial (Figura 4.57). Vale lembrar que cateteres inseridos pela via braquial são mais apropriados a infusão prolongada, pois não impedem a deambulação durante seu tempo de permanência. Não é permitida a saída do leito quando o paciente está com um cateter implantado pela via femoral. O cateter é inserido com o auxílio dos métodos angiográficos e sua extremidade posicionada em um dos ramos principais da artéria que irriga o tumor. Algumas vezes, há necessidade de ocluir outros vasos que nutrem o tumor ou ramos da artéria cateterizada que irrigam áreas não tumorais. A oclusão pode ser temporária ou definitiva, dependendo do material utilizado (Figura 4.58). O medicamento quimioterápico pode ser administrado em *push* (quimioembolização), na própria radiologia vascular, ou sob infusão contínua, durante 3 a 5 dias, com o auxílio de bomba infusora (Figura 4.59). Nesse caso, durante esse período, dois cuidados são fundamentais: manter o cateter imobilizado com um curativo compressivo, para evitar deslocamento ou saída acidental, e estar atento às conexões, para que não ocorra desconexão acidental, com refluxo de sangue e derramamento do medicamento antineoplásico. Conforme já mencionado, o paciente que tem um cateter inserido em artéria femoral deve permanecer no leito. Quando a implantação é braquial, a deambulação é permitida, porém há necessidade de restrição da movimentação do braço envolvido, especialmente da abertura lateral (Figura 4.60).

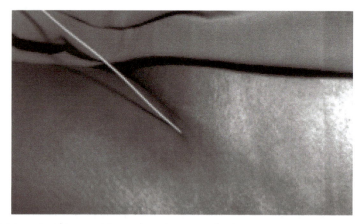

Figura 4.57 Cateter arterial temporário ou de curta permanência.
Fonte: Acervo da autoria do capítulo.

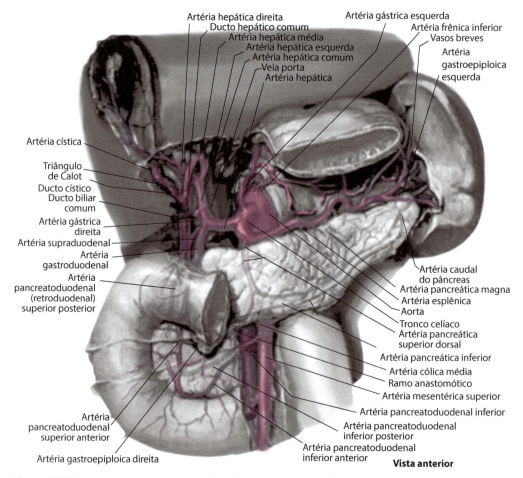

Figura 4.58 Para tratamento de tumores de fígado, o cateter arterial definitivo ou de longa permanência (Port-a-
-cath® arterial) deve ser implantado na artéria gastroduodenal. A ligadura da artéria gástrica direita
e a colecistectomia são necessárias para evitar o fluxo de medicamentos em áreas não desejadas.
Fonte: Acervo da autoria do capítulo.

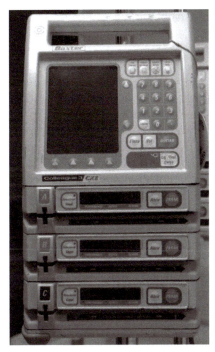

Figura 4.59 Bomba de infusão utilizada para infusão em cateteres arteriais.
Fonte: Acervo da autoria do capítulo.

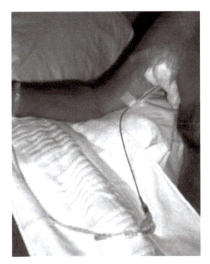

Figura 4.60 Cateter arterial temporário ou de curta permanência em artéria braquial: ideal para aplicação de quimioterapia sob infusão contínua.
Fonte: Acervo da autoria do capítulo.

Após a aplicação, o cateter deve ser "lavado" com soro fisiológico e retirado cuidadosamente; o local puncionado deve ser submetido a pressão moderada e constante durante 5 minutos ou mais, se necessário. As condições circulatórias do membro envolvido (pulso, cor, perfusão periférica) e o local de punção (sangramento, formação de hematoma) devem ser rigorosamente monitorizados nas primeiras horas após a retirada do cateter. Se houver indicação de mais um ciclo de quimioterapia intra-arterial, o paciente será submetido a nova internação e punção.

Cateteres permanentes estão mais indicados para o tratamento dos tumores de fígado. São implantados cirurgicamente por laparotomia, posicionados em um dos ramos da artéria gastro-duodenal, e sua implantação é acompanhada de colecistectomia e ligadura da artéria gástrica direita, com o objetivo de evitar as complicações comuns ao tratamento: colecistite química, gastrite e úlcera (Figura 4.58). A implantação cirúrgica deve ser precedida de uma angiografia para estudo da circulação em área tumoral. Cateteres arteriais implantados cirurgicamente permitem um posicionamento mais confiável e permanente, o que torna o tratamento mais eficaz e seguro.

O cateter de escolha é o totalmente implantado ou, como é mais conhecido, Port-a-cath® arterial (Figura 4.14). O fato de permanecer totalmente implantado minimiza a possibilidade de infecções, hemorragias e acidentes. O cateter é acessado por meio de punção percutânea com uma agulha do tipo Huber Point, que será conectada ao sistema de bomba de infusão em sistema fechado. Após o uso, deve ser heparinizado e, para assegurar a permeabilidade constante, as heparinizações devem ser repetidas semanalmente. Com esse tipo de cateter, pode-se usar bomba de infusão portátil mecânica ou descartável, permitindo, perfeitamente, o tratamento ambulatorial, evitando-se os traumas e problemas associados à hospitalização.

Outra opção em bombas de infusão são as chamadas *implantadas*, ou seja, cateter e bomba constituem um conjunto totalmente implantado no paciente por meio de intervenção cirúrgica. O cateter é inserido na artéria apropriada e a bomba é alojada sob o tecido subcutâneo. O acesso para introdução de antineoplásicos e outras soluções é feito através de punção percutânea. Por ser implantado, esse tipo de equipamento minimiza a chance de infecção e a responsabilidade do paciente na monitorização do equipamento. São duas as principais bombas implantadas: a Infusaid e a Medtronic. As bombas implantadas são raramente indicadas em nosso meio, certamente pelo alto custo.

Administração pela via intratecal

Os agentes antineoplásicos, em sua maioria, não atravessam a barreira hematoliquórica, o que dificulta o tratamento e a profilaxia da leucemia meníngea e da carcinomatose meníngea decorrente de câncer de mama, linfoma e rabdomiossarcoma, entre outros tumores. Nesses casos, tem lugar de destaque a quimioterapia intratecal, ou seja, a administração dos antineoplásicos diretamente no líquido cefalorraquidiano (liquor). O objetivo do tratamento é expor o liquor, meninges e sistema nervoso a uma concentração efetiva de antineoplásico. Os principais medicamentos utilizados são o metotrexato, a citarabina, a dexametasona e o trastuzumabe, este para carcinomatose meníngea no câncer de mama com superexpressão do HER-2.

Pode ser realizada através de punção da coluna lombar, por médico neurologista ou oncologista clínico habilitado, e o medicamento é infundido, em geral, após coleta de uma amostra de liquor para exames de controle de citologia oncótica, ou se descarta o mesmo volume a ser infundido, dentro da mais absoluta técnica asséptica. Esse cuidado evita ou diminui consideravelmente os efeitos colaterais que o paciente pode apresentar pela diferença de pressão liquórica antes e depois do procedimento. As aplicações intratecais podem ser diárias, a cada 3 dias ou semanalmente, dependendo do protocolo adotado.

Outro modo é a implantação de cateteres especiais para acesso ao sistema nervoso central, permitindo coleta de liquor e infusão de quimioterapia intraventricular sem necessidade de punção lombar. Esse cateter se chama reservatório de Ommaya® (Figuras 4.61 e 4.62) e constitui-se de uma cúpula de silicone puncionável, com o formato de cogumelo, medindo de 1,5 a 3,5 cm de diâmetro e com volume interno entre 1,5 e 2,5 mL, acoplada a um cateter cuja extremidade é posicionada no ventrículo lateral do cérebro. A cúpula é implantada sob o couro cabeludo e sua punção permite acesso ao liquor, possibilitando coleta, infusão de medicamentos e medida da pressão intracraniana.

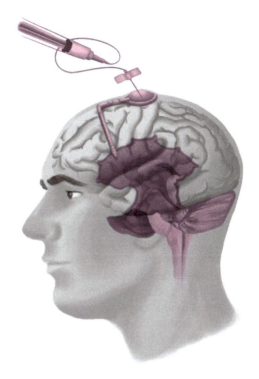

Figura 4.61 Cateter de Ommaya® para quimioterapia intraventricular.
Fonte: Acervo da autoria do capítulo.

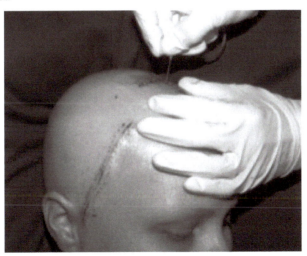

Figura 4.62 Punção do cateter de Ommaya® para aplicação de quimioterapia: *técnica asséptica rigorosa, dispositivo de menor calibre possível (scalp número 25) e aplicação lenta são fundamentais.*
Fonte: Acervo da autoria do capítulo.

A aplicação intraventricular é mais efetiva que a aplicação intratecal pelos seguintes motivos:
- Proporciona níveis mais consistentes de antineoplásico no liquor e, principalmente, no ventrículo.
- Favorece melhor distribuição do medicamento.
- Possibilita o uso de doses menores, mantendo a concentração liquórica.

- Facilita acessos repetidos para aplicações de doses fracionadas, o que contribui para a manutenção de níveis séricos mais constantes.
- Favorece uma exposição mais efetiva das células neoplásicas ao quimioterápico.

O reservatório de Ommaya® é implantado em centro cirúrgico, por neurocirurgião experiente. Pode ser utilizado 48 horas após a inserção, embora as suturas permaneçam por até 7 a 10 dias. É importante que a sutura não fique na área de punção. Os pacientes precisam ser instruídos a evitar trauma no local. Pode-se permitir que o cabelo volte a crescer, exceto sobre a área de punção. Infecção, mau funcionamento, deslocamento e disseminação de células tumorais através do cateter são complicações potenciais, porém incomuns. A principal delas é a infecção. O paciente deve ser rotineiramente monitorado nos seguintes sinais e sintomas: eritema local, edema, aumento de sensibilidade, calor local, dor, drenagem de secreções, febre, alterações no pescoço e cefaleia. Aderência estrita às técnicas de punção e manuseio do cateter é a principal medida preventiva de infecções e complicações.

O reservatório de Ommaya® é manipulado somente por médicos especializados, respeitando rigor absoluto de assepsia e realizando assepsia da pele antes da punção. Deve ser puncionado com cateter agulhado, popularmente conhecido como *scalp*, de calibre fino (25 G), adaptado a uma seringa para eventual coleta de liquor ou à seringa que contém o antineoplásico. Recomenda-se aplicação lenta e diluição do medicamento com o próprio liquor. São comuns os seguintes sinais e sintomas durante a infusão do quimioterápico: náusea, mal-estar, sensação de pressão intracraniana, tontura e hiperemia cutânea. Na maioria dos casos, não há necessidade de medicação de suporte, uma vez que os sintomas cessam logo após o término da aplicação.

Após retirada da agulha, o reservatório deve ser comprimido manualmente para posterior observação do seu enchimento com líquido cefalorraquidiano. O cateter de Ommaya® nunca deve ser mantido puncionado após o término da aplicação. Sugerimos os seguintes procedimentos no manuseio do cateter de Ommaya®, que deve ser realizado por um médico com experiência:

- Posicionar o paciente para a punção: posição supina ou semi-Fowler.
- Observar o local de punção em busca de potenciais sinais de infecção (edema, calor, rubor, presença de secreção).
- Realizar assepsia da pele para punção com clorexidina a 2%, preferencialmente.
- Com a ponta do dedo, protegido por uma gaze, comprimir delicadamente o topo do reservatório uma a duas vezes, bombeando. Se o reservatório não voltar ao seu formato original ou voltar muito lentamente, o médico deve indicar uma radiografia para verificação de posicionamento. Comprimir o reservatório e constatar o enchimento imediato logo depois é o modo de monitorar o funcionamento desse tipo de cateter.
- Acessar o reservatório com cateter agulhado tipo *scalp* 25 G, adaptado a uma seringa com o êmbolo tracionado.
- Remover o fluido por gravidade, ou tração lenta do êmbolo, sem aspiração forçada. A quantidade retirada deve ser igual à quantidade infundida. Remover inicialmente 2 a 3 mL de liquor e, a seguir, obter uma amostra de liquor para citologia, com outra seringa, se solicitado. O liquor deve ser fluido e incolor; caso contrário, não injetar a medicação: aguardar análise citológica.
- Adaptar a seringa que contém a medicação e injetá-la *lentamente* no reservatório. O veículo utilizado deve ser *sempre* o soro fisiológico *sem conservante*.
- Retirar o *scalp* e pressionar novamente o topo do reservatório, uma a duas vezes, para "bombear" a medicação.
- Adaptar um curativo com gaze estéril no local.
- Manter o paciente em posição supina, sem travesseiro, por no mínimo 30 minutos.
- Monitorizar sinais e sintomas de infecção: eritema local, edema, aumento de sensibilidade, calor local, dor, drenagem, febre, alterações no pescoço, confusão mental e cefaleia.

Administração pela via intraperitoneal

Os agentes antineoplásicos mais usados para infusão IP em câncer de ovário são cisplatina e paclitaxel; no entanto, carboplatina, doxorrubicina, mitomicina-C e metotrexato estão entre mais de 10 agentes que podem ser administrados para o tratamento de cânceres peritoneais. A cisplatina e o paclitaxel são os mais utilizados, pelos seguintes motivos:
- Têm o menor *clearance* peritoneal e o maior sistêmico, ou seja, permanecem mais tempo na cavidade e menos tempo na circulação.
- Apresentam toxicidade local aceitável.
- São compatíveis e sinérgicos.

Podem ser utilizados cateteres de curta permanência, como o Intracath® ou o Jelco®, ou de longa permanência, como o Tenckhoff® (Figura 4.63) ou o Port-a-cath® peritoneal (Figura 4.20). Cateteres de longa permanência são implantados quando há previsão de múltiplas aplicações de quimioterapia intraperitoneal. O Tenckhoff® permite infusões rápidas (2 L em 10 a 15 minutos) e parece obstruir com menos facilidade. Entretanto, requer cuidados domiciliares de manutenção e apresenta maiores índices potenciais de infecção e acidentes (p. ex., quebra), em comparação aos do cateter totalmente implantado tipo Port-a-cath®. Apesar das vantagens decorrentes do seu caráter totalmente implantado, o Port-a-cath® peritoneal tem um fluxo de infusão lento (2 L em 30 a 45 minutos), requer uma punção percutânea a cada aplicação e sua implantação e remoção devem ser feitas exclusivamente em centro cirúrgico. O acesso ao Port-a-cath® é possível por meio de punção percutânea com agulha (tipo Huber Point) e os cuidados de manutenção são mínimos: não há necessidade de heparinização periódica, mas apenas de "lavagem", com pelo menos 20 mL de solução salina, em *flush* e com técnica de turbilhonamento após cada uso.

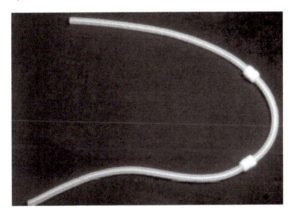

Figura 4.63 Cateter de Tenckhoff® para administração de quimioterapia intraperitoneal.
Fonte: Acervo da autoria do capítulo.

O momento da administração de QT-IP dependerá da técnica utilizada, normotérmica ou hipertérmica (HIPEC). Esta ocorre imediatamente após o procedimento cirúrgico; e a normotérmica, algumas semanas após a citorredução.

A infusão de quimioterápicos via intraperitoneal normotérmica segue os mesmos princípios da diálise peritoneal: aquecimento das soluções à temperatura corporal para prevenir cólicas e ação da gravidade para entrada e saída de fluidos. A dosagem prescrita é, em geral, diluída em 2.000 mL de soro fisiológico e infundida após paracentese, se necessário. O tempo de infusão é de 30 a 180 minutos. Não é recomendada a drenagem após a infusão. Durante e após a infusão, o paciente deve ser instruído a mudar de posição a cada 15 minutos, de modo a permitir amplo contato do medicamento com toda a cavidade peritoneal. Alguns efeitos colaterais são esperados durante esse período, como dor abdominal, cólicas, náuseas, vômitos, diarreia, desequilíbrio hidroeletrolítico, desconforto respiratório relacionado à distensão abdominal e febre baixa.

Quando recomendada, a drenagem deve ser exclusivamente pela ação da gravidade, o que só é possível com cateter Intracath® ou o Jelco®, ou de longa permanência, como o Tenckhoff®. Frequentemente, a drenagem é demorada, difícil e parcial. As principais causas são o mau posicionamento do cateter e a formação de bainhas de fibrina ao longo do lúmen. Irrigação forçada com o auxílio de seringa e mobilização do paciente podem aumentar o débito da drenagem. Nos casos de obstrução do cateter não resolvida pelas manobras habituais, recomenda-se a aplicação de uroquinase 5.000 UI/mL. Problemas de drenagem ocorrem em um terço a metade dos pacientes e resultam em menos de 50% de recuperação na drenagem da solução infundida. Esse fato não representa um problema, já que a maior parte dos medicamentos é removida pela circulação portal e metabolizada pelo fígado antes de ingressar na circulação sistêmica e o líquido é absorvido em alguns dias. No entanto, em pacientes com ascite, a dificuldade de drenagem é um problema, o que requer, muitas vezes, paracentese percutânea prévia.

Além dos efeitos colaterais descritos anteriormente, a quimioterapia intraperitoneal pode causar: anorexia, diarreia, constipação, disúria, peritonite bacteriana (prevenível por meio de rigorosos cuidados de assepsia no manuseio dos cateteres e soluções), peritonite química e efeitos colaterais e toxicidades relacionadas ao medicamento infundido (mielodepressão, toxicidade renal, mucosite etc.).

A dor é o sintoma mais comum associado à quimioterapia intraperitonial. Em uma revisão de 137 pacientes que receberam tratamento intraperitoneal, 25% reportaram ligeiro desconforto, sem necessidade de analgesia (distensão abdominal com sensação de empachamento durante 1 a 2 dias após aplicação); 12%, dor moderada, com necessidade de analgesia; e 11%, dor severa durante a instilação, com necessidade de narcóticos e descontinuação do procedimento[3].

Administração pela via intrapleural

A quimioterapia intrapleural é indicada para o tratamento de efusões malignas ali localizadas, geralmente secundárias a linfoma, sarcoma, mesotelioma, carcinoma do estômago, ovário, pulmão e mama. A toracocentese promove alívio da dispneia e permite um diagnóstico preciso pela análise do líquido pleural, porém não previne recorrência do derrame. No entanto, a associação da toracocentese à aplicação de antineoplásicos via intrapleural ou ao procedimento de *pleuroscopia com talcagem* promove uma reação inflamatória entre as pleuras, levando-as ao colabamento. Dessa forma, a recorrência do derrame pleural é evitada ou, pelo menos, retardada. Vale lembrar que a escolha do medicamento para aplicação intrapleural se baseia mais no seu potencial para promover esclerose local e pleurodese (irritação e adesão) do que no seu potencial efeito antineoplásico. Os medicamentos podem ser aplicados através de cateter tipo intracath ou jelco, ou dreno torácico (pleural), inseridos sob anestesia local. Uma boa indicação é o cateter específico para drenagem pleural, chamado PluerX™ Catheter System, da BD®. Esse dispositivo possibilita adaptação em um coletor de drenagem fechado, apresenta uma válvula que impede a entrada de ar ou fluidos no espaço pleural e é ideal para o paciente fora do ambiente hospitalar.

Recomenda-se que o cateter permaneça pelo menos 24 horas após o início da drenagem e que a aplicação intrapleural seja efetuada quando o volume drenado for menor que 100 mL em 24 horas. O agente antineoplásico é aplicado pelo médico enquanto o paciente permanece, geralmente, em decúbito lateral ou sentado com o dorso livre e os braços apoiados. O cateter ou o dreno são ocluídos e o medicamento deve ser mantido no espaço pleural durante 2 a 6 horas, o que exige mudança de decúbito do paciente a cada 15 minutos. Durante esse período, o paciente pode apresentar dor pleural intensa; hipertermia; alterações da pressão arterial, da frequência e do padrão respiratório; e dispneia.

Após o período de permanência, permite-se nova drenagem pleural, espontânea ou sob sucção. Em caso de drenagem pleural pequena (< 50 mL em 12 horas), pode-se remover o dreno ou cateter e aplicar um curativo compressivo no local. O paciente deve ser submetido a radiografia de tórax logo após a aplicação da quimioterapia intrapleural e no dia seguinte.

Novos estudos com quimioterapia intrapleural isolada ou associada a quimioterapia sistêmica se baseiam no fato de o fator de crescimento endotelial vascular (VEGF) estar envolvido no câncer de pulmão de células não pequenas (NSCLC) com derrame pleural maligno (MPE).

Estudo de Noro et al. demonstrou que o uso de bevacizumabe intrapleural associado à quimioterapia é altamente eficaz, com toxicidades aceitáveis, em pacientes com câncer de pulmão não pequenas células e não escamoso, com derrame pleural maligno não controlado, e deve ser considerado como uma terapia-padrão nesse cenário[80]. Outra associação é a combinação de quimioterapia com injeção intrapleural de pemetrexede e bevacizumabe, que demonstrou ser eficaz e segura para derrame pleural no mesotelioma pleural maligno em estudo de Chen et al.[21]

Administração pela via intravesical

A abordagem terapêutica para o câncer superficial de bexiga e carcinoma *in situ* é a ressecção transuretral, seguida de terapia intravesical (quimioterapia ou imunoterapia). Os agentes utilizados são a mitomicina C, o bacilo de Calmette-Guérin (BCG), a doxorrubicina, a epirrubicina e a tiotepa. A tiotepa e a mitomicina agem por meio de mecanismo irritativo local, promovendo esfoliação e descamação do tumor. A doxorrubicina atua como agente citotóxico, interferindo na proliferação das células neoplásicas. Já o BCG tem atuação mista: causa descamação local e estimula os mecanismos imunológicos de reação ao tumor; parece ser o agente mais efetivo, seguido pela mitomicina. Com a escassez frequente da OncoBCG/ImunoBCG, surgiram estudos que demonstram a gencitabina como alternativa no tratamento adjuvante. A resposta é semelhante, porém com mais efeitos adversos, como disúria e incapacidade de reter a medicação. As aplicações geralmente são semanais, por 4 a 8 semanas.

O esquema mais amplamente aceito de BCG consiste em:

- *Indução*: iniciar após 4 semanas da ressecção transuretral de próstata (RTU). Dose semanal por 6 semanas.
- *Manutenção*: a partir do sexto mês da última dose da BCG de indução, fazer dose mensal até 1 ano.
- *Dose*: a dose a ser administrada é de 80 mg.

Aproximadamente 63% a 95% dos pacientes com tumor residual após RTU respondem à terapia.

A toxicidade sistêmica da quimioterapia intravesical é pequena se comparada com a de aplicações endovenosas dos mesmos medicamentos e dosagens. Apenas a tiotepa pode ocasionar mielossupressão em 15% a 20% dos pacientes, pois se trata de uma molécula menor, passível de absorção pela mucosa vesical. Outras manifestações sistêmicas são: eritema palmar (mitomicina); alergia cutânea (doxorrubicina); febre com calafrios, sintomas semelhantes aos da gripe (*flu-like syndrome*), astenia, pneumonite e hepatite (BCG).

Administração pela via subcutânea

Alguns agentes antineoplásicos podem ser administrados por via subcutânea (SC), conforme listados no Quadro 4.2. A via subcutânea consiste na aplicação do medicamento na hipoderme, que está localizada abaixo da derme e a une aos órgãos adjacentes. A principal indicação dessa via é quando a velocidade ideal de absorção do medicamento antineoplásico deve ser mais lenta do que quando infundida por via intravenosa.

O limite de quantidade a ser infundida em cada aplicação é de 1 a 5 mL; porém, em alguns casos, torna-se necessária mais de uma aplicação para respeitar o volume total da dose prescrita. Dessa forma, alguns agentes antineoplásicos receberam a associação da hialuronidase em sua composição, a fim de permitir o aumento do volume a ser administrado por essa via, permitindo administrações de até 15 mL, sendo a administração realizada em região abdominal ou face lateral da coxa.

Já os medicamentos antineoplásicos tradicionais, sem o incremento da hialuronidase, podem ser aplicados tanto na região abdominal como na face superior externa do braço e na região lateral externa ou anterior da coxa. A orientação do rodízio dos locais de aplicação permanece. A equipe de enfermagem responsável deve ter um controle em prontuário dos locais que já foram puncionados, a fim de proporcionar o rodízio adequado entre as áreas.

Importante ressaltar a importância da consulta da forma de administração na bula do medicamento, em razão das várias especificações desses fármacos, além de averiguar o calibre da agulha e a angulação indicada para determinada aplicação. A seguir, é descrita a aplicação do daratumumabe SC como exemplo:

- Realize a assepsia da pele na região abdominal, aproximadamente 7,5 cm à direita ou à esquerda do umbigo, e deixe secar. Não injete em locais onde a pele esteja sensível, machucada, hiperemiada, enrijecida ou com cicatrizes; alterne os locais de injeção em cada aplicação – anote em prontuário qual lado foi usado em cada vez; não injete daratumumabe em outros locais do corpo, pois não há dados disponíveis para essa prática.
- Faça uma prega com a pele no local, a fim de injetar sob a pele, e não no músculo; injete em um ângulo de 45°, solte a pele presa e verifique se nenhum vaso sanguíneo foi perfurado.
- Pressione o êmbolo com ritmo de aplicação constante por aproximadamente 3 a 5 minutos; tente limitar o movimento da agulha e da seringa durante a aplicação usando as duas mãos para segurar a seringa.
- Se o paciente sentir dor, interrompa ou diminua o ritmo de aplicação; se a dor persistir, considere usar outro local de injeção no lado oposto do abdome para aplicar o resto da dose.
- Após a injeção, remova suavemente a agulha, realize uma leve pressão no local com gaze e, a seguir, coloque um curativo oclusivo; descarte a seringa usada em recipiente próprio para materiais perfurocortantes, imediatamente após o uso; não realize massagem no local da injeção, nem aplique compressas de qualquer natureza.

Na área de suporte à terapêutica oncológica, tivemos uma grande inovação na administração subcutânea com a vinda do On-Body Injector (OBI), autoinjetor automático, programado para administrar pegfilgrastim 27 horas após sua instalação, sendo o primeiro pegfilgrastim (G-CSF) com essa tecnologia. O *kit* para aplicação consiste em 1 seringa preenchida com pegfilgrastim 0,64 mL, 1 injetor OBI e a bula do medicamento (Figura 4.64). Quatro passos são de suma importância para a instalação desse dispositivo.

A preparação é o primeiro passo, em que deve ocorrer a orientação do paciente e, juntamente com ela, a escolha do melhor local para a aplicação. A aplicação pode ser realizada na parte posterior do braço ou na região abdominal, respeitando-se a distância de no mínimo 5 cm periumbilical. O local de escolha deverá estar livre de cicatrizes, lesões ou excesso de pelos. Uma vez escolhida a área de aplicação, deve ser realizada a antissepsia da região utilizando lâmina embebida em álcool 70°, para então prosseguir com a aplicação do dispositivo após secagem completa do álcool na pele.

O segundo passo consiste no preenchimento e na ativação do dispositivo; para isto, é necessário realizar a desinfecção do local de preenchimento e, com a seringa pronta do pegfilgrastim

0,64 mL, preencher o reservatório do dispositivo OBI (Figura 4.65). Importante ressaltar que a seringa de pegfilgrastim do *kit* não é intercambiável com as demais apresentações desse medicamento. Após o preenchimento do dispositivo, um sinal sonoro ocorrerá, indicando a ativação do injetor; e a fixação do dispositivo no local de aplicação escolhido deverá ocorrer dentro de 3 minutos, pois, ao término desse tempo, a inserção da cânula será iniciada no subcutâneo.

O terceiro passo abrange a aplicação do dispositivo ao subcutâneo do paciente. Na região selecionada, o dispositivo OBI deverá ser instalado delicadamente, mas com movimentos firmes, sobre o adesivo, para uma boa fixação à pele; cuidados para não dobrar ou amassar o adesivo são importantes, além da segurança e da visibilidade, para que o paciente ou o cuidador possam enxergar a luz indicativa do *status* do dispositivo (Figura 4.66). Bipes longos e mudança da cor da luz amarela para verde serão o indicativo de que a inserção da cânula foi concluída com sucesso.

O quarto passo é a monitorização: uma luz verde piscará a cada 5 segundos, mostrando que o injetor está preparado para administrar o pegfilgrastim após 27 horas e com a duração de 45 minutos. Recomenda-se que o paciente permaneça nesse momento em repouso relativo e que a remoção do dispositivo ocorra somente após 29 horas e seu descarte seja feito em caixa perfurocortante.

Algumas orientações são imprescindíveis para o paciente: realizar o banho em até 24 horas da colocação do dispositivo; proteger o dispositivo para que não molhe durante o banho; não realizar atrito com o dispositivo (atenção a roupas e cintos); realizar o monitoramento visual, conferindo a presença da luz verde; manter o celular a, no mínimo, 10 cm de distância do dispositivo; não estar em voo na 27ª hora (momento da administração); na presença de luz vermelha, vazamento de líquido, descolamento do dispositivo ou outra intercorrência, o paciente deve entrar em contato com o serviço de saúde para análise do evento. Nesse caso, o profissional de saúde deve orientar o paciente a retornar com o dispositivo, a fim de que seja avaliado, e o evento deve ser comunicado à indústria responsável pelo produto.

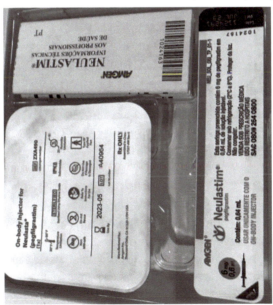

Figura 4.64 *Kit* On-Body Injector contém 1 seringa preenchida com pegfilgrastim 0,64 mL, 1 injetor OBI e a bula do medicamento.

Fonte: Acervo da autoria do capítulo.

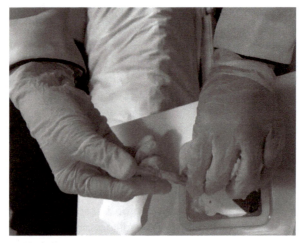

Figura 4.65 Preenchimento do reservatório do dispositivo OBI com a seringa de pegfilgrastim com 0,64 mL do medicamento.
Fonte: Acervo da autoria do capítulo.

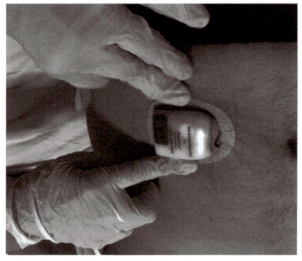

Figura 4.66 Aplicação do dispositivo OBI no subcutâneo do paciente, de modo que ele e/ou seu cuidador possam acompanhar a luz indicativa do *status* do aparelho.
Fonte: Acervo da autoria do capítulo.

Segurança do paciente: evitando erros na administração de agentes quimioterápicos

O Institute for Safe Medication Practices (ISMP) é uma organização sem fins lucrativos, inteiramente dedicada à prevenção de erros de medicação e uso de medicação segura, e tem mais de 40 anos de experiência na ajuda aos profissionais de saúde para a manutenção da segurança dos pacientes e liderança nos esforços para a melhoria do processo no uso de medicações. A organização é conhecida e respeitada mundialmente como o principal recurso de informação imparcial, oportuna e precisa sobre o uso seguro de medicamentos.

O ISMP realiza pesquisas e periodicamente publica artigos alertando sobre o uso de medicamentos de alto risco, que são definidos como aqueles que têm um risco significantemente aumentado de causar dano ao paciente quando usados de maneira incorreta. Embora os erros possam ou não ser mais comuns com esses medicamentos, as consequências de um erro na sua administração podem ser devastadoras para o paciente. Esses alertas devem ser utilizados na determinação de quais medicamentos exigem atenção especial para a redução do risco de erros e incluem estratégias de como melhorar o acesso à informação, como: limitar o acesso a medicamentos de alto risco; usar etiquetas auxiliares e alertas automáticos; padronizar a seleção, o armazenamento, o preparo e a administração desses produtos. Em 2009, foi fundado o ISMP Brasil, filiado ao ISMP, a primeira instituição na América do Sul comprometida com o avanço da segurança de medicamentos em todos os ambientes que prestam cuidados em saúde.

Depois disso, em 2013, o Programa Nacional de Segurança do Paciente (PNSP) foi instituído pelo Ministério da Saúde (MS), por meio da Portaria n. 529, de 1º de abril, com o objetivo de criar um programa de contribuição para a qualificação do cuidado em saúde em todos os estabelecimentos de saúde do País. Os pilares do PNSP são as seis Metas de Segurança do Paciente:

1. Identificar corretamente o paciente.
2. Melhorar a comunicação entre os profissionais de saúde.
3. Melhorar a segurança na prescrição, no uso e na administração de medicamentos.
4. Assegurar cirurgia em local de intervenção, procedimento e paciente corretos.
5. Higienizar as mãos para evitar infecções.
6. Reduzir o risco de quedas e úlceras por pressão.

Dentre os erros mais comuns na administração desses agentes, destacam-se: dose errada, horário errado, sequência errada de administração, tempo de administração incorreto, omissão de medicamentos e hidratação, via errada, paciente errado, preparo inapropriado do medicamento e, até mesmo, o medicamento errado sendo administrado.

Para evitar o erro na administração de quimioterápicos, algumas estratégias são necessárias, entre elas: reconhecimento de que erros acontecem; criação de uma cultura de segurança; prescrição médica acurada e sem ambiguidade; educação continuada da equipe e acesso imediato a novas informações; uso de um sistema de identificação do paciente; e foco nas orientações farmacêuticas.

À enfermagem, cabe:

- *Seguir os padrões da prática*: uso de equipamentos de proteção individual na administração, seguir corretamente o modo de realização da administração, praticar a dupla checagem e notificar incidentes.
- *Praticar os "nove certos" da administração de medicamentos*: paciente certo, medicamento certo, dose certa, via certa, horário certo, anotação certa, orientação ao paciente sobre o motivo da administração do medicamento, forma certa do medicamento e resposta certa, que consiste em verificar se o paciente apresenta o efeito esperado após a administração do medicamento.
- *Conhecer seus pacientes*: protocolo prescrito, em qual fase do protocolo o paciente se encontra, conhecer os agentes que compõem o protocolo e suas tendências.
- *Documentar suas ações precisamente*: a enfermagem não é mais absolvida por práticas pobres decorrentes de orientações médicas; portanto, tudo deve ser ricamente documentado, pois se não estiver documentado, é porque não foi realizado. Na documentação, devem estar contidos os "nove certos", o local de administração, a descrição do retorno adequado de sangue (no caso da administração endovenosa) e a tolerância do paciente à administração do medicamento antineoplásico.

Devemos sempre nos lembrar de que o que fazemos pode ser fatal se não o fizermos corretamente. Não devemos nos tornar coniventes e, para segurança do paciente e para nossa própria segurança, tudo deve ser documentado precisamente no prontuário do paciente.

Referências bibliográficas

1. Abeloff MD et al. Clinical oncology. 3rd ed. London: Elsevier Churchill Livingstone; 2004.
2. Abi-Nader LA. Peripherally inserted central venous catheters in critical care patients. Heart Lung. 1993;22:428-34.
3. Almadrones L, Yerys C. Problems associated with the administration of intraperitoneal therapy using the Port-a-cath system. Oncol Nurs Forum. Jan-Feb 1990;17(1):75-80.
4. Anderson CB, Philpott GW, Ferguson TB. The treatment of malignant pleural effusions. Cancer. 1974;33:916-22.
5. Andrews JC et al. The upper arm approach for placement of peripherally inserted central venous catheters for protracted venous access. Am J Roentgenol. 1992;158:427-9.
6. Andrivet P et al. Lack of clinical benefit from subcutaneous tunnel insertion of central venous catheters in immunocompromised patients. Clin Infect Dis. 1994;18:199-206.
7. Baquiran DC, Gallagher J. Cancer chemo-therapy handbook. 1st ed. Philadelphia: Lippincott; 1998.
8. Barone RM, Byfield JE, Goldfarb PB. Intra-arterial chemotherapy using an implantable infusion pump and liver irradiation for treatment of hepatic metastases. Cancer. 1982;50:850-62.
9. Bassan MM, Sheikh-Hamad D. Prevention of lidocaine-infusion phlebitis by heparin and hydrocortisone. Chest. 1983;84:439-41.
10. Bayle TC et al. Tetracycline and quinacrine in the control of malignant pleural effusions. Cancer. 1978;41:1188.
11. Blumenreich MS et al. Intravesical cisplatin for superficial bladder tumors. Cancer. 1982;50:863-5.
12. Bleyer WA et al. The Ommaya reservoir. Cancer. 1978;41:2431-7.
13. BRASIL. Ministério da Saúde. Gabinete do Ministro. Portaria n. 529, de 1º de abril de 2013. Brasília: Ministério da Saúde; 2013.
14. Broviac JW, Cole JJ, Scribner BH. A silicone rubber atrial catheter for prolonged parenteral alimentation. Surg Gynecol Obstet. 1973;136:602-6.
15. Böhle A, Jocham D, Bock PR. Intravesical bacillus Calmette-Guerin versus mitomycin C for superficial bladder cancer: a formal meta-analysis of comparative studies on recurrence and toxicity. J Urol. Jan 2003;169(1):90-5.
16. Burke MB, Wilkes GM, Ingeersen K. Cancer chemotherapy: a nursing process approach. 2nd ed. Sudbury, MA: Jones & Bartlett Publishers; 1996.
17. Cardella JF et al. Interventional radiologic placement of peripherally inserted central catheters. J Vasc Interv Radiol. 1993;4:653-60.
18. Casciato DA, Lowitz BB. Manual of clinical oncology. 3rd ed. London: Little, Brown and Company; 1995.
19. Casciato DA, Lowitz BB. Manual of clinical oncology. London: Little, Brown and Company; 1988.
20. Casciato DA. Manual of clinical oncology. 5th ed. Philadelphia: Lippincott Williams & Wilkins; 2004.
21. Chen D, Li X, Zhao H, Fu Y, Yao F, Hu J et al. The efficacy of pemetrexed and bevacizumab intrapleural injection for malignant pleural mesothelioma-mediated malignant pleural effusion. Indian J Cancer. Mar 2014;51(Suppl 3):e82-5.
22. Clark JC, McGee RF. Core curriculum for oncology nursing. Philadelphia: W. B. Saunders Co.; 1992.
23. Cline MJ, Haskill CH. Cancer chemotherapy. Philadelphia: W. B. Saunders Co.; 1980.
24. Cohen AM et al. Regional hepatic chemotherapy using an implantable drug infusion pump. Am J Surg. 1983;145:529-33.
25. Collins RN et al. Risk of local and systemic infection with polyurethane intravenous catheters. A perspective study of 213 catheterizations. N Engl J Med. 1968;279:340-3.
26. Cozzi E et al. Nursing management of patients receiving hepatic arterial chemotherapy through an implanted infusion pump. Cancer nursing. 1984;7:229-34.
27. Crow S et al. Microbial contamination of arterial infusions used for hemodynamic monitoring: a randomized trial of contamination with sampling through conventional stopcocks versus a new closed system. Infect Control Hosp Epidemiology. 1989;10:557.
28. Dorr RT, Fritz WC. Cancer chemotherapy handbook. London: Elsevier Science Publishing Co.; 1980.

29. Egnatios D, Gloria C. Implanted port patency: comparing heparin and normal saline. CJON. 2021;25(2):169-73.
30. Ellerby R et al. Quick reference handbook of oncology drugs. Philadelphia: W. B. Saunders Co.; 1996.
31. Ellis R, Priff N. Chemotherapy handbook. London: Springhouse Corporation; 1994.
32. Esparza DM, Weyland JB. Nursing care of the patient with an Ommaya reservoir. Oncol Nurs Forum. 1982;9:17-20.
33. File J, Courter S, Dunn P. Outpatient continuous hepatic chemotherapy managed by nurses. Paper presented at the meeting of Sixth Annual Congress of the Oncology Nursing Society. Baltimore, MD; May 1981.
34. Fischer DS et al. The cancer chemotherapy handbook. 6th ed. London: Mosby; 2003.
35. Fischer DS et al. The cancer chemotherapy handbook. 5th ed. London: Mosby; 1997.
36. Gil RT et al. Triple vs single-lumen central venous catheters. A prospective study in a critically ill population. Arch Intern Med. 1989;149:1139-43.
37. Goodman MS, Wickham R. Venous access devices: an overview. Oncology Nursing Forum. 1984;11(5):16-23.
38. Goodwin ML, Carlson I. The peripherally inserted central catheter. A retrospective look at three years of insertions. J Intraven Nurs. 1993;16:92-103.
39. Goossens GA et al. Comparing normal saline versus diluted heparin to lock non-valved totally implantable venous access devices in cancer patients: a randomised, non-inferiority, open trial. Annals of Oncology. 2013;24:1892-9.
40. Groeger JS et al. Infectious morbidity associated with long-term use of venous access devices in patients with cancer. Ann Intern Med. 1993;119:1168-74.
41. Groenwald SL et al. Cancer nursing: principles and practice. 3rd ed. Sudbury, MA: Jones & Bartlett Publishers; 1993.
42. Groenwald SL et al. Comprehensive cancer nursing review. 2nd ed. Sudbury, MA: Jones & Bartlett Publishers; 1995.
43. Groenwald SL. Cancer nursing: principles and practice. Sudbury, MA: Jones & Bartlett Publishers; 1987.
44. Gross J, Johnson BL. Handbook of oncology nursing. 2nd ed. Sudbury, MA: Jones & Bartlett Publishers; 1994.
45. Haagedoorn EML, Oldhoff J, Bender W, Clarke WD, Sleijfer DT. Oncologia básica para profissionais de saúde. São Paulo: Associação Paulista de Medicina; 2000.
46. Harwood IR et al. New peripherally inserted midline catheter: a better alternative for intravenous antibiotic therapy in patients with cystic fibrosis. Pediatr Pulmonol. 1992;12:233-9.
47. Hilton E et al. Central catheter infections: single-lumen vs triple-lumen catheters. Influence of guide wires on infection rates when used for replacement of catheters. Am J Med. 1988;84:667-72.
48. Hoff ST. Concepts in intraperitoneal chemotherapy. Sern Oncol Nurs. 1987;3:112-7.
49. Hollingsworth L et al. A successful outpatient hepatic artery infusion (HA7) program for patients with cancer of the liver. In: Proceedings of the Sixth Annual Congress of the Oncology Nursing Society. Pittsburgh: Oncology Nursing Society; 1981.
50. Howell PB et al. Risk factors for infection of adult patients with cancer who have tunneled central venous catheters. Cancer. 1995;75:1367-75.
51. Howser DM, Meade CD. Hickman catheter care. Cancer Nursing. 1987;10:70-6.
52. Huo YR, Richards A, Liauw W, Morris DL. Hyperthermic intraperitoneal chemotherapy (HIPEC) and cytoreductive surgery (CRS) in ovarian cancer: a systematic review and meta-analysis. Eur J Surg Oncol. Dec 2015;41(12):1578-89.
53. Ignoffo RJ et al. Cancer chemotherapy pocket guide. Philadelphia: Lippincott-Raven; 1998.
54. Infusion Nurses Society. Infusion nursing standards of practice. Journal of Infusion Nursing. Jan-Feb 2006;29(1).
55. James L et al. A retrospective look at tip location and complications of peripherally inserted central venous line. J Intraven Nurs. 1993;16:104-9.
56. Jenkins J et al. Managing intraperitoneal chemotherapy: a new assault on ovarian cancer. Nurs. May 1982;12(5):76-83.

57. King ME et al. Intraperitoneal cytosine arabinoside therapy in ovarian carcinoma. J Clin Oncol. 1984;2:662-9.
58. Kirkwood JM, Lotze MT, Yasko JM. Current cancer therapeutics. 2nd ed. London: Churchill Livingstone; 1996.
59. Knobf MKT et al. The utilization of portable infusion pumps for chemotherapy. In: Proceedings of the Fourth Annual Congress of the Oncology Nursing Society. Pittsburgh: Oncology Nursing Society; 1979.
60. Knobf MKT. Intravenous therapy guidelines for oncology practice. Oncology Nursing Forum. 1982;9(2):30-4.
61. Lam S et al. Peripherally inserted central venous catheters in an acute-care hospital. Arch Intern Med. 1994;154:1833-7.
62. Loescher LJ, Leigh S. Isolated regional limb perfusion as treatment for melanoma. Cancer Nursing. 1984;7:461-7.
63. Loughran SC, Borzatta M. Peripherally inserted central catheters: a report of 2.506 catheter days. J Parenter Enteral Nutr. 1995;19:133-6.
64. Machel DC et al. Nationwide epidemic of septicemia caused by contaminated intravenous products: mechanisms of intrinsic contamination. J Clin Microbiol. Dec 1975;2(6):486-97.
65. Maki DG, Anderson RL, Shulman JA. In-use contamination of intravenous infusion fluid. Appl Microbiol. 1974;28:778-84.
66. Maki DG, Goldmann DA, Rhame FS. Infection control in intravenous therapy. Ann Intern Med. 1973;79:867-87.
67. Maki DG, Mermel LA, Kluger D, Narins L, Knasinski V, Parenteau S et al. The efficacy of a chlorhexidine-impregnated sponge (Biopatch™) for the prevention of intravascular catheter-related infection: a prospective, randomized, controlled, multicenter study. In: Programs and Abstracts of the 40th Interscience Conference on Antimicrobial Agents and Chemotherapy; 17-20 Sep 2000; Toronto, Canada. Washington: American Society for Microbiology; 2000.
68. Maki DG, Ringer M. Risk factors for infusion-related phlebitis with small peripheral venous catheters. A randomized controlled trial. Ann Intern Med. 1991;114:845-54.
69. Maki DG, Ringer M, Alvarado CJ. Prospective randomized trial of povidone-iodine, alcohol, and chlorhexidine for prevention of infection associated with central venous and arterial catheters. Lancet. 1991;338:339-43.
70. Maki DG. Yes, Virginia, aseptic technique is very important: maximal barrier precautions during insertion reduce the risk of central venous catheter-related bacteremia. Infect Control Hosp Epidemiol. 1994;15:227-30.
71. Maki DG. Reactions associated with midline catheters for intravenous access. Ann Intern Med. 1995;123:884-6.
72. Mermel LA, Parenteau S, Tow SM. The risk of midline catheterization in hospitalized patients: a prospective study. Ann Intern Med. 1995;123:841-4.
73. Mermel LA. Prevention of intravascular catheter-related infections. Ann Intern Med. 2000;132:391-402.
74. Merrel SW et al. Peripherally inserted central venous catheters. Low-risk alternatives for ongoing vascular access. West J Med. 1994;160:25-30.
75. Miller S.A. Nursing actions in chemotherapy administration. Oncology Nursing Forum. 1980;7(4):8-16.
76. Mitchell A et al. Reduced catheter sepsis and prolonged catheter life using a tunneled silicone rubber catheter for total parenteral nutrition. Br J Surg. 1982;69:420-2.
77. Moore CL et al. Nursing care and management of venous access ports. Oncology Nursing Forum. 1986;13:35-9.
78. Mueller BU et al. A prospective randomized trial comparing the infectious and noninfectious complications of an externalized catheter versus a subcutaneously implanted device in cancer patients. J Clin Oncol. 1992;10:1943-8.
79. Nie K, Zhang Z, You Y, Zhuang X, Zhang C, Ji Y. A randomized clinical study to compare intrapleural infusion with intravenous infusion of bevacizumab in the management of malignant pleural effusion in patients with non-small-cell lung cancer. Thorac Cancer. Jan 2020;11(1):8-14.

80. Noro R, Kobayashi K, Usuki J, Yomota M, Nishitsuji M, Shimokawa T et al.; North East Japan Study group. Bevacizumab plus chemotherapy in nonsquamous non-small cell lung cancer patients with malignant pleural effusion uncontrolled by tube drainage or pleurodesis: a phase II study North East Japan Study group trial NEJ013B. Thorac Cancer. Jul 2020;11(7):1876-84.
81. Ostrowski MJ. Continuous intravenous infusion of cytotoxic agents. Nursing Times. 1979;75:912-20.
82. Otto SE. Oncology nursing clinical reference. London: Mosby; 2004.
83. Otto SE. Pocket guide oncology nursing. London: Mosby Year Book; 1995.
84. Pearson ML; Hospital Infection Control Practices Advisory Committee. Guideline for prevention of intravascular device-related infections. Infect Control Hosp Epidemiol. 1996;17:438-73.
85. Pemberton LB et al. Sepsis from triple vs single-lumen catheters during total parenteral nutrition in surgical or critically ill patients. Arch Surg. 1986;121:591-4.
86. Plumer AL. Principles and practice of intravenous therapy. Boston, MA: Little, Brown and Company; 1982.
87. Prager RL, Silva J. Colonization of central venous catheters. South Med J. 1984;77:458-61.
88. Raad I et al. Low infection rate and long durability of nontunneled silastic catheters. A safe cost-effective alternative for long-term venous access. Arch Intern Med. 1993;153:1791-6.
89. Raad I, Baba M, Bodey GP. Diagnosis of catheter-related infections: role of the surveillance and targeted quantitative skin cultures. Clin Infect Dis. 1995;20:593-7.
90. Raad II, Bodey GP. Infectious complications of indwelling vascular catheters. Clin Infect Dis. 1992;15:197-210.
91. Raad I, Chatzinikolaou I, Chaiban G, Hanna H, Hachem R, Dvorak T et al. In vitro and ex vivo activities of minocycline and EDTA against microorganisms embedded in biofilm on catheter surfaces. Antimicrob Agents Chemother. Nov 2003;47:3580-5.
92. Ratcheson RA, Ommaya AK. Experience with the subcutaneous cerebrospinal fluid reservoir. N Engl J Med. 1968;279:1025-31.
93. Richtmann R et al. Infecção hospitalar relacionada ao uso de cateteres vasculares. 3. ed. São Paulo: Associação Paulista de Estudos e Controle de Infecção Hospitalar; 2005.
94. Rutala WA. APIC guideline for selection and use of disinfectants. Am J Infect Control. 1990;18:99-117.
95. Ryder MA. Peripheral access options. Surg Oncol Clin N Am. 1995;4:395-427.
96. Sampath L, Tambe S, Modak S. Comparison of the efficacy of antiseptic and antibiotic catheters impregnated on both their luminal and outer surfaces [abstract]. In: Programs and Abstracts of the 39th Interscience Conference on Antimicrobial Agents and Chemotherapy; 26-29 Sep 1999 ; San Francisco, California. Washington: American Society for Microbiology, 1999.
97. Segura M, Alvarez-Lerma F, Ma Tellado J, Jimenez-Ferreres J, Oms L, Rello J et al. A clinical trial on the prevention of catheter-related sepsis using a new hub model. Ann Surg. 1996;223:363-9.
98. Shafer P, Ruth N. Nursing implications for patients receiving intracisternal chemotherapy via reservoir for central nervous system metastasis. In: Proceedings of the Sixty Annual Congress of the Oncology Nursing Society. Pittsburgh: Oncology Nursing Society; 1981.
99. Shulman RJ et al. A totally implanted venous access system used in pediatric patients with cancer. J Clin Oncol. 1987;5:137-40.
100. Shulman RJ et al. Single vs double-lumen central venous catheters in pediatric oncology patients. Am J Dis Child. 1988;142:893-5.
101. Skeel RT, Lachant NA. Handbook of cancer chemotherapy. 4th ed. Boston, MA: Little, Brown and Company; 1995.
102. Skeel RT. Handbook of cancer chemotherapy. 6th ed. Philadelphia: Lippincott Williams & Wilkins, 2003.
103. Sketch MH et al. Use of percutaneously inserted venous catheters in coronary care units. Chest. 1972;62:684-9.
104. Spafford PS et al. Prevention of central venous catheter-related coagulase-negative staphylococcal sepsis in neonates. J Pediatr. 1994;125:259-63.
105. Stanley G et al. The comparative effect of alternative handwashing agents on nosocomial infection rates (abstract). Interscience Conference on Antimicrobial Agents and Chemotherapy (ICAAC). 1989;29:212.

106. Swenson KK, Eriksson JH. Nursing management of intraperitonial chemotherapy. Oncology Nursing Forum. 1986;13:33-9.
107. Tattawasart U, Maillard J-Y, Furr JR, Russell AD. Development of resistance to chlorhexidine diacetate and cetylpyridinium chloride in pseudomonas stutzeri and changes in antibiotic susceptibility. J Hosp Infect. 1999;42:219-29.
108. Teich CJ, Raia K. Teaching strategies for an ambulatory chemotherapy program. Oncology Nursing Forum. 1984;11(5):24-8.
109. Veenstra DL, Saint S, Sullivan SD. Cost-effectiveness of antiseptic-impregnated central venous catheters for prevention of catheter-related bloodstream infection. JAMA. 1999;282:554-60.
110. Weeks-Lozano H. Clinical evaluation of Per-Q-Cath for both pediatric and adult home infusion therapy. J Intraven Nurs. 1991;14:249-56.
111. Wilson JM. Right atrial catheters (Broviac and Hickman) indications, insertion, maintenance and protocol for home care. NITA. 1983;6:23-7.
112. Winters V. Implantable vascular access devices. Oncology Nursing Forum. 1984;11(6):25-30.
113. Wright A, Hecker JF, Lewis GB. Use of trans-dermal glyceryl trinitrate to reduce failure of intravenous infusion due to phlebitis and extravasation. Lancet. 1985;2:1148-50.
114. Wurzel CL et al. Infection rates of Broviac Hickman catheters and implantable venous devices. Am J Dis Child. 1988;142:536-40.
115. Yeung C, May J, Hughes R. Infection rate for single-lumen vs triple-lumen subclavian catheters. Infect Control Hosp Epidemiol. 1988;9:154-8.

Sites

- Centers for Disease Control and Prevention (CDC): www.cdc.gov.
- The Infusion Nurses Society (INS): www.ins1.org.
- Institute for Safe Medication Practices (ISMP): www.ismp.org.
- Instituto para Práticas Seguras no Uso de Medicamentos (ISMP Brasil): www.ismp-brasil.org.
- Oncology Nursing Society (ONS): www.ons.org.

5

Reações Adversas dos Agentes Antineoplásicos

- Edva Moreno Aguilar Bonassa • Letícia Aragon Rodrigues • Patricia Molina
- Andreia Oliveira da Silva Meira • Ana Claudia de Oliveira
- Edvane Birelo Lopes de Domenico

Introdução

As reações adversas decorrentes da quimioterapia citotóxica relacionam-se à não especificidade, ou seja, esses medicamentos não afetam exclusivamente as células tumorais. Entretanto, os novos quimioterápicos classificados como terapias-alvo (capacitados para interferir no funcionamento interno próprio da célula maligna) e imunoterapias (atuam favorecendo a capacidade antitumoral do sistema imunológico) apresentam mais especificidade no combate às células malignas, e os eventos adversos que causam podem ser menos tóxicos quando comparados aos provocados pelos fármacos citotóxicos; contudo, devem ser cuidadosamente monitorados.

Conforme abordado anteriormente, os efeitos adversos dos agentes citotóxicos ocorrem predominantemente sobre células de rápida divisão, em especial do tecido hematopoiético, germinativo, do folículo piloso e do epitélio de revestimento do aparelho gastrointestinal. Outros órgãos também podem ser afetados, em maior ou menor grau, de maneira precoce ou tardia, aguda ou crônica, algumas vezes em caráter cumulativo e irreversível. São medicamentos que, mesmo em doses terapêuticas, podem ocasionar grande toxicidade.

Os medicamentos classificados como terapia-alvo causam, em geral, eventos adversos intestinais e hepáticos (alterações dinâmicas e enzimáticas) e, menos comumente, problemas de pele (erupção acneiforme, pele seca, alterações nas unhas, despigmentação do cabelo), aumento da pressão arterial e alterações na coagulação do sangue e cicatrização de feridas.

A imunoterapia antitumoral causa eventos adversos amplos e comumente classificados como *flu-like* (semelhantes aos estados gripais) por corresponderem aos sinais e sintomas próprios da mobilização dos sistemas imunológico, celular e humoral, no combate a antígenos detectados. Os sintomas *flu-like* devem ser dimensionados em intensidade e severidade, para manejo adequado.

A *reação adversa a medicamento* (RAM) é definida pela Organização Mundial da Saúde (OMS) como qualquer resposta prejudicial ou indesejável, não intencional, a um medicamento, a qual se manifesta após a administração de doses normalmente utilizadas no homem para profilaxia, diagnóstico ou tratamento de doença, ou para modificação de função fisiológica[127]. Trata-se de uma *reação do paciente*, na qual *fatores individuais* podem desempenhar papel importante.

Em 2017, o Instituto Nacional do Câncer dos Estados Unidos (NCI) publicou uma atualização do documento *Common Terminology Criteria for Adverse Events* (CTCAE). Trata-se de uma terminologia descritiva de eventos adversos, acompanhada de uma escala de severidade (graus 1 a 5) que pode ser utilizada para detecção e classificação das reações adversas. De acordo com o NCI, evento adverso (EA) é qualquer sintoma desfavorável, sinal ou doença (incluindo um achado laboratorial anormal), temporalmente associado ou não a um tratamento ou procedimento médico. Um EA pode ser sintomático ou completamente assintomático, clinicamente ou radiograficamente detectado, notado em estudos laboratoriais ou outros testes. Mais informações podem ser obtidas no site do NCI, que disponibiliza a versão mais recente (CTCAE versão 5.0) no endereço eletrônico: https://ctep.cancer.gov/protocoldevelopment/electronic_applications/docs/CTCAE_v5_Quick_Reference_5x7.pdf[121].

Segundo o NCI, a graduação dos eventos adversos é definida da seguinte forma:

- *Grau 1*: leve, sem intervenção médica, assintomático ou com sintomas leves, somente detectado em achados laboratoriais ou radiográficos.
- *Grau 2*: moderado, com mínima intervenção, intervenção local ou não invasiva.
- *Grau 3*: severo, sem risco imediato de morte, porém com sintomas significantes que requerem hospitalização ou intervenção invasiva, transfusão, intervenção radiológica eletiva e/ou cirurgia.
- *Grau 4*: ameaçador à vida ou incapacitante, com consequências fisiológicas que necessitam de cuidados intensivos ou procedimentos invasivos emergenciais.
- *Grau 5*: morte.

O conhecimento desses efeitos indesejáveis e das alternativas para controle e prevenção, quando possível, é indispensável no manejo desses pacientes. Além disso, é fundamental conhecer os resultados benéficos do tratamento, percebê-los e acreditar neles. Atualmente, espera-se da terapêutica oncológica não só a resposta tumoral, possibilitando a cura ou o aumento de sobrevida, mas também e, acima de tudo, habilidade funcional e qualidade de vida. Vale lembrar que os pacientes que recebem quimioterapia para paliação de sintomas sem perspectiva de cura não devem ser submetidos a tratamentos de grande agressividade. Já indivíduos portadores de neoplasias malignas passíveis de cura, por meio dos quimioterápicos antineoplásicos, podem e devem ser expostos a tratamentos intensos, cumprindo com rigor doses e esquemas propostos pelos protocolos.

A seguir, encontram-se as principais complicações decorrentes do tratamento antineoplásico que serão abordadas neste capítulo:

- toxicidade hematológica;
- toxicidade gastrointestinal;
- cardiotoxicidade;
- hepatotoxicidade;
- toxicidade pulmonar;
- neurotoxicidade;
- disfunção reprodutiva;
- toxicidade vesical e renal;
- alterações metabólicas;
- toxicidade dermatológica;
- reações alérgicas e anafilaxia;
- fadiga.

Paciente e familiares devem estar plenamente orientados sobre as toxicidades relacionadas ao tratamento, por meio de informações verbais e escritas assimiláveis, transmitidas com respeito e empatia, sempre reforçando os benefícios dos medicamentos e as alternativas para manejo das reações indesejáveis.

As recomendações vigentes da Organização Mundial de Saúde (OMS) para o cuidado de pacientes com as doenças crônicas consideradas os principais problemas de saúde pública mundial, entre as quais se encontra o câncer, relacionam-se a um conjunto de medidas assistenciais e educacionais em saúde que devem conferir ao paciente capacidade de autogerenciamento no processo de adoecimento. O autogerenciamento advém da construção de habilidades para a tomada de decisões, resolução de problemas, utilização de recursos, formação de vínculos com os profissionais da saúde e ação. Certamente essa construção se dá numa ação assistencial-educativa planejada e intencional, na qual o profissional competente alia os sólidos conhecimentos da terapêutica instituída às manifestações biopsicossociais apresentadas pelo paciente.

Para avaliação "objetiva" das toxicidades, devem ser empregadas *tabelas de toxicidade*. Os diversos graus estabelecidos por esses instrumentos permitem classificar os pacientes em escalas de toxicidade maior ou menor, de maneira precisa, uniforme e sistemática. Nas páginas a seguir, serão abordados aspectos importantes sobre cada evento, incluindo as tabelas de toxicidade específicas.

Toxicidade Hematológica

Edva Moreno Aguilar Bonassa • Patricia Molina • Letícia Aragon Rodrigues

Considerações gerais

A medula óssea contém uma população de células chamada *stem cell*, responsável pela formação de todas as células do sangue: os eritrócitos, as plaquetas, os monócitos, os granulócitos e os linfócitos (Figura 5.1). Medicamentos capazes de afetar a função da medula óssea são chamados *mielossupressores* ou *mielotóxicos*. Quase todos os agentes quimioterápicos convencionais são tóxicos à medula óssea em graus variáveis, com exceção da bleomicina, da asparaginase e da vincristina. A mielodepressão ou mielotoxicidade constitui-se não só no evento adverso mais comum e importante, mas também no de maior potencial de letalidade. É fator dose-limitante e responsável pelo aprazamento obrigatório entre as aplicações programadas nos diversos protocolos de tratamento.

A vulnerabilidade do tecido hematopoiético aos citostáticos relaciona-se com sua rápida divisão celular. A medula óssea suprimida pelos medicamentos torna-se incapaz de repor os elementos sanguíneos circulantes, envelhecidos ou mortos. A consequência imediata é a ocorrência de leucopenia (diminuição do número de leucócitos ou glóbulos brancos), anemia (diminuição do número de eritrócitos ou glóbulos vermelhos) e trombocitopenia (diminuição do número de plaquetas), também chamada *pancitopenia*, ou seja, diminuição global de elementos celulares do sangue (glóbulos brancos, vermelhos e plaquetas) (ver valores normais do hemograma na Tabela 5.1). Essas alterações sanguíneas, quando não manipuladas adequadamente, podem trazer consequências sérias e até fatais para o paciente.

Conceito de nadir

Pacientes que recebem quimioterápicos devem ser cuidadosamente monitorizados para determinar a ocorrência e a duração da mielossupressão. O tempo transcorrido entre a aplicação do medicamento e o aparecimento do menor valor de contagem hematológica é chamado *nadir*. A recuperação medular se segue a esse período até atingir valores próximos ao normal. Por exemplo: o nadir para a ciclofosfamida ocorre aproximadamente 8 a 14 dias após sua administração. O tempo para a recuperação medular é de 15 a 21 dias após a aplicação. Em outras palavras, entre 8 e 14 dias após a administração da ciclofosfamida, os leucócitos chegarão ao seu valor mínimo ou nadir. Em seguida, aproximadamente 1 semana após esse período, a medula óssea deve estar praticamente recuperada, com produção normal de leucócitos e nível de glóbulos brancos no sangue periférico igual ou próximo ao valor pré-tratamento.

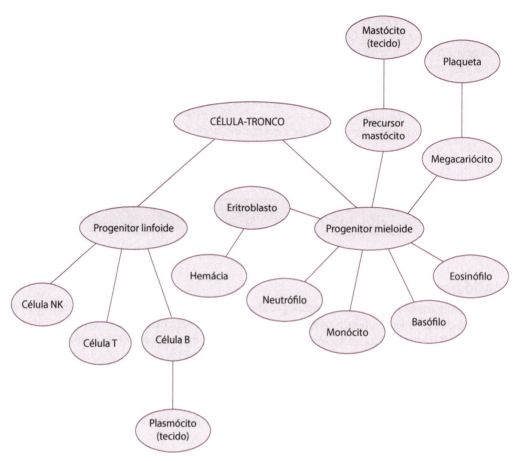

Figura 5.1 Hematopoese.
Fonte: Acervo da autoria do capítulo.

Existem variações individuais que precisam ser consideradas no cálculo da dose e do aprazamento dos quimioterápicos; daí a necessidade de rigorosa monitorização da contagem hematológica. Pacientes jovens, por exemplo, são mais tolerantes aos efeitos mielossupressores dos medicamentos, pois têm medula óssea rica em células e pobre em tecido gorduroso. Entretanto, indivíduos malnutridos, do ponto de vista proteico-calórico, portadores de células tumorais em medula óssea ou previamente submetidos a tratamento quimioterápico ou radioterápico estão propensos a períodos de mielodepressão mais intensos e prolongados, consequentemente sob maior risco. Pacientes com comprometimento da função hepática e/ou renal apresentam tolerância menor aos antineoplásicos, pois esses órgãos respondem pelo metabolismo e pela excreção desses medicamentos. Além disso, o nadir de diversos citostáticos é variável: alguns deles, como a carmustina e a mitomicina, causam um período de depressão medular mais prolongado, ocasionando os menores valores hematológicos até 4 semanas após a aplicação. No entanto, o nadir da maioria dos antineoplásicos varia de 7 a 14 dias. Vale lembrar que também interferem na expectativa de nadir: a dose (alta dosagem acarreta mielodepressão mais intensa e prolongada); a velocidade de aplicação (alguns medicamentos são mais tóxicos quando infundidos lentamente, outros quando aplicados sob rápida infusão); e a via (as aplicações intra-arterial e intravesical são menos tóxicas sistemicamente do que a via endovenosa).

Tabela 5.1 Valores hematológicos normais para crianças e adultos.

Idade	Hemoglobina (g/dL)		Hematócrito (%)		Reticulócitos (%)	VCM (fL)	Leucócitos (mm3)		Neutrófilos (%)		Linfócitos (%)	Eosinófilos (%)	Monócitos (%)
	Média	Variação	Média	Variação	Média	Inferior	Média	Variação	Média	Variação	Média	Média	Média
Cordão umbilical	16,8	13,7 a 20,1	55	45 a 65	5	110	18.000	9.000 a 30.000	61	40 a 80	31	2	6
2 semanas	16,5	13 a 20	50	42 a 66	1		12.000	5.000 a 21.000	40		63	3	9
3 meses	16,5	9,5 a 14,5	36	31 a 41	1		12.000	6.000 a 18.000	30		48	2	5
6 meses a 6 anos	12	10,5 a 14	37	33 a 42	1	70 a 74	10.000	6.000 a 15.000	45		48	2	5
7 a 12 anos	13	11 a 16	38	34 a 40	1	76 a 80	8.000	4.500 a 13.500	55		38	2	5
Adulto													
Mulher	14	12 a 16	42	37 a 47	1,6	80	7.500	5.000 a 10.000	55	35 a 70	35	3	7
Homem	16	14 a 18	47	42 a 52		80							

fL = fentolitros; VCM = volume corpuscular médio.

Fonte: Desenvolvida pela autoria do capítulo.

Grau de mielodepressão

O grau de mielodepressão também é variável e pode ser classificado em níveis de toxicidade. Para mais esclarecimentos, consulte a Tabela 5.2. O nadir, o período de recuperação medular e o grau de mielodepressão ocasionado pelos diversos quimioterápicos estão relacionados na Tabela 5.3. Alguns fármacos são mais leucopênicos do que trombocitopênicos, ou vice-versa. Mais informações podem ser obtidas no capítulo 2 – Terapia antineoplásica, em "Descrição dos agentes antineoplásicos".

A primeira alteração sanguínea perceptível é a leucopenia, pois a vida média dos granulócitos é de 6 a 8 horas. As plaquetas, com vida média de 7 a 10 dias, constituem-se na segunda queda hematológica perceptível. Já alterações nas células precursoras dos eritrócitos somente serão perceptíveis quando o tratamento for mais prolongado ou severo, pois os glóbulos vermelhos têm aproximadamente 120 dias de vida.

Tabela 5.2 Graus de mielossupressão.

Toxicidade	1	2	3	4
Leucócitos (/mm³)	Leucócitos < LIN a 3.000	Leucócitos < 3.000 a 2.000	Leucócitos < 2.000 a 1.000	Leucócitos < 1.000
Plaquetas (/mm³)	Plaquetas < LIN a 75.000	Plaquetas < 75.000 a 50.000	Plaquetas < 50.000 a 25.000	Plaquetas < 25.000
Hb (g/dL)	Hb < LIN a 10	Hb: 8 a 9,9	Hb: 6,5 a 7,9 (indicada transfusão sanguínea)	Hb: < 6,5
Neutrófilos (/mm³)	Neutrófilos < LIN a 1.500	Neutrófilos < 1.500 a 1.000	Neutrófilos < 1.000 a 500	Neutrófilos < 500

LIN = limite inferior à normalidade, de acordo com os valores de referência utilizados pelo laboratório responsável pela coleta do exame.
Fonte: National Cancer Institute, 2017.

Tabela 5.3 Grau e duração da mielossupressão pós-quimioterapia.

Medicamento	Neutropenia	Nadir para os leucócitos (dias)	Tempo de recuperação para os leucócitos (dias)	Trombocitopenia
Bleomicina	Rara	10	14	Rara
Bussulfano	Acentuada	11 a 30	25 a 54	Acentuada
Carboplatina	Acentuada	18 a 24	4 a 6 semanas	Acentuada
Carmustina	Acentuada	28 a 42	42 a 56	Acentuada
Clorambucil	Moderada	14 a 28	28 a 42	Moderada
Ciclofosfamida	Moderada	8 a 14	18 a 25	Leve
Cisplatina	Moderada	14 a 21	21 a 28	Moderada
Citarabina	Acentuada	12 a 14	22 a 24	Acentuada
Dacarbazina	Leve	21 a 28	28 a 35	Leve
Doxorrubicina	Acentuada	10 a 14	21 a 24	Acentuada
Etoposídeo	Moderada	7 a 14	16 a 20	Leve
Fludarabina	Moderada/severa	3 a 25		Moderada/severa
Fluoruracila	Leve	7 a 14	16 a 24	Leve
Idarrubicina	Moderada/severa	10 a 14	21 a 23	Moderada/severa
Ifosfamida	Moderada	10	18	Leve
Lomustina	Acentuada	40 a 50	60	Acentuada
Melfalana	Moderada/severa	10 a 12	42 a 50	Moderada/severa
Metotrexato	Moderada/severa	7 a 14	14 a 21	Moderada/severa
Mitomicina	Rara	28 a 42	42 a 56	Rara
Mitoxantrona	Moderada	10 a 14	21	Acentuada
Paclitaxel	Acentuada	8 a 11	21	Acentuada
Teniposídeo	Moderada	3 a 14	28	Moderada
Vincristina	Leve	4 a 5	7 a 10	Leve

Fonte: Adaptada de Baquiran e Gallagher, 1998; e Burke et al., 1996.

Leucopenia

A leucopenia é a mais séria forma de mielossupressão. A diminuição do número de linfócitos (linfopenia) e de granulócitos (granulocitopenia), especialmente os neutrófilos (neutropenia), resulta em supressão da imunidade celular e humoral, com aumento significativo da suscetibilidade aos quadros infecciosos graves. Especialmente a contagem de granulócitos é usada como indicador da habilidade de defesa contra as infecções, pois são eles a primeira linha de combate contra as bactérias invasoras, graças ao mecanismo de fagocitose. Os agentes antineoplásicos citotóxicos são particularmente tóxicos a essa linhagem de glóbulos brancos.

Há necessidade de completa ou parcial recuperação medular antes de novas aplicações. Geralmente, pacientes com contagem leucocitária superior a 4.000/mm³ ou com nível de granulócitos superior a 1.500/mm³ podem receber 100% da próxima dose de quimioterapia programada. Quando o paciente apresenta contagens inferiores a esses níveis, é recomendado que a dose seja ajustada ou que a aplicação de quimioterapia seja adiada por 7 dias.

Vale lembrar que os granulócitos ou neutrófilos representam a soma dos bastonetes e segmentados e seus valores podem estar diminuídos em pacientes com contagem de leucócitos normal. Portanto, para avaliação de toxicidade medular, valores de neutrófilos são mais representativos.

A neutropenia é o principal fator de risco isolado para quadros infecciosos em indivíduos com câncer. A intensidade do risco está diretamente relacionada ao grau de neutropenia. A saber:

- Neutrófilos > 1.500 mm³ = risco normal.
- Neutrófilos < 1.000 mm³ = risco moderado.
- Neutrófilos < 500 mm³ = risco severo.
- Neutrófilos < 100 mm³ = risco extremo.

Em pacientes neutropênicos, as infecções são mais frequentes e severas, especialmente quando o nadir persiste por mais de 7 a 10 dias. Nesses indivíduos, os sinais clássicos de infecção podem não ocorrer, em função do limitado número de células fagocitárias. Estima-se que 80% das infecções nesse período decorrem da flora bacteriana endógena do trato gastrointestinal e respiratório[104]. Quando a contagem de neutrófilos cai para valores abaixo de 500, aproximadamente 20% ou mais dos episódios febris têm sido associados a quadros de bacteremia por bacilos Gram-negativos aeróbicos (*E. coli, Klebsiella pneumoniae* e *Pseudomonas aeruginosa*) e cocos Gram-positivos (*Staphylococcus* coagulase-negativos, *Streptococcus* e *Staphylococcus aureus*). Outros patógenos relacionados aos quadros de infecção são: micobactérias (*Micobacterium tuberculosis*, p. ex.), fungos (*Candida, Aspergillus, Cryptococcus, Histoplasma*, entre outros), vírus (*Herpes simplex virus, Varicella zoster*, citomegalovírus) e protozoários e parasitas (*Pneumocystis carinii, Toxoplasma gondii* e *Criptosporydium* são os mais comuns).

Vale ressaltar que a epidemiologia dos organismos causadores de infecção em pacientes oncológicos sofreu alterações nas duas últimas décadas. O número de infecções causadas por bactérias Gram-positivas e fungos cresceu marcadamente; o número de infecções causadas por bactérias Gram-negativas tem permanecido constante, mas tem participação decrescente no panorama infeccioso geral. Atualmente, as bactérias Gram-positivas são responsáveis por 60% a 70% das infecções microbiológicas documentadas. A explicação para esse fenômeno pode ser atribuída à utilização crescente de cateteres venosos e ao uso imediato da terapêutica profilática empírica contra Gram-negativos. As bactérias mais comuns variam de instituição para instituição, bem como de acordo com o período observado. Os micro-organismos clássicos associados a altos índices de mortalidade são, ainda, as enterobactérias (*E. coli, Klebsiela pneumoniae* e *Pseudomonas aeruginosa)* e os *Estafilococcus* coagulase-negativos (causa mais comum de septicemia relacionada ao cateter). No entanto, vem ocorrendo uma incidência crescente e alarmante de espécies de *Enterobacter* multirresistentes, em razão do uso frequente de cefalosporinas de terceira geração. *Enterococcus* estão se tornando uma causa comum de bacteremia entre os pacientes oncológicos e, infelizmente, vem crescendo a presença de bactérias resistentes à vancomicina. Novas bactérias, como *Lactobacilos, Leuconostoc, Corynebacterium jeikium, Rhodococcus equi* e *Pediacoccus*, e novos fungos, como *Fusarium, Alternaria, Pseudoallescheria* e *Scopulariopsis*, também estão sendo crescentemente identificados.

Danos induzidos pela quimioterapia às mucosas do trato gastrointestinal e respiratório facilitam a entrada de patógenos. Os enfermeiros devem estar atentos aos sinais e sintomas das infecções mais comuns (periodontais, vias aéreas superiores, pulmonares, gastrointestinais, cutâneas, perineais e relacionadas aos cateteres), lembrando que o reconhecimento delas em pacientes neutropênicos pode ser difícil ou retardado, em razão da ausência dos sinais clássicos de resposta inflamatória. Dentre as atividades dos enfermeiros oncologistas, é essencial saber prevenir e detectar precocemente as infecções e atuar no seu controle o mais rápido possível. Vale lembrar que infecções graves em pacientes neutropênicos podem evoluir para a septicemia, choque séptico e morte em menos de 24 horas.

A conduta clássica ante o paciente que apresenta neutropenia (abaixo de 500/mm^3) infectado é a obtenção de culturas apropriadas e administração de antibioticoterapia de amplo espectro, até que as culturas indiquem erradicação do organismo causal, por um mínimo de 7 dias, ou até que as contagens de neutrófilos superem 500/mm^3. Os antibióticos recomendados são: cefepima ou carbapenêmico (meropenem ou imipenem-cilastatina), ou piperacilina-tazobactam (A-I). Outros antibióticos (aminoglicosídeos, fluoroquinolonas e/ou vancomicina) devem ser acrescentados em situações de complicação ou naqueles propensos às infecções por Gram-positivos (portadores de cateter venoso central, mucosite severa ou em choque séptico). Febre de origem desconhecida por mais de 5 dias sugere: causa não bacteriana (fúngica ou viral, p. ex.), resistência ao antibiótico, emergência de infecção bacteriana secundária, níveis inadequados de antibiótico sérico ou tissular, febre induzida por medicamento ou infecção localizada em sítio avascular (abscesso). Antivirais são prescritos somente se houver lesões sugestivas em mucosa ou suspeita de doença viral. Antifúngicos podem ser prescritos precocemente se os resultados das culturas indicarem ou se houver forte suspeita de infecção por fungos (sinusite, leucêmicos hipertratados).

Diante de graves consequências inerentes à neutropenia intensa e prolongada, que acompanha principalmente protocolos de alta dosagem e/ou pacientes sob maior risco, destaca-se o uso profilático dos fatores de crescimento hematopoiético, em especial o filgrastim (G-CSF), uma glicoproteína que regula a produção e a liberação dos neutrófilos funcionais da medula óssea. Seu uso clínico abrevia o período de leucopenia, reduzindo significativamente a morbidade e a mortalidade por infecções, e limita a necessidade de reduções de dosagem, tão comuns no passado. Atualmente, a indústria farmacêutica oferece outras opções de fatores de crescimento de colônias de granulócitos, como o pegfilgrastim e o lipegfilgrastim, ambos também indicados para reduzir a duração da neutropenia e sua incidência.

Trombocitopenia

A trombocitopenia, ou diminuição do número de plaquetas, é comumente causada pelos efeitos mielossupressores de alguns quimioterápicos, porém a própria doença de base ou tratamentos anteriores também podem iniciar ou agravar esse problema.

Vale lembrar que vários medicamentos não oncológicos também afetam a função plaquetária, como anti-inflamatórios (aspirina e não esteroidais), anticoagulantes, vancomicina, antagonistas H2, penicilinas, cefalosporinas, antibióticos com sulfa, diuréticos, agentes hipoglicemiantes e alguns alternativos, como o ginkgo biloba, por exemplo. O uso desses medicamentos, concomitante ao tratamento quimioterápico, pode agravar e/ou prolongar a trombocitopenia. Entre os quimioterápicos, são mais tóxicos à geração plaquetária os seguintes (em dose convencional): dacarbazina, cisplatina, bleomicina, carboplatina, lomustina, mitomicina, carmustina, fludarabina, estreptozocina, gencitabina e tiotepa. No grupo dos antineoplásicos não quimioterápicos, destacam-se a interferona e a ciclosporina.

A principal e mais grave consequência da trombocitopenia é o risco de sangramento. Existe um risco moderado quando as plaquetas atingem valores inferiores a 50.000 células/mm^3 e um risco acentuado quando esse valor cai para 10.000 células/mm^3. Nesses casos, há possibilidade de hemorragias cerebral, gastrointestinal e/ou do trato respiratório, com consequências fatais caso não sejam tratadas a tempo.

Contagem plaquetária superior a 100.000/mm^3 permite a administração de 100% da próxima dose de quimioterapia programada. Níveis inferiores indicam necessidade de ajuste da dose (redução), adiamento por mais alguns dias e/ou transfusão de plaquetas.

Anemia

A anemia consiste na redução da concentração de glóbulos vermelhos ou eritrócitos circulantes. De acordo com a Organização Mundial de Saúde, ela existe quando o nível de hemoglobina é inferior a 13 g/dL nos homens e a 12 g/dL nas mulheres.

A anemia do paciente com câncer tem múltiplas causas, que incluem: perda sanguínea (sangramento tumoral ou cirurgia extensa), deficiências nutricionais (ferro, ácido fólico e vitamina B12, principalmente), infiltração tumoral em medula óssea, mielossupressão cumulativa associada a tratamentos anteriores, doença metastática, algumas neoplasias (adenocarcinoma e hemangioendotelioma, p. ex.), diminuição da produção de eritropoetina, radioterapia em áreas próximas à medula óssea, infecção por parvovírus B19 e tratamento quimioterápico. No entanto, citostáticos em doses convencionais raramente causam anemia severa a ponto de exigir transfusão sanguínea. Contudo, fatores como idade, tratamentos anteriores, envolvimento da medula óssea e perdas sanguíneas podem contribuir para diminuir as reservas de medula nos pacientes que recebem quimioterapia, tornando a anemia ainda mais grave e severa (Figura 5.2).

A relação entre tratamentos à base de platina (cisplatina e carboplatina) e o risco de anemia é bem conhecida, mas outros medicamentos, como a citarabina, o docetaxel (especialmente em alta dosagem), o paclitaxel e o topotecano, também podem ocasionar anemia. Os sintomas associados à anemia de grau leve ou até moderado podem não interferir com a disposição, a habilidade funcional, o humor e a qualidade de vida. No entanto, a anemia severa está associada a déficits funcionais importantes e intensificação de alguns sintomas já existentes, como dispneia, tontura, cefaleia e taquicardia.

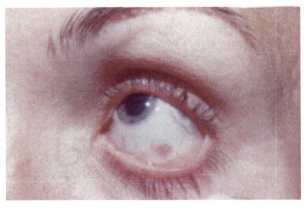

Figura 5.2 Mucosa pálida em decorrência de quadro de anemia pós-quimioterapia.
Fonte: Acervo da autoria do capítulo.

Intervenção de enfermagem
Leucopenia

1. Avaliar o paciente rigorosamente e sistematicamente, à procura de sinais e sintomas de infecção, especialmente durante o período de nadir do medicamento. Intensificar essa avaliação quando o tratamento quimioterápico é mais intenso e agressivo (p. ex., esquemas de indução de remissão nas leucemias). Lembre-se de que os sinais clássicos de resposta inflamatória estão inibidos em pacientes neutropênicos severos. Além disso, o paciente pode estar recebendo medicações que mascaram os sinais e sintomas de infecção, como os corticosteroides e os anti-inflamatórios. Nesses casos, intensificar a observação.
   - *Avaliação do sistema respiratório*: observar a presença de tosse (produtiva ou não), dor de garganta, secreção traqueobrônquica, dor pleural, estertores pulmonares, taquipneia e dispneia.
   - *Avaliação do sistema geniturinário*: observar a presença de disúria, urgência e aumento da frequência urinária, alterações na coloração e no odor da urina, dor nas costas e no baixo-ventre.
   - *Avaliação do sistema cutâneo*: observar a pele à procura de lesões e eventuais mudanças em suas características (secreção, eritema, dor e edema). Lembrar que pacientes neutropênicos frequentemente não apresentam secreção purulenta nas lesões. Atenção especial para as alterações de pele próximas ao local de saída ou de punção de cateteres e ao longo do seu trajeto subcutâneo. Incluir na observação todos os orifícios naturais: cavidade oral, nasal, auditiva, anal, vaginal e meato urinário.
   - *Avaliação dos sinais vitais*: atentar-se especialmente à temperatura; monitorá-la a cada 4 horas ou reduzir o tempo de monitoramento, se necessário. Alterações de pulso, respiração e pressão arterial também são indicativas de quadros infecciosos; portanto, devem ser verificadas frequentemente e inseridas no plano de cuidados da enfermagem. Observar presença de tremores, calafrios, mialgia, artralgia e letargia, acompanhados ou não de febre (temperatura acima de 37,8 °C).
   - *Avaliação do hemograma*: atenção para a contagem leucocitária global e especialmente para o número de neutrófilos. Febre em pacientes com neutropenia severa ($< 500/mm^3$) configura situação emergencial: o paciente corre risco de septicemia fatal, por isso a antibioticoterapia deve ter início imediato. As instituições contam com protocolos de neutropenia febril; e o início da antibioticoterapia após coleta de exames é imediato.

2. Reportar as alterações indicativas de infecção ao médico do paciente e iniciar o tratamento conforme prescrição/protocolo institucional. Usualmente, são obtidas culturas de sangue aeróbio e anaeróbio (via cateter e/ou rede venosa periférica) e urina e, menos frequentemente, orofaringe e fezes. Imediatamente depois, iniciam-se a antibioticoterapia e a administração de antipiréticos, se necessário. Embora seja essencial o início em tempo inferior a 60 minutos de uma antibioticoterapia empírica, vale lembrar que a escolha do(s) medicamento(s) depende de uma avaliação do risco individual do paciente. Em geral, estão sob maior risco os pacientes com: neutrófilos abaixo de 100 células/mm³, alterações em função hepática e/ou renal, alterações em radiografia de tórax, neutropenia prolongada, infecção relacionada ao cateter (suspeita ou confirmada), picos de temperatura acima de 39 °C, alterações da pressão arterial e doença em atividade. Esses pacientes devem receber protocolos mais intensos, de amplo espectro, administrado via intravenosa, de preferência sob regime de internação, com ampla cobertura para Gram-positivos. Alguns médicos contraindicam o uso de dipirona, em

razão de suas características mielossupressoras. Nesses casos, utilizam-se o paracetamol e medidas não farmacológicas, como banhos frios e compressas.

3. Manusear cateteres com rigorosa técnica asséptica. Observar sistematicamente a pele ao redor e o trajeto subcutâneo. Trocar o curativo, as soluções endovenosas e os equipos de acordo com a frequência e a técnica estabelecida pela instituição.

4. Realizar adequada higiene das mãos antes de prestar cuidados a esses pacientes. Orientar toda a equipe de enfermagem, os profissionais de saúde e familiares nesse sentido. Manter as unhas limpas e bem aparadas é fundamental.

5. Instruir o paciente e/ou familiares que indivíduos portadores ou recentemente curados de doenças infectocontagiosas não devem visitá-lo.

6. Evitar procedimentos invasivos, como passagem de cateteres, medição de temperatura retal, aplicação de supositórios, enemas, aplicações de injeções (sempre que possível), entre outros.

7. Instruir o paciente e/ou familiares no sentido de manter uma rotina rigorosa de higiene corporal. Orientar a necessidade do uso de cremes hidratantes sem perfume para prevenir/tratar o ressecamento da pele, em razão do risco de quebra de barreira cutânea.

8. Promover aporte hídrico e calórico adequado. Acionar nutricionista para adequada orientação. Existe pouca evidência de que dietas especiais, ditas "neutropênicas", reduzem a morbidade ou as complicações infecciosas, em especial em pacientes neutropênicos sob risco de leve a moderado. Para esses pacientes, instruções sobre o manuseio seguro dos alimentos é suficiente. No entanto, para indivíduos de alto risco (transplante de medula óssea, p. ex.), é importante a introdução de uma dieta *low bacterial*, que inclua a restrição de: leite e seus derivados crus ou não pasteurizados; carnes cruas ou malpassadas; peixes; ovos; aves; tofu; queijos (com exceção do fresco pasteurizado); pimenta; molhos à base de queijo; frutas e vegetais que não sejam cozidos ou rigorosamente higienizados; sucos e cervejas não pasteurizados.

9. Pacientes internados com mielodepressão severa (neutrófilos abaixo de 500/mm^3) necessitam de medidas rigorosas de prevenção de infecção. No entanto, o isolamento reverso ou protetor clássico, com uso de máscara, avental e luvas, é controverso, pois não demonstra diminuição significativa do número e da gravidade das infecções e da mortalidade. Por isso, isolamentos rigorosos vêm sendo cada vez menos utilizados. Atualmente, recomenda-se manter o paciente em quarto individual, com visitas limitadas e não permitidas aos indivíduos portadores ou recentemente curados de doenças infectocontagiosas ou que tenham recebido há poucos dias vacina com vírus vivo atenuado.

Não deve haver recipientes com água parada, flores naturais, plantas, umidificadores ou vaporizadores no quarto do paciente, além de não serem recomendados em ambiente residencial. São recomendados estetoscópio exclusivo e a limpeza e a desinfecção de equipamentos antes que entrem em contato com o paciente. Vale lembrar que o risco infeccioso é maior no ambiente hospitalar, o que salienta a importância do retorno ao lar o mais breve possível, evitando-se, sempre que possível, internações prolongadas. É primordial orientar o paciente, a equipe e os familiares sobre os riscos de infecção e as medidas preventivas.

O uso rotineiro de antibióticos profiláticos em pacientes com neutropenia afebril não é recomendado. No entanto, existem duas exceções a essa regra: administração de sulfametoxazol-trimetoprima (TMP-SMX) em pacientes imunossuprimidos sob risco de pneumonia por *P. carinii*; e profilaxia antifúngica (fluconazol) e antiviral (aciclovir ou ganciclovir) em pacientes sob transplante alogênico de medula óssea. Também as quinolonas (norfloxacina e ciprofloxacina) comprovadamente reduzem a incidência de infecção, mas não a mortalidade, em pacientes neutropênicos com câncer. Tem eficácia igual ou superior ao esquema TMP-SMX na prevenção de episódios febris de origem infecciosa, sem a toxicidade medular característica do esquema TMP-SMX. Por isso, alguns centros recomendam norfloxacina 400 mg, 2 vezes ao dia, em adultos, iniciando-se antes da quimioterapia, potencialmente responsável por neutropenias severas e prolongadas.

10. É comum o emprego de agentes antifúngicos, como a anfotericina, por exemplo, quando não ocorre resposta com a antibioticoterapia maciça. Nesses casos, a internação é prolongada e os riscos do tratamento aumentam. A terapia antifúngica empírica em neutropênicos geralmente é indicada nas seguintes situações: febre persistente após 1 semana do início da antibioticoterapia de amplo espectro, sinais e sintomas de sinusite, lesão ulcerativa nasal com secreção escura, infiltrado pulmonar em radiografia ou tomografia e presença de pleurisia ou atrito pericárdico. A dose de anfotericina recomendada varia de 0,5 a 0,7 mg/kg/dia; e recomenda-se prolongar o tratamento até atingir uma dose total de 500 mg. Se o paciente persiste febril, a dose de anfotericina pode ser aumentada para 0,8 mg/kg/dia, a fim de garantir uma cobertura mais efetiva para os *Aspergillus*. O fluconazol é uma alternativa aceitável em instituições em que não são frequentes infecções por *Aspergillus* e/ou *Candida* resistentes (não *Albicans*). Formulações lipídicas da anfotericina (AmBisome®) têm demonstrado nefrotoxicidade menor e eficácia similar às da anfotericina convencional. Estudos demonstram que o itraconazol e a anfotericina B têm eficácia semelhante como terapia antifúngica empírica. Foi aprovado pela Food and Drug Administration (FDA) o acetato de caspofungina (Cancidas®) para o tratamento de aspergilose invasiva refratária à anfotericina e ao itraconazol. Outro medicamento, o voriconazol (Vfend®), um dos mais novos representantes da geração dos *azoles*, tem nefrotoxicidade menor e eficácia equivalente em comparação com a anfotericina B no tratamento da aspergilose invasiva. Pode ser administrado via parenteral (substância liofilizada) ou oral (tabletes ou suspensão).

O emprego de medicamentos para profilaxia de infecções fúngicas é recomendado em pacientes submetidos a transplante de medula óssea. O uso de fluconazol, administrado profilaticamente nesse grupo de pacientes, diminui a incidência de candidíase superficial e invasiva e a mortalidade associada a essas infecções. Outra recomendação profilática importante é afastar pacientes imunossuprimidos de áreas em construção ou reforma, locais onde a incidência de infecção por *Aspergillus* é maior.

11. Em pacientes sob maior risco, ou com infecção viral confirmada, empregam-se agentes antivirais. O tratamento precoce de infectados por *Herpes simples* e/ou *Varicella zoster* previne a disseminação da doença. Os medicamentos de escolha são o aciclovir (Zovirax®), geralmente endovenoso no caso de infecção aguda, e, para pacientes resistentes, o foscarnet (Foscavir®). Pneumonia intersticial por citomegalovírus (CMV) pode ocorrer de 50 a 60 dias após o transplante de medula óssea e, a despeito dos avanços no tratamento, a mortalidade ainda excede 30%. O tratamento de escolha consiste na combinação de ganciclovir (Cymevene®) e imunoglobulina. O ganciclovir é tóxico à medula óssea e, além disso, não é raro ocorrer resistência do CMV ao medicamento. Infelizmente, a alternativa, o foscarnet, tem intensa nefrotoxicidade, o que é inaceitável em pacientes que já fazem uso de outra medicação nefrotóxica, a ciclosporina A. Outro vírus que oferece risco aos transplantados de medula óssea é o vírus sincicial respiratório. Ele pode causar pneumonite intersticial grave, com mortalidade que excede 50% em alguns centros. O tratamento dessa gravíssima infecção é feito com ribavirina, sob a

forma de aerossol contínuo (18 h/dia), durante 2 a 5 dias, associado à imunoglobulina. Também podem causar graves quadros infecciosos os vírus influenza e parainfluenza. Estar atento ao risco de disseminação desses agentes no ambiente hospitalar.

12. Pacientes sob tratamento quimioterápico com altas dosagens ou mais suscetíveis à mielodepressão são candidatos ao uso profilático dos fatores de crescimento hematopoiético. Para redução da incidência, da gravidade e da duração do período de neutropenia, estão indicados o G-CSF (fator estimulador de colônias de granulócitos) e o GM-CSF (fator estimulador de colônias de granulócitos e macrófagos). O G-CSF representa um fator de crescimento dotado de atividade proliferativa para os progenitores medulares comissionados à linhagem neutrofílica; trata-se da filgrastim, que pode também ser encontrada na forma peguilada (pegfilgrastim) e da lenograstima. O GM-CSF, comercializado como molgramostima, exibe seus efeitos proliferativos predominantemente sobre as *stem cells* pluripotenciais, estimulando, dessa maneira, a proliferação e a diferenciação dos granulócitos, monócitos, macrófagos e linfócitos T; disponível comercialmente apenas no exterior, uma vez que foi descontinuado o seu uso no Brasil em 2016, esse medicamento pode ser aplicado pela via subcutânea (mais comum) ou endovenosa e, frequentemente, ocasiona dor óssea (principalmente em bacia), febre, mal-estar e sinais e sintomas semelhantes aos da gripe. Em geral, a aplicação dos fatores de crescimento inicia-se 24 horas após o término da quimioterapia e prolonga-se, com aplicações diárias, até que a contagem de neutrófilos seja igual ou superior a 2.000. Atualmente, temos a inovação da aplicação do pegfilgrastim com o uso do On-Body Injector (OBI), que é programado para injetar o medicamento no subcutâneo do paciente na 27ª hora após a instalação do dispositivo, evitando-se que ele tenha que retornar ao serviço de saúde no dia seguinte ao da aplicação de quimioterapia.

Educação do paciente e/ou dos familiares

- Orientar quanto aos sinais e sintomas de infecção e quanto à necessidade de reportá-los imediatamente ao médico ou ao enfermeiro da unidade de quimioterapia (ver o item n. 1 de "Intervenção de enfermagem").
- Ensinar a verificação da temperatura corporal, seus valores normais e a necessidade de comunicação imediata das alterações apresentadas.
- Se o paciente é portador de cateter venoso central, reforçar as orientações quanto aos cuidados para o manejo adequado do cateter.
- Orientar quanto à necessidade de evitar locais aglomerados e contato com pessoas portadoras de doenças infectocontagiosas. Orientar quanto aos itens não recomendados no interior do quarto (ver o item n. 9 de "Intervenção de enfermagem"). Informar paciente e familiares que estão proibidas aplicações de vacina com vírus vivo (pólio, p. ex.) e quanto às recomendações de não compartilhar talheres e escovas, não cuidar de animais e não usar tampões vaginais.
- Salientar a importância da higiene corporal, enfatizando a limpeza perineal após as evacuações, a lavagem das mãos, especialmente antes das refeições, e a higiene oral.
- Orientar quanto à necessidade de proteção da pele e das mucosas contra traumas que poderiam constituir-se em porta de entrada para as bactérias. Por isso, deve ser evitado o uso de lâminas de barbear e alicates de cutícula, por exemplo. Os pacientes com pele seca, predisposta a rachaduras, devem fazer uso regular de creme hidratante.
- Salientar a importância de uma boa alimentação e hidratação durante esse período, escolhendo alimentos de maior valor nutritivo, saudáveis e rigorosamente higienizados antes do consumo.

- Mostrar a importância de um hábito intestinal regular, evitando a constipação (que poderia causar lesões e traumas nas mucosas retal e anal) e a diarreia (que também poderia prejudicar a integridade da mucosa). Orientar quanto aos riscos do uso de supositórios e enemas.
- Ensinar a importância do controle dos resultados de exames laboratoriais e seus valores normais, de acordo com a compreensão e o interesse do paciente.
- Salientar a importância de intercalar os períodos de repouso e de atividades leves de modo equilibrado.
- Informar sobre a transitoriedade dessa condição hematológica anormal.

Trombocitopenia

1. Avaliar rigorosamente e sistematicamente o paciente, procurando sinais e sintomas de sangramentos, especialmente durante o período de nadir do medicamento. Aumentar essa avaliação quando o tratamento quimioterápico é mais intenso e agressivo (p. ex., esquemas de indução de remissão nas leucemias e transplante de medula óssea). Observar:
   - *Sinais de pequenos sangramentos*: petéquias; equimoses; hemorragia conjuntival; epistaxe; sangramento gengival e em locais de punção (punção venosa, punção para coleta de medula óssea e liquor, cateteres venosos e arteriais) (Figuras 5.3 e 5.4).
   - *Sinais de sangramentos graves*:
     - *Em sistema nervoso central (SNC)*: cefaleia, tonturas, queixas visuais, alterações motoras, rigidez de nuca, alterações no diâmetro pupilar e na comunicação do paciente.
     - *Em aparelho gastrointestinal*: hemoptise, hematêmese, melena, hipotensão, taquicardia, tontura, sudorese e palidez cutânea.
     - *Em sistema geniturinário*: hematúria e sangramento vaginal.

   Essas alterações são graves e precisam ser diagnosticadas e atendidas prontamente.

2. Reportar os sinais e sintomas de sangramento ao médico do paciente e, quando indicado, iniciar o tratamento o mais rápido possível. Geralmente, os processos hemorrágicos são controlados com infusões de plaquetas até que haja produção normalizada das plaquetas endógenas. Para promover um aumento transitório do nível plaquetário, usualmente são administradas de 5 a 10 unidades de plaquetas, obtidas por meio de um *pool* de doadores (diferentes doadores). Cada unidade tem, em média, 6×10^{10} plaquetas viáveis. Em muitos casos, torna-se necessária a administração de anti-histamínico (Benadryl®) antes da administração do hemocomponente. A administração das unidades de plaquetas deve ser rápida. No processo, a equipe de enfermagem deve observar sinais e sintomas de reações durante a infusão: tremores, febre, rubor localizado ou generalizado, cefaleia, náuseas, vômitos, urticária, prurido, taquicardia e alterações mais graves, como dispneia, dor lombar e hipotensão. As plaquetas transfundidas duram, em média, 9 dias, porém essa viabilidade é diminuída caso o paciente apresente febre, infecção, hepatoesplenomegalia, anticorpo antiplaquetário e aloimunização. Observa-se vida média mais prolongada e, consequentemente, melhores resultados terapêuticos quando se utilizam plaquetas frescas obtidas de um doador único por meio de plasmaférese. Em geral, plaquetas de doador único relacionado (compatível) são reservadas aos indivíduos politransfundidos que desenvolvem anticorpo antiplaquetário. Em 1 a 4 horas após o término da transfusão, é recomendado coletar amostra para dosagem de plaquetas, especialmente quando há suspeita ou diagnóstico confirmado de aloimunização (formação de anticorpos que tornam o paciente refratário à transfusão de plaquetas). Para determinar se o aumento de plaquetas foi apropriado ao volume transfundido e à superfície corporal do paciente, utiliza-se a seguinte fórmula:

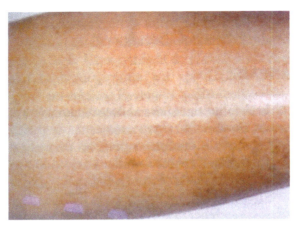

Figura 5.3 Petéquias em membros inferiores pós-quimioterapia.
Fonte: Acervo da autoria do capítulo.

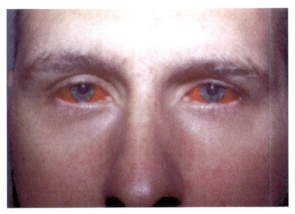

Figura 5.4 Plaquetopenia + esforço associado a náuseas e vômitos podem causar quadros de hemorragia conjuntival extensa.
Fonte: Acervo da autoria do capítulo.

$$\text{Aumento real de plaquetas} = \frac{\text{valor pós-transfusão} - \text{valor pré-transfusão}}{\text{total de plaquetas transfundidas} \times 10^{-11}} \times SC$$

SC = superfície corporal em m² – a contagem plaquetária é em micro/L.

Um valor de aumento real de plaquetas maior ou igual a 7.500 indicaria um aproveitamento satisfatório, ou seja, as plaquetas transfundidas estão sobrevivendo. Para reduzir ou até mesmo eliminar a necessidade de transfusões, pesquisam-se agentes biológicos. A interleucina-11, também conhecida como oprelvecina (descontinuada no Brasil), cumpre esse objetivo, porém cuidados devem ser tomados em pacientes com um histórico de doença cardíaca orgânica ou arritmia, especialmente com insuficiência cardíaca congestiva, fibrilação atrial e *flutter* atrial.

3. Monitorizar o hemograma, especialmente a contagem plaquetária. Níveis inferiores a 20.000/mm³ exigem atenção redobrada. Reportar imediatamente ao médico do paciente valores alterados.
4. Evitar procedimentos invasivos, como passagem de cateteres, punções venosas, arteriais ou de tecido subcutâneo, coleta de liquor e mielograma, medição de temperatura retal, aplicação de supositórios e enemas etc. Em caso de punções indispensáveis, utilizar

agulhas finas e aplicar pressão constante durante 5 minutos na área puncionada após retirada da agulha. Aplicar gelo e/ou curativo compressivo no local, se necessário e conforme protocolo institucional.

5. Evitar a administração de aspirina (ou produtos que contenham ácido acetilsalicílico), quinidina, digoxina, carbenicilina, codeína, hipoglicemiantes orais e heparina, entre outros. Caso sejam indispensáveis, usá-los cautelosamente.

6. Proporcionar ao paciente internado um ambiente seguro, para evitar acidentes, quedas e traumas.

Educação do paciente e/ou dos familiares

- Orientar quanto aos sinais e sintomas de sangramento e quanto à necessidade de reportá-los imediatamente ao médico ou ao enfermeiro da unidade de quimioterapia (ver o item n. 1 de "Intervenção de enfermagem"). Enfatizar que sangramentos profusos não devem ser tratados em casa: há necessidade de atendimento hospitalar imediato. Salientar a importância do exame diário da pele, especialmente dos membros inferiores, à procura de petéquias e equimoses, e do controle da quantidade e da extensão dessas alterações. Ensinar a observação sistemática do aspecto e da coloração das eliminações corporais (vesical, intestinal, vaginal, nasal e vômitos).
- Alertar quanto ao perigo do uso de lâminas de barbear, tesouras, alicates de cutícula e outros objetos cortantes.
- Orientar quanto ao uso de escovas de dente macias e, nos casos mais graves (plaquetas abaixo de 10.000/mm³), limpeza da cavidade oral apenas com bolinhas de algodão embebidas em enxaguante bucal sem álcool ou conforme protocolo institucional. Orientar para que sejam evitadas visitas ao dentista para procedimentos invasivos durante esse período.
- Mostrar a importância de um hábito intestinal regular, evitando a constipação (que poderia causar lesões sangrantes nas mucosas retal e anal) e a diarreia (que também poderia prejudicar a integridade da mucosa). Encaminhar o paciente para o nutricionista, a fim de educá-lo sobre os recursos alimentares nesse sentido. Orientar quanto aos riscos do uso de supositórios e enemas.
- No caso de crianças plaquetopênicas, orientar os pais quanto à observação rigorosa, no sentido de evitar quedas, traumas e acidentes, zelando para manter o paciente em um ambiente seguro. Além disso, cuidar para que a criança evite invasão traumática da cavidade nasal com objetos ou mesmo com o dedo.
- Informar a pacientes do sexo feminino que a menstruação poderá vir mais profusa durante o período de plaquetopenia e que o número de trocas de absorventes deve ser monitorizado e reportado ao médico ou ao enfermeiro da unidade de quimioterapia. Durante a fase inicial do tratamento das leucemias (indução de remissão) e transplante de medula óssea, em geral, são prescritos medicamentos hormonais que suprimem a menstruação, eliminando o risco de hemorragias severas.
- Orientar para que sejam evitados espirros e eliminação nasal muito intensos e forçados, especialmente quando o nível de plaquetas cai para valores abaixo de 20.000/mm³. No caso de epistaxe, orientar quanto ao uso de gelo, compressão da raiz do nariz, manutenção da cabeça elevada e encaminhamento ao hospital o mais rápido possível, caso as medidas anteriores não controlem a hemorragia.
- Orientar quanto aos riscos do uso de aspirina ou produtos que contenham aspirina, pois se trata de um antiagregante plaquetário.
- Pacientes que tomam corticosteroides devem ser orientados para ingeri-los com leite ou antiácido.
- Ensinar a importância do controle dos resultados de exames laboratoriais e seus valores normais, de acordo com a compreensão e o interesse do paciente.

- Salientar a importância de intercalar os períodos de repouso e de atividades leves de modo equilibrado.
- Informar sobre a transitoriedade dessa condição hematológica anormal.

Anemia

1. Avaliar rigorosamente e sistematicamente o paciente, procurando sinais e sintomas de anemia, especialmente durante o período de nadir do medicamento. Aumentar essa avaliação quando o tratamento quimioterápico é mais intenso e agressivo (p. ex., esquemas de indução de remissão nas leucemias). Lembre-se de que nem sempre a anemia dos pacientes com câncer está relacionada exclusivamente ao tratamento quimioterápico. Observar a presença de fadiga, falta de ar, taquicardia, tontura, "zumbido" nos ouvidos, taquipneia, palidez cutânea, cefaleia e queixas de palpitação. Inspecionar as eliminações vesicais, intestinais, vaginais, pulmonares e a cavidade oral à procura de sangramentos, que podem agravar o quadro anêmico.
2. Monitorizar o hemograma, especialmente a contagem de hemácias e valores de hemoglobina e hematócrito. Outros exames importantes são: contagem de reticulócitos, ferritina sérica, ferro, capacidade total de ligação do ferro, vitamina B12, folato, teste de Coombs e nível de eritropoetina. Reportar imediatamente ao médico do paciente valores alterados. A avaliação desses exames permite a identificação da causa da anemia e a escolha do tratamento adequado. As opções de tratamento mais comuns na anemia do paciente oncológico são a transfusão de glóbulos vermelhos e a aplicação de eritropoetina recombinante.
3. Providenciar alimentação balanceada e rica em ferro durante os períodos de hospitalização.
4. Administrar suplementos férricos, via oral ou injetáveis, caso sejam solicitados pelo médico. Informar a respeito de obstipação, flatulência e escurecimento das fezes, que são efeitos colaterais esperados com essa terapêutica.
5. Incentivar períodos mais prolongados e frequentes de repouso.
6. Providenciar cobertores e roupas adicionais a esses pacientes, pois são mais sensíveis ao frio.
7. Proporcionar ao paciente internado um ambiente seguro, para evitar acidentes, quedas e traumas, uma vez que, frequentemente, apresentam tontura e hipotensão postural.
8. Transfusão sanguínea torna-se necessária nos casos de anemia mais intensa ou quando o paciente apresenta perdas sanguíneas, evidentes ou não. A decisão de transfundir deve basear-se na sintomatologia do paciente e nos resultados laboratoriais. Geralmente, o suporte transfusional é indicado em anemias agudas decorrentes de hemorragia, em pacientes muito sintomáticos ou para aqueles que não respondem à eritropoetina-alfa. O sangue total promove completa reposição celular e de volume, mas, geralmente, não é indicado para os pacientes com câncer, pela possibilidade de ocasionar sensibilização às plaquetas, granulócitos e linfócitos. O ideal é a administração de glóbulos com um hematócrito de 70%. Uma unidade de glóbulos eleva o nível de hemoglobina em aproximadamente 1 g/dL e o hematócrito em 3% no adulto. Pacientes politransfundidos devem receber preferencialmente glóbulos filtrados através de "filtros para leucorredução", o que diminui a sensibilização e a incidência de reações transfusionais, comuns nesses pacientes. Dessa maneira, cada unidade de glóbulos conterá, no máximo, 1×10^6/leucócitos. Durante a transfusão, monitorizar sinais e sintomas de reações: febre (37,5 a 38 °C), urticária, prurido, tremores, cefaleia, taquicardia e alterações mais graves, como dispneia, dor lombar e hipotensão.
9. Administrar oxigênio aos pacientes portadores de anemia mais severa, com queixa importante de falta de ar, salvo contraindicações médicas.
10. Pacientes sob tratamento quimioterápico com altas dosagens ou mais suscetíveis à anemia induzida pelos medicamentos são candidatos ao uso profilático da eritropoetina humana re-

combinante (r-HuEPO), glicoproteína purificada responsável pela regulação da produção de glóbulos vermelhos. Pode ser aplicada pela via subcutânea (mais comum) ou endovenosa e pode ocasionar dor óssea, calafrios, reações cutâneas, edema palpebral, hipertensão arterial, mal-estar e sinais e sintomas semelhantes aos da gripe. A eritropoetina-alfa está indicada para pacientes anêmicos ou suscetíveis à anemia associada à quimioterapia, exceto em neoplasias mieloides. Vários estudos demonstram que esse medicamento aumenta o nível de hemoglobina e reduz a sintomatologia, especialmente a fadiga, elevando a habilidade funcional e a qualidade de vida do paciente, além de diminuir a necessidade transfusional. Embora a dose recomendada seja de 150 U/kg, 3 vezes por semana, estudos demonstram que 40.000 U, 1 vez por semana, produz resultados similares. Como a resposta ao tratamento é variável, recomenda-se avaliação por meio dos exames laboratoriais pelo menos a cada 4 semanas para decidir pela continuidade ou não do tratamento. Se nesse período o nível de hemoglobina subir menos que 1 g/dL, a eritropoetina deve ser interrompida.

Educação do paciente e/ou dos familiares

- Orientar quanto aos sinais e sintomas de anemia e quanto à necessidade de manter o médico e a enfermeira da unidade de quimioterapia informados de sua ocorrência (ver o item n. 1 de "Intervenção de enfermagem").
- Salientar a importância de períodos mais prolongados e frequentes de repouso durante a fase de depressão medular mais intensa.
- Orientar sobre a importância de uma alimentação balanceada e rica em ferro. Se possível, encaminhar o paciente para acompanhamento com nutricionista, para prescrição da dieta mais adequada.
- Encaminhar o paciente e/ou familiares para orientação junto ao banco de sangue a respeito de aspectos importantes relacionados à transfusão sanguínea, como consentimento sobre o procedimento, seleção de doadores, análise e preparo do sangue e reações transfusionais.
- Alertar sobre os efeitos colaterais dos suplementos férricos e da eritropoetina-alfa (ver itens n. 4 e 10, respectivamente, em "Intervenção de enfermagem").
- Ensinar a importância do controle dos resultados de exames laboratoriais e seus valores normais, de acordo com a compreensão e o interesse do paciente.
- Informar sobre a transitoriedade dessa condição hematológica anormal.

Toxicidade Gastrointestinal

- Edva Moreno Aguilar Bonassa • Patricia Molina • Letícia Aragon Rodrigues
- Edvane Birelo Lopes de Domenico

Náuseas e vômitos

Considerações gerais

Náuseas e vômitos são efeitos colaterais comuns associados à quimioterapia sistêmica. Quando intensos, afetam a condição nutricional, o equilíbrio hidroeletrolítico e a qualidade de vida do paciente. São fontes de intensa ansiedade e estresse e, não raro, contribuem para o abandono do tratamento. Felizmente, nos últimos 20 anos, ocorreram avanços importantes na compreensão da fisiologia das náuseas e dos vômitos induzidos pela quimioterapia, esclareceu-se o papel das serotoninas nesse processo e, em consequência, novas opções terapêuticas foram incorporadas ao arsenal antiemético, possibilitando o controle, em grande parte dos pacientes, desse importante efeito colateral. Mas esse controle não é total em 100% dos indivíduos. Estima-se que um terço a um quarto dos pacientes não responde plenamente à terapêutica antiemética disponível[52]. Náuseas e vômitos devem ser avaliados separadamente, pois são eventos diferentes e têm causas igualmente diferentes. Embora possam ocorrer independentemente, observa-se que frequentemente incidem juntos, acompanhados de sinais e sintomas como palidez cutânea, taquicardia, hiperpneia, sensação de fraqueza, tontura, sudorese, dor na região da garganta e epigástrio, contratura do diafragma e dos músculos abdominais e sialorreia.

Vale ressaltar o conceito dessas três distintas entidades: náusea, vômito e ânsia de vômito. *Náusea* é a sensação desagradável, mal-estar ou desconforto localizado no epigástrio, na região da garganta e/ou difusamente pelo abdome. Quando leve, pode melhorar com a ingestão de alimentos; quando intensa, porém, impede a alimentação e interfere no nível de atividade. O *vômito* é a expulsão forçada do conteúdo do estômago, duodeno e/ou jejuno proximal através da boca e do nariz, acompanhada de alterações somáticas. A *ânsia de vômito* é o movimento rítmico e espasmódico envolvendo o peito, o diafragma e os músculos abdominais que ocorre antes ou durante o vômito.

As náuseas e os vômitos podem ser classificados como agudos, tardios ou antecipatórios.

Os agudos são aqueles que ocorrem 1 a 2 horas após a aplicação e se resolvem em 24 horas. São determinados pelo caráter emetogênico de grande parte dos quimioterápicos e são sensíveis ao tratamento com fármacos antieméticos.

A náusea e o vômito tardios persistem ou se desenvolvem 24 horas após a administração do quimioterápico, provavelmente pela continuidade dos efeitos dos metabólitos dos medicamentos sobre o sistema nervoso central e o gastrointestinal. Geralmente, os incômodos tardios são menos frequentes em pacientes que lograram um bom controle das náuseas e dos vômitos agudos. No entanto, apesar da existência de regimes antieméticos potentes no controle dos fenômenos agudos, ainda são frequentes as queixas tardias, especialmente de náusea, em esquemas de poliquimioterapia, que incluem alta dosagem de cisplatina, por exemplo.

A náusea e o vômito antecipatórios, ou seja, aqueles que ocorrem antes da aplicação do antineoplásico citotóxico, têm incidência variável, porém se acredita que aproximadamente 25% dos pacientes desenvolvem náusea antecipatória e 10% vômito antecipatório. Os fenômenos antecipatórios aparentemente resultam de mecanismos de condicionamento inconsciente. O estímulo incondicionado da quimioterapia causa uma resposta incondicionada de náusea e vômito na presença de um estímulo condicionado (p. ex., a figura do enfermeiro que aplica o medicamento, ou a sala de administração). Após exposições repetidas a esses estímulos condicionados e incondicionados (fármacos, enfermeiro e sala), a presença do enfermeiro isoladamente e/ou a visão da sala, também isoladamente, sem aplicação de medicamentos, podem desencadear a resposta condicionada de náusea e vômito. Outros estímulos aprendidos desencadeadores do fenômeno são: pensamentos sobre quimioterapia, sinais (equipamento, pessoal, mobiliário) encontrados na sala de aplicação ou no caminho até ela, odores presentes no setor de quimioterapia e sabores ou gostos associados ao tratamento. Os fenômenos antecipatórios ocorrem com mais frequência e precocidade em pacientes que não receberam um esquema antiemético satisfatório desde as primeiras aplicações.

O objetivo da terapêutica antiemética é impedir as náuseas e vômitos, quer sejam agudos, tardios ou antecipatórios. Com frequência, o sucesso das intervenções é mais evidente sobre os fenômenos agudos.

Incidência

Náuseas e vômitos não ocorrem em todos os pacientes que recebem quimioterapia. Existem variações individuais, além de diferentes graus eméticos entre os diversos antineoplásicos. A incidência de náuseas e vômitos está relacionada primariamente ao potencial emético.

Aproximadamente 30% dos agentes quimioterápicos produzem náuseas e vômitos significantes na maioria dos pacientes tratados. O conhecimento do potencial emético dos medicamentos e das características desse efeito colateral, no que se refere a pico e intervalo de ocorrência, é fundamental e indispensável à prática de enfermagem oncológica. É apresentado nas Tabelas 5.4 e 5.5 um sumário dessas informações. Os medicamentos podem ser classificados em diferentes graus de potencial emético, conforme mostra a Tabela 5.4, desde "alto risco", ou seja, ocasionam vômito em mais de 90% dos pacientes, até "mínimo risco", quando provocam êmese em menos de 10% dos indivíduos. É bom considerar que as diferenças individuais são grandes, o que resulta em variações acentuadas no pico e no tempo de ocorrência do fenômeno emético (Tabela 5.5).

Fatores adicionais relacionados ao fármaco que influem na incidência de náuseas e vômitos são: a dose, a via de administração, a velocidade de aplicação e a combinação de medicamentos. Sabe-se que quimioterápicos como a ciclofosfamida, a cisplatina, a citarabina, a dactinomicina, a floxuridina e o fluoruracila têm potencial emético diretamente proporcional à dose. Aplicações em *push* de citarabina e fluoruracila, além de infusões muito rápidas de cisplatina, são mais eméticas do que aplicações mais lentas. Geralmente, a via oral se relaciona com uma incidência maior de náuseas e vômitos do que a via parenteral para o mesmo medicamento. Exemplos nesse sentido existem no etoposídeo e no fluoruracila. Vale lembrar que infusões arteriais ou intracavitárias são menos emetogênicas do que aplicações endovenosas dos mesmos medicamentos e dosagens. A cisplatina em altas doses (mais de 70 mg/m^2) é considerada o agente quimioterápico isolado com maior potencial emético. No entanto, outros, como dacarbazina, dactinomicina, mecloretamina, doses menores de cisplatina e regimes combinados, como FAC (fluoruracila, doxorrubicina e ciclofosfamida), ABVD (doxorrubicina, bleomicina, vimblastina e dacarbazina), MOOP (mecloretamina, vincristina, procarbazina e prednisona), CHOP (ciclofosfamida, doxorrubicina, vincristina e prednisona) e CAV (ciclofosfamida, doxorrubicina, vincristina), podem ser igualmente debilitantes e requerer intervenção antiemética igualmente agressiva.

Apesar da importância das características farmacológicas do medicamento na gênese das náuseas e dos vômitos, há que se considerar outros fatores que interferem em sua incidência, como:

- *Idade*: pacientes jovens apresentam mais náuseas e vômitos.
- *Sexo*: a incidência mais alta em mulheres pode ser explicada pelo uso mais frequente de protocolos com maior potencial emético em mulheres e pela ingestão alcoólica normalmente menor nesse grupo.
- *Ingestão alcoólica*: pacientes que sistematicamente mantêm alta ingestão de álcool apresentam maior controle do fenômeno emético.
- *Predisposição*: indivíduos que sentem enjoo em viagens, que vomitam com frequência, ou mulheres que tenham apresentado êmese intensa durante a gravidez são mais sensíveis aos efeitos emetogênicos dos quimioterápicos.
- *Fatores emocionais*: ansiedade, medo, expectativa de efeitos colaterais intensos e experiências anteriores desagradáveis são fatores predisponentes.
- *Condição orgânica desfavorável*: desidratação, jejum, alterações de paladar, problemas gastrointestinais, febre, enxaqueca, síndrome de Ménière, labirintite, hipercalcemia, uremia, hiperparatireoidismo, tumor cerebral com aumento da pressão intracraniana e cansaço podem agravar as náuseas e os vômitos.
- *Outros* medicamentos *ou tratamentos*: digoxina, agentes hormonais, analgésicos narcóticos, aspirina, anti-inflamatórios, suplementos férricos e tratamento radioterápico, especialmente em região gastroabdominal, torácica, cabeça e pescoço, também podem causar náuseas e vômitos.
- *Outros*: número de aplicações de quimioterapia, ou seja, as náuseas e os vômitos vão se tornando mais intensos e frequentes no decorrer do tratamento e na presença da náusea e/ou vômito antecipatório.

Informações adicionais sobre protocolos quimioterápicos estão contidas no capítulo 9 – Esquemas antineoplásicos.

Tabela 5.4 Potencial emético agudo de alguns antineoplásicos*.

Incidência	Agente
Alto risco emetogênico (> 90%)	Regimes que contenham antraciclina com ciclofosfamida Amifostina Carboplatina (AUC ≥ 4 mg/mL/min) Carmustina (> 250 mg/m²) Ciclofosfamida (> 1.500 mg/m²) Cisplatina Citarabina (> 1.000 mg/m²) Dacarbazina Doxorrubicina (> 60 mg/m²) Epirrubicina (> 90 mg/m²) Interleucina-2 (alta dosagem) Mecloretamina Melfalana (> 140 mg/m²) Streptozocin
Moderado risco emetogênico (> 30% a 90%)	Azacitidina Carboplatina (AUC < 4 mg/dL/min) Carmustina (< 250 mg/m²) Ciclofosfamida (< 1.500 mg/m²) Citarabina (> 200 mg/m²) Dactinomicina Daunorrubicina Doxorrubicina (< 60 mg/m²) Epirrubicina (< 90 mg/m²) Idarrubicina Ifosfamida Irinotecano Melfalan Metotrexato (> 250 mg/m²) Oxaliplatina
Baixo risco (10% a 30%)	Citarabina Docetaxel Etoposídeo Fluoruracila Gencitabina Interferonas Interleucina-11 Mercaptopurina Metotrexato (50 a 250 mg/m²) Paclitaxel Thiotepa Topotecano
Mínimo risco (< 10%)	Bleomicina Capecitabina Clorambucil (oral) Doxorrubicina lipossomal Eritropoetina Filgrastim Fludarabina Flutamida Gefitinibe Hidroxiureia Hormônios Imatinibe Metotrexato (< 51 mg/m²) Rituximabe Tioguanina (oral) Trastuzumabe Vimblastina Vincristina Vinorelbine

*Esquemas de alta dosagem que requerem suporte com células-tronco hematopoiéticas não estão inclusos nesta tabela.

Fonte: Adaptada de Fischer et al., 2003; Abeloff et al., 2004; Skeel, 2003; e Natale, 2018.

Tabela 5.5 Potencial de duração da êmese com alguns quimioterápicos.

Agente	Pico de incidência (horas)	Duração da êmese (horas)
Bleomicina	3 a 6	1 a 4
Carboplatina	1 a 6	6 a 24
Carmustina*	2 a 4	4 a 12
Cisplatina*	1 a 4	12 a 20
Ciclofosfamida*	4 a 8	4 a 36
Citarabina alta dosagem	1 a 3	3 a 8
Citarabina dose *standard*	6 a 12	3 a 5
Dacarbazina	1 a 6	6 a 24
Dactinomicina	2 a 5	4 a 24
Daunorrubicina	1 a 3	4 a 24
Docetaxel	4 a 8	1 a 2
Doxorrubicina	1 a 3	4 a 24
Etoposídeo	3 a 8	1 a 4
Ifosfamida	2 a 3	4 a 24
Irinotecano	2 a 6	6 a 12
Lomustina	3 a 6	6 a 12
Mecloretamina	0,5 a 2	2 a 24
Metotrexato*	4 a 12	3 a 12
Mitomicina	1 a 2	3 a 4
Mitoxantrona	2 a 6	6 a 24
Paclitaxel	4 a 8	1 a 2
Procarbazina	24 a 27	variável
Streptozocin	2 a 6	12 a 24

*Dose-relacionado: o potencial emético aumenta com dosagens maiores.
Fonte: Adaptada de Fischer et al., 2003.

Etiologia

A fisiologia da náusea e do vômito ainda não é totalmente conhecida. Sabe-se que esses sintomas são controlados e intermediados pelo sistema nervoso central por meio de diferentes mecanismos. A náusea é intermediada pelo sistema nervoso autônomo. O vômito ocorre pela estimulação de um reflexo complexo, coordenado pelo "centro do vômito", uma estrutura localizada na formação reticular dorsolateral da medula oblongata, próximo aos centros reflexos que controlam as funções cardiovascular e respiratória (Figura 5.5). Esse compartilhamento das vias eferentes causa: os sinais e sintomas de taquicardia, sudorese, fraqueza e tontura que acompanham a náusea; a bradicardia e a diminuição da pressão arterial durante o vômito; e o aumento da frequência e da profundidade da respiração logo depois.

O centro do vômito recebe estímulos provenientes das seguintes áreas (Figura 5.5):

- *Zona quimiorreceptora do gatilho*: ou *chemoreceptor trigger zone* (CTZ), localizada no assoalho do quarto ventrículo. Essa estrutura contém receptores para histamina, dopamina, acetilcolina e opiáceos. Sabe-se que os quimioterápicos presentes na circulação sistêmica e liquórica ativam a zona quimiorreceptora do gatilho que, por sua vez, estimula o centro do vômito, provavelmente por mediadores como a serotonina e a dopamina.
- *Mucosa visceral*: células da mucosa do estômago e do intestino delgado (enterocromafim) agredidas pela ação do quimioterápico liberam serotonina ($5-HT_3$), prostaglandina e outros neurotransmissores; a serotonina ativa seus receptores ao nível das fibras vagais aferentes que, por sua vez, estimulam o centro do vômito e a zona quimiorreceptora do gatilho.

- *Córtex cerebral*: sinais, sons e odores condicionados à quimioterapia, assim como ansiedade, dor, aumento da pressão intracraniana e odores e sabores desagradáveis, estimulam o córtex cerebral através das vias hipotalâmicas e do sistema límbico. É o sistema responsável pelo fenômeno da náusea e do vômito antecipatório.
- *Via vestibular*: vias aferentes vestibulocerebelares originárias no labirinto do ouvido interno, em resposta à movimentação corporal rápida.
- Órgãos: impulsos viscerais vagais e simpáticos provenientes do coração, pulmões, útero, rins e trato gastrointestinal em resposta a fenômenos de inflamação, obstrução, distensão, irritação e isquemia.

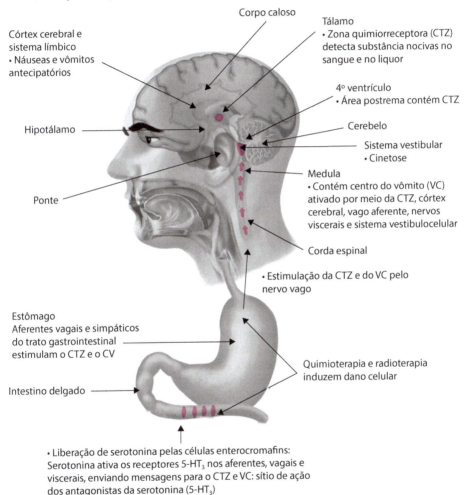

Figura 5.5 Mecanismos da náusea e do vômito.
Fonte: Adaptada de Yarbro, 2018.

A náusea e o vômito relacionados ao tratamento quimioterápico podem ser desencadeados por um ou mais dos estímulos descritos. Alguns são evitados ou minimizados com o uso de antieméticos, como os antagonistas dos receptores da serotonina, por exemplo. Outros, desencadeados pela distensão gástrica, pela movimentação brusca e pela ansiedade, podem ser controlados por meio da orientação, do apoio de enfermagem e de outras medidas farmacológicas e não farmacológicas.

Múltiplos neurotransmissores estão envolvidos no processo que provoca o vômito pós-quimioterapia. Esses neurotransmissores (dopamina, serotonina, histamina e neurocina-1) agem sobre receptores na zona do gatilho e no centro do vômito localizados no cérebro e sobre os receptores do trato gastrointestinal. O completo controle da êmese é difícil, pois são inúmeros os receptores envolvidos (p. ex., um fármaco pode bloquear o caminho de um neurotransmissor a determinado receptor sem impedir sua ligação a outro receptor). Por esse motivo, protocolos antieméticos mais intensos associam medicamentos pertencentes a diferentes classes farmacológicas.

Em resumo, as náuseas e os vômitos são controlados pelo sistema nervoso (cérebro e cordão espinal), por meio de vários caminhos ou processos. A náusea é controlada pelo sistema nervoso responsável pelas funções automáticas do corpo, como a respiração, por exemplo. O vômito é controlado por duas áreas distintas do cérebro: o centro do vômito, que tem o controle amplo desse fenômeno; e a zona quimiorreceptora do gatilho (CTZ), que envia sinais ao centro do vômito, como um radiotransmissor. Além do CTZ, o centro do vômito recebe estímulos provenientes diretamente da mucosa visceral, do ouvido interno e do córtex cerebral, como as emoções (medo e ansiedade) e os sentidos (gosto e cheiro). A quimioterapia estimula a liberação de substâncias como serotonina, dopamina, histamina e neurocina-1, que ativam as estruturas controladoras do vômito no sistema nervoso.

Vale lembrar que as náuseas e os vômitos, após tratamento quimioterápico, quase sempre se relacionam aos medicamentos, porém outras causas não devem ser excluídas, como: obstrução intestinal ou peritonite, metástases em sistema nervoso central, outros medicamentos emetogênicos (narcóticos, opioides, bioterapia, digoxina, p. ex.), pressão intracraniana elevada, ansiedade, constipação, doença gástrica benigna, disfunção autonômica, desequilíbrio hidroeletrolítico, metástases hepáticas, infecção, radioterapia e uremia.

Avaliação clínica

É fundamental uma avaliação clínica do paciente, com o objetivo de identificar as causas e os fatores desencadeadores do fenômeno emético. O pico, a duração e a severidade da náusea devem ser avaliados separadamente do pico, da duração e da severidade do vômito. Como abordado anteriormente, esses fatores dependem do medicamento, da dose, da velocidade de aplicação, das características individuais do paciente etc. Além disso, devem ser discutidos e explorados fatores que ele associa com a ocorrência da náusea e do vômito. A avaliação inclui a observação da quantidade e das características da eliminação gástrica. Vômitos intensos podem comprometer o equilíbrio hidroeletrolítico e o estado nutricional. Portanto, deve-se dar atenção especial ao balanço hídrico, sinais e sintomas de desidratação e hipoglicemia. Deve-se também controlar e avaliar sistematicamente o peso e a ingestão hídrica e calórica do paciente.

Tratamento farmacológico

Durante muitos anos, os antieméticos pertencentes ao grupo dos bloqueadores dos receptores da dopamina foram, praticamente, os únicos medicamentos disponíveis para o controle de náuseas e vômitos decorrentes da quimioterapia. A esse grupo pertence a metoclopramida (Plasil®). Aplicações de cisplatina eram acompanhadas de metoclopramida em doses muito altas, o que ocasionava em alguns pacientes reações extrapiramidais, tão ou mais desconfortáveis que o próprio vômito. A presença de um recipiente para vomitar ao lado de cada poltrona ou leito de quimioterapia era inevitável e indispensável. Vale lembrar que a imagem desses locais de aplicação já causava náusea aos pacientes novos, antes mesmo da sua primeira quimioterapia. Felizmente, surgiram novos medicamentos, como os bloqueadores da serotonina, por exemplo, que controlam os fenômenos eméticos, em especial os agudos, na maioria dos pacientes. Estudos possibilitaram a descoberta de uma nova classe de antieméticos, os antagonistas do receptor NK-1, também chamados *antagonistas do receptor da substância P.* O aprepitanto foi o primeiro representante desse novo grupo, porém teve o seu uso descontinuado no Brasil e, então, foi substituído pela forma injetável denominada *fosa-prepitanto* (Emend®). Seu uso, associado a um corticosteroide e a um antagonista do receptor 5-HT$_3$, propicia mais proteção contra as náuseas e os vômitos agudos e, em especial, tardios, em pacientes tratados com protocolos altamente emetogênicos.

O controle de náuseas e vômitos é imprevisível para cada paciente. Alguns indivíduos toleram medicamentos altamente eméticos com a ajuda de apenas um antiemético via oral. Outros caem em um estado de náuseas e vômitos incontrolável após a aplicação de antine-oplásicos usualmente bem tolerados. Há ainda os que consideram os efeitos colaterais das medicações antieméticas piores do que a náusea e o vômito. Daí a importância do tratamento individualizado e adaptado às características e necessidades de cada paciente.

A escolha do antiemético, a dose, o modo e a frequência de administração são prescritos pelo médico, levando-se em conta a potencialidade emética do agente antineoplásico (pico, duração e intensidade do vômito), a dose administrada e as características individuais do paciente, como suscetibilidade ao vômito, alergias e grau de ansiedade, principalmente. Hoje existem várias diretrizes publicadas em relação ao tratamento das náuseas e vômitos associados ao tratamento quimioterápico, entre as quais são relacionadas: as diretrizes da Multinational Association of Supportive Care in Cancer (MASCC), disponíveis em; https://www.mascc.org; as da American Society of Clinical Oncology (ASCO), disponíveis em: https://www.asco.org; e a do The National Comprehensive Cancer Network (NCCN), disponível em: https://www.nccn.org.

Os antieméticos podem ser administrados na pré-infusão do medicamento (nas 24 horas que antecedem a aplicação), imediatamente antes e/ou repetidos em intervalos programados ou somente se houver necessidade. A indústria farmacológica dispõe de diversas medicações antieméticas para uso via oral, intramuscular, endovenosa ou retal. Infelizmente esse recurso nem sempre é eficaz no controle do fenômeno emético. Segundo Fischer[52], existem cinco princípios gerais para obter-se uma terapêutica antiemética satisfatória:

1. Selecionar apropriadamente o(s) medicamento(s) e respectiva(s) dose(s) de acordo com o potencial emético do quimioterápico.
2. Conhecer o pico e a duração da náusea e do vômito previstos para o agente antineo-plásico administrado, com o objetivo de prescrever a terapêutica antiemética suficiente para cobrir esse período.
3. Conhecer o intervalo de atuação do antiemético para programar adequadamente o aprazamento entre as doses.
4. Prescrever a medicação antiemética em intervalos regulares definidos, e não para apli-cação somente se necessário.
5. Considerar o benefício potencial de medidas não farmacológicas, como distração, meditação ou relaxamento.

A base da terapêutica antiemética é o controle neuroquímico do vômito. Sabe-se que o centro do vômito e a zona quimiorreceptora do gatilho contêm receptores para histamina, dopamina, acetilcolina, serotonina e opiáceos. Os antieméticos, em geral, agem bloqueando os receptores dessas substâncias e, com isso, inibem os fatores de estimulação. Os medicamentos antieméticos podem ser classificados nos grandes grupos a seguir: os antagonistas da dopami-na (fenotiazínicos, análogos das benzamidas e butirofenonas), os antagonistas da serotonina (dolasetrona, ondansetrona, granisetrona, palonosetrona, tropisetrona) e os antagonistas de receptor da neurocinina 1 (NK 1) (fosaprepitanto, netupitanto + palonosetrona e rolapitanto associado a dexametasona), além dos antipsicóticos (olanzapina, p. ex.) e miscelânea (esteroi-des, benzodiazepínicos e canabinoides, como dronabinol e nabilona). Para um controle mais satisfatório, especialmente em pacientes que fazem uso de alta dosagem de quimioterápico, em geral se associam antieméticos com diferentes mecanismos de ação. Desse modo, é possível exercer uma prevenção mais efetiva sobre a náusea e o vômito agudo, tardio e antecipatório.

Os principais grupos de antieméticos disponíveis são os descritos a seguir. Informações adicionais sobre dose e posologia, por exemplo, podem ser obtidas no capítulo 5.1 – Tratamento e profilaxia de reações adversas provocadas por agentes antineoplásicos.

Antagonistas da serotonina

São antagonistas competitivos, altamente potentes e seletivos do receptor de serotonina (5-HT$_3$), uma subclasse de receptor serotoninérgico localizado nos neurônios periféricos e no sistema nervoso central. Certas substâncias, incluindo alguns agentes quimioterápicos, liberam serotonina (5-HT) a partir das células enterocromafins da mucosa visceral e iniciam o reflexo do vômito, acompanhado da sensação de náusea. Os antagonistas da serotonina bloqueiam de modo seletivo a ativação dos receptores 5-HT$_3$ pré-sinápticos nos neurônios periféricos envolvidos nesse reflexo, podendo ainda exercer outras ações diretas no SNC sobre os receptores 5-HT$_3$ mediadores dos impulsos vagais para o centro do vômito. Em resumo, os antagonistas dos receptores da serotonina bloqueiam a ligação da serotonina a alguns de seus receptores específicos periféricos (trato gastrointestinal) e no cérebro (CTZ), interrompendo o processo de estimulação do vômito, principalmente o agudo pós-quimioterapia. Foram incorporados ao arsenal antiemético e consagraram-se medicamentos de escolha no controle do vômito agudo relacionado aos quimioterápicos, em especial àqueles mais emetogênicos (potencial moderado a muito severo). Sua atuação é potencializada quando associados à dexametasona: 50% a 60% de proteção contra o vômito agudo induzido pela cisplatina alta dosagem (100 mg/m^2) e 61% a 91% quando acompanhados de dexametasona. Representam o grupo os fármacos: ondansetrona, granisetrona, tropisetrona, dolasetrona, palonosetrona, azasetrona e ramosetrona. São medicamentos equivalentes do ponto de vista clínico; portanto, a escolha entre eles, em geral, baseia-se no custo. Seus efeitos colaterais são leves: constipação, diarreia, cefaleia e, raramente, hipotensão ortostática, elevação das transaminases hepáticas e reações de hipersensibilidade. Além do seu potencial emético superior, não apresentam os inconvenientes sintomas extrapiramidais.

Antagonistas de dopamina – fenotiazínicos

Os fenotiazínicos fazem parte da primeira família de agentes que demonstraram atividade antiemética substancial. São considerados antagonistas da dopamina; ou, para melhor caracterizá-los, fazem parte do grupo dos bloqueadores dos receptores da dopamina.

Antes do advento dos "antagonistas da serotonina", os fenotiazínicos eram os antieméticos mais utilizados nos Estados Unidos para o controle de náuseas e vômitos leves associados à quimioterapia e à radioterapia. O cloridrato de clorpromazina e o cloridrato de prometazina são os principais representantes desse grupo.

Os fenotiazínicos diminuem a estimulação vagal sobre o centro do vômito e bloqueiam os receptores de dopamina na zona quimiorreceptora do gatilho. Sua eficácia é geralmente menor que a da metoclopramida e dos antagonistas da serotonina. Seus principais efeitos colaterais são: sedação, hipotensão ortostática, distonia, tontura e sonolência. Também podem desencadear reações extrapiramidais caracterizadas por: agitação psicomotora; nervosismo; insônia; espasmo da musculatura cervical e torácica; movimentos involuntários e rítmicos de língua, face, boca, mandíbula e extremidades; dificuldades de deglutição; trismo; protrusão da língua; confusão mental; tremores e marcha parkinsoniana. Os sintomas extrapiramidais são mais comuns em jovens (menores de 30 anos) e ocorrem com mais frequência em pacientes que recebem metoclopramida.

Antagonistas de dopamina – análogos das benzamidas

Dois fármacos desse grupo têm propriedades antieméticas: a metoclopramida e a alizaprida. Ambos são antagonistas da dopamina: inibem os receptores dopaminérgicos do centro do vômito.

A metoclopramida age no nível central e periférico: bloqueia a zona quimiorreceptora do gatilho e estimula a mobilidade do trato gastrointestinal, promovendo o esvaziamento gástrico e prevenindo a estase e a dilatação gástrica, fatores responsáveis pelo reflexo do vômito. Além disso, impede o peristaltismo retrógrado. Sua eficácia é dose-relacionada e foi utilizada amplamente no passado em altas doses, acompanhada de dexametasona e lorazepam, no controle da êmese induzida pela cisplatina. Seus efeitos colaterais podem ser exuberantes em pacientes jovens: a incidência de reações extrapiramidais é de 30% nessa faixa etária (acima de 30 anos: 1,8%). Essas reações podem ser controladas com difenidramina injetável e benzodiazepínicos. Quadros mais graves beneficiam-se com medicações antiparkinsonianas (medicamentos anticolinérgicos). A metoclopramida pode também ocasionar diarreia, insônia, ansiedade, agitação, euforia e depressão.

Já a alizaprida tem atuação central menos intensa, ou seja, seus efeitos neurológicos indesejáveis são mínimos quando comparados aos da metoclopramida. Ambas se mostram úteis no controle do vômito agudo associado aos medicamentos com potencial emético de moderado a baixo, bem como no tratamento do vômito tardio em geral, acompanhado de corticosteroides.

Antagonistas de dopamina – butirofenonas

São neurolépticos, potentes antagonistas da dopamina, que exercem bloqueio sobre o centro do vômito e a zona quimiorreceptora do gatilho. Agem também através da via vestibular. Seu efeito antiemético é superior ao dos fenotiazínicos. São representados pelo haloperidol e pelo droperidol. Não oferecem proteção efetiva em pacientes que recebem medicamentos com potencial emético severo. Seus efeitos colaterais são importantes: sedação, sonolência, reações extrapiramidais, discinesia e depressão respiratória quando utilizados em combinação com analgésicos narcóticos.

Benzodiazepínicos

Causam depressão do sistema nervoso central, com consequente diminuição da ansiedade (ansiolíticos), aumento da sedação e amnésia temporária: se a náusea e o vômito ocorrem, eles não são lembrados. Aparentemente bloqueiam os estímulos provenientes do córtex cerebral ao centro do vômito. São úteis no controle dos fenômenos *antecipatórios* quando administrados na noite anterior ao tratamento. Trinta minutos após a administração oral, 90% do medicamento já foi absorvido. Os mais utilizados são o lorazepam e o diazepam. Em geral, são bem aceitos entre os pacientes, mas deve-se administrá-los com cautela, especialmente em pacientes idosos ou que fazem uso de outros medicamentos potencialmente neurotóxicos (ifosfamida, p. ex.). Nesses grupos, há um risco maior de aspiração durante os episódios de vômito.

Glicocorticosteroides

São frequentemente usados em altas doses, associados a outros medicamentos antieméticos, como os antagonistas da serotonina, os análogos das benzamidas e as butirofenonas, para o controle dos vômitos associados a medicamentos de alto potencial emético. Como agente único, os corticosteroides são efetivos ante os quimioterápicos menos emetogênicos. Provavelmente interferem na síntese e na atuação da prostaglandina, uma das substâncias que estimulam o centro do vômito. O mais utilizado na terapêutica antiemética é a dexametasona. Seus principais efeitos colaterais são: hipertensão, tromboflebite, tromboembolismo, diarreia, náusea, distensão abdominal, aumento de apetite, depressão, alterações de humor, agitação e insônia. Devem ser evitadas altas doses de esteroides em pacientes com história de psicose. Infusões rápidas podem ocasionar queimação e prurido em região perineal, *flush* facial e sensação de mal-estar. Devem ser usados com cautela em pacientes diabéticos e portadores de úlcera gastrointestinal, pelos riscos de hiperglicemia e hemorragia, respectivamente.

Anti-histamínicos

O dimenidrato e a difenidramina representam esse grupo. O primeiro diminui a estimulação vestibular; e o segundo, com potencial antiemético menor, é indicado na prevenção e no controle das reações distônicas agudas relacionadas aos antagonistas da dopamina. Os principais efeitos colaterais são sonolência, tontura e secura na boca.

Canabinoides

Os canabinoides, tanto aqueles extraídos da planta marijuana (dronabinol: Marinol®) como os agentes semissintéticos (nabilone e levonantradol), provaram sua eficiência como antieméticos quando usados isoladamente ou em combinação com outros medicamentos. No entanto, sua atividade é mínima quando comparada à da metoclopramida e, principalmente, à dos antagonistas da serotonina. Não são disponíveis comercialmente no Brasil. O ingrediente ativo é o delta-9-tetra-hidrocanabinol (THC), cujo mecanismo de ação não é totalmente conhecido, mas, provavelmente, age por meio de um mecanismo de depressão do SNC que envolve o bloqueio de estímulos corticais superiores ou a inibição da síntese das prostaglandinas.

Os canabinoides devem ser prescritos com cautela a pacientes idosos, com risco de queda, cardiopatas ou portadores de moléstias psiquiátricas. Podem ocasionar sonolência, ressecamento da boca, tontura, incapacidade de concentração, desorientação, ansiedade, taquicardia, depressão, alucinações visuais, paranoia e psicose. Canabinoides podem também estimular o apetite. Para minimizar os eventos adversos, considerar iniciar com baixas doses.

Dose habitual:
- *Dronabinol cápsulas*: 5 a 10 mg, VO, 3 a 4 vezes ao dia.
- *Dronabinol*: 5 mg/mL; solução oral: 2,1 a 4,2 mg/m^2, VO, 3 a 4 vezes ao dia.
- *Nabilone*: 1 a 2 mg, VO, 2 vezes ao dia.

Dronabinol e nabilone estão aprovados pela agência FDA para náuseas e vômitos refratários quando o paciente não está respondendo às terapias antieméticas convencionais. **Alerta:** dronabinol solução oral não é bioequivalente a dronabinol cápsulas.

Os canabinoides podem provocar a *síndrome de hiperêmese por canabinoide*, que são crises cíclicas de náuseas, vômitos e dores abdominais. Os sintomas melhoram com banho quente, bem como após a interrupção do uso desses medicamentos.

Antagonistas do receptor NK-1 ou antagonistas do receptor da substância P

O receptor da neurocinina-1 é um dos componentes do reflexo do vômito. Esse receptor controla a ação emetogênica da substância P, presente nos aferentes vagais que inervam a área postrema e o núcleo do trato solitário do cérebro. Os antagonistas dessa substância agem seletivamente sobre os receptores NK-1. O fosaprepitanto, um dos medicamentos pertencentes a essa classe, é comercializado na forma injetável e deve ser administrado, aproximadamente, 30 minutos antes do agente antineoplásico.

Tratamento não farmacológico

A influência dos aspectos psicoemocionais no que diz respeito a náuseas e vômitos não pode ser subestimada. Fatores como ansiedade, medo, condicionamento anterior (náusea e vômito antecipatórios) e ambiente (agitação, outros pacientes vomitando, barulho) podem desencadear ou acentuar o fenômeno emético. Além disso, o tratamento antiemético não é absolutamente eficaz em todos os pacientes, especialmente no controle do vômito tardio e antecipatório. Por isso, têm-se empregado medidas não farmacológicas, associadas à terapêutica antiemética convencional, com o objetivo de potencializar seus efeitos terapêuticos e aumentar o autocontrole do paciente. Pode-se classificar o tratamento não farmacológico em três tipos: intervenções comportamentais, *acupressure* e alterações dietéticas.

Intervenções comportamentais

Têm sido utilizadas com sucesso, especialmente em crianças, para tratar os fenômenos antecipatórios. Podem ser de três tipos: relaxamento com visualização dirigida (inclui hipnose, relaxamento passivo, relaxamento ativo); dessensibilização sistemática; e técnicas de distração. As duas últimas requerem um terapeuta especializado, usualmente um psicólogo. Técnicas de relaxamento podem ser conduzidas por enfermeiro, médico, assistente social, psicólogo ou outro profissional treinado. Algumas técnicas simples de distração, utilizando sons e imagens (música, filmes), trabalhos artísticos (pintura, desenho, modelagem), brinquedos e jogos (para as crianças) e conversação informal e agradável, trazem benefícios, especialmente aos pacientes com náuseas e vômitos leves.

Cuidados com o ambiente podem auxiliar no controle antiemético. Sugere-se a manutenção de um ambiente tranquilo, calmo, sem barulho e circulação excessiva de pessoas; livre de odores desagradáveis, extremos de temperatura e ventilação inadequada. Promover acomodação confortável e agradável ao paciente. Alterações frequentes na disposição dos móveis (principalmente leitos e poltronas), equipamentos e objetos de decoração da sala de aplicação também podem trazer benefícios significativos, especialmente no controle dos fenômenos antecipatórios. Se possível, variar o local onde o paciente recebe o tratamento quimioterápico.

É importante identificar medos, crenças negativas e preconceitos relacionados ao tratamento que podem estar gerando ansiedade e estresse. Esclarecer ao paciente essas questões e transmitir segurança e confiança no tratamento são ações de enfermagem úteis no combate a essas emoções e sentimentos negativos que podem desencadear ou acentuar o fenômeno emético.

Acupressure

É uma técnica comumente utilizada na Inglaterra. Trata-se da estimulação de um ponto específico, o chamado *ponto P6* ou *Neiguan point*, localizado na região do punho, aproximadamente três dedos abaixo da linha de articulação, entre o tendão do músculo flexor radial do carpo e o palmar longo. A *acupressure* pode ser aplicada por meio de aparelhos comercialmente disponíveis (BioBands, Inc.), os quais contam com eletrodos transcutâneos que emitem estímulos elétricos sobre o ponto P6. Estudos conduzidos por Dundee demonstram que a acupuntura e a *acupressure* manual ou por meio de eletrodos transcutâneos potencializam a ação antiemética de medicamentos como a ondansetrona, a metoclopramida e as fenotiazinas.

Modificações dietéticas

Habitualmente, sugerem-se modificações alimentares aos pacientes que recebem quimioterapia. Vale lembrar que são recursos efetivos quando associados à terapêutica antiemética adequada e quando individualizados. Pesquisar junto ao paciente intervenções dietéticas que foram úteis em episódios anteriores de náuseas e vômitos (gravidez, doença, períodos de estresse). O tipo de alimento ingerido durante os períodos de náusea pode aumentar ou diminuir os sintomas. Recomenda-se evitar alimentos muito quentes, gordurosos, condimentados, salgados, com odores fortes, frituras e doces. Dar preferência a alimentos sólidos, ácidos, frios, sorvete, gelo ou servidos à temperatura ambiente. Comer quantidades menores em intervalos frequentes (a cada 2 a 3 horas, p. ex.), evitando distensão gástrica excessiva e esvaziamento gástrico prolongado. Aconselha-se que o paciente evite o preparo de alimentos durante os períodos de náusea, delegando essa atividade a outra pessoa ou servindo-se de congelados previamente preparados. Sugere-se a não ingestão dos alimentos favoritos no dia da aplicação e nos subsequentes, enquanto persistem os sintomas, para evitar o desenvolvimento de aversão a eles, tornando ainda mais difícil uma nutrição adequada.

Vale lembrar que nem sempre essas medidas beneficiam todos os pacientes, devendo, portanto, ser adequadas e adaptadas a cada um deles. Solicitar apoio de nutricionista.

Intervenção de enfermagem

1. Administrar as medicações antieméticas antes da aplicação do fármaco e depois, regularmente, de acordo com o potencial emético (seguir prescrição médica ou protocolo adotado pela Instituição).
   - *Alto potencial emético*: combinação agressiva de antieméticos: antagonista da serotonina, corticosteroide, antagonista do receptor NK-1 e olanzapina[74].

- *Moderado potencial emético*: combinação de antagonista da serotonina e corticosteroide. Para tratamentos com carboplatina AUC ≥ 4 mg/mL/min, adicionar antagonista do receptor de NK-1[74].
- *Baixo potencial emético*: antagonista de serotonina *ou* dexametasona[74].

2. Avaliar a ação do antiemético para cada paciente e consultar o médico responsável quando forem necessários ajustes.

3. Observar sinais e sintomas relacionados principalmente à reação extrapiramidal, comum com o uso da metoclopramida, especialmente em crianças e adultos jovens.

4. Garantir protocolo adequado de antiemético durante todo o período de náuseas e vômitos causado pelo antineoplásico.

5. Observar o balanço hídrico do paciente, controlando a frequência e o volume das perdas, a ingestão hídrica e os sinais e sintomas de desidratação. Grandes perdas sem reposição adequada indicam a necessidade de hidratação endovenosa. Além disso, indivíduos desidratados estão mais propensos a náuseas e vômitos. Incentivar o paciente a ingerir líquidos quando possível (2 a 3 L por dia), em pequenas quantidades, várias vezes por dia.

6. Controlar o peso semanalmente. Se o paciente não consegue manter o peso estável, encaminhá-lo, juntamente com a família, a nutricionista.

7. Providenciar alimentação agradável ao paciente. Sugerir a substituição de alimentos muito quentes, gordurosos, condimentados, muito doces e com odor forte por alimentação seca e servida à temperatura ambiente, como um lanche, por exemplo. Suspender a alimentação via oral durante os períodos de vômito intenso. Evitar períodos prolongados de jejum. Sugerir ingestão de pequenas quantidades em intervalos frequentes, dando preferência aos alimentos de alto valor proteico e calórico. Alguns pacientes preferem não comer antes da quimioterapia, outros aceitam uma refeição leve. Há aqueles que sentem alívio da náusea quando chupam gelo, bala ou sorvete durante a aplicação. Deixar o paciente livre para decidir sua preferência. Orientá-lo a não se deitar logo após as refeições.

8. Manter o paciente confortavelmente instalado durante a aplicação dos medicamentos, em um ambiente calmo, bem ventilado, agradável, livre de odores e ruídos, longe de outros pacientes nauseados.

9. Promover medidas para aliviar o estresse, a ansiedade e o medo dos pacientes e familiares. Distrair o paciente adulto com conversa informal e agradável e as crianças com jogos, brincadeiras e televisão, por exemplo. Sugerir técnicas de relaxamento corporal, controle da respiração e visualização de imagens agradáveis e prazerosas. Pesquisar preconceitos e ideias negativas em relação à doença e ao tratamento quimioterápico e esclarecer essas questões, reforçando a confiança no benefício dos medicamentos, apesar dos efeitos colaterais desagradáveis.

10. Encorajar o paciente a manter uma boa higiene oral, especialmente após o vômito.

11. Orientar o paciente com relação aos inconvenientes dos movimentos bruscos e excessivos, pois podem desencadear o fenômeno emético.

12. Vômito logo após a administração de quimioterápico via oral em até 30 minutos obriga a repetição da dose. Se o vômito ocorrer mais tarde, entrar em contato com o médico para decisão quanto à reposição.

13. Utilizar medidas de proteção para manipular o vômito, pois nas 48 horas que sucedem a aplicação o vômito contém fármaco ativo e/ou metabólitos potencialmente citotóxicos.

14. Informar o paciente e/ou familiares a respeito da possibilidade de ocorrência das náuseas e vômitos, sua transitoriedade e os recursos disponíveis para aliviar esse efeito colateral. Reforçar que os medicamentos antieméticos devem ser ingeridos em intervalos regulares e não só quando a náusea e o vômito se manifestam. Informar também que, se o esquema antiemético não estiver satisfatório, é necessário entrar em contato com o médico responsável (Tabelas 5.4 e 5.5).

Mucosite
Considerações gerais

A mucosite consiste na resposta inflamatória das membranas mucosas à ação dos fármacos antiblásticos. Quando ocorre em cavidade oral, é chamada *estomatite*; em esôfago, chama-se *esofagite*; e em região de reto, denomina-se *proctite*. As alterações de mucosa mais frequentes pós-quimioterapia ocorrem em cavidade oral; portanto, ao longo do texto, serão consideradas sinônimas mucosite e estomatite.

Estima-se que a mucosite oral ocorra em aproximadamente 40% dos pacientes que recebem quimioterapia em doses convencionais para tumores sólidos e em 60% a 70% dos pacientes que recebem quimioterapia para neoplasias hematológicas. Com o aumento significativo na incidência de mucosite em função das terapias com alta dosagem de novos medicamentos e de esquemas curativos que utilizam radioterapia e quimioterapia concomitantes, houve um interesse renovado na prevenção e no tratamento da mucosite oral. Atualmente, existe melhor conhecimento biológico do processo de mucosite, o que permite a pesquisa em busca de intervenções mais específicas e efetivas, como a laserterapia, que pode ser realizada no leito hospitalar ou no consultório do odontologista especializado.

Sonis propôs um modelo do desenvolvimento da mucosite composto por quatro fases[155]:

- *Fase inflamatória/vascular*: ocorre a liberação de citocinas que causam dano tecidual local e iniciam uma resposta inflamatória, que resulta em aumento da vascularidade.
- *Fase epitelial*: ocorre o efeito direto dos medicamentos sobre as células epiteliais da mucosa oral, o que resulta em redução da reposição celular, atrofia e ulceração. Acredita-se que a produção local de citocinas aumenta o processo de destruição celular, provocando alterações atróficas e ulcerativas.
- *Fase ulcerativa/bacteriana*: em geral, ocorre 7 a 10 dias após a quimioterapia e concomitantemente à neutropenia. Caracteriza-se por erosão tecidual e colonização bacteriana secundária, que provavelmente causa uma nova liberação de citocinas e, consequentemente, mais dano tecidual.
- *Fase de cicatrização*: há resolução da neutropenia, renovação e proliferação epitelial e restabelecimento da flora microbiana local.

Os fatores de risco para o desenvolvimento da mucosite oral incluem higiene oral inadequada, próteses orais mal ajustadas, *status* nutricional, tipo de malignidade, quimioterápicos específicos, alterações orais preexistentes (doença periodontal, cáries), fumo, localização da doença (p. ex., câncer de cabeça e pescoço) e ingestão alcoólica. Recomenda-se que o paciente providencie uma meticulosa higiene oral antes da quimioterapia e que a mantenha de rotina durante todo o tratamento. É igualmente necessário, sempre que possível, uma visita ao dentista antes de iniciar o tratamento para detecção e tratamento de doenças periodontais e cáries e revisão de restaurações.

A estomatite geralmente inicia-se com uma queixa de sensibilidade maior aos alimentos ácidos, como os sucos de frutas cítricas, e intolerância aos alimentos muito quentes ou muito frios. É caracterizada por hiperemia, edema, ulceração, dor, sialorreia, queimação e, algumas vezes, hemorragia e infecção secundária. Compromete a ingestão de alimentos e líquidos, a comunicação verbal, a higiene oral e a autoimagem, além de ocasionar dor e desconforto, às vezes de difícil controle. É responsável pela interrupção do tratamento quimioterápico, com o objetivo de permitir a recuperação da mucosa.

A intensidade e a frequência da mucosite têm aumentado consideravelmente com o emprego de protocolos quimioterápicos cada vez mais agressivos, permissíveis por meio dos avanços de hemoterapia, imunoterapia, antibioticoterapia e técnicas de transplante de medula óssea, que possibilitaram suporte adequado durante os longos e intensos períodos de mielodepressão. No entanto, pouco ou quase nada pode ser feito para evitar a mucosite (Figura 5.6), a não ser prevenir complicações, como a infecção, e aliviar a dor e o desconforto.

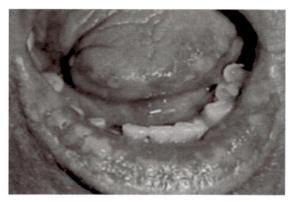

Figura 5.6 Mucosite pós-quimioterapia.
Fonte: Acervo da autoria do capítulo.

Etiologia

Acredita-se que os quimioterápicos exercem efeito estomatotóxico direto e indireto.

O efeito direto ocorre em nível celular. O epitélio de revestimento das mucosas oral e gastrointestinal é formado por células de rápida divisão: duram de 3 a 5 dias; e a troca completa de toda a linha epitelial é concluída a cada 7 a 14 dias. A replicação ocorre em aproximadamente 32 horas, com um tempo estimado de mitose de 8 horas, fase G_1 de 14 horas, fase S de 10 a 11 horas e fase G_2 de 10 a 19 minutos. Esse processo constante de renovação celular torna as membranas mucosas extremamente sensíveis à ação dos quimioterápicos. Muitos desses medicamentos causam destruição das células que estão em processo de divisão ativa, pela interferência na síntese de DNA, RNA e proteínas. Tecidos que apresentam alta taxa de proliferação celular, como a *stem cell* da mucosa oral, por exemplo, são particularmente sensíveis ao efeito citotóxico direto dos quimioterápicos. Ocorre diminuição da produção e diferenciação celular e aumento do processo de descamação, tornando a mucosa mais frágil. A continuidade desse processo ocasiona dor, alterações inflamatórias e destruição tissular, manifestada por lesões intensamente vulneráveis à ação de agentes infecciosos. Ocorre também diminuição do paladar, dificuldade de deglutição e, em casos mais intensos, articular palavras pode tornar-se extremamente penoso. Essas alterações podem ocorrer entre 2 e 14 dias após a aplicação dos quimioterápicos.

O efeito estomatotóxico indireto dos citostáticos deve-se à mielodepressão. Estudos indicam que a intensidade da mucosite está diretamente relacionada à queda dos granulócitos que ocorre durante o período de nadir dos antineoplásicos. Portanto, a estomatite pode estar associada a uma resposta imunológica suprimida. Além disso, a mielossupressão associada aos medicamentos e à própria doença oncológica contribui para o agravamento da mucosite, tornando o epitélio mais suscetível a ulceração, infecção, necrose e sangramento. O problema pode aumentar se houver necessidade de antibioticoterapia durante o período de depressão medular em razão da alteração da flora bacteriana normal promovida pelos antibióticos.

A desidratação, a desnutrição proteica, a higiene oral precária e a exposição ao fumo e a bebidas alcoólicas podem agravar a estomatite induzida por medicamento, dificultando e prolongando seu tratamento.

Alterações da mucosa oral também podem ser decorrentes da "infiltração de células leucêmicas" nos capilares e arteríolas. Tumores da cavidade oral também são responsáveis pela quebra da integridade da membrana mucosa, predispondo-a a processos inflamatórios e infecciosos. A mucosite também é comum em pacientes com síndrome da imunodeficiência adquirida (Aids) em decorrência da imunossupressão e de lesões relacionadas ao sarcoma de Kaposi ou linfoma não Hodgkin, frequentes nesse grupo.

Modificadores da resposta biológica, em especial a interleucina, também estão relacionados à ocorrência de mucosite. Esses medicamentos exercem uma ação citotóxica direta sobre as células da mucosa oral e um efeito indireto, por meio da resposta inflamatória exacerbada pela ação dos altos níveis de linfocinas.

Mais de 70% dos pacientes que recebem transplante de medula óssea desenvolvem complicações orais decorrentes dos regimes de condicionamento. Altas dosagens de quimioterápicos, associadas ou não à radioterapia (irradiação corporal total), desencadeiam alterações importantes em mucosas oral e gastrointestinal. Além disso, a terapia imunossupressora que acompanha o paciente submetido a transplante alogênico de medula óssea e as eventuais alterações decorrentes da doença do enxerto *versus* hospedeiro (DECH) prolongam e intensificam as complicações orais e podem desencadear novos problemas, como a xerostomia, por exemplo. Nesses pacientes são comuns as infecções bacterianas, virais e por fungos.

A radioterapia também pode causar mucosite quando a irradiação inclui áreas de cabeça e pescoço, englobando boca e glândulas salivares. Ocorre uma resposta inflamatória como resultado da destruição das células do epitélio mucoso e glandular. A intensidade da lesão depende do grau de profundidade da irradiação, da quantidade de *grays* aplicados e do número e da frequência dos tratamentos. Em geral, a mucosite aparece em torno da segunda semana de tratamento e após uma dose acumulada de 2.000 cGy. Inicialmente, a mucosa torna-se mais avermelhada e edemaciada. À medida que o tratamento prossegue, torna-se ulcerada e coberta por um exsudato. Dor e queimação são comuns e agravam-se com alimentos ácidos ou apimentados. A mucosite por radioterapia pode persistir por muitas semanas após o término do tratamento. Infecção secundária, especialmente a candidíase, ocorre com frequência, prolongando ainda mais a mucosite. Outro agravante é a xerostomia, ou seja, a diminuição do fluxo salivar decorrente da irradiação das principais glândulas salivares. Ela ocorre precocemente (em torno da primeira semana de tratamento) e pode ser progressiva e irreversível, comprometendo gravemente a saúde bucal e dentária. Alterações de paladar também são frequentes, porém, em geral, normalizam-se 3 a 4 meses após o término do tratamento.

Incidência

A ocorrência e a severidade da mucosite são influenciadas pela dose, pelo protocolo (sequência, intervalo, velocidade, combinação de medicamentos) e pelo impacto das funções hepática e renal.

Segundo Sonis, Sonis e Lieberman[157], aproximadamente 40% dos pacientes submetidos à quimioterapia desenvolvem mucosite em graus variáveis. O fenômeno torna-se mais frequente e intenso se o paciente é submetido concomitantemente a tratamento radioterápico em cabeça ou pescoço. Ocorre frequentemente no grupo de pacientes submetidos a protocolos quimioterápicos mais intensos e agressivos (leucemias e linfomas, p. ex.). Praticamente todos os indivíduos submetidos a transplante de medula óssea apresentam estomatite, quase sempre severa, pois recebem altas doses de antineoplásicos e, algumas vezes, medicamentos mielossupressores. Pacientes desidratados e desnutridos estão também mais sujeitos ao fenômeno.

A mucosite pode ser classificada em leve, moderada ou severa, de acordo com critérios objetivos de alterações dos lábios, língua, mucosa oral, saliva, deglutição e dentes, em graus que variam de 1 a 4. O somatório desses valores define a gravidade da mucosite (Tabela 5.6).

A estomatotoxicidade dos agentes antineoplásicos varia conforme a dose, a combinação de medicamentos empregados, o tempo de administração e a condição física do paciente. Alguns fármacos exercem atividade tóxica mais acentuada na mucosa, especialmente quando aplicados em altas doses, como bleomicina, dactinomicina, daunorrubicina, doxorrubicina, epirrubicina, fluoruracila e metotrexato. Também pode ocorrer com o uso de citarabina, etoposídeo, mercaptopurina, mitomicina, mitoxantrona, teniposídeo, tioguanina, vimblastina, vincristina, ciclofosfamida, paclitaxel, docetaxel, hidroxiureia e procarbazina.

Tabela 5.6 Grau de disfunção de acordo com a estrutura da cavidade oral acometida.

Local	Grau de disfunção			
	1	2	3	4
Lábios	Lisos, macios, rosados, flexíveis, úmidos, íntegros.	Levemente enrugados, secos, com áreas avermelhadas.	Enrugados, secos, edemaciados, com ou sem vesículas, inflamados na linha de demarcação.	Muito secos, inflamados, rachados, com ulceração e/ou sangramento e/ou vesículas.
Língua	Lisa, rosada, úmida, sem fissuras ou papilas proeminentes, íntegra.	Papilas proeminentes na base, seca, rosada com áreas avermelhadas, aprofundamento do sulco mediano.	Edemaciada, papilas proeminentes, avermelhada, principalmente na ponta e papilas (aparência de pimenta), muito seca, com película na base, rachaduras.	Muito seca, grossa e espessa, fissuras e películas, ponta muito vermelha e demarcada, laterais com vesículas, rachaduras profundas, muito edemaciada.
Mucosa oral	Lisa, rosada, íntegra, úmida.	Pálida, levemente seca, com áreas avermelhadas ou com pústulas.	Avermelhada, seca, inflamada, edemaciada, com ulcerações.	Muito avermelhada, brilhante, edemaciada, com vesículas e ulcerações.
Dentes e dentaduras	Brilhantes, sem membranas. Bom ajuste.	Levemente opacos, com discretas membranas. Discretamente soltas.	Opacos, com membrana aderida a aproximadamente 50% do esmalte dentário. Soltas e ocasionando áreas de irritação.	Muito opaco, coberto por membrana. Impossibilidade de usá-las, em razão da irritação.
Saliva	Fluida, aquosa, quantidade adequada.	Aumento da quantidade.	Saliva escassa, boca seca.	Grossa, espessa, viscosa.
Voz e deglutição	Tonalidade e qualidade normal. Normal, sem dificuldades.	Discreta alteração, voz mais baixa. Desconfortável.	Grossa, áspera e dissonante. Com dificuldade e/ou dor.	Dificuldade para articular as palavras. Quase impossível ou impossível.

Grau de disfunção oral (de 7 a 24): leve de 7 a 12; moderada de13 a 18 e severa de 19 a 24.
Fonte: Adaptada de Brown, 1986 e Tenenbaum, 1989.

Doses e estomatotoxicidade são diretamente proporcionais. Até mesmo fármacos habitualmente não relacionados à mucosite, como ciclofosfamida, por exemplo, podem ocasionar danos à mucosa quando utilizados em alta dosagem. Outros exemplos nesse sentido são bussulfano, etoposídeo, melfalana, tiotepa e interleucina. Altas doses de bussulfano, comuns em alguns protocolos que incluem resgate com células hematopoiéticas, e a interleucina, igualmente em alta dosagem, também podem causar mucosite importante.

A duração da mucosite pode ser prolongada em pacientes submetidos a protocolos intensos, com aplicações frequentes, pois desse modo nem sempre há tempo suficiente para a recuperação total da mucosa e cura das lesões.

Além disso, combinações de fármacos isoladamente não estomatotóxicos podem ocasionar mucosite, em decorrência da mielodepressão mais intensa desencadeada pela superposição dos períodos de nadir.

Prevenção e tratamento

Os objetivos dos cuidados de prevenção e tratamento da mucosite são: manter a integridade da mucosa, prevenir infecção secundária, aliviar a dor e manter uma ingestão hídrica e calórica adequada.

É fundamental a observação diária da cavidade oral dos pacientes submetidos à quimioterapia, especialmente se recebem protocolos mais agressivos, com medicamentos estomatotóxicos. Vale lembrar que a avaliação da cavidade oral é um procedimento de vital importância, antes, no decorrer e depois do tratamento quimioterápico. A mucosa oral normal e saudável é rosada, úmida, limpa e intacta. Alterações incluem:

- *Mudanças na coloração*: palidez, eritema em graus variados, placas ou irregularidades e lesões ou úlceras descoloradas.

- *Mudanças na umidade*: alterações na textura e no brilho da saliva, diminuição ou aumento de fluxo e alterações na qualidade e na tenacidade das secreções.
- *Mudanças na limpeza*: acúmulo de fragmentos e películas, mau hálito e mudanças na coloração dos dentes.
- *Mudanças na integridade*: cortes, fissuras, úlceras, vesículas e lesões, que podem estar isoladas, agrupadas, em placas, confluentes ou generalizadas.
- *Mudanças na percepção*: diminuição ou ausência de paladar, rouquidão, diminuição do timbre e da força da voz, dificuldade de deglutição em geral pela esofagite, dor, queimação.

Essas alterações devem ser classificadas em uma tabela de avaliação, conforme mostra a Tabela 5.6. Esse instrumento divide as mucosites em leve, moderada ou severa por critérios objetivos, possibilitando uma definição mais prática do tratamento e da intensidade dos cuidados. Vale lembrar que são incluídos na observação os lábios, a língua, a mucosa oral, os dentes, as características de saliva, a voz e a habilidade de deglutir.

O paciente e os familiares devem ser orientados para também proceder à inspeção da cavidade oral e reportar as alterações e problemas observados.

Mucosite em indivíduos imunossuprimidos requer uma avaliação mais precisa, por meio de cultura, pois esses pacientes, em geral, não apresentam os sinais clássicos de infecção. Infecções fúngicas e herpéticas são comuns e nem sempre se apresentam bem caracterizadas nesses pacientes. A cultura da cavidade oral é a única maneira precisa de identificar um processo infeccioso e seu agente causal. Deve ser realizada quando houver uma quebra na integridade da mucosa (lesão, vesícula, úlcera), na presença de uma mucosite generalizada, de moderada a intensa (escores de 11 a 15 na Tabela 5.6), ou quando houver exsudato.

Quadros infecciosos mais graves podem manifestar-se por alterações nos sinais vitais (temperatura, frequência cardíaca) e laboratoriais (hemograma). Pacientes com mucosite infectada em neutropenia severa (neutrófilos abaixo de 500/mm³) estão sob alto risco de infecção sistêmica grave, potencialmente fatal.

O paciente com mucosite também pode ser avaliado conforme os Critérios Comuns de Terminologia para Eventos Adversos (CTCAE, do inglês *Common Terminology Criteria for Adverse Events*), estabelecidos pelo National Cancer Institute (NCI), para definir o grau de toxicidade e a terapêutica adequada. O NCI disponibiliza a versão mais recente (CTCAE versão 5.0) no endereço eletrônico: https://ctep.cancer.gov/protocoldevelopment/electronic_applications/docs/ctcae_v5_quick_reference_5x7.pdf[121].

Conforme o CTCAE versão 5.0, o grau de gravidade da mucosite em cavidade oral pode ser assim classificado:
- *Grau 1*: assintomático ou com sintomas leves; intervenção não indicada.
- *Grau 2*: dor moderada ou com úlcera que não interfere na ingestão oral; indicada modificação na dieta.
- *Grau 3*: dor severa que interfere na ingestão oral.
- *Grau 4*: consequências com risco de morte; indicada intervenção urgente.
- *Grau 5*: morte.

Higiene oral

A manutenção de uma boa higiene oral é imprescindível durante todo o tratamento quimioterápico. Para uma higiene oral efetiva, é necessário escovar, enxaguar e umidificar.

A escovação dos dentes e gengivas deve ser feita com escova estreita, de cerdas macias, e com técnica correta. A escova dental é o mais eficiente instrumento de limpeza mecânica e remoção de placas. Para uma escovação apropriada, recomenda-se que as cerdas incidam na junção entre o dente e a gengiva em um ângulo de 45°, local onde ocorre o maior acúmulo de resíduos. Recomenda-se que sejam realizados movimentos horizontais bem curtos, vibrando as cerdas, pelo menos dez movimentos em cada região, que deve cobrir no máximo dois dentes. Dentes superiores e inferiores, tanto em sua superfície externa como interna, devem ser escovados desse modo. A superfície de mastigação dos dentes molares deve ser higienizada com movimentos para a frente e para trás, com as cerdas justapostas à área. A escovação delicada da língua deve ser incluída para estimular a circulação e remover resíduos. O creme dental deve ser não abrasivo, preferencialmente com bicarbonato de sódio (bom agente de limpeza, auxilia na dissolução do muco e reduz a acidez resultante do processo inflamatório) e/ou flúor (previne a cárie dental). Deve ser realizada 30 minutos após as refeições e à noite, antes de se deitar. Escovar os dentes antes das refeições pode estimular o apetite. Na presença de dor intensa, plaquetopenia (abaixo de 10.000 mm^3) e/ou sangramento ativo durante a escovação, a escova deve ser substituída por uma espátula ou mesmo pelo dedo forrado com gaze ou algodão. Existem bons instrumentos para higienização oral, sendo um deles o Toothette®. Trata-se de um material formado por uma pequena haste, em cuja extremidade existe uma espuma macia perfeitamente adaptável à limpeza da cavidade bucal, sem os riscos de lesão ou sangramento (Figura 5.7). Próteses dentárias devem ser removidas e escovadas 30 minutos após as refeições e à noite, antes de dormir.

Figura 5.7 Toothette®: dispositivo para higiene oral de pacientes com mucosite ou plaquetopênicos.
Fonte: Acervo da autoria do capítulo.

Existem fortes controvérsias quanto à melhor solução para enxágue ou bochecho (Quadro 5.1). Ao que parece, os bons resultados dependem mais da frequência e da consistência da higienização do que do tipo de solução empregada. Os agentes recomendados para enxágue ou bochecho são: água (morna ou gelada, a critério do paciente), água + bicarbonato de sódio e/ou enxaguante bucal composto por clorexidina a 0,12%, ou conforme protocolo institucional. Deve-se evitar soluções que contenham álcool, uma vez que este pode irritar ou ressecar a mucosa. As soluções alcalinas (água + bicarbonato de sódio) modificam o pH da cavidade oral, tornando-a menos propícia ao crescimento de bactérias patogênicas e fungos. Além disso, são úteis no tratamento das mucosites já instaladas, pois auxiliam no desbridamento das lesões, na remoção do odor e na fluidificação da saliva. São recomendadas soluções de bicarbonato de sódio a 1% para crianças abaixo de 2 anos e a 3% para os demais pacientes. Seu maior inconveniente é o sabor: alguns pacientes rejeitam soluções de bicarbonato por não suportarem o gosto.

Soluções à base de clorexidina e flúor podem ser benéficas na prevenção de infecções orais. A clorexidina tem ação sobre numerosas bactérias e fungos. O valor do uso diário de soluções para enxágue à base de flúor em pacientes adultos é controverso. No entanto, aplicações diárias de flúor tópico são essenciais em pessoas submetidas à irradiação das glândulas salivares para a prevenção da cárie dental.

A frequência das irrigações e bochechos da cavidade oral com essas soluções depende do grau de estomatite. Casos mais leves beneficiam-se com bochechos e gargarejos após as refeições e à noite, antes de dormir. Mucosite severa exige tratamento a cada 2 a 3 horas.

Quadro 5.1 Resumo das intervenções para a prevenção e o tratamento da mucosite oral.

Terapia	Evidências/comentários
Protetores orais	
Higiene oral de rotina	Efetiva na redução da incidência e da severidade.
Crioterapia	Efetiva. Resultados consistentes com 5-FU.
Alopurinol	Resultados não conclusivos. Parece não ser efetivo.
Leucovorin	Resultados negativos.
Glutamina	Resultados controvertidos. São necessários novos estudos.
Vitamina E	Possível benefício. São necessários novos estudos.
Soluções para bochecho	
Soro fisiológico	Isotônico, não irritativo, barato. Efetivo.
Bicarbonato de sódio	Boa solução para desbridamento. Sabor desagradável.
Clorexedina	Resultados não conclusivos. Pode diminuir a infecção. Ainda não recomendada para uso de rotina.
Água oxigenada Com agentes antibacterianos	Não recomendada. Modesta redução na mucosite. Como profilaxia, recomendada somente para pacientes de alto risco.
Agentes protetores	
Sucralfato	Resultados não conclusivos. Parece não ser efetivo.
Kaopectate	Evidências clínicas somente.
Hidróxido de magnésio	Efeito clínico de curto prazo. Pode ressecar a mucosa se não for adequadamente enxaguada.
Associados a analgésicos	Pesquisas insuficientes que deem suporte à sua eficácia.
Profilaxia antiviral	
Aciclovir	Sem impacto na incidência ou na severidade.
Profilaxia antifúngica	
Clotrimazol	Efetivo.
Fluconazol	Efetivo.
Enxaguante com anfotericina B	Resultados controvertidos. Não recomendada pelos efeitos colaterais.
Anti-inflamatórios	
Camomila, betametasona, benzidamina	Sem testes clínicos em quimioterapia, testada somente em radioterapia.
Anestésicos locais	
Xilocaína viscosa 2%, Diclonina, ulcerase, capsaicina	Alívio temporário (20 a 60 minutos). Evidência clínica. Ingrediente ativo da pimenta malagueta. Administrada em veículo doce. Diminui a dor.
Substitutos/estimulantes de saliva	Trazem conforto. Não apresentam as propriedades antibacterianas da saliva normal.
Analgésicos sistêmicos	
Anti-inflamatórios não esteroidais, Analgésicos narcóticos	Recomendado antes das refeições e se necessário.
Fatores de crescimento hematopoiético	
Filgrastim, molgramostim	Mucosite menos severa em pacientes que recebem fatores de crescimento.

Fonte: Adaptado de Fischer et al., 2003; e Skeel, 2003.

Conforme abordado anteriormente, para uma boa higiene oral é necessário escovar, enxaguar, aplicar fio dental (contraindicado em pacientes plaquetopênicos) e umidificar. Existem diversas maneiras de manter a cavidade oral adequadamente umidificada.

Uma delas é manter o paciente bem hidratado por meio da oferta de líquidos (em torno de 3 L por dia). Fazer uso de goma de mascar também pode trazer bons resultados. Produtos lubrificantes, à base de manteiga de cacau e similares, devem ser aplicados sobre os lábios frequentemente, especialmente à noite. Outra medida interessante é a irrigação da cavidade oral

Reações Adversas dos Agentes Antineoplásicos   445

com jatos de soluções diversas (soro fisiológico ou água bicarbonatada) sob pressão controlada, em geral 30 cm de água. O procedimento é bem aceito entre os pacientes e causa, segundo eles, "sensação de alívio e frescor", além de auxiliar na retirada de tecidos desvitalizados e sujidade.

Pacientes que desenvolvem xerostomia beneficiam-se do uso de saliva artificial, sob a forma de *spray*, gel ou solução. Trata-se de um agente neutro que simula a viscosidade e o conteúdo mineral da saliva natural. No entanto, seu efeito é fugaz, havendo necessidade de múltiplas aplicações. Nesses pacientes, também vêm sendo utilizados produtos à base de pilocarpina, substância que estimula as células das glândulas salivares.

A frequência dos cuidados deve ser diretamente proporcional à intensidade da mucosite. Recomenda-se higiene oral a cada 2 a 4 horas nos casos de estomatite leve e de hora em hora em situações de maior gravidade. Alguns autores preconizam a continuidade dos cuidados durante a noite para evitar piora e complicações.

Intervenções preventivas

Medidas de proteção da mucosa vêm sendo propostas com o objetivo de evitar ou reduzir a intensidade da estomatite. Uma delas é o uso da "crioterapia", ou seja, o paciente deve chupar gelo durante a administração do fármaco, em geral o fluoruracila, no período de 5 minutos antes do início da aplicação em *push* até 25 minutos após seu término. A intenção é diminuir o efeito citotóxico do quimioterápico sobre a mucosa por meio da diminuição da circulação local durante o período de pico sanguíneo do medicamento. Um dos trabalhos que sustentam essa conduta foi publicado por Mahood et al., em 1991, no *Journal Clinical Oncology*[98]. Há necessidade de pesquisas adicionais para confirmar os resultados.

Outra medida é a aplicação tópica de substratos de antiácidos ou uma suspensão de sucralfato, hidróxido de alumínio utilizado no tratamento de úlcera gástrica. Acredita-se que essas substâncias formem uma camada protetora sobre a mucosa, auxiliando na cicatrização e na redução da dor e do desconforto.

Estão sendo pesquisadas alternativas de proteção da mucosa, incluindo o uso tópico de vitaminas, prostaglandinas e alopurinol. Outro agente que parece oferecer boa proteção às mucosas é a glutamina, aminoácido com ação importante no processo de regeneração celular. O paciente deve iniciar precocemente seu uso, sob a forma de solução para bochechos e gargarejos. Estão sendo conduzidas pesquisas multicêntricas, com o objetivo de avaliar o real efeito terapêutico dessa substância.

Trabalhos publicados pelo Dr. Schubert, de Seattle, mostram bons resultados na prevenção da mucosite por meio de aplicações de *laser* de alta potência em cavidade oral. O procedimento auxilia no processo de reepitelização da mucosa lesada pela ação dos quimioterápicos estomatotóxicos.

O Kepivance® (palifermina) é um medicamento utilizado para a redução da incidência da mucosite oral em malignidades hematológicas e em pacientes com tumores sólidos. A palifermina é um fator de crescimento recombinante de queratinócitos (KGF). O fator de crescimento endógeno é produzido por células mesenquimatosas decorrentes de lesões do tecido epitelial; e liga-se ao receptor de KGF, ocasionando proliferação, diferenciação e migração de células epiteliais em múltiplos tecidos, incluindo língua, mucosa bucal, esôfago e glândulas salivares.

Um exame rigoroso da cavidade oral e da arcada dentária, associado a limpeza meticulosa e aplicação de flúor, realizados por um profissional experiente antes do início de um tratamento oncológico, pode ser considerado uma intervenção preventiva. Esse cuidado pode diminuir significativamente a possibilidade de complicações, como os abscessos, por exemplo. Entretanto, após o início do tratamento, as visitas ao dentista durante os períodos de neutropenia e/ou plaquetopenia são contraindicadas.

A associação entre melhora da mucosite e recuperação medular é evidente. Por esse motivo, observa-se mucosite menos intensa e prolongada em pacientes que fazem uso de fatores de crescimento hematopoiético.

Manejo das complicações

As complicações mais comuns da mucosite são dor, infecção e sangramento. Seu manejo pode ser por meio de intervenções locais ou sistêmicas.

Dor

Soluções analgésicas de uso local promovem bem-estar e conforto temporários e facilitam a alimentação e a hidratação do paciente quando utilizadas imediatamente antes das refeições. Intervenção sistêmica no manejo da dor persistente inclui analgésicos administrados em intervalos programados. Nos casos de estomatite moderada, uma combinação de opioides e não opioides é recomendada (acetaminofeno + codeína, p. ex.). Diante de uma mucosite severa, acompanhada de dor intensa, o paciente deve receber morfina sob infusão contínua até a resolução do quadro.

A dor pode dificultar ou mesmo impedir a alimentação. Quando a alimentação oral é possível, vale lembrar que deve ser rica em proteínas e vitaminas, de consistência pastosa ou mesmo líquida e, naturalmente, livre de alimentos ácidos, apimentados e excessivamente quentes ou frios. Casos mais graves, com total impossibilidade de alimentação, devem ser avaliados quanto à indicação de nutrição parenteral.

Infecção

As infecções da cavidade oral podem ser bacterianas, virais ou fúngicas, e o tratamento deve ser selecionado de acordo com o agente causal. Os medicamentos podem ser aplicados localmente, sob a forma de cremes, pastilhas ou soluções. Os mais utilizados são: nistatina, bacitracina, aciclovir e clotrimazol. As infecções por moníliase são as mais comuns, e a nistatina, sob a forma de suspensão oral ou pastilhas, é utilizada na sua prevenção e no seu tratamento. Quando em suspensão, o produto deve ser exaustivamente bochechado ou pelo menos mantido na cavidade oral por 2 minutos e deglutido a seguir. Somente depois de 20 minutos deve ser liberada a ingestão oral. Pacientes neutropênicos com estomatite e infecção em cavidade oral devem receber medicamentos anti-infecciosos por via sistêmica. O uso profilático de aciclovir é recomendado para doentes que são soropositivos para o vírus *Herpes simples* e que estejam sob risco de imunossupressão intensa (p. ex., na eminência de um transplante de medula óssea). Antifúngicos profiláticos também parecem beneficiar esse grupo de pacientes. Vale lembrar que indivíduos com mucosite infectada em neutropenia severa (neutrófilos abaixo de 500/mm³) estão sob alto risco de infecção sistêmica grave e potencialmente fatal.

Sangramento

O risco de sangramento secundário à mucosite é especialmente alto em pacientes com plaquetas abaixo de 50.000 mm³. O controle local pode ser feito por meio de compressão com gelo, tamponamento com gaze ou algodão ou irrigação com água gelada. Aplicações tópicas de trombina ou ácido épsilon-aminocaproico (Ipsilon®) podem ajudar no processo de coagulação. Terapia sistêmica consiste na infusão de plaquetas.

Intervenção de enfermagem

1. Avaliar a cavidade oral de todos os pacientes submetidos à quimioterapia, especialmente daqueles que recebem altas doses de medicamentos estomatotóxicos. Pode-se utilizar a tabela de classificação das mucosites (Tabela 5.6), de modo a sistematizar a observação. Os pacientes internados devem ser avaliados pela enfermagem e instruídos quanto à importância da auto-observação e da comunicação precoce dos sinais e sintomas. Pacientes ambulatoriais e seus cuidadores necessitam de informações a respeito desse efeito colateral e de seu tratamento.

2. Manter o médico responsável pelo paciente informado sobre a evolução da mucosite, pois o agravamento das lesões obriga a redução da dose ou mesmo a suspensão do tratamento quimioterápico até a completa recuperação da mucosa.

3. Enfatizar ao paciente e/ou familiares a importância da manutenção de uma boa higiene oral na prevenção de complicações associadas à mucosite. Orientá-los quanto às soluções mais indicadas (soluções alcalinas, soro fisiológico etc.), contraindicadas (soluções comerciais com diluentes alcoólicos) e instrumento mais apropriado para a higienização. Pacientes internados devem ser assistidos durante esse cuidado e, se necessário, a enfermagem deve executá-lo integralmente até que o paciente possa fazê-lo de maneira independente. Deve-se estar atento aos pacientes com comprometimento do reflexo de deglutição, pois estão sob risco de aspirar durante as manobras de higiene oral.

4. A alimentação deve ser ajustada a cada indivíduo, no que se refere a consistência, tempero, acidez e temperatura. Em geral, são mais bem tolerados os alimentos de consistência pastosa ou semilíquida, de sabor suave, livre de temperos apimentados e ácidos e servidos à temperatura ambiente. Explicar ao paciente que alterações de paladar são comuns e podem antecipar os sinais e sintomas de mucosite. Lembrar que a alimentação deve ser hiperproteica, hipercalórica e hipervitaminada. Recomenda-se o uso de suplementos vitamínicos. Incentivar a ingestão de líquidos (em torno de 3 L por dia). Solicitar apoio de nutricionista, se necessário. A estomatite severa, em geral, é acompanhada de sialorreia intensa e completa impossibilidade de ingestão via oral. Nesses casos, dedicar atenção especial ao balanço hídrico e à condição nutricional e manter o médico informado para que se possa, se necessário, instituir hidratação e/ou alimentação parenteral.

5. Aliviar a dor com o uso de soluções anestésicas tópicas ou sistêmicas, conforme prescrição médica, nos casos mais severos.

6. Oferecer soluções de nistatina para bochechos e gargarejos, objetivando a prevenção e o tratamento da moníliase, infecção que pode assumir graves proporções no paciente imunodeprimido. Casos mais severos devem ser tratados com medicações antifúngicas potentes via parenteral. Infecções bacterianas também podem ocorrer, e o tratamento dependerá da identificação do agente etiológico e de antibiograma específico. Em geral, cabe à enfermagem a colheita do material de cavidade oral para cultura. Colher secreção purulenta ou fragmentos de tecido antes da higiene oral, com movimentos suaves para evitar sangramento, traumatismo e dor.

7. Estar atento aos pacientes neutropênicos com mucosite. Os sinais clássicos de infecção podem não estar tão evidentes. A terapêutica anti-infecciosa deve ser instituída o mais precocemente possível. A monitorização frequente dos sinais vitais é imprescindível.

8. Instituir medidas para alívio da xerostomia: saliva artificial; gomas de mascar; e hidratação adequada.

9. Recomendar, se possível, visita prévia ao dentista antes do início do tratamento quimioterápico, especialmente em protocolos de alta dosagem. Em algumas instituições oncológicas, é obrigatória avaliação prévia do dentista.

10. Acompanhar a contagem hematológica. Em geral, a recuperação medular e a resolução da estomatite ocorrem simultaneamente.

11. Traumatismos em cavidade oral devem ser evitados, pois se constituem em porta aberta às infecções e hemorragias, muito comuns nesses pacientes. Dessa maneira, instruir o paciente para evitar o uso de escovas dentárias duras, fio dental, próteses mal ajustadas e alimentos muito duros.

12. Na presença de sangramento ativo, instituir as medidas de contenção apropriadas: pressão com gelo, irrigação com água gelada e tamponamento com gaze ou algodão. Quando o sangramento persiste, estão indicadas aplicações tópicas de trombina ou ácido épsilon-aminocaproico. Transfundir plaquetas, se prescrito pelo médico responsável.

13. Orientar o paciente e/ou familiares para evitar tratamento odontológico durante o período de nadir dos antineoplásicos.

14. Manter os lábios lubrificados à custa de soluções ou cremes à base de vaselina ou cacau.

15. Informar o paciente e/ou familiares a respeito da possibilidade de apresentar mucosite, sua transitoriedade e os recursos disponíveis para aliviar esse efeito colateral.

Anorexia
Considerações gerais

A importância da condição nutricional do paciente tem sido crescentemente enfatizada nos últimos cinco anos. Sabe-se que o *status* nutricional do indivíduo interfere no prognóstico das moléstias, inclusive neoplásicas. Infelizmente, diversos fatores levam o paciente com câncer à anorexia, ou seja, perda do apetite, entre eles o uso de antineoplásicos. A enfermagem deve estar atenta a esse efeito colateral, identificando os pacientes de maior risco, avaliando-os rigorosamente do ponto de vista nutricional e instituindo as medidas terapêuticas indicadas para cada caso.

Etiologia

A anorexia, que causa um prejuízo da ingestão alimentar, pode ser um dos fatores relacionados à caquexia do paciente oncológico. Na verdade, o mecanismo de ocorrência da caquexia não é totalmente conhecido. Algumas características da caquexia oncológica diferem da caquexia decorrente da privação de alimentos (fome não saciada), como mobilização de gordura e musculatura esquelética (em vez de mobilização preferencial de gordura), taxa de metabolismo basal normal ou aumentada (em vez de diminuição), aumento da atividade metabólica e do tamanho do fígado (em vez de atrofia), *turnover* da glicose normal ou acelerado (em vez de diminuído) e aumento do *turnover* da proteína total do organismo (em vez de diminuição). Alguns outros fatores estão relacionados à caquexia, como:

Anormalidades metabólicas

- *Metabolismo dos carboidratos*: diminuição dos níveis de glicose sanguínea, estoques de glicogênio e sensibilidade à insulina; aumento da gliconeogênese, *turnover* da glicose, ciclo de Cori (via glicose-lactato-glicose) e do lactato sérico.
- *Metabolismo das gorduras*: diminuição de atividade da enzima lipase lipoproteica e dos estoques de lípides; aumento da lipólise, dos triglicérides séricos e do *turnover* de ácidos graxos livres e glicerol.
- *Metabolismo das proteínas*: diminuição da síntese muscular esquelética; aumento do catabolismo muscular esquelético e do *turnover* proteico; e perda de nitrogênio corporal.
- *Anormalidades nas citocinas*: fator de necrose tumoral, IL-1, IL-6, gamainterferona, fator de inibição da leucemia e outros.
- *Diminuição de ingestão*: além da anorexia, pode ser ocasionada por obstrução mecânica, em decorrência do avanço da doença (GI e cabeça e pescoço, p. ex.); náuseas e vômitos e jejum frequente, muitas vezes para a realização de exames.
- *Aumento das perdas*: por anormalidades bioquímicas (já relacionadas), diarreia e deficiência de lactase.
- *História natural*: a perda proteica progressiva provoca agravamento da anemia, hipoalbuminemia, hipotransferrinemia, perda da imunidade celular, diminuição da tolerância ao trabalho, diminuição da habilidade de respirar profundamente, aumento do risco de pneumonia, inabilidade para deambular e até para sentar-se corretamente. Outros sinais incluem: perda de cabelos, descamação da pele, unhas quebradiças e úlceras de decúbito. Em geral, a morte ocorre quando há perda de 30% a 50% das reservas proteicas.

As causas mais comuns da anorexia e suas consequências estão relacionadas na Figura 5.8.

Diversos fatores contribuem para a anorexia dos pacientes com câncer, levando-os a diminuir sensivelmente a ingestão de alimentos, perder peso e entrar em caquexia. Esse déficit nutricional acentuado torna o paciente menos responsivo ao tratamento e mais suscetível às infecções e à progressão da doença.

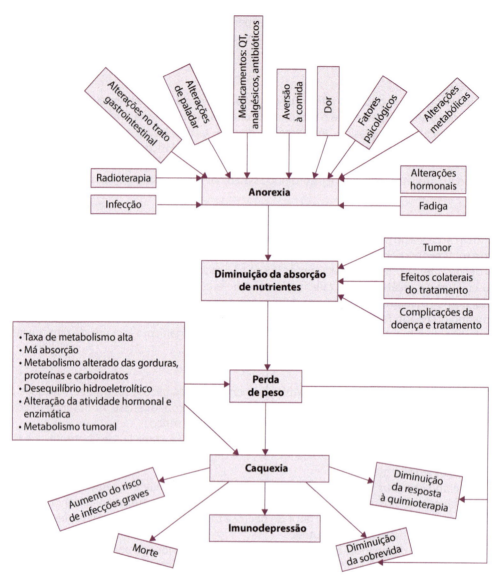

Figura 5.8 Anorexia do paciente com câncer: causas e consequências.
Fonte: Adaptada de Fischer et al., 2003.

Alterações nos níveis hormonais e no metabolismo das gorduras e dos carboidratos, além de transformações atróficas da musculatura e da mucosa do estômago e do intestino delgado, causam retardamento do processo digestivo e alterações de apetite responsáveis pela sensação de plenitude gástrica ocasionada com pequenas porções de alimento. Essas alterações podem ser desencadeadas pela própria doença ou pela ação dos antineoplásicos. Mudanças de paladar (incluindo percepção aumentada ou diminuída para doces, ácidos, salgados e amargos), perda geral do sabor dos alimentos e aversão a determinadas comidas, líquidos ou odores são ocorrências relacionadas ao tratamento quimioterápico que resultam, invariavelmente, em anorexia. Os antineoplásicos mais comumente relacionados às alterações de paladar são: cisplatina, ciclofosfamida, dacarbazina, mecloretamina, fluoruracila e metotrexato. As náuseas, os vômitos e a estomatite são também responsáveis pela anorexia. Fatores psicológicos devem ser igualmente considerados, como ansiedade, estresse, depressão e medo.

Incidência

Praticamente todos os quimioterápicos estão associados à anorexia. A intensidade desse efeito colateral relaciona-se a diversos fatores, como:

- a dose e a frequência das aplicações;
- a ocorrência de náuseas, vômitos e estomatite;
- as alterações de paladar;
- o estado geral do paciente;
- a presença da dor;
- fatores psicológicos (ansiedade, medo e depressão);
- outras medicações associadas ao tratamento quimioterápico (p. ex., os corticosteroides estimulam e os antibióticos inibem o apetite).

Tratamento

Pacientes que recebem antineoplásicos devem ser constantemente avaliados do ponto de vista nutricional, por meio de observação clínica e mensurações objetivas (estudos antropométricos e laboratoriais).

Diversas avaliações nutricionais foram desenvolvidas, mas em geral são extensas, complexas, demoradas e dispendiosas. Além disso, a eficiência de algumas delas não está totalmente comprovada e são válidas somente se executadas por indivíduos bem treinados.

Fischer e Knobf, em seu livro *The cancer chemotherapy handbook*[54], propõem uma avaliação prática com base em quatro itens:

- avaliação clínica;
- histórico e exame físico;
- história alimentar;
- medidas objetivas: peso e altura; *clearance* de creatinina; circunferência braquial; níveis séricos de albumina e transferrina; contagem linfocitária total.

O tratamento da anorexia visa, fundamentalmente, oferecer medidas de suporte nutricional, com o objetivo de manter o paciente hígido.

Deve ser encorajada a ingestão via oral de alimentos ricos em proteínas e calorias. Um bom café da manhã é de fundamental importância, pois frequentemente, nesse horário, a anorexia é menos intensa. O paciente deve ser conscientizado da necessidade de comer, apesar da inapetência, já que uma nutrição completa faz parte do plano de tratamento da sua neoplasia. Se o indivíduo está internado, a enfermagem deve promover o contato com o serviço de nutrição do hospital, de modo a adaptar o cardápio oferecido às suas preferências. Pequenas porções, esteticamente bem arranjadas e atraentes, livres de odores fortes e servidas à temperatura ambiente, assim como suplementos alimentares adequados, costumam melhorar a aceitação.

A ingestão de fluidos durante as refeições deve ser evitada, pois causam a plenitude gástrica, tornando o paciente ainda mais anorético.

Exercícios físicos, adaptados à tolerância de cada paciente e executados antes das refeições, podem incrementar o apetite. Suplementos nutritivos, como Meritene®, Ensure®, Sustacal® ou Sustagen®, oferecem complementação de grande valia. Existem suplementos específicos para pacientes com câncer, acrescidos de ácido eicosapentaenoico (EPA), um ácido graxo essencial poli-insaturado, pertencente à família dos ácidos graxos ômega-3. Alguns estudos sugerem que o EPA pode reduzir os efeitos debilitantes relacionados ao câncer, melhorar a função imune, interromper ou reverter a perda de peso e modular a resposta da fase aguda. Estimulantes do apetite são administrados a critério médico. Alguns medicamentos vêm sendo estudados nesse sentido, como insulina, THC, metoclopramida e esteroides. A anorexia pode estar associada a outros problemas, como estomatite, náuseas, vômitos e dor. A enfermagem deve estar atenta a esse fato, buscando os meios disponíveis para minimizá-lo ou, se possível, eliminá-lo.

Sugestões para melhorar a aceitação alimentar estão relacionadas no Quadro 5.2.

Quadro 5.2 Sugestões para melhorar a aceitação alimentar.

Alteração	Intervenção
Alterações de paladar	Chupar balas azedas (ácidas) ou de hortelã. Enxaguar a boca antes das refeições. Evitar alimentos desagradáveis ao paladar. Oferecer alimentos temperados com hortelã, limão ou manjericão. Alimentos ácidos e condimentados podem realçar o sabor. Oferecer aves e carnes em escabeche com molhos ácidos ou adoçados em vinho doce. Utilizar aromatizantes para estimular o paladar e o apetite. Sugerir alimentos de alto valor proteico (ovos, queijo *cottage*, iogurte).
Perda de apetite	Oferecer os alimentos preferidos, especialmente os de alto teor calórico. Comer pequenas porções em intervalos frequentes. Evitar alimentos fritos e gordurosos. Encorajar o paciente a comer com a família e os amigos. Oferecer refeições com alto teor proteico e calórico. Manter o paciente longe da cozinha durante o preparo da comida. Realizar exercícios físicos de acordo com as possibilidades antes das refeições. Evitar estresse na hora das refeições. Evitar cobrança excessiva de ingestão alimentar.
Fadiga	Encorajar o consumo de refeição mais nutritiva durante a manhã. Planejar períodos de repouso mais frequentes. Evitar o oferecimento de refeições imediatamente depois de manipulação para exames, tratamentos etc. Oferecer alimentos de fácil mastigação e deglutição.
Ressecamento da boca	Providenciar alimentos mais hidratados. Utilizar molhos de consistência fluida. Ingerir líquidos durante todo o dia. Oferecer goma de mascar sem açúcar (*sugarless gum*) ou balas para estimular a salivação, preferencialmente de sabor limão. Evitar bebidas alcoólicas. Evitar alimentos condimentados e ácidos. Se disponível, utilizar saliva artificial.
Distensão abdominal	Evitar alimentos fritos e gordurosos. Evitar bebidas gasosas, leite e alimentos produtores de gás (feijão, brócolis, cenoura, repolho). Comer pequenas porções em intervalos frequentes. Encorajar o paciente a comer vagarosamente.
Desidratação	Providenciar sucos, caldos, sopas, refrigerantes. Oferecer frutas com alta concentração de água (melancia, uvas). Sugerir gelatinas e refrescos de frutas.
Indigestão	Comer pequenas porções em intervalos frequentes. Evitar alimentos fritos e gordurosos. Evitar leite e derivados. Administrar antiácidos 1 a 2 horas antes das refeições e à noite. Evitar bebidas alcoólicas e fumo. Não se deitar logo após as refeições.

Fonte: Adaptada de Fischer et al., 2003.

Casos mais severos devem ser avaliados quanto à necessidade de instituição de medidas alternativas de alimentação, por meio de sonda nasogástrica ou nasoenteral, gastrostomia, jejunostomia ou cateteres venosos (nutrição parenteral prolongada). Nesse grupo, estão incluídos os pacientes submetidos a tratamento quimioterápico agressivo, com altas doses em intervalos curtos e regime de condicionamento em transplante de medula óssea.

A deficiência nutricional causa diminuição da competência imunológica, alterações no processo de cicatrização e intolerância ao tratamento oncológico, o que é muito grave nesse grupo de pacientes submetidos a procedimentos intensivos que visam obter a cura definitiva; portanto, é fundamental que sejam instituídas medidas rápidas e eficazes, que assegurem ao paciente um excelente estado nutricional.

Em contrapartida, a progressiva perda de peso faz parte da biologia do processo de câncer, em especial quando não há possibilidade de cura definitiva. A terapia nutricional não prolonga a sobrevida se o tumor não está sob controle. No entanto, muitos pacientes e familiares acreditam que o estado nutricional é essencial, negligenciando a influência da doença de base. E, acreditando nos milagres de uma boa alimentação, a família e os amigos exercem uma pressão massacrante sobre o paciente, obrigando-o a comer. Embora a intenção seja louvável, essa atitude agrava sua condição emocional e, portanto, deve ser totalmente evitada. Mesmo quando o tratamento oferece ampla possibilidade de cura, vale lembrar que períodos de anorexia são geralmente seguidos por períodos de grande apetite e que, portanto, os familiares devem reduzir sua ansiedade, respeitar a rejeição do paciente e aguardar com paciência o retorno do seu apetite para repor as perdas nutricionais.

Intervenção de enfermagem

1. Avaliar o estado nutricional do paciente, obtendo periodicamente os valores de peso e altura, principalmente. Outras medidas antropométricas e laboratoriais, em geral, ficam a cargo do médico e do nutricionista.
2. Obter a história nutricional do paciente (na ausência de profissional especializado para executar essa função). Pesquisar preferências e hábitos alimentares, alterações de paladar, intolerâncias, horário habitual de refeições e alergias. Auxiliar na adaptação da dieta hospitalar às preferências de cada paciente.
3. Tratar adequadamente problemas adicionais responsáveis pelo agravamento da anorexia.
4. Avaliar a aceitação alimentar do paciente internado, observando-o durante as refeições ou consultando os registros de ingestão preenchidos por ele mesmo ou pelo acompanhante. Manter o médico informado para que, sem demora, possam ser oferecidas medidas adequadas de suporte nutricional e, eventualmente, prescritos estimulantes do apetite, assim que se fizerem necessários.

Educação do paciente e/ou dos familiares

- Enfatizar a importância de um estado nutricional adequado como fator coadjuvante no sucesso do tratamento.
- Fornecer sugestões dietéticas:
  - Comer pequenas porções em intervalos frequentes.
  - Dar preferência a alimentos de alto valor proteico e calórico (molhos, cremes, leite, queijo, iogurte, legumes, peixe etc.).
  - Evitar ingestão de líquidos durante as refeições.
  - Evitar alimentos com odores fortes, muito quentes ou muito frios.
  - Tentar temperos diferentes caso haja alteração de paladar.
  - Pratos com boa apresentação são mais bem aceitos.
  - Usar suplementos dietéticos comerciais (Meritene®, Ensure®, Sustacal®, Sustagen®, Nutridrink ou Forticare®).
- Enfatizar a importância de alimentar-se tranquilamente, sem pressa, bem acomodado, em um ambiente agradável, calmo, limpo e livre de odores excessivos. Os familiares devem evitar cobrança excessiva de ingestão alimentar.
- Incentivar a prática de exercícios físicos adaptados à tolerância do paciente, especialmente antes das refeições.
- Explicar que uma boa higiene oral antes das refeições torna o indivíduo mais predisposto a comer.

Reações Adversas dos Agentes Antineoplásicos **453**

- Orientar quanto ao tratamento das náuseas, vômitos e estomatite que podem estar desencadeando ou agravando a anorexia (ver itens específicos nas páginas anteriores).
- Orientar quanto ao uso e aos efeitos colaterais de estimulantes do apetite, quando prescritos.

Diarreia
Considerações gerais

A diarreia pode ser definida como a liberação anormalmente frequente de matéria fecal, mais ou menos líquida, pelo intestino, acompanhada ou não de cólicas abdominais. Segundo alguns autores, consiste em três ou mais evacuações por dia, de conteúdo amolecido ou líquido. Antineoplásicos podem provocar esse efeito colateral e, nesses casos, o enfermeiro que trabalha em quimioterapia deve estar apto a orientar o paciente e/ou familiares sobre essa possibilidade e seu controle.

A diarreia é um dos fatores que podem prejudicar a qualidade de vida do paciente oncológico. Quando não tratada ou de difícil controle, ocasiona estresses físico e emocional importantes, o que pode levá-lo ao isolamento. Coloca-o sob risco de depleção fluida, desequilíbrio eletrolítico, lesões de pele e mucosa e até mesmo morte.

No passado, dava-se pouca atenção ao pronto diagnóstico e manejo da diarreia em pacientes que recebiam quimioterapia em doses convencionais, pois os quadros não eram tão graves e frequentes como os observados atualmente. Com o advento dos esquemas que envolvem doses supraletais associadas ao resgate hematológico e o uso clínico de medicamentos como o irinotecano, quadros de diarreia grave, que levam ao risco de morte principalmente pacientes idosos, tornaram-se frequentes. Atualmente, é fundamental a atenção redobrada a esse efeito colateral, diagnosticando-o precocemente e instituindo imediatamente o tratamento adequado.

A diarreia também é um evento adverso comum associado a fármacos inibidores de tirosina quinase (TKIs). A incidência de diarreia de todos os graus, na ausência de profilaxia antidiarreica, varia de 18% a 95%, dependendo do agente. A diarreia associada a TKIs pode ser grave e, se não for adequadamente manejada, agravar a condição clínica do paciente. Em situações de difícil manejo, pode acarretar redução da dose e interrupção do tratamento ou descontinuação.

Etiologia

A diarreia do paciente com câncer pode estar relacionada a várias causas, como ansiedade, alterações alimentares, medicações (alguns antibióticos, p. ex.), infecções, radioterapia em região pélvica ou abdominal, tumores do aparelho digestivo, suboclusão intestinal e agentes antineoplásicos.

O trato gastrointestinal, conforme visto anteriormente, é formado por células de rápida divisão, portanto vulneráveis à ação dos quimioterápicos. Em razão dessa vulnerabilidade, ocorre uma descamação de células da mucosa, sem reposição adequada, o que provoca irritação, inflamação e alterações funcionais que ocasionam a diarreia.

Basicamente, o que ocorre é uma desproporção entre os processos de absorção e secreção no intestino delgado.

Incidência

Segundo Smith e Charmarro (1978), a diarreia relacionada à toxicidade gastrointestinal é observada em 75% dos pacientes que recebem quimioterapia[152]. Considera-se esse nível de incidência bastante elevado, porém nenhum outro dado nesse sentido foi encontrado em literatura. Os dados limitam-se à incidência específica para cada medicamento.

Os quimioterápicos mais relacionados à ocorrência desse efeito colateral são os antimetabólitos e os antibióticos antitumorais, medicamentos específicos classificados como ciclo-celular, ou seja, são tóxicos às células em apenas determinada fase do ciclo celular (fase S e

M, respectivamente). Dentre esses medicamentos, destacam-se: citarabina, dactinomicina, fluoruracila, floxuridina, irinotecano, topotecano, capecitabina, raltitrexede, oxaliplatina, hidroxiureia, metotrexato e as nitrossoureias.

O fluoruracila é um dos agentes antineoplásicos frequentemente envolvidos com esse efeito colateral, especialmente quando aplicado em altas doses em intervalos frequentes e/ou associado ao ácido folínico em altas doses. Nesses casos, a diarreia pode vir acompanhada de sangramento e estomatite. Quando o fluoruracila é infundido de maneira contínua, provoca mais diarreia, principalmente em mulheres e negros. A gravidade decorrente do fluoruracila pode estar associada a indivíduos com deficiência parcial da enzima di-hidropirimidina desidrogenase (DPD).

A diarreia relacionada à quimioterapia pode ser grave e potencialmente fatal. O risco é significativamente maior com regimes que contêm fluoropirimidinas (5-FU, capecitabina, UFT) e irinotecano, seguidos pelo topotecano, oxaliplatina e raltitrexede. O irinotecano causa dois tipos de diarreia: aguda e tardia. A aguda é de natureza colinérgica, ocorre nas primeiras 24 horas e responde à atropina (0,25 a 1 mg, EV). A tardia ocorre 3 a 11 dias após a aplicação.

Os inibidores do receptor de fator de crescimento epidérmico causam diarreia em 60% dos pacientes tratados. Os mais utilizados são o erlotinibe e o gefitinibe. Medicamentos não quimioterápicos relacionados à diarreia são: interferona e interleucina (bioterapia); e dietilestilbestrol e flutamida (hormonioterapia). Vale lembrar que a incidência da diarreia relacionada à terapêutica oncológica não depende só do medicamento, mas também é diretamente proporcional à dose e à frequência de aplicação.

A diarreia também é comum na primeira semana pós-transplante de medula óssea, como resultado da ação dos quimioterápicos em alta dosagem e da radioterapia corporal total (TBI) que faz parte de alguns protocolos. Quando o transplante é alogênico e o paciente desenvolve a doença do enxerto *versus* hospedeiro aguda (GVHD), ocorre diarreia severa, que requer pronta intervenção médica.

Tratamento

O tratamento da diarreia deve ser instituído precocemente, de modo a evitar complicações como desidratação, desequilíbrio hidroeletrolítico, fraqueza, diminuição da ingestão e absorção calórica e perda de peso. Frequentemente, o tratamento quimioterápico é interrompido temporariamente, de modo a permitir a regeneração completa da mucosa.

A dieta oferecida ao paciente deve ser pobre em resíduos, rica em proteínas e calorias. Devem ser eliminados os alimentos irritantes e estimulantes do peristaltismo, como cereais integrais, fibras, frituras, alimentos gordurosos, condimentados, frutas frescas e vegetais. Algumas bebidas também devem ser evitadas: café e chocolate, por conterem cafeína (substância irritante); e os sucos cítricos e carbonados. O Quadro 5.3, extraído do livro de Susan Groenwald, *Cancer nursing: principles and practice*[64], relaciona os alimentos permitidos e proibidos no controle da diarreia. A alimentação servida ao paciente não deve estar excessivamente quente ou fria. As porções devem ser pequenas e oferecidas em intervalos frequentes.

A hidratação necessita ser constantemente estimulada. Adultos precisam receber, pelo menos, 3.000 mL de líquidos por dia. Os pacientes internados devem ser monitorizados quanto a sua ingestão alimentar e eliminação intestinal, peso corporal e dosagem de eletrólitos.

Se a diarreia é severa, pode ser necessária hidratação intravenosa para prevenir hipovolemia, distúrbios hidroeletrolíticos e choque. Em pacientes que apresentam diarreia severa associada ao irinotecano, é recomendada a antibioticoterapia (ciprofloxacina, p. ex.), pela alta incidência de infecções que contribuem para o agravamento dos problemas gastrointestinais, incluindo íleo funcional. Antidiarreicos são prescritos cautelosamente, em geral medicamentos como difenoxilato e racecadotrila, a critério médico.

Quadro 5.3 A dieta no controle da diarreia.

Classificação	Alimentos permitidos	Alimentos proibidos
Bebidas	Leite gelado, desnatado ou semidesnatado, leite fervido, soro do leite, chá, soda, Gatorade.	Café, licor, suco de frutas, leite com chocolate ou cacau.
Pães e cereais	Pão branco, bolo, bolacha *cream cracker, donuts* simples, torradas, farinha de trigo, arroz, farinha de cereais, milho, arroz e farinha de aveia temperada.	Pães e bolachas de farinha de trigo ou de centeio integral, cereais integrais (farelo e germe de trigo integral).
Amido	Batata, espaguete, macarrão, talharim (sem molho de tomate), arroz branco.	Batata-doce, casca de batata, arroz integral, *pizza*.
Vegetais	Cenouras cozidas, abóbora, ervilha, vagem de feijão (bem cozidas).	Todos os vegetais não cozidos (especialmente repolho, couve-flor e rabanete).
Frutas	Purê de maçã, maçã cozida, maçã crua com casca, bananas.	Todas as outras frutas cruas ou sucos.
Carnes e substitutos da carne	Frango (cozido, grelhado, assado sem pele ou gordura), carne bovina, ovos, queijo, vitela, presunto, carne de cordeiro e de porco, peixe (carne branca), mariscos enlatados ou bem lavados.	Carnes duras, cartilaginosas, embutidos, pele de frango, pato ou peru, frutos do mar frescos.
Miscelânea	Caldos, sopas, *consommé*, sal, açúcar, mel, gelatina, pudim de arroz, tapioca, manjar branco.	Todos os temperos e condimentos (com exceção do sal), doces de frutas, creme de amendoim, picles, pipoca, azeitonas, coco, nozes, castanhas, amêndoas, sementes secas.

Fonte: Adaptado de Groenwald et al., 2000.

Vale lembrar que os antidiarreicos são absolutamente contraindicados em pacientes com diarreia de causa infecciosa, pois diminuem a motilidade intestinal, prolongando a exposição da mucosa às toxinas bacterianas. Portanto, uma avaliação mais precisa da etiologia da diarreia, por meio da análise bacteriológica das fezes, é sempre muito importante. Infecção por *Clostridium difficile* pode ocorrer em pacientes que estão sob tratamento quimioterápico e que foram previamente expostos à antibioticoterapia. Esses pacientes se beneficiam com o uso de vancomicina e metronidazol. Além do difenoxilato, outros medicamentos são úteis no controle, como os anticolinérgicos (sulfato de atropina e a escopolamina), pois reduzem a secreção gástrica e diminuem o peristaltismo intestinal. Opioides têm efeito semelhante, em especial a loperamida.

Diarreias mais graves podem ser controladas com octreotida, um análogo da somatostatina que inibe a liberação dos hormônios intestinais, incluindo a serotonina e a gastrina. Esse medicamento provoca diminuição do peristaltismo intestinal, aumento no transporte de água e eletrólitos através da mucosa e diminuição do fluxo sanguíneo intestinal. Sua principal indicação é o controle da diarreia associada a carcinoma da ilhota pancreática, Aids e outras síndromes secretoras diarreicas. A dose ideal e a duração do tratamento em casos graves relacionados à quimioterapia ainda não foram estabelecidos e, além disso, o medicamento é de alto custo.

O uso de glutamina (10 g, via oral, com a administração de 1 dose 2 horas antes da quimioterapia e de mais 5 doses, de 8 em 8 horas, após a quimioterapia) parece minimizar a incidência de diarreia e mucosite por 5-FU e irinotecano e também auxiliar na recuperação da mucosite já estabelecida.

As regiões perineal e perianal desses pacientes devem ser protegidas para evitar hiperemia, lesões e assaduras, que podem adquirir proporções graves em decorrência da imunodepressão e da mielodepressão, frequentemente associadas. Medidas nesse sentido serão descritas no item "Intervenção de enfermagem".

Fatores psicológicos, como a ansiedade e o estresse, podem estar associados, agravando o quadro diarreico. Nesses casos, podem ser administrados ansiolíticos, conforme recomendação médica.

Intervenção de enfermagem

1. Observar, avaliar e registrar as características, a quantidade e a frequência das eliminações intestinais. Para descrever a consistência das fezes, propõe-se a seguinte classificação: 1 = clara, aquosa; 2 = líquida cremosa; 3 = amolecida, sem forma ou semiformada; 4 = formada amolecida; 5 = normal formada; 6 = endurecida.

Para uma avaliação mais objetiva da intensidade da diarreia, utilizar tabelas de toxicidade específicas, como a apresentada no documento *Common terminology criteria for adverse events*[121], conforme demonstra a Tabela 5.7.

Tabela 5.7 Graduação da diarreia como evento adverso.

Grau 1	Grau 2	Grau 3	Grau 4	Grau 5
Aumento de 2 a 3 evacuações/dia em relação ao pré-tratamento ou leve aumento de saída de fezes pela estomia em relação ao pré-tratamento.	Aumento de 4 a 6 evacuações/dia ou moderado aumento de saída de fezes pela estomia em relação ao pré-tratamento, limitando as atividades instrumentais de vida diária.	Aumento igual ou maior que 7 evacuações/dia em relação ao pré-tratamento ou aumento severo de saída de fezes pela estomia, limitando as atividades de autocuidado de vida diária. Hospitalização indicada.	Risco de morte, intervenção urgente indicada.	Morte.

Fonte: Adaptada de National Cancer Institute, 2017.

2. Seguir o tratamento prescrito ou protocolado pela instituição para controle da diarreia, assim como corrigir desequilíbrios eletrolíticos conforme prescrição médica. Monitorar as ingestões hídrica e calórica, a diurese e o peso do paciente. Estar atento aos sinais e sintomas de desidratação e aos níveis de eletrólitos.

3. Estimular as ingestões calórica e hídrica (pelo menos 3.000 mL de líquidos por dia aos adultos). Se o paciente estiver internado, informar o nutricionista para que sejam realizados ajustes na dieta.

4. Orientar o paciente e/ou familiares quanto às medidas de proteção perineal e sua importância: higiene das regiões perineal e perianal após as evacuações, com papel macio ou, preferencialmente, compressas embebidas em água morna; evitar o uso de soluções antissépticas comerciais ou sabonetes de odor forte: água morna e sabonete neutro são os mais indicados para a higienização; se houver irritação perianal, aplicar pomadas que promovam a cicatrização e o alívio da dor local (compostos com vitaminas A e D; e anestésicos tópicos, p. ex.).
A enfermagem deve supervisionar e avaliar esses cuidados quando executados pelo paciente ou acompanhante e, se necessário, assumir sua execução até que o doente possa fazê-lo de maneira adequada e independente.

5. Manter o médico responsável pelo paciente informado sobre as intercorrências e alterações para que o tratamento adequado possa ser instituído o mais precocemente possível.

6. Coleta de amostra de fezes para cultura é sempre importante, pois a diarreia pode ser de origem infecciosa, o que requer tratamento específico.

7. Administrar antidiarreicos e ansiolíticos conforme prescrição médica.

8. A ansiedade e o estresse podem estar agravando o quadro diarreico. Promover medidas para aliviar o estresse, a ansiedade e o medo dos pacientes e familiares. Sugerir técnicas de relaxamento corporal e controle da respiração.

9. Promover aos pacientes internados períodos maiores de repouso em ambiente tranquilo, livre de ruídos e movimentação excessiva.

Educação do paciente e/ou dos familiares

- Orientar quanto à importância e à necessidade de aumentar a ingestão hídrica e manter uma ingestão calórica adequada.
- Informar sobre os alimentos permitidos e proibidos no controle da diarreia. Se possível, solicitar apoio de nutricionista.
- Ensinar e enfatizar a importância de um bom cuidado perineal e perianal.

- Salientar a necessidade do controle da frequência e do volume das evacuações, mantendo o médico e/ou enfermeiro da quimioterapia informados.
- Instruir a respeito dos medicamentos antidiarreicos e ansiolíticos, caso estejam prescritos: efeitos desejados e colaterais, intervalos e doses.
- Enfatizar a necessidade de períodos maiores de repouso, descanso e relaxamento.
- Informar sobre a transitoriedade desse efeito colateral. Instruir a respeito dos perigos da automedicação antidiarreica.

Constipação

Considerações gerais

A constipação, estado no qual as fezes são evacuadas com dificuldade ou a longos intervalos, pode ocorrer com o uso de alguns quimioterápicos. Trata-se de efeito colateral ou toxicidade gastrointestinal, mas em geral decorre da neurotoxicidade de alguns antineoplásicos. É acompanhada frequentemente de anorexia, desconforto, dor e distensão abdominal. Constipação prolongada pode ocasionar náuseas, vômitos e desequilíbrio eletrolítico. O enfermeiro que trabalha em quimioterapia deve estar atento a esse efeito colateral e apto a orientar o paciente e/ou familiares sobre essa possibilidade, seu controle e tratamento.

Etiologia

A constipação do paciente com câncer apresenta diversas etiologias, como inatividade, alterações metabólicas (hipercalcemia, hipocalemia), obstrução mecânica, compressão espinal, síndrome da anorexia-caquexia, distúrbios psicoemocionais (confusão, depressão), uso de contraste oral para exames radiológicos, uso abusivo de laxantes, outras doenças associadas (diabetes, hipotireoidismo, diverticulite, desordens do canal anal) ou ação de alguns fármacos. Os medicamentos não quimioterápicos mais frequentemente envolvidos são os analgésicos opioides, os antiácidos derivados de cálcio e alumínio, os anticolinérgicos, os tranquilizantes, os relaxantes musculares, as fenotiazinas, os diuréticos, os suplementos com ferro e cálcio, os anticonvulsivantes e os antidepressivos. O uso regular de opioides é uma das principais causas de constipação em pacientes oncológicos. Os agentes antineoplásicos do grupo dos alcaloides da vinca, como a vincristina e a vimblastina, são os maiores responsáveis pelos quadros de constipação. Esses medicamentos provocam diminuição da motilidade gastrointestinal, por sua ação tóxica sobre o sistema nervoso do aparelho digestivo, podendo resultar inclusive em quadros de íleo paralítico. Um "famoso" inibidor da angiogênese, a talidomida, hoje presente no tratamento de mieloma e melanoma e na profilaxia e tratamento da doença do enxerto *versus* hospedeiro (DECH) em transplante de medula óssea, também está relacionado à ocorrência de constipação.

Incidência

Não existem registros precisos sobre a incidência de constipação nos pacientes sob tratamento quimioterápico. É mais frequentemente associada à vincristina, e a possibilidade de ocorrência está relacionada à dose e à frequência das aplicações. Fatores associados que podem incrementar a incidência de constipação são: idade avançada, diminuição da mobilidade e atividade, erros alimentares (dieta com baixo teor de fibras), uso de analgésicos narcóticos e alterações psicológicas (depressão, ansiedade). Para a avaliação objetiva da constipação, McMillan e Williams propõem o uso de uma escala na qual o paciente circula o número que melhor representa os seus sintomas (Tabela 5.8)[110]. A soma desses números mostra a magnitude desse efeito colateral, que pode variar de 0 (sem constipação) a 16 (a mais severa constipação).

Tabela 5.8 Escala de avaliação da constipação.

Item	Sem problema	Algum problema	Muito problema
1. Distensão abdominal	0	1	2
2. Alteração na quantidade de gases eliminados	0	1	2
3. Diminuição da frequência das evacuações	0	1	2
4. Dificuldade de eliminação de fezes amolecidas	0	1	2
5. Sensação de pressão ou plenitude em reto	0	1	2
6. Dor em região de reto e/ou ânus às evacuações	0	1	2
7. Diminuição do calibre das fezes	0	1	2
8. Deseja evacuar, mas não consegue eliminar as fezes	0	1	2
Score total			
Nome do paciente: _____		Data: _____	

Fonte: Adaptada de McMillan et al., 1989.

Tratamento

A proteção da integridade da mucosa retal dos pacientes sob tratamento quimioterápico é fundamental, em razão da mielodepressão que frequentemente acompanha esses indivíduos, predispondo-os a infecções e sangramentos. Dessa maneira, é fundamental o tratamento profilático da constipação, de modo a evitar a necessidade de supositórios e enemas, absolutamente contraindicados nessa população. As medidas preventivas de constipação, portanto, precisam ser instituídas precocemente. São elas:

- Aumentar a quantidade de fibras na dieta (p. ex., vegetais, frutas, cereais integrais, nozes, castanhas, amêndoas, uvas-passas, farelo de trigo).
- Ingerir de 2 a 3 L de líquido por dia (adultos).
- Acrescentar ameixa ou suco de ameixa à dieta.
- Incrementar os exercícios físicos e a deambulação.
- Planejar um horário regular, diariamente, cerca de 20 minutos, para dedicar-se exclusivamente e ininterruptamente à evacuação, com total privacidade.
- Dar preferência aos líquidos quentes, pois promovem mais estímulo ao peristaltismo.

A dieta rica em fibras é o item isolado mais importante no tratamento da constipação. A alimentação oferecida aos pacientes internados predispostos a esse problema deve ter essa característica, porém respeitando ao máximo as preferências de cada indivíduo. Nesse particular, o nutricionista é o profissional indicado para atender satisfatoriamente o paciente.

Existem diversos medicamentos com efeitos laxativos. O Quadro 5.4 apresenta os principais grupos de laxantes e suas características principais. Em geral, inicia-se o tratamento com expansores de massa e, caso não tragam resultados satisfatórios, parte-se para os laxantes de efeito estimulante.

Pacientes que fazem uso regular de narcóticos ou quimioterápicos neurotóxicos, como os alcaloides da vinca, devem ser sistematicamente avaliados em seu funcionamento intestinal, encorajados a beber líquidos (água, suco de ameixa, café) e ingerir cereais com fibra (farelo de trigo, p. ex.) diariamente. No entanto, essas medidas, mesmo que associadas a laxantes umectantes e emolientes, são usualmente insuficientes e mal toleradas. Frequentemente há necessidade de associar laxantes estimulantes do peristaltismo, como o bisacodil, se necessário o sorbitol e, se a constipação persistir, laxantes salinos. Tratamento com opioides e medidas laxativas devem ter início concomitante.

Reações Adversas dos Agentes Antineoplásicos **459**

Quadro 5.4 Medicamentos laxativos e suas características.

Tipos e medicamentos	Características
Laxantes osmóticos Sorbitol Sulfato de magnésio Hidróxido de alumínio Sulfato de sódio Lactulose Glicerina	Solutos não absorvíveis pelo trato gastrointestinal que, por atividade osmótica, evitam absorção de água. O aumento do volume e o amolecimento da massa fecal causam distensão das alças intestinais, facilitando a peristalse.
Fibras vegetais e laxantes que aumentam o resíduo fecal Sementes de plantago (*psyllium*) Metilcelulose Ágar, gomas Farelo de trigo Cereais em geral Frutas, verduras e legumes	São substâncias indigeríveis e inabsorvíveis, capazes de se intumescerem por absorção de água, promovendo amolecimento das fezes, aumento de volume e o estímulo à peristalse.
Laxantes umectantes e emolientes Docusato de sódio Docusato de cálcio Docusato de potássio	Laxantes de efeito suave. Determinam a queda da tensão superficial das partículas fecais, permitindo a embebição de água no conteúdo intestinal e o consequente amolecimento das fezes. São comumente bem tolerados, mas podem causar náuseas e cólicas.
Laxantes estimulantes do peristaltismo do intestino delgado Óleo de rícino	Estimulam diretamente a mucosa intestinal, provocando acúmulo de água e eletrólitos na luz do delgado. Causam evacuação líquida algumas horas após a ingestão, com cólicas e algumas vezes náuseas. O excesso pode causar desidratação e desequilíbrio hidroeletrolítico.
Laxantes estimulantes do peristaltismo do intestino grosso Sene Cáscara-sagrada Fenolftaleína Bisacodil Picossulfato de sódio	A fenolftaleína e o bisacodil apresentam efeitos semelhantes: estimulam as terminações sensoriais do cólon, estimulando reflexamente o peristaltismo. Têm efeito tardio (6 horas). Podem ocasionar cólicas, irritação gástrica e náuseas. O sene e a cáscara-sagrada também apresentam efeitos semelhantes: têm efeito tardio (8 e 10 horas). O sene pode gerar cólicas e perda do controle da evacuação. A cáscara-sagrada tem efeito mais suave: causa evacuação amolecida ou semilíquida e raramente causa cólicas ou outros efeitos indesejáveis.
Laxantes oleosos Óleo mineral	O óleo mineral é derivado do petróleo, não é metabolizado, nem absorvido. Amolece as fezes sem causar irritações ao trato gastrointestinal e sem estimular a peristalse.
Laxantes aplicados pelo reto Supositórios de glicerina Lavagens intestinais (enemas ou clister)	O mecanismo de ação é por efeito osmótico ou mecânico. São, em geral, constituídos de água destilada e glicerina.
Exemplos de laxantes Agarol (óleo mineral, ágar-ágar, fenolftaleína) Agar-Agar (ágar-ágar) Agiolax (semente de plantago e sene) Dioctosal (docusato sódico, fenolftaleína, cáscara-sagrada) Dulcolax (bisacodil) Farlac (lactulose) Guttalax (picossulfato sódico, alcaçuz) Leite de magnésia (hidróxido de magnésia) Tamarine (sene, cássia, tamarindo, alcaçuz) Naturetti (*idem*) Nujol óleo (óleo mineral) Sal amargo (sulfato de magnésio) Limonada purgativa (sulfato de sódio) Lacto-purga (fenolftaleína) Metamucil (*psyllium*) Laxol (óleo de rícino), entre outros	

Fonte: Desenvolvido pela autoria do capítulo.

Cardiotoxicidade

• Edva Moreno Aguilar Bonassa • Andreia Oliveira da Silva Meira • Letícia Aragon Rodrigues

Considerações gerais

O tratamento do câncer envolve terapias que, usadas de maneira isolada ou em combinação, podem afetar o sistema cardiovascular. Nas últimas décadas, a prevalência de eventos cardiovasculares em sobreviventes do câncer aumentou, impulsionando o desenvolvimento de programas multidisciplinares de cardio-oncologia. Além disso, atualmente, os pacientes diagnosticados com câncer têm maior sobrevida livre de doença e, consequentemente, maior expectativa de vida, o que também aumentou o seu risco de desenvolver eventos cardiovasculares secundários[133].

As manifestações cardiovasculares mais comuns são insuficiência cardíaca, isquemia, hipotensão, hipertensão, edema, prolongamento do intervalo QT, bradiarritmia e tromboembolismo. Outros fatores devem ser considerados para o aparecimento ou agravamento dessas manifestações, como a idade do paciente, sua condição cardiovascular no momento de início do tratamento e os fatores genéticos, bem como a via de administração, o tempo de infusão e a dosagem do medicamento, que também contribuem para o desenvolvimento de cardiotoxicidade. O diagnóstico poderá ser feito pela confirmação de alteração durante ou após o tratamento com terapias que podem provocar a cardiotoxicidade.

Os métodos mais comuns de diagnóstico são a ecocardiografia, a ressonância magnética cardíaca (RMC) e a ventriculografia radioisotópica, que só deverá ser recomendada em situações especiais, em virtude da necessidade de radiação.

A definição de cardiotoxicidade baseia-se nas medidas de fração de ejeção do ventrículo esquerdo (FEVE), descritas pelo Instituto Nacional de Saúde (NIH) como:

- *Grau I*: redução assintomática da FEVE entre 10% e 20%.
- *Grau II*: redução da FEVE abaixo de 20% ou abaixo do normal.
- *Grau III*: insuficiência cardíaca sintomática.

A toxicidade cardíaca relacionada aos quimioterápicos pode ser aguda ou subaguda (quando se desenvolve durante o tratamento e até 14 dias após o término do fármaco cardiotóxico) ou crônica (quando diagnosticada dentro de 1 ano ou até mesmo décadas após o tratamento).

A forma aguda manifesta-se por alterações eletrocardiográficas transitórias, como taquicardia sinusal, contração ventricular prematura e alterações na onda T e seguimento ST, QRS de baixa voltagem, prolongamento do intervalo QT, bloqueio atrioventricular e bloqueios de ramos, síndromes coronarianas agudas, pericardite e miocardite. A elevação sérica da troponina-T cardíaca também pode ser um sinal precoce de lesão cardíaca.

A toxicidade cardíaca crônica tem como manifestação mais comum a disfunção ventricular sistólica ou diastólica, que pode evoluir para insuficiência cardíaca congestiva (ICC) ou até mesmo morte. Sua evolução é frequentemente progressiva e irreversível. O seguimento dos sobreviventes de câncer assintomáticos vem aumentando as estatísticas de toxicidade cardíaca crônica tardia, decorrente do uso de antineoplásicos cardiotóxicos, o que reforça a necessidade de acompanhamento contínuo da função cardíaca nesse grupo de pacientes. Sobreviventes de câncer pediátricos têm até 15 vezes mais chances de desenvolver insuficiência cardíaca que controles pareados para outros fatores de risco.

A prevenção e a detecção precoce da cardiotoxicidade são fundamentais, já que o tratamento das manifestações tardias é limitado e frequentemente não apresenta bons resultados, chegando a 60% o índice de mortalidade.

Etiologia e incidência

Os antineoplásicos cardiotóxicos podem ser classificados como: aqueles que causam lesão celular irreversível (as antraciclinas e os agentes alquilantes); e aqueles que não causam lesão irreversível (p. ex., trastuzumabe, sunitinibe e lapatinibe).

Os principais quimioterápicos cardiotóxicos são as antraciclinas (doxorrubicina, daunor-rubicina, epirrubicina e mitoxantrona), a ciclofosfamida em altas doses, as fluoropirimidinas e o paclitaxel. As antraciclinas, principalmente, provocam uma gradativa lesão cardíaca, frequentemente de caráter irreversível. Sabe-se que esses medicamentos agem diretamente sobre as células das fibras cardíacas (miócitos); e nelas, na presença de oxigênio, ligam-se às moléculas de ferro e cobre. Esse complexo inibe a peroxidação lipídica, permitindo que radicais de oxigênio livres danifiquem os miócitos, ocasionando fragmentação e desintegração das miofibrilas, edema das mitocôndrias e presença de corpúsculos de inclusão intracelular. Na prática, a fibra cardíaca perde a sua contratilidade normal, o que causa hipertrofia do músculo cardíaco (cardiomegalia) e, consequentemente, aumento na demanda de oxigênio.

O Quadro 5.5 descreve a toxicidade cardiovascular associada a cada tipo de terapia antineoplásica.

Quadro 5.5 Terapias antineoplásicas associadas à toxicidade cardiovascular.

Classes de medicações antineoplásicas	Toxicidade cardiovascular
Radioterapia	Isquemia e infarto do miocárdio Doença pericárdica Doença valvar Miocardite Arritmia cardíaca
Antraciclinas (doxorrubicina, epirrubicina, daunorrubicina, idarrubicina, mitoxantrona)	Insuficiência cardíaca Disfunção ventricular assintomática Miocardite Pericardite Arritmias atriais e ventriculares
Agentes alquilantes (ciclofosfamida, ifosfamida, melfalana)	Arritmias Disfunção ventricular Doença arterial coronariana
Platina (cisplatina, carboplatina, oxaliplatina)	Trombose coronária Isquemia miocárdica Hipertensão arterial
Antimetabólitos (5-fluorouracil, capecitabina)	Isquemia miocárdica Vasoespasmo coronário Arritmias atriais e ventriculares
Terapias-alvo anti-HER2 (trastuzumabe, pertuzumabe, T–DM1, lapatinibe, neratinibe)	Insuficiência cardíaca Disfunção ventricular assintomática Hipertensão arterial
Inibidores de sinalização VEGF: • Inibidores de tirosina quinase (sunitinibe, pazopanibe, sorafenibe, axitinibe, tivozanibe, cabozantinibe, regorafenibe, lenvatinibe, vandetanibe) • Anticorpos monoclonais (bevacizumabe, ramucirumabe)	Hipertensão arterial Insuficiência cardíaca Disfunção ventricular assintomática Isquemia e infarto do miocárdio Prolongamento do QTc
Inibidores de tirosina quinase multialvo: • Inibidores de tirosina quinase de segunda e terceira geração BCR-ABL (ponatinibe, nilotinibe, dasatinibe, bosutinibe)	Trombose arterial (infarto do miocárdio, acidente vascular cerebral e doença vascular periférica oclusiva*) Tromboembolismo venoso Hipertensão arterial Insuficiência cardíaca Disfunção ventricular assintomática Aterosclerose** Prolongamento do QTc** Hipertensão pulmonar***

(continua)

462 Terapêutica Oncológica para Enfermeiros e Farmacêuticos

Quadro 5.5 Terapias antineoplásicas associadas à toxicidade cardiovascular. (*continuação*)

Classes de medicações antineoplásicas	Toxicidade cardiovascular
Outros inibidores de tirosina quinase multialvo: • Inibidores de ALK (crizotinibe, ceritinibe) • Inibidores de PI3-AKT-mTor (everolimo, sirolimo) • Inibidores de tirosina quinase de Bruton (ibrutinibe) • Inibidor de tirosina quinase EGFR (osimertinibe)	Bradicardia, prolongamento do QTc Hiperglicemia, dislipidemia Fibrilação atrial Insuficiência cardíaca, fibrilação atrial, prolongamento do QTc Fibrilação atrial, insuficiência cardíaca
Terapia do mieloma múltiplo: • Inibidores de proteassoma (carfilzomibe, bortezomibe, ixazomibe) • Imunomoduladores (lenalidomida, talidomida, pomalidomida)	Insuficiência cardíaca**** Disfunção ventricular assintomática**** Isquemia e infarto do miocárdio Arritmias atriais e ventriculares Tromboembolismo venoso Trombose arterial Hipertensão arterial
Inibidores BRAF e MEK: (dabrafenibe + trametinibe, vemurafenibe + cobimetinibe, encorafenibe + binimetinibe)	Insuficiência cardíaca Disfunção ventricular assintomática Hipertensão arterial Prolongamento QTc*****
Terapias antiandrogênicas: • Agonistas GnRH (gosserrelina, leuprolida) • Antagonistas GnRH (degarelix) • Antiandrogênicos (abiraterona)	Aterosclerose Isquemia e infarto do miocárdio Diabetes *mellitus* Hipertensão arterial
Inibidores de *checkpoint* imunológicos (nivolumabe, ipilimumabe, durvalumabe, pembrolizumabe, atezolizumabe, avelumabe)	Miocardite Insuficiência cardíaca Arritmias atriais e ventriculares Isquemia miocárdica

*Associado a ponatinibe. **Associado a ponatinibe e nilotinibe. ***Associado a dasatinibe. ****Associado a carfilzomibe. *****Associado a vemurafenibe e cobimetinibe. EGFR = receptor do fator de crescimento epidérmico; GnRH = hormônio liberador de gonadotrofina; HER2 = receptor tipo 2 do fator de crescimento epidérmico humano; QTc = QT corrigido; T-DM1 = ado-trastuzumabe entansina; VEGF = fator de crescimento endotelial vascular.
Fonte: Adaptado de Hajjar et al., 2020.

Alguns fatores aumentam a incidência desse efeito colateral.

Um deles, e o mais importante, é a "dose cumulativa", ou seja, a dose total de medicamento cardiotóxico recebida pelo paciente. Existe um patamar de dose cumulativa, a partir do qual a incidência das manifestações cardíacas crônicas aumenta consideravelmente e, por isso, deve-se respeitar esse limite.

Com relação à doxorrubicina, sabe-se que: com doses cumulativas equivalentes a 200 mg/m^2, pode ser observada disfunção diastólica, normalmente assintomática; e com doses acima de 400 mg/m^2, disfunção sistólica, normalmente sintomática.

Ainda quanto ao uso de doxorrubicina, sabe-se que, com doses cumulativas abaixo de 400 mg/m^2, a incidência de cardiopatia é de 3% a 5%. No entanto, doses entre 501 e 600 mg/m^2 elevam a taxa de ocorrência para 7% a 26%; e com doses de 700 mg/m^2, a incidência esperada pode chegar a 48%.

Outros fatores relacionados à incidência e que podem potencializar a cardiotoxicidade são o esquema de aplicação e o tempo de infusão, idade, doenças cardíacas preexistentes, associação de medicamentos, radioterapia torácica prévia ou concomitante e sensibilidade individual. Aparentemente, picos séricos elevados do medicamento, como ocorre na aplicação em *push*, a cada 2 ou 3 semanas, aumentam o risco de cardiotoxicidade. Recomendam-se aplicações semanais com tempo de infusão de no mínimo 30 minutos ou sob infusão contínua para reduzir os riscos sem alterar o efeito antitumoral. Os extremos de idade, abaixo de 18 anos e acima de 65 anos estão sob risco significativamente maior para cardiotoxicidade, assim como os pacientes que apresentam alteração miocárdica anterior, decorrente de arritmias, hipertensão ou mesmo de um infarto.

Pacientes que recebem mais de um medicamento cardiotóxico, ou um antracíclico associado a trastuzumabe, agentes alquilantes, ciclofosfamida, ifosfamida, melfalana, carmustina, estrepto-zocina, dacarbazina, temozolomida, mecloretamina e inibidores de sinalização, podem apresen-tar manifestações de toxicidade cardíaca mais precocemente. O sexo feminino parece ser mais suscetível; a irradiação mediastinal ou torácica prévia ou concomitante aos antracíclicos eleva fortemente a incidência de danos cardíacos irreversíveis e distúrbios eletrolíticos (hipocalcemia e hipomagnesemia). Esses fatores, bem como a predisposição genética (portadores da variante genética do gene CBR3 e CBR1 têm maior risco de cardiomiopatia associado ao uso de antrací-clicos, mesmo em baixas doses), explicam a ausência de toxicidade em pacientes que recebem doses de doxorrubicina superiores a 1.000 mg/m^2, enquanto outros já manifestam sintomatologia com doses inferiores a 300 mg/m^2. Por isso, é de suma importância a avaliação inicial do paciente que deverá fazer uso de medicamentos cardiotóxicos, principalmente os antracíclicos, pelo risco de lesão irreversível, insuficiência cardíaca congestiva (ICC) e, consequentemente, morte precoce. Para esses pacientes, existe a opção de cardioproteção com medicamentos como o dexrazoxano (Cardioxane®), betabloqueadores, por meio do bloqueio do sistema renina angiotensina ou pelo uso da doxorrubicina lipossomal, que causa menos efeitos cardiotóxicos. Outra medida impor-tante para esses pacientes é o controle periódico da função cardíaca e dos marcadores precoces de lesão cardíaca (troponina T e o peptídeo natriurético tipo B – BNP).

Outro medicamento que pode causar cardiotoxicidade, em especial quando aplicada em altas doses, é a ciclofosfamida (90 a 270 mg/kg/dose não fracionada). Aparentemente, esse quimioterá-pico exerce uma ação direta sobre o endotélio, podendo ocasionar necrose hemorrágica, edema intersticial, depósito de fibrina, lesões endoteliais, trombos microvasculares, áreas isquêmicas do coração. O derrame pericárdico transitório, as arritmias e as alterações eletrocardiográficas tam-bém podem ocorrer, mas a alteração mais comum é a cardiomiopatia associada à pericardite, que se manifesta por insuficiência cardíaca. A ifosfamida também pode causar importante disfunção do ventrículo esquerdo, com incidência de até 17% para dose de 12,5 a 16 g/m^2.

Segundo estudos publicados por Rowinsky et al.[140], bradicardia assintomática ocorre em aproximadamente 29% das pacientes portadoras de câncer de ovário que recebem paclitaxel. Outras anormalidades que ocorrem em 5% dos pacientes: bloqueio atrioventricular, bloqueio de ramo esquerdo, taquicardia ventricular e sintomas de isquemia cardíaca. A maioria desses distúrbios não apresenta repercussão clínica e frequentemente não manifestam sintomas. O mecanismo de indução da cardiotoxicidade não é claramente conhecido. Especula-se que seja desencadeado pelo Cremophor EL, veículo do paclitaxel, que pode ativar receptores car-díacos para a histamina. A cardiomiopatia é relatada quando o *paclitaxel* é combinado com a *doxorrubicina*. A insuficiência cardíaca se desenvolveu em até 20% dos pacientes tratados com paclitaxel mais doxorrubicina, segundo Gehl et al.[58].

Isquemia miocárdica tem sido reportada em pacientes que receberam infusão de 5-fluoracila, na ausência ou presença de doença cardíaca preexistente. Essa alteração é resultado do vasoes-pasmo coronariano induzido pelo medicamento, o que provoca a ocorrência de *angina pectoris*, infarto do miocárdio, elevação do segmento ST e extrassístole ventricular. A incidência dessa toxicidade é incerta, mas parece ocorrer em 1,2% a 18% dos pacientes, particularmente quando o medicamento é administrado sob infusão contínua em pacientes com disfunção cardíaca prévia. Essas manifestações são reversíveis com a interrupção da aplicação. A fisiopatologia não é total-mente conhecida. Ao que parece, o 5-fluoracila desencadeia a liberação de substâncias vasoativas com atividade sobre o miocárdio. O espasmo coronariano é controlado com nitratos, e a interrup-ção do tratamento não é obrigatória, pois o paciente pode ser pré-tratado com antagonistas de cálcio, que previnem essas alterações. A mitoxantrona pode ocasionar diminuição da fração de ejeção cardíaca, alteração do ECG ou arritmias cardíacas, porém é considerada um medicamento com baixa probabilidade de toxicidade cardíaca, já que menos de 1,5% dos pacientes tratados apresentam algum sinal e/ou sintoma. Nos pacientes já tratados com outros antracíclicos, pode ocorrer em 10% dos casos, que recebem doses cumulativas acima de 120 mg/m^2.

Alfainterferona tem sido associada a quadros de disfunção cardíaca, incluindo hipotensão, hipertensão e taquicardia, havendo relatos de angina e infarto do miocárdio, geralmente relacionados a história prévia de doença arterial coronariana. Isso pode ocorrer em razão do aumento da temperatura ou sintomas semelhantes aos da gripe associados ao medicamento, os quais aumentam as necessidades de oxigênio do miocárdio.

As arritmias atriais e ventriculares foram relatadas em até 20% dos casos.

A administração prolongada de IFNa tem sido associada a cardiomiopatia, manifestada por uma fração de ejeção deprimida e insuficiência cardíaca, porém reversível após a interrupção da infusão de IFNa em alguns casos, mas não em todos.

A interleucina-2, utilizada em altas doses para o tratamento de melanomas e carcinomas metastáticos de células renais, causa efeitos cardiovasculares semelhantes ao do choque séptico, podendo resultar em hipotensão severa etc. Casos mais raros apresentam arritmia, isquemia miocárdica, cardiomiopatia e miocardite.

O anticorpo monoclonal trastuzumabe, que tem como alvo o receptor tipo 2 do fator de crescimento epidérmico humano (HER2 ou ErbB2), indicado para o tratamento de pacientes com câncer de mama e câncer gástrico metastático e que apresentam tumores com superexpressão do HER2, pode causar falência cardíaca moderada a grave, clinicamente manifestada por um declínio assintomático da FEVE, principalmente em mulheres que já receberam antracíclicos e/ou ciclofosfamida. A insuficiência cardíaca pode ocorrer em até 26% dos pacientes. A toxicidade do trastuzumabe não está bem definida, apesar de ser conhecido o efeito causado pelo bloqueio do receptor HER2, que é expresso nos miócitos e exerce importante função na cardioproteção. Os sinais e sintomas mais comuns são: dispneia, ortopneia, exacerbação da tosse, edema pulmonar, galope S3 e redução na fração de ejeção. A incidência de disfunção cardíaca foi de: 8,8% em pacientes tratados com trastuzumabe e paclitaxel; 4,2% em pacientes tratados com paclitaxel isolado; e 8,5% em pacientes tratados com trastuzumabe isolado. A maioria dos pacientes que desenvolveu falência cardíaca nos principais estudos clínicos melhorou com tratamento clínico padrão, que inclui diuréticos, glicosídeos cardíacos e/ou inibidores da enzima conversora de angiotensina. Nesses casos, é possível retomar o tratamento com trastuzumabe, quando há evidências de benefício clínico, sem que se observem eventos cardíacos adicionais. Os efeitos tóxicos do trastuzumabe são transitórios e reversíveis com a interrupção do uso.

Sobre outros agentes anti-HER2 – como o lapatinibe, um inibidor de tirosina quinase do fator de crescimento epidérmico (EGFR), ERBB1 e HER2; a ado-trastuzumabe entansina (T-DM1), um anticorpo conjugado, composto por trastuzumabe, um ligante tioéster e um derivado antimitótico de maitansina; o fam-trastuzumabe deruxtecan, que é um conjugado anticorpo-droga composto por um anticorpo anti HER2, um ligante clivável com base em tetrapeptídeo e um inibidor da topoisomerase I citotóxica; e o pertuzumabe, um anticorpo monoclonal que se liga ao subdomínio II do domínio extracelular HER2 e previne a homodimerização e a heterodimerização do HER2 com outros receptores HER –, a evidência até o momento é que o T-DM1 e o pertuzumabe sejam menos cardiotóxicos que o trastuzumabe e que, quando associados, não causam maior cardiotoxicidade. Entretanto, trata-se de medicamentos novos, havendo necessidade de mais estudos.

Budolfsen et al. sugerem em seu estudo que a terapia com inibidores de tirosina quinase anti-VEGF e inibidores de tirosina quinase multialvo acentua e induz a hipertensão arterial sistêmica[21].

De acordo a Diretriz Brasileira de Cardio-oncologia 2020[69], a cardiotoxicidade dos inibidores de *checkpoint* imunológicos pode ser classificada em duas categorias: efeitos adversos inflamatórios (miocardite, pericardite e vasculite) e toxicidade cardiovascular não inflamatória (síndrome Takotsubo-*like*, disfunção ventricular assintomática não inflamatória e arritmias). A maioria dos casos relatados é grave, com taxas de mortalidade de 50% na miocardite, 21% na doença pericárdica e 6% na vasculite. As principais causas de mortalidade da miocardite são arritmias e choque cardiogênico.

Sinais e sintomas

A *toxicidade aguda* pode ocorrer durante a infusão do medicamento ou logo depois. Em geral, não apresenta taxas de morbidade e mortalidade severas e não há necessidade de suspensão das doses subsequentes, pois o problema não está relacionado a doses cumulativas. Os sinais e sintomas da toxicidade aguda incluem:

- anormalidades de pulso e pressão arterial decorrentes de alterações eletrocardiográficas transitórias (taquicardia sinusal, alterações nas ondas T e intervalo ST, contração ventricular prematura);
- queixa de mal-estar, palpitação e falta de ar.

A *toxicidade crônica* é representada por sinais e sintomas de insuficiência cardíaca congestiva e cardiomiopatia, como:

- tosse não produtiva;
- dispneia e ortopneia;
- fadiga;
- estertores pulmonares;
- estase de jugular;
- edema de extremidades (principalmente pés);
- cianose;
- diminuição da amplitude do pulso periférico;
- taquicardia;
- alterações mentais (confusão, agitação, torpor);
- cardiomegalia;
- hepatomegalia;
- diminuição da fração de ejeção ventricular;
- arritmias supraventricular ou ventricular;
- alterações eletrocardiográficas: diminuição da amplitude do complexo QRS e alterações nas ondas ST e T;
- bloqueio atrioventricular;
- síndrome de pericardite-miocardite (particularmente com *mitoxantrona*);
- alterações nas enzimas cardíacas e nos eletrólitos.

Tratamento e prevenção

A prevenção é feita pelo encaminhamento para programas de cardio-oncologia e deve incluir os casos com alto risco de cardiotoxicidade, ou com possibilidade de desenvolver novas doenças cardiovasculares, ou de ter seu agravamento em pacientes com câncer e/ou sobreviventes. O manejo é multifacetado e pode envolver educação sobre estilo de vida, farmacoterapia, vigilância cardiovascular aprimorada e serviços de apoio, como treinamento físico.

O tratamento sintomático, em geral satisfatório nas crianças e pouco responsivo nos adultos, é feito com o uso de digitálicos e diuréticos. Frequentemente, a aplicação de antineoplásicos cardiotóxicos é interrompida, especialmente nos casos de toxicidade crônica, relacionada à dose. Tranquilizantes e sedativos são prescritos, objetivando a redução da ansiedade, que pode agravar os sintomas. Utilizam-se também medicamentos que facilitam o processo digestivo e a eliminação intestinal, pois contribuem para a redução do esforço e da estimulação vagal e, consequentemente, do trabalho cardíaco.

É fundamental a prevenção da cardiomiopatia cumulativa, pois se trata de síndrome grave e frequentemente irreversível. A principal medida preventiva é o controle rigoroso das aplicações de antineoplásicos cardiotóxicos, de modo a não exceder a dose máxima cumulativa permitida para cada medicamento.

Dar preferência aos protocolos com antracíclicos sob infusão contínua ou em aplicações fracionadas em intervalos curtos é uma estratégia significativa na prevenção da cardiotoxicidade.

Sabe-se que o desenvolvimento da toxicidade cardíaca está relacionado aos níveis séricos de pico dos antracíclicos. Administrações semanais de doxorrubicina (20 mg/m^2) estão associadas a incidência menor de toxicidade quando comparadas com aplicações mensais (60 mg/m^2). Infusão contínua de 24 a 96 horas através de cateter venoso central é menos cardiotóxica do que infusões em *push* e tem permitido atingir doses cumulativas superiores a 500 mg/m^2 sem toxicidade cardíaca significativa. As formulações lipossomais oferecem riscos menores, porém ainda não podem substituir com segurança os antracíclicos tradicionais que compõem alguns protocolos de leucemia, mas têm eficácia confirmada no tratamento de vários tumores, como câncer de ovário, mama e sarcoma de Kaposi. A incidência de alterações em biópsia de miocárdio é menor em pacientes que recebem antraciclina lipossomal quando comparada ao grupo que recebe antraciclina convencional. As pesquisas em busca de substâncias cardioprotetoras e medicamentos com potencial cardiotóxico menor vêm evoluindo a cada dia, mas uma das grandes dificuldades têm sido agregar a cardioproteção à eficácia antitumoral. Medicamentos que reduzem a expectativa de cardiotoxicidade sem atingir os mesmos resultados terapêuticos têm aplicação clínica limitada, especialmente em protocolos de tratamento de neoplasias com bons índices de cura.

Alguns medicamentos vêm sendo pesquisados como cardioprotetores, entre eles o dexrazoxane e o carvedilol, específico para prevenir os efeitos cardiotóxicos dos antracíclicos e com comprovado efeito cardioprotetor. O dexrazoxane foi aprovado inicialmente para câncer de mama metastático tratado com antracíclicos que tenham um bom controle com esse tratamento e que já tenham ultrapassado a dose cumulativa de 300 mg/m^2. O carvedilol é um alfabloqueador e betabloqueador com ação antioxidante. Um estudo com pacientes com disfunção ventricular após o uso de antracíclicos introduziu precocemente enalapril e, quando possível, associou-o ao carvedilol. Após 36 meses de seguimento, 42% apresentaram recuperação completa e 13% recuperação parcial da FEVE.

Outros estudos mostram medicamentos promissores, porém ainda não foram testados em humanos. Entre eles, está o probucol, com importante ação cardioprotetora. O probucol é um potente antioxidante e controlador da dislipidemia, foi administrado antes e durante o tratamento com doxorrubicina e preveniu completamente a cardiomiopatia e a insuficiência cardíaca de ratos, sem interferir na ação antitumoral desse medicamento. Tem sido considerado um agente promissor na proteção da cardiotoxicidade mediada pelos antracíclicos.

Diversos antioxidantes nutricionais têm sido testados, no intuito de tentar reduzir a cardiotoxicidade provocada pela doxorrubicina. Entre eles, estão a vitamina E, ascorbato, vitamina A, betacaroteno, coenzima Q, flavonoides, polifenóis, antioxidantes fitoterápicos, componentes do óleo de oliva, selênio, licopeno e o alfa-tocoferol, que aparentemente não interferem na ação antitumor dos antracíclicos. E estudos experimentais têm apontado bons resultados na prevenção da cardiotoxicidade induzida pela doxorrubicina.

Esteroides em altas doses (metilprednisolona 1 g, todos os dias) têm sido recomendados para tratar complicações cardíacas imunorrelacionadas, mas os sintomas podem progredir em alguns casos, e a adição de micofenolato, infliximabe, globulina antitimócito ou abatacepte deve ser considerada em pacientes sem uma resposta imediata a esteroides em altas doses. Outras medidas, como a transferência imediata para uma unidade coronariana, devem ser consideradas para pacientes com troponina elevada ou anormalidades de condução.

A detecção precoce da cardiotoxicidade e o estabelecimento de medidas farmacológicas no sentido de evitar o problema mobilizam atualmente diversos pesquisadores. Têm sido empregadas técnicas invasivas (biópsia endomiocárdica) e não invasivas (ecocardiograma, ventriculografia radioisotópica – VR e ressonância nuclear magnética – RNM), bem como a dosagem dos marcadores de lesão tecidual (troponina T e BNP). A biópsia endomiocárdica ou biópsia cardíaca ainda é o método de maior especificidade para determinar e quantificar a cardiotoxicidade por antracíclicos. O procedimento pode ser feito com segurança em pacientes ambulatoriais. Recomenda-se, no entanto, que apenas profissionais especificamente treinados realizem a biópsia e interpretem os resultados. A monitorização periódica da fração de ejeção cardíaca feita por meio do ecocardiograma é o exame fundamental no acompanhamento de pacientes que recebem antracíclicos e agentes anti-HER2. Trata-se do procedimento mais preciso para detecção precoce de alterações cardíacas. Recomenda-se sua avaliação antes do início do tratamento, periodicamente (a cada três ciclos, p. ex.) e após seu término. Essa medida pode ser avaliada por ecocardiograma com Doppler e, com mais precisão, por angiografia radioisotópica com medida de fração de ejeção (fração de ejeção por radioisótopos), também chamada *angiografia com radionucleotídeo* (MUGA). São exames não invasivos e que devem ser realizados com mais frequência em pacientes pertencentes aos grupos de maior risco.

Pertencem a esse grupo os pacientes com:

- Idade abaixo de 18 anos e acima de 50 anos se utilizarem trastuzumabe, ou acima de 65 anos se utilizarem antracíclicos.
- Doença cardíaca preexistente, hipertensão, diabetes *mellitus* e hipercolesterolemia.
- Histórico familiar de doença cardiovascular (homens ⊠ 55 anos e mulheres ⊠ 65 anos).
- História prévia de radioterapia torácica ou mediastinal (especialmente se superior a 4.000 cGy).
- Tratamento concorrente com ciclofosfamida ou mitomicina (se doxorrubicina).
- Tratamento prévio ou concomitante com antracíclicos (se trastuzumabe).
- Tabagismo.
- Obesidade.

Se um ou mais desses riscos estiverem presentes, recomenda-se medir a fração de ejeção do ventrículo esquerdo antes de iniciar o tratamento e a cada 100 mg de doxorrubicina administrada ou periodicamente (se trastuzumabe). O medicamento deve ser descontinuado se a fração de ejeção diminuir para 45% do valor inicial ou se reduzir 10% ou mais a cada medida subsequente. O ideal é que se interpretem esses resultados em associação com a biópsia endomiocárdica, realizada por profissional experiente. Recomenda-se a descontinuação ao primeiro sinal de uma taquicardia inexplicada, tosse, dispneia ou galope S3. As manifestações de insuficiência cardíaca congestiva frequentemente respondem à terapia, mas ainda há grande número de pacientes com sintomas refratários ao tratamento.

Intervenção de enfermagem

1. Encaminhar o paciente precocemente para programas de cardio-oncologia, de preferência antes do início do tratamento com fármacos cardiotóxicos.
2. Observar sinais e sintomas de alterações cardíacas durante e após a aplicação de quimioterápicos cardiotóxicos.
3. Reportar ao médico do paciente os sinais e sintomas sugestivos de cardiotoxicidade (ver o item "Sinais e sintomas").
4. Administrar os medicamentos conforme prescrição médica: digitálicos, antiarrítmicos, diuréticos, ansiolíticos, antieméticos e laxativos. Observar os cuidados e efeitos colaterais relativos a cada medicamento.
5. Administrar oxigênio para aliviar o desconforto respiratório, se necessário.
6. Controlar os sinais vitais e o peso, e monitorizar o balanço hídrico dos pacientes internados com alterações cardíacas.
7. Manter o paciente internado preferencialmente em posição Fowler, para diminuir os trabalhos cardíaco e pulmonar.
8. Observar o nível de ansiedade e providenciar períodos de repouso frequentes.
9. Oferecer aos pacientes internados refeições leves, frequentes e em pequenas quantidades.
10. Aplicar os quimioterápicos cardiotóxicos com cautela, em especial aos pacientes com história de radioterapia torácica, com problemas cardíacos e idosos. Nesses casos, preferir aplicações mais lentas (em 30 minutos ou mais), monitorizar o pulso e a pressão arterial durante a aplicação e observar atenciosamente as queixas do paciente.

11. Anotar e controlar rigorosamente todas as aplicações e respectivas doses de antineoplásicos efetuadas, especialmente os cardiotóxicos, de modo a não exceder a dose máxima cumulativa permitida.
12. Reduzir a dosagem dos antineoplásicos cardiotóxicos ou suspendê-los, conforme recomendação médica.
13. Certificar-se de que estão sendo realizados ECG e fração de ejeção por radioisótopos periódicos nos pacientes que fazem uso de medicamentos cardiotóxicos.

Educação do paciente e/ou dos familiares
- Orientar a respeito da cardiotoxicidade: sinais e sintomas, medicamentos envolvidos, tratamento e prevenção, de acordo com o interesse e a capacidade intelectual e emocional do paciente e/ou da família.
- Enfatizar a importância da realização de exames para avaliação da função cardíaca durante o tratamento, de acordo com a frequência estabelecida pelo médico.
- Instruir o paciente no sentido de reportar ao médico ou ao enfermeiro da quimioterapia os sinais e sintomas observados.
- Orientar sobre a necessidade de períodos maiores de repouso, alterações na dieta e cumprimento do tratamento cardiológico proposto.

Hepatotoxicidade

Edva Moreno Aguilar Bonassa • Andreia Oliveira da Silva Meira • Letícia Aragon Rodrigues

Considerações gerais

Os agentes quimioterápicos, isoladamente ou em combinação com outros medicamentos e/ou radioterapia no quadrante superior direito, podem causar hepatotoxicidade indireta ou direta. Além disso, a função hepática anormal pode alterar o metabolismo do medicamento e aumentar o risco de toxicidade extra-hepática.

Para alguns agentes, incluindo bendamustina, citarabina, pemetrexede, os alcaloides da vinca, os taxanos, procarbazina, bortezomibe, carfilzomibe, antraciclinas, ixabepilona e trabectedina, há recomendação de ajuste de dose em pacientes com disfunção hepática preexistente, a fim de evitar toxicidade sistêmica excessiva.

A infecção por hepatite B (HBV) ou hepatite C (HCV) é um distúrbio comum e pode ser exacerbado com quimioterapia citotóxica. A Sociedade Americana de Oncologia Clínica (ASCO), em seu parecer clínico provisório atualizado de 2020, endossa a necessidade de triagem universal do VHB para todos os pacientes que iniciam a terapia anticâncer sistêmica (quimioterapia citotóxica, imunoterapia, terapia-alvo) usando os seguintes testes: antígeno de superfície da hepatite B (HbSAg), anticorpo do núcleo da hepatite B (anti-HBc), imunoglobulina total (Ig) ou IgG e anticorpo para o antígeno de superfície da hepatite B (anti-HBs). O achado de infecção VHB crônica ou passada requer avaliação do risco de reativação do VHB para determinar a necessidade de profilaxia antiviral.

A hepatotoxicidade entre os diversos agentes antineoplásicos é variável. Tenenbaum considera hepatotóxicos os seguintes medicamentos: asparaginase, metotrexato, citarabina, mercaptopurina, tioguanina, dacarbazina, ciclofosfamida, carmustina, lomustina, bussulfano, mitomicina, hidroxiureia, clorambucila, cisplatina, doxorrubicina, vincristina e vimblastina[160].

Pode-se acrescentar o mesilato de imatinibe (Glivec®), especialmente quando associado ao paracetamol. Essa combinação aumenta o risco de falência hepática.

O fígado é um importante órgão relacionado ao metabolismo dos quimioterápicos e alguns agentes causam reações hepatotóxicas. Inicialmente, são atingidas as células do parênquima, causando uma elevação transitória das enzimas hepáticas (TGO, TGP, DHL e fosfatase alcalina). Essas alterações podem evoluir para uma hepatomegalia, acompanhada de icterícia e dor abdominal, resultantes da obstrução do fluxo sanguíneo hepático, que provoca alterações no metabolismo das gorduras, necrose hepatocelular, colestase, hepatite e síndrome de obstrução sinusoidal (SOS), antes conhecida como doença veno-oclusiva hepática (DVOH). O quadro é frequentemente reversível com a interrupção temporária do tratamento. No entanto, pode evoluir para necrose ou fibrose hepática de caráter irreversível, principalmente após uso prolongado de metotrexato ou mercaptopurina, medicamentos que figuram entre os mais hepatotóxicos.

O metotrexato (MTX) ocasiona: rápida elevação das enzimas hepáticas, especialmente de TGO, logo nas primeiras 12 horas após a aplicação; diminuição do fator VII da coagulação, o que torna o tempo de protrombina (TP) aumentado; e elevação da bilirrubina indireta. Geralmente, essas alterações desaparecem em 1 semana, porém o uso crônico do medicamento pode tornar a disfunção hepática irreversível.

O tratamento prolongado com mercaptopurina ocasiona frequentemente alterações hepáticas, manifestadas por níveis séricos aumentados de bilirrubinas, TGO e fosfatase alcalina. A biópsia hepática revela, nesses casos, colestase intra-hepática associada a leve necrose centrolobular focal. Observa-se que a associação com a doxorrubicina no tratamento da leucemia aguda de adultos resulta em um sinergismo tóxico, pois a incidência de hepatotoxicidade nesse grupo é elevada (superior a 50%).

Na década de 2010, os inibidores de *checkpoints* trouxeram aos pacientes oncológicos uma nova e promissora modalidade de tratamento, porém com ela novos eventos adversos.

Dentre os eventos adversos imunorrelacionados (EAs) gastrointestinais, a hepatite é a menos comum (2% a 7%) e manifesta-se na maior parte dos casos como alteração assintomática de exames laboratoriais, principalmente AST, ALT e gama-glutamil transferase (GGT) ou bilirrubinas. No entanto, há aumento significativo de EAs hepáticos quando o duplo bloqueio imunológico é utilizado (qualquer grau, 15% a 30%; graus 3/4, 6% a 18,8%) ou com ipilimumabe na dose de 10 mg/kg (qualquer grau, 24,4%; graus 3/4, 10,9%). Sintomas como astenia e hiporexia podem acompanhar o quadro clínico em alguns pacientes. O surgimento dessa toxicidade habitualmente ocorre entre 8 e 12 semanas do início do tratamento; no entanto, a monitorização de enzimas hepáticas é sugerida previamente a toda aplicação do imunoterápico, pela possibilidade de ocorrência em qualquer momento do tratamento. Quando ocorre um aumento de enzimas hepáticas, é fundamental afastar outras causas, que não a toxicidade à imunoterapia, como causas infecciosas (hepatites virais, sepse), não infecciosas (toxicidades a outros fármacos), metabólicas ou neoplásicas (progressão de doença), e usualmente são recomendados exames de imagem e sorologias para hepatites na avaliação inicial. O manejo dessa toxicidade envolve o uso de corticosteroide sistêmico e, em situações mais graves, de outros imunossupressores, como micofenolato de mofetila. O uso de infliximabe é contraindicado, pela potencial toxicidade hepática desse imunossupressor.

Alguns fatores aumentam o risco de hepatotoxicidade, como radioterapia em região hepática prévia ou concomitante ao tratamento quimioterápico e administração concomitante de outros medicamentos hepatotóxicos, bem como hepatite em atividade.

Uma das causas de hepatotoxicidade é a síndrome de obstrução sinusoidal (SOS). Trata-se de uma síndrome resultante de estreitamento, fibrose e obstrução das vênulas hepáticas terminais, decorrentes de dano das células endoteliais, sinusoides e hepatócitos ao redor dessas vênulas. A drenagem dos sinusoides hepáticos fica comprometida e ocorre um represamento de sangue e fragmentos celulares, responsáveis pela fibrose endotelial e necrose hepatocelular.

As consequências são um quadro de sinais e sintomas de início súbito, caracterizado por: icterícia, dor abdominal, aumento de bilirrubinas e enzimas hepáticas, ascite, hepatomegalia dolorosa, aumento de peso, encefalopatia, necrose ou fibrose hepática e hipertensão portal.

A SOS observada em oncologia quase sempre é decorrente do câncer de fígado, primário ou metastático, e do uso de protocolos de alta dosagem de quimioterapia, em especial quando incluem mercaptopurina, tioguanina, dacarbazina, mitomicina, carmustina, lomustina, citarabina, ciclofosfamida e bussulfano. Em transplante de medula óssea, a SOS não é incomum e ocorre pela associação entre quimioterapia em alta dosagem e radioterapia corporal total (TBI). O risco aumenta em pacientes com doença do enxerto *versus* hospedeiro.

Sugere-se a presença da SOS do fígado quando o ultrassom com Doppler revela uma reversão do fluxo da veia porta e quando os principais sinais e sintomas estão presentes: aumento de peso (para adultos, 5% ou 2%, conforme critérios de Baltimore e Seattle, respectivamente; para crianças, critério de Seattle modificado considera aumento de peso > 5% para ganho de peso), icterícia progressiva e hepatomegalia dolorosa. O diagnóstico é confirmado por meio de biópsia hepática.

Aproximadamente 70% dos pacientes obtêm reversão do quadro com tratamento de suporte e terapias trombolíticas. Manter o equilíbrio hidroeletrolítico e administrar diuréticos são os principais cuidados para formas leves a moderadas; e defibrotide (ou defibrotida), para doença grave/disfunção de múltiplos órgãos. Casos mais graves podem evoluir para insuficiência hepatorrenal, com necessidade de diálise e ventilação mecânica, procedimentos de impacto discutível no prognóstico, muito reservado nesses casos. A terapia trombolítica com heparina e ativadores de plasminogênio tecidual (tPA) (aumento da conversão do plasminogênio em plasmina, a enzima fibrinolítica ativa) é eficaz mesmo na SOS severa. A dose de tPA recomendada é de 20 mg, em 4 dias consecutivos, com heparina 150 U/kg/dia. Casos refratários podem beneficiar-se com o transplante de fígado, caso se trate de portadores de doença de base com boas chances de cura com a terapia citorredutora.

Sinais e sintomas

Os sinais e sintomas dependem do grau de disfunção hepática apresentado. O conjunto de alterações relacionadas à hepatotoxicidade pós-quimioterapia inclui:
- icterícia (de pele e conjuntivas);
- fezes de coloração clara;
- anorexia;
- náusea;
- prurido;
- urina de coloração escura;
- dor no quadrante superior direito do abdome;
- hepatomegalia;
- aumento da circunferência abdominal;
- ascite;
- alterações mentais (letargia, confusão, desorientação, coma);
- asterixis (tremor nas mãos);
- alterações laboratoriais:
  - elevação das enzimas hepáticas (TGO, TGP, fosfatase alcalina, DHL);
  - hiperbilirrubinemia (aumento das bilirrubinas);
  - hipoalbuminemia (diminuição da albumina);
  - elevação do tempo de protrombina (TP);
  - diminuição do fibrinogênio.

Tratamento e prevenção

A primeira medida ante um quadro de hepatotoxicidade pós-quimioterapia é a suspensão do agente antineoplásico; em geral, isso é suficiente para reverter o processo de disfunção hepática. O tratamento sintomático consiste na administração de antieméticos, se necessário; no suporte nutricional, via parenteral, aos pacientes com anorexia severa ou portadores de alterações mentais (letargia, torpor, convulsão, coma); e na aplicação de cremes lubrificantes na pele, caso o paciente apresente prurido e descamação.

Indivíduos que fazem uso de medicamentos hepatotóxicos, especialmente metotrexato, mercaptopurina e asparaginase, devem ser submetidos a dosagens periódicas das enzimas hepáticas, TP, fibrinogênio, albumina e bilirrubinas.

Sinais e sintomas de disfunção hepática devem ser diariamente pesquisados, especialmente a icterícia. Pacientes com história de hepatopatia de qualquer natureza e etilistas têm mais chances de apresentar hepatotoxicidade pós-quimioterapia. Nesses casos, a observação deve ser rigorosa e, em geral, as doses aplicadas são menores do que as convencionais.

Pacientes submetidos a protocolos de alta dosagem, especialmente com bussulfano, ciclofosfamida, dacarbazina e outros medicamentos associados à SOS, devem ser rigorosamente acompanhados para detecção precoce da doença. Observar: evolução do peso e da circunferência abdominal; presença de edema; sinais vitais (aumento de pulso e diminuição de pressão arterial); débito urinário; e alterações laboratoriais (elevação das bilirrubinas e enzimas hepáticas, diminuição da albumina e hemoconcentração). O tratamento consiste na administração de albumina para repor a perda proteica e auxiliar na reabsorção dos fluidos extravasados para o espaço intersticial; restrição hídrica; administração de diuréticos; administração de dopamina (dose renal: 1 a 3 mcg/kg/min); restrição do aporte proteico e de sódio; e suporte emocional. Existem relatos na literatura de melhora nos casos de SOS após terapia com agentes trombolíticos e heparina.

Intervenção de enfermagem

1. Observar sinais e sintomas de hepatotoxicidade e acompanhar os exames de função hepática dos pacientes submetidos à quimioterapia com medicamentos hepatotóxicos. Intensificar a observação quando a medicação aplicada for metotrexato, mercapto-purina ou asparaginase, ou quando o paciente recebeu protocolo de alta dosagem, especialmente em transplante de medula óssea.
2. Reportar ao médico do paciente os sinais e sintomas sugestivos de hepatotoxicidade (ver "Sinais e sintomas").
3. Reduzir a dosagem dos antineoplásicos hepatotóxicos ou suspendê-los conforme recomendação médica. Mais orientações relacionadas ao ajuste posológico de acordo com a função hepática podem ser encontradas no capítulo 2 – Terapia antineoplásica.
4. Controlar a circunferência abdominal, o peso, os sinais vitais, o balanço hidroeletrolítico e a diurese dos pacientes que apresentam alterações hepáticas.
5. Instituir medidas de segurança aos pacientes internados com alterações neurológicas e acompanhamento familiar constante.
6. Administrar os medicamentos conforme prescrição médica.
7. Observar a aceitação alimentar e o grau de consciência do paciente e, se necessário, informar o médico para que seja instituída alimentação parenteral adequada.
8. Em pacientes que fazem uso de pentoxifilina, estar atento aos principais efeitos colaterais esperados: cefaleia, leucopenia, tremores, vertigem, náuseas, vômitos e dispepsia. Já o alprostadil pode ocasionar toxicidades mais importantes, como depressão respiratória, trombocitopenia, sangramento em SNC, convulsões, alterações urinárias, reações de hipersensibilidade, arritmia cardíaca e cefaleia. É aplicado sob infusão contínua, com material e equipamentos disponíveis para atendimento de emergências e sob monitorização frequente da pressão arterial e pulso.

Educação do paciente e/ou dos familiares

- Informar a respeito dos sinais e sintomas de hepatotoxicidade após o uso de determinados quimioterápicos, de acordo com a capacidade intelectual e emocional do paciente e/ou da família.
- Salientar a importância de reportar as alterações observadas ao médico oncologista ou ao enfermeiro da quimioterapia.
- Enfatizar a necessidade da realização dos exames de função hepática, de acordo com a frequência estabelecida pelo médico.
- Informar a respeito dos riscos da associação dos quimioterápicos hepatotóxicos com o álcool, salientando a necessidade de evitar totalmente a ingestão de bebidas alcoólicas durante o tratamento.

Toxicidade Pulmonar

- Edva Moreno Aguilar Bonassa • Andreia Oliveira da Silva Meira
- Letícia Aragon Rodrigues

Considerações gerais

Os pulmões são alvo frequente dos agentes antineoplásicos, pois processam todo o débito cardíaco. Embora algumas reações adversas induzidas por agentes antineoplásicos sejam potencialmente evitáveis, principalmente quando estão relacionadas à dosagem cumulativa, muitas são idiossincráticas e imprevisíveis. Estima-se que 10% a 20% de todos os pacientes tratados com um agente antineoplásico apresentam alguma forma de toxicidade pulmonar, embora a incidência varie conforme o agente específico, a dose e outros fatores.

Os padrões mais comuns de toxicidade pulmonar incluem pneumonite intersticial (bortezomibe, antraciclinas, fludarabina, gencitabina, ifosfamida, irinotecano, oxaliplatina, talidomida e lenalidomida e alcaloides da vinca), pneumonia em organização (doxorrubicina, oxaliplatina), dano alveolar difuso (gencitabina, oxaliplatina, etoposídeo), infecções oportunistas (bortezomibe, fludarabina), edema pulmonar não cardiogênico (citarabina, gencitabina, vimblastina), pneumonite por radiação (doxorrubicina, paclitaxel, gencitabina), pneumonia eosinofílica (gencitabina, oxaliplatina, procarbazina), hemorragia alveolar (gencitabina), hipertensão pulmonar não tromboembólica (talidomida) e doença tromboembólica, que pode afetar os pulmões (talidomida e lenalidomida). Na maioria dos casos, o risco de toxicidade pulmonar associado a cada medicamento é pequeno (< 10%), e a reação adversa respiratória geralmente é reversível com a descontinuação do medicamento. No entanto, mortes foram relatadas.

A fisiopatologia das lesões pulmonares induzida por agentes antineoplásicos é pouco compreendida. Acredita-se que a maioria dos efeitos tóxicos resulte da citotoxicidade direta, mas os seguintes mecanismos fisiopatológicos também são propostos:

- Lesão direta aos pneumócitos ou ao endotélio capilar alveolar, com subsequente liberação de citocinas e recrutamento de células inflamatórias.
- A liberação sistêmica de citocinas (p. ex., pela gencitabina) pode resultar em disfunção endotelial, síndrome de extravasamento capilar e edema pulmonar não cardiogênico.
- Lesão pulmonar mediada por células decorrente da ativação de linfócitos e macrófagos alveolares.

- Lesão oxidativa de radicais livres de oxigênio (p. ex., lesão pulmonar relacionada à bleomicina).
- Desregulação não intencional do sistema imunológico e ativação de células T causadas pelo bloqueio do ponto de verificação imunológico.
- Os receptores do fator de crescimento epidérmico (EGFR) são expressos em pneumócitos tipo II e estão envolvidos no reparo da parede alveolar; agentes direcionados ao EGFR podem prejudicar os mecanismos de reparo alveolar.
- A pneumonite por radiação é mediada pela presença de lesão cumulativa subclínica induzida por radiação no parênquima que se torna aparente quando outro insulto pulmonar (ou seja, quimioterapia citotóxica) é encontrado posteriormente.

A interação entre radioterapia e bleomicina tem sido particularmente bem documentada em pacientes com carcinoma de testículo. São frequentes as reações pulmonares severas à radioterapia em pacientes que recebem tratamento concorrente com doxorrubicina, terapia prévia com bussulfano ou terapia prévia ou concorrente com dactinomicina. No entanto, a doxorrubicina e a dactinomicina não causam toxicidade pulmonar na ausência de radioterapia.

Outros fatores podem potencializar a incidência de toxicidade pulmonar. São eles:
- doença pulmonar anterior (doença pulmonar obstrutiva crônica, tuberculose, asma);
- idade avançada (acima de 70 anos);
- hábito de fumar;
- tratamento com mais de um fármaco tóxico ao pulmão;
- oxigênio em altas concentrações por tempo prolongado;
- insuficiência renal e/ou hepática.

Em geral, a toxicidade pulmonar relacionada à quimioterapia é de difícil diagnóstico. As alterações observadas podem ser decorrentes de outros problemas, como:
- doença pulmonar crônica;
- infecção pulmonar oportunística;
- metástases pulmonares;
- radioterapia torácica;
- hemorragia pulmonar, colagenose, vasculite;
- toxicidade pulmonar decorrente de oxigenoterapia;
- toxicidade pulmonar decorrente de medicamentos não quimioterápicos (heparina, aspirina, fenilbutazona, penicilina, hidroclorotiazida, eritromicina, substâncias de contraste etc.);
- toxicidade pulmonar decorrente de transfusões de sangue ou seus derivados;
- doença do enxerto *versus* hospedeiro (pós-transplante de medula óssea).

Os quimioterápicos podem, diretamente ou indiretamente, produzir dano ao tecido pulmonar, ocasionando lesões em células endoteliais e epiteliais (pneumócitos). A apresentação clínica dessas alterações pode enquadrar-se em quatro padrões: pneumonite aguda, fibrose pulmonar, pneumonite ligada à hipersensibilidade (alérgica) e edema pulmonar não cardiogênico. Esses padrões não são exclusivos e alguns pacientes exibem sintomas e características histológicas que representam mais de uma categoria. Por exemplo, o metotrexato apresenta um amplo espectro de toxicidades pulmonares, pois pode causar dano endotelial, extravasamento capilar, edema pulmonar e fibrose pulmonar. Esses sintomas podem ser agudos, provocando um quadro de síndrome do desconforto respiratório agudo, ou podem se instalar gradualmente, com um pico de incidência que varia de dias a anos após a aplicação. A recuperação ou o controle dos sinais e sintomas são frequentes, mas há relatos de casos fatais de fibrose pulmonar.

As toxicidades mais comuns são a pneumonite e a fibrose pulmonar. Medicamentos associados à *pneumonite aguda* incluem: bleomicina, carmustina, gencitabina, metotrexato, mitomicina, procarbazina e os alcaloides da vinca. Medicamentos associados à *fibrose pulmonar* incluem: bleomicina, carmustina, ciclofosfamida, metotrexato e mitomicina. A bleomicina é o principal modelo de medicamento associado à pneumonite aguda e à fibrose pulmonar. Instalando-se de forma aguda ou insidiosa, as ocorrências clínicas são semelhantes.

Sinais e sintomas

Tosse não produtiva, dispneia, taquipneia, ortopneia, expansão torácica incompleta ou assimétrica, estertores pulmonares, febre, cianose, fadiga, anorexia, confusão mental (pode indicar hipóxia), perda de peso e taquicardia.

Medicamentos como a bleomicina, o metotrexato e a procarbazina estão também relacionados à pneumonite alérgica. Nesse caso, reportam-se os seguintes sinais e sintomas: dispneia, tosse, sibilo pulmonar, mialgia, cefaleia, febre, crepitação pulmonar, *rash cutâneo* e, menos frequentemente, derrame pleural.

O edema pulmonar não cardiogênico está associado ao início súbito de sinais e sintomas respiratórios e provavelmente está relacionado à síndrome do extravasamento capilar. É uma toxicidade incomum e está relacionada aos seguintes medicamentos: citarabina, ciclofosfamida, metotrexato, mitomicina e teniposídeo.

O docetaxel está associado à retenção hídrica, que pode resultar em edema pulmonar ou derrame pleural. Outros agentes antineoplásicos relacionados a quadros agudos de insuficiência respiratória são: doxorrubicina, interleucina-2 e tretinoína. A doxorrubicina pode provocar dano cardíaco grave, com consequente edema pulmonar. A interleucina-2, especialmente em alta dosagem, está associada à síndrome do extravasamento capilar e suas graves consequências pulmonares. A tretinoína causa, em 10% a 25% dos pacientes, a "síndrome do ácido retinoico", caracterizada por dispneia, infiltrado pulmonar, derrame pleural e outras alterações pulmonares agudas e potencialmente fatais.

Alterações laboratoriais
Hemograma
- Níveis baixos de hematócrito e hemoglobina (podem potencializar os sintomas pulmonares).
- Leucopenia ou leucocitose (pode refletir infecções pulmonares).
- Eosinofilia (quando o medicamento envolvido é o metotrexato ou a procarbazina).

Gasometria
- Níveis baixos de PaO_2 (pressão parcial de oxigênio arterial) e alcalose respiratória.

Outros
- Radiografia de tórax: normal (particularmente se o medicamento envolvido pertence ao grupo das nitrossoureias) ou com infiltrado intersticial intra-alveolar difuso.
- Provas de função pulmonar alteradas:
  - diminuição da capacidade vital,
  - diminuição da capacidade de difusão.
    A prova de função pulmonar, com verificação da capacidade de difusão do monóxido de carbono, parece ser o exame mais preciso para detecção de alterações precoces, pois mostra resultados anormais quando ainda não estão presentes os sintomas clínicos.
- Biópsia pulmonar revela a ocorrência de fibrose pulmonar intersticial com descamação epitelial atípica, inflamação nodular, hialinização ou fibrose.

Diagnóstico diferencial

Estabelecer o diagnóstico diferencial de toxicidade pulmonar relacionada à quimioterapia é frequentemente difícil, pois os pacientes com câncer podem ter outras anormalidades respiratórias causadas por:
- doença pulmonar crônica;
- infecção pulmonar oportunística;
- linfangite carcinomatosa pulmonar;

- radioterapia torácica;
- hemorragia pulmonar, doenças do colágeno, vasculite ou angiite granulomatosa;
- toxicidade pulmonar decorrente de oxigenoterapia;
- toxicidade pulmonar decorrente de terapia com componentes sanguíneos;
- doença do enxerto *versus* hospedeiro (DECH);
- Covid-19: a pandemia de Covid-19 aumentou a complexidade dos cuidados oncológicos. Questões importantes incluem equilibrar o risco de atraso no tratamento e danos do Covid-19, minimizar o uso de tratamentos imunossupressores de câncer sempre que possível, mitigar os impactos negativos do distanciamento social durante a prestação de cuidados e alocar de maneira adequada e justa recursos limitados de cuidados de saúde. Pacientes em tratamento por meio de imunoterapia com inibidor de *checkpoint* são de preocupação especial, visto que a pneumonite relacionada ao tratamento pode mimetizar Covid-19, e a confusão quanto ao diagnóstico correto pode atrasar o início dos glicocorticosteroides.

Fármacos envolvidos

Bleomicina

Trata-se do quimioterápico mais relacionado à toxicidade pulmonar, manifestada por pneumonite (10%) ou fibrose intersticial (5%). A taxa de ocorrência depende da dose administrada: doses cumulativas superiores a 450 unidades não devem ser aplicadas, pois elevam a incidência de fibrose pulmonar para valores acima de 10%.

Segundo Groenwald[64], os efeitos tóxicos ocorrem com mais frequência a partir de doses cumulativas acima de 200 a 240 unidades/m^2 em pacientes não submetidos à radioterapia torácica e 120 a 150 unidades/m^2 em pacientes que recebem radioterapia torácica. No entanto, já foi observada toxicidade pulmonar em pacientes que receberam doses tão baixas quanto 40 unidades/m^2.

As alterações pulmonares podem ser progressivas, irreversíveis e fatais, apesar da suspensão do medicamento e do tratamento com corticosteroides. Entretanto, manifestações de pneumonite após doses baixas de bleomicina, em geral, respondem bem ao tratamento com corticosteroides. O primeiro sintoma associado é a dispneia e os primeiros sinais são estertores finos.

Bortezomibe

É um inibidor de proteassoma reversível, usado para o tratamento de mieloma múltiplo (MM) e linfoma de células do manto. Em ensaios clínicos, aproximadamente 5% dos pacientes relatam dispneia grave (grau 3 ou pior), embora a causalidade específica do bortezomibe e o papel dos fatores contribuintes, como anemia, infecção respiratória e disfunção cardíaca, não sejam claros. Casos de doença pulmonar intersticial grave (alguns fatais) foram relatados, principalmente no Japão, com o uso dessa medicação. Além disso, alguns casos de hipertensão pulmonar foram relatados na ausência de insuficiência cardíaca esquerda ou doença significativa do parênquima pulmonar. As incidências específicas de toxicidade pulmonar e hipertensão pulmonar são desconhecidas.

Bussulfano

A toxicidade pulmonar relacionada ao bussulfano ocorre tardiamente: de 8 meses a 10 anos após o início do tratamento. Causa uma displasia gradativa das células alveolares e bronquiolares, provocando um quadro de fibrose intersticial pulmonar. A incidência varia de 1% a 10%. No entanto, a síndrome do "pulmão de bussulfano" ou fibrose pulmonar intersticial, caracterizada por insuficiência respiratória grave, é rara e relacionada somente a tratamentos extremamente prolongados, associação com radioterapia torácica ou outros antineoplásicos tóxicos ao pulmão.

Carfilzomibe

Como o bortezomibe, o carfilzomibe é um inibidor seletivo de proteassoma irreversível de segunda geração, usado para tratar MM recidivante ou refratário. O carfilzomibe tem sido associado a dispneia, hipertensão pulmonar e disfunção cardíaca. Quando foi administrado em combinação com dexametasona e o anticorpo monoclonal anti-CD38 denominado *daratumumabe*, infecções do trato respiratório de grau ≥ 3 ocorreram em 29% dos pacientes em comparação com 16% daqueles que receberam carfilzomibe e dexametasona isoladamente. No entanto, as taxas de dispneia foram semelhantes.

Carmustina

A carmustina, pertencente ao grupo das nitrossoureias, tem sido relacionada a quadros de fibrose pulmonar, especialmente quando associada à ciclofosfamida e à radioterapia. A incidência chega a 30% e está relacionada a doses cumulativas acima de 1.000 mg/m^2. O risco de toxicidade pulmonar é alto, limitando a continuidade das aplicações. O quadro é, em geral, irreversível e fatal, o que reforça a necessidade de prevenção de sua ocorrência por meio da avaliação pulmonar sistemática e rigorosa dos pacientes que fazem uso do medicamento e do registro completo das doses administradas.

Ciclofosfamida

A lesão pulmonar induzida por ciclofosfamida parece ser rara; a frequência é < 1%. No entanto, o risco pode ser aumentado pelo uso concomitante de radioterapia, oxigenoterapia ou outros medicamentos com potencial toxicidade pulmonar; esses fatores também podem confundir as tentativas de estimar a verdadeira incidência de lesão pulmonar induzida pela ciclofosfamida e reconhecer a toxicidade pulmonar induzida por ela quando se desenvolve.

Citarabina

A incidência geral não é clara. Em relatos mais antigos, até 14% dos pacientes foram afetados, mas ensaios clínicos mais recentes sugerem taxas menores. Os pacientes afetados apresentam desenvolvimento subagudo de febre baixa, dispneia leve, taquipneia, tosse, hipoxemia moderada a grave e crepitações na ausculta pulmonar. As radiografias de tórax mostram consolidação alveolar confluente, com ou sem derrame pleural. A histopatologia pode revelar a presença de material proteico nos alvéolos sem atipia celular, achado inespecífico.

Doxorrubicina

Embora a doxorrubicina seja muito mais comumente associada à toxicidade cardíaca cumulativa, foram descritos vários casos de pneumonia intersticial e, raramente, pneumonia em organização. A reativação de pneumonite por radiação anterior (pneumonite de recuperação por radiação) também foi observada com doxorrubicina.

Irinotecano e topotecano

Dispneia e/ou toxicidade pulmonar de qualquer grau foram relatadas em até 20% dos pacientes tratados com irinotecano em ensaios clínicos usando doses-padrão. No entanto, a incidência de toxicidade pulmonar grave com irinotecano usado isoladamente está provavelmente na faixa de 1% a 2%. A toxicidade pulmonar é caracterizada pelo início inespecífico de tosse, falta de ar e febre. Estudos radiográficos demonstram infiltrados reticulonodulares e derrames pleurais ocasionais.

Gencitabina

Até 23% dos pacientes tratados com gencitabina desenvolvem dispneia durante o tratamento, mas apenas uma pequena fração desenvolve dispneia grave acompanhada de achados radiográficos. Os primeiros relatórios sugeriram que a toxicidade pulmonar significativa se desenvolveu em até 13% dos casos. Séries mais recentes sugerem que a toxicidade pulmonar grave pode ter sido amplamente superestimada e provavelmente está entre 1% e 2%. A maior frequência de toxicidade pulmonar induzida por gencitabina (mais de 20%) foi observada em ensaios que a combinaram com bleomicina ou um taxano (paclitaxel e docetaxel). O risco de doença pulmonar intersticial induzida por gencitabina também é aumentado entre pacientes com fibrose pulmonar preexistente.

Hidroxiureia

Existem relatos de casos que descrevem doença pulmonar intersticial, incluindo fibrose pulmonar, opacidades pulmonares difusas, pneumonite e alveolite/alveolite alérgica (incluindo casos fatais) em pacientes recebendo hidroxiureia para neoplasias mieloproliferativas. A incidência ainda é desconhecida.

Os pacientes devem ser frequentemente monitorados quanto a pirexia, tosse e dispneia durante o tratamento. Caso ocorra toxicidade pulmonar, o medicamento deve ser descontinuado e a terapia com glicocorticosteroide deve ser iniciada.

Metotrexato

A doença pulmonar induzida por metotrexato, incluindo pneumonite intersticial aguda ou crônica, é uma lesão potencialmente perigosa, que pode ocorrer de forma aguda a qualquer momento durante a terapia e foi relatada em baixas doses. Nem sempre é totalmente reversível e fatalidades foram relatadas. Os sintomas pulmonares (especialmente tosse seca e não produtiva) podem exigir a interrupção do tratamento e investigação cuidadosa.

Mitomicina

A ocorrência de pneumonia intersticial e fibrose pulmonar pós-mitomicina é mais provável que se dê em doses mais altas (na maioria das revisões de literatura, > 20 mg/m^2). A incidência varia entre 3% e 12% e os sintomas, em geral, iniciam-se 2 a 6 semanas após a administração do medicamento. Embora possa ocasionar quadro de severa insuficiência respiratória, a reversibilidade é possível em até 50% dos casos com o uso de corticosteroides.

Trastuzumabe deruxtecan

Esse medicamento foi associado a um risco substancial de doença pulmonar intersticial (13,6%), que levou à morte alguns pacientes.

Imunoterapia

A incidência de pneumonite induzida por imunoterápicos varia de 2,7% a 5%. Não há diferença na incidência da complicação ao se comparar diferentes anti-PD1, como nivolumabe e pembrolizumabe, mas sabemos que essa incidência aumenta ao serem combinados imunoterápicos (p. ex., nivolumabe associado ao anti-CTLA 4, ipilimumabe). Outra importante observação é que a maior incidência de pneumonite de qualquer grau se dá nos pacientes que apresentam câncer de pulmão como sítio primário. Apesar de infrequente, a taxa de mortalidade relacionada pode chegar a até 12% dos casos. Com relação aos padrões radiológicos observados, as opacidades em vidro fosco estavam presentes em todos os casos descritos, dado compatível com a literatura, que demonstra essa alteração como a mais frequentemente observada. O tratamento da pneumonite baseia-se na interrupção do medicamento, em associação ou não a corticoterapia oral ou endovenosa, a depender do grau de acometimento. O tratamento imunoterápico deve ser suspenso para pneumonite grau 2 e interrompido definitivamente para pneumonite grau 3, grau 4 ou grau 2 recorrente.

Tratamento

Os principais componentes do tratamento incluem a descontinuação do medicamento, terapia com glicocorticosteroides e cuidados de suporte, que deverão ser definidos caso a caso.

Intervenção de enfermagem

1. Pesquisar sinais e sintomas de toxicidade pulmonar nos pacientes submetidos a tratamento com medicamentos relacionados a esse tipo de ocorrência (ver "Sinais e sintomas").
2. Reportar ao médico do paciente as alterações pulmonares observadas.

3. Considerar outros fatores que podem ocasionar problemas respiratórios: infecção pulmonar, doença pulmonar obstrutiva crônica, metástases pulmonares, radioterapia torácica etc.
4. Suspender novas aplicações de quimioterápicos com toxicidade pulmonar, conforme orientação médica.
5. Administrar os corticosteroides prescritos, observando os efeitos desejados e colaterais do tratamento.
6. Administrar oxigênio em baixas concentrações e somente se houver necessidade absoluta. Informar o anestesista a respeito da existência do problema pulmonar decorrente do tratamento quimioterápico, caso o paciente necessite de qualquer intervenção cirúrgica.
7. Manter o paciente em posição Fowler durante os episódios de desconforto respiratório.
8. Providenciar alívio dos sintomas apresentados: ansiedade, dor e tosse.
9. Manter o ambiente tranquilo, calmo e livre de ruídos.
10. Encaminhar o paciente ao serviço de fisioterapia para aprendizado de técnicas respiratórias e provas de função pulmonar.
11. Prevenir complicações pulmonares, como a pneumonia, que podem agravar a disfunção respiratória:
    - incentivar a ingestão de fluidos;
    - encorajar a movimentação e a deambulação dentro dos limites possíveis ao paciente;
    - desestimular a permanência no leito;
    - desestimular o hábito de fumar.
12. Providenciar alimentação adequada ao paciente: rica em calorias e de fácil ingestão para evitar esforços excessivos. Solicitar acompanhamento de nutricionista.
13. Anotar e controlar rigorosamente todas as aplicações e respectivas doses de antineoplásicos efetuadas, especialmente daqueles relacionados à toxicidade pulmonar, de modo a não exceder a dose máxima cumulativa permitida.

Educação do paciente e/ou dos familiares

- Orientar a respeito da toxicidade pulmonar: sinais e sintomas, medicamentos envolvidos, tratamento e prevenção, de acordo com a capacidade intelectual e emocional do paciente e/ou da família.
- Salientar a importância de reportar as alterações observadas ao médico oncologista ou ao enfermeiro da quimioterapia.
- Orientar quanto aos cuidados para prevenção de complicações pulmonares, como a pneumonia: ingerir quantidades maiores de fluidos, respirar profundamente várias vezes por dia, permanecer a maior parte do tempo possível longe do leito, deambular e fazer exercícios físicos dentro das possibilidades e evitar o fumo.
- Enfatizar a necessidade de limitar as atividades e situações que gerem ansiedade e estresse.
- Informar a respeito dos riscos da oxigenoterapia.

Neurotoxicidade

Edva Moreno Aguilar Bonassa • Andreia Oliveira da Silva Meira • Letícia Aragon Rodrigues

Considerações gerais

As complicações neurológicas da terapia anticâncer podem resultar de efeitos tóxicos diretos no sistema nervoso ou ser indiretamente causadas por desarranjos metabólicos induzidos por medicamento ou distúrbios cerebrovasculares. Uma ampla gama de complicações neurológicas está associada ao tratamento com antineoplásicos. As neuropatias induzidas pela quimioterapia estão entre os efeitos colaterais mais comuns do tratamento do câncer, acima da supressão da medula óssea e da disfunção renal.

Os efeitos da quimioterapia no sistema nervoso variam entre as diferentes classes de medicamentos e dependem de propriedades químicas e físicas específicas do medicamento utilizado. As três classes mais neurotóxicas de antineoplásicos são: medicamentos à base de platina, taxanos e talidomida e seus análogos; outros medicamentos menos neurotóxicos, mas também comumente usados, são: bortezomibe, ixabepilona e alcaloides da vinca.

Complicações neurológicas relacionadas ao tratamento quimioterápico ocorrem com mais frequência após o uso de vincristina, vimblastina, vinorelbina, asparaginase, cisplatina, oxaliplatina, etoposídeo, teniposídeo, paclitaxel, docetaxel, talidomida e bortezomibe. As manifestações da neurotoxicidade induzida pela quimioterapia é frequentemente lenta no início, progredindo com o tempo de tratamento. No sistema nervoso periférico, o principal impacto do ataque tóxico é dirigido contra o nervo periférico, tendo como alvo o corpo celular neuronal, o sistema de transporte axonal, a bainha de mielina e as estruturas de suporte gliais, resultando em neuropatia periférica induzida por quimioterapia[99]. O tratamento depende do medicamento aplicado, dos sintomas manifestados, que podem ser neuropatias sensoriais e motoras, podendo exigir redução ou descontinuação da dose de quimioterapia. A enfermagem deve estar atenta a esse efeito colateral e seus sinais e sintomas, de modo a identificá-lo o mais precocemente possível.

Com o uso de imunoterapia, a neurotoxicidade ocorre em aproximadamente 1% a 14% dos pacientes, com as taxas mais altas associadas ao uso de imunoterapia combinada com nivolumabe mais ipilimumabe. Cefaleia e neuropatia sensorial periférica são os sintomas mais comuns de toxicidade pelo uso dos imunoterápicos. Com relação à toxicidade mais grave, destacam-se os casos de síndrome de Guillain-Barré, síndrome de encefalopatia reversível posterior (PRES), meningite asséptica, neuropatia entérica, mielite transversa, pancerebelite, encefalite autoimune e neuropatias cranianas e periféricas. Os eventos adversos imunorrelacionados neurológicos normalmente se desenvolvem dentro de 3 meses do início da terapia com inibidor do ponto de controle imunológico, embora o tempo de início possa variar.

Sinais e sintomas

Existe uma extensa gama de disfunções relacionadas à neurotoxicidade induzida por quimioterápicos. Os sintomas podem ser leves e transitórios, ou severos, com alterações significativas da qualidade de vida e risco de mortalidade. Fatores que podem interferir na incidência e na severidade da neurotoxicidade são: a dose e a via de administração, a idade do paciente, as funções hepática e renal, o uso prévio ou concomitante de outros medicamentos neurotóxicos e o tratamento radioterápico concorrente em SNC.

Os agentes quimioterápicos podem ser tóxicos ao sistema nervoso central como um todo ou causar uma neurotoxicidade mais limitada, afetando apenas o sistema nervoso central ou apenas o periférico. Uma variedade de síndromes clínicas pode ocorrer, algumas droga-específicas. A encefalopatia aguda e as síndromes cerebelares figuram como as mais graves, mas, felizmente, estão relacionadas a poucos medicamentos e a populações específicas de pacientes. Em contraste, a neuropatia periférica está associada a muitos quimioterápicos de uso corriqueiro, como a cisplatina, docetaxel, paclitaxel, oxaliplatina e vincristina.

Os sinais e sintomas podem ser classificados em dois grupos: anormalidades centrais e periféricas.

Anormalidades centrais
Encefalopatia
- Confusão, depressão, sonolência, insônia, agitação, tonturas e cefaleia, que frequentemente ocorrem de forma aguda logo após a aplicação.

- Associadas ao uso de: metotrexato, mecloretamina, citarabina intratecal, bleomicina em altas doses, procarbazina, asparaginase e, menos frequentemente, nitrossoureias, dacarbazina e ifosfamida. Também podem ocorrer com o uso de bussulfano e citarabina em alta dosagem, cladribina, cisplatina, ciclofosfamida, fluoruracila, fludarabina, mitotano, vincristina, tamoxifeno, etoposídeo, alfainterferona, levamisole, pentostatina e tegafur.

Síndrome cerebelar
- Dismetria, fala pastosa, ataxia, nistagmo, vertigem, náuseas e vômitos.
- É uma manifestação rara e associa-se ao uso de procarbazina, fluoruracila, nitrossoureias e citarabina.

Convulsões
- São manifestações raras e associam-se ao uso de vincristina, cisplatina, hidroxiureia, procarbazina, asparaginase, ifosfamida e bussulfano. Deve-se estar atento ao nível sérico de magnésio, pois a hipomagnesemia também está relacionada a quadros convulsivos.

Anormalidades periféricas
Neuropatia periférica induzida por quimioterapia

A neuropatia periférica induzida por quimioterapia (NPIQ) é um efeito adverso comum da terapia do câncer que pode ter impacto profundo na qualidade de vida e na sobrevida do paciente. A neurotoxicidade afeta, principalmente, pacientes tratados para câncer de mama e/ou cólon. Pode comprometer os resultados do tratamento por forçar modificações de dose e/ou descontinuação prematura. Sua incidência varia de acordo com o agente quimioterápico, dose, duração da exposição e método de avaliação. Os agentes com maior incidência são os medicamentos derivados da platina, especialmente cisplatina e oxaliplatina, taxanos, alcaloides da vinca e bortezomibe.

As alterações são cumulativas e reversíveis, total ou parcialmente, com a descontinuação do tratamento ou diminuição da dose e apresentam graus variáveis de toxicidade, de acordo com o tipo e a ligação dos medicamentos utilizados e com o tempo de administração. Uma meta-análise de 31 estudos relacionados à prevalência de NPIQ após o tratamento com vários agentes quimioterápicos que poderiam precipitar essa toxicidade relatou que a prevalência foi de 68% no primeiro mês após o final da quimioterapia, 60% em 3 meses e 30% em 6 meses ou mais tarde[148].

As complicações decorrentes dos sintomas de NPIQ incluem redução da qualidade de vida, quedas e outras lesões. Os sintomas derivam do nervo atingido, podendo ser autonômico, motor ou sensitivo.

Há ocorrência de parestesias (principalmente nas mãos e nos pés), formigamento e dormência em extremidades, diminuição dos reflexos tendinosos profundos, dor na mandíbula, dor na garganta, mialgias, fraqueza muscular (manifestada principalmente em extremidades distais) e impotência.

Essas alterações são mais intensas com o uso da vincristina e leves com vimblastina, procarbazina e cisplatina. Também estão associadas ao uso de paclitaxel, docetaxel, carboplatina, cladribina, citarabina, etoposídeo, fludarabina, oxaliplatina, teniposídeo e vinorelbina.

Neuropatia craniana

Ototoxicidade, perda do paladar e neurorretinite óptica, associadas ao uso de: cisplatina (primeiro e segundo efeitos colaterais) e nitrossoureias (terceiro efeito colateral). Também relacionadas ao uso de fluoruracila, ifosfamida, vimblastina e vincristina.

Neuropatia autonômica

Constipação intestinal, podendo evoluir para íleo paralítico; alterações urinárias, caracterizadas por dificuldade de esvaziamento, atonia de bexiga e retenção urinária; quadriparesias, paraparesias. Associadas ao uso de: vincristina, cisplatina, procarbazina, paclitaxel, vimblastina e vinorelbina.

Aracnoidite e irritação meníngea

Náuseas, vômitos, rigidez de nuca, cefaleia, febre, tontura e, raramente, paralisias e encefalopatia. Associadas ao uso de quimioterapia intratecal, especialmente o metotrexato.

Fármacos neurotóxicos

O mecanismo de agressão ao sistema nervoso não é completamente conhecido para todos os medicamentos, e alguns deles causam mais de um tipo de toxicidade neurológica.

A ifosfamida, por exemplo, é associada a uma ampla variedade de sintomas, incluindo confusão, sonolência, letargia, agitação, alterações mentais, convulsões, alterações motoras cerebelares e disfunção de nervos cranianos.

As alterações podem ocorrer de forma súbita ou insidiosa. Altas doses de citarabina, por exemplo, podem desencadear toxicidade cerebelar aguda que requer intervenção imediata. Dessa maneira, pacientes que recebem medicamentos neurotóxicos devem ser diariamente avaliados, incluindo revisão dos fatores potenciais de risco, como funções hepática e renal, radioterapia associada e uso de medicamentos neurotóxicos no passado. É também essencial estabelecer a função cognitiva e neurológica basal antes do início do tratamento.

Encefalopatias agudas e síndromes cerebelares são complicações sérias que ocorrem raramente. No entanto, neuropatia periférica está associada a inúmeros medicamentos, e o uso cada vez mais frequente de cisplatina, paclitaxel e protocolos de alta dosagem tem aumentado os índices de incidência dessas complicações. São muito comuns e toleráveis pela maioria dos pacientes as parestesias sensoriais distais. Entretanto, alterações sensoriais mais severas (parestesias acompanhadas de dor, perda dos reflexos tendinosos profundos, ataxia sensorial e alterações de percepção), cãibras musculares e sintomas motores podem alterar significativamente a habilidade funcional, o conforto e a qualidade de vida global do paciente oncológico. Esses sintomas podem estabilizar ou piorar após o término do tratamento e tem sido reportada persistência por muitos anos em 31% a 73% dos indivíduos.

Na esfera da neurotoxicidade, estão presentes também as citocinas (interferona, interleucina e fator de necrose tumoral). A mais utilizada entre elas é a interferona, por isso tem espectro de neurotoxicidade mais definido. Pode causar dificuldade de concentração, distúrbios de memória, lentificação do pensamento, dificuldade de coordenação motora, alterações oculomotoras, dificuldades com cálculos, depressão, apatia e confusão. Os sintomas em geral se iniciam na primeira semana do tratamento; sua severidade parece ser dose-dependente; e quase sempre se resolvem com a redução ou suspensão do tratamento, embora haja registro de alguns pacientes que apresentam alterações neurológicas crônicas.

A dexametasona é outro medicamento não quimioterápico, com atividade neurotóxica, frequentemente utilizado em oncologia. Não são incomuns as alterações de comportamento, incluindo agitação, euforia, insônia, nervosismo e até surto psicótico em pacientes que fazem uso de dexametasona, especialmente em altas doses.

Vale lembrar que o diagnóstico diferencial entre as alterações neurocomportamentais relacionadas aos medicamentos e as reações emocionais diante da doença é difícil e reforça a necessidade de avaliação precisa e constante.

A combinação entre irradiação craniana total e quimioterapia, particularmente metotrexato, nitrossoureias ou citarabina, pode exercer um efeito tóxico sinérgico sobre estruturas cerebrais normais, causando um dano permanente à substância branca, com consequente leucoencefalopatia necrosante. O resultado é um quadro de demência progressiva e de disfunções variadas, infelizmente observadas em alguns sobreviventes de câncer. Essa complicação é particularmente grave em pacientes com tumores cerebrais primários e em indivíduos com câncer de pulmão de pequenas células que receberam radioterapia craniana apenas para fins profiláticos. Não há tratamento conhecido para essas alterações, mas pode haver benefício temporário com a inserção de *shunt* ventrículo-peritoneal.

Sobreviventes de leucemia que receberam irradiação craniana total e quimioterapia intratecal para profilaxia da leucemia meníngea podem desenvolver uma variedade de alterações neuropsicológicas e hormonais, como: dificuldades de aprendizado; deficiência de hormônio do crescimento (GH), que causa puberdade retardada ou, em casos mais graves, ausência de puberdade e obesidade. Atualmente, a radioterapia craniana total é reservada apenas para os grupos de pacientes com alto risco de recidiva em SNC, o que inclui portadores de infiltração leucêmica do SNC ao diagnóstico, leucemia de células T e leucemia linfoide aguda (LLA) com cromossomo Philadelphia.

Nas últimas duas décadas, tem se tornado cada vez mais evidente que alguns pacientes (até 1 em cada 5) que receberam quimioterapia adjuvante para carcinoma de mama apresentam déficits cognitivos mensuráveis, como dificuldades de memorização e concentração. Essas alterações são mais intensas nos que receberam protocolos de alta dosagem e mais leves naqueles que receberam doses convencionais.

Oxaliplatina

A oxaliplatina tem atividade neurotóxica importante, manifestada por neuropatia periférica sensitiva dose-cumulativa, principalmente em mãos, pés e lábios, desencadeada e agravada pelo frio (ar ou água). É caracterizada por disestesias, parestesias e cãibras. As parestesias podem vir acompanhadas de dor e/ou deficiências funcionais. É também responsável pela disestesia pseudolaringofaríngea, síndrome caracterizada por alterações sensoriais localizadas em região de garganta que simulam um espasmo de laringe, causando desconforto intenso e sensação de falta de ar. O paciente e seus cuidadores devem ser previamente informados a respeito desses efeitos colaterais, especialmente sobre a disestesia pseudolaringofaríngea e sua relação com o frio. Enfatizar o caráter transitório dessas alterações na maioria dos pacientes e tranquilizá-los no que se refere à respiração: apesar dos sintomas incômodos, não há risco de edema de glote e parada respiratória. Orientar que a exposição ao ar frio, a ingestão de líquidos gelados e o contato da pele com superfícies frias desencadeiam e agravam os efeitos neurotóxicos do medicamento.

O estudo N08CB/Alliance, publicado em 2014, demonstrou que não há benefício na administração de íons, sendo que a neurotoxicidade cumulativa, a neurotoxicidade aguda e as taxas de descontinuação de quimioterapia foram semelhantes entre os grupos[96]. Foram estudados 353 pacientes, que recebiam oxaliplatina adjuvante para câncer de cólon e foram randomizados para três braços: Ca++/Mg++ por via venosa (EV), 1 g de gluconato de cálcio, 1 g de sulfato de magnésio antes e depois da oxaliplatina; placebo antes e depois da oxaliplatina; e ainda o braço que recebeu Ca++/Mg++ EV antes da oxaliplatina e placebo depois. O desfecho primário foi a neurotoxicidade cumulativa. Não foi demonstrado benefício da administração de íons, sendo que a neurotoxicidade cumulativa, a neurotoxicidade aguda e as taxas de descontinuação de quimioterapia foram semelhantes entre os grupos.

Taxanos

O paclitaxel está frequentemente associado a quadros de neuropatia periférica dose-dependente, dose-limitante e cumulativa, que ocorre em até 62% dos pacientes (grau 2 em 30%). É mais frequente com doses acima de 175 mg/m², em pacientes com história de uso de álcool e em diabéticos ou portadores de neuropatia diabética. Em geral, é reversível após alguns meses do término do tratamento. Caracteriza-se por: formigamento, adormecimento e dor em mãos e pés; alterações motoras finas; dificuldade para andar; perda dos reflexos tendinosos profundos; mialgias e artralgias transitórias, especialmente em articulações de membros; fraqueza generalizada e fadiga. Raramente, pode ocasionar alterações de humor, neuroencefalopatia, neuropatia do sistema nervoso autônomo, íleo paralítico, crises convulsivas, síncope, ataxia, cefaleia, visão turva, miopatia e escotomas. As manifestações mais intensas têm início 2 a 3 dias após a aplicação e geralmente há melhora em 2 a 4 dias.

O docetaxel também está associado à neuropatia periférica, porém com menos intensidade e frequência. Aproximadamente 13% dos pacientes manifestam sinais e sintomas neurológicos periféricos.

Ixabepilone

O ixabepilone é um agente antineoplásico, classificado como inibidor de microtúbulos, usado para tratamento de câncer de mama localmente avançado ou metastático. É prescrito somente para pacientes que não apresentaram benefício com antraciclinas, taxanos ou capecitabina. A neuropatia periférica, embora incomum, é um efeito colateral grave, com sensibilidade diminuída e parestesia (dormência e formigamento das mãos e pés). Perda de sensibilidade, dormência e formigamento e dificuldades em andar podem durar pelo menos enquanto a terapia continuar. Esses efeitos secundários podem tornar-se progressivamente mais graves com a continuação do tratamento, e o médico prescritor pode decidir por reduzir a dose.

Asparaginase

Causa encefalopatia em 25% a 60% dos pacientes. As manifestações mais comuns são: sonolência, letargia, confusão e desorientação, que podem progredir para um quadro de torpor, coma, alucinações, convulsões e depressão severa. O efeito neurotóxico é provocado pela ação dos metabólitos da asparaginase (ácido glutâmico e aspártico). Possivelmente, a lesão hepática provocada pelo medicamento agrava a disfunção neurológica, produzindo um quadro similar ao coma hepático. A neurotoxicidade não é relacionada à dose e costuma ocorrer logo nas primeiras aplicações. O quadro, em geral, é reversível, e os sintomas desaparecem 1 a 3 dias após a interrupção do medicamento. A asparaginase não atravessa a membrana hematoliquórica.

Alcaloides da vinca

As manifestações neurológicas são mais frequentes e exuberantes com o uso de vincristina; e esporádicas e menos intensas com o uso de vimblastina e vinorelbina. A neuropatia periférica é a alteração mais comum, especialmente em pacientes hepatopatas e idosos. Suas manifestações mais comuns são: parestesias, especialmente das mãos e dos pés; formigamento e dormência em extremidades; diminuição dos reflexos tendinosos profundos; dor na mandíbula e na garganta; fraqueza muscular e mialgias.

Um dos primeiros sinais de neurotoxicidade é a disfunção do sistema nervoso autônomo, caracterizada por cólica abdominal, constipação e, menos frequentemente, íleo adinâmico, disfunções urinárias e impotência. Ocorre em 30% a 50% dos pacientes tratados com vincristina.

Convulsões têm sido raramente reportadas e podem ocorrer em razão da hiponatremia severa associada à síndrome da excreção inapropriada do hormônio antidiurético (SIADH) desencadeada pela vincristina. A neurotoxicidade desses medicamentos é dose-relacionada, ou seja, a disfunção neurológica é mais frequente e intensa após tratamentos prolongados. No entanto, pode ocorrer dor na mandíbula, na garganta ou na parte anterior da coxa logo na primeira ou na segunda aplicação de vincristina, desaparecendo rapidamente e, em geral, não retornando nas aplicações seguintes.

A critério médico, o medicamento é interrompido ou aplicado em doses reduzidas. Os alcaloides da vinca não atravessam a barreira hematoliquórica.

Procarbazina

A procarbazina é responsável por alterações mentais caracterizadas por sonolência, letargia, depressão, agitação e psicose. Além disso, pode ocasionar parestesias, diminuição dos reflexos tendinosos profundos e mialgias. A procarbazina é também responsável pela inibição da monoaminoxidase, o que provoca quadros de hipotensão, intolerância ao álcool, hipersensibilidade às catecolaminas e sinergismo clínico com fenotiazínicos, barbitúricos, narcóticos e antidepressivos tricíclicos.

Os distúrbios neurológicos relacionados à procarbazina ocorrem em 10% a 30% dos pacientes; porém, frequentemente, são leves e reversíveis, não obrigando a redução das doses ou suspensão do tratamento. O medicamento atravessa a membrana hematoliquórica.

Cisplatina

Aproximadamente 30% dos pacientes tratados com cisplatina desenvolvem ototoxicidade, caracterizada por diminuição da acuidade para sons de alta frequência e tinidos. A alteração, em geral, é reversível, porém pode tornar-se crônica nos pacientes tratados com repetidos cursos de altas doses de cisplatina (acima de 75 mg/m^2). Outras manifestações neurológicas relacionadas à cisplatina são: formigamento e dormência de extremidades; parestesia, especialmente das mãos e dos pés; mialgias; fraqueza muscular; perda dos reflexos tendinosos profundos; convulsões; alterações do paladar; papiledema; retinite; e tetania. A hipomagnesemia, frequentemente observada nos pacientes tratados com cisplatina, pode ser responsável pela tetania e pelas convulsões referidas.

Carboplatina

Neuropatias periféricas têm sido observadas em 4% dos pacientes que receberam carboplatina (6% de pacientes com câncer de ovário pré-tratados), com parestesias leves, que ocorrem mais frequentemente. A carboplatina produz efeitos neurológicos menores e menos graves do que a cisplatina. No entanto, os pacientes com mais de 65 anos e/ou previamente tratados com cisplatina parecem ter risco aumentado (10%) para neuropatias periféricas. Em 70% dos pacientes com neurotoxicidade preexistente por cisplatina, não houve agravamento dos sintomas durante a terapia com carboplatina. Ototoxicidade clínica e outras anormalidades sensoriais, como distúrbios visuais e alterações no paladar, foram relatadas em apenas 1% dos pacientes. Sintomas do sistema nervoso central têm sido relatados em 5% dos pacientes e parecem ser os mais frequentemente relacionados à utilização de antieméticos. A neurotoxicidade induzida pela carboplatina pode ser agravada se for utilizado simultaneamente outro medicamento neurotóxico, o que na prática é muito frequente. Exemplo: paclitaxel + carboplatina. Embora a incidência global de neurotoxicidade induzida por carboplatina seja baixa, em pacientes pré-tratados com cisplatina a incidência de neurotoxicidade aumenta.

Fluoruracila

A fluoruracila pode causar disfunção cerebelar reversível em aproximadamente 1% dos pacientes. A sintomatologia inclui: dismetria, fala pastosa, ataxia, nistagmo e sonolência. As manifestações podem reverter espontaneamente durante o tratamento, mas, em geral, o medicamento é interrompido ou aplicado em doses menores. A fluoruracila atravessa a barreira hematoliquórica. A síndrome pode estar relacionada ao pico de concentração plasmática decorrente das aplicações em *push*, já que aplicações sob infusão contínua de doses equivalentes ou superiores não ocasionam alterações neurológicas.

Metotrexato

Após administração intratecal de metotrexato, podem ocorrer sinais de aracnoidite ou irritação meníngea. Esses sinais incluem rigidez de nuca, cefaleia, náusea, vômito, febre e letargia. As alterações iniciam-se 2 a 4 horas após a aplicação e podem persistir por 12 a 72 horas. A incidência de aracnoidite pós-tratamento intratecal pode ser significativamente reduzida com o uso de diluentes isentos de substâncias preservativas e com a opção por aplicações de doses menores em intervalos reduzidos. Altas doses de metotrexato aplicadas por via endovenosa podem atravessar a barreira hematoliquórica e atingir o SNC; portanto, também não devem ser diluídas com diluentes alcoólicos. Uma complicação mais séria, felizmente rara, associada à aplicação intratecal é a encefalopatia crônica. Manifesta-se por necrose da substância branca (leucoencefalopatia necrosante) e atrofia cortical difusa, especialmente em pacientes submetidos a radioterapia do neuroeixo concomitante ou anterior ao tratamento intratecal. Os sinais e sintomas incluem confusão, sonolência, irritabilidade, fala desconexa, ataxia, tremores, demência e espasticidade.

Citarabina

Alterações neurológicas semelhantes às observadas com o uso do metotrexato podem ocorrer após aplicação intratecal de citarabina, porém menos frequentemente. Vertigens, sonolência, ataxia cerebelar, alterações de personalidade, dificuldades na execução de cálculos, cefaleia, convulsões e neuropatia periférica podem ocorrer após aplicações endovenosas de alta dosagem (acima de 3 g/m²), especialmente em pacientes acima de 50 anos.

Bortezomibe

O bortezomibe é um inibidor reversível da atividade do tipo quimotripsina do proteassoma 26S, que é um complexo proteico grande e que degrada proteínas ubiquitinadas. A via da ubiquitina-proteassoma representa papel essencial na regulação da concentração intracelular de proteínas específicas, mantendo dessa maneira a homeostase intracelular e impedindo a proteólise desejada. A interrupção desse processo pode causar a morte celular. O bortezomibe é usado no tratamento do mieloma múltiplo. Um de seus mais importantes efeitos colaterais é o dano causado aos nervos, provocando neuropatia periférica. Ocorre dor muscular, perda de sensibilidade nas mãos e nos pés, em alguns casos severa, o que pode resultar na suspensão do medicamento. Se o paciente já tem alguma neuropatia prévia, esta deverá ser considerada antes de iniciar-se o tratamento com o bortezomibe. Esquemas de tratamento semanais (em vez de 2 vezes por semana) e subcutâneos (em comparação com a administração intravenosa de bortezomibe) estão associados a neurotoxicidade menos frequente e menos grave. Por essa razão, recomenda-se a administração subcutânea desse medicamento. Sugere-se também a administração semanal para a maioria dos pacientes, a menos que seja necessária uma resposta urgente ao tratamento.

Talidomida

Neuropatia sensorial dolorosa, relacionada ao acúmulo de dose de talidomida, pode ocorrer e é considerada a neurotoxicidade principal.

Inibidores de *checkpoint* imunológico

Esses imunoterápicos atuam modulando o sistema imunológico, inibindo a apoptose dos linfócitos T, gerando restauração da resposta celular antitumoral. Sua ação antiapoptótica dá-se por inibição do CTLA-4 (ipilimumabe), do PD-1 (nivolumabe, pembrolizumabe) e do PDL-1 (atezolizumabe, durvalumabe, avelumabe).

Um grande número de síndromes neurológicas foi associado ao bloqueio de *checkpoint* envolvendo ipilimumabe e inibidores da via PD-1. A série de casos sugere que a neurotoxicidade ocorre em aproximadamente 1% a 14% dos pacientes, com as taxas mais altas associadas ao uso de imunoterapia combinada com nivolumabe mais ipilimumabe, a incidência de eventos adversos imunorrelacionados foi de 4% com bloqueio de CTLA-4, 6% com inibidores de PD-1 e 12% com CTLA-4 e inibição de PD-1.

Cefaleia e neuropatia sensorial periférica são os sintomas mais comumente encontrados. Com relação à toxicidade mais grave, os casos de síndrome de Guillain-Barré são mais frequentes.

Outras complicações neurológicas graves relatadas incluem miastenia grave, síndrome de encefalopatia reversível posterior (PRES), meningite asséptica, neuropatia entérica, mielite transversa, pancerebelite, encefalite autoimune e neuropatias cranianas e periféricas.

Os eventos adversos neurológicos imunorrelacionados geralmente se desenvolvem dentro de 3 meses do início da terapia com o inibidor do ponto de controle imunológico, embora o tempo de início possa variar.

Tratamento

O tratamento mais efetivo para a neurotoxicidade é a descontinuação do agente causal. Mesmo assim, os sintomas podem persistir durante meses ou até anos após o término do tratamento. Não há evidências consistentes que indiquem o benefício de qualquer suplemento vitamínico, mineral ou dietético como estratégia preventiva para NPIQ.

Nos casos de neuropatia, o objetivo do tratamento é controlar a dor. São utilizados antidepressivos tricíclicos, como a amitriptilina, a desipramina e a nortriptilina, e anticonvulsivantes, como a carbamazepina e a gabapentina. Os primeiros são indicados para pacientes com formigamento e dor em extremidades; e os anticonvulsivantes, quando há dor pulsátil ou lacerante. É importante que os pacientes entendam que usar antidepressivos não significa que seus sintomas sejam imaginários ou psicossomáticos ou que estejam deprimidos. Vale salientar que os efeitos colaterais desses medicamentos limitam sua aceitação.

Os cremes tópicos para aplicação sobre a área dolorida podem ser benéficos para alguns pacientes. Um dos mais recomendados é a capsaicina, um derivado da pimenta-malagueta, também utilizado para aliviar dores nevrálgicas, neuropatia diabética, osteoartrite e artrite reumatoide. Efeitos colaterais incluem sensação de queimação e coceira, mas costumam desaparecer com o uso contínuo. O produto não deve ser inalado (irritação respiratória) e, logo após seu uso, o paciente deve lavar as mãos para evitar contato dele com os olhos. Os opioides são indicados para os pacientes com neuropatia mais grave, associados aos antidepressivos e anticonvulsivantes, ou quando não há melhora com esses medicamentos.

Os *patchs* de iontoforese (IontoPatch®) com lidocaína e dexametasona também podem ser úteis para aliviar a dor. Exercícios orientados por um fisioterapeuta, além de atividades como nadar e caminhar, podem ser úteis para alguns pacientes.

As diretrizes atualizadas da ASCO de 2020 concluíram que nenhuma recomendação pode ser feita em relação ao uso de acupuntura para prevenir NPIQ. Diretrizes atualizadas da ESMO/EONS/EANO também desencorajam o uso de acupuntura para prevenir NPIQ.

Com relação à crioterapia isolada, alguns relatos não controlados sugeriram utilidade potencial para luvas/meias congeladas usadas durante a infusão de medicamentos para prevenir/mitigar a neurotoxicidade relacionada ao paclitaxel semanal em mulheres com câncer de mama.

Quanto a exercícios, até o momento não há nenhum estudo que demonstre o efetivo benefício do exercício físico no controle da NIPQ; no entanto, dados os inúmeros benefícios associados ao exercício, incluindo seu potencial para mitigar a NPIQ, é razoável sugerir exercícios para pacientes que recebem quimioterapia potencialmente neurotóxica, conforme apoiado pelas diretrizes ASCO e ESMO/EONS/EANO.

Pesquisas para avaliação da amifostina como neuroprotetor vêm sendo realizadas, porém os resultados não confirmam benefícios.

No caso de eventos adversos imunorrelacionados, os mais graves devem ser tratados com glicocorticosteroides, mesmo quando a versão não induzida por imunoterapia do mesmo distúrbio neurológico não é normalmente tratada com glicocorticosteroides (como a síndrome de Guillain-Barré). A consulta com neurologista é indicada para considerar o tratamento adicional, como plasmaférese e imunoglobulina intravenosa. O reconhecimento e a intervenção precoces são essenciais para reduzir a gravidade e a duração da toxicidade.

Intervenção de enfermagem

1. Pesquisar sinais e sintomas de neurotoxicidade nos pacientes submetidos a tratamento com medicamentos relacionados a esse tipo de ocorrência (ver "Sinais e sintomas").
2. Reportar, ao médico do paciente, as alterações neurológicas observadas.
3. Suspender ou diminuir a dosagem dos antineoplásicos neurotóxicos, conforme orientação médica.

4. Instituir medidas de segurança aos pacientes internados com alterações mentais, como acompanhamento familiar constante.
5. Providenciar dieta com resíduos e outras medidas de controle da constipação aos pacientes internados que apresentam o problema (ver "Constipação"). Solicitar apoio de nutricionista.
6. Observar a integridade cutânea dos membros superiores e inferiores dos pacientes portadores de neuropatia periférica.
7. Encaminhar os indivíduos com alterações motoras ao serviço de fisioterapia e auxiliá-los na execução do tratamento proposto (movimentação ativa e passiva, deambulação com próteses ou muletas, aplicação de calor etc.).
8. Aplicar as medidas de controle da dor nos casos de mialgia, dor em mandíbula e em extremidades.
9. Controlar os valores séricos de magnésio e outros eletrólitos nos indivíduos que fazem uso de cisplatina.
10. Não diluir citarabina e metotrexato em diluentes contendo preservativos, especialmente para aplicação intratecal e em alta dosagem.
11. Lembrar que alterações neurológicas, como a cefaleia e os distúrbios visuais e motores, podem ser decorrentes de hemorragia cerebral desencadeada por trombocitopenia severa ou manifestações de metástase cerebral.

Educação do paciente e/ou dos familiares

- Informar a respeito dos sinais e sintomas de neurotoxicidade após o uso de determinados quimioterápicos, de acordo com a capacidade intelectual e emocional do paciente e/ou da família.
- Salientar a importância de reportar as alterações observadas ao médico oncologista ou ao enfermeiro da quimioterapia.
- Orientar a respeito das medidas preventivas de constipação que devem ser iniciadas precocemente, ou seja, assim que recebem a medicação neurotóxica (vincristina, principalmente).
- Instruir a respeito dos cuidados com membros que apresentam neuropatia periférica: evitar traumas e retirada de cutícula, utilizar calçados confortáveis e mantê-los aquecidos.
- Orientar os pacientes que fazem uso de procarbazina a respeito dos perigos de sua associação com bebidas alcoólicas, barbitúricos, antidepressivos, medicamentos simpatomiméticos e certos alimentos ricos em tiramina (cerveja preta, queijo, banana, iogurte, vinho).
- Orientar os pacientes quanto ao uso dos tratamentos propostos (antidepressivos, anticonvulsivantes, opioides, cremes tópicos, *patches* etc.), modo de administração e manejo dos efeitos colaterais. Salientar que o uso de antidepressivos não significa que seus sintomas sejam imaginários ou psicossomáticos, ou que estejam deprimidos.

Disfunção Reprodutiva e Segunda Malignidade

• Edva Moreno Aguilar Bonassa • Ana Claudia de Oliveira • Letícia Aragon Rodrigues

Considerações gerais

Os agentes antineoplásicos podem ocasionar disfunção gonadal, com consequentes alterações em fertilidade e função sexual, sequelas endócrinas, menopausa precoce, alterações musculoesqueléticas, disfunções imunológicas, efeitos teratogênicos e segunda malignidade.

A intensidade dessas disfunções depende dos medicamentos aplicados, dose, duração do tratamento, sexo, idade, tratamento radioterápico associado e tempo fora de terapia. À medida que a terapêutica oncológica evolui e aumentam as perspectivas de cura, crescem as preocupações com as complicações tardias do tratamento e a qualidade de vida desses pacientes.

No início dos anos 1970, começaram a ser reportados casos de disfunção gonadal consequentes ao tratamento com agentes alquilantes, em especial entre os sobreviventes de linfoma de Hodgkin, tumor altamente prevalente na população em idade fértil e com taxas de cura acima de 88%. Na época, o protocolo de escolha era o MOPP (mecloretamina, procarbazina, vincristina e prednisona), do qual fazem parte dois agentes alquilantes (mecloretamina e procarbazina), além da prednisona, também responsável por disfunções endócrinas. Observou-se ainda nesse grupo incidência acima da média de leucemia mieloide aguda, linfoma não Hodgkin, câncer de mama, câncer de tireoide, osteossarcoma, carcinoma broncogênico, câncer de cólon e mesotelioma. Hoje, sabe-se mais a respeito desses e de outros riscos com os quais convivem os sobreviventes de linfoma de Hodgkin e outros tumores passíveis de cura.

Alguns danos à capacidade reprodutiva podem ser temporários, apesar de perdurarem por alguns anos; outros podem ser permanentes. As disfunções endócrinas são frequentes, destacando-se, entre elas, o hipotireoidismo. As disfunções hematológicas e imunológicas são geralmente agudas e temporárias, mas, em alguns casos, podem tornar-se permanentes, como as citopenias persistentes observadas após tratamento com agentes alquilantes. A disfunção imunológica presente em alguns sobreviventes de linfoma de Hodgkin pode estar relacionada tanto à doença como ao tratamento realizado. A fludarabina, a cladribina e a pentostatina causam supressão profunda dos linfócitos CD4 e CD8 e tornam os pacientes suscetíveis a infecções oportunistas. Essas alterações também ocorrem em pacientes que recebem protocolos de alta dosagem associados ao transplante de medula ou de células hematopoiéticas, e a reconstituição imunológica completa pode ocorrer somente após 2 anos do tratamento. Além do risco em longo prazo, existe o risco imediato de aborto e malformações congênitas quando os quimioterápicos são aplicados às gestantes, especialmente no primeiro trimestre. Todos esses efeitos adversos devem ser claramente expostos ao paciente e seus familiares, assim como as alternativas disponíveis para minimizá-los, quando aplicáveis.

Supressão gonadal

Trata-se da diminuição ou parada do funcionamento ovariano e testicular, decorrente do uso de alguns antineoplásicos, especialmente os agentes alquilantes. Nesse grupo, estão claramente associados à falência ovariana os seguintes quimioterápicos: ciclofosfamida, mecloretamina, melfalana, bussulfano e procarbazina. Dentre eles, destacam-se: o bussulfano, medicamento frequentemente causador de amenorreia, atrofia de endométrio e sintomatologia associada à menopausa; a mecloretamina, a clorambucila, o melfalana e a procarbazina, que causam atrofia ovariana; e a ciclofosfamida, que eleva os níveis de FSH, exercendo nos ovários um efeito tóxico direto.

A supressão gonadal pode ser temporária ou permanente. O risco da irreversibilidade aumenta com a idade do paciente e a intensidade e a duração do tratamento.

No homem, ocorre oligoespermia ou azoospermia por depleção das células germinativas, que pode evoluir para atrofia testicular. Os indicadores clínicos da depleção de células germinativas ou supressão gonadal incluem diminuição do volume testicular, oligoespermia severa ou azoospermia, infertilidade com níveis séricos elevados de FSH e LH e diminuição do nível de testosterona. A espermatogênese é altamente suscetível aos efeitos tóxicos de alguns quimioterápicos, mas a intensidade e a duração das alterações dependerão da idade do paciente (adulto tem testículo mais vulnerável que o da criança) e da dose total recebida (alterações mais intensas com doses cumulativas). Os quimioterápicos são tóxicos ao epitélio germinativo do testículo, em especial às espermatogônias, células com alta taxa de mitose.

Reações Adversas dos Agentes Antineoplásicos **489**

As células de Leydig são menos suscetíveis, pois seu índice mitótico é mais baixo; já as células de Sertoli são afetadas em maior proporção. Exposições crescentes à quimioterapia causam prejuízos igualmente crescentes às espermatogônias, afetando cada vez mais sua capacidade de diferenciação e geração de formas maduras em curto e longo prazos.

Nas mulheres, os agentes alquilantes são os principais causadores de disfunções gonadais.

Entre os medicamentos certamente associados à azoospermia, estão: clorambucila (possivelmente reversível se a dose total for < 400 mg), ciclofosfamida, cisplatina (a partir de doses cumulativas acima de 600 mg/m^2), mecloretamina, bussulfano, procarbazina e nitrossoureias. Outros quimioterápicos provavelmente envolvidos são: doxorrubicina, cisplatina (doses cumulativas menores que 600 mg/m^2), vimblastina e citarabina. Esquemas combinados potencializam os riscos. A ciclofosfamida em doses cumulativas de aproximadamente 7,5 g/m^2 pode provocar azoospermia permanente em 50% dos pacientes quando associada a medicamentos como a doxorrubicina, vincristina, dacarbazina e dactinomicina, quimioterápicos com baixa gonadotoxicidade quando aplicados isoladamente. A cisplatina, medicamento de primeira linha na terapêutica do câncer de testículo, ocasiona azoospermia logo no início do tratamento em praticamente todos os pacientes, porém é reversível em 70% a 75% dos pacientes após, em média, 2 anos do tratamento. O tempo para o retorno à normalidade é diretamente proporcional à dose e ao número de ciclos. A infertilidade do sobrevivente de câncer de testículo pode também estar associada à dissecção de linfonodos retroperitoniais responsável pela ejaculação retrógrada. Mesmo quando transitórias, essas alterações podem prolongar-se durante muitos anos. O protocolo MOPP, esquema anteriormente utilizado para a doença de Hodgkin, está associado a altos índices de infertilidade em homens e mulheres, algumas vezes definitiva: em homens causa azoospermia (80%), aplasia de células germinativas e atrofia testicular, especialmente em pós-púberes; e, em mulheres, sinais e sintomas de supressão ovariana, com incidência de amenorreia definitiva em até 30%. Essa toxicidade se torna proibitiva em pacientes portadores dessa neoplasia, pois tem excelente prognóstico (em torno de 90% de cura). Desse modo, a opção atual recai sobre o ABVD (doxorrubicina, bleomicina, vimblastina e dacarbazina), que apresenta toxicidade gonadal significativamente menor. Com o ABVD, 35% dos pacientes apresentam azoospermia durante o tratamento, mas o retorno à espermatogênese normal ocorre em praticamente 100% deles. No entanto, metade dos pacientes com câncer de testículo não seminomatoso tratados com cisplatina, vimblastina e bleomicina recupera a espermatogênese 2 a 3 anos após o término do tratamento.

Terapia com alta dosagem de agentes alquilantes, associada ou não ao transplante de medula óssea, tem resultado em disfunção gonadal irreversível em boa parte dos pacientes. A idade e o tempo de atividade gonadal por ocasião do tratamento são fatores prognósticos importantes para a supressão gonadal. Em mulheres com idade inferior a 30 anos, o risco é muito baixo: as irregularidades menstruais quase sempre são temporárias. À medida que a idade avança, a incidência de disfunção ovariana aumenta. Um estudo publicado por Mehta et al., em 1991, com 70 mulheres com câncer de mama submetidas a tratamento quimioterápico adjuvante com CMF (ciclofosfamida, metotrexato e fluoruracila), mostrou 77% de amenorreia com tempo para sua ocorrência inversamente relacionado à idade: 5,5 meses em mulheres abaixo de 35 anos; 2 a 3 meses em mulheres entre 35 e 45 anos; e apenas 1 mês em mulheres com idade superior a 45 anos[111].

A supressão gonadal pode ser avaliada laboratorialmente por meio de dosagens hormonais: em geral, ocorre elevação das gonadotrofinas, hormônio foliculoestimulante (FSH) e hormônio luteinizante (LH), que representam os esforços do eixo hipotalâmico-hipofisário para a estimulação gonadal e diminuição do estrógeno. Mulheres com supressão gonadal experienciam sintomas de menopausa precoce, como ondas de calor, suores noturnos, distúrbios de humor e sono, alterações cognitivas, atrofia das estruturas vaginais, secura vaginal e dispareunia. Outras alterações que acompanham o quadro são: amenorreia ou irregularidades do ciclo menstrual, esterilidade temporária e atrofia de endométrio. Uma das consequências mais graves da menopausa precoce é aumentar o risco de osteoporose, disfunções cardíacas e atrofia vaginal; porém, se não houver contraindicação, as mulheres devem receber reposição hormonal adequada para controle dessas alterações.

A incidência de menopausa precoce droga-induzida em mulheres tratadas de câncer de mama é de 65% a 75% e, mesmo após ciclos curtos de quimioterapia, composta por antra-cíclicos e alquilantes, aproximadamente metade das mulheres com mais de 40 anos entram irreversivelmente em menopausa. Já as mulheres jovens que mantêm seus ciclos menstruais normais ou com irregularidades passageiras durante a quimioterapia entram em menopausa em idade inferior à esperada.

Algumas pacientes, especificamente aquelas com idade inferior a 30 anos, podem passar muitos meses ou até anos em amenorreia e, a seguir, entrar em um período caracterizado por ciclos menstruais irregulares, esporádicos, com presença de ovulação e possibilidade real de concepção. O protocolo MOPP provoca disfunção ovariana em 40% a 50% das mulheres tratadas. Praticamente todas as pacientes com idade inferior a 25 anos voltam a ter menstruações normais, mas podem entrar em menopausa antes dos 30 anos de idade. Como já se observou, o protocolo ABVD está associado a uma incidência bem menor de infertilidade. Após 10 anos de tratamento com protocolos que incluem cisplatina, vincristina, doxorrubicina, etoposídeo, dactinomicina, bleomicina, metotrexato e ciclofosfamida para controle do tumor de células germinativas de ovário, dois terços das mulheres com idade entre 14 e 40 anos ainda mantêm menstruações regulares e aproximadamente 10% apresentam amenorreia ou falência ovariana prematura.

A dose e a duração do tratamento também são fatores de grande influência. Nenhum estudo demonstrou infertilidade em mulheres com câncer trofoblástico após tratamento de curta duração com dactinomicina e metotrexato em doses convencionais.

Na avaliação da supressão gonadal, vale lembrar que alguns pacientes podem apresentar anormalidades hormonais antes do início do tratamento. Essas disfunções prévias, inerentes à própria doença, ocorrem com mais frequência em pacientes portadores de linfoma de Hodgkin e, principalmente, de câncer de testículo. Estudos mostram um índice de 77% de oligoespermia e 17% de azoospermia ao diagnóstico de câncer de testículo, possivelmente ocasionado pela gonadotrofina coriônica humana produzida pelo tumor, que estimula a produção de estradiol e alfafetoproteína, e pela geração de anticorpos, anticélulas germinativas. Além disso, há o estresse emocional e a criptorquidia, que também podem ser responsáveis por disfunções gonadais. Não são infrequentes alterações que comprometem a fertilidade diagnosticadas em biópsias de testículo contralateral. Aproximadamente metade dos pacientes com doença de Hodgkin apresentam, ao diagnóstico, diminuição dos níveis séricos de testosterona, FSH e LH e elevação da prolactina, que causam a redução do número e da motilidade dos espermatozoides.

É difícil definir os efeitos da quimioterapia sobre a função gonadal de crianças, pois, frequentemente, o tratamento é combinado com radioterapia. Sabe-se que o testículo do adulto é mais sensível à quimioterapia do que o testículo da criança. A atividade gonadal de pré-púberes é menor, o que torna o testículo das crianças menos suscetível ao efeito da quimioterapia. Estudo realizado por Rivkees e Crawford[139] em pacientes com linfoma de Hodgkin que receberam MOPP constatou gonadotoxicidade de 14%, 78% e 95% naqueles que se encontravam em fase pré-puberal, puberal e pós-puberal, respectivamente. O testículo é um tecido bastante sensível à radioterapia. Doses baixas de radiação (0,15 a 0,3 Gy) podem provocar oligoespermia e até azoospermia temporária. Como na quimioterapia, as espermatogônias são as mais sensíveis. O tempo para a recuperação também depende da dose de radiação recebida. Sabe-se que doses acima de 0,6 Gy podem ocasionar danos irreversíveis, especialmente quando o tratamento inclui quimioterapia.

Os efeitos da radioterapia na fertilidade da mulher são, também, fortemente influenciados pela idade, pelo campo de irradiação e pela dose administrada. Doses de 0,5 a 0,6 Gy nos ovários geralmente causam falência ovariana permanente. Após irradiação nodular total, 70% das mulheres com até 20 anos voltam a apresentar ciclos menstruais normais, enquanto apenas 20% das mulheres com mais de 30 anos retornam à normalidade.

A diminuição da libido é ocorrência comum durante o tratamento e pode ser atribuída a múltiplos fatores, como a fadiga, a ansiedade relacionada à doença e ao tratamento, às alterações de autoimagem e aos desequilíbrios hormonais desencadeados pela própria quimioterapia. Esses mesmos fatores, acrescidos da debilidade orgânica geral, podem ser responsáveis pela impotência sexual apresentada por alguns homens que recebem medicamentos citostáticos.

A incidência de impotência reportada na população geral é de aproximadamente 10%: 8% até os 50 anos, 20% até os 60 anos e 80% aos 80 anos de idade. A incidência de impotência em homens tratados de câncer é maior, particularmente naqueles que tiveram tumores que envolvem a pélvis e o trato genital, em especial o câncer de próstata. Nesse caso, tanto a prostatectomia quanto a radioterapia são responsáveis pelos danos à função erétil do pênis.

Recursos preventivos

Ante o bom prognóstico de alguns tumores, especialmente daqueles que prevalecem em indivíduos jovens, com interesse em manter sua capacidade reprodutiva, é importante sempre pensar no futuro reprodutivo dos pacientes, antes de iniciar qualquer terapia que possa, de alguma maneira, interferir na sua fertilidade. Nesse sentido, buscam-se cada vez mais soluções para preservação da fertilidade.

Uma prática muito importante e que não deve ser negligenciada é encaminhar ao banco de sêmen, antes do início do tratamento, os homens que desejam ter mais filhos, para criopreservação e posterior inseminação artificial ou fertilização *in vitro*. Recomenda-se a criopreservação especialmente para os pacientes portadores de linfoma de Hodgkin, tumor de testículo e candidatos a protocolos de alta dosagem, com ou sem transplante de medula óssea ou de células hematopoiéticas. Para a criopreservação, são necessárias pelo menos três amostras, com intervalo mínimo de abstinência entre as coletas de 48 horas. O tempo requerido para a coleta e o consequente atraso no início do tratamento, o alto custo do armazenamento e as baixas taxas de sucesso na fertilização com o uso desse sêmen figuram entre as principais críticas ao procedimento. No entanto, essa alternativa deve sempre ser colocada ao paciente para que decida com base em seus valores pessoais. As baixas taxas de sucesso devem-se ao fato de que boa parte dos pacientes não preenchem os critérios de padrão mínimos para a criopreservação de sêmen, como concentração de espermatozoides e motilidade, por exemplo, em porcentagem acima da população geral.

Pacientes curados que não recorreram a banco de sêmen podem procriar, mesmo com volume reduzido de espermatozoides, pela técnica de inseminação artificial (quando o volume de espermatozoides é reduzido, porém sem alterações qualitativas), da fertilização *in vitro* e, mais recentemente, pela injeção intracitoplasmática de espermatozoides. Este último método tem a vantagem de não depender da mobilidade do espermatozoide, uma vez que ele é passivamente injetado diretamente no citoplasma do oócito.

A preservação da fertilidade feminina, no entanto, ainda se expõe a vários desafios. A criopreservação de embriões, de oócitos e de tecido ovariano são as alternativas laboratoriais para garantir à paciente uma gravidez após tratamento oncológico gonadotóxico, porém são ainda experimentais.

A criopreservação de embriões requer que a paciente seja submetida a um ciclo de fertilização *in vitro* ou injeção intracitoplasmática de espermatozoide antes do início do tratamento. Pelo processo convencional, embriões seriam obtidos e congelados, sendo transferidos quando a cura fosse diagnosticada. Mas existem fortes inconvenientes à adoção dessa alternativa. O primeiro deles: o período de até 4 semanas da indução de ovulação pode comprometer as perspectivas de cura do câncer. Além disso, dependendo da natureza do tumor, a ação de hormônios nessa paciente pode agravar ainda mais o quadro e reduzir as chances de cura. Finalmente, no caso do óbito da paciente, haveria "embriões órfãos" e o descarte de embriões implica problemas morais e éticos importantes.

Assim, o armazenamento de gametas parece ser a conduta mais apropriada. No entanto, o congelamento de oócitos e a manutenção de sua viabilidade após descongelamento não é tão fácil quanto congelar e descongelar espermatozoides. Definir qual é o estágio celular do oócito ideal para o procedimento, o protocolo de congelamento adequado, os crioprotetores apropriados, a técnica de descongelamento e de posterior utilização desse material são aspectos considerados ainda em fase experimental. Os gametas femininos em metáfase II (MII), chamados *fertilizáveis* ou *maduros*, são aqueles que permitem a fertilização pelo espermatozoide. São células prontas para iniciar a clivagem e dar origem a um novo indivíduo. No entanto, oócitos congelados nesse estágio raramente sobrevivem, fertilizam e formam bons embriões, pois o procedimento ocasiona vários problemas estruturais e funcionais. Alguns problemas podem ser contornados com a técnica de injeção intracitoplasmática de espermatozoide, mas, de acordo com a literatura, até que todos esses problemas sejam eliminados, a criopreservação de oócitos MII parece não ser uma alternativa segura e confiável para preservar a fecundidade. O congelamento de oócitos em fases mais precoces (prófase ou metáfase I) parece ocasionar menos alterações à estrutura do gameta, mas existe um agravante: esses oócitos imaturos serão criopreservados, descongelados e deverão ainda ser submetidos a outro processo: a maturação oocitária *in vitro* (IVM). Apesar de essas células serem mais tolerantes ao processo, a IVM em humanos ainda não apresenta resultados satisfatórios.

A criopreservação de tecido ovariano pode ser a alternativa mais promissora, pois tem folículos primordiais, menores e menos diferenciados, portanto com maior potencial para melhores resultados. Mas existem ainda alguns obstáculos que devem ser transpostos para que esse protocolo seja largamente utilizado. O material deve ser colhido antes do início do tratamento por meio de uma biópsia do ovário por videolaparoscopia, por ooforectomia ou durante a ooforopexia*. Após congelamento e descongelamento do tecido ovariano, repleto de folículos primordiais resistentes ao procedimento, é necessário cultivar esse tecido para estimular o desenvolvimento de oócitos MII, os "fertilizáveis". Uma alternativa é o transplante autogênico para o local do ovário (ortotópico) ou extrapélvico (heterotópico); o transplante heterólogo (para animais hospedeiros); ou ainda o isolamento do folículo e sua maturação *in vitro*. Apesar de essas técnicas parecerem mais promissoras, a aplicação clínica para pacientes com câncer se torna problemática pelos riscos potenciais de transmissão de células cancerígenas do tecido que foi previamente retirado. Além disso, o crescimento e a maturação *in vitro* de folículos primordiais humanos é ainda um desafio técnico, pois ainda não estão totalmente compreendidos os mecanismos de controle do crescimento folicular, assim como não se dispõe de um sistema de cultivo apropriado. No entanto, como o crescimento da fisiologia reprodutiva avança a passos largos, é muito provável que em breve se possam utilizar essas técnicas na resolução dos problemas de fertilidade das pacientes submetidas à terapêutica oncológica.

Outras opções que podem ser apresentadas à sobrevivente estéril que deseja ter filhos são: inseminação artificial com óvulos doados, uso de "mães de aluguel" ou adoção.

Optar por regimes terapêuticos de menor gonadotoxicidade com taxas de resposta e cura semelhantes é um excelente recurso para a prevenção da fertilidade. Como já se observou, a substituição do protocolo MOPP pelo ABVD no tratamento da doença de Hodgkin tem esse objetivo, assim como dar preferência ao protocolo AC em substituição ao CMF em pacientes com câncer de mama. Outra alternativa é combinar tratamentos quimioterápicos com doses de radiação não excessivas, com proteção gonadal, sempre que possível.

Alguns estudos demonstram efeito protetor gonadal por meio de recursos hormonais, capazes de inibir a espermatogênese ou a maturação folicular. Desse modo, a gônada, masculina ou feminina, adquiriria características do órgão na sua fase pré-puberal, reconhecidamente mais resistente aos efeitos citotóxicos. No entanto, as pesquisas nesse sentido mostram resultados conflitantes. Contraceptivos orais, agonistas LH-RH, antagonistas da gonadotrofina ou testosterona com início prévio ao tratamento quimioterápico não exercem proteção gonadal confirmada; portanto, seu uso rotineiro com esse objetivo não é preconizado.

---

* A ooforopexia é uma cirurgia realizada antes do início da radioterapia em Y invertido (recomendada para o linfoma de Hodgkin, p. ex.) para colocar os ovários na linha média do abdome, atrás do útero, fora da área de irradiação, poupando-os dos efeitos gonadotóxicos da radioterapia.

Efeitos teratogênicos

Teratogênese abrange não somente as anormalidades morfológicas perceptíveis ao nascimento, mas também outras formas de malformação, crescimento retardado, morte fetal e distúrbios do desenvolvimento. A incidência de malformações detectadas no nascimento na população geral é de 3% a 4%. Uma das grandes preocupações que surgiram com o advento da quimioterapia foi detectar e quantificar o risco que esses medicamentos oferecem ao feto quando administrados às gestantes. Trabalhos científicos com modelos animais e acompanhamento da gravidez e posteriormente da criança trouxeram informações importantes.

Estudos laboratoriais em ratos documentaram efeitos teratogênicos, ou seja, embriões portadores de anormalidades orgânicas e estruturais, em consequência do uso de agentes alquilantes, alcaloides da vinca e antimetabólitos. Pesquisa realizada por Nicholson constatou alta incidência de anormalidades (80%) em fetos abortados de até 3 meses provenientes de mulheres tratadas com aminopterina, um análogo do ácido fólico[123]. Outro estudo revelou diversas alterações esqueléticas e anatômicas em crianças expostas ao mesmo medicamento durante os 3 primeiros meses de vida intrauterina. No entanto, relatos isolados documentam casos de gestantes submetidas a tratamento quimioterápico cujos filhos nasceram aparentemente normais.

A radioterapia também oferece riscos. Uma dose de 10 cGy no feto durante o primeiro trimestre acarreta um risco substancial de dano imediato, como microcefalia, retardo de crescimento e anormalidades oculares, além de riscos tardios de câncer de tireoide e leucemia.

Em resumo, danos ocasionados pela quimioterapia, quando administrada no primeiro trimestre da gravidez, incluem alta incidência de anormalidades morfológicas e aborto espontâneo. Já a exposição durante o segundo e o terceiro trimestre está associada principalmente a baixo peso ao nascimento (40%) e, mais raramente, prematuridade, aborto espontâneo, microcefalia e atraso no desenvolvimento manifestado por retardo mental e distúrbios de aprendizado.

Considera-se que praticamente todos os quimioterápicos atravessam a membrana placentária. Os antagonistas do ácido fólico (pertencentes ao grupo dos antimetabólitos) são os agentes mais frequentemente associados a teratogênese. Aminopterina e metotrexato são abortivos e teratogênicos. A síndrome da aminopterina consiste em anormalidades faciais, deformidades em ossos e membros e deficiências intelectuais variáveis. Outros antimetabólitos, como a citarabina e 5-FU (fluoruracila), são também associados a malformações fetais. Os agentes alquilantes vêm em segundo lugar. Reportam-se 14% de índice de incidência global. Estudo realizado com 7 crianças expostas à ciclofosfamida constatou defeitos congênitos em 3 delas. Vale lembrar que a exposição ocorreu no primeiro trimestre de gravidez. Entre os alcaloides da vinca, estudo com a vimblastina constatou malformação em 1 de 14 crianças expostas. O dietilestilbestrol pode causar câncer de células vaginais em meninas expostas. O índice de malformações com agentes combinados é ainda maior: 25%. O protocolo MOPP está associado a defeitos congênitos em 4 de cada 7 crianças expostas. Outros medicamentos associados a malformação são: a procarbazina; a tão conhecida talidomida, que hoje faz parte do tratamento de mieloma e melanoma, bem como da profilaxia e do tratamento da doença do enxerto *versus* hospedeiro (DECH) em transplante de medula óssea; e a tretinoína, retinoide de fundamental importância na indução de remissão da leucemia mieloide aguda M3.

É totalmente desaconselhável a geração de filhos durante o tratamento quimioterápico de homens ou mulheres. Além dos riscos de teratogenicidade e das dificuldades oferecidas à continuação do tratamento oncológico, a gravidez pode, embora isso não seja totalmente confirmado, acelerar o crescimento tumoral, principalmente nos casos de linfoma e melanoma. Mesmo após o tratamento, a gravidez é uma questão delicada e deve ser avaliada individualmente.

Mulheres grávidas que necessitem de tratamento quimioterápico, se possível, não devem recebê-lo durante o primeiro trimestre de gestação sob risco de teratogenicidade, especialmente se os medicamentos pertencerem ao grupo dos antimetabólitos ou alquilantes.

A importância da prevenção da gravidez durante o tratamento quimioterápico deve ser enfatizada aos pacientes em idade fértil, em especial às mulheres. No caso de gravidez ao diagnóstico, é importante uma definição exata da idade gestacional antes de iniciar estudos diagnósticos amplos ou o tratamento. Quando a cura materna é possível e o atraso no início da terapêutica pode comprometer esse objetivo, o tratamento deve ser instituído imediatamente, mas, "sempre que possível", a quimioterapia deve ser protelada até o segundo ou terceiro trimestre de gravidez ou após o nascimento.

A amamentação é contraindicada, pois os antineoplásicos são excretados pelo leite materno e podem causar neutropenia na criança.

O aborto terapêutico, quando bem indicado e com o consentimento materno, deve ser realizado até a 24ª semana. Preconiza-se oferecer a possibilidade de aborto quando a radiação ionizante recebida pelo feto durante o primeiro trimestre de gestação foi superior a 10 cGy. O aborto é considerado, porém não é fortemente recomendado, quando há possibilidade de iniciar o tratamento no segundo ou terceiro trimestres, quando a maturidade fetal é maior. Já em mulheres portadoras de câncer cujo tratamento curativo não pode ser adiado ou realizado durante a gravidez (alguns tumores ginecológicos, p. ex.), ou em pacientes expostas ao MOPP, metotrexato, aminopterina ou radioterapia pélvica durante o primeiro trimestre, o aborto é fortemente recomendado.

Em geral, homens e mulheres que concluem o tratamento são orientados a evitar a contracepção por pelo menos dois anos. Essa pausa permite o restabelecimento da função gonadal e a correção dos danos cromossômicos em células germinativas. Estudos de Mulvihill et al. demonstram que a incidência de aborto espontâneo e anormalidades fetais em mulheres que concebem após tratamento quimioterápico não é maior que na população geral[118].

Apesar das frequentes disfunções reprodutivas, alguns pacientes permanecem férteis durante o tratamento e devem ser alertados sobre os riscos envolvidos. Se não houver contraindicação (presença de tumor hormônio-dependente e risco cardiovascular), as mulheres devem fazer uso de pílula anticoncepcional. Dispositivo intrauterino não é recomendado em pacientes mielossuprimidas, pois aumentam os riscos de sangramento e infecção. Diafragmas, geleias e preservativos requerem atenção especial nas técnicas de inserção e higiene pessoal após utilização. Lubrificantes vaginais hidrossolúveis estão indicados para as pacientes com secura vaginal. Os pacientes devem ser orientados a utilizar preservativo e evitar sexo oral nas primeiras 72 horas após a administração dos medicamentos, pois o sêmen e a secreção vaginal contêm metabólitos dos quimioterápicos. No entanto, beijar, abraçar e acariciar não oferece riscos; pelo contrário: dá forças ao paciente para prosseguir e aceitar o tratamento.

Segunda malignidade

Uma das mais sérias consequências em longo prazo do tratamento oncológico é seu caráter oncogênico ou carcinogênico, ou seja, medicamentos administrados com a intenção de curar podem também ser responsáveis pelo aparecimento de um segundo tumor alguns anos após o término do tratamento. Trata-se de uma nova neoplasia, e não de uma metástase após tratamento satisfatório do câncer primário. Esse risco é pequeno, o que, evidentemente, não contraindica o tratamento com quimioterápicos.

Doenças neoplásicas desencadeadas pelo tratamento têm, em geral, péssimo prognóstico, pois não respondem ao tratamento oncológico tradicional. O alvo da quimioterapia é causar um dano letal à célula neoplásica; no entanto, se o dano celular ocasionado à célula normal não for reparado, pode ocorrer uma transformação maligna e/ou mutação. Os sobreviventes de Hodgkin que fizeram uso de quimioterapia (em especial o protocolo MOPP) e radioterapia apresentam os maiores índices de segunda neoplasia. O tratamento de manutenção com clorambucila e o uso de mecloretamina para a indução parecem ser os grandes responsáveis pelo desenvolvimento de leucemia aguda nesses pacientes. Em uma série de 172 pacientes de Hodgkin que receberam MOPP e radioterapia, o risco global para leucemia não linfocítica aguda (LNLA) em 10 anos foi de 10,9%, sendo de 5,6% para os pacientes abaixo de 40 anos e de 30,9% para aqueles com idade superior a 40 anos.

A radioterapia de manto, que complementa o tratamento quimioterápico do linfoma de Hodgkin, potencializa o risco. Não só a leucemia e o linfoma não Hodgkin passam a ser mais frequentes nesse grupo, como também alguns tumores sólidos, como o câncer de mama, câncer de tireoide, osteossarcoma, carcinoma broncogênico, câncer de cólon e mesotelioma. Geralmente, a segunda neoplasia desenvolve-se sobre a área irradiada. O pico de incidência da leucemia mieloide aguda se dá 5 a 7 anos após o tratamento e seu risco de incidência é de 6% a 12% entre os pacientes curados há 15 anos. Já os tumores sólidos ocorrem com mais frequência na segunda década de sobrevivência. Recomenda-se especial atenção à prevenção do câncer de mama às mulheres pertencentes a esse grupo.

A leucemia mieloide aguda pode ser secundária não só ao tratamento do linfoma de Hodgkin, mas de outros tumores, como o mieloma múltiplo, por exemplo, especialmente quando o tratamento é prolongado com agentes alquilantes, nitrossoureias ou podofilotoxinas. Esse tipo de leucemia vem quase sempre precedida de mielodisplasia e não responde ao tratamento convencional. Um alerta importante é a presença de anemia de desenvolvimento lento em sobrevivente de linfoma de Hodgkin: pode ser o prenúncio de mielodisplasia e leucemia. Essa neoplasia hematológica resistente ao tratamento pode ser o resultado de um rearranjo genético específico entre o cromossomo 9 e o cromossomo 11, causando um novo oncogene, o LLA-11/AF-9. Felizmente, o risco de leucemia secundária em mulheres tratadas com terapia adjuvante convencional para câncer de mama não é muito maior que na população geral. No entanto, o uso nessas pacientes de alta dosagem, especialmente de ciclofosfamida, mitoxantrona e protocolos de alta dosagem com resgate hematopoiético, aumenta o risco de mielodisplasia e leucemias não linfocíticas.

A ciclofosfamida também está associada ao câncer de bexiga. O risco relativo de sua ocorrência após tratamento com ciclofosfamida em linfoma não Hodgkin é de 4,5. Esse risco sobe para 6,3 se o paciente recebeu doses cumulativas de 20 a 49 g e para 14,5 para doses cumulativas de 50 g ou mais.

Os principais fatores que influem na incidência de um segundo tumor são: o tipo de tumor primário, a história natural da doença, o tipo de quimioterapia, a dose cumulativa de cada agente, a idade do paciente, seu estado imunológico e o meio ambiente. Os agentes quimioterápicos mais envolvidos com a ocorrência de um segundo tumor são: os agentes alquilantes, as nitrossoureias e a procarbazina. Os agentes alquilantes são leucemogênicos, ou seja, podem ocasionar doença mielodisplásica ou leucemia aguda, em especial a melfalana. A troca de cromátides-irmãs desencadeada por esses medicamentos pode ser responsável pela mutagênese. Segundo Tucker e Fraumeni, após o uso de alquilantes, os pacientes têm 1,6% a 2,3% de risco de desenvolver leucemia não linfocítica aguda nos próximos 10 anos, com pico de incidência de 2 a 3 anos depois[162].

A forma de administração da quimioterapia pode influenciar no desenvolvimento da leucemia. Pacientes com mieloma múltiplo que recebem doses endovenosas de melfalana, carmustina e ciclofosfamida têm 0,7% de chances de desenvolver leucemia, taxa bem inferior aos 2,6% de risco a que estão sujeitos os indivíduos que recebem doses diárias de melfalana via oral. Esse risco aumenta para 9,2% em 10 anos. Segundo Valagussa et al., as mulheres que recebem melfalana para câncer de ovário estão 2 a 3 vezes mais propensas ao desenvolvimento de desordens leucêmicas em relação àquelas que recebem ciclofosfamida[164].

Apesar de os índices de segunda neoplasia serem baixos, os pacientes devem ser alertados a respeito e conscientizados sobre a importância do acompanhamento contínuo pelo resto de suas vidas. Naturalmente, sem alarme, os sinais e sintomas clássicos de câncer devem ser ensinados aos pacientes. Incentivar hábitos saudáveis, relacionados à alimentação, estilo de vida e lazer, que podem auxiliar na prevenção do câncer, é papel importante do enfermeiro oncológico.

Fármacos envolvidos

O Quadro 5.6 apresenta uma relação dos antineoplásicos e seus respectivos efeitos na função gonadal, fertilidade e sexualidade.

Quadro 5.6 Efeito dos quimioterápicos na função gonadal, fertilidade e sexualidade.

Agente	Efeito
Bleomicina	Mutagênica.
Bussulfano	Afeta a função gonadal e a fertilidade; possivelmente teratogênica.
Cisplatina	Possivelmente fetotóxica.
Clorambucil	Afeta a função gonadal e a fertilidade: a azoospermia pode ser permanente; mutagênica; possivelmente teratogênica.
Ciclofosfamida	Afeta a função gonadal e a fertilidade, com possibilidade de esterilidade permanente; teratogênica.
Citarabina	Afeta a função gonadal e a fertilidade; teratogênica.
Dactinomicina	Mutagênica.
Daunorrubicina	Mutagênica; teratogênica.
Doxorrubicina	Afeta a função gonadal e a fertilidade; teratogênica.
Fluoruracila	Afeta a função gonadal e a fertilidade; teratogênica.
Hidroxiureia	Afeta a função gonadal e a fertilidade.
Lomustina	Afeta a função gonadal e a fertilidade.
Mecloretamina	Afeta a função testicular e a fertilidade; teratogênica; mutagênica.
Melfalana	Afeta a função gonadal e a fertilidade.
Metotrexato	Afeta a função gonadal e a fertilidade; teratogênica; mutagênica.
Metotrexato (alta dose)	Afeta a função gonadal e a fertilidade; teratogênica; mutagênica; fetotóxica.
Agente	**Efeito**
Mitomicina	Mutagênica.
Mitoxantrona	Pode ocasionar dano fetal quando administrada a mulheres grávidas.
Procarbazina	Afeta a função gonadal e a fertilidade; mutagênica; possivelmente teratogênica e fetotóxica; pode produzir disfunção da ereção peniana.
6-tioguanina	Possivelmente teratogênica.
Tiotepa	Teratogênica.
Vimblastina	Afeta a função gonadal e a fertilidade; teratogênica.
Vincristina	Pode produzir disfunção da ereção peniana e/ou ejaculação retrógrada.
Protocolos	**Efeito**
Cisplatina, vimblastina, bleomicina com ou sem doxorrubicina	Afeta a função testicular e a fertilidade.
COP = ciclofosfamida, vincristina, prednisona	Afeta a função gonadal e a fertilidade.
CVP = clorambucil, vimblastina, procarbazina	Afeta a função gonadal e a fertilidade.
Doxorrubicina, ciclofosfamida e metotrexato (alta dose)	Pode causar disfunção gonadal.
Metotrexato (alta dose) isolado ou em combinação com a vincristina	Afeta a função testicular durante o tratamento.
MOPP = mecloretamina, vincristina, procarbazina, prednisona	Afeta a função gonadal e a fertilidade.

Notas:
- Os efeitos sobre a fertilidade são maiores e mais prolongados com os tratamentos que utilizam múltiplos medicamentos citostáticos (poliquimioterapia), além de estarem relacionados à dose, ao tempo fora de tratamento e à idade do paciente.
- O testículo do adulto é aparentemente mais sensível à ação dos quimioterápicos do que o testículo pré-puberal.
- Os efeitos deletérios dos antineoplásicos na capacidade reprodutiva aumentam com a adição do tratamento radioterápico, especialmente quando a região irradiada é o abdome inferior, a pélvis ou as gônadas.

Fonte: Adaptado de Tenenbaum, 1989.

Intervenção de enfermagem

1. Avaliar, sempre que possível, a sexualidade dos pacientes sob tratamento quimioterápico, especialmente quando recebem agentes alquilantes. Pesquisar:
   - *Nas mulheres*:
     - regularidade dos ciclos menstruais;
     - presença do climatério e seus sintomas;
     - história reprodutiva e fertilidade;
     - presença de gravidez;
     - métodos contraceptivos;
     - atividade e resposta sexual;
     - desejo de procriar;
     - conhecimento da relação entre quimioterápicos e disfunção reprodutiva.
   - *Nos homens*:
     - história reprodutiva e fertilidade;
     - funcionamento geniturinário;
     - métodos contraceptivos;
     - atividade e resposta sexual;
     - desejo de procriar;
     - conhecimento da relação entre quimioterápicos e disfunção reprodutiva.
2. Sugerir criopreservação de sêmen antes do início do tratamento quimioterápico (banco de sêmen) aos pacientes do sexo masculino em idade fértil que desejem ter filhos. O procedimento é especialmente indicado quando o tratamento inclui agentes alquilantes ou outros medicamentos em alta dosagem e quando as possibilidades de remissão prolongada ou mesmo cura são significativas e reais. Explorar as indicações e o interesse em fertilização *in vitro*.
3. Acompanhar as decisões sobre quimioterapia e aborto e apoiar emocionalmente a gestante com câncer.
4. Encaminhar o(a) paciente e, se necessário, o(a) companheiro(a) a profissionais especializados em sexualidade, quando houver indicação (psicoterapia, terapia sexual, aconselhamento genético).
5. Orientar os pacientes do sexo masculino a respeito da coleta do sêmen para análise laboratorial e de sangue para dosagem hormonal.
6. Sugerir o uso de lubrificantes hidrossolúveis às pacientes que apresentarem queixa de dor nas relações sexuais.

Educação do paciente e/ou dos familiares

- Orientar a respeito da disfunção reprodutiva ocasionada por alguns quimioterápicos, de acordo com a capacidade intelectual e emocional do paciente e/ou da família. Ressaltar o aspecto transitório das alterações, mas sempre lembrando a possível irreversibilidade, em especial entre aqueles que fazem uso de altas doses, como em transplante de medula óssea, por exemplo.
- Expor métodos de contracepção efetivos que deverão ser utilizados durante o tratamento e nos dois anos seguintes. Enfatizar a necessidade da não concepção durante esse período, mas, caso ocorra a gravidez, não alardear sobre os riscos, e sim transmitir segurança e tranquilidade à mãe para não agravar sua ansiedade.
- Orientar as pacientes sobre a importância do registro exato do período menstrual, objetivando a identificação precisa das anormalidades.
- Instruir a respeito das técnicas atuais para preservação da fertilidade: recursos do banco de sêmen (para congelação de sêmen e ovário); ooforopexia (remoção cirúrgica dos ovários para uma área fora do campo de irradiação).

Toxicidade Vesical e Renal

• Edva Moreno Aguilar Bonassa • Ana Claudia de Oliveira • Letícia Aragon Rodrigues

Considerações gerais

Existem inúmeras possíveis causas para a insuficiência renal aguda em pacientes com câncer, como: a obstrução das vias urinárias pelo tumor ou por fibrose retroperitonial; hipovolemia; síndrome hepatorrenal; insuficiência cardíaca congestiva; síndrome nefrótica; tumores linfoproliferativos; e medicamentos nefrotóxicos. Neste segmento, trataremos das toxicidades vesical e renal decorrentes do uso de medicamentos antineoplásicos, em especial os quimioterápicos. Lembramos que existem outros medicamentos também associados à disfunção renal, como alguns antibióticos (aminoglicosídeos, anfotericina, pentamidina, penicilinas, cefalosporinas), o aciclovir e os anti-inflamatórios não esteroidais, por exemplo. O uso deles, especialmente em pacientes submetidos a tratamento com antineoplásicos nefrotóxicos, potencializa os riscos de toxicidade renal.

Os rins podem ser lesionados de maneira aguda, e às vezes irreversível, sob a ação de alguns quimioterápicos. A bexiga urinária também é suscetível a alterações, particularmente com o uso da *ciclofosfamida* e da *ifosfamida*. Os principais fatores de risco para a toxicidade renal em pacientes com câncer incluem: quimioterápicos nefrotóxicos, idade, condição nutricional, uso concomitante de outros fármacos nefrotóxicos (p. ex., anfotericina, aminoglicosídeos, diclofenaco) e disfunção renal preexistente. Ciclos repetidos de medicamentos nefrotóxicos podem ocasionar diminuição da função renal apenas subclínica ou clinicamente evidente, com sinais e sintomas clássicos de insuficiência renal. Com o advento dos protocolos de alta dosagem, a incidência e a gravidade da toxicidade renal aumentaram. Vale lembrar que a insuficiência renal aguda e a síndrome hemolítica urêmica são complicações potencialmente sérias e fatais. A nefrotoxicidade interfere no *clearance* dos medicamentos administrados ao paciente, inclusive os antineoplásicos, obrigando a um ajuste de dosagem. Na Tabela 5.9, são apresentados alguns quimioterápicos e as respectivas modificações de dosagem de acordo com o grau de disfunção renal do paciente. Esse cuidado objetiva a prevenção da hipertoxicidade quimioterápica, pois nesses indivíduos o principal órgão excretor dos medicamentos e seus metabólitos apresenta problemas. Aspectos adicionais sobre o ajuste posológico de acordo com a função renal são abordados no capítulo 2 – Terapia antineoplásica. O enfermeiro que trabalha em quimioterapia deve saber que a grande arma contra as toxicidades vesical e renal é a hiper-hidratação. Especialmente quando o medicamento aplicado é nefrotóxico, esse cuidado é indispensável e obrigatório.

Fármacos envolvidos

A toxicidade renal está associada a diversos fármacos, como: *bussulfano, carmustina, estreptozocina, lomustina, metotrexato, cisplatina, carboplatina, oxaliplatina, asparaginase, ciclofosfamida, clorambucila, ifosfamida, dacarbazina, mitomicina, mercaptopurina* e, raras vezes, *doxorrubicina, daunorrubicina* e *nitrossoureias*.

Os medicamentos com maior potencial nefrotóxico são a *cisplatina*, a e*streptozocina* e o *metotrexato* (principalmente em alta dosagem). A carboplatina é significantemente menos nefrotóxica do que a cisplatina, mas, se administrada em altas doses (p. ex., em protocolos de transplante de medula óssea ou de células hematopoiéticas) ou administrada com outros medicamentos nefrotóxicos, tem um potencial importante de nefrotoxicidade. Medicamentos não quimioterápicos, mas usados com frequência em pacientes com câncer, como os bisfosfonatos (p. ex., clodronato, pamidronato, zoledronato), também podem causar deterioração da função renal, especialmente em pacientes com disfunção renal preexistente ou desidratados. A toxicidade vesical, manifestada por hematúria, está relacionada à *ifosfamida* e à *ciclofosfamida*.

Tabela 5.9 Porcentagem da dose recomendada dos agentes citotóxicos de acordo com a taxa de filtração glomerular do paciente.

Medicamento	Porcentagem da dose recomendada Taxa de filtração glomerular		
	> 50 mL/min	10 a 50 mL/min	10 mL/min
Bleomicina	100	45 a 75	40
Carboplatina	*	*	*
Carmustina	100	100	25 a 50
Cisplatina	100	0	0
Ciclofosfamida	100	100	50
Citarabina**	100	50	25 a 50
Etoposídeo	100	75	50
Ifosfamida	100	75	50
Lomustina	100	75	25 a 50
Metotrexato	100	25 a 50	0
Mitomicina	100	100	75

*Utilizar a fórmula de Calvert: Dose = AUC (4 a 9) × (ClCr + 25)

ClCr = *clearance* de creatinina (estimado pela fórmula de Cockroft e Gault) =

$$\text{Fórmula de Cockroft e Gault} = \frac{(140 - \text{idade}) \times \text{peso}}{\text{creatinina sérica (em mg/dL)} \times (72)} \times 0{,}85 \,_{(\text{se mulher})}$$

**Altas doses de citarabina (> 1.000 mg/m²) requerem ajuste de dosagem, em razão do acúmulo de metabólitos nefrotóxicos.

Fonte: Adaptada de Ignoffo et al., 1998.

A nefrotoxicidade é um fator dose-limitante para esses quimioterápicos. Eles podem causar desequilíbrio hidroeletrolítico, que pode progressivamente evoluir para falência renal aguda ou até mesmo crônica. A prevenção envolve primordialmente hidratação agressiva, alcalinização da urina, estimulação de diurese e acompanhamento rigoroso dos exames laboratoriais (ureia, creatinina e *clearance* de creatinina). Recomenda-se a verificação prévia desses exames a cada nova aplicação, especialmente em esquemas de alta dosagem ou em pacientes internados que, concomitantemente ao tratamento quimioterápico, recebem outros medicamentos nefrotóxicos, como os aminoglicosídeos. No entanto, a ureia e a creatinina podem estar normais em pacientes já portadores de lesão renal. O melhor exame para avaliação da função glomerular é o *clearance* de creatinina. Esse exame requer coleta de urina de 24 horas; portanto, a orientação do paciente é essencial, já que coletas incompletas ou inadequadas levam a resultados errôneos. Valores alterados exigem redução de dosagem ou mesmo suspensão do medicamento. Essa mesma conduta é indicada em pacientes com doença renal prévia, em idosos (acima de 70 anos), portadores de déficit nutricional ou que fazem uso simultâneo de outras medicações nefrotóxicas.

Pacientes com função renal alterada que recebem quimioterapia apresentam maior toxicidade aos outros órgãos ou sistemas. Por exemplo, há um risco maior de neurotoxicidade nesses indivíduos quando recebem ifosfamida e citarabina.

Muitos quimioterápicos são excretados e eliminados pelos rins; outros são apenas excretados através dos rins, como metabólitos ou fármaco ativo. O quimioterápico pode lesar diretamente as células renais ou ocasionar uma nefropatia obstrutiva como resultado da precipitação de substâncias.

Alterações renais também podem ocorrer em função da síndrome de lise tumoral ou nefropatia por ácido úrico, caracterizadas por insuficiência renal (oligúria ou anúria), desequilíbrio acidobásico e distúrbios hidroeletrolíticos (ácido úrico ≥ 8 mg/dL). Sem intervenção adequada, o quadro evolui para a uremia, que requer tratamento dialítico. A síndrome da lise tumoral é mais comum em pacientes com grandes massas tumorais em processo de indução de remissão

(linfomas com desidrogenase lática superior a 1.500, leucemias e tumor de pulmão de pequenas células). A prevenção da síndrome da lise tumoral deve se iniciar 12 a 24 horas antes que a
quimioterapia e consiste em: *hiper-hidratação* (o débito urinário deve ser de 100 a 150 mL/h);
alcalinização da urina (o pH urinário deve ser ≥ 7 para aumentar a solubilidade do ácido úrico),
feita por meio da adição de 50 a 100 mg de bicarbonato de sódio a cada litro de soro; e *administração de alopurinol*, para inibir a xantina oxidase, enzima essencial no processo de degradação
das purinas em ácido úrico. Outra opção no tratamento e na profilaxia da hiperuricemia aguda,
com o objetivo de evitar a insuficiência renal em pacientes com neoplasia hematológica maligna e
risco de lise ou redução tumoral rápida no início do tratamento quimioterápico, é a administração
de *rasburicase,* um agente uricolítico altamente potente que catalisa a oxidação enzimática do
ácido úrico em alantoína, substância hidrossolúvel, facilmente excretada por via renal.

A enfermagem deve monitorizar: balanço hídrico e peso; sinais vitais; pH urinário (deve
permanecer ≥ 7) e urina tipo I (presença de cristais de ácido úrico); e exames laboratoriais
(eletrólitos, cálcio, fósforo, ureia e creatinina). O período de maior risco para a síndrome é 5 a
7 dias após a quimioterapia.

A *toxicidade vesical* é manifestada pela cistite hemorrágica, desencadeada por *ifosfamida*
e *ciclofosfamida* em altas dosagens. O uso prolongado desses medicamentos está também
associado ao carcinoma de bexiga. Acredita-se que a cistite hemorrágica seja o resultado da
irritação química causada pelo contato da mucosa vesical com os metabólitos desses fármacos,
especialmente a *acroleína*. Essa irritação é manifestada por eritema, inflamação, ulceração,
necrose, hemorragia difusa de pequenos vasos e redução da capacidade vesical.

Os sintomas incluem hematúria (microscópica ou macroscópica) e disúria. O agente uroprotetor mesna (2-mercaptoetanol sulfonado) age ligando-se à acroleína, metabólito urotóxico
produzido pelas oxazafosforinas (ciclofosfamida e ifosfamida), originando um composto não
tóxico ao epitélio vesical. O uso de mesna e hiper-hidratação com a ifosfamida e a ciclofosfamida
em altas doses reduz significativamente a incidência de toxicidade vesical. A cistite hemorrágica
é uma das possíveis complicações agudas do transplante de medula óssea ou de células-tronco
hematopoiéticas periféricas ou de cordão umbilical, quando o condicionamento envolve o uso de
ciclofosfamida em alta dosagem. Nesses pacientes, o quadro pode ser agravado pela presença de
infecções por adenovírus e poliomavírus, que também causam cistite hemorrágica, caracterizada
por hematúria grave, disúria e polaciúria intensas. É fundamental definir o(s) fator(es) causal(ais)
da toxicidade vesical em transplantados para garantir o tratamento adequado e imediato.

Cisplatina

Quimioterápico amplamente utilizado no tratamento do câncer em busca da cura ou
do aumento da sobrevida. Seu uso sistemático poderá causar nefrotoxicidade relacionada à
concentração de platina nos rins. A disfunção renal poderá ser desde leve, representada por
azotemia discreta e reversível, até quadros de falência renal irreversível, em decorrência da
necrose tubular.

O grau de lesão depende da dose administrada (isolada e cumulativa) e sua ocorrência
limita ou mesmo contraindica novas aplicações. Doses superiores a 50 mg/m^2 em uma única
aplicação e 0,25 mg/kg durante 5 dias são consideradas nefrotóxicas, embora terapêuticas. A
toxicidade pode ocorrer logo na primeira semana pós-administração e é diagnosticada pela
elevação dos níveis séricos de ureia, creatinina e ácido úrico.

O tratamento preventivo consiste: no monitoramento do uso de outros medicamentos nefrotóxicos utilizados concomitantemente à cisplatina (como os aminoglicosídeos e antibióticos)
e que potencializam o risco de desenvolver a nefrotoxicidade; na verificação dos níveis séricos de
creatinina, ureia, magnésio, sódio, potássio, cálcio iônico e *clearance* de creatinina; na estimulação
da hiper-hidratação; e no uso de medicamentos estimuladores da diurese, como o manitol, por
exemplo. O manitol possivelmente previne a ligação da cisplatina aos túbulos renais. A dose

recomendada vai de 12,5 a 37,5 g em aplicação rápida, imediatamente antes ou no decorrer da infusão da cisplatina. A furosemida deve ser utilizada com cautela, pois, segundo Corde et al., pode aumentar a toxicidade da cisplatina[33]. A hiper-hidratação é endovenosa, e o medicamento só poderá ser administrado quando o paciente apresentar um fluxo urinário de 100 a 150 mL/h. Durante o tratamento com cisplatina, recomenda-se acompanhamento dos exames para avaliação da função renal, suplementação diária com magnésio e monitorização frequente do nível de eletrólitos.

Estreptozocina

Em doses acima de 1,5 g/m^2, pode causar disfunção renal em até 65% dos pacientes, e a toxicidade é letal em aproximadamente 11% deles.

Nas primeiras 2 horas após a aplicação do estreptozocina, 10% a 20% são eliminados pelos rins em sua forma ativa, lesando os túbulos renais e ocasionando proteinúria maciça, hipocalemia (diminuição do potássio sérico), hipofosfatemia (diminuição do fosfato sérico) e aminoacidúria (excesso de aminoácidos na urina). Se o medicamento é imediatamente suspenso, os efeitos tóxicos são reversíveis em 2 a 4 semanas. No entanto, se a dose aplicada for alta (> 1,5 g/m^2/semana ou > 500 mg/m^2/dia, durante 5 dias) ou se ocorrerem novas aplicações do quimioterápico, pode instalar-se uma insuficiência renal severa, irreversível e fatal.

A hidratação profilática reduz a incidência de complicações, pois desse modo se promove um fluxo urinário alto, capaz de diluir o quimioterápico, tornando-o menos tóxico aos túbulos renais.

O estreptozocina é utilizado nos Estados Unidos e Europa há muitos anos, porém nunca foi lançado no Brasil. Seu uso requer importação; e aparentemente vem sendo indicado a um número cada vez menor de pacientes.

Metotrexato

O metotrexato, em alta dosagem (acima de 1 g/m^2) ou em pacientes com doença renal prévia, pode ocasionar necrose tubular aguda em graus variáveis. A lesão renal ocorre rapidamente (nas primeiras 48 horas) e é detectada pela elevação da creatinina sérica. A toxicidade resulta da precipitação do medicamento nos túbulos, causando dilatação e lesão, geralmente reversível. Em decorrência da disfunção renal, a excreção do metotrexato torna-se lenta, o que contribui para aumentar sua toxicidade, ou seja, a mielodepressão e a mucosite.

Para prevenir a precipitação do quimioterápico nos túbulos renais, deve-se alcalinizar a urina, ou seja, administrar bicarbonato de sódio intravenoso e/ou via oral antes, no decorrer e depois da aplicação do metotrexato em alta dose. Além disso, é indispensável a hiper-hidratação (aproximadamente 3.000 mL/dia), bem como a monitorização do pH urinário (no valor maior ou igual a 6,5) e do valor do MTX no sangue para manejo do ácido folínico (deve ser administrado até o nível sérico do MTX estar menor que 5 uM).

Ciclofosfamida

A ciclofosfamida pode causar quadros de cistite hemorrágica aguda estéril em 5% a 10% dos pacientes.

São mais suscetíveis aqueles que:
- recebem alta dosagem (acima de 10 mg/kg);
- fazem tratamento prolongado;
- foram ou estão sendo submetidos a radioterapia pélvica;
- são portadores de distúrbios do trato urinário;
- não estão adequadamente hidratados.

Os sinais e sintomas manifestados pelo paciente são: disúria, frequência e urgência urinária e hematúria em graus variáveis. Em geral, as manifestações agudas são rapidamente controladas com a interrupção do medicamento, porém a hematúria microscópica pode persistir durante alguns meses. Raramente, a hemorragia é maciça, com repercussão hemodinâmica. Nesses casos, há necessidade de transfusão sanguínea, lavagem vesical ou até mesmo cistectomia.

A profilaxia da cistite hemorrágica é possível por meio da hiper-hidratação (3 a 4 L de fluidos por dia), da manutenção da bexiga urinária vazia, forçando micções frequentes, e de aplicações do quimioterápico durante o dia, preferencialmente pela manhã. Administração intravenosa de 2-mercaptoetanol sulfonado (mesna) tem acompanhado as aplicações de ciclofosfamida em alta dosagem, objetivando a proteção vesical.

Ifosfamida

Quadros de cistite hemorrágica são comuns com o uso da ifosfamida, especialmente após aplicações rápidas e em dose única. Os sinais e sintomas são disúria, frequência e urgência urinária e hematúria. Além disso, pode haver necrose tubular aguda, pielonefrite e disfunção glomerular, resultando em azotemia e insuficiência renal.

A hiper-hidratação e a administração de medicamentos vesicoprotetores devem sempre acompanhar as aplicações de ifosfamida. O vesicoprotetor mais comum é o mercaptoetano sulfonato de sódio (mesna). Em geral, são prescritas 3 ou 4 injeções intravenosas, a primeira imediatamente antes da ifosfamida e as 2 ou 3 restantes a cada 4 horas. Cada dose do mesna deve corresponder a 20% da dose de ifosfamida empregada. Por exemplo: ifosfamida 1.000 mg corresponde a mesna 200 mg, 3 a 4 vezes. Em alguns protocolos, a mesna é aplicada sob infusão contínua.

Quando a ifosfamida é aplicada sob infusão contínua de 24 horas, recomenda-se a administração da mesna também sob infusão, em paralelo ao quimioterápico, na mesma dose, precedida de uma aplicação inicial rápida de 6% a 10% da dose. Quando a mesna é utilizada via oral, a dose prévia é 40% da dose de ifosfamida, administrada 2 horas antes da quimioterapia e 2 e 6 horas após a aplicação.

Sinais e sintomas

Os sinais e sintomas mais comuns de toxicidade *renal* são:
- alterações no volume urinário;
- disúria;
- hematúria;
- edema periférico bilateral;
- aumento da pressão arterial e frequência respiratória;
- estase de jugular;
- aumento de peso;
- náuseas e vômitos;
- anorexia;
- dor lombar e/ou nos flancos;
- alterações laboratoriais (aumento dos níveis séricos de ureia, creatinina, ácido úrico e potássio; diminuição do *clearance* de creatinina).

Os sinais e sintomas mais comuns de toxicidade *vesical* são:
- disúria;
- hematúria (de microscópica a maciça);
- aumento da frequência urinária;
- urgência urinária;
- dor lombar e/ou sacral e/ou suprapúbica;
- alterações laboratoriais: urina tipo I (hematúria e eventualmente proteinúria) e hemograma (anemia).

Tratamento e prevenção

Toxicidade renal

Tratamento

Constatada a toxicidade renal, o quimioterápico deverá ser temporariamente suspenso. A hiper-hidratação é fundamental, com exceção aos pacientes que apresentam anúria. São administrados diuréticos, como a furosemida e o manitol. Os pacientes devem ser rigorosamente monitorizados no seu balanço hídrico. Dosagens de eletrólitos, ureia e creatinina devem ser frequentes. Casos mais graves requerem tratamento dialítico (diálise peritoneal ou hemodiálise).

Prevenção

Antes de iniciar um tratamento quimioterápico que envolve medicamentos nefrotóxicos ou protocolos de alta dosagem, é essencial avaliar a função renal e os fatores de risco associados. Dosagens de ureia e creatinina séricas são os parâmetros de avaliação mais comuns, mas seu valor é relativo: o paciente pode estar com um dano renal significativo e com ureia e creatinina normais. O método mais confiável para avaliar a função renal é o *clearance* de creatinina ou a taxa de filtração glomerular. É o exame que reflete com mais precisão o funcionamento dos glomérulos renais. O *clearance* de creatinina é recomendado para a monitorização do paciente antes, no decorrer e depois do tratamento com medicamentos nefrotóxicos. Seu valor serve de parâmetro para a redução ou cancelamento de doses, com o objetivo de prevenir ou minimizar a toxicidade renal, como abordado anteriormente.

A prevenção da nefrotoxicidade é fundamental e indispensável, especialmente quando se aplicam fármacos como a cisplatina, o metotrexato e a ciclofosfamida em alta dosagem, a estreptozocina e a ifosfamida. Os pacientes devem iniciar uma hidratação forçada, em geral via endovenosa, antes da aplicação do antineoplásico, que será administrado somente quando o débito urinário for superior a 100 mL/h (150 mL/h em protocolos mais agressivos ou de maior dosagem). A hiper-hidratação deve prolongar-se nas 24 a 48 horas posteriores à infusão do quimioterápico. Esse volume deve ser de 3 a 5 litros por dia para os adultos. A hiper-hidratação é especialmente importante quando se administra cisplatina. Em geral, o manitol acompanha ou precede a infusão desse quimioterápico.

A alcalinização da urina por meio da administração via oral ou intravenosa de bicarbonato de sódio previne a lesão tubular relacionada ao metotrexato em alta dosagem.

Outro cuidado importante é a monitorização periódica dos níveis de ureia e creatinina séricos e do *clearance* de creatinina dos pacientes submetidos a tratamento com antineoplásicos nefrotóxicos, conforme abordado anteriormente.

Não esquecer que a radioterapia pélvica, a administração concomitante de outros medicamentos nefrotóxicos e os distúrbios prévios do trato urinário tornam o paciente mais suscetível à toxicidade renal, obrigando a reduções de dosagens e terapêutica preventiva mais intensa.

Toxicidade vesical

Tratamento

A suspensão do medicamento e a hiper-hidratação são os primeiros passos no tratamento da toxicidade vesical. O pH urinário deve ser mantido igual ou superior a 7, por meio da utilização de soluções alcalinas. No controle da dor, são necessários antiespasmódicos e analgésicos. Casos mais severos exigem reposição sanguínea, irrigação vesical ou tratamento cirúrgico (cistectomia, cateterização ureteral bilateral, derivação urinária).

Prevenção

Medidas preventivas da cistite hemorrágica devem acompanhar a aplicação de ifosfamida e ciclofosfamida em alta dosagem. Nesse sentido, a hiper-hidratação intravenosa é fundamental, iniciada antes da infusão do quimioterápico e prolongando-se por pelo menos 24 horas. O volume ofertado deve ser ≥ 3.000 mL/dia para os adultos. O antineoplásico deve ser aplicado pela manhã, para que durante o período de maior excreção urinária do medicamento o paciente esteja acordado e em condições de urinar frequentemente, de modo a manter a bexiga com a menor quantidade de urina possível. Medicamentos para a proteção vesical, como o mercaptoetano sulfonato sódio (mesna), acompanham a aplicação do quimioterápico.

Também nesse caso, lembrar que a radioterapia pélvica, a administração concomitante de outros medicamentos vesicotóxicos, o consumo excessivo de substâncias irritantes (café, chá, álcool, alimentos ácidos e tabaco) e os distúrbios prévios do trato urinário tornam o paciente mais suscetível à cistite hemorrágica, obrigando a reduções de dosagem e terapêutica preventiva mais intensa.

Intervenção de enfermagem

1. Instituir as medidas preventivas da toxicidade renal e vesical nos pacientes submetidos a tratamento com medicamentos relacionados a esse tipo de ocorrência.
- *Cisplatina*:
   - Instalar a hiper-hidratação endovenosa antes da aplicação do medicamento e prolongá-la por 24 a 48 horas, conforme prescrição médica ou protocolo da instituição. Encorajar a hiper-hidratação via oral em seguida.
   - Observar sinais e sintomas de sobrecarga cardiopulmonar decorrente da hiper-hidratação, especialmente nos pacientes idosos e/ou cardíacos.
   - Aplicar o quimioterápico somente quando o débito urinário for igual ou superior a 150 mL/hora.
   - Diluir a cisplatina em pelo menos 1.000 mL de soro (adultos), pois aplicações concentradas aumentam a toxicidade.
   - Administrar o manitol conforme prescrição. Diluir a solução de manitol para evitar dor e queimação venosa durante a infusão por acesso periférico.
   - Acompanhar as dosagens de eletrólitos, ureia e creatinina séricas, o *clearance* de creatinina e o nível de magnésio antes e depois da aplicação do quimioterápico.
   - Monitorizar o balanço hídrico e o peso do paciente.
- *Metotrexato em alta dosagem (acima de 1 g/m^2)*:
   - Instalar a hiper-hidratação intravenosa antes da aplicação do medicamento e prolongá-la por 24 horas, conforme prescrição médica ou protocolo da instituição. Encorajar a hiper-hidratação via oral em seguida.
   - Observar sinais e sintomas de sobrecarga cardiopulmonar decorrente da hiper-hidratação, especialmente nos pacientes idosos e/ou cardíacos.
   - Administrar bicarbonato de sódio via oral e/ou endovenosa, conforme prescrição médica ou protocolo da instituição (alcalinização da urina). O bicarbonato de sódio deve ser aplicado antes e depois do metotrexato, usualmente 3 a 4 g, a cada 3 a 4 horas, por 8 a 12 horas.
   - Verificar o pH urinário a cada 6 horas. Incrementar a administração de bicarbonato de sódio quando o pH estiver abaixo de 7.
   - O metotrexato só poderá ser aplicado quando o pH urinário estiver acima de 6,5 em pelo menos duas micções seguidas.
   - Encorajar o consumo de alimentos que promovam e mantenham a urina alcalina: leite, frutas (com exceção de morango, ameixa e passa de ameixa) e legumes.
   - Monitorizar o nível sérico do metotrexato, conforme prescrição médica ou protocolo da instituição.
   - Acompanhar as dosagens de eletrólitos, ureia e creatinina séricas e o *clearance* de creatinina antes e depois da aplicação do quimioterápico.
   - Monitorizar o balanço hídrico e o peso do paciente.
- *Ifosfamida e ciclofosfamida em alta dosagem (acima de 10 mg/kg)*:
   - Instalar a hiper-hidratação endovenosa antes da aplicação do medicamento e prolongá-la por 24 a 48 horas, conforme prescrição médica ou protocolo da instituição. Encorajar a hiper-hidratação via oral em seguida.

- Observar sinais e sintomas de sobrecarga cardiopulmonar decorrente da hiper-hidratação, especialmente nos pacientes idosos e/ou cardíacos.
- Administrar o mesna conforme prescrição médica ou protocolo da instituição. Em geral, a primeira aplicação é feita imediatamente antes ou no decorrer da infusão do quimioterápico e as aplicações posteriores (em média 3) a cada 4 horas. Os medicamentos são administrados por via venosa em aproximadamente 20 minutos ou via oral (comprimidos).
- Verificar presença de hematúria por meio do teste específico (fita reagente de leitura rápida).
- Administrar o quimioterápico preferencialmente durante a manhã.
- Orientar o paciente para urinar frequentemente, mantendo a bexiga sempre vazia.
- Evitar o consumo de substâncias irritantes, como café, chá, álcool, alimentos ácidos e tabaco.
- Verificar a densidade urinária a cada 6 horas. Reportar ao médico do paciente aumento (> 1.040) ou diminuição (< 1.005).
- Acompanhar as dosagens de eletrólitos, ureia e creatinina séricas, o *clearance* de creatinina e urina tipo I antes e depois da aplicação do quimioterápico.
- Monitorizar o balanço hídrico e o peso do paciente.

2. Administrar o quimioterápico somente após avaliação dos exames de função renal (ureia e creatinina sérica e *clearance* de creatinina).
3. Observar sinais e sintomas de toxicidade vesical e renal (ver "Sinais e sintomas"). Reportar as alterações observadas ao médico do paciente.
   - *Em pacientes com cistite hemorrágica*:
     - Acompanhar as dosagens de plaquetas, hematócrito e hemoglobina. Providenciar imediatamente as transfusões prescritas.
     - Administrar a hidratação endovenosa e o uroprotetor (mesna) conforme prescrição médica ou protocolo adotado pela instituição.
     - Instalar e acompanhar a irrigação vesical contínua, se indicada. Não utilizar bomba de infusão e estar atento às queixas do paciente e ao volume drenado. Tomar providências imediatas em caso de obstrução da sonda por coágulos. Aumentar a velocidade de infusão se a drenagem estiver muito hematúrica e/ou com coágulos. Registrar o volume infundido, o volume drenado, as características do volume drenado e a diurese (o drenado menos o infundido). Manter a sonda Foley fixada com segurança.
   - *Em pacientes com disfunção renal*:
     - Monitorizar sinais vitais, peso, balanço hídrico, edema e nível de consciência.
     - Hidratar o paciente, norteado pelo balanço hídrico. Em pacientes com oligúria ou anúria, controlar rigorosamente o volume endovenoso administrado. Diluir medicamentos com o menor volume possível.
     - Proceder a suspensão e/ou redução de dose dos medicamentos nefrotóxicos, conforme orientação médica.
     - Não administrar nenhum medicamento sem orientação médica. Orientar o paciente e familiares nesse sentido.
     - Acompanhar e avaliar os exames de função renal.

Educação do paciente e/ou dos familiares

- Ressaltar que a hiper-hidratação é a maior e melhor arma contra a toxicidade vesical e renal.
- Informar a respeito dos sinais e sintomas da nefrotoxicidade e da vesicotoxicidade, de acordo com a capacidade intelectual e emocional do paciente e/ou da família.
- Enfatizar a necessidade de manter a bexiga urinária sempre vazia.

- Indicar o melhor horário para a administração da ciclofosfamida via oral: durante a manhã, assim que acordar.
- Orientar quanto à alimentação mais adequada: livre de substâncias irritantes (alimentos ácidos, café, chá, álcool) e rica em leite, frutas e legumes, que promovem e mantêm a urina alcalina.
- Orientar verbalmente e por instruções escritas o método de coleta da urina de 24 horas para avaliação do *clearance* de creatinina. Vale lembrar que erros em coleta resultam em valores não confiáveis, o que pode prejudicar o tratamento.

Alterações Metabólicas

- Edva Moreno Aguilar Bonassa • Ana Claudia de Oliveira • Letícia Aragon Rodrigues

Considerações gerais

As alterações metabólicas mais comuns decorrentes do uso de agentes antineoplásicos são: hipomagnesemia (diminuição do magnésio sérico), hiponatremia (diminuição do sódio sérico), hipercalcemia (aumento do cálcio sérico) e hiperuricemia (aumento do ácido úrico sérico). Diferentes medicamentos e situações clínicas constituem-se nos fatores predisponentes ou desencadeantes. Além disso, geram sintomatologia e problemas diversos; assim, cada uma das quatro alterações metabólicas referidas será abordada separadamente.

Hipomagnesemia

Causas

A queda do magnésio sérico (valores normais: 1,8 a 2,9 mg/dL: método de Mann & Yoe, leitura espectrofotométrica) ocorre, em geral, nas seguintes situações:
- pós-operatório, especialmente de cirurgia gastrointestinal;
- tumores que secretam hormônio antidiurético (carcinoma de pequenas células de pulmão, p. ex.);
- alterações renais (acidose tubular renal, hidronefrose);
- desnutrição severa (perda significativa de peso ou diminuição da massa muscular);
- vômito e diarreia;
- história de alcoolismo;
- desordens de absorção;
- aumento da atividade do hormônio da tireoide e da paratireoide;
- cetoacidose diabética;
- tratamento com diuréticos;
- antibióticos e antifúngicos nefrotóxicos (tobramicina, gentamicina, anfotericina B etc.);
- corticosteroides;
- *cisplatina* (especialmente após tratamento prolongado com altas doses).

Funções do magnésio

O magnésio é um mineral necessário a todas as células. Aproximadamente metade do magnésio corporal fica no interior das células dos órgãos e tecidos; e a outra metade encontra-se combinada com o cálcio e o fósforo nos ossos. Apenas 1% do magnésio permanece na corrente sanguínea. Esse mineral é necessário para mais de 300 reações bioquímicas no corpo, contribuindo para o funcionamento adequado de músculos e nervos, para a estabilização do ritmo cardíaco e para manter os ossos fortes e resistentes. Além disso, participa de reações metabólicas e da síntese de proteínas.

A cisplatina provoca a hipomagnesemia por meio da toxicidade renal, possivelmente responsável pelo dano ao mecanismo de reabsorção do magnésio no braço ascendente da curva de Henle e no túbulo distal. Consequentemente, ocorre um aumento da perda de magnésio na urina. Essa deficiência na habilidade dos túbulos renais de conservar o magnésio pode persistir por meses e até mesmo anos após a interrupção da cisplatina. Há necessidade, portanto, de suplementação por meio de medicamentos via oral ou endovenosos, a critério médico, em doses ajustadas à hipomagnesemia do paciente. Recomenda-se, como um recurso auxiliar, aumentar a ingestão de alimentos ricos em magnésio, como: vegetais folhosos verdes (em especial, o espinafre); castanhas; sementes; grãos integrais (em especial, avelã, nozes, castanha-do-pará); cereais; frutos do mar; leite; carne; gérmen de trigo; centeio e farinha de soja. A água também é fonte de magnésio, em quantidade variável de acordo com a fonte. O magnésio está presente em muitos alimentos, mas em pequenas quantidades. Dietas pobres não suplementam as necessidades diárias desse mineral. Recomenda-se, portanto, a ingestão de grande variedade de alimentos, incluindo cinco porções de frutas e vegetais por dia, e muitos grãos integrais. Vale lembrar que alimentos refinados apresentam baixo teor de magnésio. Pão de trigo integral, por exemplo, tem o dobro de magnésio contido no pão branco, pois o gérmen e o farelo de trigo são removidos no processo de refinação da farinha.

Sinais e sintomas

Os sinais e sintomas mais comuns são:

- tremores;
- tetania;
- vertigem;
- fraqueza;
- espasticidade muscular;
- alterações mentais (confusão, desorientação, alucinações);
- anorexia;
- náuseas e vômitos;
- taquicardia;
- hipotensão;
- exacerbação dos reflexos;
- alteração laboratorial (nível de magnésio sérico abaixo de 1,8 mg/dL).

Intervenção de enfermagem

1. Pesquisar sinais e sintomas de hipomagnesemia e acompanhar as dosagens de magnésio e outros eletrólitos nos pacientes de maior risco (ver "Causas").
2. Reportar as alterações observadas ao médico do paciente.
3. Administrar sulfato de magnésio endovenoso aos pacientes com hipomagnesemia aguda, conforme prescrição médica. Aplicar a medicação diluída em soro glicosado a 5%, em infusão contínua lenta (superior a 15 minutos).
4. Observar os efeitos colaterais do sulfato de magnésio endovenoso: sede excessiva, sensação de calor, bradicardia, hipotensão, sudorese, hiperemia cutânea, ansiedade e sonolência.
5. Suspender o medicamento envolvido com o quadro de hipomagnesemia, conforme orientação médica.
6. Verificar o pulso e a pressão arterial com frequência e pesquisar alterações motoras e de personalidade nos pacientes que tomam cisplatina em alta dosagem. Em geral, esses indivíduos recebem sulfato de magnésio no soro de hidratação que acompanha a quimioterapia.
7. Observar sinais e sintomas de toxicidade digitálica (náuseas, vômitos, braquicardia) nos pacientes que recebem cisplatina e fazem uso de digoxina (o déficit de magnésio aumenta a ação da digoxina).

508 Terapêutica Oncológica para Enfermeiros e Farmacêuticos

8. Instituir medidas de segurança para os pacientes internados com alterações mentais, como acompanhamento familiar constante.
9. Encorajar o consumo de alimentos ricos em magnésio: cacau, chocolate, cereal com aveia, amêndoa, nozes, amendoim, peixe, frutos do mar e legumes verdes (ver "Funções do magnésio").
10. Orientar o paciente com hipomagnesemia crônica, decorrente do uso de cisplatina, quanto à importância da ingestão de soluções ou comprimidos de magnésio via oral, conforme recomendação médica, para manutenção desse eletrólito em níveis normais.
11. Reportar ao anestesista a situação de hipomagnesemia, caso o paciente necessite de intervenção cirúrgica (a hipomagnesemia pode potencializar a ação de alguns anestésicos).
12. Orientar os pacientes de maior risco e/ou familiares quanto aos sinais e sintomas de hipomagnesemia, de acordo com a capacidade intelectual e emocional. Salientar a importância de reportar essas alterações ao médico ou ao enfermeiro.

Hiponatremia
Causas

A hiponatremia (valores normais do sódio sérico: 137 a 148 mEq/L: método de fotometria de chama) é decorrência da síndrome da excreção inapropriada do hormônio antidiurético (SIADH).

O hormônio antidiurético é normalmente liberado pela glândula pituitária posterior em resposta ao aumento da osmolaridade ou à diminuição do volume plasmático, e sua produção é inibida pela diminuição da osmolaridade plasmática e pelo aumento do volume plasmático. Age estimulando o aumento da reabsorção de água pelos túbulos renais. Para a manutenção da osmolaridade plasmática constante e do equilíbrio hidroeletrolítico, deve haver um mecanismo perfeito de regulação do volume extracelular e da natremia, por meio da integração entre as ações do hormônio antidiurético, o sistema renina-angiotensina-aldosterona e o mecanismo de sede. Alguns tumores, no entanto, desequilibram esse mecanismo de manutenção da homeostase por produzirem hormônio antidiurético, ocasionando aumento da retenção de água pelos rins, aumento do volume de água corporal total e expansão moderada do volume plasmático. O grande problema é que o tumor segue produzindo hormônio antidiurético, sem inibição frente à hipotonicidade plasmática, como ocorre com a glândula pituitária. As consequências são hiponatremia, hipo-osmolaridade plasmática e diurese hipotônica. É a chamada SIADH, como vimos, responsável pela hiponatremia observada em alguns pacientes oncológicos. Produção ectópica do hormônio antidiurético ocorre com mais frequência em carcinoma broncogênico, especialmente de pequenas células e mesotelioma. Aproximadamente metade dos pacientes com câncer de pulmão de pequenas células apresentam inabilidade para excretar livremente a água exógena livre; no entanto, uma pequena porcentagem desse grupo desenvolve hiponatremia severa (< 120 mEq/L).

Além dos tumores, existem outras causas para a síndrome da excreção inapropriada do hormônio antidiurético:
- vômitos persistentes;
- alguns narcóticos e psicotrópicos;
- diuréticos;
- quimioterápicos: cisplatina, ciclofosfamida e ifosfamida, em doses regulares; e vincristina, melfalana e vimblastina, em alta dosagem.

Sinais e sintomas

Os sinais e sintomas mais comuns são:
- náusea;
- anorexia;
- diarreia;
- fraqueza muscular;
- alterações mentais (confusão, desorientação, letargia);

- mioclonia;
- edema cerebral;
- convulsão;
- coma;
- alteração laboratorial (nível de sódio sérico abaixo de 137 mEq/L).

Intervenção de enfermagem

1. Pesquisar sinais e sintomas de hiponatremia e acompanhar as dosagens de sódio e outros eletrólitos nos pacientes de maior risco (ver "Causas").
2. Reportar as alterações observadas ao médico do paciente.
3. Suspender o medicamento envolvido com o quadro de hiponatremia, conforme recomendação médica.
4. Submeter o paciente a restrição hídrica (500 mL/dia para os adultos).
5. Administrar solução salina hipertônica (cloreto de sódio a 3%), com ou sem furosemida, de acordo com a prescrição médica.
6. Verificar o pulso e a pressão arterial com frequência, pesquisar alterações mentais e monitorizar diariamente o balanço hídrico e o peso nos pacientes de maior risco.
7. Instituir medidas de segurança para os pacientes internados com alterações mentais, como grades no leito e acompanhamento familiar constante.
8. Encorajar o consumo de alimentos e fluidos ricos em sódio: leite, carne, ovos, cenoura, beterraba, aipo, suco de frutas.
9. Orientar os pacientes de maior risco e/ou familiares quanto aos sinais e sintomas de hiponatremia, de acordo com a capacidade intelectual e emocional. Salientar a importância de reportar essas alterações ao médico ou ao enfermeiro.

Hipercalcemia

A elevação do cálcio sérico é um distúrbio potencialmente fatal e uma das complicações metabólicas mais comuns em oncologia. Sua incidência global está entre 10% e 20%. Em pacientes portadoras de câncer de mama, a hipercalcemia ocorre em 30% a 40%; e nas com mieloma, sua incidência está entre 20% e 40%. Esse distúrbio metabólico é raro na população oncológica pediátrica. Pacientes que apresentam elevação gradativa do nível de cálcio podem permanecer relativamente assintomáticos durante algum tempo. No entanto, quando a hipercalcemia ocorre subitamente, há risco de morte por coma, insuficiência renal ou parada cardíaca. A detecção precoce e o tratamento imediato são fundamentais.

O cálcio é um importante regulador de numerosos processos celulares que afetam múltiplos órgãos ou sistemas, incluindo o gastrointestinal, o neuromuscular, o cardíaco e o renal. O balanço do cálcio ocorre por meio da participação dos rins, que filtram e absorvem o cálcio ionizado; do intestino, que absorve o cálcio ingerido na dieta e o elimina nas fezes; e dos ossos, que armazenam aproximadamente 99% do suplemento de cálcio existente no organismo. Os hormônios que exercem influência no balanço desse íon e na sua transferência entre o fluido extracelular e esses órgãos (rins, intestino e ossos) são o *paratormônio*, a *vitamina D* e a *calcitonina*.

Nos tecidos ósseos, existe um processo contínuo de remodelação, do qual participam os *osteoblastos* (formadores de ossos) e os *osteoclastos* (reabsorção e fratura óssea). O *paratormônio* (HPT), produzido pela paratireoide, acelera o processo de reabsorção óssea, liberando cálcio para o extracelular. Esse hormônio aumenta a absorção intratubular renal de cálcio e estimula a produção de vitamina D pelos rins. A *vitamina D* é responsável pela regulação do cálcio e pela absorção de fosfato pelo trato gastrointestinal. A *calcitonina*, hormônio secretado pelas células parafoliculares da glândula tireoide, em resposta à elevação do cálcio sérico, inibe o processo de reabsorção de cálcio pelos ossos por meio da inibição da atividade osteoclástica. Quando ocorre a hipercalcemia, o organismo tenta regular a homeostase pela supressão da secreção do HPT e da vitamina D e pela liberação da calcitonina.

Causas

A hipercalcemia (valores normais de cálcio sérico: 8,5 a 10,5 mg/dL: método de Barizett et al., leitura espectrofotométrica) em oncologia frequentemente está relacionada à presença de metástases ósseas. As células tumorais infiltradas no tecido ósseo têm atividade osteolítica, que resulta na liberação de cálcio para o fluido extracelular. Os principais tumores que originam metástases em ossos são: de mama, mieloma múltiplo, de pulmão e células renais. No entanto, a hipercalcemia também ocorre em pacientes sem metástases ósseas. Nesses casos, trata-se de *hipercalcemia humoral*, desencadeada por outras substâncias que também aceleram o processo de reabsorção óssea, produzidas pelo tumor (proteínas análogas ao hormônio paratireoideano) ou pelo próprio organismo em resposta à presença tumoral.

Resumindo, a hipercalcemia ocorre, em geral, nas seguintes situações:
- câncer do pulmão, mama, rins, pâncreas, ovário, próstata e ossos;
- leucemia;
- linfoma não Hodgkin (de células T);
- metástases ósseas;
- mieloma múltiplo;
- hiperparatireoidismo;
- imobilização prolongada;
- desidratação severa;
- tratamento hormonal (andrógenos, antiestrogênicos e progesterona).

Sinais e sintomas

Os sinais e sintomas mais comuns são:
- náuseas e vômitos;
- prurido;
- anorexia;
- alterações visuais;
- poliúria, nictúria, polidipsia, constipação ou diarreia e dor abdominal;
- hipertensão;
- fraqueza e fadiga muscular;
- alterações eletrocardiográficas (diminuição do intervalo Q-T, alargamento da onda T, aumento do intervalo P-R);
- alterações mentais (apatia, confusão, letargia, torpor, irritabilidade, depressão, sonolência);
- desidratação severa;
- azotemia;
- ataxia;
- coma;
- bloqueio e parada cardíaca;
- alteração laboratorial (nível de cálcio sérico acima de 10,5 mg/dL).

Intervenção de enfermagem

1. Pesquisar sinais e sintomas de hipercalcemia e acompanhar as dosagens de cálcio e outros eletrólitos nos pacientes de maior risco (ver "Causas").
2. Reportar as alterações observadas ao médico do paciente.
3. Auxiliar o médico na identificação do fator causal mais provável do quadro de hipercalcemia. Aproximadamente 30% dos pacientes oncológicos apresentam esse distúrbio metabólico, em geral em decorrência da destruição óssea ou da produção excessiva de hormônio da paratireoide provocados pelo tumor. Quando a hipercalcemia é de leve a moderada (cálcio sérico abaixo de 13 mg/dL) e o paciente não está sintomático, a

hidratação e as intervenções oncológicas adequadas, como cirurgia, quimioterapia ou radioterapia, podem ser suficientes. Hipercalcemia severa, no entanto, é uma condição grave, potencialmente fatal, que requer tratamento de emergência, com medidas para aumentar a excreção renal de cálcio e o uso de agentes que diminuem a reabsorção óssea, como os bisfosfonatos (clodronato, pamidronato ou zoledronato).

4. Observar o uso de medicamentos que podem potencializar a hipercalcemia: digitálicos, anti-hipertensivos, diuréticos, carbonato de lítio, vitamina D e hormônios.

5. Promover hidratação adequada ao paciente para garantir uma rápida excreção urinária de cálcio. Em geral, administra-se soro fisiológico com cloreto de potássio endovenoso, 250 a 300 mL/hora. Hipercalcemia leve (até 13 mg/dL) pode ser corrigida com hiper-hidratação via oral. A hidratação isolada contribui para uma diminuição discreta da calcemia (aproximadamente 10%), porém melhora a função renal, facilitando a excreção do cálcio pelos rins.

6. Administrar furosemida, conforme prescrição médica, após correção da hipovolemia. Em geral, o paciente recebe de 250 a 500 mL/h de soro fisiológico, acompanhado de furosemida EV, 20 a 80 mg a cada 2 a 4 horas. Esse procedimento aumenta a excreção de cálcio pela urina, reduzindo ligeiramente o cálcio sérico na maioria dos pacientes. Requer monitorização cardiopulmonar intensa para evitar hipervolemia e edema agudo de pulmão e acompanhamento rigoroso dos eletrólitos séricos para permitir a manutenção do balanço metabólico por meio da reposição adequada de sódio, potássio, magnésio e água eliminados pela urina.

7. Aplicar calcitonina e/ou corticosteroides, conforme prescrição médica, nos pacientes refratários às medidas terapêuticas anteriores. Atenção para as reações alérgicas. Altas doses de hidrocortisona (250 a 500 mg EV a cada 8 horas) podem ser eficazes no tratamento da hipercalcemia associada às doenças linfoproliferativas, como o linfoma não Hodgkin e o mieloma múltiplo, e em pacientes com câncer de mama metastático para os ossos. No entanto, a diminuição do cálcio sérico pode demorar vários dias. Recomenda-se terapia de manutenção com prednisona VO, 10 a 30 mg/dia. Suplementação de fósforo VO é um recurso adjuvante no tratamento da hipercalcemia maligna do paciente oncológico. O fósforo oral diminui a absorção intestinal de cálcio e aumenta a deposição de sais de cálcio insolúveis nos ossos e tecidos. A reação adversa esperada com essa suplementação, especialmente quando excessiva, é a diarreia. Não pode ser administrado aos pacientes com insuficiência renal ou com hiperfosfatemia presente.

8. Verificar o pulso e a pressão arterial com frequência, pesquisar alterações mentais e monitorizar diariamente o balanço hídrico, a pressão venosa central (com a frequência ajustada ao quadro clínico) e o peso nos pacientes de maior risco.

9. Encorajar a restrição de leite e seus derivados (alto teor de cálcio e vitamina D) e o consumo de alimentos ricos em oxalato, como espinafre, ruibarbo, cereais.

10. Instituir medidas de segurança para os pacientes internados com alterações mentais, como grades no leito e acompanhamento familiar constante.

11. Desestimular a permanência no leito, pois a imobilidade eleva o cálcio sérico.

12. Orientar os pacientes de maior risco e/ou familiares quanto aos sinais e sintomas de hipercalcemia, de acordo com a capacidade intelectual e emocional. Salientar a importância de reportar essas alterações ao médico ou à enfermeira.

13. Administrar medicamentos pertencentes ao grupo dos bisfosfonatos, conforme prescrição médica. Pertencem ao grupo o clodronato, o pamidronato e o zoledronato. São inibidores potentes da reabsorção óssea osteoclástica normal e anormal, colaborando na redução dos níveis de cálcio sérico e na dor óssea. O pamidronato, administrado em 2 a 4 horas, sob infusão endovenosa, foi o tratamento de escolha na hipercalcemia maligna por muitos anos. Atualmente, o zoledronato vem substituindo o pamidronato,

pois, além de ser mais eficaz, pode ser administrado em apenas 15 minutos. Com esses medicamentos, ocorre a diminuição do cálcio sérico em 1 a 2 dias após a aplicação e seu efeito persiste por várias semanas. Os efeitos colaterais mais comuns incluem febre, náusea e constipação. Também podem causar hipocalcemia, hipofosfatemia e aumento da creatinina sérica. O paciente deve ser bem hidratado antes e depois da administração.

Hiperuricemia

Causas

A elevação do ácido úrico (valores normais de ácido úrico sérico: 3 a 6 mg/dL: método de Henry, Harper & Row, leitura espectrofotométrica) é decorrente da destruição celular maciça ocasionada pelos quimioterápicos no tratamento de desordens mieloproliferativas, como linfomas (em especial o linfoma de Burkitt), mielomas e leucemias. A destruição de grande número de células neoplásicas pela ação dos citostáticos, especialmente nas primeiras aplicações, libera potássio, fosfato, ácido úrico e outros produtos de degradação celular. Esse fenômeno se denomina *síndrome da lise tumoral*. Trata-se de uma complicação metabólica potencialmente fatal que ocorre em pacientes portadores de neoplasias com alta taxa de crescimento celular ou grandes massas tumorais sensíveis à quimioterapia. Inclui linfomas, leucemias agudas com contagens elevadas de leucócitos, leucemia mieloide crônica em crise blástica, carcinoma de pulmão de pequenas células e, raramente, sarcoma de Ewing. Índices de desidrogenase lática elevados acentuam o risco.

As maiores complicações da hiperuricemia são: insuficiência renal aguda, causada pela obstrução tubular pelos cristais de ácido úrico; e arritmias cardíacas, decorrentes da hipercalemia (aumento do potássio sérico) e da hipocalcemia (diminuição do cálcio sérico) associadas.

Os quimioterápicos envolvidos nesse distúrbio metabólico são: *bleomicina, bussulfano, cisplatina, citarabina, doxorrubicina, etoposídeo, hidroxiureia, lomustina, mecloretamina, mercaptopurina, bussulfano, estreptozocina, tioguanina* e *vincristina*.

A hiperuricemia e a consequente hiperuricosúria (aumento da excreção urinária de ácido úrico) frequentemente ocorrem ao diagnóstico de desordens mieloproliferativas e leucemias, agravando-se com o tratamento efetivo (quimioterápico ou radioterápico), em razão da lise tumoral maciça. O quadro pode evoluir para uma nefropatia por ácido úrico ocasionada por uma precipitação de cristais de ácido úrico nas vias urinárias, causando obstrução e alterações inflamatórias intersticiais. Em pouco tempo, o paciente entra em insuficiência renal aguda, com aumento expressivo da creatinina sérica. Níveis de ácido úrico superiores a 20 mg/dL são consistentemente associados a distúrbios renais agudos. No entanto, níveis inferiores também podem oferecer risco se o paciente estiver desidratado ou acidótico.

Prevenir ou minimizar a hiperuricemia é o principal objetivo do tratamento. Reconhecer de imediato os pacientes sob maior risco e iniciar prontamente o tratamento é essencial para prevenir grandes complicações. Esse grupo inclui os portadores das malignidades já referidas, especialmente quando há grande sensibilidade aos citostáticos, indivíduos com grandes massas tumorais, com alterações renais preexistentes, com níveis elevados de desidrogenase láctica ou ácido úrico e desidratados. Submeter o paciente a uma vigorosa hidratação é essencial para aumentar o *clearance* do ácido úrico e diminuir sua concentração nos túbulos renais. O fluxo urinário deve ser de, pelo menos, 100 mL/h. A alcalinização da urina, por meio da administração de bicarbonato de sódio ou acetazolamida, aumenta a solubilidade do ácido úrico; no entanto, é controvertida, pois diminui a concentração sérica do cálcio ionizado e a solubilidade do fosfato urinário, gerando risco de precipitação de fosfato de cálcio na urina. Procura-se, dessa maneira, administrar 50 a 100 miliequivalentes de bicarbonato de sódio a cada litro de fluido para obter uma solução isotônica e manter o pH urinário maior ou igual a 7. A medida mais importante, no entanto, é a administração de um agente hipouricemiante – o

Reações Adversas dos Agentes Antineoplásicos **513**

alopurinol, um potente inibidor da enzima xantina oxidase. Essa enzima é responsável pela conversão da hipoxantina e da xantina em ácido úrico. Vale lembrar que o alopurinol impede a formação de ácido úrico, mas não reduz o ácido úrico já existente. Deve ser administrado 2 a 3 dias antes do início da quimioterapia e mantido durante 10 a 14 dias. Evitar uso prolongado, pois pode ocasionar *rash* e disfunção hepática. Atualmente, recomenda-se a administração concomitante de rasburicase (Fasturtec®) EV, uma forma recombinante de urato oxidase, que catalisa a oxidação de ácido úrico em um metabólito inativo e solúvel (alantoína). Deve ser administrado em doses de 0,15 a 0,2 mg/kg/dia durante vários dias. O medicamento foi inicialmente aprovado para uso na população pediátrica e seu custo é elevado. Para os pacientes que evoluem para insuficiência renal aguda, uremia significativa ou desequilíbrio eletrolítico severo, recomenda-se iniciar a hemodiálise ou a hemofiltração contínua o mais precocemente possível. Não iniciar prontamente esses procedimentos para correção aguda dos desequilíbrios pode tornar irreversível uma situação clínica potencialmente reversível.

A hiperleucocitose (leucócitos > 100.000/mm³) que frequentemente acompanha o diagnóstico de leucemia ou linfoma de Burkitt aumenta o risco de síndrome da lise tumoral. A hiperleucocitose é uma emergência oncológica, pois a obstrução vascular secundária à leucostase causa disfunções cardiopulmonar e cerebral graves e necrose vascular com hemorragia, quadros que podem resultar precocemente em óbito. Portanto, o tratamento deve ser iniciado prontamente. Se o paciente está hemodinamicamente estável, deve ser submetido à leucoferese para diminuir rapidamente a contagem de leucócitos (blastos), diariamente, se necessário, até atingir níveis abaixo de 100.000/mm³. Imediatamente depois, deve-se iniciar a quimioterapia, com hidroxiureia ou citarabina, até que um protocolo de indução mais específico seja iniciado.

Sinais e sintomas

Os sinais e sintomas mais comuns da hiperuricemia são:
- oligúria ou anúria;
- hipertensão;
- taquipneia;
- náuseas;
- vômitos;
- hematúria;
- cristalúria;
- azotemia;
- prurido;
- anorexia;
- diarreia;
- edema;
- cólica renal;
- letargia;
- gota;
- alteração laboratorial (nível de ácido úrico acima dos valores normais).

Intervenção de enfermagem
1. Pesquisar sinais e sintomas de hiperuricemia e acompanhar as dosagens séricas de ácido úrico, potássio, cálcio, fosfato, magnésio, ureia e creatinina e *clearance* de creatinina nos pacientes de maior risco (ver item "Causas").
2. Reportar as alterações observadas ao médico do paciente.
3. Iniciar a administração de alopurinol, conforme prescrição médica, se possível 2 a 3 dias antes da administração dos quimioterápicos, especialmente quando se tratar de

esquemas de indução de remissão de leucemias, linfomas e, em especial, do linfoma de Burkitt. Esse fármaco inibe a enzima xantina oxidase, responsável pela síntese do ácido úrico. Observar sinais e sintomas de eventuais reações adversas ao alopurinol, como hiperemia cutânea, febre, distúrbios gastrointestinais (raros), discrasias sanguíneas e vasculites.

4. Promover hiper-hidratação venosa e via oral, conforme prescrição médica (em média 3.000 mL/dia), como medida preventiva e curativa da hiperuricemia. Observar sinais e sintomas de sobrecarga hídrica, especialmente em pacientes com doença cardíaca ou renal preexistente (falta de ar, edema de extremidades, estase de jugular e estertores em ausculta pulmonar).

5. Administrar bicarbonato de sódio via oral ou endovenosa, conforme prescrição médica, aos pacientes que apresentam hiperuricemia. A alcalinização da urina permite maior solubilização dos cristais de ácido úrico.

6. Verificar o pH urinário a cada 6 horas. Incrementar a administração de bicarbonato de sódio quando o pH estiver abaixo de 7.

7. Verificar os sinais vitais com frequência e monitorizar diariamente o balanço hídrico e o peso nos pacientes de maior risco.

8. Corrigir outros distúrbios metabólicos associados, como hipomagnesemia, hipocalcemia e hipercalemia, conforme prescrição médica.

9. Encorajar o consumo de alimentos que tornem e mantenham a urina alcalina: leite, frutas (com exceção do morango, ameixa e passa de ameixa) e legumes.

10. Encorajar a restrição de carne bovina (especialmente bisteca, vitela e vísceras), carne suína, sardinha e anchova.

11. Orientar o paciente para urinar frequentemente, mantendo a bexiga sempre vazia.

12. Reforçar ao paciente e/ou aos familiares a importância da hidratação (em média 3.000 mL/dia) e do alopurinol como medidas preventivas ou mesmo curativas.

13. Orientar os pacientes de maior risco e/ou familiares quanto aos sinais e sintomas de hiperuricemia, de acordo com a capacidade intelectual e emocional. Salientar a importância de reportar essas alterações ao médico ou ao enfermeiro.

Toxicidade Dermatológica

- Edva Moreno Aguilar Bonassa • Patricia Molina • Letícia Aragon Rodrigues
- Edvane Birelo Lopes de Domenico • Andreia Oliveira da Silva Meira

Considerações gerais

O tratamento quimioterápico pode ocasionar toxicidade dermatológica local e sistêmica. A toxicidade local ocorre nos tecidos circunvizinhos à área de aplicação do medicamento. Nesse grupo, podemos incluir as seguintes alterações: flebite, urticária, dor, eritema, descoloração venosa e necrose tecidual secundária ao extravasamento. A alopecia constitui-se na toxicidade dermatológica sistêmica mais comum, ao lado de outras alterações menos comuns, como eritema, urticária, fotossensibilidade, hiperpigmentação, alterações nas unhas e recidiva de reação cutânea pós-radioterapia.

Embora a grande maioria das reações cutâneas sejam passageiras e associadas a uma morbidade mínima, enfermeiros e médicos devem estar alertas às potenciais reações de maior gravidade, manter o paciente e seus familiares informados, instituir prontamente as intervenções adequadas e estar atentos à morbidade psicológica potencialmente associada às alterações de autoimagem.

Toxicidade dermatológica local
Definição

Os efeitos tóxicos locais variam desde um desconforto passageiro na área de aplicação do medicamento até quadros de necrose tissular severa, com comprometimento irreversível dos nervos e tendões. As reações cutâneas mais graves e exuberantes devem-se ao extravasamento de substâncias vesicantes nos tecidos vizinhos à veia puncionada.

Extravasamento é o escape de medicamentos do vaso sanguíneo para os tecidos circunjacentes. A morbidade depende do fármaco, da quantidade extravasada e sua concentração, da localização do extravasamento, das condições do paciente e do intervalo entre o fato e seu reconhecimento e tratamento.

Medicamentos *vesicantes* são aqueles que provocam irritação severa, com formação de vesículas e destruição tecidual, quando infiltrados fora do vaso sanguíneo.

Medicamentos *irritantes* provocam reação cutânea menos intensa quando extravasados: dor e queimação, sem necrose tecidual ou formação de vesículas. No entanto, mesmo que adequadamente infundidos, sem extravasamento, podem ocasionar dor e reação inflamatória no local de punção e ao longo da veia utilizada para aplicação.

Alguns antineoplásicos têm propriedades vesicantes e irritantes, como a doxorrubicina, por exemplo. Não existe unanimidade entre os diferentes autores quanto às características vesicante/irritante dos antineoplásicos, porém o Quadro 5.7 apresenta uma classificação segundo a reação que aparece contemplada com mais frequência na literatura.

Rudolph e Larson[141] sugerem uma classificação dos fármacos antiblásticos de acordo com a capacidade de ligação aos ácidos nucleicos da molécula de DNA tecidual. Quimioterápicos que não se unem ao DNA causam dano tecidual imediato, porém são rapidamente inativados ou metabolizados, o que permite um processo de cicatrização normal. Medicamentos que se fixam ao DNA também produzem lesão celular imediata, mas permanecem ativos nos tecidos, ocasionando danos em longo prazo, o que dificulta o processo de cicatrização normal. Os antineoplásicos capazes de se ligar ao DNA são: *dactinomicina, daunorrubicina, doxorrubicina, idarrubicina, mitomicina* e *epirrubicina*. A longa permanência nos tecidos explica a falta de cicatrização espontânea, a ulceração progressiva, as reações cutâneas tardias, o fenômeno *recall* e a necessidade de excisão cirúrgica completa para a cura definitiva. Portanto, o extravasamento desses medicamentos é uma ocorrência grave, considerada uma autêntica emergência oncológica.

A incidência de extravasamento de fármacos vesicantes é provavelmente sub-reportada. Alguns trabalhos indicam uma ocorrência de extravasamento em 0,01% a 6,5% dos casos. Alguns fatores aumentam o risco de extravasamento em aplicações periféricas: o uso de veias pequenas e frágeis; erro técnico em venopunção; local de venopunção inadequado; quimioterapia prévia no mesmo vaso; linfadenectomia axilar; radioterapia prévia em área de punção; erro técnico em administração; presença de síndrome da cava superior; doença vascular preexistente; alterações nutricionais; neuropatia periférica e uso concorrente de medicações que podem causar sonolência, confusão mental, agitação motora, vômito ou tosse. Cabe ao enfermeiro estabelecer protocolos de punção e administração rígidos para evitar o extravasamento, especialmente de fármacos vesicantes, bem como zelar pelo cumprimento desses protocolos.

Um dos principais indicadores de qualidade de um centro de oncologia clínica é seu índice de lesões por extravasamento de medicamentos: centros de excelência = lesões quase zero.

Quadro 5.7 Toxicidade cutânea local associada à administração de fármacos antineoplásicos.

Fármacos	Vesicante	Irritante
Bleomicina	Não	Sim
Bussulfano (iminente)	Não	Não
Carboplatina	Não	Sim
Carmustina	Não	Sim
Cisplatina	Não*	Sim
Ciclofosfamida	Não	Sim
Dacarbazina	Não	Sim
Dactinomicina	Sim	Não
Daunorrubicina	Sim	Sim
Fármacos	**Vesicante**	**Irritante**
Daunorrubicina lipossomal	Não	Sim (possivelmente)
Docetaxel	Não	Sim**
Doxorrubicina	Sim	Sim
Doxorrubicina lipossomal	Não	Sim
Epirrubicina	Sim	Sim
Etoposídeo	Não***	Sim
Fluoruracila	Não	Sim
Gencitabina	Não	Sim
Idarrubicina	Sim	Sim
Ifosfamida	Não	Sim
Irinotecano	Não	Sim
Melfalana	Não	Sim
Mitomicina-C	Sim	Sim
Mitoxantrona	Sim****	Sim
Oxaliplatina	Não	Sim*****
Paclitaxel	Sim******	Não
Tenlposídeo	Sim	Sim
Vimblastina	Sim	Não
Vincristina	Sim	Não
Vindesina	Sim	Não
Vinorelbina	Sim	Sim

*Cisplatina é vesicante se + 20 ml de solução 0,5 mg/mL extravasar. **Docetaxel é classificado como irritante, embora um caso de possível extravasamento tipo vesicante tenha sido relatado anteriormente. ***O tratamento só é necessário se um grande volume de solução concentrada extravasar. ****A ulceração raramente ocorre, a menos que soluções concentradas extravasarem. *****Publicações recentes preconizam que a oxaliplatina pode ser classificada como uma substância irritante quando extravasada. ******Vesicante fraco.
Fonte: Desenvolvido pela autoria do capítulo.

Sinais e sintomas de extravasamento

O início dos sinais e sintomas pode ocorrer imediatamente ou alguns dias ou semanas após a aplicação.

As reações imediatas são:
- queimação;
- desconforto local;
- eritema.

Reações Adversas dos Agentes Antineoplásicos 517

O extravasamento de medicamentos vesicantes, especialmente daqueles capazes de ligar--se ao DNA celular, ocasiona alterações tardias, como:

- dor;
- edema;
- enduração;
- ulceração;
- vesículas;
- necrose;
- celulite;
- inflamação.

Prevenção do extravasamento

A prevenção do extravasamento, especialmente de medicamentos vesicantes, é fundamental, pois mesmo em quantidade mínima produz danos importantes nos tecidos, nervos e tendões circunjacentes.

Relacionamos a seguir 20 normas e cuidados básicos para a prevenção do extravasamento de antineoplásicos.

1. Enfermagem orientada, treinada, conscientizada e periodicamente reciclada é fundamental na prevenção do extravasamento.
2. Não administrar medicamento vesicante em infusão contínua prolongada (mais de 30 minutos) através de acesso periférico puncionado com cateteres periféricos de curta permanência. Nesses casos, há necessidade de cateterização venosa central, podendo ser com cateter central de inserção periférica ou com cateteres de longa permanência, parcialmente ou totalmente implantados.
3. Evitar o uso de veias puncionadas há mais de 24 horas, mesmo que apresentem bom retorno venoso.
4. Evitar punção de membros:
   - inferiores;
   - submetidos à irradiação;
   - edemaciados;
   - com lesões ou metástases;
   - correspondentes à mastectomia;
   - submetidos a cirurgia (especialmente com exérese ganglionar);
   - com distúrbios motores e/ou sensoriais (plegia, paresia, parestesia);
   - excessivamente puncionados;
   - com linfedema.
5. Escolher a veia que ofereça a melhor proteção às articulações, tendões e nervos e que cause o menor prejuízo anatômico e funcional caso ocorra extravasamento. Nesse sentido, são mais adequadas as veias do antebraço, por serem mais calibrosas, menos tortuosas e móveis, distantes de articulação, além de o extravasamento nessa área provocar danos funcionais menores e oferecer melhor condição cirúrgica.

   Ignoffo e Friedman[79] recomendam a seguinte ordem de preferência na escolha venosa:
   a) antebraço;
   b) dorso da mão;
   c) punho;
   d) fossa antecubital.

   Evitar a escolha de veias rígidas e endurecidas, com alterações de cor e doloridas. Há controvérsias quanto a iniciar as punções no dorso da mão, ou seja, caminhando de distal para proximal (Figura 5.9). Caminhar das veias distais para as proximais é, sem dúvida, o método que permite a utilização mais racional e econômica dos vasos. En-

518 Terapêutica Oncológica para Enfermeiros e Farmacêuticos

tretanto, veias distais (em mãos) não são as mais adequadas para infusão de vesicantes ou irritantes pelos seguintes motivos: a área tem pouco tecido subcutâneo, é próxima de tendões e nervos, tem cicatrização mais lenta, é muito manipulada e exposta, tem veias menos calibrosas, mais tortuosas e com fluxo sanguíneo menor e está associada a sintomas irritativos mais intensos durante a infusão. O extravasamento em dorso da mão e em áreas de articulação, como punho e fossa antecubital, traz consequências mais graves, com grande risco de lesão, dano funcional e contratura permanentes.

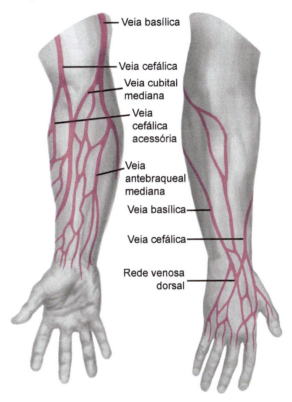

Figura 5.9 Para aplicação de antineoplásicos, escolher veias longe de articulações, tendões, nervos e lesões.
Fonte: Acervo da autoria do capítulo.

6. A fossa antecubital deve ser evitada ao máximo, apesar de oferecer as veias mais calibrosas e acessíveis, pois no local existem estruturas importantes (artérias, nervos, tendões) que, quando lesadas, causam o comprometimento articular, de difícil correção, ocasionando prejuízo funcional do membro (contratura, imobilidade), frequentemente irreparável. Além disso, a detecção precoce do extravasamento nessa área pode ser comprometida, pois a grande quantidade de tecido subcutâneo no local permite alta concentração de medicamento extravasado antes que os sinais de extravasamento se manifestem (edema, eritema). O resultado é um dano funcional maior em uma articulação cujo comprometimento interfere muito na qualidade de vida.
7. Frequentemente, os pacientes oncológicos apresentam rede venosa de difícil punção e visualização.

Alguns fatores podem ser responsáveis pela precariedade venosa desses indivíduos, como:
- múltiplas punções, não só para administração de agentes antineoplásicos como também para transfusões sanguíneas, hidratação, antibioticoterapia, coleta de sangue, aplicação de contrastes para exames de imagem etc.;

- trombocitopenias frequentes decorrentes do tratamento quimioterápico ou da doença oncológica;
- fragilidade capilar ocasionada pelo déficit nutricional associado à doença;
- ação esclerosante e irritante dos medicamentos antiblásticos, o que provoca gradual obliteração e fibrose venosa.

Alguns recursos podem ser utilizados para promover a dilatação dos vasos e facilitar a visualização e a punção:
- aplicação de calor;
- compressa ou bolsa de água quente;
- imersão do membro em um recipiente contendo água quente durante 2 a 3 minutos.

Quanto ao garroteamento:
- garrotear apenas o fluxo venoso (checar a presença de pulso no membro garroteado);
- proteger a pele sob o garrote;
- não manter o membro garroteado durante mais de 2 minutos.

Deve-se evitar "tapinhas" sobre a veia, pois são dolorosos e podem lesionar o vaso. Para provocar maior enchimento venoso, deslizar o polegar sobre a área de punção no sentido distal para proximal. Outro recurso é solicitar o rebaixamento do braço, de modo a dificultar o retorno venoso ou a movimentação da mão (abrir e fechar) e do braço (fletir e estender) diversas vezes.

8. Puncionar cuidadosamente a veia escolhida com cateter periférico de curta permanência. O calibre do dispositivo deve ser adequado ao vaso e à velocidade de infusão desejada. Em geral, para os pacientes adultos, opta-se pelos calibres 22 e 24 de cateteres sobre agulha (p. ex., Saf-T-Intima®).

   Se a tentativa de punção foi malsucedida, puncionar outra veia, preferencialmente longe do primeiro local escolhido (Figura 5.10). Recomenda-se que a nova tentativa seja efetuada no outro braço; porém, se não for possível, escolher uma área proximal em relação à punção anterior e certificar-se de que não é o mesmo vaso.

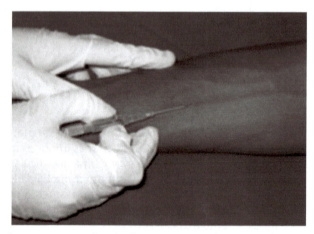

Figura 5.10 A punção venosa para aplicação de quimioterapia deve ser cuidadosa e bem planejada para evitar acidentes.
Fonte: Acervo da autoria do capítulo.

9. Para a fixação do dispositivo, utilizar película estéril transparente ou, quando não estiver disponível a primeira opção, utilizar adesivo de micropore estreito (1,5 cm de largura). A fixação deve ser segura, porém sem excesso de adesivos que possam prejudicar a visibilidade da área (Figura 5.11).

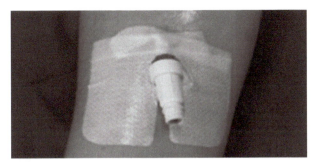

Figura 5.11 A fixação do dispositivo venoso deve ser feita com película transparente, garantindo a imobilidade e a visualização da pele ao redor da punção.
Fonte: Acervo da autoria do capítulo.

10. Certificar-se do posicionamento correto do dispositivo antes de aplicar o quimioterápico, por meio das seguintes manobras:
    - administrar inicialmente o veículo, em geral soro fisiológico (permeabilização do cateter);
    - testar o retorno venoso;
    - observar a área de punção: edema e hiperemia são sinais de extravasamento;
    - observar as queixas do paciente: dor, queimação e "agulhadas" são sintomas de extravasamento.
11. Em geral, recomenda-se a aplicação dos quimioterápicos vesicantes antes dos não vesicantes, pois a veia está mais estável e menos irritada no início do tratamento e, por isso, menos suscetível a lesões, ruptura e espasmo. No entanto, alguns autores consideram que os vesicantes devem ser aplicados por último, pois frequentemente ocasionam danos ao endotélio, que podem impedir o prosseguimento das infusões pelo mesmo vaso. Permanece a controvérsia.
12. Sempre que possível, a infusão dos quimioterápicos, especialmente dos vesicantes, deve ser feita em *push*, ou seja, através de seringa ou *bag* em tempo inferior a 15 minutos. Neste caso, recomenda-se o uso de dânula ou extensor em Y para conexão simultânea do soro fisiológico (veículo) e do quimioterápico (Figura 5.12).

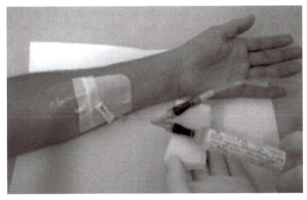

Figura 5.12 Aplicação de quimioterapia em *push* através do dispositivo venoso em Y (*needleless*) em sistema fechado.
Fonte: Acervo da autoria do capítulo.

13. O retorno venoso deve ser checado pelo menos a cada 2 mL de medicamento administrado, por meio de leve tração do êmbolo da seringa. Evitar o pinçamento do equipo para verificação do retorno venoso, pois pode aumentar a pressão exercida sobre o

vaso, especialmente os de menor calibre e fragilizados. Manter o veículo sob infusão rápida, garantindo uma diluição adequada do quimioterápico.
14. Manter a área puncionada sob observação constante durante o período de infusão do antineoplásico, especialmente em caso de medicamento vesicante.
15. Instruir o paciente para reportar imediatamente qualquer anormalidade: dor, queimação, formigamento, prurido ou "agulhada".
16. Após a aplicação do medicamento, "lavar" a veia com pelo menos 20 mL de soro fisiológico antes de retirar o dispositivo.
17. O método das "duas seringas" (uma, com 10 a 20 mL de soro, para checar o vaso puncionado antes da administração do antineoplásico; e a outra, com a mesma solução, para "lavar" a veia após a aplicação) não é o mais indicado. A técnica mais adequada consiste na instalação de um soro, pois permite maior diluição do medicamento, tornando-o menos irritante ao endotélio venoso.
18. Indicar precocemente o uso de cateteres centrais em pacientes sob maior risco (tratamento prolongado, múltiplas aplicações endovenosas, rede venosa limitada etc.).
19. O retorno venoso é condição indispensável para a aplicação de quimioterápicos vesicantes através de cateter venoso central (Broviac, Hickman, Port-a-cath®, semi-implantado, PICC etc.). Caso ele não ocorra, deve ser realizado um estudo radiográfico, se necessário contrastado, para confirmação de posicionamento e identificação de eventuais bainhas de fibrina que possam oferecer riscos à aplicação. Antes de aplicar vesicantes através de Port-a-cath®, checar o retorno venoso, certificar-se da perfeita imobilização do dispositivo de punção e orientar o paciente e os familiares sobre os riscos do desposicionamento. A agulha de Port-a-cath® deve estar adequadamente fixada, porém o curativo não deve ocultar a pele justaposta a ela.
20. Pressa e agitação nunca devem acompanhar o enfermeiro que aplica quimioterapia, especialmente enquanto estiver administrando medicamentos vesicantes.

Tratamento do extravasamento
Considerações gerais

- As medidas preventivas da infiltração de antineoplásicos são fundamentais, pois tratar o extravasamento é controvertido, com resultados frequentemente precários. No entanto, o reconhecimento e o tratamento precoce de pequenas infiltrações previnem quadros de lesão severa, com consequências desastrosas para o paciente (Figuras 5.13 a 5.16). Os sinais e sintomas de extravasamento incluem:
    - diminuição ou parada do fluxo de soro;
    - aumento da resistência à infusão do medicamento;
    - queixas do paciente (dor, queimação, "agulhada");
    - edema ou eritema;
    - diminuição ou parada do retorno venoso.

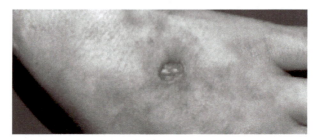

Figura 5.13 Lesão ocasionada por extravasamento de quimioterápico vesicante.
Fonte: Acervo da autoria do capítulo.

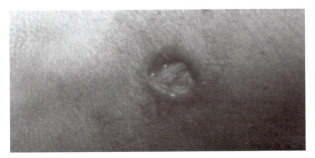

Figura 5.14 Visão mais aproximada da lesão anterior, em que se pode perceber a profundidade do dano ocasionado pelo medicamento vesicante.
Fonte: Acervo da autoria do capítulo.

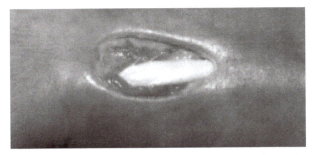

Figura 5.15 Lesão extensa em região de punho após extravasamento de doxorrubicina.
Fonte: Acervo da autoria do capítulo.

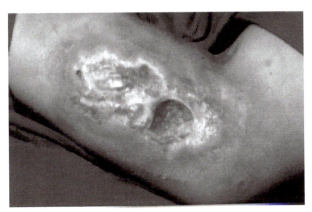

Figura 5.16 Lesão grave ocasionada pela infiltração de doxorrubicina em quantidade e concentração elevadas.
Fonte: Acervo da autoria do capítulo.

Medidas básicas

Assim que o extravasamento é reconhecido, deve ser tratado de acordo com um protocolo consistente, definido pela instituição. Inúmeras condutas são sugeridas quando ocorre o extravasamento, porém não existe um consenso no estabelecimento de um tratamento eficaz, com base nas propriedades físico-químicas dos diferentes grupos de agentes, ou em quais situações o extravasamento de antineoplásicos vesicantes progredirá para uma necrose tissular. Alguns passos, porém, são incontestáveis; portanto, em face de um extravasamento, sugerimos as seguintes medidas:

- *Parar* imediatamente a infusão e manter a agulha no local.
- Conectar uma seringa ao dispositivo e *aspirar* a medicação residual ali existente e, se possível, parte daquela extravasada para os tecidos.
- *Remover* a agulha e elevar o membro acima do nível do coração.
- Apesar das controvérsias, preconiza-se para todos os medicamentos, com exceção dos alcaloides da vinca (vincristina e vimblastina), a *aplicação de gelo ou compressas geladas* durante 15 a 20 minutos, pelo menos 4 vezes por dia, nas primeiras 24 a 48 horas. O frio causa vasoconstrição local, retardando a expansão do medicamento para os tecidos vizinhos, diminuindo o metabolismo celular e, consequentemente, a absorção da fármaco vesicante.
- Aplicar *compressas mornas* durante 15 a 20 minutos, pelo menos 4 vezes por dia, quando o medicamento extravasado pertencer ao grupo alcaloides da vinca.
- O extravasamento de oxaliplatina é associado a dor local e inflamação que pode ser severa e causar complicações, inclusive necrose tecidual. A melhor opção de tratamento permanece incerta. Compressas frias podem causar vasoconstrição local e reduzir o dano tecidual, porém podem precipitar ou piorar a neuropatia periférica. Compressas quentes podem aumentar a remoção do medicamento por vasodilatação local e evitar a neuropatia periférica, porém pode aumentar a captação celular e provocar dano tissular. Todavia, opta-se por realizar compressa quente no local. Estudo de caso publicado recentemente sugere que a aplicação subcutânea de solução salina no local seja pesquisada, uma vez que apresenta propriedades para "destruir" a estrutura química da oxaliplatina e evitar dano tecidual em caso de extravasamento[10].
- *Evitar pressão* manual direta sobre a área afetada.
- *Fotografar* a área para documentação e acompanhamento.
- *Notificar* o médico do paciente e registrar a ocorrência em prontuário ou outro impresso específico. São importantes os seguintes dados: data e horário, tipo de agulha e calibre, local, medicamento(s) administrado(s) e sequência, quantidade extravasada, sinais e sintomas apresentados, tratamento realizado e assinatura do enfermeiro responsável.
- Estabelecer um *plano de acompanhamento e cuidados*:
  - Fotografar o local para acompanhamento. Recomenda-se o acompanhamento diário na primeira semana e semanal durante 30 dias após o evento. Documentar o grau de eritema, enduração, dor, e se há evidências de ulceração ou necrose no prontuário do paciente.
  - Se a dor persistir por mais de 7 a 10 dias, verificar com o médico a necessidade de encaminhamento ao cirurgião plástico, especialmente se houver evidência de ulceração.
  - Utilizar curativos apropriados, sob orientação de enfermeiros especializados ou, se necessário, cirurgião plástico.
  - Orientar o paciente para não utilizar loções, cremes ou outros produtos por conta própria. Deve também evitar exposição ao sol e reportar alterações, como eritema, enduração, formação de bolhas, ulceração ou necrose.
- Utilizar *antídoto* de acordo com o medicamento extravasado.

Antídotos

As recomendações para a utilização de antídotos são empíricas, geralmente com base em experimentos em modelos animais, em um número reduzido de casos clínicos citados em literatura, ou em recomendações dos fabricantes.

Muitos antídotos foram avaliados experimentalmente e poucos são eficazes na redução da toxicidade local decorrente do extravasamento de fármacos citotóxicos vesicantes. O uso de corticosteroides como antídoto nos casos de extravasamento não é mais indicado, uma vez que estudos histológicos demonstraram que a inflamação não é o componente principal no processo de necrose tecidual. Além disso, estudos com modelos animais indicaram que a hidrocortisona aumenta a toxicidade cutânea dos alcaloides da vinca e que altas dosagens de esteroides, injetadas via intradérmica, podem ser prejudiciais. Dessa maneira, entre os antídotos disponíveis, podemos citar:

Hialuronidase
- *Objetivos*: o ácido hialurônico acelera a difusão do medicamento, aumentando a permeabilidade celular.
- *Solução*: hialuronidase 150 U: diluir em 1 mL + 1 a 3 mL de soro fisiológico; injetar 1 mL para cada mL extravasado.
- *Vias de aplicação*: através da mesma agulha pela qual houve o extravasamento, intradérmica ou subcutânea. Disponível também sob a forma de creme para aplicação tópica, porém sem referências na literatura.
- *Indicações*: extravasamento de vincristina e vimblastina; também útil em extravasamento de etoposídeo, teniposídeo, vinorelbine e paclitaxel.
- *Observação*: nome comercial: Hyalozima®.

Bicarbonato de sódio
- *Objetivos*: aumentar o pH local e neutralizar o medicamento extravasado, pois a estabilidade química e a solubilidade dos antineoplásicos é, em geral, pH-dependente.
- *Observação*: seu uso vem sendo desencorajado, pois se trata de um fármaco que também apresenta toxicidade dermatológica. Estudos experimentais apresentam evidências de que o bicarbonato de sódio pode aumentar a fixação de antracíclicos pelos tecidos.
- *Solução*: bicarbonato de sódio 8,4%, 5 mL.
- *Vias de aplicação*: através da mesma agulha pela qual houve o extravasamento, intradérmica ou subcutânea.
- *Indicações*: extravasamento de doxorrubicina, vincristina, vimblastina, daunorrubicina e, em especial, a carmustina.

Tiossulfato de sódio
- *Objetivos*: aumentar o pH local e neutralizar o medicamento extravasado.
- *Observação*: o tiossulfato de sódio é um dos raros medicamentos que comprovadamente funcionam como um antídoto, porém *apenas* para a mecloretamina. Não é comercializável no Brasil, devendo ser solicitada sua manipulação farmacêutica.
- *Solução*: se tiossulfato de sódio a 10%: 4 mL + 6 mL de água destilada; se tiossulfato de sódio a 25%: 1,6 mL + 8,4 mL de água destilada. Injetar 2 mL para cada mg extravasado.
- *Vias de aplicação*: através da mesma agulha pela qual houve o extravasamento, intradérmica ou subcutânea.
- *Indicações*: extravasamento de dactinomicina, dacarbazina, mitomicina, cisplatina e, em especial, a mecloretamina.

Dexrazoxano

Dexrazoxano, um derivado do ácido etilenodiamino tetra-acético (EDTA), é um agente quelante intracelular utilizado como cardioprotetor em pacientes que recebem terapia com antraciclinas. É capaz de atravessar rapidamente as membranas celulares, sofrendo hidrólise intracelular e transformando-se num agente quelante de anel aberto, que estabelece ligações com os íons metálicos. A captação e a sucessiva hidrólise do dexrazoxano protegem o miocárdio da toxicidade da doxorrubicina, evitando a formação do complexo Fe^{+3}-doxorrubicina e a liberação dos radicais livres reativos. Postula-se que o efeito quelante do dexrazoxano ou sua habilidade em inibir a topoisomerase II podem ser úteis na prevenção do dano tissular decorrente de infiltrações por antraciclinas.

Dexrazoxano recebeu aprovação pela FDA em 2007 para o tratamento de extravasamento de antraciclinas.

Resultados

Em geral, os resultados descritos com o emprego de antídotos são duvidosos. Na verdade, algumas pesquisas demonstram que 89% das infiltrações nunca progridem além de uma irritação local leve, mesmo sem aplicação de antídoto[92]. Provavelmente diversos resultados satisfatórios obtidos com o uso dessas soluções também o seriam sem seu emprego. Entre os antídotos descritos, a hialuronidase e o tiossulfato de sódio parecem trazer os melhores resultados. Novos fármacos vêm sendo estudados em modelos animais, como os compostos beta-adrenérgicos (propranolol e isoprenalina) e alguns antioxidantes (acetilcisteína, betacaroteno e retinol), porém sem resultados conclusivos até o momento.

Alguns estudos ainda não confirmados sugerem benefícios com o uso de dimetilsulfóxido (DMSO) em áreas de extravasamento de doxorrubicina e mitomicina. Recomendam o uso de 1,5 mL de uma solução de DMSO a 50% sobre a área a cada 6 a 8 horas, durante 1 a 2 semanas, sem cobrir o local afetado. Vale lembrar que o encaminhamento precoce ao cirurgião plástico pode prevenir lesão tecidual subsequente, particularmente quando a área afetada é grande ou em áreas "nobres" como mão ou punho. Assim que ocorre a necrose com presença de dor, são indicados desbridamento cirúrgico e enxerto de pele. Os melhores indicadores clínicos para cirurgia subsequente são: piora local significativa após 48 horas; ou dor na área extravasada 1 a 2 semanas após o evento. A fisioterapia deve ser retomada 1 semana após a cirurgia.

Tratamento cirúrgico

Extravasamentos grandes de medicamentos vesicantes concentrados ocasionam ampla necrose tissular, cujo tratamento inclui, necessariamente, desbridamento cirúrgico e, algumas vezes, enxerto de tecidos. Especialmente quando o fármaco envolvido é a doxorrubicina, a daunorrubicina ou a epirrubicina, o desbridamento cirúrgico da área afetada é importante, para promover a retirada do quimioterápico agregado ao DNA das células, e evitar o prolongamento da lesão. Infelizmente, lesões em nervos e tendões nem sempre são reversíveis. Nesses casos, o paciente tem disfunção motora e/ou sensorial permanente.

Conclusão

As pesquisas continuam em busca de um antídoto perfeito. Tratar o extravasamento não seria necessário caso todas as medidas *preventivas* fossem adequadamente realizadas. É papel exclusivamente nosso zelar para que não haja acidentes dessa natureza, que podem ocasionar danos permanentes ao paciente. Quem sabe prevenir não tem o que tratar.

Outras reações locais

Alguns quimioterápicos, em geral os irritantes, mesmo que adequadamente infundidos, podem ocasionar reações imediatas ou tardias no local de punção ou no trajeto venoso. As reações imediatas manifestam-se durante ou imediatamente após a aplicação do medicamento. As principais reações locais imediatas são:

- dor;
- queimação;
- eritema;
- urticária;
- sensibilidade aumentada no trajeto venoso;
- prurido.

As reações tardias aparecem após semanas ou meses e consistem em:

- trombose venosa;
- flebite;
- hiperpigmentação (especialmente do trajeto venoso);
- fibrose venosa;
- descoloração dos tecidos afetados.

Os fármacos associados às reações locais são: *carmustina, dacarbazina, doxorrubicina, daunorrubicina, epirrubicina, fluoruracila, gencitabina, carboplatina, docetaxel, paclitaxel, idarrubicina, vinorelbina, mecloretamina* e *mitomicina*. A *carmustina* e a *dacarbazina* provocam dor e queimação intensas, especialmente quando muito concentradas ou aplicadas rapidamente. Devem ser diluídas em pelo menos 200 mL de soro ou mais, se necessário, e infundidas gota a gota. A aplicação de gelo ao longo da veia durante a administração pode auxiliar no alívio da dor e da queimação.

A *doxorrubicina*, a *daunorrubicina*, a *epirrubicina* e a *mitomicina* são, além de vesicantes, irritantes ao endotélio do vaso e frequentemente ocasionam queixas durante a aplicação e reações locais tardias, como flebite e hiperpigmentação no trajeto venoso. Devem ser aplicadas somente em vasos calibrosos, adequadamente diluídas e seguidas de "lavagem" da veia com pelo menos 50 mL de soro. Especialmente os *antracíclicos* estão associados a reações cutâneas caracterizadas por urticária, eritema estriado, dor e queixas de picada e/ou queimação, conhecidas como *flare reaction*. Devem-se, provavelmente, à liberação de histamina desencadeada pela ação do medicamento. Ocorrem em aproximadamente 20% dos pacientes, são transitórias e usualmente desaparecem após 1 a 2 horas. São reações que confundem o enfermeiro que aplica o medicamento. Podem ser indevidamente atribuídas a extravasamento, gerando condutas inapropriadas. Ações para minimizar ou prevenir essas alterações incluem: reconstituir com diluentes isotônicos, diminuir a velocidade de infusão, aumentar a diluição do medicamento, selecionar veias mais calibrosas e pré-medicar com difenidramina e/ou dexametasona.

A *vinorelbina* ocasiona irritação venosa importante, caracterizada por dor no trajeto venoso, flebite química e/ou eritema, que ocorre em aproximadamente um terço dos pacientes. A incidência e a severidade dessas reações podem ser significativamente reduzidas por meio da administração rápida (6 a 10 minutos) e "lavagem" do vaso com 100 a 200 mL de solução isotônica após a infusão do medicamento.

O *fluoruracila* ocasiona escurecimento das veias, em especial daquelas utilizadas para administração. Nem sempre aplicações diluídas e lentas evitam esse problema. Recomenda-se evitar exposição ao sol. Em geral, a hiperpigmentação é transitória, desaparecendo 2 a 3 meses após o término do tratamento.

Talvez a *mecloretamina* seja o antineoplásico mais envolvido com reações locais imediatas e tardias. Quase todos os pacientes que a recebem através de acesso periférico queixam-se de dor e queimação intensas. É frequente a ocorrência de hiperemia acentuada ao longo de todo o trajeto venoso durante a infusão e, tardiamente, de flebite e trombose.

As reações locais são mais acentuadas quando:
- o medicamento está gelado;
- o medicamento está excessivamente concentrado;
- a aplicação é rápida;
- o vaso é fino e frágil;
- o vaso já foi utilizado outras vezes.

As manifestações locais imediatas são semelhantes às observadas com o extravasamento. Algumas vezes o vasoespasmo ocasionado pelo efeito irritante do medicamento diminui ou até impede o retorno venoso. Nesses casos, deve-se interromper a aplicação do quimioterápico e permitir um alto fluxo de soro durante alguns minutos até o restabelecimento do refluxo.

Toxicidade dermatológica sistêmica

A taxa de renovação celular nos tecidos cutâneos é alta, o que torna a pele vulnerável à ação dos antineoplásicos. A toxicidade dermatológica sistêmica constitui-se nas seguintes alterações: eritema, eritema periférico (membros, dedos, orelhas), eritema acral, urticária, hiperpigmentação, fotossensibilidade, alterações nas unhas, recidiva de reação cutânea pós-radioterapia e alopecia.

Eritema e urticária

Formação de *rash* cutâneo, eritema e dermatite podem ocorrer após a aplicação de vários antineoplásicos. O Quadro 5.8 relaciona os medicamentos mais comumente envolvidos nesses fenômenos.

A urticária pode representar um sinal precoce de hipersensibilidade ao medicamento; portanto, caso ela ocorra, o paciente deve ser rigorosamente observado (ver "Reações alérgicas e anafilaxia").

Eritema de extremidades, também denominado *síndrome mão-pé*, *eritema acral*, *eritro-disestesia palmoplantar* ou *síndrome de Lokich-Moore*, caracteriza-se por queimação, edema, formigamento e eritema da palma da mão, planta dos pés e dedos. Essas manifestações podem progredir para a formação de bolhas e descamação das áreas afetadas. O couro cabeludo e a pele do tórax também podem ser afetados. Os pacientes queixam-se de formigamento nas mãos e nos pés e dor em flancos quando manipulam objetos ou deambulam. As manifestações dolorosas podem variar de muito leves até extremas. O manejo dessa toxicidade é focado no controle da dor, por meio de medidas locais e sistêmicas, elevação das extremidades e prevenção de infecções. Os quimioterápicos mais associados à *síndrome mão-pé* são: oxaliplatina, capecitabina, citarabina, metotrexato, fluoruracila, hidroxiureia, ciclofosfamida, docetaxel, doxorrubicina, doxorrubicina lipossomal, lomustina, mercaptopurina, mitotano, paclitaxel, vimblastina e etoposídeo. Essa reação cutânea parece ocorrer com mais frequência em pacientes que recebem oxaliplatina (principalmente quando combinada ao fluoruracila) e capecitabina.

Quadro 5.8 Agentes antineoplásicos associados à dermatite.

Medicamento	Tipo de reação
Bleomicina	*Rash*, urticária, edema eritematoso, hiperceratose.
Carboplatina	*Rash* (raro).
Carmustina	*Flush* facial e cervical transitório, *rash*, prurido.
Clorambucil	Dermatite ocasional.
Citarabina	*Rash*.
Dacarbazina	*Flush* facial e cervical transitório.
Dactinomicina	*Rash* acneiforme, foliculite.
Daunorrubicina	*Rash*, urticária.
Doxorrubicina	Eritema local, urticária e prurido ao longo da veia.
Epirrubicina	Dermatite.
Fluoruracila	Dermatite.
Floxuridine	*Rash*, prurido (raro).
Gefitinibe	*Rash* acneiforme.
Leuprolide	Eritema, *rash* cutâneo.
Hidroxiureia	*Rash*.
Isotretinoína	Pele seca, prurido, esfoliação.
Mecloretamina	Tópica: alergia ao contato.
Metotrexato	*Rash*, urticária.
Mitomicina	*Rash*, fotossensibilidade.
Pentostatin	*Rash*, pele seca.
Procarbazina	*Flush* facial associado à ingestão alcoólica, *rash*, fotossensibilidade.
Raltitrexede	*Rash*, prurido.
Tretinoína	Pele seca, prurido, leve esfoliação.
Oxaliplatina	*Rash*, síndrome mão-pé.
Capecitabina	*Síndrome mão-pé*.

Fonte: Adaptado de Fischer et al., 2003.

Erupção acneiforme ou foliculite

A erupção acneiforme, uma erupção cutânea que pode ser local ou generalizada, é o evento adverso mais comumente observado em pacientes que são tratados com inibidores de receptores de fator de crescimento epidérmico (EGFR), como o cetuximabe e o erlotinibe. Inicia-se como um eritema facial e posteriormente ocorre o aparecimento de erupções papulopustulosas (reação ou erupção acneiforme) pruriginosas, que se estendem às áreas da face e do tronco, sem a presença de comedões, e parecem ser uma patologia distinta da acne. Essas erupções podem produzir grande desconforto, angústia e até infecções com risco de morte, o que muitas vezes faz optar-se por adiar ou interromper o tratamento. Não está bem estabelecido o tratamento das reações, porém todos os pacientes devem ser orientados a utilizar proteção solar e hidratar a pele com emolientes. As reações classe I são localizadas e o uso tópico de gel de clindamicina 1%, 2 vezes ao dia, parece ter benefício no controle dos sintomas.

Os pacientes com erupções de grau II a III devem receber creme de hidrocortisona 1% ou 2,5%, com ou sem gel de clindamicina 1% e doxiciclina 100 mg, VO, 2 vezes ao dia (ou minociclina); a reação grau III está associada a sintomas sistêmicos que interferem na vida do paciente e requer a suspensão do tratamento dos inibidores do EGFR por 7 a 10 dias e a administração de corticosteroides por via oral. Reação grau IV requer a suspensão definitiva do tratamento.

Hiperpigmentação

A hiperpigmentação ocorre algumas semanas após a aplicação de determinados quimioterápicos e usualmente desaparece 3 a 4 meses após o término do tratamento. A transitoriedade desse efeito colateral deve ser exposta ao paciente, embora existam relatos de hiperpigmentação permanente (Figura 5.17).

A hiperpigmentação é mais evidente nas unhas e nas dobras cutâneas e pode tornar-se mais acentuada nos pacientes não protegidos da exposição solar.

Alguns indivíduos, no entanto, podem manifestar um aumento da pigmentação em todo o corpo, evento aparentemente mais comum em crianças.

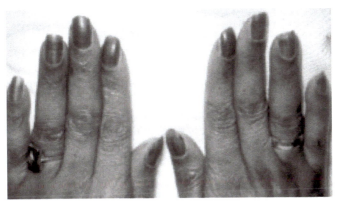

Figura 5.17 Hiperpigmentação cutânea, especialmente de articulações e do leito ungueal pós-quimioterapia.
Fonte: Acervo da autoria do capítulo.

A patogênese desse processo não é claramente conhecida. Acredita-se estar relacionada a um desvio na quantidade e na distribuição da melanina e da estimulação direta dos melanócitos. A hiperpigmentação é mais evidente em pacientes de pele escura. Nestes, é comum o escurecimento inclusive da língua e da mucosa oral após a infusão de *doxorrubicina, bussulfano* ou *ciclofosfamida*.

Hiperpigmentação de todo o trajeto da veia utilizada e de suas colaterais é frequentemente observada após infusão de *fluoruracila, mecloretamina* e *bleomicina* (Figura 5.18).

A relação completa dos medicamentos envolvidos com esse fenômeno encontra-se no Quadro 5.9.

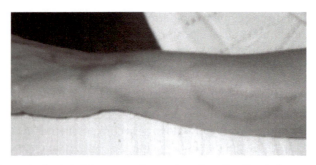

Figura 5.18 Hiperpigmentação do trajeto venoso, frequente após aplicações de fluoruracila e mecloretamina.
Fonte: Acervo da autoria do capítulo.

Quadro 5.9 Quimioterápicos associados à hiperpigmentação.

Agente antineoplásico	Alteração de pigmentação
Bleomicina	Faixas de hiperpigmentação linear no tronco. Hiperpigmentação nas pequenas articulações.
Bussulfano	Escurecimento generalizado da pele. Hiperpigmentação.
Carmustina	Eritema seguido de hiperpigmentação.
Ciclofosfamida	Hiperpigmentação nas áreas expostas ao sol (unhas, dentes, gengivas).
Dactinomicina	Hiperpigmentação.
Doxorrubicina	Hiperpigmentação da mucosa oral, mais comum nos indivíduos de cor preta.
Fluoruracila	Fotossensibilidade, hiperpigmentação.
Metotrexato	Fotossensibilidade, hiperpigmentação.
Tiotepa	Hiperpigmentação, principalmente em áreas ocluídas por bandagens.

Fonte: Fischer et al., 2003

Fotossensibilidade

Pode ocorrer após aplicação dos seguintes fármacos: *bleomicina, daunorrubicina, dacarbazina, docetaxel, doxorrubicina, fluoruracila, metotrexato* e *vimblastina*. Caracteriza-se por sensibilidade cutânea exacerbada, tornando o paciente sujeito a queimaduras graves após exposição mínima aos raios solares.

A fotossensibilidade é mais acentuada nos primeiros dias após a aplicação do quimioterápico. É geralmente acompanhada de dor e queimação nos olhos quando expostos à luminosidade solar direta.

As seguintes recomendações devem ser feitas aos pacientes que recebem medicamentos fotossensibilizantes:
- evitar a exposição solar, principalmente durante o período de maior emissão de raios ultravioleta (entre 10 e 14 horas);
- utilizar roupas que cubram as áreas mais expostas ao sol (braços, ombros, costas);
- proteger a face e o couro cabeludo utilizando chapéus;
- utilizar óculos escuros se houver hipersensibilidade ocular à luminosidade;
- aplicar protetores solares eficientes (com fator de proteção solar número 30 ou maior).

Alterações ungueais

Podem ocorrer as seguintes alterações nas unhas: hiperpigmentação, enfraquecimento, quebra, faixas lineares ou, mais frequentemente, horizontais e diminuição do crescimento e brilho. Esses problemas se manifestam 5 a 10 semanas após a aplicação do medicamento. A completa normalização das unhas, em geral, ocorre somente após o término do tratamento.

A hiperpigmentação em unhas, no entanto, pode persistir por meses ou anos. O Quadro 5.10 apresenta os seis antineoplásicos mais relacionados a esse fenômeno.

Quadro 5.10 Quimioterápicos associados às alterações nas unhas.

Agente antineoplásico	Alteração nas unhas
Bleomicina	Queda das unhas (raro).
Ciclofosfamida	Hiperpigmentação.
Doxorrubicina	Hiperpigmentação e faixas lineares ou horizontais.
Fluoruracila	Unhas quebradiças e com rachaduras, queda das unhas (raro).
Hidroxiureia	Unhas quebradiças.
Paclitaxel	Hiperpigmentação, unhas quebradiças, queda das unhas (raro).

Fonte: Fischer et al., 2003.

Recidiva de reação cutânea pós-radioterapia

Trata-se da acentuação ou recidiva de alterações dermatológicas em áreas irradiadas no decorrer ou antes do tratamento quimioterápico. Esse fenômeno foi observado pela primeira vez com a administração de dactinomicina após um curso de radioterapia. Ocorre inicialmente um *rash* eritematoso na área irradiada, seguido de um processo de descamação seca. Reações mais severas incluem a formação de vesículas, descamação úmida e descoloração ou hiperpigmentação permanentes.

Os agentes antineoplásicos mais envolvidos nesse fenômeno são: *bleomicina, ciclofosfamida, dactinomicina, daunorrubicina, doxorrubicina, fluoruracila, etoposídeo, gencitabina, docetaxel, vimblastina, hidroxiureia* e *metotrexato*.

As reações cutâneas podem ocorrer quando o quimioterápico é administrado no decorrer, depois ou mesmo antes do tratamento radioterápico. Não é incomum observar em pacientes que recebem quimioterapia o retorno do eritema em áreas irradiadas anos antes, principalmente em esquemas de alta dosagem de qualquer um dos medicamentos anteriormente relacionados. Essas manifestações são o resultado dos efeitos sinérgicos da radioterapia e da quimioterapia sobre os tecidos normais e tumorais. Médicos e enfermeiros devem estar atentos à exacerbação das alterações cutâneas nesses casos e preparados para orientar os pacientes e os familiares no reconhecimento precoce e no tratamento adequado. A área irritada não deve ser exposta a sabonetes e loções abrasivas, sol, extremos de temperatura e atrito. Recomenda-se a lavagem cuidadosa com água morna e sabonete neutro. Quando ocorre descamação seca, prurido e/ou dor, é aconselhável o uso de cremes de hidrocortisona ou preparados à base de lanolina, conforme orientação médica. Deve-se evitar a aplicação de produtos oleosos. Manter o local de preferência descoberto ou com curativos permeáveis (*bio-occlusive*, p. ex.).

Alopecia
Considerações gerais

As células e os tecidos responsáveis pela diferenciação e pelo crescimento do cabelo têm atividade mitótica e metabolismo acelerados. O tecido germinativo da raiz capilar produz aproximadamente 0,35 mm de cabelo a cada 24 horas, o que demonstra a intensa atividade de reprodução celular no folículo piloso. Os quimioterápicos que atuam nas fases de síntese do DNA (fase S) e mitose (fase M) do ciclo celular não diferenciam as células em replicação normais das malignas: atacam indiscriminadamente, causando alopecia parcial ou completa.

A queda do cabelo pode ocorrer por meio de dois mecanismos, dependendo do fármaco, da dosagem aplicada, da técnica de infusão (em *push* ou sob infusão contínua) e da combinação com outros medicamentos. Se a agressão é grande, o folículo piloso atrofia-se e o cabelo cai inteiro, espontaneamente ou durante a escovação, geralmente em grandes mechas. Pode também ocorrer, embora com menos frequência, queda parcial ou total dos pelos corporais

Reações Adversas dos Agentes Antineoplásicos **531**

(sobrancelhas, cílios, pelos púbicos e axilares) (Figura 5.20). Quando o ataque ao couro cabeludo é menos intenso, ocorrem pontos de atrofia e necrose ao longo do fio de cabelo, tornando-o frágil, fino e quebradiço (Figura 5.19).

A alopecia ocasionada pelos fármacos antiblásticos ocorre 2 a 3 semanas após a aplicação e é reversível. Frequentemente, o cabelo volta a crescer, a despeito da continuidade do tratamento, porém quase sempre com características diferentes: a textura e a coloração tornam-se temporariamente modificadas. Esse crescimento, apesar da continuidade das aplicações, deve-se ao fato de existirem células capilares em *fase de repouso* do ciclo celular, o que as torna invulneráveis à ação dos medicamentos.

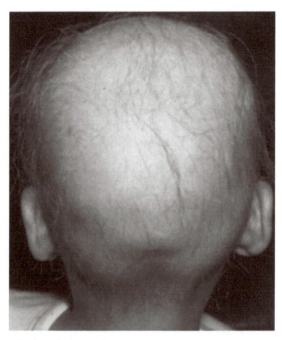

Figura 5.19 Alopecia total pós-quimioterapia.
Fonte: Acervo da autoria do capítulo.

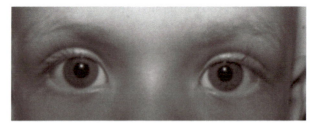

Figura 5.20 Protocolos quimioterápicos mais agressivos podem ocasionar perda temporária dos cílios e sobrancelhas.
Fonte: Acervo da autoria do capítulo.

O crescimento definitivo do cabelo ocorre 1 ou 2 meses após o término do tratamento, mas pode demorar de 4 a 5 meses até que o paciente se sinta confortável sem o uso de chapéu ou peruca. A demora pode ser ainda maior quando o tratamento inclui radioterapia através de couro cabeludo, havendo, nesses casos, risco de alopecia definitiva (raro). Doses de 4.000 cGy, mesmo que não associadas à quimioterapia, podem causar alopecia definitiva.

De acordo com o CTCAE 5.0[121], a alopecia pode ser classificada em 2 graus:

- *Grau 1*: perda de < 50% do normal e não perceptível de longe, porém notável durante a inspeção de perto; um estilo de cabelo diferente pode ser necessário, sem necessidade de peruca.
- *Grau 2*: perda ≥ 50% e perceptível; é necessário o uso de peruca para camuflar a perda. Associado a impacto psicossocial.

A queda de cabelos induzida pela quimioterapia não é um evento adverso clinicamente importante; no entanto, frequentemente é considerada pelo paciente como o mais devastador efeito colateral do tratamento. Dependendo do grau de importância atribuído ao cabelo, a alopecia pode afetar negativamente a autoimagem, diminuir a atividade social e alterar as relações interpessoais do indivíduo. Mesmo que bem vivenciada pelo paciente, pode gerar constrangimento indireto, já que, em geral, é motivo de comentários, desperta curiosidade e socialmente é vista como um sinal de "doença grave". A imagem corporal alterada é um sinalizador ininterrupto da presença do câncer, mantém e agrava os sentimentos de ansiedade, medo e revolta, além de abalar as reservas psicológicas necessárias para enfrentar a doença e seu tratamento.

O enfermeiro que trabalha em quimioterapia deve estar atento a esse efeito colateral e suas consequências psicológicas e apto a orientar o paciente e/ou familiares sobre essa possibilidade, seu caráter transitório, o eventual tratamento e as alternativas estéticas disponíveis para minimizar a perda.

Fármacos envolvidos

Os quimioterápicos mais frequentemente associados à alopecia são: *ciclofosfamida, doxorrubicina, vincristina, dactinomicina, daunorrubicina, idarrubicina, ifosfamida, irinotecano, mecloretamina, paclitaxel (alta dose), topotecano, etoposídeo, docetaxel* e *epirrubicina*. Outros fármacos, como *citarabina, hidroxiureia, bleomicina, fluoruracila, metotrexato, mitomicina, vimblastina, dacarbazina, carmustina, epirrubicina, melfalana, mitoxantrona, vinorelbina* e *teniposídeo*, também podem ocasionar queda de cabelos, porém menos frequentemente e em menor intensidade. Protocolos com agentes alquilantes em altas doses frequentemente ocasionam severa queda de cabelos.

Outros fatores associados: radioterapia no crânio, hipotireoidismo e idade.

O problema ocorre com mais intensidade e frequência nos pacientes que recebem altas doses, nos protocolos agressivos que combinam mais de um fármaco relacionado à alopecia ou em tratamentos prolongados com aplicações frequentes. Além disso, os mesmos medicamentos em doses aplicadas via endovenosa quando administrados por via oral causam queda de cabelo menos intensa.

Há que se considerar também a suscetibilidade individual à queda de cabelos: o mesmo tratamento pode ocasionar alopecia completa em um paciente e discreta queda de cabelos em outro.

Medidas preventivas

O método principal para a prevenção da alopecia é a crioterapia capilar. Essa técnica se baseia no princípio de que o decréscimo de fluxo sanguíneo aos folículos pilosos contribui para a diminuição do aporte de quimioterápicos ao local, prevenindo a queda de cabelos.

Touca hipotérmica

O uso da touca hipotérmica baseia-se no princípio de que a vasoconstrição ocasionada pelo frio reduz a quantidade de medicamento que chega aos folículos pilosos e a queda da temperatura diminui a absorção celular do quimioterápico. Os primeiros estudos clínicos foram realizados em 1973, por Luce et al.[97] com pacientes que recebiam doxorrubicina. Inicialmente, usou-se um turbante de gelo firmemente atado ao couro cabeludo, aplicado 15 minutos antes da administração do medicamento, mantido durante a infusão e retirado 30 minutos após o término da aplicação. Gregory et al.[62], em 1982, preconizaram o início da hipotermia 20 a 30 minutos antes da administração e atribuíram o seu sucesso a esse longo período de resfriamento pré-infusão do medicamento. Progressivamente, os turbantes de gelo foram substituídos por produtos mais sofisticados, como *bags* de criogel, toucas térmicas e termocirculadores.

A crioterapia capilar pode ser realizada a partir do uso da touca hipotérmica composta por hidrogel polimerizado que permite o resfriamento do couro cabeludo (p. ex., Elasto-Gel™). A desvantagem do uso dessas toucas é que cada peça deve ser trocada a cada 20 a 30 minutos aproximadamente, a fim de manter uma temperatura estável, uma vez que não há nada que mantenha a temperatura do dispositivo quando ele está instalado no paciente.

Atualmente, a tecnologia permite que a técnica da touca hipotérmica também seja realizada sem a necessidade de troca de diversas toucas durante a infusão do quimioterápico. Isso é possível com o uso de uma touca de silicone conectada a uma unidade refrigeradora que contém um líquido de refrigeração a −4 °C e que permite o resfriamento *contínuo* do couro cabeludo a uma temperatura de, aproximadamente, 18 °C. A touca deve ser instalada no paciente 30 a 45 minutos antes do início da quimioterapia. Permanece durante toda a infusão do quimioterápico e até 90 minutos depois do término do agente citotóxico. Para instalar a touca, é necessário que o cabelo do paciente (somente a porção que entrará em contato com a touca) seja umedecido para fornecer condutividade, auxiliar no processo de resfriamento e diminuir o volume do cabelo. O fabricante também recomenda a aplicação de pequena quantidade de creme condicionador nos fios, a fim de facilitar o processo de retirada da touca após o uso, uma vez que pode ocorrer aderência entre os fios molhados e a touca gelada.

Após cada sessão, alguns cuidados devem ser orientados: não realizar a lavagem do cabelo mais de 2 vezes por semana (lavar o cabelo com frequência pode aumentar o ressecamento dos fios e do couro cabeludo); utilizar produtos sem corante, fragrância ou sulfato; não esfregar no momento da lavagem, apenas espalhar o produto nos fios; o *shampoo* a seco pode ser utilizado em alguns momentos; não utilizar secador, chapinha ou qualquer outro aparelho que emita calor.

Diversos estudos publicados demonstram a efetividade no uso da touca hipotérmica durante o tratamento oncológico.

Um estudo realizado com mulheres diagnosticadas com câncer de mama e que estavam em tratamento adjuvante com docetaxel e ciclofosfamida demonstrou eficácia da crioterapia capilar. Nesse estudo, somente 10% das mulheres participantes tiveram a necessidade de usar peruca ou alguma cobertura, como lenços[29].

Um estudo controlado e randomizado recente utilizando o sistema de touca hipotérmica com resfriamento contínuo demonstrou que mulheres diagnosticadas com câncer de mama recebendo antracíclicos ou taxanos tiveram alopecia grau 1 após todo o tratamento, ou seja, < 50% de perda do cabelo[11].

Outro estudo realizado com o mesmo público-alvo demonstrou que 71% das mulheres tiveram sucesso na prevenção da alopecia que requer o uso de perucas[165].

Contraindicações

As medidas preventivas com base na vasoconstrição são contraindicadas em pacientes com neoplasias hematológicas (risco de disseminação em sistema nervoso central), metástase em couro cabeludo, ablação da medula óssea por quimioterapia e em pacientes tratados com radioterapia de crânio.

Intervenção de enfermagem

1. Explicar ao paciente e/ou familiares, de acordo com a capacidade intelectual e emocional, os efeitos de alguns quimioterápicos sobre o folículo piloso que motivam a alopecia.
2. Informar a respeito da incidência de alopecia relacionada ao(s) medicamento(s) administrado(s). Comunicar o tipo e o grau de perda de cabelo esperados. Nunca

adiar as informações somente para o início do período de queda. O paciente tem o direito de ser informado com antecedência e os profissionais de saúde o dever de informá-lo. O assunto deve ser discutido de maneira clara e sua importância comparada aos efeitos benéficos esperados com o tratamento. Orientar que a queda dos cabelos pode ocorrer durante a lavagem da cabeça, ao pentear-se ou mesmo espontaneamente e que costuma ser precedida por formigamento e/ou coceira, e/ou dor no couro cabeludo.

3. Dedicar um tempo maior junto ao paciente, especialmente após a comunicação desse efeito colateral, de modo a permitir a expressão dos sentimentos e emoções. O acompanhamento psicológico torna-se necessário.

4. Reforçar o fato de que os cabelos voltam a crescer, frequentemente com características iniciais diferentes (em geral, mais finos, opacos e encaracolados), porém logo voltam a ter a cor, a textura e o brilho originais.

5. Sugerir o uso de perucas, lenços ou chapéus sempre que houver interesse. É aconselhável a compra e o uso de perucas antes da queda completa dos cabelos. Sempre que possível, a peruca deve ser feita com os próprios cabelos do paciente, cortados assim que inicia o tratamento, ou com cabelos semelhantes, de modo a manter a maior similaridade possível.

6. Altas dosagens de quimioterapia, como em transplante de medula óssea, por exemplo, ocasionam queda completa, rápida e inevitável dos cabelos. Nesses casos, cortá-los totalmente antes do início da queda é aconselhável, pois ocasiona menor desgaste físico e emocional.

7. Desencorajar o uso de *sprays*, tinturas, secadores, pois podem facilitar a queda de cabelos parcialmente danificados.

8. Recomendar o uso de *shampoos* neutros e escovação delicada.

9. Sugerir a proteção da cabeça contra o sol (chapéu ou protetor solar eficiente) nos casos de alopecia completa ou quase completa.

Reações Alérgicas e Anafilaxia

• Edva Moreno Aguilar Bonassa • Ana Claudia de Oliveira • Letícia Aragon Rodrigues

Considerações gerais

As *reações alérgicas* ou *reações de hipersensibilidade* resultam da hipersensibilidade das células do organismo a uma substância específica (antígeno, alérgeno).

Anafilaxia é um tipo de reação imunológica ou alérgica que se caracteriza por contração da musculatura lisa e dilatação dos capilares em decorrência da liberação de substâncias farmacologicamente ativas (histamina, bradicinina, serotonina e substâncias de reação lenta), classicamente iniciada pela combinação de antígeno (alérgeno) com um anticorpo citofílico fixado à célula.

A anafilaxia, embora infrequente, é um dos potenciais efeitos adversos mais catastróficos dos quimioterápicos e dos agentes biológicos. Trata-se de uma situação emergencial que pode ocorrer em pacientes expostos a produtos séricos, bacterianos (como a asparaginase), determinados agentes citotóxicos (como o paclitaxel ou o cremofor presente em sua fórmula), antibióticos (como a penicilina), contrastes iodados, látex e anticorpos monoclonais (principalmente quando contêm componente murínico). No entanto, teoricamente, qualquer medicamento pode causar uma resposta hiperimune que resulte em anafilaxia.

Medicamentos específicos, com potencial para reações de hipersensibilidade, com ou sem resposta anafilática, devem ser administrados sob constante supervisão de enfermeiro experiente e com a garantia de um médico prontamente disponível, se necessário.

As reações de hipersensibilidade tipo I são as mais frequentemente observadas em pacientes que recebem quimioterapia. Trata-se de uma reação alérgica, mediada pelos anticorpos IgE, cujas manifestações mais comuns incluem urticária, desconforto respiratório, broncoespasmo, hipotensão, angioedema, hiperemia cutânea, dor torácica e/ou lombar e ansiedade. Em geral, essas manifestações não ocorrem ou são mais amenas na primeira aplicação, chamada *fase de sensibilização*. Nessa fase, o paciente é exposto à substância estranha (antígeno), o que causa grande produção, pelos plasmócitos, de anticorpos IgE específicos, que se ligam aos receptores localizados nos basófilos e mastócitos, tornando-os sensibilizados. Quando há novo contato, ocorre a *fase de ativação*, em que os antígenos se fixam aos mastócitos sensibilizados e provocam alterações imediatas de suas membranas celulares, resultando em sua ruptura ou liberação de seus grânulos sem ruptura, além da secreção de substâncias mediadoras da inflamação. Entre as muitas substâncias liberadas, destacam-se a histamina, os leucotrienos tóxicos, as prostaglandinas e as citocinas. A reação inicial caracteriza-se por edema, contração da musculatura lisa e inflamação, resultado da atuação desses mediadores sobre os sistemas neuromuscular e vascular. É a última fase, chamada *fase efetora*. A grande quantidade de histamina liberada na circulação provoca aumento da permeabilidade capilar, gerando perda acentuada de líquidos e proteínas para o interstício e vasodilatação generalizada, responsável pela diminuição do retorno venoso (dilatação venosa) e diminuição da pressão arterial (dilatação arteriolar). Essas alterações provocam o choque anafilático, condição grave e potencialmente fatal que requer pronta intervenção. Vale lembrar que novas exposições ao fármaco envolvido desencadeiam reações alérgicas cada vez mais severas.

Acredita-se que a maioria dessas reações seja imunologicamente mediada; no entanto, existem outros mecanismos que explicam essas ocorrências, conforme mostra a Tabela 5.10. As reações de hipersensibilidade referem-se a sinais e sintomas relacionados ao medicamento que se enquadram em qualquer um dos quatro tipos de reações definidos por Gell e Coombs e enumeradas no Quadro 5.11.

Na análise das reações de hipersensibilidade, deve-se considerar e avaliar a responsabilidade de outros medicamentos administrados em paralelo, a formulação do produto e os diluentes utilizados. Um exemplo clássico nesse sentido é o papel do álcool benzílico, diluente da citarabina, como causador das manifestações adversas em alguns pacientes que recebem o medicamento.

A primeira conduta frente às manifestações de hipersensibilidade é a interrupção *imediata* do medicamento. A decisão de utilizá-lo novamente dependerá da severidade da reação, dos objetivos do tratamento e da viabilidade de medicamentos alternativos que poderiam substituir o quimioterápico envolvido.

Os enfermeiros que administram quimioterapia devem conhecer os medicamentos envolvidos em reações de hipersensibilidade e suas manifestações clínicas precoces e clássicas. Além disso, devem estar aptos para avaliar a intensidade dos sinais e sintomas apresentados, conhecer a terapêutica empregada na prevenção e no tratamento dessas reações e apoiar o paciente, transmitindo tranquilidade, segurança e competência.

Fármacos envolvidos

As reações alérgicas estão comumente associadas aos seguintes medicamentos: asparaginase, anticorpos monoclonais murínicos e paclitaxel. Outros também estão envolvidos, porém com menos frequência: cisplatina, bleomicina, ciclofosfamida, ifosfamida, carboplatina, oxaliplatina, citarabina, dacarbazina, melfalana, mitoxantrona, docetaxel, daunorrubicina lipossomal, doxorrubicina lipossomal, etoposídeo, teniposídeo, mecloretamina, metotrexato, procarbazina, doxorrubicina e daunorrubicina.

Tabela 5.10 Quimioterápicos envolvidos em reações de hipersensibilidade.

Medicamento	Tipo de reação	Frequência	Prováveis mecanismos de reação
Antracíclicos	Tipo I	Variável: entre < 1% e 15%	Desconhecido (liberação não específica)
Asparaginase	Tipo I	10% a 20%	IgE; IgG, complemento?
Bleomicina	Tipo I	Relatos clínicos	Desconhecido
Clorambucil	Tipo I	Relatos clínicos	Desconhecido
Cisplatina	Tipo I	Menos de 5%	IgE; liberação não específica?
Análogos da cisplatina	Tipo I	Mais de 10%	Desconhecido
Ciclofosfamida	Tipo I	Relatos clínicos	Desconhecido
Citarabina	Tipo I	Relatos clínicos	IgE
Dacarbazina	Tipo I	Relatos clínicos	Desconhecido
Etoposídeo	Tipo I	Relatos clínicos	Desconhecido
Fluoruracila	Tipo I	Relatos clínicos	Desconhecido
Ifosfamida	Tipo I	Relatos clínicos	Desconhecido
Mecloretamina tópica	Tipo IV	10% a 20%	Sensibilização das células T
Mecloretamina endovenosa	Tipo I	Relatos clínicos	Desconhecido
Melfalana	Tipo I	2% a 5%	Desconhecido
Metotrexato	Tipo I Tipo III Tipo II	Relatos clínicos Relatos clínicos Relatos clínicos	Desconhecido Complexos imunes? IgG
Mitomicina	Tipo I ou III?	Relatos clínicos	Desconhecido
Mitoxantrona	Tipo I	Relatos clínicos	Desconhecido
Procarbazina	Tipo I Tipo III	Mais de 15% Relatos clínicos	Desconhecido Complexos imunes?
Paclitaxel	Tipo I	Mais de 10%	Liberação não específica de substâncias vasoativas?
Teniposídeo	Tipo I	5% a 15%	Liberação não específica?
Alcaloides da vinca	Tipo I	Relatos clínicos	Desconhecido

Fonte: Adaptada de Baquiran et al., 2001.

Quadro 5.11 Tipos de reação de hipersensibilidade (classificação de Gell e Coombs).

Tipo	Principais sinais e sintomas	Mecanismos
I	Urticária, angioedema, *rash*, broncoespasmo, cólica abdominal, dor severa, agitação, ansiedade, hipotensão	Interação do antígeno com Igf ligado à membrana das células mastoides, causando degranulação. Adesão do fármaco à membrana das células mastoides, causando degranulação. Ativação das vias clássicas ou alternativas de produção de complementos, desencadeando produção de anafilotoxinas. Liberação neurogênica de complemento vasoativo.
II	Anemia hemolítica	Anticorpos reagem com as células ligadas aos antígenos e ativa o complemento.
III	Deposição de complexos imunes nos tecidos, resultando em várias formas de dano tissular	Formação intravascular de complexos antígeno-anticorpo e deposição nos tecidos.
IV	Dermatite de contato, formação de granuloma, rejeição de enxerto	Linfócitos T sensibilizados reagem com o antígeno para liberação de linfocinas.

Fonte: Adaptado de Fischer et al., 2003.

A amifostina, fármaco não quimioterápico, porém presente em alguns protocolos que incluem cisplatina e esquemas de radioterapia de cabeça e pescoço, também está associada a reações de hipersensibilidade. Anticorpos monoclonais humanizados, como o trastuzumabe, e quiméricos, como o rituximabe, frequentemente ocasionam reações infusionais, principalmente durante a primeira infusão: 40% dos pacientes que recebem trastuzumabe pela primeira vez e 50% dos pacientes que recebem rituximabe pela primeira vez apresentam reações de intensidade variável. Essas reações estão associadas à liberação de citocinas (fator de necrose tumoral, interleucina-6), provavelmente secundária à ativação do complemento que frequentemente ocorre com a primeira infusão, especialmente quando há grande número de células tumorais circulantes.

Fatores que influem na incidência e na severidade das reações de hipersensibilidade incluem: o tipo de medicamento, a via de administração, a dose administrada, a velocidade de absorção, exposição prévia e sensibilidade do paciente, que em geral depende de idade, sexo, perfil genético, estado nutricional, nível de estresse e fatores hormonais.

Asparaginase

É o antineoplásico responsável pelo maior número de reações alérgicas ou de hipersensibilidade. Segundo Weiss e Bruno[168], as reações ocorrem em 6% a 43% dos pacientes. Fischer e Knobf[54] afirmam que um terço dos pacientes apresenta urticária após doses repetidas. Reações alérgicas, caracterizadas por *rash* cutâneo e urticária, manifestam-se em 20% a 35% dos pacientes, de acordo com a maioria das referências pesquisadas.

A incidência de complicações alérgicas aumenta de acordo com: dose, via e frequência das aplicações; e duração do tratamento. Doses acima de 6.000 U/m², três ou mais administrações por semana, tratamento prolongado (acima de 10 dias de aplicações diárias) e infusões endovenosas são fatores que, isolados ou em conjunto, contribuem para a sensibilização crescente responsável pelas reações. No entanto, as manifestações alérgicas podem ocorrer logo nas primeiras doses, inclusive nos pacientes com teste intradérmico negativo. Aparentemente, os adultos são mais suscetíveis do que as crianças.

Os sinais e sintomas mais comuns são urticária e *rash* cutâneo, seguidos de agitação, dispneia, hipotensão, edema facial, cólica abdominal, erupção cutânea, prurido nas mãos e pés, artralgia, tremores, febre, calafrios, espasmo de laringe e perda de consciência. Existem relatos de anafilaxia e morte relacionadas à asparaginase. Em geral, as manifestações alérgicas ocorrem logo após a aplicação intramuscular ou durante a infusão endovenosa, porém já tivemos pacientes que apresentaram sinais e sintomas de hipersensibilidade somente 6 horas após a administração. Aos pacientes com teste intradérmico positivo ou candidatos à repetição do tratamento, alguns autores recomendam a dessensibilização, ou seja, iniciar com aplicação de uma unidade, aumentando gradativamente, em proporção geométrica, até atingir a dosagem cumulativa ideal. Entretanto, o teste intradérmico e a técnica de dessensibilização são controvertidos: as reações acontecem a despeito dessas precauções.

Geralmente, os pacientes iniciam o tratamento com a asparaginase derivada de culturas de *Escherichia coli*, sendo que a substituição por asparaginase derivada de *Erwinia caratovora* ou *Serratia marcescens* pode diminuir o risco de reações de hipersensibilidade, embora não o elimine. Vale lembrar que o risco de reações é muito maior com aplicações endovenosas. Portanto, para diminuir os riscos, recomenda-se aplicações SC ou IM com aplicação prévia de difenidramina EV.

Cisplatina

Reações de hipersensibilidade à cisplatina ocorrem em 1% a 20% dos pacientes estudados. São mais comuns quando o medicamento é aplicado em conjunto com outros antineoplásicos. Podem manifestar-se com qualquer dose aplicada.

Os sinais e sintomas incluem: ansiedade, *rash* cutâneo maculopapular (principalmente facial), sensações de queimação e adormecimento, prurido, tosse, dispneia, sudorese, edema periorbital, broncoespasmo, vômito, eritema, urticária e hipotensão.

A administração de corticosteroides e anti-histamínicos (em geral dexametasona e prometazina) antes da infusão do quimioterápico previne as reações alérgicas, permitindo a continuidade do tratamento, apesar da hipersensibilidade.

Atualmente, o anti-histamínico mais utilizado como pré-medicação em protocolos que incluem medicamentos de risco para reações de hipersensibilidade é a difenidramina endovenosa em associação à dexametasona.

Análogos da cisplatina, como a carboplatina e a oxaliplatina, também podem desencadear reações de hipersensibilidade.

Aproximadamente 2% dos pacientes que recebem *carboplatina* apresentam manifestações caracterizadas por urticária, erupções, eritema, prurido, raramente broncoespasmo e hipotensão. No entanto, a incidência pode aumentar muito após seis ou mais aplicações repetidas. Markman et al.[101] reportam 12% de incidência, com o primeiro episódio ocorrendo após uma média de oito ciclos. Zanotti et al.[178] relatam 27% de ocorrência entre mulheres portadoras de neoplasias ginecológicas tratadas com carboplatina. Os autores iniciaram um protocolo de testes cutâneos em pacientes que já haviam recebido sete ou mais cursos do medicamento, numa tentativa de prever o risco. Em 44 mulheres, foram realizados 181 testes cutâneos, que resultaram em 168 testes negativos e 13 respostas positivas. Entre as 168 respostas negativas, 166 previram com exatidão a ausência de reações de hipersensibilidade. Entre as 13 pacientes positivas, 9 foram retratadas, sendo que 8 apresentaram reações de hipersensibilidade. Os autores consideram que o teste cutâneo é uma ferramenta importante para detecção de pacientes sob risco de reações, porém são necessárias novas pesquisas antes que esse procedimento seja considerado *standard* na prática clínica.

Já a *oxaliplatina* pode ocasionar, durante sua infusão, eritema cutâneo, mal-estar e alterações sensoriais bastante incômodas em região de garganta, denominada *disestesia pseudolaringofaríngea*. Essas manifestações podem ser minimizadas se o paciente evitar bebidas e comidas geladas durante a aplicação do medicamento e nos dias seguintes (aproximadamente 1 semana). Exposição ao ar frio e contato da pele com superfícies frias também podem desencadear e agravar os efeitos neurotóxicos periféricos associados à oxaliplatina (disestesias, parestesias e câimbras, principalmente em mãos, pés e lábios).

Paclitaxel

Estima-se em torno de 30% o risco de reações de hipersensibilidade induzidas pelo paclitaxel; porém, com o uso de regimes de profilaxia recomendados (dexametasona, difenidramina e antagonistas H2: cimetidina ou ranitidina), essa incidência cai para 1% a 3%, segundo Albanell e Baselga[4]. No entanto, outras referências indicam que até 10% dos pacientes que recebem paclitaxel estão sob risco de reações. Em um estudo que envolveu 181 pacientes, 28% deles apresentaram rubor e 14% erupções cutâneas durante a infusão. Reações graves foram observadas em 1% dos pacientes e são caracterizadas principalmente por dispneia, com broncoespasmo e hipotensão, que requerem intervenção terapêutica, acompanhadas de outras manifestações sistêmicas, podendo incluir: urticária generalizada, angioedema, rubor, dor torácica, dor abdominal, sudorese, artralgias, mialgias, febre, cefaleia e taquicardia. Nesses casos, em geral, recomenda-se a interrupção do tratamento e, se possível, substituição por outro quimioterápico.

O amplo espectro de indicações para o paclitaxel na prática oncológica atual transforma esse risco em uma questão relevante na administração e no monitoramento de pacientes. Embora o mecanismo das reações ao paclitaxel ainda não seja totalmente compreendido, parece tratar-se de uma reação anafilactoide (em que não há sensibilização prévia ao antígeno), pois mais da metade dos pacientes demonstram hipersensibilidade já na primeira aplicação, nos primeiros 5 a 10 minutos de infusão. Como já relatado, especula-se fortemente que o veículo usado na formulação do medicamento, o cremofor EL (óleo de rícino polioxietilado), seja o responsável pelas reações de hipersensibilidade observadas, consequentes à liberação de histamina e outros mediadores reativos. Reações de hipersensibilidade ocasionadas pelo docetaxel ocorrem em 12% a 29% dos pacientes, sendo severas em 2,8%.

Bleomicina

As reações alérgicas à bleomicina ocorrem principalmente nos pacientes portadores de linfoma, numa incidência que varia de 1% a 6%. São comuns já na primeira ou na segunda aplicação do medicamento e podem ser imediatas ou tardias (5 a 6 horas após a administração).

As manifestações mais comuns são: febre, hipotensão, confusão mental, calafrios, estertores pulmonares, tremores, angioedema e reação asmática.

Segundo Fischer e Knobf[54], 60% dos pacientes apresentam reação febril 4 a 10 horas após a aplicação, podendo prolongar-se por até 48 horas. Eritema cutâneo é o efeito colateral mais comum da bleomicina (acomete 50% dos pacientes), porém não representa uma reação alérgica.

Outros fármacos

Doxorrubicina, *daunorrubicina* e *mecloretamina* podem desencadear uma reação de hipersensibilidade local, caracterizada por urticária, eritema e prurido na área de aplicação e ao longo da veia. Esse fenômeno ocorre mais frequentemente na primeira dose e raramente nas administrações subsequentes. Caso a hipersensibilidade persista, o paciente deve receber anti-histamínicos antes da infusão do medicamento e as aplicações devem ser mais lentas e diluídas.

O *etoposídeo* e, em especial, o *teniposídeo* estão associados a manifestações alérgicas caracterizadas por hipotensão, febre, *rash* cutâneo, tontura e, menos frequentemente, taquicardia, tremores, dispneia e broncoespasmo. O *rash* cutâneo ocorre em 0,7% a 2% dos pacientes. As reações são mais comuns quando o fármaco é aplicado em infusões rápidas (menos de 30 minutos). Deve-se medicar previamente com anti-histamínicos e corticosteroides que controlam a hipersensibilidade, possibilitando a continuidade do tratamento com esses medicamentos.

A *ciclofosfamida* e a *ifosfamida* podem desencadear uma reação alérgica, cujos sinais e sintomas são semelhantes aos da gripe (*flu-like syndrome*): tremores, febre, cefaleia, coriza, lacrimejamento, dor muscular, congestão nasal e espirros.

A *síndrome do ácido retinoico*, que é representada por manifestações potencialmente fatais e ocorre em até 25% dos pacientes portadores de leucemia promielocítica aguda que recebem *tretinoína*, pode ser classificada como uma reação de hipersensibilidade. Caracteriza-se por febre, dispneia, desconforto respiratório agudo, infiltração pulmonar, hipotensão, derrame pleural, edema e, em casos mais graves, falência em múltiplos órgãos. Recomenda-se tratamento com corticosteroides ao primeiro sinal de dispneia.

Outro medicamento ligado às reações de hipersensibilidade é o *trastuzumabe*. Trata-se de um anticorpo monoclonal recomendado para o tratamento de pacientes com câncer de mama metastático que apresentam tumores com superexpressão da proteína HER2. Sua infusão, em especial a primeira, está associada a reações, em geral de leves a moderadas, caracterizadas por febre e/ou calafrios. Elas ocorrem em 40% dos pacientes e respondem ao tratamento com acetaminofeno, difenidramina e meperidina, com ou sem redução da velocidade de infusão. Reações mais intensas (dispneia, hipotensão, dor, *rash*, vômitos) podem ocorrer em infusões posteriores, mas são infrequentes.

O *rituximabe* (MabThera®), antineoplásico indicado para o tratamento de linfomas não Hodgkin de células B baixo grau ou folicular, CD20 positivo, recidivado ou resistente à quimioterapia, e de linfomas não Hodgkin difuso de grandes células, CD20 positivo, associado à quimioterapia CHOP, ocasiona reações adversas em aproximadamente 50% dos pacientes que recebem o medicamento pela primeira vez. Assim como ocorre com o trastuzumabe, as reações são mais frequentes na primeira infusão e são conhecidas como *síndrome infusional*. São manifestações decorrentes da hipersensibilidade ao fármaco e/ou desencadeadas pela *síndrome de liberação de citocinas*. Trata-se de uma síndrome grave, mais frequente e acentuada em pacientes portadores de grande número de células malignas circulantes ou com tumores volumosos. As reações adversas mais comuns são febre, calafrios e tremores. Também podem ocorrer: náusea, *rash*, hiperemia cutânea, angioedema, fadiga, cefaleia, prurido, dispneia, irritação na garganta, rinite, vômito e dor tumoral. Acompanha hipotensão e broncoespasmo em aproximadamente 10% dos pacientes.

Sinais e sintomas
Reação alérgica localizada
Caracterizada por eritema, urticária, queimação, "agulhada" e prurido no local de infusão do antineoplásico e ao longo da veia.

Reação alérgica generalizada
Caracterizada, em geral, pelos seguintes sinais e sintomas: urticária, agitação, ansiedade, náusea, edema facial, medo, hipotensão, cólica abdominal, desconforto respiratório, prurido, eritema cutâneo, hiperemia ou palidez facial, tontura, tremores, constrição no tórax e/ou garganta e cianose.

O Quadro 5.12 relaciona os principais sinais e sintomas clínicos imediatos associados às reações de hipersensibilidade.

Quadro 5.12 Reações de hipersensibilidade: sinais e sintomas clínicos imediatos.

Sistema orgânico	Queixas subjetivas	Achados objetivos
Respiratório	Dispneia, dificuldade para falar, constrição em tórax	Estertores, broncoespasmo, diminuição do volume corrente
Cutâneo	Prurido, urticária	Cianose, urticária, angioedema, hiperemia, palidez facial
Cardiovascular	Dor torácica, palpitação	Taquicardia, hipotensão, arritmias
Sistema nervoso	Tontura, agitação	Ansiedade, depressão dos sentidos, rebaixamento ou perda da consciência
Gastrointestinal	Dor abdominal, náusea	Aumento dos ruídos abdominais, diarreia, vômitos

Fonte: Fischer et al., 2003.

Tratamento e prevenção
Tratamento
- O quimioterápico deve ser imediatamente interrompido aos primeiros sinais e sintomas suspeitos de reação alérgica ou anafilaxia.
- Manter a via venosa aberta por meio da infusão de soro glicosado 5% ou soro fisiológico.
- Reação alérgica local, geralmente, é reversível somente com a interrupção do antineoplásico e *lavagem* da veia com soro fisiológico. Nesse caso, a infusão pode ser lentamente reiniciada pelo mesmo vaso. Caso contrário, recomenda-se prosseguir a aplicação em outra veia. Aplicações posteriores devem ser mais lentas e diluídas e eventualmente precedidas de medicação anti-histamínica.
- Reação alérgica sistêmica exige intervenção imediata:
  - Notificar o médico, o posto de enfermagem e/ou os serviços médicos de emergência.
  - Permanecer ao lado do paciente.
  - Manter as vias aéreas permeáveis.
  - Aumentar o fluxo de soro, principalmente se houver hipotensão.
  - Monitorizar os sinais vitais a cada 2 a 5 minutos, especialmente se houver alteração ou sintomatologia alérgica severa (desconforto respiratório, edema, cianose).
  - Monitorizar a saturação de oxigênio por meio de oxímetro portátil (equipamento fortemente recomendado em serviços de oncologia).
  - Manter o paciente em Trendelemburg caso haja hipotensão, salvo contraindicação (dispneia).
  - Administrar oxigênio, via cateter nasal ou máscara, aos pacientes dispneicos.
  - Aproximar o material e equipamento de emergência (ambu, laringoscópio completo, cânulas de intubação) e medicamentos, como epinefrina, difenidramina, corticoste-

roides (hidrocortisona, metilprednisolona ou dexametasona), aminofilina e, eventualmente, antagonistas H_2 (cimetidina).

- Administrar os medicamentos prescritos pelo médico ou definidos pelo protocolo da instituição. Alguns autores preconizam epinefrina, seguido de difenidramina, enquanto outros recomendam difenidramina e hidrocortisona.
- Executar a técnica de ressuscitação cardiopulmonar, se necessário.
- Transmitir tranquilidade e segurança ao paciente e seus familiares.
- Registrar detalhadamente em prontuário os sinais e sintomas apresentados, a conduta e a evolução clínica do paciente.

Reações de hipersensibilidade rapidamente controladas com as medidas anteriores não contraindicam a readministração posterior do medicamento, inclusive no mesmo dia (recomenda-se aguardar pelo menos 30 minutos após a estabilização do paciente). Nesses casos, deve-se iniciar lentamente a infusão (10% a 25% da velocidade-padrão); nos primeiros 15 minutos, permanecer ao lado do paciente e verificar os sinais vitais a cada 5 minutos; na primeira hora, a cada 15 minutos; depois, de hora em hora, até o término da aplicação. Uma alternativa é pré-tratar o paciente durante 24 horas com dexametasona 10 mg VO, a cada 8 horas, e administrar o antineoplásico no segundo dia, na velocidade-padrão. O protocolo antialérgico adequado ao antineoplásico deve ser reforçado em aplicações posteriores. Se as reações de hipersensibilidade persistem, um plano de dessensibilização deve ser introduzido, a critério médico.

Prevenção

As medidas preventivas das manifestações alérgicas devem acompanhar a administração dos antineoplásicos mais frequentemente relacionados a esse tipo de ocorrência. Além disso, pacientes que tiveram resposta alérgica em aplicação anterior do fármaco ou a outros medicamentos (quimioterápicos ou não) também necessitam de cuidados específicos para prevenção do problema e vigilância constante.

Portanto, os enfermeiros devem conhecer a resposta alérgica do paciente e o potencial anafilático dos antineoplásicos para que as necessárias precauções sejam tomadas em casos de pacientes de maior risco. Materiais, medicamentos e equipamentos apropriados para o atendimento de reações de hipersensibilidade e anafilaxia devem ser sistematicamente checados e localizados em áreas predefinidas, facilmente acessíveis e conhecidas por toda a equipe. Estabelecer e seguir protocolos antialérgicos específicos para cada medicamento e observar de maneira sistemática e rigorosa os pacientes sob maior risco são precauções imperiosas que não devem ser negligenciadas.

A prevenção começa com a pesquisa da história alérgica do doente e o registro dos medicamentos ou outros fatores que desencadearam resposta alérgica anterior, além das intervenções que foram necessárias para controlar o quadro.

É importante a verificação dos sinais vitais antes da aplicação do antineoplásico e em intervalos programados, sendo que a frequência das verificações deve ser diretamente proporcional ao potencial alergênico do fármaco. Recomenda-se monitorizar a saturação de oxigênio por meio de oxímetro portátil em pacientes sob maior risco e com história de reação de hipersensibilidade anterior.

O teste intradérmico e a dessensibilização prévios ao tratamento com asparaginase, bleomicina e paclitaxel são contraditórios e de valor questionável; portanto, só devem ser realizados se houver solicitação médica.

Na sala de aplicação de quimioterapia deve haver material, equipamentos e medicamentos para ressuscitação cardiopulmonar imediata, além de saídas de oxigênio próximas ao leito ou poltrona dos pacientes. Quando for aplicar fármacos como a *asparaginase* (especialmente em infusão endovenosa), a *bleomicina*, a *cisplatina*, o *paclitaxel*, o *rituximabe*, o *trastuzumabe*, a

542   Terapêutica Oncológica para Enfermeiros e Farmacêuticos

amifostina ou outros antineoplásicos responsáveis por resposta alérgica anterior, manter em local de fácil acesso ampolas ou frascos de hidrocortisona ou metilprednisolona, epinefrina e difenidramina, acompanhados de seringas, agulhas e diluentes necessários ao seu preparo. É de suma importância que a enfermagem obtenha previamente um protocolo oficial de manejo das reações de hipersensibilidade para que possam ser tratadas imediatamente.

Recomenda-se a presença do médico plantonista, ou do oncologista clínico do paciente, durante a aplicação de asparaginase, especialmente quando a infusão é endovenosa. Se o paciente recebe asparaginase via IM e não está com cateter venoso central, aconselha-se puncionar um acesso periférico antes da aplicação e mantê-lo com soro, suspendendo a venóclise 20 a 30 minutos após a aplicação do quimioterápico. Caso ocorra reação alérgica ou anafilaxia, conta-se com uma via venosa para uso imediato, evitando as dificuldades de punção e visualização de veias, comum nessas situações de emergência. Se houver necessidade imperiosa de prosseguir o tratamento, deve-se tentar a substituição pela *Erwinia asparaginase*, derivada da *Erwinia carotovora*. Entretanto, ela não está disponível comercialmente no Brasil.

O paciente deve ser orientado a reportar imediatamente qualquer anormalidade ou sensação estranha sempre que vier ao serviço para tratamento quimioterápico. Incluir os familiares e acompanhantes nessa orientação.

O trajeto venoso deve estar descoberto durante toda a aplicação, para permitir a visualização imediata de qualquer anormalidade local.

A aplicação de alguns antineoplásicos deve ser precedida de medicações específicas para a prevenção de eventos alérgicos e anafilaxia.

Intervenção de enfermagem

1. Observar sinais e sintomas de reação alérgica e anafilaxia nos pacientes submetidos à infusão de medicamentos relacionados a esse tipo de ocorrência (ver "Sinais e sintomas"). Permanecer próximo ao paciente durante a infusão desses medicamentos; verificar os sinais vitais antes e no decorrer da aplicação; e administrar o antineoplásico na velocidade adequada.
2. Obter a história alérgica e reportá-la detalhadamente no prontuário do paciente. Pesquisar manifestações de hipersensibilidade locais e sistêmicas relacionadas a aplicações anteriores de quimioterápicos ou não, além de alimentos, plantas e produtos químicos.
3. Instituir as medidas preventivas relacionadas anteriormente, antes da aplicação de medicamentos responsáveis por manifestações alérgicas ou aos pacientes com história de hipersensibilidade anterior (ver "Tratamento e prevenção").
4. Solicitar ao paciente a comunicação imediata de anormalidades, mal-estar e sensações diferentes.
5. Interromper imediatamente a aplicação do quimioterápico aos primeiros sinais e sintomas suspeitos de reação alérgica e anafilaxia e instituir o tratamento conforme exposto anteriormente (ver "Tratamento e prevenção").
6. Transmitir segurança e tranquilidade ao paciente durante os episódios alérgicos e antes da aplicação de medicamentos relacionados a esse tipo de ocorrência.

Educação do paciente e/ou dos familiares

- Orientar a respeito da possibilidade de reações alérgicas aos pacientes sob maior risco, de acordo com a capacidade intelectual e emocional deles.
- Enfatizar a necessidade de comunicação de toda e qualquer anormalidade durante e após a infusão do antineoplásico.
- Esclarecer a importância de manter sempre consigo o nome do(s) medicamento(s) que ocasionou(aram) resposta alérgica em aplicações anteriores.

Fadiga

• Edva Moreno Aguilar Bonassa • Ana Claudia de Oliveira
• Edvane Birelo Lopes de Domenico • Letícia Aragon Rodrigues

Considerações gerais
Definição

A fadiga em pacientes com câncer pode ser definida como uma persistente e subjetiva sensação de cansaço relacionada à doença ou ao seu tratamento, que interfere no desempenho das atividades usuais. É acompanhada por queixas de falta de energia, exaustão, perda de interesse por atividades anteriormente prazerosas, fraqueza, dispneia, dor, alterações de paladar, prurido, lentidão, irritabilidade e perda de concentração.

A fadiga em indivíduos saudáveis funciona como um mecanismo de defesa contra a depleção das reservas endógenas de adenosina trifosfato (ATP), que podem resultar em exaustão e dano celular. Diferentemente da fadiga fisiológica, que se resolve com o sono e o descanso, a fadiga do paciente oncológico frequentemente resiste ao sono e ao descanso, é de magnitude e persistência superior, causa maior interferência nas atividades diárias e maior impacto na qualidade de vida.

Segundo estudo realizado por Glaus et al.[60], os pacientes com câncer descrevem sua fadiga dentro de três características principais: sensações físicas (59% das respostas), como fraqueza e diminuição do desempenho físico; sensações afetivas (29% das respostas), como tristeza e falta de motivação; e efeitos cognitivos (12% das respostas), como dificuldade de concentração e diminuição da habilidade de resolver problemas.

A fadiga é multidimensional e afeta o paciente diagnosticado com câncer de modo devastador na esfera física, psicológica, social, profissional, financeira e espiritual. Em alguns casos, é a barreira mais significativa à recuperação funcional dos portadores de câncer com doença estável sob tratamento quimioterápico e pode se manter na sobrevivência ao câncer.

Pesquisa realizada por Dillon e Kelly[43] mostra que a fadiga é apontada pela maioria dos pacientes (41%) como o efeito colateral que mais os incomoda, seguida de longe pela náusea (12%) e pela alopecia (8%), embora médicos e enfermeiros achem que a náusea é o evento adverso que mais afeta o paciente. Assim, a fadiga é considerada pelos pacientes como o mais estressante sintoma associado ao câncer e seu tratamento, mais estressante inclusive que a dor: 61% deles disseram que a fadiga afeta suas vidas mais que a dor relacionada ao câncer.

A fadiga relacionada ao câncer é aceita como diagnóstico pela Classificação Estatística Internacional de Doenças e Problemas Relacionados à Saúde (CID-10) nos seguintes termos: diminuição de energia e progressiva necessidade de descansar, desproporcional a qualquer mudança recente, no nível de atividade que venha ocorrendo todos os dias durante um período de duas semanas no último mês, associada a pelo menos cinco dos seguintes sintomas ou queixas:

- fraqueza;
- diminuição da concentração ou atenção;
- insônia ou sono excessivo;
- sono não confortador;
- necessidade de esforço para vencer a inatividade;
- dificuldade para executar tarefas diárias;
- problemas de memória recente;
- presença de sintomas que causam dificuldade no cumprimento das funções;
- sintomas que são consequência do câncer ou seu tratamento;
- sintomas que não são consequentes à depressão, distúrbios de somatização ou delírio.

Enfermeiros brasileiros que utilizam os critérios diagnósticos de enfermagem (DE), da North American Nursing Diagnosis Association International (NANDA, 2018-2020), encontram o DE Fadiga no domínio 4 – Atividade/repouso, classe 3 – Equilíbrio de energia. A partir da avaliação física e da anamnese do paciente, o enfermeiro avalia a presença de características definidoras que asseguram o diagnóstico.

Incidência

A fadiga é o sintoma mais frequentemente vivenciado pelo paciente com câncer e usualmente precede ou acompanha o diagnóstico, bem como pode tornar-se um sintoma persistente ao término do tratamento e em fases tardias da sobrevivência ao câncer. Afeta de 70% a 100% dos pacientes que recebem quimioterápicos, radioterapia, transplante de medula óssea ou de células-tronco periféricas e modificadores da resposta biológica. Diversos estudos confirmam que a fadiga é altamente prevalente, causa substancial impacto funcional e psicológico e é raramente discutida e tratada. É considerada um sintoma persistente e angustiante em 17% a 40% dos pacientes que completaram o tratamento e um efeito adverso significativo em mais de 75% dos pacientes com doença metastática.

A fadiga do paciente com câncer vem ganhando destaque progressivo, pois está diretamente relacionada ao crescimento de protocolos mais agressivos e de tratamentos combinados que inevitavelmente potencializam efeitos tóxicos e um controle mais efetivo de sintomas importantes como as náuseas, os vômitos e a dor. A incidência e a severidade da fadiga relacionada ao câncer parecem ser influenciadas pelas características do paciente e da doença, e o tipo e a intensidade do tratamento.

O manejo adequado da fadiga relacionada ao câncer é importante não só por sua prevalência e pelo desconforto e estresse que causa, mas também por sua capacidade de afetar o *status* funcional e a tolerância aos tratamentos. O somatório desses desconfortos pode fazer o paciente decidir entre viver bem ou tratar o câncer, comprometendo o controle da doença.

Descrição da fadiga
Etiologia

A fadiga pode ser causada pelo câncer, pelo tratamento ou pela anemia relacionada ao tratamento. É mais frequente em pacientes com câncer avançado e, nesse caso, pode ser considerada um sinal de progressão da doença. Fatores fisiológicos que podem contribuir para agravar ou acentuar o fenômeno são a caquexia, a falta de condicionamento físico e os níveis elevados de certas citocinas, como interleucina-1, interleucina-6 e fator de necrose tumoral *alfa*. A liberação dessas substâncias está relacionada à necrose tumoral. Fatores psicossociais que podem interferir são a ansiedade, a depressão e a insônia. A fadiga também está associada a outros sintomas, em especial a dor.

Em resumo, estão envolvidos na etiologia e na manutenção da fadiga as seguintes causas e/ou fatores:
- câncer, quimioterapia, radioterapia e modificadores da resposta biológica;
- desordens sistêmicas, como anemia, infecção, infecções pulmonares, insuficiência hepática e/ou renal, déficit nutricional, desidratação, distúrbios eletrolíticos, disfunção endócrina;
- distúrbios do sono;
- imobilidade ou falta de exercícios;
- dor crônica;
- ação central de medicamentos como os opioides;
- problemas psicossociais.

Padrões de fadiga

Os pacientes com câncer frequentemente reportam que a fadiga começa com o tratamento, ou durante o estressante processo de diagnóstico, continua durante todo o curso de intervenções terapêuticas e decai com o término do tratamento. No entanto, pode persistir em pacientes clinicamente curados, sendo que uma parcela significativa de sobreviventes se queixa de fadiga importante e persistente anos após o tratamento. Estudo realizado por Bower et al.[17], com 1.957 sobreviventes de câncer de mama, revela que um terço dessas mulheres reportam fadiga severa e persistente 3 anos após o diagnóstico.

Padrões de fadiga durante o curso do tratamento variam de acordo com a terapêutica empregada. Com a quimioterapia endovenosa, os níveis de fadiga elevam-se rapidamente, atingindo um estado máximo 48 a 72 horas depois e retornando aos níveis próximos ao basal após 3 semanas, com um pico de incidência menor ocorrendo nos dias 10 a 14. Os estudos não têm demonstrado um aumento expressivo na fadiga durante sucessivas infusões.

Os níveis de fadiga após o tratamento radioterápico retornam ao normal na maior parte dos pacientes 3 semanas a 3 meses após o término das aplicações, mas podem persistir por mais tempo, especialmente em pacientes que recebem tratamento combinado com quimioterapia.

Avaliação e graduação da fadiga

A fadiga é um sintoma nem sempre perceptível pela equipe multiprofissional. Além disso, os pacientes frequentemente relutam em reportá-la por temer que a queixa leve os médicos a modificar a terapêutica, diminuir doses ou até mesmo interromper o tratamento. Outros deixam de informar porque acreditam que a fadiga é um sintoma que deve ser suportado, assim como os distúrbios de sono e o estresse emocional, e que devem estar aptos a lidar com esses incômodos sem ajuda profissional.

Muitos médicos e enfermeiros não avaliam a fadiga porque desconhecem tratamentos efetivos ou não percebem sua importância em qualidade de vida e desempenho funcional.

Conclusão: a fadiga em pacientes com câncer é sub-reportada, subdiagnosticada e subtratada.

Os pacientes e seus familiares devem ser informados de que a fadiga é um efeito colateral comum aos tratamentos oncológicos, pois quando não recebem essa orientação podem acreditar que a fadiga representa uma falha do tratamento ou um sinal de avanço da doença neoplásica. Nesses casos, o sintoma torna-se o centro das preocupações.

O protocolo do National Comprehensive Cancer Network (NCCN) recomenda que a avaliação da presença e da intensidade da fadiga seja realizada durante o contato inicial com a equipe e periodicamente, inclusive após o término do tratamento. Sugere que se utilize um instrumento clínico rápido para mensuração, como a escala de 0 a 10, comumente utilizada para avaliação da dor, sendo que 1 a 3 são considerados níveis leves de fadiga, 4 a 6 moderados e 7 a 10 severos. Níveis moderados de fadiga causam desconforto e redução do nível de atividade, enquanto níveis severos se caracterizam por uma queda acentuada na capacidade de trabalhar e desempenhar as atividades diárias.

Se o processo de avaliação revelar a presença de fadiga moderada ou severa, deve-se realizar um histórico detalhado e um exame físico, como parte da fase inicial de avaliação. É importante estadiar a doença neoplásica para pesquisa de recorrência ou progressão e revisar todas as medicações de uso habitual. Muitos medicamentos utilizados durante o tratamento oncológico, como antieméticos e narcóticos, podem interagir e causar letargia e fadiga. Também os betabloqueadores utilizados em disfunção cardíaca podem contribuir para piorar a fadiga. O histórico deve incluir uma avaliação detalhada da fadiga, sua intensidade e padrões, duração e alterações ao longo do dia, fatores associados que intensificam ou aliviam e a interferência causada nas atividades diárias.

Um componente essencial que deve ser incluído no histórico é a avaliação dos fatores passíveis de tratamento que conhecidamente contribuem para a fadiga. Os fatores relacionados pelo protocolo do NCCN são dor, estresse emocional (principalmente depressão), distúrbios do sono, anemia, *status* nutricional, nível de atividade e comorbidades. O primeiro passo no tratamento da fadiga é a identificação e o tratamento desses fatores. Embora possam não ser a causa primária da fadiga, quando presentes potencializam sua intensidade e incômodo; tratá-los em uma abordagem inicial pode reduzir a fadiga a níveis toleráveis.

Para se retratar objetivamente a fadiga, sugerimos a utilização de instrumentos de autorrelato, pois são a melhor maneira de se avaliar sintomas subjetivos. Eles permitem que o paciente analise suas sensações e sentimentos com menor interferência externa. Como sugestão, pode ser aplicado o pictograma da fadiga, de Fitch et al.[55], validado no Brasil por Mota et al.[117].

Pacientes com câncer ficam frequentemente anêmicos como resultado do processo neoplásico ou de terapias mielossupressoras. Níveis de hemoglobina abaixo de 9 g/dL causam fadiga severa. Após correção, o paciente recobra rapidamente a energia, tornando-se visivelmente mais ativo e menos fatigado.

Deficiências nutricionais relacionadas a anorexia, náuseas, vômitos, diarreia ou mucosite, distúrbios comuns durante o tratamento, podem prejudicar a síntese de proteínas, reduzir a massa muscular e causar perda de peso, caquexia, fraqueza e fadiga. A suplementação dietética e a correção dos distúrbios hidroeletrolíticos repõem os nutrientes necessários para restaurar os níveis de energia. É extremamente aconselhável o apoio de nutricionista especializado.

Outro ponto importante a ser avaliado é a tolerância aos exercícios e à execução das atividades diárias. É comum uma diminuição do nível de atividade durante o curso da doença e seu tratamento. A consequência é o sedentarismo e o descondicionamento, que agravam a fadiga. Um programa de aumento progressivo do nível de atividade pode melhorar o condicionamento físico e reduzir a fadiga.

Como abordado anteriormente, as doenças não neoplásicas associadas podem potencializar a fadiga do paciente com câncer. As comorbidades que requerem avaliação e eventual tratamento incluem: infecções; disfunções cardíacas, pulmonares, renais, hepáticas, neurológicas e endócrinas; e hipotireoidismo.

Após o tratamento dos fatores envolvidos quando presentes (dor, estresse emocional, distúrbios do sono, anemia, *status* nutricional, nível de atividade e comorbidades), a fadiga deve ser reavaliada. Se persiste em níveis de moderado a severo, deve ser instituído tratamento farmacológico e não farmacológico adequado ao *status* clínico do paciente. Em geral, há necessidade de combinar estratégias para garantir uma redução satisfatória da fadiga.

Intervenções clínicas

Intervenções para o manejo clínico da fadiga incluem abordagens específicas e gerais. Quando há um fator etiológico ou associado, como anemia ou insônia, por exemplo, deve ser tratado de acordo com protocolos específicos. No entanto, em muitos pacientes não é possível identificar um fator causal específico, além da própria doença e seu tratamento. Nesses casos, podem ser úteis as estratégias farmacológicas e não farmacológicas relacionadas a seguir.

Tratamento farmacológico

Intervenções farmacológicas incluem a administração de eritropoetina-alfa para tratamento da anemia induzida pelos fármacos, administração de medicamentos específicos, como antidepressivos aos pacientes com depressão e reposição hormonal aos portadores de hipotireoidismo. Há muitos anos, os corticosteroides vêm sendo empregados aos pacientes com câncer avançado, pois aumentam a sensação de bem-estar e os níveis de energia. O uso de psicoestimulantes é mais recente e mais limitado.

O emprego da eritropoetina em pacientes anêmicos restringe a necessidade transfusional, melhora a qualidade de vida e reduz os níveis de fadiga. Doses SC de 10.000 U 3 vezes por semana ou de 40.000 U por semana são igualmente efetivas. O ideal é que a hemoglobina seja mantida entre 10 e 12 g/dL. Vale lembrar que, embora muitos pacientes anêmicos reportem fadiga severa e a correção da anemia quase sempre reduza a fadiga, muitos pacientes com câncer apresentam fadiga e não estão anêmicos.

Os psicoestimulantes trouxeram alívio da fadiga em patologias como a esclerose múltipla e a síndrome da imunodeficiência adquirida (Aids). Os estudos sobre sua utilização em fadiga associada ao câncer são limitados. No entanto, os psicoestimulantes vêm sendo empregados de modo crescente. Abrangem um grupo de medicamentos com estruturas variadas e que têm em comum ações como o aumento da atividade motora, redução da necessidade de sono, diminuição da fadiga e indução de euforia. Fazem parte desse grupo: metilfenidato, dextroanfetamina e pemoline.

O metilfenidato é eficaz na redução da sonolência induzida pelos opioides, da depressão aguda e de disfunções cognitivas em pacientes sob tratamento paliativo. Apenas dois estudos descreveram seu uso no tratamento da fadiga associada ao câncer, com resultados positivos em ambos. No entanto, a amostragem era pequena (menor ou igual a 12) e a estrutura dos estudos apresentava falhas. Recomenda-se o uso do metilfenidato para pacientes nos quais a fadiga persista como sintoma importante após as abordagens não medicamentosas e a correção das causas reversíveis.

O pemoline, estimulante do sistema nervoso central equivalente ao metilfenidato, tem mostrado alguns resultados em pacientes com esclerose múltipla (46% de resposta), porém não foi pesquisado em pacientes com câncer. Além disso, graves problemas de fígado têm sido reportados em indivíduos que o recebem.

O medicamento modafinil, ainda não comercializado em nosso país, é utilizado no tratamento da narcolepsia (profunda sonolência diurna que aflige cerca de 125 mil norte-americanos) e em pacientes com esclerose múltipla para ajudá-los na redução do cansaço. É conhecido pela mídia por ser capaz de deixar pessoas acordadas por 40 horas sem mostrar sinais de fadiga e sem causar dependência. Sua vantagem sobre as anfetaminas é o fato de que não provoca uma alteração dos sentidos capaz de prejudicar a tomada de decisões nem cria dependência física. Por esse motivo, surgiram rumores de que esse medicamento vem sendo utilizado por soldados em campos de batalha, com a aprovação das forças armadas. No entanto, a administração sem acompanhamento médico às pessoas sadias não é recomendada, existe risco de abuso e ainda não são conhecidos o modo de ação e os efeitos em longo prazo. Além disso, o medicamento pode ocasionar reações adversas imediatas, como nervosismo, insônia, excitação, irritabilidade, tremores, tontura e cefaleia, além de outras alterações mais importantes, como náuseas, dor abdominal e efeitos cardiovasculares, como hipertensão arterial e palpitações.

Corticosteroides também podem ser empregados, como a dexametasona (4 mg/dia, VO) ou a prednisona (5 a 15 mg/dia, VO). Além de produzir uma sensação de bem-estar e, em alguns pacientes, um senso de euforia, também são estimulantes de apetite. Quando a anorexia está presente e pode estar envolvida na etiologia e na manutenção da fadiga, uma alternativa, além dos corticosteroides, é o acetato de megestrol, suspensão oral. Quando empregado em doses apropriadas, pode melhorar significativamente a ingestão oral e a sensação de bem-estar, com consequente ganho de peso (ganho ou retardo da perda). Outro medicamento útil em pacientes inapetentes é a metoclopramida: recomenda-se administrar 10 mg, VO, antes das refeições, para melhorar o esvaziamento gástrico.

No encontro da American Society of Clinical Oncology (ASCO) de 2010, um estudo mostrou que cápsulas contendo uma quantidade padronizada de extrato de guaraná ajudou a diminuir o cansaço em mulheres com câncer de mama que estavam recebendo quimioterapia. Embora o estudo tenha sido pequeno, os resultados encorajadores devem motivar a realização de estudos maiores brevemente.

Em resumo, a importância do tratamento farmacológico da fadiga relacionada ao câncer com eritropoetina, quando a anemia é fator causal ou agravante, é inquestionável. Entretanto, as evidências ainda são insuficientes para apoiar o uso de psicoestimulantes. Mais pesquisas são necessárias para que esses fármacos façam parte de protocolos-padrão de tratamento desse desconfortável sintoma.

Tratamento não farmacológico

Intervenções não farmacológicas no tratamento da fadiga associada ao câncer são notáveis em sua eficiência, segurança e, em geral, baixo custo. No entanto, não são amplamente reconhecidas pela sua eficácia nem são incluídas em protocolos-padrão. Tratamentos não farmacológicos incluem alterações em padrões de atividade e descanso, como exercícios, terapia de sono, técnicas de conservação de energia e programas de suporte psicossocial e estratégias de enfrentamento para reduzir o estresse.

Programas de exercícios

Estudos clínicos demonstram forte evidência da eficácia dos exercícios físicos no manejo da fadiga em pacientes com câncer. A combinação dos efeitos de medicamentos citotóxicos com a redução da atividade física no decorrer do tratamento frequentemente debilitante leva o paciente a uma redução da *performance* física, tornando fatigantes inclusive as atividades habituais. Exercícios moderados e regulares podem manter e melhorar a capacidade funcional e ocasionar um aumento da tolerância aos exercícios, evidenciado por aumento do rendimento cardíaco, diminuição da frequência cardíaca e redução da fadiga e do gasto de energia para o desempenho da mesma atividade. Se o paciente está severamente "fora de forma", com doença avançada ou apresenta comorbidades debilitantes, está indicado o encaminhamento a um fisioterapeuta ou especialista em medicina física para um programa de reabilitação. Programas de atividade física em pacientes sob tratamento oncológico ou já curados trazem inúmeros efeitos positivos e riscos mínimos ao paciente. Diversos estudos demonstram redução significativa dos níveis de fadiga em indivíduos que praticam exercícios quando comparados ao grupo-controle. Além disso, alterações emocionais e distúrbios de sono são significativamente menores entre aqueles que se exercitam. Os exercícios, em geral, consistem em programas de caminhada e, menos frequentemente, bicicleta ergométrica, 4 a 5 vezes por semana. A aderência foi de 60% a 80% aos programas domiciliares e 100% aos laboratoriais, excelente índice quando comparado aos 50% de evasão observados em indivíduos saudáveis quando iniciam programas de condicionamento. Provavelmente, os pacientes com câncer estão mais sensibilizados para os potenciais efeitos benéficos da atividade física programada.

Os estudos publicados apresentam limitações importantes. Em geral, trabalham com mulheres portadoras de câncer de mama de mesma etnia e idade pouco variável. Dessa maneira, os resultados apresentam generalização limitada para outros diagnósticos, pacientes mais velhos ou crianças e etnias variadas. Outra limitação se refere ao fato de que a maior parte dos estudos envolveu pacientes no decurso do tratamento, independentemente do nível de fadiga. Existe informação limitada sobre a eficácia e a viabilidade de programas de exercícios específicos aos pacientes com fadiga de moderada a severa e que já apresentam dificuldade no desempenho das atividades diárias. Na verdade, observa-se que a prevenção da fadiga por meio de programas de exercícios iniciados precocemente é mais eficaz do que o manejo de altos níveis de fadiga após seu aparecimento.

Em resumo, os exercícios facilitam a reabilitação, elevam a qualidade de vida, aumentam a capacidade funcional e melhoram o humor.

Sono e descanso

Médicos e enfermeiros comumente recomendam períodos de descanso e sono adicionais aos pacientes com câncer que referem fadiga. No entanto, os indivíduos que ampliaram os períodos de sono e descanso com esse objetivo reportam que a prática ajuda, mas não alivia definitivamente o sintoma. Na verdade, pacientes com câncer normalmente descansam e dormem mais, porém seu padrão de sono é caracterizado por inúmeras interrupções, chegando a acordar de hora em hora. Acordar várias vezes à noite normalmente é ocorrência comum em pacientes com baixo nível de atividade diurna, com frequentes períodos de cochilo e com altos níveis de fadiga. Negligenciar os distúrbios do sono e não relacioná-los à fadiga do paciente com câncer ocorre de maneira generalizada em centros de tratamento oncológico de todo o mundo.

Conservação de energia

As técnicas de conservação de energia são intervenções que utilizam a gestão planejada das fontes de energia pessoal para prevenir sua depleção. As estratégias incluem definição de prioridades, uso de aparelhos ou equipamentos que reduzam o trabalho, equilibrar períodos de descanso com períodos de atividade e delegar atividades menos importantes. Estratégias para conservação de energia podem ser intervenções particularmente úteis para pacientes com doença avançada ou indivíduos com fraqueza significativa ou fadiga debilitante. Ainda que as pesquisas sejam limitadas, um estudo-piloto realizado por Barsevick et al.[14] mostra efeitos benéficos de intervenções para conservação de energia em pacientes com fadiga associada ao câncer.

Redução de estresse

Estudos sobre intervenções psicossociais que demonstram redução de estresse e melhora do enfrentamento também apontam para a redução da fadiga. Como tanto a depressão como a ansiedade podem ser caracterizadas pela fadiga, tem sido proposto que a fadiga do paciente com câncer é uma resposta ao estresse causado pelo diagnóstico e pelo tratamento, por meio de ativação do eixo hipotalâmico-pituitário-adrenal. Contudo, é evidente que altos níveis de fadiga podem ocasionar sofrimento emocional quando o desempenho de atividades importantes está sendo afetado. Portanto, a relação precisa entre fadiga e distúrbios emocionais não está claramente compreendida.

As intervenções psicossociais testadas em diversos estudos incluem grupos de suporte, aconselhamento individual, estratégias de enfrentamento e treinamento de manejo do estresse. São estudos clínicos randomizados, com amostras significativas no que se refere à quantidade e à diversidade de neoplasias. Todos demonstraram efeitos significativos das intervenções nos níveis de fadiga.

Intervenção de enfermagem

1. Avaliar o padrão de fadiga do paciente: início, duração, período, alterações ao longo do dia, fatores associados que intensificam ou aliviam e interferência causada nas atividades diárias, profissionais, recreativas, sociais, religiosas, entre outras.
2. Avaliar a intensidade da fadiga. Utilizar um instrumento clínico rápido para mensuração, como a escala de 0 a 10, comumente utilizada para avaliação da dor, sendo que 1 a 3 é considerado um nível leve de fadiga; 4 a 6, moderado; e 7 a 10, severo.
3. Avaliar o impacto da fadiga sobre funções cognitivas como memória e concentração.
4. Relacionar todas as medicações utilizadas e avaliar o impacto que eventualmente exercem na etiologia e na manutenção da fadiga.
5. Avaliar: o nível de atividade atual e anterior; o padrão de humor; e a quantidade e a qualidade do sono e do descanso.
6. Informar a todos os pacientes e seus familiares que a fadiga é ocorrência comum no decorrer da doença e seu tratamento, quer seja ele cirúrgico, quimioterápico, radioterápico ou com agentes biológicos; que não significa falha do tratamento ou progressão da doença; e que, embora seja comum, deve ser comunicada aos membros da equipe para que, precocemente, o tratamento adequado seja instituído.
7. Encorajar o paciente e os familiares a abordar a fadiga e seu impacto em atividades diárias.
8. Tratar, conforme recomendação médica, comorbidades associadas à fadiga, como disfunções cardíacas, pulmonares, renais, hepáticas, neurológicas e endócrinas, e hipotireoidismo.
9. Tratar a anemia (hemoglobina ideal entre 11 e 12 g/dL), os distúrbios do sono, a anorexia e a dor com os recursos terapêuticos farmacológicos e não farmacológicos disponíveis e sob prescrição médica. Lembrar a importância de uma alimentação equilibrada. Se disponível, encaminhar o paciente e a família ao nutricionista.
10. Quando indicado, administrar ou orientar a administração de psicoestimulantes. Monitorizar efeitos colaterais, como nervosismo, insônia, excitação, irritabilidade, tremores, tontura, cefaleia, náuseas, dor abdominal, hipertensão arterial e palpitações.
11. Quando indicado, administrar ou orientar a administração de corticosteroides. Monitorizar efeitos colaterais, como agitação, euforia e insônia, entre outros.

12. Sugerir o cumprimento de um programa sistemático de exercícios progressivamente mais intensos, preferencialmente sob supervisão de um fisioterapeuta ou médico especialista em medicina física e de reabilitação. Essa sugestão deve acompanhar o primeiro contato com o paciente, antes que a fadiga se torne mais intensa. Se não houver disponibilidade desses profissionais, sugerir caminhadas diárias, 5 vezes por semana, com incrementos em velocidade e duração de acordo com a tolerabilidade, sempre atento à frequência cardíaca e sintomas como dispneia, dor no peito e palpitações. Meditação, exercícios aeróbicos e ioga são atividades recomendadas por "recarregarem as baterias energéticas".

13. Explorar e sugerir estratégias para a conservação de energia. Auxiliar o paciente na definição de prioridades e na revisão do ritmo e da intensidade das atividades; sugerir o uso de aparelhos ou equipamentos para reduzir o trabalho; propor a busca de equilíbrio entre períodos de descanso e períodos de atividade; e incentivar o paciente a delegar atividades menos importantes.

14. Encorajar a busca de relaxamento, distração e lazer. Incentivar tanto a execução de exercícios quanto a busca de maior espaço para o descanso e o sono.

15. A presença de um psicólogo, psicoterapeuta ou psiquiatra na equipe que assiste ao paciente oncológico é muito importante para que distúrbios psicoemocionais associados sejam adequadamente identificados, monitorados e tratados. Se não houver disponibilidade desses profissionais, orientar o paciente a procurar grupos de apoio específicos, que, felizmente, estão se tornando cada vez mais presentes e atuantes. Os grupos de apoio auxiliam no manejo do estresse e orientam estratégias de enfrentamento, fundamentais na redução da ansiedade, da depressão e do medo que podem coexistir com a fadiga.

Conclusão

A fadiga é o sintoma mais prevalente e fonte de elevado estresse para os pacientes com câncer. Exerce efeitos profundos no *status* funcional e na qualidade de vida daqueles que a vivenciam. No entanto, a avaliação clínica e o manejo desse sintoma tão perturbador têm sido limitados por influência do próprio paciente e da equipe que o assiste: os pacientes relutam em reportar a fadiga e os profissionais ignoram tratamentos efetivos.

O manejo adequado da fadiga associada ao câncer começa com a presença de uma equipe multiprofissional de suporte bem-informada, que avalia sistematicamente a fadiga no início e no decorrer do tratamento e providencia a intervenção adequada ao nível observado. Quando o nível de fadiga é leve, recomenda-se orientação sobre a fadiga, estratégias para minimizá-la e reavaliação periódica. Quando a fadiga é de moderada a severa, deve-se incluir avaliação detalhada sobre a doença e seu tratamento, avaliação clínica geral e pesquisa mais detalhada sobre a fadiga. Fatores potencializadores devem ser pesquisados, como dor, alterações emocionais, distúrbios de sono, anemia, deficiência nutricional, redução do nível de atividade e comorbidades não controladas. Se qualquer um desses fatores estiver presente, o primeiro passo é tratá-lo e, a seguir, a fadiga deve ser reavaliada. Se nenhum desses fatores estiver presente ou se os níveis de fadiga permanecerem elevados, as estratégias de manejo da fadiga já citadas devem ser introduzidas. Intervenções com base em evidências para o tratamento da fadiga associada ao câncer incluem correção da anemia, programas de exercícios moderados e suporte psicossocial. Estratégias combinadas podem ser necessárias, assim como o encaminhamento a outros profissionais. A fadiga associada ao câncer é comum e frequentemente severa, mas pode ser tratada, impedindo que exerça interferência mais intensa na qualidade de vida.

Existem várias e importantes lacunas no conhecimento da fadiga e de seu manejo. No entanto, existem diretrizes práticas com base em evidências que norteiam o tratamento clínico desses pacientes. Felizmente, médicos, enfermeiros e outros profissionais da área de saúde estão cada vez mais conscientes desse sintoma e sua repercussão no *status* funcional e na qualidade de vida dos pacientes.

Referências bibliográficas

1. Abeloff MD et al. Clinical oncology. 3rd ed. London: Elsevier Churchill Livingstone; 2004.
2. Abels RI. Use of recombinant human erythropoietin in the treatment of anemia in patients who have cancer. Seminars in Oncology. 1994;19(3 Suppl 8):29-35.
3. Adrian RM, Hood AF, Skarin AT. Mucocutaneous reactions to antineoplastic agents. CA Cancer J Clin. 1980;30:143-58.
4. Albanell J, Baselga J. Systemic therapy emergencies. Semin Oncol. 2000;27:347-61.
5. Alexander SW, Pizzo PA. Current consideration in the management of fever and neutropenia. Current Clin Topics Infect Dis. 1999;19:160-80.
6. Anderson RN. Tandon DS. Ifosfamide extrapyramidal neurotoxicity. Cancer. 1991;69:72-5.
7. Armenian SH, Lacchetti C, Barac A et al. Prevention and monitoring of cardiac dysfunction in survivors of adult cancers: American Society of Clinical Oncology Clinical Practice Guideline. J Clin Oncol. 2017;35(8):893-911.
8. Arnulf B, Pylypenko H, Grosicki S et al. Análise de sobrevida atualizada de um estudo randomizado de fase III de bortezomibe subcutâneo versus intravenoso em pacientes com mieloma múltiplo recidivado. Hematológica. 2012;97:19-25.
9. Avila MS, Ayub-Ferreira SM, Wanderley Jr MRB et al. Carvedilol for prevention of chemotherapy--related cardiotoxicity: The CECCY Trial. J Am Coll Cardiol. 2018;71(20):2281-90.
10. Bahadori F, Demiray M. Management of extravasation of oxaliplatin by mimicking its biotransformation. Clin Transl Oncol. 2018;20(10):1353-7.
11. Bajpai J, Kagwade S, Chandrasekharan A, Dandekar S, Kanan S, Kembhavi Y et al. Randomised controlled trial of scalp cooling for the prevention of chemotherapy induced alopecia. Breast. Feb 2020;49:187-93.
12. Baquiran DC. Cancer chemotherapy handbook. 2. ed. Philadelphia: Lippincott; 2001.
13. Baquiran DC, Gallagher J. Cancer chemotherapy handbook. Philadelphia: Lippincott; 1998.
14. Barsevick AM, Whitmer K, Sweeney C, Nail LM. A pilot study examining energy conservation for cancer treatment-related fatigue. Cancer Nurs. 2002;25:333-41.
15. Bassan MM, Sheikh-Hamad D. Prevention of lidocaine-infusion phlebitis by heparin and hydrocortisone. Chest. 1983;84:439-41.
16. Baxley KO et al. Alopecia: effect on cancer patients body image. Cancer Nursing. 1984;7:499-503.
17. Bower J et al. Fatigue in breast cancer survivors: occurrence, correlates, and impact on quality of lifes. J Clin Oncol. 2000;18:743-53.
18. Branelt B. A nursing protocol for the client with neutropenia. Oncology Nursing Forum. 1984;11(2):24-8.
19. Brothers TE et al. Experience with subcutaneous ports in three hundred patients. Surgery, Gynecology & Obstetrics. 1988;166(4):295-301.
20. Brown MH. Standards of oncology nursing practice. New York: John Wiley & Sons; 1986.
21. Budolfsen C, Faber J, Grimm D et al. Tyrosine kinase inhibitor-induced hypertension: role of hypertension as a biomarker in cancer treatment. Curr Vasc Pharmacol. 2019;17(6):618-34.
22. Burish TG, Redd WH. Symptom control in psychosocial oncology. Cancer. 1994;74:1438-44.
23. Burke MB, Wilkes GM, Ingwersen K. Cancer chemotherapy: a nursing process approach. 2nd ed. Burlington, MA: Jones & Bartlett Publishers; 1996.
24. Buzaid AC et al. Manual de oncologia clínica. São Paulo: Dendrix; 2011.
25. Cain JW, Bender CM. Ifosfamide-induced neurotoxicity: associated symptoms and nursing implications. Oncol Nurs Forum. 1995;22:659-66.
26. Casciato DA, Lowitz BB. Manual of clinical oncology. 3rd ed. Boston, MA: Little, Brown and Company; 1995.
27. Casciato DA, Lowitz BB. Manual of clinical oncology. Boston, MA: Little, Brown and Company; 1988.
28. Casciato DA. Manual of clinical oncology. 5th ed. Philadelphia: Lippincott Williams & Wilkins; 2004.
29. Cigler T, Isseroff D, Fiederlein B, Schneider S, Chuang E, Vahdat L et al. Efficacy of scalp cooling in preventing chemotherapy-induced alopecia in breast cancer patients receiving adjuvant docetaxel and cyclophosphamide chemotherapy. Clin Breast Cancer. Oct 2015;15(5):332-4.
30. Clark JC, McGee RF. Core curriculum for oncology nursing. Philadelphia: W.B. Saunders Company; 1992.
31. Cline BW. Prevention of chemotherapy-induced alopecia: a review of the literature. Cancer Nursing 1984;7:221-8.
32. Cooper JA, Matthay RA. Drug-induced pulmonary disease. Dis Mon. 1987;33:61-120.
33. Corde BJ, Fine RL, Ozols RF. Chemical pharmacology of high dose cisplatin. Cancer Chemother Pharmacol. 1985;14:38-41.

34. Costa TC, Lopes M, Anjos ACY et al. Neuropatia periférica induzida pela quimioterapia: revisão integrativa da literatura. Rev Esc Enferm USP. 2015;49(2):335-45.
35. Cotanch PH, Strum S. Progressive muscle relaxation as antiemetic therapy for cancer patients. Oncol Nurs Forum. 1987;14:33-7.
36. Curt G et al. Impact of cancer-related fatigue on the lives of patients: new findings from the fatigue coalition. Oncologist. 2000;5:353-60.
37. Daeffler R. Oral hygiene measures for patients with cancer. Cancer Nursing. 1981;4:29-35.
38. Davies MA et al. Cardiopulmonary toxicity of cancer therapies. In: Berger A, Portenoy RK, Weissman DE, editors. Principles and practice of palliative and supportive oncology. 2nd ed. Philadelphia: Lippincott Williams & Wilkins; 2002. p. 413-40.
39. De Vita VT, Hellman S, Rosenberg S. Cancer: principles and practice of oncology. Philadelphia: J.B. Lippincott Company; 1982.
40. Dean JC, Salomon SE, Griffith KA. Prevention of doxorubicin-induced hair loss with scalp hypothermia. N Engl. 1979;301:1427-9.
41. DeWys WD, Walters K. Abnormalities of taste sensation in cancer patients. Cancer. 1975;36:1886-96.
42. Dibble RN et al. Acupressure for nausea: results of a pilot study. Oncology Nursing Forum. 2000;27:41-7.
43. Dillon E, Kelly J. The status of cancer fatigue on the island of Ireland: AIFC professional and interim patient surveys. The Oncologist. 2003;8(Suppl 1):22-6.
44. Dilworth JA, Mandell GL. Infections in patients with cancer. Semin Oncol. 1975;2:349-59.
45. Donoghue M. Nutritional aspects of cancer and chemotherapy in the elderly. In: Nursing considerations in geriatric oncology, Part 2. Columbs, OH: Adria Laboratories; 1984.
46. Donoghue MM. Anorexia. In: Nursing care of the cancer patient with nutritional problems. Cleveland: Ross Medical Laboratories; 1981. p. 27-34.
47. Dorr RT, Fritz WL. Cancer chemotherapy handbook. New York: Elsevier Science Publishing Company; 1980.
48. Dundee JW, Yang J. Prolongation of the antiemetic action of P6 acupuncture by acupressure in patients having cancer chemotherapy. J Ro Soc Med. 1990;83(6):60-2.
49. Ellerby R et al. Quick reference handbook of oncology drugs. Philadelphia: W.B. Saunders Company; 1996.
50. Ellis R, Priff N. Chemotherapy handbook. New York: Springhouse Corporation; 1994.
51. Ener RA, Meglathery SB, Styler M. Extravasation of systemic hemato-oncological therapies. Annals of Oncology. 2004;15:858-62.
52. Fischer DS et al. The cancer chemotherapy handbook. 6th ed. London: Mosby; 2003.
53. Fischer DS et al. The cancer chemotherapy handbook. 5th ed. London: Mosby; 1997.
54. Fischer DS, Knobf MT. The cancer chemotherapy handbook. St. Louis: Year Book Medical Publishers; 1989.
55. Fitch MI, Bunston T, Mings D, Sevean P, Bakker D. Evaluating a new clinical assessment tool: the Fatigue Pictogram. Support Care Cancer. 2003;11(6):403.
56. Frank JM. The effects of music therapy and guided visual imagery on chemotherapy-induced nausea and vomiting. Oncology Nursing Forum. 1985;12(5):47-52.
57. Gaucl L. Changes In hair pigmentation associated with cancer chemotherapy. Cancer Treatment Reports. 1980;64:193.
58. Gehl J, Boesgaard M, Paaske T et al. Combinação de doxorrubicina e paclitaxel no câncer de mama avançado: eficaz e cardiotóxico. Ann Oncol. 1996;7:687.
59. Gell PHG, Coombs RRA. Clinical aspects of immunology. Oxford: Blackwell Scientific; 1975.
60. Glaus A, Crow R, Hammond S. A qualitative study to explore the concept of fatigue/tiredness in cancer patients and in healthy individuals. Eur J Cancer Care. 1996;5(Suppl 2):8-23.
61. Grant MM. Environmental influences on the occurrence of chemotherapy-associated nausea and vomiting. Oncology Nursing Forum. 1982;9(1):50-1.
62. Gregory RP et al. Prevention of doxorubicin-induced alopecia by scalp hypothermia: relation to degree of cooling. Br Med J. 1982;284:1674.
63. Groenwald SL et al. Cancer nursing: principles and practice. 3rd ed. Burlington, MA: Jones & Bartlett Publishers; 1993.
64. Groenwald SL et al. Cancer nursing: principles and practice. 5th ed. Burlington, MA: Jones & Bartlett Publishers; 2000.
65. Groenwald SL et al. Comprehensive cancer nursing review. 2nd ed. Burlington, MA: Jones & Bartlett Publishers; 1995.

66. Gross J, Johnson BL. Handbook of oncology nursing. 2nd ed. Burlington, MA: Jones & Bartlett Publishers; 1994.
67. Gulati SC et al. Growth and development of children born to patients after cancer therapy. Cancer Inves. 1986;4:197-205.
68. Haanen JB, Robert C. Immune checkpoint inhibitors. Prog Tumor Res. 2015;42:55-66.
69. Hajjar LA, Costa IBSS, Lopes MACQ, Hoff PMG, Diz MDPE, Fonseca SMR et al. Diretriz Brasileira de Cardio-oncologia 2020. Arq Bras Cardiol. 2020.
70. Harder K, Hatfield A. Patient participation in monitoring myelosuppression from chemotherapy. Oncology Nursing Forum. 1982;9(2):35-7.
71. Harris JG. Nausea, vomiting and cancer treatment. CA Cancer J Clin. 1978;28:194-201.
72. Henriksen PA. Anthracycline cardiotoxicity: an update on mechanisms, monitoring and prevention. Heart. 2018;104(12):971-7.
73. Henschel L. Fever patterns in the neutropenic patient. Cancer Nursing. 1985;8:301-5.
74. Hesketh PJ et al. Antiemetics: American Society of Clinical Oncology Clinical Practice Guideline Update. Journal of Clinical Oncology. 2017;35(28):3240-61.
75. Hughes WT et al. 2002 guidelines for the use of antimicrobial agents in neutropenic patients with cancer. Clin Infect Dis. 2002;34:730-51.
76. Hunt JM, Anderson JE, Smith IE. Scalp hypothermia to prevent Adriamycin-induced hair loss. Cancer Nursing. 1982;5(1):25-31.
77. Hydzic CA. Late effects of chemotherapy: implications for patient management and rehabilitation. Nurs Clin North Am. 1990;25:423-46.
78. Ignoffo RJ et al. Cancer chemotherapy pocket guide. Philadelphia: Lippincott-Raven; 1998.
79. Ignoffo RJ, Friedman MA. Therapy of local toxicities caused by extravasation of cancer chemotherapeutic drugs. Cancer Treatment Reviews. 1980;7:17-27.
80. Kaempfer AH. The effects of cancer chemotherapy on reproduction: a review of the literature. Oncology Nursing Forum. 1981;8(1):11-8.
81. Kalil Filho R, Hajjad LA, Bacal F, Hoff PM, Diz M del P, Ga las FRBG et al. I Diretriz de Cardio-Oncologia da Sociedade Brasileira de Cardiologia. Arq Bras Cardiol. 2011;96(2 Sup 1):1-52.
82. Kaplan RS, Wiernik PH. Neurotoxicity of antitumor agents. In: Perry MC, Yarbro JW, editors. Toxicity of chemotherapy. Orlando, FL: Grune and Stratton; 1984. p. 365-431.
83. Kaszyk LK. Cardiac toxicity associated with cancer therapy. Oncology Nursing Forum. 1986;13(4):81-8.
84. Kaufman DC, Chabner BA. Clinical strategies for cancer treatment: the role of the drugs. In: Chabner BA, Longo DL, editors. Cancer chemotherapy: principles and practice. Philadelphia: Lippincott Williams and Wilkins; 2001. p. 1-16.
85. Khawaja HT, Campbell MS, Weaver PC. Effect of transdermal glyceryl trinitrate on the survival of peripheral intravenous infusions: a double-blind prospective clinical study. Br J Surg. 1988;75:1212-5.
86. Kirkwood JM, Lotze MT, Yasko JM. Current cancer therapeutics. 2nd ed. London: Elsevier Churchill Livingstone; 1996.
87. Knobf MKT. Intravenous therapy guidelines for oncology practice. Oncology Nursing Forum. 1982;9(2):30-4.
88. Koletsky AJ et al. Second neoplasms in patients with Hodgkin's disease following combined modality therapy. J Clin Oncol. 1986;4:311-7.
89. Kreamer KM. Anaphylaxis resulting from chemotherapy. Oncology Nursing Forum. 1981;8(4):13-6.
90. Kyle RS, Gent, MA. Second malignancies after chemotherapy. In: Perry MC, editor. The chemotherapy source book. Baltimore: Williams & Wilkins; 1990. p. 689-702.
91. Lamb MA, Woods NR. Sexuality and the cancer patient. Cancer Nursing. 1981;4:137-44.
92. Larsen DL. What is the appropriate management of tissue extravasation by antitumor agents? Plastic and Reconstructive Surgery. 1985;75:397-402.
93. Layoun ME, Wickramasinghe CD, Peralta MV, Yang EH. Fluoropyrimidine-induced cardiotoxicity: manifestations, mechanisms, and management. Curr Oncol Rep. 2016;18(6):35.
94. Lenihan DJ, Hartlage G, DeCara J et al. Cardio-oncology training: a proposal from the International Cardioncology Society and Canadian Cardiac Oncology Network for a new multidisciplinary specialty. J Card Fail. 2016;22(6):465-71.
95. Lockhart P, Sonis S. Relationship of oral complications to peripheral blood leukocyte and platelet counts in patients receiving cancer chemotherapy. Oral Surgery. 1979;48:21-8.
96. Loprinzi CL et al. Phase III randomized, placebo-controlled, double-blind study of intravenous calcium and magnesium to prevent oxaliplatin-induced sensory neurotoxicity (N08CB/Alliance). Journal of Clinical Oncology. Apr 2014;32(10):997-1005.

97. Luce JK et al. Prevention of alopecia by scalp cooling of patients receiving Adriamycin. Cancer Chemother Rep. 1973;57:108.
98. Mahood D et al. Inhibition of fluoruracila-induced stomatitis by oral cryotherapy. Journal of Clinical Oncology. 1991;9:449-52.
99. Malik B, Stillman M. Chemotherapy-induced peripheral neuropathy. Curr Pain Headache Rep. Jun 2008;12(3):165-74.
100. Maluf F, Anelli A. Disfunção gonadal masculina e câncer, implicações no tratamento, revisão. Acta Oncológica Brasileira, On-line, Art. 1/2000. [acesso em 20 out 2021]. Disponível em: https://acca-margo.phlnet.com.br/Acta/AOB200020(1)p.3-14.pdf.
101. Markman M et al. Clinical features of hypersensitivity reactions to carboplatin. J Clin Oncol. 1999;17:1141-5.
102. Markman M et al. Paclitaxel-associated hypersensitivity reactions: experience of the gynecologic oncology program of the Cleveland Clinic Cancer Center. J Clin Oncol. 2000;18:102-5.
103. Martin M, Esteva FJ, Alba E, Khandheria B, Perez-Isla L, Garcia-Saenz JÁ et al. Minimizing cardiotoxicity while optimizing treatment efficacy with trastuzumab: review and expert recommendations. Oncologist. 2009;14(1):1-11.
104. Maxwell MB, Mather KE. Chemotherapy-induced myelosuppression. Semin Oncol Nurs. 1992;8:113-23.
105. Maxwell MB. Scalp tourniquets for chemotherapy-induced alopecia. American Journal of Nursing. 1980;80:900-3.
106. Maxwell MB. When the cancer patient become anemic. Cancer Nursing. 1984;7:321-6.
107. Mayo DJ, Pearson DC. Chemotherapy extravasation: a consequence of fibrin sheath formation around venous access. Oncol Nurs Forum. 1996;22:675-80.
108. McGowan JV, Chung R, Maulik A, Piotrowska I, Walker JM, Yellon DM. Anthracycline chemotherapy and cardiotoxicity. Cardiovasc Drugs Ther. 2017;31(1):63-75.
109. McMillan C, Dundee JW, Abram WP. Enhancement of the antiemetic action of ondansetron by transcutaneous electrical stimulation of the P6 antiemetic point, in patients having highly emetic cytotoxic drugs. Br J Cancer. 1991;64:971-2.
110. McMillan SC, Williams FA. Validity and reliability of the Constipation Assessment Scale. Cancer Nurs. Jun 1989;12(3):183-8.
111. Mehta RR et al. Endocrine profile in breast cancer patients receiving chemotherapy. Breast Cancer Res Treat. 1991;20:125-32.
112. Miller LJ. Ifosfamide induced neurotoxicity. Cancer Bul. 1991;43:456-7.
113. Millward MJ, Cohney SJ, Byrne MJ, Ryan GF. Pulmonary toxicity following MOPP chemotherapy. Aust N Z J Med. 1990;20(3):245-8.
114. Mock V, Atkinson A, Barsevick A et al. Cancer-related fatigue clinical practice guidelines in oncology. J Natl Comp Cancer Network. 2003;1:308-31.
115. Modi S, Saura C, Yamashita T et al. Trastuzumab deruxtecan in previously treated HER2-positive breast cancer. N Engl J Med. 2020;382(7):610-21.
116. Moreau P, Pylypenko H, Grosicki S et al. Administração subcutânea versus intravenosa de bortezomibe em pacientes com recidiva de mieloma múltiplo: um estudo randomizado, fase 3, de não inferioridade. Lancet Oncol. 2011;12:431.
117. Mota DDCF et al. Pictograma de fadiga: uma alternativa para avaliação da intensidade e impacto da fadiga. Rev Esc Enferm USP. 2009;43:1080-7.
118. Mulvihill JJ et al. Pregnancy outcome in cancer patients. Cancer. 1987;60:1143-50.
119. Naidoo J, Wang X, Woo KM et al. Pneumonitis in patients treated with anti-programmed death-1/programmed death ligand 1 therapy. [published correction appears in: J Clin Oncol. 1 Aug 2017;35(22):2590]. J Clin Oncol. 2017;35(7):709-17.
120. Natale JJ. Overview of the prevention and management of CINV. Am J Manag Care. Oct 2018;24(18 Suppl):S391-7.
121. National Cancer Institute (NCI). U.S. Department of Health and Human Services. Common terminology criteria for adverse events (CTCAE) version 5.0. Nov 2017. [acesso em 24 maio 2022]. Disponível em: https://ctep.cancer.gov/protocoldevelopment/electronic_applications/docs/ctcae_v5_quick_reference_5x7.pdf.
122. Nauseef WM, Maki DG. A study of the value of simple protective isolation in patients with granulocytopenia. N Engl J Med. 1981;304:448-53.
123. Nicholson HO. Cytotoxic drugs in pregnancy. Review of reported cases. J Obstet Gynaecol Br Commonw. Mar 1968;75(3):307-12.

124. Nishino M, Giobbie-Hurder A, Hatabu H, Ramaiya NH, Hodi FS. Incidence of programmed cell death 1 inhibitor-related pneumonitis in patients with advanced cancer: a systematic review and meta--analysis. JAMA Oncol. 2016;2(12):1607-16.
125. O'Brien R et al. Scalp tourniquet to lessen alopecia after vincristine (abstract). N Engl J Med. 1970;283:1469.
126. Olson JK et al. Taxol hypersensitivity: rapid re-treatment is safe and cost effective. Gynecol Oncol. 1998;68:25-8.
127. Organização Mundial da Saúde. A importância da farmacovigilância. Brasília: Organização Pan--Americana de Saúde; 2005.
128. Ortega ETT et al. Compêndio de enfermagem em transplante de células-tronco hematopoiéticas. Curitiba: Maio; 2004.
129. Otto SE. Oncology nursing clinical reference. Philadelphia: Mosby Elsevier; 2004.
130. Otto SE. Pocket guide oncology nursing. St. Louis: Mosby-Year Book; 1995.
131. Parent S, Pituskin E, Paterson DI. The cardio-oncology program: a multidisciplinary approach to the care of cancer patients with cardiovascular disease. Can J Cardiol. 2016;32(7):847-51.
132. Pearson ML. Hospital infection control practices advisory committee: guideline for prevention of intravascular device-related infections. Infect Control Hosp Epidemiol. 1996;17:438-73.
133. Petek BJ, Greenman C, Herrmann J, Ewer MS, Jones RL. Cardio-oncology: an ongoing evolution. Future Oncol. 2015;11(14):2059-66.
134. Portenoy RK, Itri LM. Cancer-related fatigue: guidelines for evaluation and management. Oncologist. 1999;4:1-10.
135. Portenoy RK, Miaskowski C. Assessment and management of cancer-related fatigue. In: Berger A, Portenoy RK, Weissman DE, editors. Principles and practice of supportive oncology. Philadelphia: Lippincott-Raven; 1998. p. 109-18.
136. Redd WH. Behavioral intervention for cancer treatment side effects. Acta Oncol. 1994;33:113-6.
137. Richtmann R et al. Infecção hospitalar relacionada ao uso de cateteres vasculares. 3. ed. São Paulo: Associação Paulista de Estudos e Controle da Infecção Hospitalar; 2005.
138. Rittenberg CN, Rehmeyer TA. Assessing and managing venous irritation associated with vinorelbine tartrate (navelbine). Oncol Nurs Forum. 1996;22:707-10.
139. Rivkees SA, Crawford JD. The relationship of gonadal activity and chemotherapy-induced gonadal damage. JAMA. 1988;259:21235.
140. Rowinsky EK et al. Cardiac disturbances during the administration of taxol. J Clin Oncol. 1991;9:1704-12.
141. Rudolph R, Larson D. Etiology and treatment of chemotherapeutic agent extravasation injuries: a review. J Clin Oncol. 1987;5:1116-26.
142. Rugo HS, Di Palma JA, Tripathy D et al. The characterization, management, and future considerations for ErbB-family TKI-associated diarrhea. Breast Cancer Res Treat. 2019;175:5-15.
143. Rustin GJS et al. Fertility after chemotherapy for male and female germ cell tumors. Inter J Androl. 1987;10:389-92.
144. Salem JE, Allenbach Y, Vozy A et al. Abatacept for severe immune checkpoint inhibitor-associated myocarditis. N Engl J Med. 2019;380(24):2377-9.
145. Sarhill N et al. Methylphenidate for fatigue in advanced cancer: a prospective open-label pilot study. Am J Hosp Palliat Care. 2001;18:187-92.
146. Schneider IJC, Lopes SMS, Furtado CMR. Fadiga. In: Guimarães JLM, Rosa DD, organizadores. Rotinas em oncologia. Porto Alegre: Artmed; 2008. p. 811-6.
147. Schwaartz AL. Thompson JA, Masood N. Interferon-induced fatigue in patients with melanoma: a pilot study of exercise and methylphenidate. Oncology Nurs Forum August Online Exclusive. 2002:291-317.
148. Seretny M, Currie GL, Sena ES, Ramnarine S, Grant R, MacLeod MR et al. Incidence, prevalence, and predictors of chemotherapy-induced peripheral neuropathy: a systematic review and meta-analysis. Pain. 2014;155(12):2461-70.
149. Skeel RT, Lachant NA. Handbook of cancer chemotherapy. 4th ed. Boston, MA: Little, Brown and Company; 1995.
150. Skeel RT. Handbook of cancer chemotherapy. 6th ed. Philadelphia: Lippincott Williams & Wilkins; 2003.
151. Sketch MH et al. Use of percutaneously inserted venous catheters in coronary care units. Chest. 1972;62:684-9.
152. Smith DS, Charmarro TP. Nursing care of patients undergoing chemotherapy and radiotherapy. Cancer Nurs. 1978;1:129-34.

153. Snyder E. Blood transfusion therapy for the cancer patient. In: Fischer DS, Knobf MT, Durivage, editors. The cancer chemotherapy handbook. St. Louis: Mosby-Year Book, 1997.
154. Sociedade Brasileira de Oncologia Clínica. Diretrizes brasileiras de manejo de toxicidades imuno-mediadas associadas ao uso de bloqueadores de correceptores imunes. Braz J Oncol. 2017;13:1-15.
155. Sonis ST. Mucositis as a biological process: a new hypothesis for the development of chemotherapy--induced stomatotoxicity. Oral Oncol. Jan 1998;34(1):39-43.
156. Sonis ST. Oral complications of cancer therapy. In: De Vita VT. Cancer: principles and practice of oncology. 2nd ed. Philadelphia: J.B. Lippincott; 1985. p. 2014-21.
157. Sonis ST, Sonis AL, Lieberman A. Oral complications in patients receiving treatment for malignancies other than of the head and neck. J Am Dent Assoc. Sep 1978;97(3):468-72.
158. Sorrentino MF, Kim J, Foderaro AE, Truesdell AG. 5-fluorouracil induced cardiotoxicity: review of the literature. Cardiol J. 2012;19(5):453-8.
159. Tchekmedyian NS et al. Megestrol acetate in cancer anorexia and weight loss. Cancer. 1992;69:1268-74.
160. Tenenbaum L. Cancer chemotherapy. Philadelphia: W.B. Saunders Company; 1989.
161. Teixeira FMC, Costa LO, Monteiro BMM. Síndrome de hiperêmese secundário ao uso de cannabis: relato de caso. Brazilian Journal of Health Review. jan/feb 2021;4(1):2815-20.
162. Tucker MA, Fraumeni JF. Treatment-related cancers after gynecologic malignancy. Cancer. 1987;60:2117-22.
163. Uhlenhopp MB. An overview of the relationship between alkylating agents and therapy-related acute lymphocytic leukemia. Cancer Nurs. 1992;15:9-17.
164. Valagussa P, Tancini G, Bonadonna G. Second malignancies after CMF for resectable breast cancer. J Clin Oncol. 1987;5:1138-42.
165. Vasconcelos I, Wiesske A, Schoenegg W. Scalp cooling successfully prevents alopecia in breast cancer patients undergoing anthracycline/taxane-based chemotherapy. Breast. 2018;40:1-3.
166. Vogelzang N et al. Patient, caregiver, and oncologist perceptions of cancer-related fatigue: results of a tripart assessment survey. Semin Hematol. 1997;34(Suppl 2):4-12.
167. Wainstein AJ, Calabrich A, Melo AC, Buzaid AC, Katz A, Anjos CA et al. Brazilian guidelines for the management of immune-related adverse events associated with checkpoint inhibitors. Braz J Oncol. 2017;13:1-15.
168. Weiss RB, Bruno S. Hypersensitivity reactions to cancer chemo-therapeutic agents. Annals of Internal Medicine. 1981;94:66-72.
169. Weiss RB, Trush DM. A review of pulmonary toxicity of cancer chemotherapeutic agents. Oncology Nursing Forum. 1982;9(1):16-21.
170. Welch D, Lewis K. Alopecia and chemotherapy. American Journal of Nursing. 1980;80:903-5.
171. Wood HA, Ellerhorst-Ryan JM. Delayed adverse skin reactions associated with mitomycin-C administration. Oncology Nursing Forum. 1984;11(4):14-8.
172. Woodhouse CR. Movelat in the prevention of infusion thrombophlebitis. Br Med J. 1979;1:454-5.
173. Wright A, Hecker JF, Lewis GB. Use of transdermal glyceryl trinitrate to reduce failure of intravenous infusion due to phlebitis and extravasation. Lancet. 1985;2:1148-50.
174. Yarbro CH et al. Cancer nursing: principles and practice. 8th ed. Burlington, MA: Jones and Bartlett Learning; 2018.
175. Yasko JM, Greene P. Coping with problems related to cancer and cancer treatment. CA Cancer J Clin. 1987;37:106-25.
176. Yasko JM. Nursing management of symptoms associated with chemotherapy. Columbus, OH: Adria Laboratories; 1986.
177. Yeh ET. Cardiotoxicity induced by chemotherapy and antibody therapy. Annu Rev Med. 2006; 57:485-98.
178. Zanotti et al. Carboplatin skin-testing protocol for predicting hypersensitivity to carboplatin chemotherapy. J Clin Oncol. 2001;19:3126-9.

Sites

1. Instituto Nacional de Câncer (INCA): www.inca.gov.br.
2. National Comprehensive Cancer Network (NCCN): www.nccn.org.
3. National Cancer Institute (NCI): www.nci.nih.gov.
4. American Society of Clinical Oncology (ASCO): https://www.asco.org.
5. Sociedade Brasileira de Farmacêuticos em Oncologia (SOBRAFO): https://sobrafo.org.br.
6. National Library of Medicine (NLM): www.nlm.nih.gov.
7. Clinical Journal of Oncology Nursing (CJON): https://cjon.ons.org.

5.1

Tratamento e Profilaxia de Reações Adversas Provocadas por Agentes Antineoplásicos

- Edva Moreno Aguilar Bonassa • Maria Inês Rodrigues Gato
- Carolina Ferreira dos Santos • Letícia Aragon Rodrigues • Patricia Molina

Os riscos e a diminuição da qualidade de vida podem dissuadir pacientes de aceitarem o plano de tratamento proposto ou concordarem com regimes mais agressivos. O manuseio eficaz das reações adversas é, então, de suma importância, para que os objetivos do tratamento antineoplásico não sejam retardados.

Este subcapítulo se destina, principalmente, a orientar a equipe de oncologia sobre as estratégias terapêuticas disponíveis para o controle dos efeitos adversos abordados nos segmentos anteriores.

Somente serão abordados os medicamentos de suporte aprovados e disponíveis no Brasil. As informações aqui compiladas foram extraídas de diversas fontes, entre elas as bulas dos medicamentos de referência, a Agência de Vigilância Sanitária (ANVISA) e diferentes bases de dados. São destacadas as principais reações adversas mais comuns (frequência > 10%).

Ácido zoledrônico
Apresentação
- Frasco-ampola contendo 5 mL de solução concentrada, na dosagem de 4 mg.
- Frasco-ampola contendo 5 mg/100 mL.

Classificação
O ácido zoledrônico (zoledronato) pertence a uma nova classe de bisfosfonatos altamente potentes que atuam especificamente no osso. É um dos mais potentes inibidores da reabsorção óssea osteoclástica conhecido até o momento. A ação seletiva dos bisfosfonatos no osso baseia-se na sua elevada afinidade por osso mineralizado, mas o mecanismo molecular preciso que conduz à inibição da atividade osteoclástica é ainda desconhecido. Adicionalmente à inibição da reabsorção óssea osteoclástica, o ácido zoledrônico exerce efeitos antitumorais diretos em culturas de células humanas, de câncer de mama e de mieloma, inibindo a proliferação e induzindo a apoptose.

Farmacocinética
- *Absorção*: após o início da infusão, as concentrações plasmáticas do fármaco aumentam rapidamente, atingindo o máximo no final do período de infusão, seguindo-se uma rápida diminuição para < 10% do valor máximo após 4 horas e < 1% do valor máximo após 24 horas, com um período subsequente prolongado de concentrações muito baixas, não excedendo a 0,1% do valor máximo previamente à segunda infusão do medicamento no dia 28.
- *Distribuição*: não ocorre acúmulo de fármaco no plasma após administração de doses múltiplas a cada 28 dias.

- *Meia-vida*: o ácido zoledrônico é eliminado em três fases: desaparecimento bifásico rápido da circulação sistêmica, com meia-vida t1/2 *alfa* de 0,24 horas e t1/2 *beta* de 1,87 horas, seguido de uma longa fase de eliminação, com meia-vida de eliminação terminal t1/2 gama de 146 horas.
- *Metabolismo*: o ácido zoledrônico não é metabolizado e é excretado inalterado por via renal.
- *Excreção*: durante as primeiras 24 horas, aproximadamente 16% da dose administrada é recuperada na urina, enquanto a restante se encontra ligada principalmente ao tecido ósseo. Do tecido ósseo, o fármaco é liberado novamente para a circulação sistêmica, muito lentamente, e eliminado pela via renal.

Ajuste de dose
- *Função renal*: o ácido zoledrônico não é recomendado para pacientes com a presença de insuficiência renal grave anterior ao início da terapia, definida para essa população como CrCL < 30 mL/min. Para pacientes com insuficiência renal leve a moderada, antes do início da terapia, definida para essa população como CrCL de 30 a 60 mL/min, recomenda-se o ajuste de dose.
- *Função hepática*: nenhum ajuste de dose é necessário.

Indicação
- Prevenção de eventos relacionados ao esqueleto (fraturas patológicas, compressão espinhal, radiação/cirurgia nos ossos ou hipercalcemia induzida por tumor) em pacientes com tumor ósseo avançado.
- Tratamento de hipercalcemia induzida por tumor.

Posologia
- 4 mg por infusão endovenosa a cada 3 a 4 semanas.

Administração/diluição
- Endovenosa (EV) em 15 minutos. A velocidade deve ser rigorosamente obedecida para evitar a toxicidade renal.
- Diluir o conteúdo do frasco-ampola em 100 mL de uma solução para infusão, livre de cálcio, ou seja, preferencialmente deve ser diluído em soro fisiológico ou soro glicosado 5%.

Estabilidade e armazenamento
- *Frascos intactos*: temperatura ambiente (entre 15 e 30 ºC).
- *Após diluição*: refrigeração (entre 2 e 8 ºC): 24 horas.

Principais interações medicamentosas
O ácido zoledrônico não é metabolizado sistemicamente e não interfere com as enzimas do citocromo P450; não apresenta alta afinidade às proteínas plasmáticas (ligação de aproximadamente 23% a 40%) e, portanto, é improvável que ocorram interações resultantes do deslocamento de fármacos de alta afinidade às proteínas.

Reações adversas
- *Hematológicas*: alterações sanguíneas e do sistema linfático, como anemia, trombocitopenia, leucopenia e pancitopenia.
- *Neurológicas*: cefaleia; tontura; parestesias; alteração do paladar; tremores.
- *Psiquiátricas*: ansiedade; alteração do sono; confusão.
- *Gastrointestinais*: náuseas; vômitos; anorexia; diarreia; obstipação; dor abdominal; dispepsia; estomatite; boca seca.

- *Cutâneas*: prurido; *rash* (erupção cutânea), incluindo *rash* eritematoso e macular; hiperidrose.
- *Outras*: insuficiência renal; hematúria; proteinúria; febre; síndrome semelhante à gripe (incluindo fadiga; arrepios; mal-estar; rubor; astenia); reações de hipersensibilidade; edema; edema periférico; reação no local de administração (incluindo dor, irritação, tumefação, enduração); dor torácica; aumento de peso; conjuntivite; visão turva; dispneia; tosse; dor óssea; mialgia; artralgia; cãibras musculares; bradicardia (raro); alterações laboratoriais, como hipofosfatemia; aumento dos níveis sanguíneos de creatinina e ureia; hipocalcemia; hipomagnesemia; hipernatremia.

Nota: osteonecrose de mandíbula tem sido identificada em pacientes oncológicos que estejam recebendo bisfosfonatos; muitos desses pacientes recebem também corticosteroides e estão em vigência de quimioterapia.

Precauções

- Zoledronato não deve ser misturado com soluções contendo cálcio, como solução de ringer.
- Administrar a solução através de veias calibrosas para minimizar as reações locais.
- Acompanhar a monitorização dos níveis de cálcio durante o tratamento. Atentar aos sinais e sintomas de hipocalcemia (nervosismo, irritabilidade, cãibras, convulsões, espasmos, parestesia) e hipercalcemia (sintomas gastrointestinais, poliúria, rubor de face e tórax, sudorese principalmente em cabeça, adormecimento em extremidades, cefaleia). Atenção redobrada aos pacientes que passaram por cirurgia de tireoide, pois estão particularmente suscetíveis ao desenvolvimento de hipocalcemia causada por hipoparatireoidismo relativo.
- Hipocalcemia intensa e aguda pode ocorrer subitamente e deve ser prontamente corrigida com cloreto ou gluconato de cálcio, conforme prescrição.
- Além do cálcio, acompanhar as dosagens de eletrólitos séricos e fosfatos. Periodicamente, rever exames de função renal.
- Informar ao paciente e/ou familiares os sinais e sintomas de recidiva da hipercalcemia (cálculo renal, náusea, vômito, sede intensa, letargia, dor lombar e dor óssea) e a importância de notificá-los ao médico.
- Pacientes com alto risco de osteonecrose (em vigência de quimioterapia ou radioterapia, uso de corticosteroides, anemia, coagulopatia, higiene oral deficiente) deverão realizar avaliação odontológica preventiva antes de iniciar a terapia com bisfosfonatos. Evitar procedimentos dentários invasivos durante o tratamento.
- *Doença semelhante à influenza*: pode ocorrer uma reação de fase aguda transitória (p. ex., febre, calafrios, dor/mialgia, outros sintomas semelhantes aos da influenza), geralmente dentro de 3 dias após a infusão inicial; a resolução é geralmente observada cerca de 3 dias após o início dos sintomas, mas pode demorar até 14 dias. O uso profilático de paracetamol pode reduzir os sintomas e sua incidência pode diminuir nas infusões subsequentes.
- *Dor musculoesquelética*: dor óssea, articular e/ou muscular severa (e ocasionalmente debilitante) foi relatada durante o tratamento com bisfosfonatos. O início da dor variou de um único dia a vários meses. Considerar a interrupção da terapia em pacientes com sintomas graves que geralmente desaparecem com a descontinuação do ácido zoledrônico. Alguns pacientes apresentaram recorrência dos sintomas quando reintroduzido o mesmo medicamento ou outro bisfosfonato; evitar o uso em pacientes com história desses sintomas associados à terapia com bisfosfonatos.

Alizaprida
Apresentação

- Solução injetável, em ampola contendo 2 mL de solução incolor, na dosagem de 25 mg/mL.

Classificação

Antiemético e antinauseante. Pertence ao grupo dos antidopaminérgicos.

Farmacocinética

- *Absorção*: apresenta bom índice de absorção.
- *Distribuição*: a biodisponibilidade varia segundo as formas farmacêuticas de 70% a 87%. A passagem pela barreira hematoencefálica é fraca e limitada.
- *Metabolismo*: não esclarecido pelo fabricante e em literatura.
- *Meia-vida*: a meia-vida de eliminação é de 3 horas.
- *Excreção*: a eliminação é essencialmente renal, sob a forma de fármaco inalterado.

Ajuste de dose

- *Função hepática*: nenhum ajuste de dose é necessário.
- *Função renal*: é recomendado o ajuste de dose em pacientes com insuficiência renal severa.

Indicação

- Controle da náusea e vômito agudo induzido por radioterapia ou quimioterapia de potencial emetogênico de baixo a moderado.
- Controle da náusea e vômito tardio induzido por radioterapia ou quimioterapia.

Posologia

- *Solução injetável*:
  - *Adultos*: as doses variam de 100 a 200 mg. Essas doses podem ser divididas em 3 a 4 tomadas. A duração do tratamento não deve exceder a 1 semana.

Administração/diluição

- Endovenosa (EV) lenta (tempo de infusão: 20 minutos) e intramuscular (IM).
- Diluir em 20 a 50 mL de soro fisiológico. Concentração final máxima de 2 mg/mL.

Estabilidade e armazenamento

- *Frascos intactos*: temperatura ambiente (abaixo de 30 °C). Ao abrigo da luz.
- *Após diluição*: refrigeração (entre 2 e 8 °C) ou temperatura ambiente (abaixo de 30 °C): até 24 horas.

Principais interações medicamentosas

- *Álcool*: o uso de álcool deve ser evitado, pois potencializa o efeito sedativo da alizaprida.
- *Levodopa*: é contraindicado o uso concomitante de alizaprida com levodopa, em razão do antagonismo recíproco de levodopa e neurolépticos.
- *Depressores do sistema nervoso central (SNC)*: a utilização concomitante de depressores do SNC (neurolépticos, derivados de morfina, hipnóticos, ansiolíticos, anti-histamínicos sedativos H1, antidepressivos sedativos, barbitúricos, clonidina e relacionados) e alizaprida potencializa os efeitos sedativos.
- *Anticolinérgicos*: a administração concomitante com anticolinérgicos pode prejudicar os efeitos da alizaprida.

Reações adversas

- *SNC e problemas psiquiátricos*: sintomas extrapiramidais podem ocorrer, particularmente em crianças e adultos jovens, mesmo após uma ingestão única do medicamento (distonia aguda e discinesia, síndrome parkinsoniana, acatisia). Geralmente essas reações regridem de maneira espontânea e definitiva após a descontinuação do tratamento. Convulsões após a administração IM ou EV. Discinesia tardia em caso de tratamento prolongado. Sonolência, vertigem, cefaleia e insônia.

- *Gastrointestinais*: diarreia.
- *Endócrinas*: amenorreia, galactorreia, ginecomastia e hiperprolactinemia.
- *Cardiovasculares*: hipotensão severa pode ocorrer após a administração endovenosa de alizaprida em altas doses. Hipotensão ortostática, principalmente em altas doses.
- *Gerais*: reações alérgicas, incluindo anafilaxia. Após administração EV, tem sido relatado rubor vasomotor (transpiração abundante e/ou sensação de queimação cutânea), que se resolve rapidamente. O paciente deve ser informado de que não se trata de um problema grave e, portanto, não requer nenhum tratamento específico.

Precauções
- Não é recomendado o uso de bebidas alcoólicas associado à alizaprida.
- A alizaprida não é recomendada para pacientes epiléticos, pois as benzamidas podem diminuir o limiar epilético.
- Como com outros neurolépticos, pode ocorrer a síndrome neuroléptica maligna, caracterizada por hipertermia, problemas extrapiramidais, instabilidade autonômica nervosa e elevação da creatinofosfoquinase (CPK). Portanto, deve-se ter cuidado caso ocorra febre; e o uso da alizaprida deve ser descontinuado caso haja suspeita dessa síndrome.

Alopurinol
Apresentação
- Embalagens com 30 comprimidos. Dosagens: 100 e 300 mg.

Classificação
Antigotoso e inibidor de xantina oxidase, enzima responsável pela conversão da hipoxantina em xantina e desta última em ácido úrico. Atua no catabolismo das purinas, reduzindo a produção de ácido úrico sem alterar a biossíntese de purinas vitais.

Farmacocinética
- *Absorção*: o alopurinol é ativo quando administrado por via oral e é rapidamente absorvido no trato gastrointestinal superior. O fármaco pode ser detectado no sangue 30 a 60 minutos após a ingestão. Estimativas de biodisponibilidade variam entre 67% e 90%. Os picos plasmáticos de alopurinol geralmente ocorrem aproximadamente 1,5 hora após a administração oral, mas caem rapidamente e quase não são detectados após 6 horas. Já os picos plasmáticos de oxipurinol geralmente ocorrem de 3 a 5 horas após a administração oral e são muito mais sustentáveis.
- *Distribuição*: o volume de distribuição é de aproximadamente 1,6 L/kg, o que sugere captação relativamente alta pelos tecidos. Provavelmente, o fármaco concentra-se em maior quantidade no fígado e na mucosa intestinal, onde a atividade da xantina oxidase é alta.
- *Meia-vida*: o alopurinol tem meia-vida plasmática de cerca de 1 a 2 horas. O oxipurinol é um inibidor da xantina oxidase menos potente que o alopurinol, mas sua meia-vida plasmática é muito mais prolongada (de 13 a 30 horas no homem). Dessa maneira, a efetiva inibição da xantina oxidase é mantida por um período de 24 horas com uma única dose diária.
- *Metabolismo*: é metabolizada pela xantina oxidase e aldeído oxidase a oxipurinol no fígado.

- *Excreção*: aproximadamente 20% são excretados nas fezes. Sua eliminação é feita principalmente pela conversão metabólica a oxipurinol pela xantina oxidase e aldeído oxidase, com menos de 10% do fármaco excretado inalterado na urina. Em pacientes com insuficiência renal, o *clearance* do alopurinol e do oxipurinol é muito reduzido, o que resulta em níveis plasmáticos mais altos, obrigando a uma redução de dosagem.

Ajuste de dose
- *Função hepática*: devem ser utilizadas doses reduzidas em pacientes com insuficiência hepática.
- *Função renal*: na presença de insuficiência renal grave, é aconselhável utilizar doses menores que 100 mg/dia ou doses únicas de 100 mg em intervalos maiores que 1 dia. O alopurinol e seus metabólitos são removidos por diálise renal. Se for necessária a diálise 2 a 3 vezes por semana, deve-se considerar um esquema posológico alternativo de 300 a 400 mg de alopurinol imediatamente após cada sessão, sem doses intermediárias.

Indicação
- O alopurinol é utilizado para reduzir as concentrações de urato nos líquidos corporais e/ou na urina e para prevenir ou reverter o depósito de urato/ácido úrico. Em oncologia, essas manifestações clínicas ocorrem em doenças neoplásicas ou mieloproliferativas com altas taxas de processamento celular, nas quais ocorrem altos níveis de uratos espontaneamente ou após tratamento citotóxico.

Posologia/administração
- *Adultos e crianças maiores de 10 anos*: 2 a 10 mg/kg/dia ou:
  - 100 a 200 mg/dia, VO, em condições discretas;
  - 300 a 600 mg/dia em condições moderadamente graves;
  - 700 a 800 mg/dia em condições graves.
- *Crianças menores de 10 anos*: 10 a 20 mg/kg de peso corporal por dia, até o máximo de 400 mg/dia. O uso em crianças é raramente indicado, exceto em condições malignas (especialmente leucemia) e em certas disfunções enzimáticas.

Estabilidade e armazenamento
- Temperatura ambiente (até 30 °C).
- Proteger da luz e da umidade.

Principais interações medicamentosas
- *Com ampicilina*: aumenta o risco de *rash* cutâneo.
- *Com azatioprina*: aumenta a mielodepressão.
- *Com clorpropamida*: aumenta a atividade hipoglicêmica em pacientes com função renal alterada.
- *Com anticoagulantes cumarínicos*: redobrar o controle laboratorial.
- *Com teofilina*: inibe o metabolismo da teofilina.
- *Com ampicilina/amoxicilina*: aumenta o risco de *rash* cutâneo.
- *Com ciclofosfamida, doxorrubicina, bleomicina, procarbazina, mercaptopurina e mecloretamina*: parece aumentar a mielodepressão.
- *Com ciclosporina*: aumenta a concentração plasmática de ciclosporina.
- *Com adenina arabinosídeo*: aumenta a meia-vida plasmática da adenina arabinosídeo, aumentando os efeitos tóxicos.
- *Com salicilatos e agentes uricosúricos*: diminui a atividade terapêutica do alopurinol.
- *Com grandes quantidades de vitamina C*: pode aumentar a formação de litíase renal.

Reações adversas
- *Dermatológica*: rash.
- *Endocrinometabólica*: gota.

Precauções
- Acompanhar os níveis de urato/ácido úrico para ajustes de dose.
- Alopurinol deve ser administrado após uma das refeições principais. Se houver intolerância gastrointestinal ou a dose exceder 300 mg/dia, orientar o paciente para dividir a dose em 2 a 3 tomadas diárias.
- Nos estágios iniciais do tratamento, recomenda-se que sejam realizados testes periódicos da função hepática.
- Controlar mais intensivamente os pacientes com disfunção renal e/ou hepática.
- Acompanhar a correção da hiperuricemia e/ou hiperuricosúria antes do início do tratamento citotóxico.
- Manter o paciente adequadamente hidratado, com ótima diurese e sob esquema de alcalinização da urina, conforme prescrição médica, durante o tratamento com alopurinol.

Amitriptilina
Apresentação
- Comprimidos revestidos de 25 e 75 mg.

Classificação
Antidepressivo tricíclico.

Farmacocinética
- *Absorção*: amitriptilina é rapidamente absorvida pelo trato gastrointestinal e suas concentrações plasmáticas atingem o pico dentro de 6 horas após a dose por via oral.
- *Metabolismo*: sofre intenso metabolismo de primeira passagem e é desmetilada no fígado pelas isoenzimas do citocromo P450 em seu metabólito primário nortriptilina.
- *Meia-vida*: a variação da meia-vida de eliminação da amitriptilina foi estimada em cerca de 9 a 25 horas.
- *Eliminação*: em torno de 50% a 66% do medicamento são excretados pela urina dentro de 24 horas como glicuronídeo ou sulfato conjugado de metabólitos. Uma pequena quantidade de fármaco não alterado é eliminada na urina.

Ajuste de dose
- *Função hepática*: sem informação sobre ajustes de dose fornecidos pelo fabricante; no entanto, é metabolizado pelo fígado; usar com cautela. Alguns especialistas recomendam reduzir as doses iniciais e de manutenção em 50% em pacientes com insuficiência hepática, com ajustes da dose com base na resposta e na tolerabilidade; máximo de 100 mg/dia[109,165].
- *Função renal*: sem informação sobre ajustes de dose fornecidos pelo fabricante; no entanto, eliminado por via renal; usar com cuidado.

Indicação
- Dor neuropática crônica.
- Neuralgia pós-herpética.

Posologia
- *Dor neuropática crônica (uso off-label)*: VO, iniciar com 10 a 25 mg, 1 vez ao dia, ao deitar-se; pode-se aumentar gradualmente a dose com base na resposta e na tolerabilidade,

564   Terapêutica Oncológica para Enfermeiros e Farmacêuticos

em incrementos de 10 a 25 mg, em intervalos ≥ 1 semana, até 150 mg/dia, administrados em dose única ou em 2 doses.
- *Neuralgia pós-herpética (uso off-label)*: VO, iniciar com 10 a 25 mg, 1 vez ao dia, ao deitar-se; pode-se aumentar gradualmente a dose com base na resposta e na tolerabilidade, em incrementos de 10 a 25 mg, em intervalos ≥ 1 semana, até 150 mg/dia, administrados 1 vez ao dia, ou em 2 doses[64].

Estabilidade e armazenamento
- Temperatura ambiente (entre 15 e 30 ℃).

Principais interações medicamentosas
- *Outros antidepressivos*: a adição de outros medicamentos antidepressivos geralmente não resulta em qualquer benefício terapêutico adicional; ao contrário, têm sido relatadas reações indesejáveis após o uso combinado de antidepressivos com diferentes mecanismos de ação.
- *Guanetidina*: a amitriptilina pode bloquear a ação anti-hipertensiva da guanetidina ou de compostos de ação similar.
- *Depressores do sistema nervoso central*: a amitriptilina pode aumentar a resposta ao álcool, os efeitos dos barbitúricos e de outros depressores do SNC.
- *Dissulfiram*: foi relatado delírio após a administração concomitante de amitriptilina e dissulfiram.
- *Topiramato*: grande aumento na concentração de amitriptilina na presença de topiramato.
- *Analgésicos*: os antidepressivos tricíclicos podem aumentar o risco de tontura em pacientes que recebem tramadol.
- *Síndrome serotoninérgica*: a "síndrome serotoninérgica" (alterações de cognição, comportamento, função do sistema nervoso autônomo e atividade neuromuscular) foi relatada quando a amitriptilina foi administrada concomitantemente a outras substâncias que aumentam o nível de serotonina.
- *Agentes anticolinérgicos/simpatomiméticos*: quando a amitriptilina é administrada concomitantemente com agentes anticolinérgicos ou simpatomiméticos, incluindo epinefrina combinada com anestésico local, é necessário manter supervisão próxima e cuidadoso ajuste na posologia. Pode ocorrer íleo paralítico em pacientes que tomam antidepressivos tricíclicos em combinação com medicamentos anticolinérgicos.

Reações adversas
- *Efeitos anticolinérgicos*: amitriptilina pode causar constipação (incluindo impactação fecal), xerostomia, visão turva e retenção urinária.
- *Risco de sangramento*: a amitriptilina pode aumentar o risco de sangramento, particularmente se usada concomitantemente a antiagregantes plaquetários e/ou anticoagulantes.
- *Anormalidades de condução cardíaca*: amitriptilina pode causar alterações no eletrocardiograma, mais comumente prolongamento do QRS[15], distúrbio da condução atrioventricular e arritmias cardíacas, incluindo taquicardia sinusal. O prolongamento do intervalo QT e arritmias ventriculares também podem ocorrer. Pode ser precipitado o bloqueio cardíaco em pacientes com doença preexistente do sistema de condução.
- *Depressão do SNC*: a amitriptilina pode causar depressão do SNC, incluindo tontura, sonolência, sedação, ataxia, disfunção cognitiva, confusão, desorientação e fadiga[122].

Precauções
- *Considerações posológicas*: deve-se administrar uma dose baixa no início do tratamento e aumentá-la gradualmente, observando cuidadosamente a resposta clínica e qualquer indício de intolerância.

- Administrar com alimentos para diminuir o distúrbio gastrointestinal.
- *Síndrome de descontinuação*: a retirada abrupta ou a interrupção da terapia antidepressiva foi associada a uma síndrome de descontinuação. Os sintomas podem variar conforme o antidepressivo usado; entretanto, comumente incluem náusea, vômito, diarreia, cefaleia, tontura, diminuição do apetite, sudorese, calafrios, tremores, parestesia, fadiga, sonolência e distúrbios do sono (p. ex., sonhos vívidos, insônia).
- *Cirurgia*: conforme recomendação do fabricante, descontinuar o uso de amitriptilina antes de cirurgia eletiva, pelos riscos de interações medicamentosas com a anestesia e de ocorrência de arritmias cardíacas.
- *Transtorno convulsivo*: utilizar com cuidado em pacientes com risco de convulsões, incluindo aqueles com histórico de convulsões, traumatismo cranioencefálico, dano cerebral, alcoolismo ou terapia concomitante com medicamentos que podem diminuir o limiar convulsivo.
- *Diabetes*: utilizar com cuidado em pacientes com diabetes *mellitus*; pode alterar a regulação da glicose.
- *Hipotensão ortostática*: o risco é muito alto em relação a outros antidepressivos; usar com cautela em pacientes com risco e naqueles com intolerância a episódios hipotensivos transitórios (doença cerebrovascular e cardiovascular, hipovolemia, ou em uso de medicamento concomitante que pode predispor à hipotensão/bradicardia). A terapia é contraindicada em pacientes com hipotensão sintomática.

Ciclosporina
Apresentação
- Frasco com 50 mL de solução oral. Dosagem: 100 mg/mL.
- Embalagem com 50 cápsulas de gelatina mole. Dosagens: 25, 50 e 100 mg.
- Ampola contendo 1 ou 5 mL de solução. Dosagem: 50 mg/mL.

Classificação
Ciclosporina é um agente imunossupressor (inibidor de calcineurina) que inibe a função dos linfócitos T, em especial os T-*helper*. Inibe o desenvolvimento das reações mediadas por células, incluindo imunidade a aloenxertos, hipersensibilidade cutânea tardia, encefalomielite alérgica experimental, reação enxerto *versus* hospedeiro (DECH) e também produção de anticorpos timo-dependentes. Em nível celular, inibe a produção e a liberação de linfocinas, incluindo a interleucina 2. Provavelmente bloqueia os linfócitos na fase G_0 ou na fase G_1 do ciclo celular e inibe a liberação de linfocinas, desencadeadas por antígenos, pelas células T ativadas. Não deprime a hematopoese e não tem nenhum efeito sobre a função das células fagocitárias.

Farmacocinética
- *Absorção*: após a administração oral de ciclosporina (cápsulas e solução oral são bioequivalentes), são obtidas concentrações sanguíneas máximas entre 1 e 6 horas. A biodisponibilidade absoluta das apresentações de uso oral é de 20% a 50% no estado de equilíbrio.
- *Distribuição*: distribui-se amplamente fora do volume sanguíneo. No sangue, 33% a 47% estão presentes no plasma, 4% a 9% nos linfócitos, 5% a 12% nos granulócitos e 41% a 58% nos eritrócitos. No plasma, aproximadamente 90% estão ligados a proteínas, principalmente lipoproteínas.
- *Metabolismo*: a ciclosporina é extensivamente biotransformada em aproximadamente 15 metabólitos.
- *Meia-vida*: a meia-vida terminal oscila entre 6,3 horas nos voluntários saudáveis e 20,4 horas nos pacientes com doença hepática grave.
- *Excreção*: a eliminação é principalmente biliar e somente 6% da dose oral é excretada na urina.

Ajuste de dose
- *Função hepática*: a ciclosporina é extensivamente metabolizada pelo fígado. A redução da dose pode ser necessária em pacientes com insuficiência hepática grave, para manter os níveis sanguíneos dentro do intervalo recomendado.
- *Função renal*: a ciclosporina sofre eliminação renal mínima e sua farmacocinética não é afetada na insuficiência renal; porém, em razão do seu potencial nefrotóxico, recomenda-se monitoração cuidadosa da função renal. Se função renal anormal antes do tratamento, o uso é contraindicado.

Indicação
- Prevenção da rejeição do enxerto após transplante alogênico de rim, fígado, coração, coração e pulmão combinados, pulmão ou pâncreas.
- *Em oncologia*:
  - Prevenção da rejeição do enxerto após transplante alogênico de medula óssea.
  - Prevenção ou tratamento da doença do enxerto *versus* hospedeiro (DECH).

Posologia
- *Em transplante de medula óssea*: dose inicial na véspera do transplante, preferencialmente EV, de 3 a 5 mg/kg/dia, por aproximadamente 2 semanas. Se a administração for oral, a dose é de 12,5 a 15 mg/kg/dia. Depois, iniciar a terapia de manutenção com 12,5 mg/kg/dia. *Duração do tratamento*: pelo menos 3 meses, preferencialmente 6 meses; a seguir, diminuir gradativamente a dose até zero, por volta de 1 ano após o transplante. Administrar ciclosporina em duas doses divididas. Distúrbios gastrointestinais podem exigir doses orais mais altas ou aplicações endovenosas.

Administração/diluição
- Endovenosa (EV) em infusão de 2 a 6 horas e via oral (VO).
- *Solução injetável*: deve ser diluída em soro fisiológico ou soro glicosado 5%, resultando em uma concentração final de 1:20 a 1:100, ou seja, cada 1 mL de solução deve ser completado (q.s.p.) para 20 a 100 mL de soro glicosado 5% ou soro fisiológico. Utilizar bolsas PVC *free* (polietileno, p. ex.), pois o óleo de rícino polioxietilado contido na fórmula da ciclosporina pode extrair ftalato do PVC.
- *Solução oral*: colocar a solução em copo de vidro (não utilizar copo de plástico) e diluir em bebidas na seguinte ordem de preferência: chocolate frio, leite ou suco de frutas (de laranja, p. ex.), de acordo com o gosto individual, misturar bem e beber imediatamente depois. Em seguida, colocar mais diluente no copo e tomar para garantir o recebimento total da dose, *ou* diluir, preferencialmente com suco de laranja ou de maçã, porém se pode usar refrigerantes ou outras bebidas de acordo com o gosto individual. Agitar bem, imediatamente antes de tomar a solução. Não diluir em suco de uva.
- *Cápsulas*: devem ser tomadas inteiras.

Estabilidade e armazenamento
- *Solução injetável – ampolas intactas*: temperatura ambiente (até 30 °C).
- *Após diluição em soro fisiológico ou soro glicosado 5%*:
  - *Em frasco livre de PVC*: temperatura ambiente (até 30 °C), até 6 horas.
  - *Em frascos de vidro*: temperatura ambiente (até 30 °C), até 12 horas.
- *Solução oral*:
  - *Antes da abertura do frasco*: temperatura ambiente (até 30 °C).
  - *Após abertura do frasco*: temperatura ambiente (até 30 °C), até 2 meses (não refrigerar).
- *Cápsulas*: temperatura ambiente (até 30 °C). Para algumas apresentações, considerar as orientações de armazenamento fornecidas pelo fabricante.

Principais interações medicamentosas

- *Com medicamentos nefrotóxicos (anti-inflamatórios não esteroidais, aminoglicosídeos, anfotericina B, ciprofloxacina, melfalana e trimetoprima)*: agravamento da nefrotoxicidade.
- *Com lovastatina e colchicina*: aumento da toxicidade muscular (dor muscular e fraqueza).
- *Com cetoconazol, alguns antibióticos macrolídeos (eritromicina, josamicina), doxiciclina, anticoncepcionais orais, propafenona e alguns bloqueadores do canal de cálcio (diltiazem, nicardipina, verapamil)*: aumentam a concentração plasmática ou sanguínea de ciclosporina.
- *Com nifedipina*: potencializa a hipertrofia da gengiva.
- *Com barbitúricos, carbamazepina, fenitoína, metamizol, rifampicina, nafcilina, sulfamida e trimetoprima (EV)*: diminuem a concentração plasmática ou sanguínea de ciclosporina.
- *Com metilprednisolona*: diminuição da depuração da prednisolona e aumento da concentração sanguínea de ciclosporina.

Reações adversas

- *Sistema sanguíneo e linfático*: leucopenia.
- *Metabolismo e nutricional*: anorexia e hiperglicemia.
- *Sistema nervoso*: tremor, cefaleia, convulsões e parestesia.
- *Vasculares*: hipertensão e rubor.
- *Gastrointestinais*: náuseas, vômitos, desconforto abdominal, diarreia, hiperplasia gengival e úlcera péptica.
- *Hepatobiliar*: hepatotoxicidade.
- *Dermatológicas*: hirsutismo, acne e *rash*.
- *Renal*: disfunção renal.
- *Local de administração*: pirexia e edema.

Precauções

- Em pacientes transplantados, é necessária uma rotina de monitoramento dos níveis de ciclosporina no sangue para evitar efeitos adversos (decorrentes de altos níveis) e para prevenção de rejeição da medula óssea (decorrentes de baixos níveis).
- Incompatibilidade com sulfato de magnésio e materiais (frascos e dispositivos de infusão) que contenham cloridrato de polivinil (PVC).
- Para a apresentação de solução oral, recomenda-se consultar as informações específicas de administração de cada fabricante.
- Manter o paciente sob rigorosa observação pelo menos nos 30 minutos iniciais da infusão endovenosa. Se ocorrerem reações de hipersensibilidade, a administração deve ser interrompida e o paciente adequadamente tratado, conforme prescrição médica. A administração profilática de um anti-histamínico, como a difenidramina, por exemplo, é realizada com êxito na prevenção dessas reações.
- Controlar regularmente a pressão arterial durante o tratamento com ciclosporina.
- Controlar a creatinina sérica após qualquer modificação da dose da ciclosporina ou adição, modificação ou suspensão de outros medicamentos.
- Orientar os pacientes para evitar a ingestão de dietas com alto teor de potássio e fazer uso de medicamentos que contenham potássio ou diuréticos poupadores de potássio.
- Informar ao laboratório o horário da última administração de ciclosporina quando encaminhar o sangue para determinação do nível sérico de ciclosporina.

Cimetidina
Apresentação

- Comprimidos nas dosagens de 200 e 400 mg.
- Solução injetável de 150 mg/mL. Caixa com 100 ampolas de 2 mL.

Classificação

Antiácido e antiulceroso. A cimetidina, quimicamente N-ciano-N'-metil-N''-[2-[[(5-metil-1H-imidazol-4-il) metil]etil] guanidina, inibe de modo seletivo e competitivo a ação da histamina nos receptores H2 das células parietais. É a primeira representante da classe denominada *antagonistas dos receptores H2 da histamina* e inibe a secreção gástrica ácida basal e a estimulada, reduzindo tanto o volume quanto a acidez da secreção. O grau de inibição ácida depende da dose e da concentração sérica do fármaco.

Farmacocinética

- *Absorção*: após a administração oral, a cimetidina é absorvida no intestino de modo rápido e eficiente. Cerca de 70% da dose oral é aproveitada, sendo o pico de concentração sérica alcançado entre 60 e 90 minutos.
- *Distribuição*: a ligação às proteínas é de 20%.
- *Metabolismo*: parcialmente hepático.
- *Meia-vida*: de aproximadamente 2 horas.
- *Excreção*: sua principal via de eliminação é a urina, por meio da qual 60% a 70% são excretados de forma inalterada.

Ajuste de dose

- *Função hepática*: sem informação sobre ajustes de dose fornecidos pelo fabricante; usar com cautela.
- *Função renal*: a dose deve ser reduzida em pacientes com função renal comprometida, de acordo com o *clearance* de creatinina. As seguintes doses são sugeridas:
  - *Clearance de creatinina de 0 a 15 mL/min*: 200 mg, 2 vezes ao dia.
  - *Clearance de creatinina de 15 a 30 mL/min*: 200 mg, 3 vezes ao dia.
  - *Clearance de creatinina de 30 a 50 mL/min*: 200 mg, 4 vezes ao dia.
  - *Clearance de creatinina maior que 50 mL/min*: dosagem recomendada conforme indicação terapêutica.
  - Geralmente, nenhum ajuste é necessário para doses totais diárias de 400 mg ou menos.

Indicação

Esse medicamento é indicado no tratamento dos distúrbios do trato gastrointestinal superior nos quais a redução da secreção ácida, sua remissão e a prevenção da sua recorrência sejam benéficas para o alívio sintomático, como:

- No tratamento agudo de úlcera duodenal, úlcera gástrica benigna, úlceras de boca anastomótica e pós-cirúrgica, úlcera péptica recorrente e esofagite péptica.
- No controle de condições hipersecretórias patológicas, como *síndrome de Zollinger Ellison, mastocitose sistêmica, adenomas endócrinos múltiplos, síndrome pós-operatória* de intestino curto e hipersecreção idiopática.
- Na prevenção das úlceras de estresse em pacientes gravemente enfermos e de alto risco e como medida de apoio no controle de hemorragia decorrente de úlceras pépticas ou erosões do trato gastrointestinal superior.

Posologia

- *Para pacientes com úlcera gástrica benigna ou duodenal, recomenda-se*:
  - Dose única diária de 800 mg ao deitar-se. Alternativamente, 400 mg, 2 vezes ao dia, no café da manhã e ao deitar-se.
  - Outros esquemas posológicos eficazes: 200 mg, 3 vezes ao dia, às refeições, e 400 mg ao deitar-se (1 g/dia). Se esse esquema for inadequado, pode-se usar 400 mg, 4 vezes ao dia (1,6 g/dia), também às refeições e ao deitar-se.

- O tratamento pode prosseguir por períodos mais longos (maiores que 4 semanas) nos pacientes que podem ser beneficiados pela redução da secreção gástrica. Nesses casos, a dose pode ser reduzida, conforme apropriado, para 400 mg ao deitar-se ou 400 mg pela manhã e ao deitar-se. Em pacientes com úlcera gástrica benigna, a recorrência pode ser prevenida pelo tratamento contínuo, geralmente na dose de 400 mg ao deitar-se; o esquema de 400 mg pela manhã e ao deitar-se também tem sido usado.
- *Na doença de refluxo gastroesofágico*: recomendam-se 400 mg, 4 vezes ao dia (às refeições e ao deitar-se), por 4 a 8 semanas, para tratamento da esofagite e alívio dos sintomas associados.
- *Secreção gástrica muito intensa*: na *síndrome de Zollinger Ellison*, pode ser necessário aumentar a dose para 400 mg, 4 vezes ao dia, ou ainda mais, em situações ocasionais.
- *Profilaxia da hemorragia por úlcera de estresse em pacientes gravemente doentes*: doses de 200 a 400 mg podem ser administradas a cada 4 a 6 horas.
- *Via intramuscular*: administrar 300 mg de cimetidina (1 ampola), a cada 4 a 6 horas.

Administração/diluição
- *Via endovenosa*: para infusão intermitente, administrar 300 mg do medicamento diluído em 100 mL de solução intravenosa compatível e infundir por um período mínimo de 30 minutos. A dose diária total não deve ser maior que 2.400 mg (8 ampolas).
- *Para a infusão contínua*: administrar 300 mg do medicamento diluído em 100 mL de solução de cloreto de sódio a 0,9%. A velocidade de infusão não deve ser superior a 75 mg/h, durante 24 horas. A dose total diária não deve ser maior que 2.400 mg.
- *Para injeção simples*: diluir 300 mg do medicamento em até 20 mL de uma solução intravenosa compatível e administrar lentamente por no mínimo 2 minutos. A dose diária é de 800 a 1.600 mg, em doses divididas.

Estabilidade e armazenamento
- Temperatura ambiente (entre 15 e 30 °C). Proteger do calor, da luz e da umidade.

Principais interações medicamentosas
- *Inibição de certas enzimas do citocromo P450 (incluindo CYP1A2, CYP2C9, CYP2D6 e CYP3A3/A4 e CYP2C19)*: a inibição dessas enzimas pode resultar em aumento dos níveis plasmáticos de certos fármacos, incluindo:
  - anticoagulantes cumarínicos (varfarina);
  - antidepressivos tricíclicos (amitriptilina);
  - antiarrítmicos classe I (lidocaína, quinidina);
  - bloqueadores de canais de cálcio (diltiazem);
  - sulfonilureias (p. ex., glipizida);
  - fenitoína;
  - teofilina;
  - metoprolol;
  - ciclosporina;
  - tacrolimo;
  - diazepam.
- *Inibição da secreção tubular renal, via transporte catiônico orgânico (TCO) de proteínas*: isso pode resultar em aumento dos níveis plasmáticos de certos fármacos, incluindo:
  - procainamida;
  - quinidina;
  - metformina;
  - dofetilida.

- *Alteração do pH gástrico*: a biodisponibilidade de certos fármacos pode ser afetada, o que pode resultar em: aumento da absorção (atazanavir) ou na diminuição da absorção (alguns antifúngicos imidazólicos, como cetoconazol, itraconazol ou posaconazol).
- *Mecanismos desconhecidos*: a cimetidina pode potencializar os efeitos: mielossupressores (neutropenia, agranulocitose) de agentes quimioterápicos como carmustina, fluoruracila, epirrubicina e de terapias, como radiação.
- Foram relatados casos isolados de interações clínicas relevantes com analgésicos narcóticos (morfina).
- *Antagonistas da vitamina K (p. ex., varfarina)*: a cimetidina pode potencializar o efeito anticoagulante dos antagonistas da vitamina K. Evitar a coadministração de cimetidina e antagonistas da vitamina K.

Reações adversas
- *Sistema nervoso central*: cefaleia.
- *Endocrinometabólica*: ginecomastia.
- *Renal*: aumento da creatinina sérica.

Precauções
- *A cimetidina é compatível com as seguintes soluções intravenosas*: cloreto de sódio a 0,9%, dextrose a 5% e 10% e ringer com lactato.
- Recomenda-se o monitoramento rigoroso de pacientes em tratamento com cimetidina recebendo anticoagulantes orais ou fenitoína.
- Observar regularmente pacientes com histórico de úlcera péptica, principalmente os idosos em tratamento com cimetidina e um agente anti-inflamatório não esteroidal.
- Pode haver risco aumentado para desenvolvimento de pneumonia adquirida na comunidade em pacientes idosos com doença pulmonar crônica, diabetes ou em pacientes imunocomprometidos.
- A administração concomitante de medicamentos que apresentam faixa terapêutica estreita, como fenitoína e teofilina, pode requerer ajustes da dose da cimetidina ou sua interrupção.

Clorpromazina
Apresentação
- Solução injetável, em embalagens com 5 ampolas de 5 mL, na dosagem de 25 mg (5 mg/mL).
- Comprimidos, em embalagens com 20 comprimidos, nas dosagens de 25 e 100 mg.
- Frasco contendo 20 mL de solução oral a 4%. Dosagem: 40 mg/mL ou 1 mg/gota.

Classificação
Fármaco pertencente ao grupo dos fenotiazínicos. Diminui a estimulação vagal sobre o centro do vômito e bloqueia os receptores de dopamina na zona quimiorreceptora do gatilho.

Farmacocinética
- *Absorção*: clorpromazina é rapidamente absorvida por via oral.
- *Distribuição*: tem boa difusão em todos os tecidos, ligando-se fortemente às proteínas plasmáticas (90%).
- *Meia-vida*: tem meia-vida plasmática curta (algumas horas) e observam-se variações individuais importantes nas concentrações plasmáticas.
- *Metabolismo*: hepático, com formação de metabólitos tanto ativos quanto inativos, com circulação êntero-hepática.
- *Excreção*: realizada por meio dos rins, principalmente de seus metabólitos.

Ajuste de dose
- *Função hepática*: sem recomendação do fabricante para ajuste de dose.
- *Função renal*: sem recomendação do fabricante para ajuste de dose.

Indicações
- *Em oncologia*: controle de náusea e vômito leves associados à quimioterapia ou radioterapia.
- Controle de soluços incoercíveis.

Posologia
Em oncologia
- *Adultos:*
  - *Náuseas e vômitos:*
    - *VO*: 10 a 25 mg, a cada 4 a 8 horas, conforme necessário; dose máxima: 150 mg/dia.
    - *IM*: dose única de 25 mg; se tolerado, pode-se administrar de 10 a 25 mg a cada 3 a 4 horas, conforme necessário; dose máxima: 200 mg/dia.
    - *EV (via off-label)*: 10 a 25 mg por infusão lenta (taxa máxima: 1 mg/minuto), se tolerado, pode-se repetir a dose a cada 3 a 4 horas, conforme necessário; dose máxima: 200 mg/dia.
  - *Soluços prolongados:*
    - *VO*: iniciar com 25 mg, 3 a 4 vezes ao dia; pode-se aumentar para 50 mg, 3 a 4 vezes ao dia, se necessário e tolerado; dose máxima: 200 mg/dia[144]. Em pacientes sensíveis aos efeitos adversos (hipotensão, sedação), alguns especialistas sugerem uma dose inicial mais baixa de 10 mg, 3 vezes ao dia.
    - *IM (refratário à via oral)*: dose única de 25 a 50 mg. Se os sintomas persistirem após uma dose IM, considerar a via EV.
    - *EV (refratário à via oral e IM)*: dose única de 25 a 50 mg em infusão EV lenta (taxa máxima: 1 mg/min).
- *Pediatria: bebês ≥ 6 meses, crianças e adolescentes:*
  - *Náuseas e vômitos induzidos por quimioterapia:*
    - *EV*: iniciar com 0,5 mg/kg/dose a cada 6 horas; se não controlada, pode aumentar até 1 mg/kg/dose; monitorar sedação, a dose máxima é de 50 mg; recomendada em situações em que os corticosteroides são contraindicados[50].

Administração/diluição
- Intramuscular (IM), endovenosa (EV) ou via oral (VO).
- *Diluição:*
  - *VO*: a solução oral deve ser diluída em 60 a 120 mL de líquidos como água, sucos, refrigerantes ou leite.
  - *EV*: para injeção EV direta, administrar a solução diluída a uma taxa que não exceda 1 mg/min. Para o tratamento de soluços intratáveis, administrar por infusão EV lenta. Para reduzir o risco de hipotensão, os pacientes que recebem clorpromazina EV devem permanecer deitados durante 30 minutos após a injeção.
  - *IM*: não é necessária a diluição para administração IM. Administrar lentamente, profundamente no quadrante superior externo da nádega. Não administrar pela via subcutânea (podem ocorrer danos aos tecidos e irritação).

Estabilidade e armazenamento
- *Ampolas intactas*: temperatura ambiente (abaixo de 30 °C). Proteger do calor, da luz e da umidade.

- *Após aberta a ampola*: o produto deve ser utilizado o mais breve possível; e deve-se ter cautela quanto ao risco de contaminação biológica. Uma solução levemente amarelada não indica perda de potência, mas uma solução com alteração acentuada da coloração deve ser descartada.

Principais interações medicamentosas

- *Com álcool*: aumento do efeito sedativo.
- *Com hidróxido de alumínio ou de magnésio*: diminui a absorção.
- *Com anticolinérgicos*: aumenta o efeito anticolinérgico.
- *Com antidepressivos*: aumenta a depressão do SNC.
- *Com epinefrina*: aumenta a toxicidade.
- *Com levodopa*: diminui a atividade antiparkinsoniana.
- *Com lítio*: diminui os níveis da clorpromazina e aumenta os sintomas extrapiramidais.
- *Com fenobarbital*: diminui a eficácia do medicamento ao aumentar seu metabolismo.
- *Com antidiarreicos*: diminui a absorção.
- *Com anti-histamínicos*: aumenta a depressão do SNC.
- *Com anti-hipertensivos*: aumenta a hipotensão.
- *Com anestésicos barbitúricos*: aumenta a depressão do SNC.
- *Com beta-adrenérgicos*: aumenta os efeitos de ambos os medicamentos.
- *Com anestesia geral*: aumenta a depressão do SNC.
- *Com inibidores da MAO*: aumenta a depressão do SNC.
- *Com narcóticos*: aumenta a depressão do SNC.
- *Com sedativos/hipnóticos*: aumenta a depressão do SNC.

Reações adversas

- *Neurológicas*: sintomas extrapiramidais (agitação psicomotora; nervosismo; insônia; espasmo da musculatura cervical e torácica; movimentos involuntários e rítmicos da língua; face; boca; mandíbula e extremidades; dificuldades de deglutição; *trismus*; protusão da língua; confusão mental; tremores e marcha parkinsoniana); sedação; tontura; sonolência; discinesias; cefaleia; síndrome neuroléptica maligna.
- *Cardiovasculares*: hipotensão ortostática; hipertensão; parada cardíaca; alterações eletrocardiográficas; taquicardia.
- *Gastrointestinais*: náusea; vômito; anorexia; secura da boca; obstipação intestinal; diarreia; icterícia; ganho de peso.
- *Geniturinárias e endócrinas*: retenção urinária; aumento da frequência urinária; enurese; impotência; frigidez; amenorreia; ginecomastia; ingurgitamento mamário; galactorreia; hiperprolactinemia.
- *Outras*: pigmentação da pele; eritema cutâneo; fotossensibilidade; dermatite; laringoespasmo; dispneia; depressão respiratória; anemia; leucopenia; leucocitose; agranulocitose.

Precauções

- *Incompatível com os seguintes medicamentos*: aminofilina, anfotericina B, ampicilina, cloranfenicol, clorotiazida, cloxacilina, floxacilina, furosemida, penicilina G, fenobarbital, cimetidina, dimenidrinato, heparina, fenobarbital, tiopental, alopurinol, aztreonam, cefepima, fludarabina, melfalana, metotrexato, paclitaxel, piperacilina e GM-CSF.
- Estar atento às variações de pressão arterial em pacientes que fazem uso de clorpromazina IM, em especial durante os primeiros dias. Os indivíduos previamente hipertensos ou hipotensos devem permanecer deitados durante meia hora em posição horizontal, sem travesseiro, logo após a administração do medicamento.

- Não administrar antiácidos 1 hora antes ou até 1 hora depois da administração do medicamento.
- *O tratamento deve ser descontinuado imediatamente e outro medicamento antipsicótico deve ser considerado como uma alternativa nas seguintes situações*: hepatotoxicidade grave, eosinofilia, tromboembolismo venoso, hiperglicemia ou intolerância à glicose.

Dexametasona
Ver capítulo 2 – Terapia antineoplásica.

Defibrotida
Apresentação
- Solução para diluição para infusão endovenosa com 200 mg/2,5 mL (80 mg/mL). Cada cartucho contém 10 frascos de uso único.

Classificação
Agente trombolítico/tratamento de síndrome da obstrução sinusoidal (SOS).

Farmacocinética
- *Absorção*: as concentrações plasmáticas máximas atingem o pico no final do período de infusão e, depois disso, decaem com uma rápida depuração. Na maior parte das amostras, é indetectável 3,5 horas após o início da infusão.
- *Distribuição*: 93% são ligados às proteínas plasmáticas.
- *Meia-vida*: < 2 horas.
- *Excreção*: após a administração da dose terapêutica (6,25 mg/kg) em indivíduos saudáveis, uma média de 9,48% da dose total administrada é excretada na urina como defibrotida inalterada em 24 horas, com a maior parte sendo excretada durante o primeiro intervalo de coleta de 0 a 4 horas (aproximadamente 98%).

Ajuste de dose
- *Função hepática*: não é necessário ajuste da dose para pacientes com insuficiência hepática.
- *Função renal*: não é necessário ajuste da dose para pacientes com insuficiência renal ou que estejam em hemodiálise.

Indicação
- Tratamento de pacientes adultos e pediátricos com SOS, com disfunção renal ou pulmonar após transplante de células-tronco hematopoiéticas (TCTH).

Posologia
- A dose recomendada de defibrotida é de 25 mg/kg/dia, administrada como 6,25 mg/kg a cada 6 horas, em uma infusão intravenosa de 2 horas. A dose deve se basear no peso corporal inicial do paciente, definido como o peso antes do regime preparatório para o TCTH.
- Administrar defibrotida por um período mínimo de 21 dias. Se após 21 dias os sinais e sintomas da SOS hepática não tiverem sido resolvidos, continuar com defibrotida até a resolução.

Administração/diluição
- Diluir defibrotida com glicose 5% ou cloreto de sódio a 0,9%, até uma concentração de 4 mg/mL a 20 mg/mL.
- Deve ser administrada por infusão intravenosa ao longo de um período de 2 horas.
- A solução diluída de defibrotida deve ser administrada usando-se um dispositivo de infusão equipado com um filtro de linha de 0,2 micra. A linha de administração intrave-

nosa (periférica ou central) deve ser lavada com solução de glicose 5% ou de cloreto de sódio 0,9%, imediatamente antes e depois da administração.

Estabilidade e armazenamento

- *Frascos-ampola intactos*: temperatura ambiente (entre 15 e 30 °C). Não congelar.
- A solução diluída deve ser utilizada em até 4 horas, se armazenada à temperatura ambiente; ou dentro de 24 horas, se armazenada entre 2 e 8 °C. Até 4 doses podem ser preparadas simultaneamente.

Principais interações medicamentosas

- *Com agentes antitrombóticos*: defibrotida pode aumentar a atividade farmacodinâmica de medicamentos antitrombóticos/fibrinolíticos, como heparina ou alteplase. Seu uso concomitante com medicamentos anticoagulantes e fibrinolíticos é contraindicado, pelo risco aumentado de hemorragia. Há algumas evidências (estudos em animais, plasma humano *ex vivo* e voluntários sadios) de que a defibrotida pode aumentar a atividade farmacodinâmica da heparina e da alteplase.
- *Com* ácido tranexâmico: pode diminuir o efeito terapêutico de agentes trombolíticos. Os agentes trombolíticos podem diminuir o efeito terapêutico do ácido tranexâmico.

Reações adversas

- *Os eventos adversos mais comuns (incidência ≥ 10% e independentes da causalidade) relatados foram*: hipotensão, diarreia, vômito, náusea e epistaxe.

Precauções

- Não administrar defibrotida e outros medicamentos simultaneamente através da mesma linha intravenosa.
- A dose total e o volume de infusão devem ser determinados com base no peso basal do paciente (peso antes do regime preparatório para o TCTH).
- Defibrotida aumentou a atividade das enzimas trombolíticas/fibrinolíticas *in vitro* e pode aumentar o risco de hemorragia em pacientes com SOS após o TCTH. Não iniciar o tratamento em pacientes com sangramento ativo.
- Os pacientes tratados com defibrotida não devem receber medicamentos concomitantes, como heparina, varfarina, alteplase ou outra terapia anticoagulante e fibrinolítica sistêmica (excluindo manutenção de rotina ou reabertura de linhas venosas centrais), pelo risco potencial de sangramento.
- Os pacientes devem ser monitorados para sinais e sintomas de hemorragia durante o tratamento com defibrotida, que deve ser suspensa em casos de sangramento significativo ou recorrente. Interromper a infusão de defibrotida por pelo menos 2 horas antes de um procedimento invasivo.

Denosumabe
Apresentação

- Solução injetável de 60 mg/mL, em embalagens com 1 seringa preenchida de 1 mL.
- Solução injetável de 120 mg, em embalagens com 1 frasco-ampola de 1,7 mL.

Classificação

O denosumabe é um anticorpo monoclonal humano (IgG2) que tem como alvo o RANKL (ligante do receptor do fator nuclear kapa B), ao qual se liga com grande afinidade e especificidade, impedindo que o ligante ative seu único receptor, o RANK (receptor ativador do fator nuclear kapa B), na superfície dos osteoclastos e seus precursores, independentemente da superfície óssea. A prevenção da interação RANKL/RANK inibe a formação, a função e a sobrevivência de osteoclastos. O denosumabe, portanto, reduz a reabsorção óssea e aumenta a massa e a resistência dos ossos corticais e trabeculares.

Farmacocinética

- *Absorção*: após dose subcutânea do denosumabe, a biodisponibilidade foi de 61% e as concentrações séricas máximas (Cmáx), de 6 mcg/mL (faixa de 1 a 17 mcg/mL), ocorreram em 10 dias (faixa de 2 a 28 dias); 53% dos pacientes não apresentaram quantidades mensuráveis do denosumabe 6 meses após a dose.
- *Distribuição*: nem acúmulo nem alteração da farmacocinética do denosumabe foram observados após doses múltiplas de 60 mg por via subcutânea 1 vez a cada 6 meses.
- *Metabolismo*: denosumabe é composto unicamente de aminoácidos e carboidratos, como imunoglobulina nativa. Com base em dados não clínicos, espera-se que o metabolismo do fármaco siga as vias de eliminação da imunoglobulina, resultando em degradação para pequenos peptídeos e aminoácidos individualizados.
- *Meia-vida*: 26 dias (faixa de 6 a 52 dias) durante o período de 3 meses (faixa de 1,5 a 4,5 meses).
- *Excreção*: tomando-se por base os dados não clínicos, a eliminação do denosumabe seguirá as vias de eliminação da imunoglobulina, resultando na degradação em pequenos peptídeos e aminoácidos individualizados.

Ajuste de dose

- *Função hepática*: não foram conduzidos estudos clínicos para avaliar o efeito da insuficiência hepática sobre a farmacocinética do denosumabe.
- *Função renal*: não é necessário ajuste de dose para pacientes com insuficiência renal.

Indicação

- *Osteoporose pós-menopausa*: é indicado para o tratamento de osteoporose em mulheres na fase de pós-menopausa. Nessas mulheres, o denosumabe aumenta a densidade mineral óssea (DMO) e reduz a incidência de fraturas do quadril e vertebrais e não vertebrais.
- Tratamento de perda óssea em pacientes submetidos a ablação hormonal contra câncer de próstata ou de mama.
- Em pacientes com câncer de próstata, reduz a incidência de fraturas vertebrais.
- Tratamento de osteoporose em homens.
- Tratamento de osteoporose associada à terapia sistêmica com glicocorticosteroides recém-iniciada ou sustentada, tanto em homens quanto em mulheres com risco aumentado de fratura.

Posologia

- *Adultos*:
  - *Metástases ósseas de tumores sólidos*: 120 mg, SC, a cada 4 semanas[58,74,145].
  - *Tumor de células gigantes do osso*: 120 mg, SC, 1 vez a cada 4 semanas; no primeiro mês, mais 120 mg nos dias 8 e 15[29,150]..
  - *Mieloma múltiplo (prevenção de eventos relacionados ao esqueleto)*: 120 mg, SC, a cada 4 semanas[124]. O denosumabe tem um mecanismo de ação reversível e, portanto, não deve ser descontinuado abruptamente[6].
  - Os pacientes devem receber suplementos de cálcio e de vitamina D durante o tratamento com denosumabe.

Administração/diluição

- Denosumabe é uma solução transparente, incolor a ligeiramente amarelada. A solução não deve ser injetada se estiver turva ou com a coloração diferente da descrita.
- Destina-se apenas à via subcutânea. Os melhores locais para aplicar a injeção são a parte superior das coxas e o abdome. A área externa dos braços também pode ser utilizada. Não deve ser administrado EV, IM ou pela via intradérmica.
- Injetar todo o conteúdo da seringa preenchida.
- Descartar qualquer sobra que permanecer dentro da seringa preenchida.

Estabilidade e armazenamento

- *Frasco-ampola intacto*: armazenar sob refrigeração (entre 2 e 8 °C). Proteger da luz. Não congelar.

Principais interações medicamentosas

- Denosumabe não afeta a farmacocinética de midazolam, que é metabolizado pelo citocromo P45034A (CYP34A), o que indica que não deve afetar a farmacocinética de medicamentos metabolizados por essa enzima.

Reações adversas

- *Infecções e infestações*: infecção do trato urinário e infecção das vias respiratórias superiores.
- *Doenças do sistema nervoso*: ciática.
- *Doenças gastrointestinais*: obstipação e desconforto abdominal.
- *Distúrbios dos tecidos cutâneo e subcutâneo*: erupção cutânea, eczema e alopecia.
- *Distúrbios musculoesqueléticos e dos tecidos conjuntivos*: dor nas extremidades e dor musculoesquelética.

Precauções

- O uso desse medicamento é contraindicado para pacientes que apresentam hipocalcemia.
- Na ausência de estudos de compatibilidade, denosumabe não deve ser misturado com outros medicamentos.
- Não se recomenda o uso de denosumabe em pacientes pediátricos, porque a segurança e a eficácia nesse grupo de pacientes não foram estabelecidas.
- Identificar os pacientes com risco de desenvolver hipocalcemia, que deve ser corrigida por meio da administração de cálcio e de vitamina D antes do início do tratamento. Recomenda-se monitoramento clínico dos níveis de cálcio antes de cada dose e nos pacientes com predisposição para a hipocalcemia 2 semanas após a dose inicial. Se algum paciente apresentar quaisquer sintomas suspeitos de hipocalcemia, os valores de cálcio devem ser medidos. Os pacientes devem ser encorajados a reportar sintomas indicadores de hipocalcemia.
- Os pacientes que recebem denosumabe podem desenvolver infecções cutâneas (predominantemente celulite), resultando em hospitalização. Os pacientes devem ser aconselhados a procurar cuidados médicos imediatos se desenvolverem sinais ou sintomas de celulite.
- O início do tratamento ou de novo ciclo deve ser adiado em pacientes com feridas abertas e não cicatrizadas nos tecidos moles na boca. Recomenda-se realizar avaliação odontológica preventiva e avaliação individual de risco-benefício, antes do tratamento com denosumabe, de pacientes que apresentem os fatores de risco elencados para o desenvolvimento de osteonecrose da mandíbula:
  - via de administração (maior risco para administração parenteral) e doses cumulativas de terapêutica de reabsorção óssea;

Tratamento e Profilaxia de Reações Adversas Provocadas por Agentes Antineoplásicos

- câncer, comorbilidades (anemia, coagulopatias, infecção), tabagismo;
- *terapias concomitantes*: corticosteroides, quimioterapia, inibidores de angiogênese, radioterapia da cabeça e pescoço;
- higiene oral deficiente, doença periodontal, próteses dentárias mal ajustadas, doença dentária preexistente, procedimentos orais invasivos, como extrações dentárias.
- Os pacientes devem ser encorajados a manter boas práticas de higiene oral, efetuar exames gerais dentários de rotina e reportar imediatamente qualquer sintoma oral, como mobilidade dentária, dor, edema ou não cicatrização de feridas ou supuração, durante o tratamento com denosumabe. Procedimentos orais invasivos devem ser realizados apenas após cuidadosa avaliação, evitando-se que ocorra próximo da administração desse medicamento.
- Osteonecrose do canal auditivo externo tem sido reportada, associada à utilização de denosumabe. Potenciais fatores de risco para a osteonecrose do canal auditivo externo incluem a utilização de esteroides e quimioterapia e/ou fatores de risco locais, como infecção ou trauma. A possibilidade de osteonecrose do canal auditivo externo deve ser considerada em pacientes que apresentem sintomas do ouvido, incluindo infecções crônicas.

Dexrazoxano
Apresentação
- Solução injetável de 500 mg, em embalagens contendo 1 frasco-ampola.

Classificação
Agente cardioprotetor para uso simultâneo com doxorrubicina ou epirrubicina. Derivado do ácido etilenodiamino tetra-acético (EDTA), potente agente quelante, protege contra a toxicidade do miocárdio sem afetar a atividade antitumoral. Dexrazoxano atravessa rapidamente as membranas celulares, sofre hidrólise na fibra muscular cardíaca e transforma-se num agente quelante de anel aberto, que estabelece ligações com os íons metálicos. Acredita-se que a cardioproteção se dê pelo bloqueio dos íons metálicos, prevenindo, assim, a formação do complexo $Fe3+$ antraciclina do ciclo de reações de oxidação-redução (ciclo redox) e formação de radicais reativos.

Farmacocinética
- *Distribuição*: dexrazoxano é rapidamente distribuído. Apresenta baixa ligação às proteínas plasmáticas. Não penetra no líquido cefalorraquidiano em quantidades clinicamente significativas. É distribuído para o coração, fígado e rins; Vd em crianças, 0,96 L/kg; em adultos, de 22 a 25 L/m^2.
- *Meia-vida*: sua meia-vida de eliminação é de aproximadamente 2 a 3 horas.
- *Metabolismo*: metabolizado nas células, por mecanismos enzimáticos e não enzimáticos, a um análogo de EDTA.
- *Excreção*: a via de eliminação mais importante do fármaco é a urinária.

Ajuste de dose
- *Função hepática*: nos pacientes com insuficiência hepática, a dose de dexrazoxano deve manter a relação de proporcionalidade, sendo ajustada de acordo com a dose de antraciclina.
- *Função renal*: nos pacientes com insuficiência renal moderada a grave (*clearance* de creatinina < 40 mL/min), a dose de dexrazoxano deve ser diminuída em 50%.

Indicações
- É indicado na prevenção da cardiotoxicidade cumulativa crônica causada pelo uso de doxorrubicina ou de epirrubicina, em pacientes adultos com câncer de mama em está-

gio avançado ou metastático que receberam uma dose cumulativa prévia de 300 mg/m^2 de doxorrubicina ou uma dose cumulativa prévia de 540 mg/m^2 de epirrubicina, quando a continuidade do tratamento com antraciclinas é requerida.
- Aprovado pela FDA no tratamento do extravasamento induzido por antraciclinas.

Posologia
- *Prevenção de cardiomiopatias associadas* à *doxorrubicina*: a dose de dexrazoxano deve ser estabelecida em função da dose de doxorrubicina em uma relação de 10:1. Por exemplo: para uma dose de doxorrubicina de 50 mg, a dose de dexrazoxano deverá ser de 500 mg.
- *Tratamento de extravasamento por antraciclina*: EV, 1.000 mg/m^2 nos dias 1 e 2 (dose máxima: 2.000 mg/dia), seguidos de 500 mg/m^2 no dia 3 (dose máxima: 1.000 mg/dia); iniciar o tratamento o mais rápido possível, dentro de 6 horas após o extravasamento.

Administração/diluição
- O conteúdo de cada frasco-ampola de dexrazoxano liofilizado deve ser reconstituído com 25 mL de água estéril. O conteúdo se dissolverá em poucos minutos, sob agitação suave. Para administração EV, o volume final deve ser proporcional ao número de frascos de dexrazoxano usado e pode variar de 25 a 100 mL por frasco, utilizando-se solução de ringer lactato ou solução de lactato de sódio 0,16 M.
- *Prevenção de cardiomiopatias associadas* à *doxorrubicina*: administrar dexrazoxano por meio de injeção EV lenta (15 minutos) e administrar a doxorrubicina em até 30 minutos após o início da infusão de dexrazoxano.
- *Tratamento de extravasamento de antraciclina*:
  - Suspender o resfriamento (compressas frias e secas) por pelo menos 15 minutos antes da infusão de dexrazoxano para permitir fluxo sanguíneo suficiente para o local de extravasamento.
  - Administrar dexrazoxano EV, por 1 a 2 horas, em uma grande veia em uma extremidade/área diferente do local de extravasamento; administrar a solução à temperatura ambiente. Começar a infusão o mais rápido possível, dentro de 6 horas após o extravasamento, e manter o resfriamento durante a infusão[119].
  - As doses de dexrazoxano nos dias 2 e 3 devem ser administradas no mesmo intervalo (3 horas) e horário que a dose no dia 1, podendo ter uma janela de ± 3 horas.
  - O dexrazoxano é apenas para administração EV. Não usar dimetilsulfóxido (DMSO) em combinação com dexrazoxano, pois pode diminuir sua eficácia.

Estabilidade e armazenamento
- *Frascos intactos*: temperatura ambiente (entre 15 e 30 °C). Ao abrigo da luz e da umidade.
- *Após reconstituição*: a solução reconstituída é estável durante 4 horas. No entanto, recomenda-se utilizar imediatamente ou armazenar em temperatura entre 2 e 8 °C, sob refrigeração e protegida da luz. A solução não utilizada nesse período deve ser descartada.

Principais interações medicamentosas
- É contraindicado o uso concomitante de dexrazoxano com a vacina da febre amarela, sob o risco de evolução fatal. Outras vacinas vivas atenuadas devem ser usadas com precaução, pelo risco de doença sistêmica, possivelmente fatal. O risco é aumentado em indivíduos que já estão imunodeprimidos pela sua doença subjacente; usar uma vacina inativada.
- Dexrazoxano pode reduzir a absorção de fenitoína, com possível exacerbação de quadros convulsivos.
- O uso concomitante de ciclosporina e tacrolimo deve ser avaliado com cautela, em função do acúmulo de efeitos imunossupressores, com risco de induzir doença linfoproliferativa.

Reações adversas
- *Nas doses recomendadas para a cardioproteção de um esquema quimioterápico padrão composto por 5-fluoruracila, doxorrubicina e ciclofosfamida*: acentuação pequena, porém definida, da leucopenia e da trombocitopenia.
- *Em doses muito mais elevadas (até a dose máxima tolerada de 4.500 mg/m²)*: tem-se observado leucopenia passageira leve a moderada, trombocitopenia transitória leve, náusea, vômito, estomatite, alopecia, astenia e elevações transitórias dos valores da função hepática. Outros efeitos: mal-estar, febre baixa, depuração renal aumentada, anemia, aplasia de medula óssea, neutropenia febril, neutropenia, granulocitopenia, contagem de glóbulos brancos diminuída, neuropatia periférica e leucemia mieloide aguda.

Precauções
- Não são conhecidas incompatibilidades com outros medicamentos ou materiais. No entanto, o dexrazoxano não deve ser misturado a outros medicamentos durante a infusão.
- Os mesmos procedimentos normalmente recomendados para o manuseio de produtos quimioterápicos devem ser observados com dexrazoxano. O uso de luvas e roupas de proteção é recomendado durante a preparação da solução. Se o pó ou a solução entrar em contato com a pele ou mucosas, lavar imediatamente a área afetada com água corrente e sabão. A manipulação não deve ser realizada por mulheres grávidas.
- Os pacientes devem ser submetidos a controle hematológico regular, particularmente durante os dois primeiros ciclos da terapia.
- No tratamento do extravasamento por antraciclinas, o dexrazoxano pode atuar inibindo a topoisomerase II, protegendo o tecido da citotoxicidade da antraciclina, diminuindo assim o dano tecidual.
- *Interferência com quimioterapia*: dexrazoxano e doxorrubicina são inibidores da topoisomerase; é possível que o dexrazoxano possa interferir na eficácia antitumoral da doxorrubicina. Portanto, não é recomendado o uso em combinação com terapia adjuvante para o câncer de mama ou em quimioterapia cuja intenção seja curativa.
- Dexrazoxano é um agente citotóxico; homens e mulheres sexualmente ativos devem utilizar métodos contraceptivos eficazes durante o tratamento, e os homens devem continuar a utilizá-los por pelo menos 3 meses após a interrupção do tratamento.
- A monitorização cardíaca deve continuar durante a terapia com o dexrazoxano; suspender a doxorrubicina e o dexrazoxano, caso o paciente apresente declínio na fração de ejeção ventricular esquerda (FEVE) ou insuficiência cardíaca congestiva (ICC) clínica.
- Observar a resposta clínica e os efeitos adversos do fármaco.
- O uso combinado de dexrazoxano e quimioterapia pode acarretar risco aumentado de tromboembolismo.

Difenidramina
Apresentação
- Solução injetável, em ampola contendo 1 mL. Dosagens: 10 e 50 mg.

Classificação
A difenidramina é um anti-histamínico H1, de primeira geração, com efeitos colaterais anticolinérgicos e sedativos. Os anti-histamínicos parecem competir com a histamina pelos locais do receptor H1 sobre as células efetoras. Assim, impedem, mas não revertem, as respostas mediadas só pela histamina.

Farmacocinética
- *Absorção*: após administração oral, a concentração sérica máxima é atingida em 1 a 2 horas.

- *Distribuição*: é amplamente distribuído pelo corpo, incluindo SNC, após administração EV.
- *Meia-vida*: a meia-vida plasmática é de cerca de 6 horas após administração oral.
- *Metabolismo*: parte do fármaco é metabolizado pelo fígado.
- *Excreção*: a eliminação é principalmente urinária. Recuperam-se 5% a 15% de difenidramina sob a forma inalterada e 50% a 65% sob a forma de metabólitos conjugados.

Indicações
- Prevenção e controle de reações alérgicas e de anafilaxia relacionadas à quimioterapia, outros medicamentos que induzem reações de hipersensibilidade e transfusões sanguíneas, em especial de plaquetas.
- *Outros usos*: rinite, cinetoses, doença de Parkinson, sedação, cólica infantil, tosse não produtiva, alergias nasais, dermatoses alérgicas e reações distônicas.

Posologia
- *Adultos*: solução injetável: 10 a 50 mg (dose máxima diária: 400 mg).
- *Crianças (> 12 kg)*: solução injetável: 5 mg/kg/dia, divididos em 3 ou 4 tomadas (dose máxima diária: 300 mg).

Administração/diluição
- Endovenosa (EV) lenta, intramuscular (IM) ou via oral (VO).
- Diluir em soro fisiológico ou soro glicosado 5% até uma concentração máxima de 0,1 mg/mL.

Estabilidade e armazenamento
- *Ampolas intactas*: temperatura ambiente (entre 15 e 30 ºC). Ao abrigo da luz.
- *Após diluição*: temperatura ambiente (entre 15 e 30 ºC), até 24 horas. Proteger da luz.

Principais interações medicamentosas
- *Com álcool, narcóticos, sedativos/hipnóticos ou depressores do SNC*: aumenta a depressão do SNC.
- *Com disopiramida, antidepressivos tricíclicos ou quinidina*: aumenta a resposta anticolinérgica.
- *Com inibidores da MAO*: aumenta o efeito anticolinérgico.
- Cloridrato de difenidramina pode diminuir o efeito terapêutico de substratos da CYP2D6, como codeína, tramadol e oxicodona.
- Deve-se evitar a ingestão de álcool, pois pode potencializar o efeito do medicamento.
- Deve-se evitar o uso de ervas como valeriana, erva-de-são-joão, *kava-kava* e *gotu-kola*, pois podem potencializar o efeito do medicamento.

Reações adversas
- Sonolência; vertigem; fadiga; palpitação; visão turva; cefaleia; insônia; espessamento das secreções traqueobrônquicas; reações alérgicas (dificuldades respiratórias, sensação de aperto em garganta, edema em lábios, língua ou face, *rash* cutâneo, principalmente em face); agitação; secura em boca, nariz ou garganta; retenção urinária; distúrbios gastrointestinais (náusea, diarreia, vômito, dor estomacal); aumento de apetite; ganho de peso.

Precauções
- *Incompatível com*: anfotericina B, cefalotina, lorazepam, tiopental, secobarbital, dexametasona, haloperidol, iodipamida, fenobarbital, fenitoína, amobarbital, tiopental, alopurinol, cefepima e foscarnet.

- O cloridrato de difenidramina tem ação similar à da atropina e, portanto, deve ser usado com cautela em pacientes com histórico de asma brônquica, pressão intraocular aumentada, hipertireoidismo, doença cardiovascular ou hipertensão.
- Observar a resposta clínica e os efeitos colaterais do medicamento.

Dimenidrinato

Apresentação

- Solução injetável de dimenidrinato 3 mg/mL + cloridrato de piridoxina 5 mg/mL + glicose 100 mg/mL + frutose 100 mg/mL (ampola contendo 10 mL).
- Solução injetável intramuscular de dimenidrinato 50 mg/mL + piridoxina 50 mg/mL (ampola contendo 1 mL).
- Comprimidos de dimenidrinato 50 mg + piridoxina 10 mg.
- Solução oral de dimenidrinato 25 mg/mL + piridoxina 5 mg/mL (frasco contendo 20 mL de solução). Cada 1 mL = 20 gotas e contém 25 mg de dimenidrinato + 5 mg de piridoxina.

Classificação

Antiemético e antinauseante. Pertence ao grupo dos anti-histamínicos. Compete com a histamina por sítios receptores H1 das células efetoras do trato GI, vasos sanguíneos e trato respiratório; bloqueia a zona de disparo de quimiorreceptores, reduz a estimulação vestibular e deprime a função labiríntica por meio de sua atividade anticolinérgica central.

Farmacocinética

Dimenidrinato

- *Absorção*: o dimenidrinato é bem absorvido após a administração endovenosa e o início de seu efeito antiemético é muito rápido. A duração da ação persiste por 4 a 6 horas.
- *Metabolismo*: não há dados sobre a distribuição de dimenidrinato nos tecidos, uma vez que é extensamente metabolizado no fígado.
- *Eliminação*: a eliminação do dimenidrinato, assim como de outros antagonistas H1, é mais rápida em crianças do que em adultos e mais lenta nos casos de insuficiência hepática grave. É excretado no leite materno em concentrações mensuráveis, mas não existem dados sobre seus efeitos em lactentes.

Piridoxina

- *Absorção*: a piridoxina é rapidamente absorvida quando administrada por via endovenosa. O pico de concentração ocorre em 1,25 hora após a administração oral.
- *Metabolismo*: é metabolizada no fígado primariamente em fosfato de piridoxal, que é liberado na corrente sanguínea, onde se liga à albumina.
- *Eliminação*: a taxa de excreção renal é de 35% a 63%. O ácido 4-piridóxico é a forma primária inativa da vitamina excretada na urina. Outro modo de excreção da piridoxina ocorre por meio da bile (2%). A excreção no leite materno é segura.
- *Meia-vida*: a meia-vida de eliminação da piridoxina é de 15 a 20 dias.

Glicose

- *Metabolismo*: a glicose é distribuída e armazenada em todos os tecidos do organismo. É metabolizada por vias insulinodependentes no fígado, na parede intestinal, nos rins e no tecido adiposo. A frutose é oxidada em dióxido de carbono e água; é fosforilada principalmente no fígado, onde uma parte é convertida em glicose.
- *Eliminação*: a excreção no leite materno é desconhecida. Qualquer quantidade de frutose acima de 300 g/dia é excretada na urina.

Ajuste de dose
- *Função hepática*: deve-se considerar redução da dose em pacientes com insuficiência hepática aguda, uma vez que o dimenidrinato é intensamente metabolizado pelo fígado. O ácido láctico é o principal produto do metabolismo de frutose, portanto deve ser utilizado com precaução em pacientes com doença hepática ou com acidose preexistente.
- *Função renal*: utilizar com precaução em pacientes com insuficiência renal.

Indicações
- Controle de náusea e vômito agudo induzido por radioterapia ou quimioterapia de potencial emetogênico de baixo a moderado.
- Controle de náusea e vômito tardio induzido por radioterapia ou quimioterapia.
- Na profilaxia e no tratamento das cinetoses e suas manifestações (enjoos em viagens).

Posologia
- *Injetável*:
  - *Crianças acima de 12 anos e adultos*: 30 mg de dimenidrinato diluídos em 10 mL de cloreto de sódio 0,9%, administrados lentamente por um período de no mínimo 2 minutos, repetindo-se a cada 4 a 6 horas, se necessário.
  - *Crianças acima de 2 anos de idade*: recomenda-se administrar 1,25 mg de dimenidrinato/kg de peso, diluídos em 10 mL de cloreto de sódio 0,9%, administrados lentamente por um período de no mínimo 2 minutos, a cada 6 horas se necessário, não ultrapassando 300 mg/dia de dimenidrinato.
- *Comprimidos*:
  - *Crianças menores de 6 anos*: a posologia diária máxima recomendada é de 75 mg.
  - *Crianças maiores de 6 anos até 12 anos*: a posologia diária máxima recomendada é de 150 mg.
  - *Crianças acima de 12 anos e adultos*: a posologia diária máxima recomendada é de 400 mg.
- *Comprimidos revestidos*:
  - *Crianças acima de 12 anos e adultos*: 1 a 2 comprimidos (50 a 100 mg de dimenidrinato), a cada 4 horas, não excedendo 400 mg de dimenidrinato/dia.
- *Solução oral (gotas)*:
  - *Adultos e crianças a partir de 2 anos de idade*: 1 gota/kg de peso corporal (equivalente a 1,25 mg de dimenidrinato/kg), sendo:
    - *Crianças de 2 a 6 anos*: 1 gota/kg a cada 6 a 8 horas, não excedendo 60 gotas (75 mg) em 24 horas.
    - *Crianças de 6 a 12 anos*: 1 gota/kg a cada 6 a 8 horas, não excedendo 120 gotas (150 mg) em 24 horas.
    - *Acima de 12 anos e adultos*: 1 gota/kg a cada 4 a 6 horas, não excedendo 320 gotas (400 mg) em 24 horas.

Administração/diluição
- Dimenidrinato injetável pode ser administrado como infusão, diluído em solução compatível, como solução salina estéril.

Estabilidade e armazenamento
- *Frascos intactos*: temperatura ambiente (abaixo de 30 °C). Ao abrigo da luz. Não congelar.
- *Após diluição*: refrigeração (entre 2 e 8 °C) ou temperatura ambiente. O fabricante recomenda que o uso seja feito logo após o preparo.

Principais interações medicamentosas

- *Interage com os seguintes medicamentos*: anticolinérgicos, analgésicos narcóticos, sedativos, hipnóticos, narcóticos, tranquilizantes, inibidores da MAO e insulina.
- *Com álcool*: aumenta a depressão do SNC.
- *Com atropina, haloperidol ou quinidina*: aumenta a reação anticolinérgica.
- *Com depressores do sistema nervoso central*: potencialização dos depressores do sistema nervoso central.
- Evitar o uso de medicamentos ototóxicos, pois pode mascarar os sintomas de ototoxicidade.
- O uso concomitante da piridoxina e contraceptivos orais, hidralazina, isoniazida ou penicilamina pode aumentar as necessidades de piridoxina.

Reações adversas

- Sedação em intensidade variável (leve sonolência até sono profundo); dificuldade de concentração; fadiga, letargia, cansaço; tontura; hipotensão; fraqueza muscular; distúrbios gastrointestinais; cefaleia; zumbido; irritabilidade; pesadelos; anorexia; retenção urinária; boca seca; sintomas de estimulação cerebral (principalmente em crianças): insônia, nervosismo, agitação, taquicardia, tremores, contrações musculares e convulsão.

Precauções

- *Incompatível com*: aminofilina, hidrocortisona, tiopental, clorpromazina, glicopirolato, hidroxizina, colografina (contraste), midazolam, fenobarbital, proclorperazina, promazina, prometazina, tetraciclina e tiopental.
- *Ingestão concomitante com alimentos*: não há restrições quanto ao uso do produto com alimentos.
- Esse medicamento contém açúcar, portanto deve ser usado com cautela em portadores de diabetes.
- Observar a resposta clínica e efeitos colaterais do medicamento.

Eltrombopague olamina

Apresentação

- Comprimidos revestidos de 25 e 50 mg, para uso oral, em cartuchos com 14 comprimidos.

Classificação

Anti-hemorrágico/agonista do receptor de trombopoetina.

Farmacocinética

- *Absorção*: eltrombopague é absorvido com a concentração máxima ocorrendo 2 a 6 horas após a administração oral.
- *Distribuição*: eltrombopague exibe alta ligação às proteínas plasmáticas humanas (> 99,9%).
- *Metabolismo*: eltrombopague é metabolizado principalmente por meio de clivagem, oxidação e conjugação com ácido glicurônico, glutationa e cisteína.
- *Excreção*: o eltrombopague absorvido é extensivamente metabolizado. A via predominante de excreção são as fezes (59%); e 31% da dose é encontrada na urina como metabólitos. O composto original inalterado (eltrombopague) não é detectado na urina; nas fezes, responde por aproximadamente 20% da dose.
- *Meia-vida de eliminação plasmática*: a meia-vida de eltrombopague é de aproximadamente 21 a 32 horas.

584   Terapêutica Oncológica para Enfermeiros e Farmacêuticos

Ajuste de dose

- *Função hepática*: eltrombopague não deve ser usado em pacientes com púrpura trombocitopênica idiopática (PTI) e insuficiência hepática. Se o tratamento for considerado apropriado, iniciar com a dose de 25 mg, 1 vez ao dia, e aguardar 3 semanas antes de aumentá-la. Pacientes com anemia aplásica severa refratária e insuficiência hepática devem iniciar o tratamento com eltrombopague na dose de 25 mg, 1 vez por dia.
- *Função renal*: não é necessário ajuste da dose em pacientes com insuficiência renal.

Indicação

- Tratamento de plaquetopenia em pacientes adultos e pediátricos acima de 6 anos com PTI de origem imune, os quais tiveram resposta insuficiente a corticosteroides, imunoglobulinas ou esplenectomia (retirada do baço).
- Eltrombopague está indicado para pacientes com PTI que apresentam risco aumentado de sangramento e hemorragia. Não deve ser usado simplesmente para aumentar a contagem de plaquetas.
- Indicado, em combinação com terapia imunossupressora padrão, para o tratamento de primeira linha de pacientes adultos e pediátricos acima de 6 anos com anemia aplásica severa (AAS). Eltrombopague também está indicado no tratamento de pacientes adultos com AAS refratários à terapia imunossupressora prévia ou que não sejam elegíveis ao transplante de células-tronco hematopoiéticas.

Posologia

Os esquemas posológicos de eltrombopague devem ser individualizados, com base na contagem plaquetária.

Púrpura trombocitopênica idiopática em adultos e crianças acima de 6 anos

- A dose inicial recomendada de eltrombopague é de 50 mg, 1 vez ao dia.
- Para pacientes com ascendência asiática (chineses, japoneses, taiwaneses e coreanos), incluindo aqueles com insuficiência hepática, eltrombopague deve ser iniciado com uma dose de 25 mg, 1 vez ao dia.
- *Monitoramento e ajuste de dose*: após iniciar o tratamento com eltrombopague, a dose deve ser ajustada para atingir e manter a contagem de plaquetas > 50.000/microL, para redução do risco de sangramento. A dose diária de 75 mg não deve ser excedida.
- Os exames hematológicos e de função hepática devem ser monitorizados regularmente durante o tratamento com eltrombopague; e a dose deve ser modificada com base na contagem plaquetária, conforme descrito na Tabela 5.1.1.
- Durante o tratamento com eltrombopague, recomenda-se a realização semanal de hemograma completo, incluindo a contagem de plaquetas e esfregaço sanguíneo, de modo que esses parâmetros sejam avaliados até que a estabilização da contagem de plaquetas seja alcançada (> 50.000/microL por pelo menos 4 semanas). Após a estabilização da contagem de plaquetas, recomenda-se a realização mensal de hemograma completo, incluindo a contagem de plaquetas e esfregaço sanguíneo.
- *Descontinuação do tratamento*: eltrombopague deve ser interrompido após 4 semanas de tratamento com a dose de 75 mg/dia, caso a contagem de plaquetas não aumente em níveis suficientes para evitar sangramento clinicamente relevante. Os pacientes devem ser avaliados periodicamente e a continuação do tratamento deve ser decidida com base na avaliação clínica; em pacientes não esplenectomizados, incluir a avaliação relativa à esplenectomia. A reincidência da trombocitopenia é possível após a descontinuação do tratamento.

Tabela 5.1.1 Dose de eltrombopague em pacientes com PTI.

Contagem de plaquetas	Ajuste de dose ou resposta
< 50.000/microL após 2 semanas de tratamento	Aumentar a dose diária em 25 mg para até o máximo de 75 mg/dia.
> 200.000 a 400.000/microL	Reduzir a dose diária em 25 mg. Aguardar 2 semanas para avaliar o efeito dessa redução e qualquer ajuste de dose subsequente.
> 400.000/microL	Descontinuar o tratamento; aumentar a frequência de monitorização de plaquetas para 2 vezes por semana. Uma vez atingida a contagem de plaquetas para < 150.000/microL, reiniciar o tratamento na menor dose diária.

Fonte: Desenvolvida pela autoria do capítulo.

Anemia aplásica severa

Eltrombopague deve ser iniciado concomitantemente à terapia imunossupressora padrão.

- *Regime de dose inicial em adultos e adolescentes com idade entre 12 e 17 anos*:
  - A dose inicial recomendada é de 150 mg, 1 vez ao dia, por 6 meses.
  - Para pacientes adultos e adolescentes com AAS com ascendência asiática, iniciar com uma dose de 75 mg, 1 vez ao dia, por 6 meses.
  - Os testes hematológicos e hepáticos devem ser monitorados regularmente ao longo do tratamento. O regime de dose deve ser modificado com base na contagem de plaquetas, conforme descrito na Tabela 5.1.2.
- A Tabela 5.1.3 resume as recomendações para interrupção, redução ou descontinuação de eltrombopague no gerenciamento de anormalidades da função hepática e eventos de trombose/embolia.

Tabela 5.1.2 Ajuste de dose de eltrombopague em pacientes com AAS (primeira linha).

Resultado da contagem de plaquetas	Ajuste de dose ou resposta
> 200.000 a ≤ 400.000/microL	Reduzir a dose diária em 25 mg, a cada 2 semanas, para a menor dose terapêutica que mantenha a contagem de plaquetas ≥ 50.000/microL. Em pacientes pediátricos com idade inferior a 12 anos, reduzir a dose em 12,5 mg.*
> 400.000/microL	Interromper eltrombopague por 1 semana. Assim que a contagem de plaquetas for < 200.000/microL, reintroduzir com uma dose reduzida de 25 mg (ou 12,5 mg em pacientes pediátricos com menos de 12 anos de idade).*

* Para pacientes com 25 mg de eltrombopague 1 vez ao dia, considerar a dose de 25 mg em dias alternados.
Fonte: Desenvolvida pela autoria do capítulo.

Tabela 5.1.3 Modificação da dose em anormalidades da função hepática e trombose/embolia.

Evento	Recomendação

Anormalidades da função hepática	- *Aumento da ALT > 6 x LSN*: descontinuar eltrombopague.
	- *Quando ALT < 5 x LSN*: reintroduzir na mesma dose.
	- *Aumento da ALT > 6 x LSN após a reintrodução de eltrombopague*:
	  - Monitorar ALT pelo menos a cada 3 a 4 dias.
	  - Se ALT > 6 x LSN em exames de sangue repetidos, descontinuar eltrombopague. Assim que ALT < 5 x LSN, reintroduzir com uma dose diária reduzida em 25 mg em comparação com a dose anterior.
	  - Se ALT > 6 x LSN com a dose reduzida, reduzir a dose diária em 25 mg até ALT < 5 x LSN.

Trombose/embolia	- *Ocorrência de trombose venosa profunda, embolia pulmonar, ataque isquêmico transitório, acidente vascular cerebral ou infarto do miocárdio a qualquer momento durante o uso de eltrombopague*:
	  - Interromper eltrombopague, mas manter imunossupressão com ATG e ciclosporina.
	  - Se plaquetas > 50.000/microL no momento da trombose, o tratamento com enoxaparina ou outro anticoagulante apropriado é recomendado até que a contagem de plaquetas fique abaixo de 20.000/microL ou um ciclo-padrão de anticoagulação de 3 a 6 meses seja completado.

Fonte: Desenvolvida pela autoria do capítulo.

Anemia aplásica severa refratária

- A dose inicial recomendada de eltrombopague é de 50 mg, 1 vez ao dia.
- Para pacientes com ascendência asiática, incluindo aqueles com insuficiência hepática, iniciar eltrombopague com uma dose de 25 mg, 1 vez ao dia.
- A resposta hematológica exige a titulação da dose, geralmente até 150 mg, e pode demorar até 16 semanas após o início do tratamento. A dose de eltrombopague deve ser ajustada em incrementos de 50 mg, a cada 2 semanas, conforme necessário, para que a contagem de plaquetas seja ≥ 50.000/microL. A dose de 150 mg por dia não deve ser excedida.
- Exames hematológicos e hepáticos devem ser monitorados regularmente ao longo do tratamento e o regime de dose de eltrombopague deve ser modificado com base na contagem de plaquetas, conforme descrito na Tabela 5.1.4.

Tabela 5.1.4 Ajuste de dose de eltrombopague em AAS refratária.

Contagem de plaquetas	Ajuste de dose ou resposta
< 50.000/microL após pelo menos 2 semanas de tratamento	Aumentar a dose diária de 50 mg até o máximo de 150 mg/dia. Para pacientes com ascendência asiática ou aqueles com insuficiência hepática que utilizam a dose de 25 mg, 1 vez por dia, aumentar a dose para 50 mg, 1 vez por dia, antes de ajustar a dose em incrementos de 50 mg.
≥ 200.000 a ≤ 400.000/microL a qualquer momento	Reduzir a dose diária de 50 mg. Aguardar 2 semanas para avaliar os efeitos dessa redução e para qualquer ajuste de dose subsequente.
> 400.000/microL	Interromper o tratamento com eltrombopague por pelo menos 1 semana. Atingida a contagem de plaquetas de < 150.000/microL, reintroduzir com a dose reduzida de 50 mg.
> 400.000/microL após 2 semanas de tratamento na dose mais baixa	Descontinuar o tratamento com eltrombopague.

Fonte: Desenvolvida pela autoria do capítulo.

Administração

Eltrombopague deve ser ingerido pelo menos 2 horas antes ou 4 horas depois de quaisquer produtos, como antiácidos, laticínios ou suplementos minerais, que contenham cátions polivalentes (p. ex., alumínio, cálcio, ferro, magnésio, selênio e zinco).

Estabilidade e armazenamento

- Temperatura ambiente (abaixo de 30 °C). Ao abrigo da luz.

Principais interações medicamentosas

- *Com estatinas*: quando coadministradas com eltrombopague, deve-se cogitar uma redução da dose das estatinas e uma monitorização cuidadosa deve ser conduzida.
- *Com ciclosporina*: uma diminuição na exposição ao eltrombopague foi observada com a coadministração de 200 e 600 mg de ciclosporina. Essa diminuição não é considerada clinicamente significativa. O ajuste da dose de eltrombopague é permitido durante o curso do tratamento, com base na contagem plaquetária do paciente, a qual deve ser monitorada pelo menos semanalmente, durante 2 a 3 semanas.
- *Com metotrexato*: a administração concomitante de eltrombopague e outros substratos de OATP1B1 (metotrexato) e BCRP (topotecana e metotrexato) deve ser feita com cautela.
- *Cátions polivalentes (quelação)*: eltrombopague sofre quelação com cátions polivalentes, como alumínio, cálcio, ferro, magnésio, selênio e zinco. Assim, a fim de evitar redução significativa em sua absorção, esse fármaco deve ser ingerido pelo menos 2 horas antes ou 4 horas depois da administração de quaisquer produtos, como antiácidos, laticínios e outros produtos contendo cátions polivalentes (suplementos minerais, p. ex.), como já mencionado.

Reações adversas
Púrpura trombocitopênica idiopática
- *Infecções e infestações*: nasofaringite, infecção do trato respiratório superior e rinite.
- *Distúrbios do sistema nervoso*: parestesia.
- *Distúrbios oculares*: ressecamento ocular e catarata.
- *Distúrbios vasculares*: trombose venosa profunda.
- *Distúrbios respiratório, torácico e do mediastino*: tosse, dor orofaríngea e rinorreia.
- *Distúrbios gastrointestinais*: náuseas, diarreia, úlceras na boca, dor de dente.
- *Distúrbios hepatobiliares*: alanina aminotransferase elevada, aspartato aminotransferase elevada, hiperbilirrubinemia, função hepática anormal.
- *Distúrbios dos tecidos cutâneos e subcutâneos*: *rash* cutâneo, alopecia.
- *Distúrbios musculoesqueléticos e dos tecidos conjuntivos*: dor nas costas, mialgia, espasmo muscular, dor musculoesquelética, dor óssea.
- *Distúrbios do sistema reprodutor e da mama*: menorragia.

Anemia aplásica severa
- *Distúrbios sanguíneos e do sistema linfático*: neutropenia, infarto do baço.
- *Distúrbios metabólicos e nutricionais*: sobrecarga de ferro, diminuição do apetite, hipoglicemia, aumento do apetite.
- *Distúrbios psiquiátricos*: insônia, ansiedade, depressão.
- *Distúrbios do sistema nervoso*: cefaleia, tontura e síncope.
- *Distúrbios oculares*: ressecamento e prurido ocular, catarata, icterícia ocular, visão turva, deficiência visual, flocos vítreos.
- *Distúrbios respiratório, torácico e do mediastino*: tosse, dispneia, dor orofaríngea, rinorreia e epistaxe.
- *Distúrbios gastrointestinais*: dor e desconforto abdominal, diarreia, náuseas, sangramento gengival, bolhas na mucosa, dor oral, vômito, constipação, distensão abdominal, disfagia, descoloração das fezes, inchaço na língua, distúrbio de motilidade gastrointestinal, flatulência.
- *Distúrbios hepatobiliares*: aumento das transaminases, aumento da bilirrubina sérica e icterícia.
- *Distúrbios dos tecidos cutâneos e subcutâneos*: equimose, petéquia, erupção cutânea, prurido, urticária, lesão cutânea e erupção cutânea macular.
- *Distúrbios musculoesqueléticos e dos tecidos conjuntivos*: artralgia, espasmos musculares, dor nas extremidades, dor nas costas, mialgia e dor óssea.
- *Distúrbios renais e urinários*: cromatúria.
- *Distúrbios gerais*: fadiga, neutropenia febril, pirexia, astenia, edema periférico, calafrios, mal-estar.
- *Investigações*: aumento da creatina fosfoquinase sanguínea.

Precauções
- Eltrombopague é altamente colorido e tem o potencial de interferir em alguns testes laboratoriais. A descoloração e a interferência do soro com a bilirrubina total e o teste de creatinina foram relatados em pacientes que tomaram eltrombopague.

Eritropoetina
Apresentação
- Seringa preenchida com solução incolor, nas dosagens: 1.000 UI em 0,5 mL; 2.000 UI em 0,5 mL; 3.000 UI em 0,3 mL; 4.000 UI em 0,4 mL; 10.000 UI em 1 mL; 40.000 UI em 1 mL.
- Frasco-ampola contendo pó liofilizado branco acompanhado de diluente, nas dosagens: 1.000, 2.000, 3.000, 4.000 e 10.000 UI.

- Frasco-ampola contendo solução injetável, nas dosagens: 1.000, 2.000, 3.000, 4.000, 10.000 e 40.000 UI.

Classificação

Fator de crescimento estimulante de colônia.

Farmacocinética

- *Absorção*: o pico na concentração plasmática de eritropoetina (EPO) é alcançado em 600 a 720 minutos após administração subcutânea; e a concentração declina exponencialmente após o pico.
- *Distribuição*: a biodisponibilidade após sua administração SC encontra-se entre 23% e 42%, quando comparada à administração endovenosa.
- *Meia-vida*: a meia-vida de eliminação é de 4 a 16 horas e parece não ser afetada pela função renal.
- *Metabolismo*: a concentração de EPO excretada pela urina em 24 horas é de 13,6%, 12,5% e 19,4%, nas doses de 1.000, 5.000 e 10.000 UI/kg, respectivamente.
- *Excreção*: aproximadamente 10% são eliminados na urina, como composto inalterado. A quantidade de EPO excretada na urina por 24 horas é de 318 ± 225, 1.500 ± 866 e 4.590 ± 4.600 UI, nas doses de 1.000, 5.000 e 10.000 UI/kg, respectivamente.

Ajuste de dose

- *Função hepática*: não há ajustes de dosagem fornecidos na bula do fabricante.
- *Função renal*: nenhum ajuste de dosagem é necessário.

Indicações

- *Em oncologia*: no tratamento da anemia associada ao câncer e à terapêutica quimioterápica (mielossupressora ou nefrotóxica). A alfaepoetina injetável é utilizada como estimulante da eritropoese, sendo, portanto, um produto antianêmico, indicado para o tratamento de anemia em pacientes com insuficiência renal e que se submetem ao regime de diálise.

Posologia

- *Anemia decorrente de quimioterapia em pacientes com câncer*: iniciar o tratamento somente se Hb < 10 g/dL e a duração prevista da quimioterapia mielossupressora for de pelo menos 2 meses adicionais. Titular a dosagem para usar a dose eficaz mínima que manterá um nível de Hb suficiente para evitar transfusões de hemácias. Descontinuar a eritropoetina após a conclusão da quimioterapia.
- *Via subcutânea*: iniciar com 150 UI/kg, 3 vezes por semana, ou 40.000 UI, 1 vez por semana, até o final da quimioterapia.

Ajustes de dose

- *Se a Hb não aumentar ≥ 1 g/dL e permanecer abaixo de 10 g/dL após as 4 semanas iniciais*: aumentar para 300 UI/kg, 3 vezes por semana, ou 60.000 UI semanais; descontinuar após 8 semanas de tratamento se as transfusões de hemácias ainda forem necessárias ou se não houver resposta de Hb.
- *Se a Hb exceder um nível necessário para evitar a transfusão de hemácias*: suspender a dose; retomar o tratamento com uma redução de dose de 25% quando a Hb se aproximar de um nível em que as transfusões possam ser necessárias.
- *Se a Hb aumentar > 1 g/dL em qualquer período de 2 semanas ou se a Hb atingir um nível suficiente para evitar a transfusão de hemácias*: reduzir a dose em 25%.

Administração/diluição
- Subcutânea (SC) ou endovenosa (EV), em infusão de 1 a 5 minutos.
- Quando sob apresentação liofilizada, reconstituir com o diluente que acompanha o produto. Agitar o frasco suavemente para não afetar a potência do produto. Quando administrado EV, deve ser aplicado sem diluição adicional; porém, se necessário, diluir em, no máximo, 10 mL de água destilada.
- Subcutânea é a via de administração preferida, exceto em pacientes com doença renal crônica em hemodiálise, para os quais a via EV é recomendada.

Estabilidade e armazenamento
- *Frascos ou seringas intactas*: refrigeração (entre 2 e 8 °C). Ao abrigo da luz. Não congelar.
- *Após reconstituição (quando pó liofilizado)*: sob refrigeração (entre 2 e 8 °C), até 24 horas.

Principais interações medicamentosas
- *Inibidores da enzima de conversão de angiotensina (captopril, cilazapril, delapril, fosinopril, imidapril, lisinopril, enalapril, moexipril, pentopril, perindopril, quinapril, ramipril, temocapril, trandolapril, zofenopril)*: são necessárias maiores doses de manutenção de alfaepoetina para manter o alvo de hematócrito.
- *Sais de ferro*: potencialização do efeito da eritropoetina.
- *Heparina*: redução do efeito da heparina.
- *Ciclosporina*: alteração dos níveis da ciclosporina.

Reações adversas
- *Gastrointestinais*: náuseas, vômitos, diarreia.
- *Cutâneas*: trombose da veia utilizada para infusão, *rash* cutâneo, reação inflamatória e dor no local da injeção, edema palpebral.
- *Outras*: hipertensão arterial, dor musculoesquelética transitória de leve a moderada (principalmente em região lombar, pelve e esterno), sintomas gripais, febre e calafrios após a injeção, convulsões, astenia, fadiga, tontura, parestesias, dispneia, teratogenicidade e carcinogenicidade.

Precauções
- Não é recomendado o tratamento em pacientes com níveis de eritropoetina > 200 mU/mL. Os níveis-alvo de hemoglobina não devem ultrapassar 12 g/dL.
- Monitorizar o hematócrito e a hemoglobina, no mínimo 1 a 2 vezes por semana.
- Contraindicada em pacientes com hipertensão arterial grave não controlada ou de difícil controle e em pacientes com hipersensibilidade aos componentes da fórmula. Controlar periodicamente a pressão arterial.
- Utilizar com cautela em indivíduos com coagulopatia, doença vascular isquêmica e história de convulsões.
- A dor óssea leve a moderada pode ser controlada com acetaminofeno.
- Dar preferência à aplicação na face anterior da coxa, pois apresenta taxa de absorção superior à aplicação em braço ou abdome.

Famotidina
Apresentação
- Comprimidos de 20 e 40 mg, em embalagens com 10 e 30 comprimidos.

Classificação
Antiácido e antiulceroso.

Farmacocinética
- *Absorção*: a famotidina não é absorvida completamente no trato gastrointestinal (TGI) quando administrada por via oral. Sua biodisponibilidade é de 40% a 50%. A inibição da secreção do ácido gástrico ocorre 1 hora após a administração oral.
- *Distribuição*: após a administração oral, a famotidina é bem distribuída, com altas concentrações nos rins, fígado, pâncreas e glândula submandibular. Encontra-se entre 15% e 20% ligada a proteínas.
- *Metabolismo*: hepático.
- *Excreção*: a eliminação da famotidina ocorre entre 2,5 e 4 horas em adultos com função renal normal. É excretada principalmente na urina, por meio de filtração glomerular e secreção tubular. Aproximadamente 25% a 30% da dose é excretada nas primeiras 24 horas e 13% a 49% em até 72 horas. A famotidina não é removida por hemodiálise.

Ajuste de dose
- *Função hepática*: não existe recomendação de ajuste de dose pelo fabricante.
- *Função renal*: em pacientes com depuração de creatinina abaixo de 30 mL/min, reduzir a dose de famotidina para 20 mg ao deitar-se.

Indicação
- É indicada na úlcera duodenal e gástrica benigna e na prevenção de recidivas de ulceração duodenal. Em condições de hipersecreção, como esofagite de refluxo, gastrite e síndrome de Zollinger-Ellison.

Posologia
- *Úlcera duodenal*:
  - *Terapia inicial*: a dose recomendada de famotidina é de 1 comprimido de 40 mg/dia, ao deitar-se. A duração do tratamento é de 4 a 8 semanas, podendo ser abreviada se a endoscopia revelar que a úlcera foi curada. Nos casos em que a cura completa não se verifica após 4 semanas, o tratamento deve ser continuado por um período adicional de 4 semanas.
  - *Terapia de manutenção*: para prevenção da recorrência, recomenda-se que a terapia com famotidina seja mantida com um comprimido de 20 mg, ao deitar-se, por um periodo determinado a critério médico.
- *Úlcera gástrica benigna*: a dose recomendada de famotidina é de um comprimido de 40 mg/dia, ao deitar-se. A duração do tratamento é de 4 a 8 semanas, podendo ser abreviada se a endoscopia revelar que a úlcera foi curada.
- *Síndrome de Zollinger-Ellison*: pacientes sem terapia antissecretória anterior devem ser tratados, inicialmente, com uma dose de 20 mg a cada 6 horas. A posologia deve ser ajustada às necessidades individuais e deve ser mantida enquanto houver indicação clínica. Doses de até 800 mg/dia têm sido usadas, por até 1 ano, sem o desenvolvimento de reações adversas significativas ou taquifilaxia. Os pacientes que estavam recebendo outro antagonista H2 podem passar diretamente para o uso de famotidina, com uma dose inicial mais alta do que aquela recomendada para casos novos; essa dose inicial dependerá da gravidade da condição e da última dose do antagonista H2 previamente utilizado.

Estabilidade e armazenamento
- Armazenar em temperatura ambiente (entre 15 e 30 ºC). Proteger da luz e da umidade.

Principais interações medicamentosas
- Famotidina diminui a absorção de alguns fármacos, como cefpodoxima, domperidona, itraconazol, cetoconazol e/ou melfalana.

- Famotidina não tem sua farmacocinética significativamente alterada se administrada concomitantemente com nifedipina, fenitoína e/ou varfarina.
- A concentração sérica de famotidina pode ser aumentada se administrada concomitantemente com probenecida.
- Famotidina pode aumentar a concentração plasmática de pentoxifilina, por aumentar o pH gástrico.

Reações adversas
- *Reações com incidência não determinada*:
  - *Efeitos dermatológicos*: síndrome de Stevens-Johnson, *rash* cutâneo e/ou urticária.
  - *Efeitos neurológicos*: ansiedade.
  - *Efeitos cardiovasculares*: palpitações, bradicardia e/ou bradiarritmias.
  - *Efeitos respiratórios*: pneumonia intersticial.
  - *Efeitos hematológicos*: neutropenia e/ou trombocitopenia.
  - *Efeitos endocrinológicos*: hiperprolactinemia e/ou galactorreia.
  - *Outras*: boca seca, náuseas e/ou vômitos, exantema, desconforto ou distensão abdominal, anorexia e/ou fadiga.
  - *Alterações laboratoriais*: elevação de bilirrubinas e fosfatase alcalina, hepatomegalia e/ou icterícia colestática.

Precauções
- É recomendado ajuste da dose em doentes com insuficiência renal moderada a grave, pelo risco de prolongamento do intervalo QT e dos efeitos adversos do sistema nervoso central.
- Como famotidina é parcialmente metabolizada no fígado e excretada primariamente pelos rins, deve-se ter cautela na administração em pacientes com disfunção hepática ou renal.
- Famotidina 20 mg contém o corante amarelo tartrazina, que pode causar reações de natureza alérgica, entre as quais asma brônquica, especialmente em pessoas alérgicas ao ácido acetilsalicílico.

Filgrastim
Apresentação
- Frasco-ampola contendo 1 mL de solução incolor. Dosagem: 300 mcg.
- Seringa preenchida com 0,5 mL de solução incolor. Dosagem: 300 mcg.

Classificação
Fator de crescimento estimulante de colônia de granulócitos (G-CSF).

Farmacocinética
- *Absorção*: após aplicação subcutânea, é detectada em circulação sistêmica em 5 minutos; e o pico de concentração ocorre de 4 a 8 horas.
- *Distribuição*: distribui-se para o sangue e a medula óssea. O volume de distribuição no sangue é de aproximadamente 150 mL/kg.
- *Meia-vida*: tem meia-vida de eliminação de 3 a 5 horas.
- *Metabolismo*: é metabolizada pelo fígado e pelos rins, mas não sofre alterações em função de anormalidades nesses órgãos.
- *Excreção*: não esclarecida pelo fabricante e em literatura.

Ajuste de dose
- *Função hepática*: não foram realizados estudos com filgrastim em pacientes com insuficiência hepática.
- *Função renal*: não foram realizados estudos com filgrastim em pacientes com insuficiência renal.

Indicação

- Para diminuir a incidência e a duração da neutropenia febril em pacientes portadores de neoplasia não mieloide tratados com quimioterapia citotóxica em doses convencionais ou em alta dosagem em transplante de células-tronco hematopoiéticas.
- Tratamento de resgate em pacientes com neutropenia febril.
- *Outras indicações*: anemia aplástica, neutropenia cíclica, neutropenia congênita, desordens mielodisplásicas e para aumento do nível de células precursoras (células-tronco ou *stem cell*) periféricas.

Posologia

- *Em quimioterapia convencional*: 0,5 MU/kg/dia ou 5 mcg/kg/dia, SC, portanto, 30 MU ou 300 mcg, o que corresponde ao conteúdo de uma ampola ou uma seringa, é a dose diária necessária para um paciente de 60 kg.
  Tratamento de até 14 dias, iniciado pelo menos 24 horas após o término da quimioterapia. Em geral, o tratamento prolonga-se até que o período de nadir seja ultrapassado e a contagem de neutrófilos atinja 5.000 a 10.000/mm³.
  Em protocolos de quimioterapia, a cada 3 semanas pode ser administrado durante 5 dias, dos dias 15 ao 19.
- *Em transplante de medula óssea*: 1 MU/kg/dia ou 10 mcg/kg/dia, EV, em infusão de 30 minutos ou 24 horas; ou SC, por infusão contínua de 24 horas. A primeira dose deve ser administrada 24 horas após a infusão da medula óssea. Após o período de nadir, se a contagem de neutrófilos permanecer acima de 1.000/mm³ por 3 dias consecutivos, a dose de filgrastim poderá ser reduzida em 50% e, se persistir elevada por mais 3 dias consecutivos, o medicamento poderá ser descontinuado.
- *Em coleta de células-tronco para transplante de medula óssea*: 10 mcg/kg/dia, SC. Deve ser administrado pelo menos 4 dias antes da primeira leucoferese e continuado até a último dia do procedimento.

Nota: Em geral, a descontinuação do tratamento com filgrastim resulta na queda de 50% dos neutrófilos circulantes em 1 a 2 dias, com retorno aos níveis normais em 1 a 7 dias.

Administração/diluição

- Subcutânea (SC) ou endovenosa (EV), em infusão de 30 minutos ou 24 horas (menos comum).
- Para aplicação endovenosa, o G-CSF pode ser diluído em solução de glicose 5%.
- O G-CSF diluído pode ser adsorvido em materiais plastificantes e vidro. Contudo, quando diluído corretamente, é compatível com vidro e uma variedade de materiais plásticos, incluindo PVC, poliolefina (copolímero do polipropileno e polietileno) e polipropileno.
- *Administração EV*: para pacientes tratados com G-CSF diluído a concentração inferior a 15 mcg/mL, deve-se adicionar albumina sérica humana até a concentração de 2 mg/mL. Por exemplo: para o volume final de 20 mL, doses totais de G-CSF inferiores a 300 mcg devem ser administradas com 0,2 mL de solução de albumina humana a 20%. Diluições a concentração inferior a 2 mcg/mL não são recomendadas.

Estabilidade e armazenamento

- *Frascos intactos*: refrigeração (entre 2 e 8 ºC). Ao abrigo da luz. Exposição breve (até 7 dias) a temperaturas elevadas (até 37 ºC) não afeta a estabilidade do fármaco.
- *Em seringas plásticas*: 24 horas sob temperatura ambiente e 7 dias sob refrigeração. Atenção para os riscos de contaminação biológica.
- *Após diluição (exclusivamente em soro glicosado 5%, conforme orientação)*: refrigeração (entre 2 e 8 ºC): 24 horas.

Principais interações medicamentosas
- *Com lítio*: aumento maior que o esperado do nível de neutrófilos.
- *Com topotecana*: prolongamento da duração da neutropenia.
- *Com vincristina*: neuropatia periférica severa.

Reações adversas
- *Hematológicas*: neutrofilia (até 40.000/mm³), declínio do nível de neutrófilos (5 a 60 minutos após a aplicação), declínio transitório da contagem de plaquetas, risco ainda não estabelecido de estimular a progressão de síndromes mielodisplásicas para leucemia mieloide aguda.
- *Gastrointestinais*: náuseas, vômitos, anorexia.
- *Cutâneas*: reação inflamatória no local da injeção.
- *Outras*: dor musculoesquelética transitória de leve a moderada, principalmente em região lombar, pelve e esterno; disúria; hipotensão transitória; hepatotoxicidade (elevação das transaminases, DHL e fosfatase alcalina); esplenomegalia; febre; fadiga; elevação do ácido úrico; cefaleia; dispneia, tosse; enriquecimento e dor no local da injeção por via subcutânea; teratogenicidade e carcinogenicidade.

Precauções
- *Incompatível com*: anfotericina B, cefepima, cefonicida, cefoperazona, cefotaxima, cefoxitina, ceftriaxona, cefuroxima, clindamicina, dactinomicina, etoposídeo, fluoruracila, furosemida, heparina, manitol, metilprednisolona, metronidazol, mitomicina, piperacilina, proclorperazina, cloreto de sódio 0,9% e tiotepa.
- Filgrastim é incompatível com soluções salinas.
- Monitorizar com frequência o hemograma e, em pacientes que fazem uso contínuo e frequente, os parâmetros hepáticos.
- A dor óssea leve a moderada pode ser controlada com acetaminofeno.
- É contraindicado o uso de filgrastim em pacientes com alergia conhecida aos produtos derivados de *Escherichia coli* e em neutropenia congênita grave (síndrome de Kostmann) com citogenética anormal.

Folinato de cálcio
Apresentação
- Injetável, em frasco-ampola com substância liofilizada de cor amarela. Dosagens: 50 e 300 mg.
- Comprimidos de 15 mg. Embalagem contendo 10 comprimidos.

Classificação
O folinato de cálcio (ácido folínico) é o sal cálcico de um derivado folínico do ácido tetra-hidrofólico, um metabólito do ácido fólico e uma coenzima essencial para a síntese do ácido nucleico. Não requer a presença da enzima di-hidrofolato redutase (DHFR) para a conversão em ácido tetra-hidrofólico. Os efeitos do metotrexato e outros antagonistas da DHFR são inibidos pelo ácido folínico. O fármaco pode também potencializar os efeitos citotóxicos das pirimidinas fluorinadas, como fluoruracila (5-FU), floxuridina e tegafur (UFT).

Farmacocinética
- *Absorção*: o ácido folínico é bem absorvido por via oral, com biodisponibilidade entre 75% e 97%. É rapidamente convertido em 5-metiltetrahidrofolato após a administração. Picos de concentração sérica ocorrem aproximadamente de 1,7 a 2,5 horas após a administração oral.

- *Distribuição*: o volume de distribuição do ácido folínico não é conhecido. Picos de níveis séricos da substância original (ácido DL-formiltetrahidrofólico, ácido folínico) são alcançados após 10 minutos no caso da administração EV.
- *Meia-vida*: meia-vida de eliminação entre 2 e 6 horas.
- *Metabolismo*: êntero-hepático.
- *Excreção*: os metabólitos do fármaco são excretados na urina.

Ajuste de dose
- *Função hepática*: não há informação de ajuste de dose fornecida pelo fabricante.
- *Função renal*: não há informação de ajuste de dose fornecida pelo fabricante.

Indicações
- *Em oncologia*: para diminuir a toxicidade e neutralizar o efeito de altas doses de antagonistas do ácido fólico, como o metotrexato, e em combinação com pirimidinas fluorinadas, principalmente o fluoruracila (5-FU), para potencializar os efeitos citotóxicos do quimioterápico.

Posologia
- *Como agente de resgate*: considerando-se uma dose de metotrexato de 12 a 15 g/m^2, administrada por infusão intravenosa em 4 horas, o ácido folínico deve ser utilizado na dose de 15 mg (aproximadamente 10 mg/m^2), a cada 6 horas, num total de 10 doses. A terapia de resgate geralmente se inicia 24 horas após o início da administração do metotrexato. Os níveis séricos de creatinina e metotrexato devem ser determinados pelo menos 1 vez ao dia, e a dose de ácido folínico deve ser ajustada.
- *No caso de superdosagem com metotrexato*: o ácido folínico deve ser administrado por via endovenosa ou intramuscular na dose de 10 mg/m^2 a cada 6 horas, até que os níveis séricos de metotrexato estejam abaixo de 10^{-8} M.
  Se após 24 horas os níveis de creatinina aumentam 50% acima do nível basal, ou se os níveis de metotrexato forem maiores que 5 x 10^{-8}, ou ainda se após 48 horas seu nível for maior que 9 x 10^{-7}, a dose de ácido folínico deve ser aumentada para 100 mg/m^2 a cada 3 horas, por via endovenosa, até que os níveis de metotrexato sejam inferiores a 10^{-8}. Recomenda-se monitorar diariamente os níveis séricos de creatinina e de metotrexato, para ajustar a dose de ácido folínico e, adicionalmente, alcalinizar a urina (pH igual ou superior a 7) e aumentar sua eliminação (por hidratação).

Administração/diluição
- *Endovenosa (EV)*: administrar por 15 minutos (*bolus*) ou 2 horas. É iniciado 24 horas após o início do metotrexato.
- Intramuscular (IM) e via oral (VO).
- *Solução injetável*: reconstituição em 5 mL de água para injetável (10 mg/mL). Diluição posterior em soro fisiológico ou soro glicosado 5% (0,5 mg/mL).

Estabilidade e armazenamento
- *Solução injetável*:
  - *Frascos intactos*: temperatura ambiente (até 30 °C). Atenção à data de expiração. Proteger da luz. A temperatura de armazenamento pode variar de acordo com orientação de cada fabricante.
  - *Após reconstituição*: após diluição (de 0,5 a 0,9 mg/mL): sob refrigeração (entre 2 e 8 ºC): até 24 horas.
- *Comprimidos*: temperatura ambiente (até 30 °C). Proteger da luz.

Principais interações medicamentosas
- O ácido folínico pode aumentar a toxicidade das fluoropirimidinas, como a do 5-fluoruracila (5-FU).
- O uso de altas doses de folinato de cálcio pode antagonizar os efeitos antiepilépticos do fenobarbital, da fenitoína e da primidona e aumentar a frequência de convulsões em crianças suscetíveis.
- *Trimetoprima*: ácido folínico pode diminuir o efeito terapêutico de trimetoprima.

Reações adversas
- *Sistema nervoso central*: fadiga, letargia, mal-estar.
- *Dermatológicas*: alopecia, dermatite.
- *Gastrointestinais*: estomatite, náuseas, diarreia, vômitos, anorexia.

Precauções
- *Incompatibilidades*: pode ocorrer formação de precipitado quando o ácido folínico é administrado imediatamente depois ou na mesma infusão de droperidol injetável. Existe também incompatibilidade com foscarnet injetável.
- Aplicações de folinato de cálcio após alta dose de metotrexato devem ser rigorosamente administradas, dentro dos horários estabelecidos. Em geral, acompanha o protocolo: alcalinização da urina por meio da administração de bicarbonato de sódio VO e/ou EV; hiperidratação; determinações do nível sérico de creatinina e metotrexato; e medidas periódicas de pH urinário.

Fosaprepitanto dimeglumina
Apresentação
- Solução injetável de 150 mg, em pó liofilizado.

Classificação
É membro da classe de medicamentos denominada *antagonistas do receptor da substância P neurocinina 1* (NK1); utilizado em combinação com outros medicamentos para prevenir e controlar náuseas e vômitos causados pelo tratamento quimioterápico contra o câncer.

Farmacocinética
O fosaprepitanto dimeglumina é um pró-fármaco do aprepitanto, responsável pelos efeitos antieméticos do medicamento.
- *Absorção*: boa absorção. A concentração plasmática máxima média do aprepitanto é alcançada aproximadamente 4 horas após a administração. Em estudos clínicos, a administração oral de aprepitanto com um café da manhã padrão não exerceu efeito clinicamente significativo sobre a biodisponibilidade do medicamento.
- *Distribuição*: o fosaprepitanto é rapidamente convertido a aprepitanto. A taxa de ligação às proteínas plasmáticas é maior do que 95%. A média geométrica do volume de distribuição aparente no estado de equilíbrio é de aproximadamente 66 L em humanos. Atravessa a barreira hematoencefálica.
- *Meia-vida*: a meia-vida terminal aparente é de aproximadamente 9 a 13 horas.
- *Metabolismo*: o fosaprepitanto administrado por via endovenosa é rapidamente (30 minutos após o fim da infusão) convertido a aprepitanto, que é amplamente metabolizado. Foram identificados no plasma humano sete metabólitos do aprepitanto, os quais apresentam atividade apenas fraca. O metabolismo do aprepitanto ocorre em grande parte por meio da oxidação do anel morfolina e suas cadeias laterais. Os estudos *in vitro* com microssomas hepáticos humanos indicam que o aprepitanto é metabolizado

primariamente pela CYP3A4 e secundariamente pelas isoenzimas CYP1A2 e CYP2C19. Esse fármaco não é metabolizado pelas isoenzimas CYP2D6, CYP2C9 ou CYP2E1.

- *Excreção*: o aprepitanto é eliminado principalmente pelo metabolismo e não é excretado por via renal.

Ajuste de dose

- *Função hepática*: não é necessário ajuste de dose para pacientes com insuficiência hepática leve a moderada.
- *Função renal*: não é necessário ajuste da dose para pacientes com insuficiência renal grave (creatinina < 30 mL/min) ou para pacientes com doença renal em estágio final que se submetem a hemodiálise.

Indicações

- Em associação com outros antieméticos, é indicado para a prevenção de náuseas e vômitos agudos e tardios relacionados a ciclos iniciais e repetidos de quimioterapia antineoplásica altamente emetogênica, incluindo cisplatina em dose elevada.

Posologia

- *Posologia recomendada para prevenção de náuseas e vômitos associados à quimioterapia moderadamente emetogênica*: fosaprepitanto 150 mg injetável é administrado, em dose única, no 1º dia como infusão. Deve ser administrado junto com um corticosteroide (dexametasona 12 mg, VO, no 1º dia) e um antagonista da 5-HT3 (ondansetrona, no 1º dia; consultar a bula de ondansetrona para informações sobre a posologia apropriada).

Administração/diluição

- Diluir o frasco com 5 mL de cloreto de sódio 0,9%. Evitar a formação de espuma. Preparar a bolsa de infusão com 145 mL de cloreto de sódio 0,9%.
- Administrar em infusão durante 20 a 30 minutos, iniciada aproximadamente 30 minutos antes da quimioterapia.

Estabilidade e armazenamento

- *Frascos intactos*: temperatura refrigerada (entre 2 e 8 ºC).

Principais interações medicamentosas

- Pode aumentar as concentrações plasmáticas de medicamentos que são metabolizados pela isoenzima CYP3A4, assim como de pimozida, terfenadina, astemizol, midazolam, alprazolam, triazolam e cisaprida.
- Induz o metabolismo da varfarina e da tolbutamida, que são metabolizadas pela CYP2C9. A administração concomitante desses medicamentos e de outros que são também metabolizados pela CYP2C9, como a fenitoína, pode resultar na diminuição das concentrações deles.
- A administração concomitante com corticosteroides substratos da CYP3A4 deve ser cautelosa. Por exemplo: as doses orais usuais de dexametasona e metilprednisolona durante o tratamento com aprepitanto devem ser reduzidas cerca de 50% para que possa haver exposição semelhante à administração do medicamento sem aprepitanto.
- *Com inibidores da CYP3A4*: podem aumentar os níveis e os efeitos do aprepitanto.
- *Com indutores da CYP3A4*: podem diminuir os níveis e os efeitos do aprepitanto.

Reações adversas

- *Gastrointestinais*: constipação; diarreia; dispepsia; soluços; anorexia; náuseas; vômitos; refluxo ácido; desconforto epigástrico; obstipação; doença do refluxo gastroesofágico; úlcera duodenal perfurada.

- *Neuropsiquiátricas*: cefaleia; desorientação; euforia; tontura; alteração dos sonhos.
- *Outras*: astenia; fadiga; ganho de peso; anemia; bradicardia; zumbido; conjuntivite; faringite; espirros; erupções cutâneas; acne; fotossensibilidade; poliúria; dor abdominal; edema; rubor.

Precauções
- Incompatível com qualquer solução com cátions bivalentes (p. ex., Ca2+, Mg2+), incluindo solução de Hartmann e lactato de ringer. Não deve ser reconstituído ou misturado com soluções para as quais as compatibilidades físicas e químicas não foram estabelecidas.
- Reações no local da infusão foram reportadas com o uso de fosaprepitanto. A maioria das reações severas, incluindo tromboflebite e vasculite, foram reportadas com concomitante administração de quimioterapia vesicante.

Gabapentina
Apresentação
- Cápsulas duras de 300 e 400 mg.

Classificação
Anticonvulsivante.

Farmacocinética
- *Absorção*: a biodisponibilidade da gabapentina não é proporcional à dose, isso é, quando a dose aumenta, a biodisponibilidade diminui. Seus picos de concentração plasmática são observados de 2 a 3 horas após a administração oral. A biodisponibilidade absoluta de gabapentina cápsula é de aproximadamente 60%.
- *Distribuição*: gabapentina não se liga às proteínas plasmáticas e seu volume de distribuição é equivalente a 57,7 L.
- *Excreção*: é eliminada exclusivamente pelos rins.
- *Meia-vida*: sua meia-vida de eliminação independe da dose e é, em média, de 5 a 7 horas.

Ajuste de dose
- *Função hepática*: não há ajustes de dosagem fornecidos na bula do fabricante.
- *Função renal*: o ajuste da dose é recomendado a pacientes com comprometimento de função renal e/ou sob hemodiálise, conforme os critérios da Tabela 5.1.5.

Tabela 5.1.5 Ajuste da dose de gabapentina para pacientes com comprometimento de função renal.

Clearance da creatinina (mL/min)	Dose diária total (mg/dia)*
≥ 80	900 a 3.600
50 a 79	600 a 1.800
30 a 49	300 a 900
15 a 29	150 a 600**
< 15	150 a 300**

*A dose diária total deve ser administrada, conforme a posologia, 3 vezes ao dia. As doses usadas para tratar os pacientes com função renal normal (*clearance* da creatinina > 80 mL/min) variam de 900 a 3.600 mg/dia. As doses devem ser reduzidas em pacientes com insuficiência renal (*clearance* da creatinina < 79 mL/min). **Devem ser administrados 300 mg, em dias alternados.

Fonte: Desenvolvida pela autoria do capítulo.

Indicação
- *Dor neuropática*: a gabapentina é indicada para o tratamento da dor neuropática em adultos a partir de 18 anos de idade. A segurança e a eficácia em pacientes com menos de 18 anos não foram estabelecidas.
- *Neuralgia pós-herpética*.

Posologia

Dor neuropática

- *Adultos*: a dose inicial é de 900 mg/dia, administrada em 3 doses igualmente divididas e aumentada se necessário, com base na resposta ao tratamento, até a dose máxima de 3.600 mg/dia. O tratamento deve ser iniciado titulando-se a dose conforme descrito na Tabela 5.1.6:

Tabela 5.1.6 Titulação da dose de gabapentina.

Dose	D1	D2	D3
Manhã		300 mg	300 mg
Tarde			300 mg
Noite	300 mg	300 mg	300 mg

Fonte: Desenvolvida pela autoria do capítulo.

Neuralgia pós-herpética

- *Oral*: 300 mg, 1 vez, no dia 1; 300 mg, 2 vezes ao dia, no dia 2; e 300 mg, 3 vezes ao dia, no dia 3. Depois, aumentar conforme necessário, até 1,8 a 3,6 g/dia, em doses divididas.

Administração

- A gabapentina é administrada por via oral, podendo ser ingerida com ou sem alimentos.
- Caso o paciente esqueça de ingerir gabapentina no horário estabelecido, deve fazê-lo assim que lembrar. Entretanto, se já estiver perto do horário de administrar a próxima dose, deve desconsiderar a esquecida e tomar apenas uma dose no horário programado; o paciente não deve utilizar a dose duplicada para compensar as esquecidas. O esquecimento da dose pode comprometer a eficácia do tratamento.

Estabilidade e armazenamento

- Conservar em temperatura ambiente (entre 15 e 30 ºC). Proteger da luz e da umidade.

Interações medicamentosas

- *Com antiácidos (alumínio e magnésio)*: reduz a biodisponibilidade da gabapentina em cerca de 20%.
- *Coadministrado com depressores do SNC*: depressão respiratória, sedação e morte.
- *Com cimetidina*: leve redução na excreção renal da gabapentina, que é observada quando esse medicamento é coadministrado com cimetidina.

Reações adversas

- *Infecção*: infecção viral.
- *Sistema nervoso central*: ataxia, tontura, sonolência, fadiga.

Precauções

- Recomenda-se cautela ao prescrever gabapentina concomitantemente com opioides, pelo risco de depressão do SNC.
- Recomenda-se que a gabapentina seja administrada 2 horas após a administração de antiácidos.
- A gabapentina pode causar anafilaxia. Sinais e sintomas em casos relatados incluem: dificuldade em respirar, inchaço nos lábios, garganta e língua e hipotensão, que requerem tratamento de emergência. Os pacientes devem ser instruídos a descontinuar imediatamente a gabapentina caso notem sinais e sintomas de anafilaxia e a procurar atendimento médico imediatamente.

- Esse produto contém o corante amarelo tartrazina, que pode causar reações de natureza alérgica, entre as quais asma brônquica, especialmente em pessoas alérgicas ao ácido acetilsalicílico.
- Durante o tratamento, o paciente não deve dirigir veículos ou operar máquinas, pois sua habilidade e sua atenção podem estar prejudicadas.
- Esse medicamento é contraindicado para menores de 12 anos.

Granisetrona

Apresentação
- Solução injetável, em frasco-ampola contendo solução incolor.
- Solução injetável de 1 mg/mL, em embalagens contendo 1 ou 3 mL.

Classificação
Antiemético e antinauseante. Potente antagonista altamente seletivo dos receptores 5-HT3 da 5-hidroxitriptamina, com atividade antiemética. Tem meia-vida superior à da ondansetrona, mas apresenta ação similar.

Farmacocinética
- *Absorção*: rápida e completa.
- *Distribuição*: é extensivamente distribuído, com um volume médio de distribuição de aproximadamente 3 L/kg. A ligação às proteínas plasmáticas é de aproximadamente 65%.
- *Meia-vida*: a meia-vida plasmática é de aproximadamente 9 horas, com uma ampla variação interindividual.
- *Metabolismo*: as vias de biotransformação envolvem N-desmetilação e oxidação do anel aromático, seguidas por conjugação. O *clearance* de eliminação é predominantemente por metabolismo hepático.
- *Excreção*: a excreção urinária de granisetrona inalterada corresponde em média a 12% da dose, enquanto a excreção de quantidades de metabólitos corresponde a cerca de 47% da dose. O restante é eliminado pelas fezes como metabólitos.

Ajuste de dose
- *Função hepática*: sem recomendação específica de ajuste de dose em pacientes com insuficiência hepática.
- *Função renal*: sem recomendação específica de ajuste de dose em pacientes com insuficiência renal.

Indicações
- Controle da prevenção e tratamento da náusea e do vômito induzidos por radioterapia ou quimioterapia de potencial emetogênico de moderado a alto.

Posologia
- *Adultos*:
  - *Prevenção*: antes de iniciar a quimioterapia citotóxica, uma dose de 1 a 3 mg (10 a 40 mcg/kg de peso).
  - *Tratamento*: a mesma dose usada para a prevenção deve ser usada para o tratamento. Infusões adicionais podem ser administradas com pelo menos 10 minutos de intervalo. A dose máxima a ser administrada em um período de 24 horas não deve exceder 9 mg.

Administração/diluição
- Endovenosa (EV) em infusão de 5 a 30 minutos.
- Diluir em 20 a 50 mL de soro fisiológico ou glicosado 5%.

Estabilidade e armazenamento
- *Frascos intactos*: temperatura ambiente (abaixo de 30 °C). Ao abrigo da luz. Não congelar.
- *Após aspirar o conteúdo da ampola e/ou após diluição posterior*: refrigeração (entre 2 e 8 °C) ou em temperatura ambiente (abaixo de 30 °C), até 24 horas.

Principais interações medicamentosas
- *Com haloperidol*: a granisetrona pode potencializar o efeito de prolongamento do intervalo QTc do haloperidol.
- *Com tramadol*: antieméticos (antagonistas 5-HT3) podem potencializar o efeito serotoninérgico do tramadol. Manejo: monitorar sinais e sintomas de síndrome da serotonina/toxicidade da serotonina (p. ex., hiper-reflexia, clônus, hipertermia, diaforese, tremor, instabilidade autonômica, alterações do estado mental) quando esses agentes são combinados.

Reações adversas
- *Gastrointestinais*: constipação, náuseas e vômitos.
- *Sistema nervoso central*: cefaleia.
- *Musculoesquelética*: astenia.

Precauções
- *Incompatível com*: anfotericina B. Não foram encontradas outras referências nesse sentido; portanto, aplicar sempre o medicamento separadamente. Exceção: pode ser administrado com dexametasona.
- Uma vez que a granisetrona pode reduzir a motilidade intestinal, os pacientes que apresentam evidências de obstrução intestinal subaguda devem ser cuidadosamente monitorizados após sua administração.
- Observar a resposta clínica e os efeitos colaterais do medicamento.

Haloperidol
Apresentação
- Solução injetável, em embalagens contendo 25 ampolas de 1 mL. Dosagem: 5 mg/mL.
- Comprimidos, em embalagens contendo 20 e 100 comprimidos. Dosagens: 1 e 5 mg.
- Gotas, em embalagens contendo frasco conta-gotas de 20 mL. Dosagem: 2 mg/mL.

Classificação
Fármaco neuroléptico pertencente ao grupo das butirofenonas. Bloqueador potente dos receptores dopaminérgicos centrais e periféricos. Antagonista da dopamina que exerce bloqueio sobre o centro do vômito e a zona quimiorreceptora do gatilho.

Farmacocinética
- *Absorção*: o pico plasmático do haloperidol ocorre de 6 a 8 horas após uma dose oral e 20 minutos após administração IM. Após ingestão oral, a biodisponibilidade é de 60% a 70%.
- *Distribuição*: atravessa facilmente a barreira hematoencefálica. A ligação às proteínas plasmáticas é de 92%.
- *Meia-vida*: a meia-vida média é de 24 horas (de 12 a 38 horas) após administração oral e de 21 horas (de 13 a 36 horas) após administração IM.
- *Metabolismo*: é metabolizado no fígado e os metabólitos não apresentam atividade neuroléptica.
- *Excreção*: a excreção é feita pelas fezes (60%) e pela urina (40%); 1% do fármaco é excretado inalterado na urina.

Ajuste de dose
- *Função hepática*: recomenda-se ajuste posológico e cautela em pacientes com insuficiência hepática.
- *Função renal*: o ajuste da dose não é necessário em pacientes com insuficiência renal, mas recomenda-se cautela no tratamento de pacientes com comprometimento renal.

Indicações
- *Em oncologia*: controle de náusea e vômito leves associados à quimioterapia ou radioterapia.
- *Controle de soluços incoercíveis*.

Posologia
- *Em oncologia*: náusea e vômito induzidos por quimioterapia (uso *off-label*): haloperidol (lactato) EV 0,5 a 1 mg a cada 6 horas; ou por via oral, conforme necessário[94].

Administração/diluição
- Endovenosa (EV) lenta (rara), intramuscular (IM) ou via oral (VO).
- *Solução injetável (lactato)*: a formulação injetável de lactato pode ser administrada IM ou EV (*off-label*).
- *Solução injetável para aplicação EV*: diluir exclusivamente em soro glicosado 5% e aplicar lentamente.

Estabilidade e armazenamento
- *Frascos intactos*: temperatura ambiente (abaixo de 30 °C). Proteger do calor, da luz e da umidade.
- *Após diluição*: uso imediato.

Principais interações medicamentosas
- *Com álcool*: aumenta o efeito sedativo.
- *Com hidróxido de alumínio ou de magnésio*: diminui a absorção.
- *Com anticolinérgicos*: aumenta o efeito anticolinérgico.
- *Com antidepressivos*: aumenta a depressão do SNC.
- *Com epinefrina*: aumenta a toxicidade.
- *Com levodopa*: diminui a atividade antiparkinsoniana.
- *Com lítio*: diminui os níveis de haloperidol e aumenta os sintomas extrapiramidais.
- *Com fenobarbital*: diminui a eficácia do fenobarbital, pois aumenta seu metabolismo.
- *Com antidiarreicos*: diminui a absorção.
- *Com anti-histamínicos*: aumenta a depressão do SNC.
- *Com anti-hipertensivos*: aumenta a hipotensão.
- *Com anestésicos barbitúricos*: aumenta a depressão do SNC.
- *Com beta-adrenérgicos*: aumenta os efeitos de ambos os fármacos.
- *Com anestesia geral*: aumenta a depressão do SNC.
- *Com inibidores da MAO*: aumenta a depressão do SNC.
- *Com narcóticos*: aumenta a depressão do SNC.
- *Com sedativos/hipnóticos*: aumenta a depressão do SNC.

Reações adversas
- *Sistema nervoso central*: reação extrapiramidal, parkinsonismo, acatisia, sonolência, distonia, dor de cabeça, hipertonia.

- *Gastrointestinais*: dor abdominal, constipação, sialorreia, xerostomia.
- *Musculoesqueléticas*: acinesia, bradicinesia, atividade muscular hipercinética, tremor.

Precauções
- *Incompatível com*: difenidramina, heparina, hidroxizina, alopurinol, cefepima, fluconazol, foscarnet, nitrato de gálio, piperacilina, sulfato de morfina, molgramostima (GM-CSF) e nitroprussiato de sódio.
- Atenção às interações farmacológicas supramencionadas.
- Hipotensão pode ocorrer, particularmente com a administração parenteral.

Lipegfilgrastim
Apresentação
- Solução injetável de 10 mg/mL, em seringa preenchida contendo 0,6 mL de solução injetável, pronta para o uso, com dispositivo de segurança.

Classificação
Fator de crescimento estimulante de colônia de granulócitos.

Farmacocinética
- *Absorção*: a concentração sanguínea máxima de lipegfilgrastim é atingida após uma mediana de 30 a 36 horas.
- *Metabolismo*: por degradação intracelular ou extracelular por enzimas proteolíticas. O lipegfilgrastim é internalizado pelos neutrófilos (processo não linear); é então degradado no interior da célula por enzimas proteolíticas endógenas. A via linear está provavelmente relacionada à degradação proteica extracelular por elastase neutrofílica e outras proteases plasmáticas.
- *Meia-vida*: a meia-vida terminal média varia entre 32 e 62 horas, após injeção subcutânea única de 6 mg de lipegfilgrastim.

Ajuste de dose
- *Função hepática*: em razão do mecanismo de depuração, não se espera que a farmacocinética de lipegfilgrastim seja afetada por insuficiência hepática.
- *Função renal*: em razão do mecanismo de depuração, não se espera que a farmacocinética de lipegfilgrastim seja afetada por insuficiência renal.

Indicação
- Redução da duração da neutropenia e da incidência de neutropenia febril em pacientes adultos tratados com quimioterapia citotóxica para doenças malignas (com exceção da leucemia mieloide crônica e de síndromes mielodisplásicas).

Posologia
- Uma dose de 6 mg é recomendada para cada ciclo quimioterápico, administrada aproximadamente 24 horas após a quimioterapia citotóxica.

Administração/diluição
- Deve ser administrado por via subcutânea (SC).
- As injeções devem ser administradas na região do abdome, porção superior dos braços ou coxas.
- A autoadministração deve ser realizada apenas por pacientes devidamente treinados e que tenham acesso ao aconselhamento de especialista.

- A primeira administração deve ser realizada sob supervisão médica.
- A solução deve ser inspecionada visualmente antes da administração. Apenas soluções límpidas, incolores e livres de partículas devem ser utilizadas.
- Deve ser retirado do refrigerador cerca de 30 minutos antes da administração, para permitir que alcance temperatura adequada (entre 15 e 25 °C) para a administração.

Estabilidade e armazenamento
- Armazenado sob refrigeração (entre 2 e 8 °C). Não deve ser congelado.
- Manter a seringa preenchida dentro da embalagem externa, a fim de proteger o produto da luz.

Principais interações medicamentosas
- *Com bleomicina*: fatores estimuladores de colônias de granulócitos podem potencializar o efeito adverso/tóxico da bleomicina. Especificamente, o risco de toxicidade pulmonar pode ser aumentado. Evitar o uso de fatores estimuladores de colônias de granulócitos 24 horas antes (14 dias para pegfilgrastim) e 24 horas após a última dose de bleomicina.
- *Com topotecana*: fatores estimuladores de colônias de granulócitos podem potencializar o efeito adverso/tóxico de topotecana. Especificamente, o risco de desenvolvimento de doença pulmonar intersticial pode ser aumentado. Fatores estimuladores de colônias de granulócitos podem potencializar o efeito mielossupressor da topotecana. Evitar o uso de fatores estimuladores de colônias de granulócitos 24 horas antes (14 dias para pegfil-grastim) e 24 horas após a última dose de topotecana. Além disso, monitorar os pacientes quanto ao desenvolvimento de doença pulmonar intersticial com essa combinação.

Reações adversas
- *Distúrbios do sangue e do sistema linfático*: trombocitopenia.
- *Distúrbios do metabolismo e da nutrição*: hipocalemia.
- *Distúrbios do sistema nervoso*: cefaleia.
- *Distúrbios da pele e do tecido subcutâneo*: reações na pele.
- *Distúrbios musculoesqueléticos e do tecido conectivo*: dores musculoesqueléticas.
- *Distúrbios gerais e condições no local de administração*: dor torácica.

Precauções
- Pacientes com hipersensibilidade ao G-CSF ou derivados apresentam risco de reações de hipersensibilidade ao lipegfilgrastim decorrentes da possível reação cruzada.
- O tratamento com lipegfilgrastim não exclui a ocorrência de trombocitopenia e de anemia causada pela quimioterapia mielossupressora. O lipegfilgrastim pode, inclusive, causar trombocitopenia reversível. O monitoramento regular do número de plaquetas e hemató-critos é recomendado. É necessário cuidado especial quando administrado medicamento quimioterápico, isolado ou em associação, que possa causar trombocitopenia grave.
- Esplenomegalia e casos raros de ruptura esplênica, incluindo casos fatais, foram relata-dos após administração de G-CSF ou derivados. O tamanho do baço deve ser cuidado-samente monitorado (exame clínico, ultrassom). Diagnóstico de ruptura esplênica deve ser considerado em pacientes com dor abdominal no quadrante superior esquerdo ou dor no ombro esquerdo.
- Hipocalemia pode ocorrer durante o tratamento com lipegfilgrastim. Em pacientes com risco aumentado de hipocalemia decorrente da doença de base ou do uso de medica-mentos concomitantes, é recomendado monitorar cuidadosamente o nível sérico de potássio e controlá-lo, se necessário.

Mesna

Apresentação

- Injetável, em ampolas com solução incolor, em embalagens com 10 unidades. Dosagem: 400 mg em 4 mL (100 mg/mL).
- Comprimidos revestidos, em embalagens com 20 unidades. Dosagens: 400 e 600 mg.

Classificação

Mesna é um protetor da bexiga contra os efeitos urotóxicos dos quimioterápicos derivados da oxazafosforina (ifosfamida e ciclofosfamida). Não exerce atividade antitumoral nem efeitos antagônicos à quimioterapia ou à radioterapia. Liga-se à acroleína, metabólito urotóxico produzido pelas oxazafosforinas, originando um composto (tiol) não tóxico e diminuindo a velocidade de formação da acroleína por meio da combinação com o metabólito 4-hidroxi da oxazafosforina.

Farmacocinética

- *Absorção*: após a administração oral, a absorção ocorre no intestino delgado. Aproximadamente 50% da dose oral é absorvida. Picos de concentração plasmática média dos tióis livres ocorrem entre 2 e 4 horas após a administração. Aproximadamente 25% ± 10% da dose administrada aparece como mesna livre na urina nas primeiras 4 horas.
- *Distribuição*: volume de distribuição de 0,65 L/kg; 10% ligam-se às proteínas plasmáticas. Dimesna fica no compartimento intravascular e é rapidamente transportado para os rins. No epitélio dos túbulos renais, dimesna é reduzido ao composto livre tiol, que reage quimicamente na urina com os metabólitos tóxicos das oxazafosforinas.
- *Meia-vida*: a meia-vida do mesna varia entre 1,2 e 8,3 horas após a administração.
- *Metabolismo*: é rapidamente oxidado no sangue, originando seu metabólito dimesna.
- *Excreção*: renal.

Ajuste de dose

- *Função hepática*: nenhum estudo clínico foi conduzido para avaliar o efeito da insuficiência hepática sobre a farmacocinética de mesna.
- *Função renal*: nenhum estudo clínico foi conduzido para avaliar o efeito da insuficiência renal sobre a farmacocinética de mesna.

Indicações

- Prevenção da toxicidade vesical ou urotelial, incluindo cistite hemorrágica, micro-hematúria e macro-hematúria, em pacientes tratados com ifosfamida ou ciclofosfamida, em doses consideradas urotóxicas.

Posologia

- *Mesna oral*:
  - *Para terapia intermitente com oxazafosforina*: 40% da dose de oxazafosforina, administrada 2 horas antes e 2 e 6 horas depois da administração do quimioterápico. Dose total de mesna: 120% da dose de oxazafosforina.
  - *Para terapia com ifosfamida em infusão de 24 horas*: 40% da dose total de ifosfamida imediatamente após o término da infusão EV combinada de ifosfamida e mesna, 2 e 6 horas depois.
- *Mesna injetável*:
  - *Para terapia intermitente com oxazafosforina*: 20% da dose de oxazafosforina, administrada imediatamente antes e 4 e 8 horas depois da aplicação do quimioterápico.

- *Crianças*: pode ser necessário diminuir o intervalo entre as doses e/ou aumentar o número de doses individuais.
- *Pacientes de alto risco*: são considerados de alto risco os pacientes que tiveram o urotélio danificado em tratamentos prévios com oxazafosforinas ou irradiação pélvica ou histórico de doença do trato urinário. Devem receber 40% da dose de oxazafosforinas em intervalos menores do que 4 horas e/ou receber maior número de doses.

Administração/diluição
- Endovenosa (EV) em infusão de 5 minutos a 24 horas e via oral (VO).
- Administrar o comprimido em água; pacientes que vomitem nas 2 horas após a administração oral de mesna devem repetir a dose ou receber mesna EV.
- Mesna deve ser diluída com glicose 5% ou soro fisiológico. As soluções intravenosas devem ser preparadas no momento da infusão.

Estabilidade e armazenamento
- *Solução injetável*:
  - *Frascos intactos*: temperatura ambiente (até 30 °C). Atenção à data de expiração. Proteger da luz.
  - *Após diluição*: temperatura ambiente (até 30 °C), até 24 horas.
- *Comprimidos*:
  - Temperatura ambiente (até 30 °C). Atenção à data de expiração. Proteger da luz.

Principais interações medicamentosas
- Mesna não afeta a eficácia antineoplásica de outros citostáticos (p. ex., doxorrubicina, carmustina, metotrexato, vincristina) nem o efeito terapêutico de outros medicamentos, como os glicídios digitálicos.

Reações adversas
- *Cardiovascular*: rubor.
- *Sistema nervoso central*: tontura, sonolência, cefaleia, hiperestesia, calafrios.
- *Dermatológica*: erupção cutânea.
- *Gastrointestinais*: anorexia, constipação, diarreia, disgeusia (com administração oral), flatulência, náusea, gosto desagradável (com administração oral), vômito.
- *Local*: reação no local de injeção.
- *Musculoesqueléticas*: artralgia, dor nas costas.
- *Oftálmica*: conjuntivite.
- *Respiratórias*: tosse, sintomas semelhantes aos da gripe, faringite, rinite.
- *Diversas*: febre.

Precauções
- Incompatibilidade com cisplatina, epirrubicina, carboplatina e anfotericina B.
- Comparada com a administração endovenosa, a biodisponibilidade total da mesna na urina após administração oral é de aproximadamente 50% e o início da excreção urinária sofre um atraso de até 2 horas e é mais prolongado do que com a administração endovenosa.
- Controlar a ingestão hídrica e o débito urinário e manter o paciente adequadamente hidratado para garantir 100 a 150 mL de diurese por hora.
- Monitorizar a hematúria por meio de fitas reagentes de leitura imediata.

Metoclopramida
Apresentação
- Solução injetável, contendo 2 mL de solução. Metoclopramida 5 mg/mL.

- Comprimidos, em embalagens com 20 comprimidos. Dosagem: 10 mg.
- Gotas pediátricas, 4 mg/mL (21 gotas).

Classificação
Antiemético e antinauseante. Pertence ao grupo dos antidopaminérgicos.

Farmacocinética
- *Absorção*: início de atividade, oral: dentro de 30 minutos a 1 hora; biodisponibilidade, oral: 66% a 80%; retal: 53%.
- *Distribuição*: início da atividade EV: dentro de 1 a 3 minutos. Volume de distribuição de 2 a 4 L/kg. Cerca de 30% a 40% ligam-se às proteínas plasmáticas.
- *Meia-vida*: 4 a 7 horas (pode ser dose-dependente).
- *Metabolismo*: hepático.
- *Excreção*: 70% a 85% são eliminados pela urina (aproximadamente 19% como fármaco inalterado); 2% a 3,3% são eliminados pelas fezes.

Ajuste de dose
- *Função hepática*: em pacientes com insuficiência hepática severa, a dose deve ser reduzida em 50%.
- *Função renal*: em pacientes com insuficiência renal severa (*clearance* de creatinina ≤ 15 mL/min), a dose diária deve ser reduzida em 75%. Em pacientes com insuficiência renal moderada a severa (*clearance* de creatinina de 15 a 60 mL/min), a dose diária deve ser reduzida em 50%.

Indicações
- Controle de náusea e vômito agudo induzido por radioterapia ou quimioterapia de potencial emetogênico de baixo a moderado.
- Controle de náusea e vômito tardio induzido por radioterapia ou quimioterapia.
- Distúrbios da motilidade, náuseas e vômitos de origem central e periférica.

Posologia
- *Adultos*:
  - *Profilaxia de náuseas e vômitos induzidos por quimioterapia*: VO, 10 mg antes da quimioterapia ou 10 mg a cada 6 horas, conforme necessário.
  - *Profilaxia de êmese tardia*: VO, 10 a 20 mg, 4 vezes ao dia, nos dias 2 a 4 pós-quimioterapia; administrado em combinação com dexametasona[128].
  - *Náuseas e vômitos induzidos por radioterapia (terapia de resgate)*: uso *off-label*:
    - *Radioterapia de baixo risco emético (cabeça e pescoço, tórax ou pelve)*: VO ou EV, 5 a 20 mg, se necessário, após cada aplicação de radioterapia e repetido a cada 6 a 8 horas; dependendo da gravidade dos sintomas e da duração restante do tratamento de radioterapia; os pacientes podem receber terapia de resgate subsequente conforme necessário ou começar a terapia profilática.
    - *Radioterapia de risco emético mínimo (extremidades, mama)*: VO ou EV, 5 a 20 mg, se necessário, após cada aplicação de radioterapia.

Administração/diluição
- Endovenosa (EV) lenta, intramuscular (IM), via oral (VO) e retal (supositório).
- Para injeção endovenosa direta, não é necessária diluição. Para infusão endovenosa, recomenda-se diluir em 50 mL de soro fisiológico, soro glicosado 5% ou ringer lactato.
- A injeção endovenosa de metoclopramida deve ser feita lentamente, durante no mínimo 3 minutos, para evitar o aparecimento de ansiedade e agitação transitória (porém intensa), seguida de sonolência, decorrente da administração rápida.

Estabilidade e armazenamento
- *Ampolas, frascos e caixas intactos*: temperatura ambiente (abaixo de 30 °C). Ao abrigo da luz. Não congelar.
- *Após diluição*: refrigeração (entre 2 e 8 °C) ou temperatura ambiente (abaixo de 30 °C), 24 horas (sem proteção de luz) ou 48 horas (protegido da luz).

Principais interações medicamentosas
- *Combinação contraindicada*: levodopa ou agonistas dopaminérgicos e metoclopramida apresentam antagonismo mútuo.
- *Combinações a serem evitadas*: o álcool potencializa o efeito sedativo da metoclopramida.
- *Combinações a serem consideradas*:
  - *Anticolinérgicos e derivados da morfina*: ambos têm antagonismo mútuo com a metoclopramida na motilidade do trato digestivo.
  - *Depressores do sistema nervoso central (derivados da morfina, hipnóticos, ansiolíticos, anti-histamínicos H1, sedativos, antidepressivos sedativos, barbituratos, clonidina e substâncias relacionadas)*: o efeito sedativo dos depressores do SNC e da metoclopramida são potencializados.
  - *Neurolépticos*: a metoclopramida pode ter efeito aditivo com neurolépticos para a ocorrência de problemas extrapiramidais.
  - *Medicamentos serotoninérgicos*: o uso de metoclopramida com medicamentos serotoninérgicos, como inibidores seletivos de recaptação de serotonina (ISRSs) podem aumentar o risco de ocorrência de síndrome serotoninérgica.
  - Em razão dos efeitos pró-cinéticos da metoclopramida, a absorção de certos fármacos pode ser modificada.
  - *Digoxina*: metoclopramida diminui a biodisponibilidade de digoxina. É necessária cuidadosa monitoração da concentração plasmática da digoxina.
  - *Ciclosporina*: metoclopramida aumenta a biodisponibilidade da ciclosporina. São necessários cuidados com a monitorização da concentração plasmática da ciclosporina.
  - *Inibidores potentes da CYP2D6, como a fluoxetina*: os níveis de exposição de metoclopramida são aumentados quando coadministrada com inibidores potentes da CYP2D6.

Reações adversas
- Inquietação, sonolência, fadiga, lassidão, insônia, cefaleia, tontura, náuseas, sintomas extrapiramidais (espasmos faciais, movimentos involuntários, torcicolo), galactorreia, ginecomastia, *rash*, urticária, distúrbios intestinais.

Precauções
- *Incompatível com*: alopurinol, cefepima, propofol, lorazepam, eritromicina, floxacino, fluoruracila, ampicilina, gluconato de cálcio, cefalotina, cloranfenicol, furosemida, metotrexato, penicilina e bicarbonato de sódio.
- Pode ser administrada com dexametasona.
- Podem ocorrer sintomas extrapiramidais, particularmente em crianças e adultos jovens e/ou quando altas doses são administradas.
- A metoclopramida é excretada pelo leite materno e reações adversas no bebê não podem ser excluídas. Deve-se escolher entre interromper a amamentação ou abster-se do tratamento com metoclopramida durante a amamentação.
- Observar a resposta clínica e os efeitos colaterais do medicamento.

Micofenolato de mofetila
Apresentação
- Comprimidos revestidos de 500 mg, em embalagens com 50 comprimidos.

Classificação

Imunossupressor.

Farmacocinética

- *Absorção*: após a administração oral, micofenolato de mofetila sofre rápida e extensa absorção, sendo completamente metabolizado para MPA (éster 2-morfolinoetil do ácido micofenólico), seu metabólito ativo. A biodisponibilidade média da apresentação oral, com base na área sob a curva (AUC) do MPA, está relacionada em 94% à de micofenolato de mofetila EV.
- *Distribuição*: como resultado da recirculação êntero-hepática, normalmente se observa um aumento secundário na concentração plasmática do MPA em aproximadamente 6 a 12 horas após a administração do medicamento. A redução da AUC do MPA em aproximadamente 40% está associada à coadministração de colestiramina (4 g, 3 vezes ao dia), indicando que existe interrupção da recirculação êntero-hepática. O MPA, em concentrações clinicamente relevantes, apresenta-se ligado em 97% à albumina plasmática.
- *Metabolismo*: o MPA é metabolizado principalmente pela glucuronil transferase (isoforma UGT1A9), para formar o glucuronídeo fenólico do MPA inativo (MPAG). *In vivo*, o MPAG é convertido novamente em MPA livre por meio da recirculação êntero-hepática. Um acil-glucuronídeo menor (AcMPAG) também é formado.
- *Eliminação*: uma porção desprezível do fármaco é excretada na forma de MPA (< 1% da dose) na urina.

Ajuste de dose

- *Função hepática*: não há dados fornecidos pelo fabricante.
- *Função renal*: não há dados fornecidos pelo fabricante.

Indicação

- *Profilaxia da doença do enxerto versus hospedeiro (DECH)*: transplante de células-tronco hematopoiéticas haploidêntico.

Posologia

- A dose de micofenolato de mofetila é de 45 mg/kg/dia, via oral, ou endovenosa, divididas em 3 doses. A administração é iniciada no dia + 5 e retirada no dia + 35. A dose deve ser adaptada de acordo com a toxicidade, conforme as *Diretrizes para profilaxia da doença do enxerto contra hospedeiro*, do Consenso da Sociedade Brasileira de Terapia Celular e Transplante de Medula Óssea (SBTMO), de 2017[142].

Administração/diluição

- Comprimidos devem ser ingeridos com um pouco de água.

Estabilidade e armazenamento

- Armazenados em temperatura ambiente (entre 15 e 30 ºC) e protegidos da luz.

Principais interações medicamentosas

- *Com aciclovir*: em decorrência do aumento da concentração plasmática de MPAG na presença de disfunção renal, como ocorre com o aciclovir, pode haver competição entre o micofenolato de mofetila e o aciclovir ou seus pró-fármacos, como o valganciclovir, pela secreção tubular, o que pode aumentar as concentrações de ambos os medicamentos.
- *Com ganciclovir*: a coadministração de micofenolato de mofetila (MMF) e ganciclovir resultará no aumento da concentração do MPAG (metabólito responsável pelas reações adversas do MMF que causa diarreia e leucopenia) e aumento dos efeitos adversos do ganciclovir.
- *Com antiácidos e inibidores da bomba de prótons (IBPs)*: a exposição diminuída de MPA foi observada quando antiácidos, como hidróxidos de alumínio e magnésio, e IBPs, incluindo omeprazol, lansoprazol e pantoprazol, foram administrados com micofenolato de mofetila.

- *Com ciclosporina*: a ciclosporina interfere na circulação êntero-hepática do MPA, resultando em reduções de 30% a 50% na exposição do MPA.

Reações adversas
- *Infecções*: bacterianas e virais.
- *Distúrbios do sangue*: anemia, leucopenia, trombocitopenia e leucopenia.
- *Metabolismo*: hipercolesterolemia, hiperglicemia, hipercalcemia, hipofosfatemia, hipocalemia.
- *Psiquiátricas*: insônia, depressão e confusão.
- *Sistema nervoso central*: tontura, dor de cabeça, parestesia e tremor.
- *Cardíaca*: taquicardia.
- *Vasculares*: hipertensão, hipotensão.
- *Distúrbios respiratórios*: tosse, dispneia e derrame pleural.
- *Gastrointestinais*: dor abdominal, colite, constipação, diminuição do apetite, diarreia, dispepsia, esofagite, flatulência, gastrite, hemorragia e úlcera gastrointestinal, náusea, vômito.
- *Hepatobiliares*: aumento de fosfatase alcalina no sangue, aumento de enzima hepática.
- *Renal*: aumento de creatinina no sangue.

Precauções
- Para pacientes com maior risco para câncer de pele, a exposição à luz solar e aos raios UV deverá ser limitada pelo uso de roupa para proteção adequada e de filtros solares com alto fator de proteção.
- A supressão em excesso do sistema imunológico também pode aumentar a suscetibilidade às infecções, incluindo infecções oportunistas, infecções fatais e sepse. Essas infecções incluem reativação viral latente, como a reativação de hepatite B ou C, ou infecções causadas pelo poliomavírus.
- Pacientes em tratamento com micofenolato de mofetila devem realizar hemograma completo semanalmente durante o primeiro mês de tratamento, quinzenalmente no segundo e no terceiro meses de tratamento e mensalmente ao longo do primeiro ano. Devem ser monitorados para neutropenia, que pode estar relacionada diretamente a esse fármaco, ao uso de medicamentos concomitantes, a infecções virais ou à combinação dessas causas. Caso ocorra neutropenia (número absoluto de neutrófilos < 1,3 x 103/L), a administração de micofenolato de mofetila deve ser interrompida, ou a dose deve ser reduzida, e o paciente monitorado.
- Micofenolato de mofetila tem sido associado ao aumento da incidência de efeitos adversos no sistema digestivo, incluindo casos pouco frequentes de ulceração do trato gastrointestinal, hemorragia e perfuração. O medicamento deve ser administrado com cautela em pacientes com disfunções ativas graves do sistema digestivo.

Netupitanto/cloridrato de palonosetrona
Apresentação
- Comprimidos de 300 mg de netupitanto e 0,56 mg de cloridrato de palonosetrona, em embalagens contendo 1 cápsula.

Classificação
Antiemético e antinauseante.

Farmacocinética
Netupitanto
- *Absorção*: após a administração oral de dose única de netupitanto, o fármaco começa a ser mensurável no plasma entre 15 minutos e 3 horas. As concentrações plasmáticas alcançam a Cmáx em aproximadamente 5 horas.

- *Distribuição*: a ligação de netupitanto às proteínas plasmáticas humanas é superior a 99,5% em concentrações do fármaco variando de 10 a 1.300 ng/mL; e as ligações proteicas de seus principais metabólitos (M1, M2 e M3) são superiores a 97% em concentrações do fármaco variando de 100 a 2.000 ng/mL.
- *Metabolismo*: uma vez absorvido, o netupitanto é extensivamente metabolizado para formar os três principais metabólitos: derivado desmetil, M1; derivado N-óxido, M2; e derivado OH-metil, M3. O metabolismo é mediado pela CYP3A4 e, em menor extensão, pela CYP2C9 e pela CYP2D6.
- *Eliminação*: é eliminado de forma multiexponencial, com meia-vida de eliminação aparente em pacientes com câncer de 80 ± 29 horas e com um *clearance* sistêmico estimado de 20,3 ± 9,2 L/h após dose única oral. Após a administração oral, metade da radioatividade é recuperada na urina e nas fezes coletadas ao longo de 336 horas, e a fração média excretada inalterada na urina é de menos de 1%, sugerindo que o *clearance* renal não é uma via de eliminação significativa.

Palonosetrona
- *Absorção*: após a administração oral, a palonosetrona é bem absorvida, com biodisponibilidade absoluta alcançando 97%.
- *Distribuição*: volume de distribuição de aproximadamente 8,3 ± 2,5 L/kg. Aproximadamente 62% da palonosetrona se liga às proteínas plasmáticas.
- *Metabolismo*: a palonosetrona é eliminada por diversas vias, com aproximadamente 50% metabolizados para formar dois metabólitos principais: N-óxido-palonosetrona; e 6-S-hidroxi-palonosetrona. Cada um desses metabólitos tem menos de 1% da atividade antagonista do receptor de 5-HT3 da palonosetrona.
- *Eliminação*: após a administração de dose única oral de palonosetrona, 85% a 93% da radioatividade total são excretados na urina e 5% a 8% são eliminados nas fezes.

Ajuste de dose
- *Função hepática*: não são necessários ajustes de dose para pacientes com insuficiência hepática leve a moderada. Evitar o uso em pacientes com insuficiência hepática grave.
- *Função renal*: não são necessários ajustes de dose para pacientes com insuficiência renal leve a moderada. Evitar o uso em pacientes com insuficiência renal grave ou doença renal em estágio terminal.

Indicação
É indicado para adultos em caso de:
- Prevenção de náuseas e vômitos agudos ou tardios associados a quimioterapia antineoplásica altamente emetogênica.

Posologia
- A posologia recomendada em adultos é de 1 cápsula, administrada 1 hora antes do início da quimioterapia, seguindo-se a administração de dexametasona 12 mg, por via oral, 30 minutos antes da quimioterapia no dia 1. A administração de dexametasona nos dias 2 a 4 não é necessária.

Estabilidade e armazenamento
- Temperatura ambiente (entre 15 e 25 °C).

Principais interações medicamentosas
- *Dexametasona*: netupitanto aumenta significativamente a exposição à dexametasona.
- *Docetaxel, etoposídeo, ciclofosfamida*: a exposição dos agentes quimioterápicos administrados por via endovenosa que são metabolizados pela CYP3A4 é maior quando se administra netupitanto/palonosetrona concomitantemente.

- *Midazolam*: quando administrado concomitantemente com netupitanto, a Cmáx e a AUC do midazolam são 36% e 126% maiores, respectivamente.
- *Eritromicina*: a exposição sistêmica de eritromicina é altamente variável; e a Cmáx e a AUC são aumentadas em 92% e 56%, respectivamente.
- *Contraceptivos orais*: a dose única de netupitanto/palonosetrona, quando administrada com dose única de etinilestradiol e levonorgestrel, aumenta a AUC do levonorgestrel em 46%.
- *Rifampicina*: a administração de rifampicina concomitante reduz a Cmáx e a AUC do netupitanto em 62% e 82% respectivamente. A administração de rifampicina concomitante reduziu a Cmáx e a AUC média de palonosetrona em 15% e 19%, respectivamente.
- *Cetoconazol*: a administração concomitante aumenta a Cmáx e a AUC média do netupitanto em 25% e 140%, respectivamente. A Cmáx e a AUC média de palonosetrona são 10% e 15% maiores, respectivamente, quando administrados concomitantemente com cetoconazol.

Reações adversas
- *Sistema nervoso central*: cefaleia, fadiga.
- *Dermatológica*: eritema.
- *Gastrointestinais*: dispepsia, constipação.
- *Musculoesquelética*: fraqueza.

Precauções
- Não devem ser utilizados após a quimioterapia para tratar náusea e vômitos tardios.

Olanzapina
Apresentação
- Comprimidos revestidos, nas dosagens de 2,5, 5 e 10 mg, apresentados em embalagens com 30 comprimidos.

Classificação
Antipsicótico.

Farmacocinética
- *Absorção*: a olanzapina é bem absorvida após administração oral, atingindo concentrações plasmáticas máximas em 5 a 8 horas. Sua absorção não é afetada por alimentos.
- *Distribuição*: sua ligação às proteínas plasmáticas é de cerca de 93% em uma faixa de concentração de 7 a 1.000 ng/mL. A olanzapina está ligada predominantemente à albumina e à alfa1-glicoproteína ácida.
- *Metabolismo*: é metabolizada no fígado pelas vias conjugativa e oxidativa.
- *Meia-vida*: a meia-vida média de eliminação da olanzapina é de 33 horas e o *clearance* plasmático médio é de 26 L/h.
- *Eliminação*: aproximadamente 57% são excretados na urina, principalmente como metabólitos.

Ajuste de dose
- *Função hepática*: uma dose inicial de 5 mg deve ser considerada para pacientes com disfunção hepática moderada. O aumento da dose deve ser feito com cautela.
- *Função renal*: uma dose inicial de 5 mg deve ser considerada para pacientes com disfunção renal grave. O aumento da dose deve ser feito com cautela.

Indicação
- *Prevenção de náuseas ou vômitos agudos e tardios induzidos por quimioterapia (alto risco emético)*: uso *off-label*.
- *Tratamento de náuseas ou vômitos induzidos por quimioterapia*: uso *off-label*.

Posologia
- *Adultos*:
  - *Prevenção de náuseas ou vômitos agudos e tardios induzidos por quimioterapia (alto risco emético)*:
    - *Oral*: 5 ou 10 mg no dia da quimioterapia (dia 1), seguido por 5 ou 10 mg, 1 vez ao dia, nos dias 2 a 4, em combinação com antieméticos usados para agentes de alto risco emético[73].
    - *Para a terapia de alto risco emético à base de cisplatina*: a dose de 5 mg (em combinação com a terapia antiemética tripla) é eficaz e pode estar associada a menor sedação diurna[73].
  - *Tratamento de náuseas ou vômitos induzidos por quimioterapia*:
    - *Oral*: 5 a 10 mg, 1 vez ao dia, por 3 dias[112,146].

Estabilidade e armazenamento
- Armazenada em temperatura ambiente (entre 15 e 30 ºC), protegida da luz e da umidade.

Principais interações medicamentosas
- *Com carvão ativado*: reduz a biodisponibilidade oral da olanzapina de 50% a 60%.
- *Com fluoxetina*: causa um aumento médio de 16% na concentração máxima de olanzapina.
- *Com fluvoxamina*: resulta em um aumento médio da AUC da olanzapina. Doses menores de olanzapina devem ser consideradas em pacientes em tratamento concomitante com fluvoxamina.

Reações adversas
- *Cardiovascular*: hipotensão ortostática.
- *Endocrinometabólicas*: aumento do colesterol LDL e do colesterol sérico, aumento da glicose sérica e da prolactina sérica, triglicerídeos séricos aumentados e ganho de peso.
- *Gastrointestinais*: constipação, dispepsia, aumento do apetite, xerostomia.
- *Hepáticas*: diminuição da bilirrubina sérica, aumento da alanina aminotransferase sérica, aumento da aspartato aminotransferase sérica.
- *Sistema nervoso central*: acatisia, tontura, sonolência, reação extrapiramidal, fadiga, cefaleia, insônia.
- *Musculoesquelética*: astenia.
- *Outra*: lesão acidental.

Precauções
- A absorção da olanzapina não é afetada por alimentos.
- Olanzapina pode causar a síndrome neuroléptica maligna (SNM), um conjunto de sintomas complexos e potencialmente fatais, associada aos medicamentos antipsicóticos. As manifestações clínicas são: hiperpirexia, rigidez muscular, estado mental alterado e evidência de instabilidade autonômica (pulso ou pressão arterial irregular, taquicardia, diaforese e arritmia cardíaca). Sinais adicionais podem incluir: elevação da creatinofosfoquinase, mioglobinúria (rabdomiólise) e insuficiência renal aguda. As manifestações clínicas da SNM ou a presença inexplicada de febre alta sem manifestações clínicas da SNM requerem a descontinuação de todas os medicamentos antipsicóticos, incluindo a olanzapina.
- *Síndrome de hipersensibilidade a drogas com eosinofilia e sintomas sistêmicos (DRESS)*: a síndrome tem sido relatada com exposição à olanzapina, consistindo em uma combinação de três ou mais dos seguintes eventos: reação cutânea (p. ex., *rash* cutâneo ou dermatite esfoliativa), eosinofilia, febre, linfadenopatia e uma ou mais complicações sistêmicas, como hepatite, nefrite, pneumonite, miocardite e pericardite. Em caso de suspeita de DRESS, descontinuar o tratamento com olanzapina.

- O tratamento com olanzapina desencadeia um aumento na prevalência de diabetes. Assim como com outros antipsicóticos, alguns sintomas como hiperglicemia, diabetes, exacerbação de diabetes preexistente, cetoacidose e coma diabético são relatados. Recomenda-se monitoramento clínico apropriado em todos os pacientes.
- *Hipotensão ortostática*: a olanzapina pode induzir hipotensão ortostática associada a vertigem, taquicardia, bradicardia e, em alguns pacientes, síncope, especialmente durante o período inicial de titulação da dose.
- Níveis aumentados de triglicérides foram observados com o uso da olanzapina. Aumentos moderados do nível de colesterol total também foram observados. Portanto, recomenda-se monitoramento clínico adequado.

Ondansetrona
Apresentação
- Solução injetável, em ampolas contendo 2 e 4 mL de solução incolor. Dosagens: 4 e 8 mg, respectivamente.
- Comprimidos, em embalagens contendo 10 comprimidos de cor branca. Dosagens: 4 e 8 mg.

Classificação
Antiemético e antinauseante. Potente antagonista altamente seletivo dos receptores 5-HT3. Os agentes quimioterápicos e a radioterapia podem causar liberação de 5-HT no intestino delgado, iniciando um reflexo de vômito pela ativação dos aferentes vagais nos receptores 5-HT3. Ondansetrona bloqueia o início desse reflexo. A ativação dos aferentes vagais pode também causar uma liberação de 5-HT na área postrema, localizada no assoalho do quarto ventrículo, e isso pode também promover êmese por meio de um mecanismo central. Desse modo, o controle da náusea e do vômito induzidos por quimioterapia e radioterapia é decorrente do antagonismo dos receptores 5-HT3 nos neurônios localizados tanto no sistema nervoso periférico quanto no sistema nervoso central.

Farmacocinética
- *Absorção*: após uma dose oral, a ondansetrona é passivamente e completamente absorvida no trato gastrointestinal e sofre metabolismo de primeira passagem. Os picos de concentração plasmática são atingidos em aproximadamente 1,5 hora. Para doses acima de 8 mg, o aumento de exposição sistêmica da ondansetrona é maior que o proporcional, o que pode ser refletido em ligeira redução no metabolismo de primeira passagem, em doses orais elevadas. A biodisponibilidade torna-se levemente aumentada por alimentos, mas inalterada por antiácidos.
- *Distribuição*: a disponibilidade da ondansetrona, tanto após a dose oral quanto após a endovenosa, é similar à meia-vida de eliminação terminal, e o volume de distribuição é de aproximadamente 140 L no estado de equilíbrio. A ligação às proteínas plasmáticas é de cerca de 70% a 76%.
- *Meia-vida*: adultos: 4 horas; crianças menores de 15 anos: 2 a 3 horas; meia-vida de eliminação: 3,5 a 5 horas.
- *Metabolismo*: ondansetrona é depurada da circulação sistêmica predominantemente por metabolismo hepático, através de diversos caminhos enzimáticos.
- *Excreção*: menos de 5% da dose absorvida é excretada inalterada na urina.

Ajuste de dose
- *Função hepática*: o *clearance* da ondansetrona é significativamente reduzido e a meia-vida plasmática significativamente prolongada em pacientes com insuficiência hepática moderada ou grave. Para esses pacientes, a dose total diária não deve exceder 8 mg.

- *Função renal*: não é necessário ajuste de dose em pacientes com alteração de função renal.

Indicações
- Controle de náuseas e vômitos induzidos por radioterapia ou quimioterapia de potencial emetogênico de moderado a alto.

Posologia
- Variável (8 a 32 mg/dia), de acordo com o protocolo adotado e o potencial emetogênico do medicamento.
- Em geral, a primeira dose é aplicada antes da quimioterapia (imediatamente antes, se EV, e 1 hora antes, se VO) e as doses subsequentes a cada 12 horas. Náusea tardia e vômitos não deverão ser tratados rotineiramente com inibidores de 5-HT3; embora existam fortes evidências de que alguns pacientes possam ser beneficiados, geralmente esses agentes são inefetivos mais do que 24 horas após a quimioterapia.

Administração/diluição
- Endovenosa (EV), em infusão de 15 minutos ou injeção diária de 2 a 5 minutos. Ou via oral (VO).
- Diluir em 20 a 50 mL de soro fisiológico, soro glicosado 5%, manitol 10% ou ringer lactato.

Estabilidade e armazenamento
- *Frascos intactos*: temperatura ambiente (abaixo de 30 ºC). Ao abrigo da luz.
- *Após diluição*: temperatura ambiente (até 30 ºC); deve ser usada imediatamente após a diluição.

Principais interações medicamentosas
- *Diminuição de efeito*: meia-vida ou *clearance* pode ser alterado pelo uso concomitante de agentes indutores do citocromo P-450 (barbitúricos, carbamazepina, rifampicina, fenitoína, fenilbutazona).
- *Aumento de toxicidade*: agentes inibidores do citocromo P-450 (cimetidina, alopurinol, dissulfiram).
- *Tramadol*: interação da ondansetrona com o tramadol pode reduzir o efeito analgésico do tramadol.

Reações adversas
- *Gastrointestinal*: constipação.
- *Sistema nervoso central*: fadiga, cefaleia, mal-estar.

Precauções
- *Incompatibilidade com*: droperidol, aciclovir, alopurinol, aminofilina, anfotericina B, ampicilina, ansacrina, cefepima, cefoperazona, fluoruracila, furosemida, ganciclovir, lorazepam, metilprednisolona, mezlocilina, piperacilina, sargramostima e bicarbonato de sódio.
- É necessário ter cautela quando a ondansetrona é coadministrada com medicamentos que prolongam o intervalo QT e/ou causam distúrbios eletrolíticos.

Palonosetrona
Apresentação
- Frasco-ampola de 0,05 mg/mL de cloridrato de palonosetrona injetável. Apresentações de 1,5 e 5 mL.

Classificação

Antiemético e antinauseante. É um antagonista seletivo do receptor subtipo 3 da serotonina (5-HT3), com uma alta afinidade de ligação por esse receptor.

Farmacocinética

- *Distribuição*: a palonosetrona tem um volume de distribuição de aproximadamente 8,3 ± 2,5 L/kg. Aproximadamente 62% estão ligados a proteínas plasmáticas.
- *Meia-vida*: a meia-vida de eliminação terminal média é de aproximadamente 40 horas.
- *Metabolismo*: é eliminada por várias vias, com aproximadamente 50% metabolizados para formar dois metabólitos principais: N-óxido-palonosetrona e 6-S-hidroxi-palono-setrona. Estudos *in vitro* sugerem que a CYP2D6 e, em menor grau, a CYP3A e a CYP1A2 estão envolvidas no seu metabolismo.
- *Excreção*: aproximadamente 80% da dose é recuperada nas primeiras 144 horas na urina, com palonosetrona inalterada representando aproximadamente 40% da dose administrada.

Ajuste de dose

- *Função hepática*: não é necessário ajuste de dose para pacientes com qualquer grau de comprometimento hepático.
- *Função renal*: não é necessário ajuste de dose para pacientes com qualquer grau de comprometimento renal.

Indicações

- Prevenção de náuseas e vômitos agudos associados a ciclos inicial e de repetição de quimioterapia antineoplásica moderadamente e altamente emetogênica.
- Prevenção de náuseas e vômitos tardios associados a ciclos inicial e de repetição de quimioterapia antineoplásica moderadamente emetogênica.

Posologia

- *Adultos*: a dose recomendada de cloridrato de palonosetrona é de 0,25 mg, como dose única, administrada aproximadamente 30 minutos antes do início da quimioterapia. Não é recomendada a administração repetida em um intervalo de 7 dias, porque a segurança e a eficácia de administrações frequentes (dias consecutivos ou alternados) em pacientes não foram avaliadas.
- *Crianças e adolescentes (1 mês até 17 anos)*: a dose recomendada nessa faixa etária é de 20 mcg/kg (a dose máxima total não deve exceder 1.500 mcg) de palonosetrona.

Administração/diluição

- Cloridrato de palonosetrona deve ser infundido em *bolus* por via endovenosa ao longo de 30 segundos. Lavar o acesso de infusão com solução salina normal antes e depois da administração de cloridrato de palonosetrona.

Armazenamento

- Armazenar em temperatura de 20 a 25°C. Proteger contra o congelamento da luz.

Principais interações medicamentosas

- Estudos *in vitro* indicaram que a palonosetrona não é inibidora da CYP1A2, CYP2A6, CYP2B6, CYP2C9, CYP2D6, CYP2E1 e CYP3A4/5 (CYP2C19 não foi investigada) e não induz a atividade da CYP1A2, CYP2D6 ou CYP3A4/5. Portanto, o potencial para intera-ções medicamentosas clinicamente significativas com a palonosetrona parece ser baixo.

Reações adversas

- *Cardiovasculares*: bradicardia, hipotensão arterial, taquicardia.

- *Endocrinometabólica*: hipercalemia.
- *Gastrointestinais*: constipação, diarreia.
- *Musculoesquelética*: fraqueza.
- *Sistema nervoso central*: cefaleia, ansiedade, tontura.

Precauções
- Podem ocorrer reações de hipersensibilidade em pacientes que exibiram hipersensibilidade a outros antagonistas seletivos do receptor 5-HT3.
- Deve ser administrada com cautela em pacientes que têm ou podem desenvolver prolongamento de intervalos de condução cardíaca, particularmente QTc.
- Observar a resposta clínica e os efeitos colaterais do medicamento.

Pamidronato dissódico
Apresentação
- Frasco-ampola com substância liofilizada. Dosagens: 60 e 90 mg. Acompanha ampola com 10 mL de solução diluente (água para injeção).

Classificação
O pamidronato dissódico é um potente inibidor da reabsorção óssea mediada por osteoclastos. Liga-se fortemente aos cristais de hidroxiapatita, inibindo a formação e a dissolução desses cristais *in vitro*. A inibição da reabsorção óssea osteoclástica *in vivo* pode, ao menos em parte, ser causada pela ligação do fármaco ao mineral ósseo (matriz óssea). Inibe o acesso de precursores osteoclásticos para o tecido ósseo e sua subsequente transformação em osteoclastos maduros com atividade de reabsorção óssea. Inibe também o hormônio da paratireoide. É mais potente que o clodronato.

Farmacocinética
- *Absorção*: o fármaco não tem boa absorção oral (aproximadamente 1%), porém é completamente absorvido após administração EV. As concentrações plasmáticas do pamidronato elevam-se rapidamente após o início da infusão, caindo também rapidamente quando ela é interrompida.
- *Distribuição*: o fármaco é rapidamente e amplamente distribuído nos tecidos, concentrando-se em maior quantidade nos ossos, no fígado e no baço. A porcentagem de pamidronato circulante ligado às proteínas plasmáticas é relativamente baixa (cerca de 54%) e aumenta quando as concentrações de cálcio estão patologicamente elevadas.
- *Meia-vida*: a meia-vida aparente no plasma é de cerca de 48 minutos.
- *Metabolismo*: não esclarecido.
- *Excreção*: pamidronato parece não ser eliminado por biotransformação. Após infusão EV, cerca de 20% a 55% da dose é recuperada na urina em 72 horas como pamidronato inalterado. A porcentagem da dose retida no organismo independe das doses administradas e das velocidades de infusão. A eliminação na urina é biexponencial, com meia-vida aparente de cerca de 1 hora e 36 minutos a 27 horas.

Ajuste de dose
- *Função hepática*: não são recomendadas alterações no regime de dose de pamidronato para pacientes com comprometimento hepático leve a moderado. Pamidronato não foi estudado em pacientes com insuficiência hepática grave.
- *Função renal*: os estudos farmacocinéticos indicam não ser necessário o ajuste de dose em pacientes com qualquer grau de insuficiência renal. Entretanto, até que se adquira mais experiência, recomenda-se a velocidade máxima de infusão de 20 mg/h em pacientes com insuficiência renal.

Indicações

- Tratamento de condições associadas ao aumento da atividade osteoclástica, como metástases ósseas predominantemente líticas, hipercalcemia induzida por tumor e doença de Paget.
- Tratamento da hipercalcemia associada aos tumores e ao mieloma múltiplo.

Posologia

- *Metástases ósseas (neoplasia maligna secundária dos ossos) predominantemente líticas e mieloma múltiplo*: a dose recomendada de pamidronato dissódico para o tratamento de neoplasias malignas secundárias dos ossos predominantemente líticas, mieloma múltiplo e neoplasias malignas de plasmócitos é de 90 mg, administrados em infusão única a cada 4 semanas. Em pacientes com neoplasia maligna secundária dos ossos que recebem quimioterapia a intervalos de 3 semanas, o pamidronato dissódico 90 mg pode também ser administrado a cada 3 semanas.
- *Hipercalcemia induzida por tumor (outros distúrbios do metabolismo mineral)*: recomenda-se que os pacientes sejam reidratados com solução salina normal, antes ou durante o tratamento. A dose total de pamidronato dissódico a ser utilizada para um período de tratamento depende dos níveis iniciais de cálcio sérico do paciente:
  - *se o cálcio sérico entre 14 e 16 mg/dL*: 60 a 90 mg de pamidronato.
  - *se o cálcio sérico > 16 mg/dL*: 90 mg de pamidronato.
- *Tratamento da dor óssea*: 60 mg, EV, a cada 2 a 4 semanas; ou 90 mg, EV, em 2 horas mensalmente.

Administração/diluição

- Endovenosa (EV) em infusão de 2 a 24 horas. A taxa de infusão não deve exceder a 60 mg/h (1 mg/min). Não administrar em *bolus*, a fim de evitar toxicidade renal.
- Reconstituição em 10 mL de água para injeção (dar preferência para o diluente que acompanha o produto). É importante que o pó liofilizado seja completamente dissolvido antes da retirada do frasco.
- Diluição posterior em 1.000 mL de solução livre de cálcio, como soro fisiológico ou soro glicosado 5%. A concentração do medicamento na solução de infusão não deve exceder 90 mg em 250 mL.
- Pamidronato deve ser administrado lentamente, sem exceder o fluxo de 60 mg/h (1 mg/min). Recomenda-se administrar, em 2 horas, soluções de 90 mg diluídas em 250 mL de solução; porém, em pacientes com mieloma ou hipercalcemia induzida por tumor, a solução de 90 mg deve ser diluída em 500 mL e infundida em 4 horas. Em pacientes com insuficiência renal, administrar 20 mg/h de pamidronato.

Estabilidade e armazenamento

- *Frascos intactos*: temperatura ambiente (até 30 °C). Atenção à data de expiração.
- *Após reconstituição*: refrigeração (entre 2 e 8 °C), até 24 horas.
- *Após diluição*: temperatura ambiente (até 30 °C), até 24 horas.

Principais interações medicamentosas

- *Com vitamina D*: antagoniza os efeitos do pamidronato, portanto deve ser evitada.
- *Com calcitonina*: efeito sinérgico, com queda mais rápida do nível sérico do cálcio.
- *Nos pacientes com mieloma múltiplo e neoplasias malignas de plasmócitos*: o risco de insuficiência renal pode aumentar quando o pamidronato dissódico for usado em combinação com a talidomida.

Reações adversas

- *Sistema nervoso central*: fadiga, cefaleia, insônia, ansiedade, dor.
- *Endocrinometabólicas*: hipofosfatemia, hipocalemia, hipocalcemia, hipomagnesemia.
- *Gastrointestinais*: náuseas, vômitos, anorexia, dor abdominal, dispepsia, hipercalcemia.
- *Geniturinária*: infecção do trato urinário.
- *Hematológicas e oncológicas*: anemia, hipercalcemia de malignidade, metástases, granulocitopenia.
- *Locais*: reação no local da infusão, incluindo eritema, endurecimento, dor e inchaço.
- *Musculoesqueléticas*: mialgia, fraqueza, ostealgia, artralgia.
- *Renal*: aumento da creatinina sérica.
- *Respiratórias*: dispneia, infecção do trato respiratório superior, tosse, sinusite, derrame pleural.
- *Diversas*: febre.

Precauções

- Incompatibilidade com soluções que contenham cálcio, como o ringer, por exemplo. Não foram encontradas outras referências sobre incompatibilidades; portanto, administrar pamidronato separadamente.
- Deve ser realizada uma avaliação odontológica antes do início do uso do bisfosfonato. O paciente deve ser orientado a manter, durante o tratamento, boa higiene bucal, acompanhamento odontológico e avisar a equipe médica ou dentista em caso de qualquer dor, inchaço ou outro sintoma bucal.
- Pacientes com alto risco de osteonecrose (em vigência de quimioterapia ou radioterapia, uso de corticosteroides, anemia, coagulopatia, higiene oral deficiente) deverão realizar avaliação odontológica preventiva antes de iniciar a terapia com bisfosfonatos. Evitar procedimentos dentários invasivos durante o tratamento.
- Dor musculoesquelética (dor óssea, articular e/ou muscular severa, e ocasionalmente debilitante) foi relatada durante o tratamento com bisfosfonatos. O início da dor variou de um único dia a vários meses. Considerar a interrupção da terapia em pacientes com sintomas graves, que geralmente desaparecem com a descontinuação. Alguns pacientes apresentaram recorrência dos sintomas quando reintroduzido o mesmo medicamento ou outro bisfosfonato; evitar o uso em pacientes com histórico desses sintomas associados à terapia com bisfosfonatos.
- Não há experiência clínica do uso de pamidronato dissódico em crianças.
- Administrar a solução através de veias calibrosas para minimizar as reações locais.
- Acompanhar a monitorização dos níveis de cálcio durante o tratamento. Atentar aos sinais e sintomas de hipocalcemia (nervosismo, irritabilidade, cãibras, convulsões, espasmos, parestesia) e hipercalcemia (sintomas gastrointestinais, poliúria, rubor de face e tórax, sudorese principalmente em cabeça, adormecimento em extremidades, cefaleia). Atenção redobrada aos pacientes que passaram por cirurgia de tireoide, pois estão particularmente suscetíveis ao desenvolvimento de hipocalcemia causada por hipoparatireoidismo relativo.
- Hipocalcemia intensa e aguda pode ocorrer subitamente e deve ser prontamente corrigida com cloreto ou gluconato de cálcio, conforme prescrição.
- Além do cálcio, acompanhar as dosagens de eletrólitos séricos e fosfatos. Periodicamente, rever exames de função renal.
- Informar ao paciente e/ou familiares os sinais e sintomas de recidiva da hipercalcemia (cálculo renal, náusea, vômito, sede intensa, letargia, dor lombar e dor óssea) e a importância de notificá-los ao médico.

Prednisona

Apresentação
- Comprimidos de 5 e 20 mg.

Classificação
Glicocorticosteroide sintético com potente ação anti-inflamatória, antirreumática, antialérgica e imunossupressora. Apresenta também propriedades antitumorais e discreta atividade mineralocorticosteroide.

Farmacocinética
- *Absorção*: após administração oral, o fármaco é rapidamente convertido em prednisolona biologicamente ativa. Aproximadamente 80% da dose é absorvida após ingestão oral.
- *Distribuição*: 75% do fármaco liga-se às proteínas plasmáticas. Os níveis de prednisona são mensuráveis meia hora após a administração. O pico de concentração plasmática é alcançado entre 1 e 3 horas.
- *Meia-vida*: meia-vida plasmática de 3 horas.
- *Metabolismo*: o metabolismo de prednisona a prednisolona ocorre, primeiramente, no fígado. Após administração oral de prednisona em pacientes com disfunção hepática aguda ou crônica, os níveis séricos de prednisolona são significativamente menores que os observados em indivíduos com funções hepáticas normais.
- *Excreção*: renal.

Indicações
- Tratamento de doença aguda do enxerto *versus* hospedeiro (DECH) (uso *off-label*).
- Mieloma múltiplo (paciente não tratado anteriormente e não elegível ao transplante) (uso *off-label*).
- Câncer de próstata metastático (uso *off-label*).

Posologia/administração

Tratamento de doença aguda do enxerto *versus* hospedeiro (uso *off-label*)
- Para DECH aguda de grau II ou maior, o tratamento depende da gravidade e da taxa de progressão[99,132].
- *Oral*: iniciar com 2 a 2,5 mg/kg/dia em doses divididas; a dose pode variar de acordo com o envolvimento e a gravidade do órgão[99,142].

Mieloma múltiplo (paciente não tratado anteriormente e inelegível para transplante)
- *Oral*: 60 mg/m^2/dia por 4 dias (dias 1 a 4) a cada 6 semanas por 9 ciclos (dexametasona na dose de 20 mg foi substituída por prednisona no dia 1 de cada ciclo), em combinação com daratumumabe, bortezomibe e melfalana; após o ciclo 9, o daratumumabe é administrado como agente único[100], ou 60 mg/m^2/dia por 4 dias (dias 1 a 4) a cada 6 semanas (em combinação com bortezomibe e melfalana) por 9 ciclos[134], ou 2 mg/kg/dia por 4 dias (dias 1 a 4) a cada 6 semanas (em combinação com melfalana e talidomida) por 12 ciclos[54].
- *≥ 65 anos de idade*: 2 mg/kg/dia, VO, por 4 dias (dias 1 a 4) a cada 6 semanas (em combinação com melfalana) por 12 ciclos[53].

Câncer de próstata metastático
- *Via oral*: 5 mg 2 vezes ao dia (em combinação com abiraterona) até a progressão da doença ou toxicidade inaceitável[17,133], ou 10 mg 1 vez ao dia (em combinação com cabazitaxel) por até 10 ciclos[16], ou 5 mg 2 vezes ao dia (em combinação com docetaxel) por até 10 ciclos[14,147].

Estabilidade e armazenamento
- Temperatura ambiente (abaixo de 30 °C). Conservar em lugar fresco, seco e ao abrigo da luz.

Principais interações medicamentosas
- *Com fenobarbital, fenitoína, rifampicina ou efedrina*: pode aumentar o metabolismo dos corticosteroides, reduzindo seus efeitos terapêuticos.
- *Com estrógenos*: exacerbação dos efeitos do corticosteroide.
- *Com diuréticos depletores de potássio*: pode intensificar a hipopotassemia.
- *Com glicosídeos cardíacos*: pode aumentar a possibilidade de arritmias ou intoxicação digitálica associada à hipopotassemia.
- *Com anfotericina B*: pode potencializar a depleção de potássio.
- *Com anticoagulantes cumarínicos*: pode aumentar ou diminuir os efeitos anticoagulantes, podendo haver necessidade de reajustes posológicos.
- *Com anti-inflamatórios não esteroidais ou álcool*: pode aumentar a incidência ou a gravidade das úlceras gastrointestinais.
- *Com salicilato*: pode reduzir as concentrações plasmáticas de salicilato.
- *Com hipoglicemiantes*: pode haver necessidade de ajuste de dose dos hipoglicemiantes.
- *Com somatotropina*: pode inibir a resposta à somatotropina.

Reações adversas
- *Hematológicas*: leucocitose, trombocitose.
- *Gastrointestinais*: náusea, vômito, anorexia, aumento de apetite, aumento de peso, pancreatite, aparecimento ou agravamento de úlceras pépticas, distensão abdominal, esofagite ulcerativa.
- *Cutâneas*: eritema cutâneo, atrofia cutânea, hirsutismo, acne, eritema facial, petéquias e equimoses, retardo na cicatrização, sudorese excessiva, urticária, edema angioneurótico, dermatite alérgica.
- *Neuropsiquiátricas*: fraqueza muscular, miopatia corticosteroide, cefaleia, vertigem, convulsões, agravamento dos sintomas de miastenia grave, aumento da pressão intracraniana; euforia, psicose, depressão, alterações de personalidade, hiperirritabilidade, insônia, alterações do humor.
- *Cardiovasculares*: retenção hídrica e edema, hipertensão, tromboembolismo, insuficiência cardíaca congestiva em pacientes suscetíveis.
- *Oculares*: catarata subcapsular posterior, glaucoma, aumento da pressão intraocular, exoftalmia.
- *Metabólicas*: hiperglicemia, diminuição da tolerância à glicose, agravamento ou precipitação de diabetes *mellitus*, insuficiência suprarrenal ou hipofisária secundária, hipopotassemia, alcalose hipocalêmica, estado cushingoide.
- *Outras*: alterações menstruais; osteoporose (resultando em dor lombar), infecções graves (herpes-zóster, varicela-zóster, infecções fúngicas, pneumonia por *Pneumocystis carinii*, tuberculose), perda de massa muscular, necrose asséptica da cabeça do fêmur e do úmero, fratura patológica de ossos longos e vértebras, ruptura do tendão, supressão da reação aos testes cutâneos.

Precauções
- Observar a resposta clínica e os efeitos adversos e acompanhar os ajustes de dosagem prescritos.
- Atenção às interações farmacológicas supramencionadas.
- Os pacientes não deverão ser vacinados contra varíola durante o tratamento com corticosteroides. Outras imunizações também deverão ser evitadas, principalmente em

pacientes que estejam recebendo altas doses de corticosteroides, pelos possíveis riscos de complicações neurológicas e ausência de resposta de anticorpos.

- Prednisona pode ser administrada em regime de dias alternados, em pacientes que necessitem de tratamento prolongado, a critério médico. A exposição do paciente a situações de estresse não relacionadas à doença de base sob tratamento pode demandar aumento da dose de prednisona. Em caso de descontinuação do medicamento, após tratamento prolongado, deve-se reduzir a dose gradualmente.

Prometazina

Apresentação
- Solução injetável, em embalagens contendo 25 ampolas de 2 mL. Dosagem: 50 mg.
- Comprimidos, em embalagens contendo 20 comprimidos. Dosagem: 25 mg.

Classificação
O cloridrato de prometazina é um derivado fenotiazínico que apresenta atividade anti-histamínica, sedativa, antiemética e efeitos anticolinérgicos.

Farmacocinética
- *Absorção*: a biodisponibilidade da prometazina está compreendida entre 13% e 49%. O tempo para atingir a concentração plasmática máxima é de 1 hora e 30 minutos a 3 horas.
- *Distribuição*: o volume de distribuição é elevado, em razão da lipossolubilidade da molécula, de cerca de 15 L/kg. Liga-se fortemente às proteínas plasmáticas (entre 75% e 80%). Concentra-se nos órgãos de eliminação: fígado, rins e intestino. Atravessa a barreira hematoencefálica e placentária.
- *Meia-vida*: sua meia-vida plasmática está compreendida entre 10 e 15 horas após administração oral.
- *Metabolismo*: o metabolismo consiste em sulfoxidação, seguida de desmetilação; esse processo ocorre no fígado.
- *Excreção*: a depuração renal representa menos de 1% da depuração total e, em média, 1% da quantidade de prometazina administrada é recuperada sob a forma inalterada na urina. Os metabólitos encontrados na urina representam cerca de 20% da dose.

Ajuste de dose
- *Função hepática*: não há informações fornecidas pelo fabricante, mas recomenda-se cautela no uso para esses pacientes.
- *Função renal*: não há informações fornecidas pelo fabricante, mas recomenda-se cautela no uso para esses pacientes.

Indicações
- Tratamento sintomático de todos os distúrbios incluídos no grupo das reações anafiláticas e alérgicas.
- Controle de náusea e vômito leves associados à quimioterapia ou radioterapia.
- Pode ser usado na pré-anestesia e na potencialização de analgésicos, graças à sua ação sedativa.
- Na profilaxia e no tratamento das cinetoses e suas manifestações (enjoos em viagens).

Posologia
Em náuseas e vômitos
- *Adultos*: 10 a 25 mg, VO, IM ou EV, a cada 4 a 6 horas.
- *Crianças (> 2 anos)*: 0,25 a 0,5 mg/kg, VO, IM ou EV, a cada 4 a 6 horas.

Em sedação ou eventos alérgicos
- *Adultos*: 25 a 50 mg VO, IM ou EV.
- *Crianças (> 2 anos)*: 12,5 a 25 mg, VO, IM ou EV.

Administração/diluição
- Intramuscular (IM) ou via oral (VO).

Estabilidade e armazenamento
- *Frascos intactos*: temperatura ambiente (abaixo de 30 °C). Proteger da luz e de congelamento.
- *Após diluição*: uso imediato.

Principais interações medicamentosas
- *Com álcool*: aumenta a depressão do SNC.
- *Com atropina, haloperidol, quinidina, antidepressivos, anti-histamínicos, fenotiazínicos ou disopiramida*: aumenta as reações anticolinérgicas.
- *Com depressores do SNC*: aumenta a depressão do SNC.
- *Com inibidores da MAO*: aumenta os efeitos anticolinérgicos.
- *Com narcóticos, sedativos ou hipnóticos*: aumenta a depressão do SNC.

Reações adversas
- *Neurológicas*: vertigens, sonolência, alterações de coordenação, fadiga, ansiedade, euforia, confusão, parestesia, neurite, sintomas extrapiramidais.
- *Cardiovasculares*: hipotensão, hipertensão, palpitações, taquicardia, bradicardia.
- *Gastrointestinais*: constipação, náusea, vômito, anorexia, diarreia, boca seca.
- *Geniturinárias*: retenção urinária, disúria, aumento da frequência urinária.
- *Hematológicas*: leucopenia, trombocitopenia, agranulocitose, anemia hemolítica.
- *Outras*: hiperemia cutânea, urticária, fotossensibilidade; visão turva, dilatação pupilar, *tinnitus*; congestão nasal, secura nasal e de garganta; teratogenicidade.

Precauções
- *Incompatível com*: aminofilina, cloranfenicol, dimenidrinato, heparina, fenobarbital, tiopental, cefoperazona, foscarnet, carbenicilina, clorotiazida, floxacilina, furosemida, hidrocortisona, penicilina G, pentobarbital, fenobarbital, tiopental, contrastes, alopurinol, cefazolina, cefepima, metotrexato e piperacilina.
- Prometazina pode secar as secreções pulmonares ou torná-las espessas e prejudicar a expectoração. Logo, deve ser utilizado com precaução em pacientes com asma, bronquite ou bronquiectasia.
- Prometazina deve ser usada com precaução em pacientes que estejam em tratamento com tranquilizantes e barbitúricos, pois poderá ocorrer potencialização da atividade sedativa.
- Caso seja realizada a injeção endovenosa, apesar de não recomendada, deve ser feita com cautela para evitar extravasamento, pois a administração intra-arterial inadvertida pode causar necrose e gangrena periférica. Se o paciente se queixar de dor durante a injeção endovenosa, parar imediatamente o procedimento, pois pode ser um sinal de extravasamento ou de administração intra-arterial.
- A injeção intramuscular também deve ser realizada com cuidado para evitar administração subcutânea inadvertida, o que pode causar necrose.
- Prometazina é excretada no leite materno. Existem riscos de irritabilidade e excitação neonatal. Não é recomendado o uso durante a amamentação.

Rasburicase

Apresentação
- 1,5 mg, em cartucho contendo 3 frascos-ampola de rasburicase liofilizada e 3 ampolas com diluente.

Classificação
Rasburicase é uma enzima urato oxidase recombinante e um agente uricolítico de potência elevada que catalisa a oxidação enzimática do ácido úrico em alantoína, um produto hidrossolúvel, excretado facilmente por via renal.

Farmacocinética
- *Distribuição*: em pacientes pediátricos, 110 a 127 mL/kg; em adultos, 75,8 a 138 mL/kg.
- *Meia-vida*: a meia-vida de eliminação é de 19 horas.

Ajuste de dose
- *Função hepática*: não é necessário ajustar a dose na vigência de insuficiência hepática.
- *Função renal*: não é necessário ajustar a dose na vigência de insuficiência renal.

Indicações
- Tratamento e profilaxia da hiperuricemia aguda, com o objetivo de evitar a insuficiência renal em pacientes com neoplasia hematológica maligna de carga tumoral elevada e risco de lise, ou redução tumoral rápida no início do tratamento quimioterápico (síndrome de lise tumoral).

Posologia
- A dose recomendada de rasburicase é de 0,2 mg/kg/dia. A duração do tratamento e da profilaxia varia de 4 a 7 dias.

Administração/diluição
- Rasburicase deve ser reconstituído com o diluente que acompanha o produto e somente depois diluído em 50 mL de soro fisiológico para administração. A solução final deverá ser infundida durante 30 minutos, no início ou logo após a quimioterapia, nos casos de profilaxia.

Estabilidade e armazenamento
- Rasburicase deve ser conservado entre 2 e 8 ºC. Não deve ser congelado.
- As soluções reconstituídas e diluídas devem ser conservadas entre 2 e 8 ºC e são estáveis por 24 horas.

Principais interações medicamentosas
- Não se esperam interações medicamentosas de rasburicase com outros fármacos.

Reações adversas
- *Cardiovascular*: edema periférico
- *Sistema nervoso central*: cefaleia, ansiedade.
- *Dermatológica*: erupção cutânea.
- *Metabólicas*: hipofosfatemia, hipervolemia.
- *Gastrointestinais*: náuseas, vômitos, dor abdominal, prisão de ventre, diarreia, mucosite.
- *Hepáticas*: hiperbilirrubinemia, aumento sérico de ALT.
- *Imunológicas*: desenvolvimento de anticorpos, desenvolvimento de anticorpos IgG (neutralizantes 8%).
- *Infecção*: sepse.
- *Respiratória*: dor faringolaríngea.
- *Diversa*: febre.

Precauções

- A dosagem laboratorial de ácido úrico pode ser influenciada se o sangue for coletado a partir de paciente sob tratamento. Portanto, as seguintes precauções devem ser tomadas para se evitar resultados falsos: 1) dosar o ácido úrico a partir de plasma; 2) os tubos de vidro devem ser pré-refrigerados; 3) o anticoagulante deve ser a heparina; 4) o tubo preenchido deve ser transportado sob refrigeração (4 a 8 ºC), e o sangue deve ser analisado até 4 horas após a coleta; e 5) o sangue deve ser centrifugado em aparelho refrigerado (4 a 8 ºC).
- Rasburicase não deve ser misturado com qualquer outro medicamento durante sua administração. Deve ser infundido em via separada de outros medicamentos ou, se isto não for possível, deve-se "lavar" o acesso venoso com solução salina entre a aplicação do outro medicamento e de rasburicase. Não se deve utilizar nenhum filtro durante a perfusão. Rasburicase não pode ser diluído em solução glicosada.
- Estes são alguns efeitos descritos que podem ocorrer durante a administração de rasburicase: reações alérgicas (vermelhidão na pele, coceira), febre, náuseas e vômitos ou diarreia.
- Não estão disponíveis estudos sobre os efeitos de rasburicase administrado por vias não recomendadas; portanto, por segurança e para garantir a eficácia do medicamento, a administração deve ser somente por via endovenosa.
- A experiência clínica com rasburicase demonstra que os doentes devem ser rigorosamente monitorizados no que diz respeito ao aparecimento de efeitos indesejáveis do tipo alérgico, especialmente reações de hipersensibilidade graves, incluindo anafilaxia. Nesses casos, o tratamento deve ser imediatamente interrompido, sendo iniciada terapêutica apropriada.
- Foi referida meta-hemoglobinemia em doentes que receberam rasburicase, que deve ser imediatamente e permanentemente interrompido em doentes que desenvolveram essa reação, devendo ser iniciadas as medidas apropriadas.
- Foi referida hemólise em doentes que receberam rasburicase. Nesse caso, o tratamento deve ser imediatamente e permanentemente interrompido, devendo ser iniciadas as medidas apropriadas.

Romiplostim
Apresentação

- Pó liofilizado de 250 mcg, para solução injetável, em embalagens com 1 frasco.

Classificação

Agonista da trombopoetina (TPO). O romiplostim aumenta a produção de plaquetas por ligação e ativação do receptor da trombopoetina, um mecanismo análogo ao da trombopoetina endógena (TPOe). O receptor da TPO é expresso predominantemente nas células da linhagem mieloide, como as células progenitoras de megacariócitos e plaquetas.

Farmacocinética

- *Absorção*: as concentrações séricas máximas são observadas em 7 a 50 horas pós-dose (mediana: 14 horas).
- *Meia-vida*: a meia-vida varia de 1 a 34 dias (mediana: 3,5 dias).
- *Eliminação*: a eliminação do romiplostim sérico é parcialmente dependente de TPO nas plaquetas.

Ajuste de dose

- *Função hepática*: romiplostim não deve ser utilizado em pacientes com insuficiência hepática moderada a grave (classificação ≥ 7 na escala de Child-Pugh), exceto se os benefícios esperados excederem os riscos identificados de trombose da veia porta nos pacientes com trombocitopenia associada a insuficiência hepática tratados com agonistas da TPO.
- *Função renal*: não foram efetuados quaisquer estudos clínicos formais nessas populações de pacientes. Romiplostim deve ser utilizado com precaução nessas populações.

Indicação

- Romiplostim é indicado para púrpura trombocitopênica imunológica (idiopática) crônica (PTI) em pacientes a partir de 1 ano de idade que sejam refratários a outros tratamentos (p. ex., corticosteroides, imunoglobulinas) e que apresentem risco de sangramento.

Posologia

- A dose inicial recomendada para romiplostim é de 1 mcg/kg, com base no peso corporal real, administrada 1 vez por semana por injeção subcutânea. A dose deve ser ajustada para que se atinjam e mantenham as contagens plaquetárias dentro do intervalo recomendado de 50 x 10^9/L a 200 x 10^9/L.
- *Adultos*: a dose semanal mais frequentemente usada para pacientes esplenectomizados ficou entre 2 e 7 mcg/kg e, para pacientes não esplenectomizados, entre 1 e 3 mcg/kg. A dose máxima de 10 mcg/kg não deve ser excedida.
- *Crianças*: a dose semanal mais frequentemente usada é entre 3 e 10 mcg/kg. A dose máxima de 10 mcg/kg não deve ser excedida.

Ajustes de dose

- Deve ser usado o peso corporal atual do indivíduo, no início da terapia, para calcular a dose.
- A dose semanal de romiplostim deve ser aumentada com incrementos de 1 mcg/kg até se atingir uma contagem de plaquetas ≥ 50 x 10^9/L.
- A contagem de plaquetas deve ser analisada semanalmente até se atingir uma contagem estável de plaquetas (≥ 50 x 10^9/L durante pelo menos 4 semanas sem ajuste da dose).
- Devem ser feitos mensalmente uma contagem de plaquetas e ajustes de dose apropriados.
- Em razão da variabilidade interindividual da resposta plaquetária, em alguns pacientes a contagem de plaquetas pode cair abruptamente abaixo de 50 x 10^9/L após redução da dose ou descontinuação do tratamento. Nesses casos, pode ser considerado um valor de referência mais elevado na contagem de plaquetas para redução de dose (200 x 10^9/L) e interrupção do tratamento (400 x 10^9/L), conforme critério médico.

Descontinuação do tratamento

- A recorrência de trombocitopenia deve ser esperada com a descontinuação do tratamento. Os pacientes devem ser avaliados clinicamente, periodicamente, e a continuação do tratamento deve ser decidida pelo médico caso a caso. Em pacientes não esplenectomizados, deve-se incluir avaliação relacionada à esplenectomia.
- Descontinuar romiplostim se a contagem de plaquetas não aumentar a um nível suficiente para evitar hemorragia clinicamente significativa, após 4 semanas com a dose máxima semanal de 10 mcg/kg.

Administração/diluição

- Administrar apenas por via subcutânea (SC). O volume de administração pode ser pequeno; usar seringa apropriada (com graduações de 0,01 mL). Verificar os cálculos, a concentração final e o volume aspirado para administração.

Reconstituição

- Cada frasco de romiplostim 250 mcg pó liofilizado para solução injetável contém 375 mcg de romiplostim. Após a reconstituição com 0,72 mL de água estéril para injeção, o volume administrável de 0,5 mL da solução contém 250 mcg de romiplostim (250 mcg/0,5 mL).
- Cada frasco de romiplostim 500 mcg pó liofilizado para solução injetável contém 625 mcg de romiplostim. Após a reconstituição com 1,2 mL de água estéril para injeção, o volume administrável de 1 mL da solução contém 500 mcg de romiplostim (500 mcg/mL).
- Durante a reconstituição, o conteúdo do frasco deve ser gentilmente agitado e invertido.

Estabilidade e armazenamento

- *Frasco intacto*: armazenado sob refrigeração (entre 2 e 8 °C). Proteger da luz.
- *Frasco reconstituído*: pode ser refrigerado entre 2 e 8 °C por até 24 horas antes da administração. O produto reconstituído deve ser protegido da luz.

Principais interações medicamentosas

Não há interações significativas conhecidas.

Reações adversas

- *Infecções e infestações*: infecção do trato respiratório superior, rinite, gastroenterite, faringite, conjuntivite, infecção de ouvido e sinusite.
- *Transtornos do sangue e sistema linfático*: transtornos da medula óssea, trombocitopenia e anemia.
- *Transtorno do sistema imune*: hipersensibilidade e angioedema.
- *Transtorno cardíaco*: palpitações.
- *Transtorno psiquiátrico*: insônia.
- *Transtornos do sistema nervoso*: cefaleia, tontura, enxaqueca e parestesia.
- *Transtornos respiratórios, torácicos e do mediastino*: dor orofaríngea e embolia pulmonar.
- *Transtornos gastrointestinais*: dor no abdome superior, náusea, diarreia, dor abdominal, constipação e dispepsia.
- *Transtornos da pele e do tecido subcutâneo*: prurido, equimose e erupções cutâneas.
- *Transtornos musculoesqueléticos e do tecido conjuntivo*: artralgia, mialgia, espasmos musculares, dor nas extremidades, dorsalgia e dor nos ossos.
- *Transtornos gerais e no local da administração*: fadiga, edema periférico, sintomas similares aos da gripe, dor, astenia, pirexia, calafrio, reação no local da injeção e edema periférico.

Precauções

- Romiplostim deve ser reconstituído apenas com água estéril para injeção. Não misturar com outras soluções. Não usar soro fisiológico ou água bacteriostática.
- Quando a diluição for necessária, deve-se usar apenas cloreto de sódio 0,9% estéril e sem conservantes. Não usar dextrose (5%) ou água estéril para injeção. Nenhum outro diluente foi testado.
- O volume a ser injetado pode ser muito pequeno. Utilizar uma seringa graduada em 0,01 mL.
- As contagens de plaquetas acima do intervalo normal apresentam risco de complicações trombóticas/tromboembólicas. Deve-se ter cuidado ao administrar romiplostim a pacientes com fatores de risco conhecidos para tromboembolismo, idade avançada, pacientes com períodos prolongados de imobilização, malignidades, contraceptivos e terapia de reposição hormonal, cirurgia/trauma, obesidade e tabagismo.

Sirolimo

Apresentação

- 1 mg, em embalagens contendo 60 drágeas.
- 2 mg, em embalagens contendo 30 drágeas.

Classificação

Imunossupressor.

Farmacocinética

- *Absorção*: após a administração, o Tmáx de sirolimo é de aproximadamente 3 horas após doses únicas.

- *Distribuição*: o fármaco é amplamente distribuído, apresentando alta taxa de ligação às proteínas plasmáticas humanas (aproximadamente 92%).
- *Metabolismo*: o sirolimo é um substrato da CYP3A4 e da glicoproteína-P; é amplamente metabolizado por O-desmetilação e/ou hidroxilação.
- *Eliminação*: após a administração de dose única, 91% são recuperados nas fezes e apenas uma pequena quantidade (2,2%) é excretada na urina.
- *Meia-vida*: é de aproximadamente 62 + 16 horas a média da meia-vida de eliminação terminal (T1/2) do sirolimo.

Ajuste de dose
- *Função hepática*: em pacientes com insuficiência hepática, recomenda-se redução da dose de manutenção do sirolimo em aproximadamente um terço até a metade. Não é necessário modificar a dose de ataque do sirolimo.
- *Função renal*: de acordo com os dados de farmacocinética clínica, a dose do sirolimo não precisa ser ajustada em pacientes com insuficiência renal.

Indicação
- Doença do enxerto *versus* hospedeiro (DECH) (uso *off-label*).

Posologia
- *Doença do enxerto versus hospedeiro (DECH) (uso off-label), via oral*:
  - *DECH (prevenção)*: dose de ataque de 12 mg no dia −3, seguida de 4 mg por dia (nível mínimo alvo: 3 a 12 ng/mL), diminuindo após 6 a 9 meses[8,37].
  - *Tratamento da DECH aguda refratária*: 4 a 5 mg/m^2 por 14 dias (sem dose de ataque)[13].
  - *Tratamento da DECH crônica*: dose de ataque de 6 mg, seguida de 2 mg por dia (nível mínimo alvo: 7 a 12 ng/mL) por 6 a 9 meses[35].

Estabilidade e armazenamento
- Armazenar em temperatura ambiente (entre 15 e 30 °C), protegido da luz.

Principais interações medicamentosas
- *Ciclosporina*: sirolimo pode potencializar os efeitos adversos/tóxicos da ciclosporina (sistêmica). Foi descrito um risco aumentado de síndrome hemolítico-urêmica induzida por inibidores de calcineurina, púrpura trombocitopênica trombótica ou microangiopatia trombótica. Ciclosporina pode aumentar a concentração sérica de sirolimo. Isso é uma preocupação específica com a ciclosporina na apresentação *modificada*.
- *Denosumabe*: pode potencializar os efeitos tóxicos/adversos de imunossupressores. Especificamente, o risco de infecções graves pode aumentar.
- *Dipirona*: pode potencializar os efeitos tóxicos/adversos de agentes mielossupressores. Especificamente, o risco de agranulocitose e pancitopenia pode ser aumentado.
- *Fluconazol*: pode aumentar a concentração sérica de sirolimo.
- *Fosaprepitanto*: pode aumentar a concentração sérica de substratos do CYP3A4 (alto risco com inibidores).
- *Micafungina*: pode aumentar a concentração sérica do sirolimo.
- *Posaconazol*: pode aumentar a concentração sérica do sirolimo.
- *Voriconazol*: pode aumentar a concentração sérica do sirolimo.

Reações adversas
- *Infecções e infestações*: pneumonia; infecção fúngica; infecção viral; infecção bacteriana; herpes simples; infecção do trato urinário, sepse; pielonefrite; infecção por citomegalovírus e herpes-zóster.

- *Neoplasias benignas, malignas e não especificadas (incluindo cistos e pólipos)*: carcinoma de células escamosas da pele; carcinoma de células basais.
- *Distúrbios do sangue e do sistema linfático*: trombocitopenia; anemia; leucopenia, síndrome hemolítica urêmica; neutropenia.
- *Distúrbios do sistema imune*: hipersensibilidade (incluindo angioedema, reação anafilática e reação anafilactoide).
- *Distúrbios do metabolismo e de nutrição*: hipocalemia; hipofosfatemia; hiperlipidemia (incluindo hipercolesterolemia); hiperglicemia; hipertrigliceridemia; retenção de líquidos; diabetes *mellitus.*
- *Distúrbio do sistema nervoso central*: cefaleia.
- *Distúrbios cardíacos*: taquicardia, derrame pericárdico.
- *Distúrbios vasculares*: hipertensão; linfocele, trombose venosa (incluindo trombose venosa profunda).
- *Distúrbios respiratórios, torácicos e do mediastino*: embolia pulmonar; pneumonite; derrame pleural; epistaxe.
- *Distúrbios gastrointestinais*: dor abdominal; constipação; diarreia; náusea; pancreatite; estomatite; ascite.
- *Distúrbios da pele e do tecido subcutâneo*: erupção cutânea; acne.
- *Distúrbios musculoesqueléticos, do tecido conjuntivo e ósseo*: artralgia, osteonecrose.
- *Distúrbios renais e urinários*: proteinúria.
- *Distúrbios do sistema reprodutivo e da mama*: distúrbios menstruais (incluindo amenorreia e menorragia).

Precauções
- A monitoração terapêutica é recomendada para todos os pacientes tratados com sirolimo.
- *Hiperlipidemia*: pode aumentar o nível dos lipídios séricos (colesterol e triglicerídeos). Usar com cuidado em pacientes com hiperlipidemia. Monitorar colesterol/lipídios; se ocorrer hiperlipidemia, seguir as diretrizes atuais de manejo (dieta, exercícios, agentes hipolipemiantes).
- *Malignidade*: os agentes imunossupressores, incluindo sirolimo, podem estar associados ao desenvolvimento de linfoma e de outras doenças malignas, incluindo risco aumentado de câncer de pele. Limitar a exposição ao sol e à luz ultravioleta; usar proteção solar adequada.

Tacrolimo
Apresentação
- Cápsulas contendo 1 mg, em embalagens com 100 cápsulas.
- Cápsulas contendo 5 mg, em embalagens com 50 cápsulas.

Classificação
Imunossupressor.

Farmacocinética
- *Absorção*: após a administração oral de tacrolimo cápsulas, as concentrações máximas (Cmáx) do fármaco no sangue são atingidas em cerca de 1 a 3 horas. A biodisponibilidade oral média varia entre 20% e 25%.
- *Distribuição*: o tacrolimo liga-se fortemente aos eritrócitos, resultando em uma proporção de distribuição das concentrações de sangue total/plasma de aproximadamente 20:1. No plasma, o fármaco é altamente ligado às proteínas plasmáticas (> 98,8%), principalmente à albumina sérica e à alfa1-glicoproteína ácida.

- *Meia-vida*: a meia-vida do tacrolimo é longa e variável. Em indivíduos saudáveis, a meia-vida média no sangue total é de aproximadamente 43 horas.
- *Metabolismo*: o tacrolimo é amplamente metabolizado no fígado, principalmente pelo citocromo P450-3A4. Também é consideravelmente metabolizado na parede intestinal.
- *Eliminação*: após a administração endovenosa e oral do tacrolimo, a maior parte é eliminada nas fezes. Aproximadamente 2% são eliminados na urina. Menos de 1% de tacrolimo inalterado é detectado na urina e nas fezes, indicando sua metabolização praticamente completa antes da sua eliminação; a bile é a principal via de eliminação.

Ajuste de dose
- *Função hepática*: em decorrência da redução no *clearance* e à meia-vida prolongada, pacientes com insuficiência hepática grave (Child-Pugh ≥ 10) podem necessitar de doses mais baixas de tacrolimo. Controle rigoroso das concentrações sanguíneas deve ser garantido.
- *Função renal*: o tacrolimo pode causar nefrotoxicidade, exigindo redução da dose.

Indicação
- Doença do enxerto *versus* hospedeiro (DECH) (uso *off-label*).

Posologia
Doença do enxerto *versus* hospedeiro (uso *off-label*)
- *Prevenção*:
  - *Oral*: converter de EV para oral (proporção de 1:4). Multiplicar a dose EV diária total por 4 e administrar em 2 doses orais divididas por dia, a cada 12 horas[123,161].
  - *EV*: iniciar com 0,03 mg/kg/dia em infusão contínua. O tratamento deve começar pelo menos 24 horas antes da infusão de células-tronco e continuar apenas até que a ingestão oral possa ser tolerada[123,161].
- *Tratamento*:
  - *Oral*: liberação imediata, 0,06 mg/kg, 2 vezes ao dia[60,123].
  - *EV*: iniciar com 0,03 mg/kg/dia (com base no peso corporal magro) em infusão contínua[60,123].

Administração
- A presença de alimentos afeta a absorção do tacrolimo. A taxa e o grau de absorção do fármaco são maiores em jejum.

Estabilidade e armazenamento
- Armazenar em temperatura ambiente (entre 15 e 30 °C), protegido da luz e da umidade.

Principais interações medicamentosas
- *Hidróxido de alumínio*: pode diminuir a concentração sérica do tacrolimo.
- *Aminoglicosídeos*: podem potencializar o efeito nefrotóxico do tacrolimo.
- *Amiodarona*: o tacrolimo pode potencializar o efeito de prolongamento do intervalo QTc da amiodarona. A amiodarona pode aumentar a concentração sérica do tacrolimo.
- *Bloqueadores dos receptores da angiotensina II*: podem potencializar o efeito hipercalêmico do tacrolimo.
- *Inibidores da enzima de conversão da angiotensina*: podem potencializar o efeito hipercalêmico do tacrolimo.
- *Agentes antidiabéticos*: os agentes associados à hiperglicemia podem diminuir o efeito terapêutico dos agentes antidiabéticos.
- *Azitromicina*: pode aumentar a concentração sérica do tacrolimo.

- *Corticosteroides*: podem diminuir a concentração sérica do tacrolimo. Entretanto, ao interromper-se a corticoterapia, as concentrações de tacrolimo podem aumentar.
- *Dipirona*: pode potencializar os efeitos tóxicos/adversos de agentes mielossupressores. Especificamente, o risco de agranulocitose e pancitopenia pode ser aumentado.
- *Ertapenem*: pode aumentar a concentração sérica do tacrolimo.
- *Fenofibrato e derivados*: o tacrolimo pode potencializar o efeito nefrotóxico do fenofibrato e derivados.
- *Fluconazol*: pode aumentar a concentração sérica do tacrolimo. Monitorar as concentrações de tacrolimo e ajustar a dose oral, conforme necessário, se administrado concomitantemente com fluconazol. Provavelmente, serão necessárias doses reduzidas de tacrolimo.
- *Fosaprepitanto*: pode aumentar a concentração sérica de substratos do CYP3A4 (alto risco com inibidores).
- *Foscarnet*: pode potencializar o efeito nefrotóxico do tacrolimo.
- *Levofloxacina*: pode potencializar o efeito de prolongamento do intervalo QTc do tacrolimo. Levofloxacina pode aumentar a concentração sérica do tacrolimo.
- *Hidróxido de magnésio*: pode diminuir a concentração sérica do tacrolimo.
- *Metoclopramida*: pode aumentar a concentração sérica do tacrolimo. Especificamente, o tratamento da gastroparesia pode aumentar as concentrações de tacrolimo.
- *Posaconazol*: pode aumentar a concentração sérica do tacrolimo. Reduzir a dose de tacrolimo para aproximadamente um terço da dose original ao iniciar posaconazol. As concentrações sanguíneas de tacrolimo devem ser monitoradas cuidadosamente, começando-se 1 a 3 dias após a coadministração.
- *Diuréticos poupadores de potássio*: podem potencializar o efeito hipercalêmico do tacrolimo.

Reações adversas

- *Distúrbios do sistema nervoso*: cefaleia, tremor; convulsões, perturbações da consciência, neuropatias periféricas, tontura, parestesias, disestesias e escrita comprometida.
- *Distúrbios psiquiátricos*: insônia, confusão e desorientação, depressão, sintomas de ansiedade, alucinações, distúrbios mentais, depressão, distúrbios e perturbações de humor, pesadelos.
- *Distúrbios oculares*: visão turva, fotofobia.
- *Distúrbio auditivo e de labirinto*: tinido.
- *Distúrbios gastrointestinais*: diarreia, náusea, vômito, dores gastrointestinais e abdominais, inflamação gastrointestinal, hemorragias gastrointestinais, ulceração e perfuração gastrointestinal, ascite, estomatite e ulceração, prisão de ventre, sinais e sintomas dispépticos, flatulência, inchaço e distensão, fezes moles.
- *Distúrbios hepatobiliares*: testes de função hepática anormais; distúrbios do duto biliar, dano hepatocelular e hepatite, colestase e icterícia.
- *Distúrbios cardíacos*: distúrbios isquêmicos da artéria coronariana, taquicardia.
- *Distúrbios vasculares*: hipertensão, eventos isquêmicos e tromboembólicos, distúrbios hipotensivos vasculares, hemorragia, distúrbios vasculares periféricos.
- *Distúrbios renais e urinários*: comprometimento renal, insuficiência renal, insuficiência renal aguda, nefropatia tóxica, necrose tubular renal, anormalidades urinárias, oligúria, comprometimento da bexiga e da uretra.
- *Distúrbios da nutrição e do metabolismo*: diabetes *mellitus* tipo I, diabetes *mellitus* tipo II, condições hiperglicêmicas, hipercalemia; anorexia, acidose metabólica, outras anormalidades de eletrólitos, hiponatremia, sobrecarga de líquidos, hiperuricemia, hipomagnesemia, hipopotassemia, hipocalcemia, apetite reduzido, hipercolesterolemia, hiperlipidemia, hipertrigliceridemia, hipofosfatemia.

- *Transtornos do sistema hematológico e linfático*: anemia, trombocitopenia, leucopenia, alterações anormais de eritrócitos, leucocitose.
- *Distúrbios musculoesqueléticos e do tecido conjuntivo*: artralgia, dor lombar, cãibras musculares, espasmos musculares, dor nos membros.
- *Distúrbios respiratórios, torácicos e mediastínicos*: distúrbios pulmonares parenquimais, dispneia, derrame pleural, tosse, faringite, congestão nasal e inflamações.
- *Distúrbios gerais e condições no local da administração*: distúrbios febris, dor e desconforto, condições astênicas, edema, sensação de mudança da temperatura corporal, aumento da fosfatase alcalina sanguínea, elevação de peso.
- *Lesões, toxicidade e complicações de procedimento*: disfunção primária do enxerto.
- *Distúrbios da pele e tecido subcutâneo*: erupção cutânea, prurido, alopecias, acne, sudorese excessiva.

Precauções

- Durante o período inicial após o transplante, os seguintes parâmetros devem ser monitorados de modo rotineiro:
  - pressão arterial para investigar possível hipertensão;
  - eletrocardiograma (ECG);
  - estado neurológico e visual;
  - níveis de glicemia em jejum para investigar possível hiperglicemia ou diabetes *mellitus*;
  - níveis de eletrólitos no sangue (particularmente potássio sérico para investigar possível hiperpotassemia);
  - testes de função hepática e renal;
  - parâmetros hematológicos;
  - valores de coagulação e proteínas plasmáticas.

  Se forem observadas alterações clinicamente relevantes, deve-se considerar o ajuste do esquema imunossupressor. Os níveis de tacrolimo no sangue podem variar significativamente durante episódios de diarreia. Por essa razão, recomenda-se o monitoramento da concentração de tacrolimo durante esses episódios.
- Agentes imunossupressores podem afetar a resposta à imunização e as vacinas podem tornar-se menos eficazes durante o tratamento com tacrolimo. A utilização de vacinas vivas atenuadas deve ser evitada.

Referências bibliográficas

1. Abeloff MD et al. Clinical oncology. 3rd ed. London: Elsevier Churchill Livingstone; 2004.
2. Abels RI. Use of recombinant human erythropoietin in the treatment of anemia in patients who have cancer. Seminars in Oncology. 1994;19(3)(Suppl 8):29-35.
3. Adrian RM, Hood AF, Skarin AT. Mucocutaneous reactions to antineoplastic agents. CA: a Cancer Journal of Clinicians. 1980;30:143-58.
4. Albanell J, Baselga J. Systemic therapy emergencies. Semin Oncol. 2000;27:347-61.
5. Alexander SW, Pizzo PA. Current consideration in the management of fever and neutropenia. Current Clin Topics Infect Dis. 1999;19:160-80.
6. Anderson K, Ismaila N, Flynn PJ, Halabi S, Jagannath S, Ogaily MS et al.; American Society of Clinical Oncology (ASCO). Role of bone-modifying agents in multiple myeloma: American Society of Clinical Oncology Clinical Practice Guideline Update. Journal of Clinical Oncology. 2018;36(8):812-8.
7. Anderson RN, Tandon DS. Ifosfamide extrapyramidal neurotoxicity. Cancer. 1991;69:72-5.
8. Armand P, Gannamaneni S, Kim HT, Cutler CS, Ho VT, Koreth J et al. Improved survival in lymphoma patients receiving sirolimus for graft-versus-host disease prophylaxis after allogeneic hematopoietic stem-cell transplantation with reduced-intensity conditioning. J Clin Oncol. 10 Dec 2008;26(35):5767-74.
9. Baquiran DC, Gallagher J. Cancer chemotherapy handbook. Philadelphia: Lippincott; 1998.

10. Barsevick AM, Whitmer K, Sweeney C, Nail LM. A pilot study examining energy conservation for cancer treatment-related fatigue. Cancer Nurs. 2002;25:333-41.
11. Bassan MM, Sheikh-Hamad D. Prevention of lidocaine-infusion phlebitis by heparin and hydrocortisone. Chest. 1983;84:439-41.
12. Baxley KO et al. Alopecia: effect on cancer patients body image. Cancer Nursing. 1984;7:499-503.
13. Benito AI, Furlong T, Martin PJ, Anasetti C, Appelbaum FR, Doney K et al. Sirolimus (rapamycin) for the treatment of steroid-refractory acute graft-versus-host disease1. Transplantation. 2001;72(12):1924-29.
14. Berthold DR, Pond GR, Soban F, de Wit R, Eisenberger M, Tannock IF. Docetaxel plus prednisone or mitoxantrone plus prednisone for advanced prostate cancer: updated survival in the TAX 327 study. J Clin Oncol. 10 Jan 2008;26(2):242-5.
15. Boehnert MT, Lovejoy Jr FH. Value of the QRS duration versus the serum drug level in predicting seizures and ventricular arrhythmias after an acute overdose of tricyclic antidepressants. N Engl J Med. 22 Aug 1985;313:474-9.
16. Bono JS, Logothetis CJ, Molina A, Fizazi K, North S, Chu L et al.; COU-AA-301 Investigators. Abiraterone and increased survival in metastatic prostate cancer. N Engl J Med. 26 May 2011;364(21):1995-2005.
17. Bono JS, Oudard S, Ozguroglu M, Hansen S, Machiels JP, Kocak I et al.; TROPIC Investigators. Prednisone plus cabazitaxel or mitoxantrone for metastatic castration-resistant prostate cancer progressing after docetaxel treatment: a randomised open-label trial. Lancet. 2 Oct 2010;376(9747):1147-54.
18. Bower J et al. Fatigue in breast cancer survivors: occurrence, correlates, and impact on quality of life. J Clin Oncol. 2000;18:743-53.
19. Branelt B. A nursing protocol for the client with neutropenia. Oncology Nursing Forum. 1984;11(2):24-8.
20. Brothers TE et al. Experience with subcutaneous ports in three hundred patients. Surgery, Gynecology & Obstetrics. 1988;166(4):295-301.
21. Burish TG, Redd WH. Symptom control in psychosocial oncology. Cancer. 1994;74:1438-44.
22. Burke MB, Wilkes GM, Ingeersen K. Cancer chemotherapy: a nursing process approach. 2nd ed. Burlington, MA: Jones & Bartlett Publishers; 1996.
23. Buzaid AC et al. Manual de oncologia clínica. São Paulo: Dendrix; 2011.
24. Cain JW, Bender CM. Ifosfamide-induced neurotoxicity: associated symptoms and nursing implications. Oncol Nurs Forum. 1995;22:659-66.
25. Casciato DA, Lowitz BB. Manual of clinical oncology. 3rd ed. Boston, MA: Little, Brown and Company; 1995.
26. Casciato DA, Lowitz BB. Manual of clinical oncology. Boston, MA: Little, Brown and Company; 1988.
27. Casciato DA. Manual of clinical oncology. 5th ed. Philadelphia: Lippincott Williams & Wilkins; 2004.
28. Chao N, Zeiser R. Pathogenesis of graft-versus-host disease (GVHD). 2019. [Acesso em 7 jul 2022]. Disponível em: www.uptodate.com.br.
29. Chawla S, Henshaw R, Seeger L, Choy E, Blay JY, Ferrari S et al. Safety and efficacy of denosumab for adults and skeletally mature adolescents with giant cell tumour of bone: interim analysis of an open-label, parallel-group, phase 2 study. Lancet Oncol. 14 Aug 2013;14(9):901-8.
30. Clark JC, McGee RF. Core curriculum for oncology nursing. Philadelphia: W.B. Saunders Company; 1992.
31. Cline BW. Prevention of chemotherapy-induced alopecia: a review of the literature. Cancer Nursing. 1984;7:221-8.
32. Cooper JA, Matthay RA. Drug-induced pulmonary disease. Dis Mon. 1987;33:61-120.
33. Corden BJ, Fine RL, Ozols RF, Collins JM. Chemical pharmacology of high-dose cisplatin. Cancer Chemother Pharmacol. 1985;14(1):38-41.
34. Cotanch PH, Strum S. Progressive muscle relaxation as antiemetic therapy for cancer patients. Oncol Nurs Forum. 1987;14:33-7.
35. Couriel DR, Saliba R, Escalon MP, Hsu Y, Ghosh S, Ippoliti C et al. Sirolimus in combination with tacrolimus and corticosteroids for the treatment of resistant chronic graft-versus-host disease. British Journal of Haematology. 2005;130(3):409-17.
36. Curt G et al. Impact of cancer-related fatigue on the lives of patients: new findings from the fatigue coalition. Oncologist. 2000;5(5):353-60.
37. Cutler C et al. Double umbilical cord blood transplantation with reduced intensity conditioning and sirolimus-based GVHD prophylaxis. Blood. 2007;110(11):2016.
38. Daeffler R. Oral hygiene measures for patients with cancer. Cancer Nursing. 1981;4:29-35.

39. Davies MA et al. Cardiopulmonary toxicity of cancer therapies. In: Berger A, Portenoy RK, Weissman DE, editors. Principles and practice of palliative and supportive oncology. 2nd ed. Philadelphia: Lippincott Williams & Wilkins; 2002. p. 413-40.
40. De Vita VT, Hellman S, Rosenberg S. Cancer: principles and practice of oncology. Philadelphia: J.B. Lippincott Company; 1982.
41. Dean JC, Salomon SE, Griffith KA. Prevention of doxorubicin-induced hair loss with scalp hypothermia. N Engl. 1979;301:1427-9.
42. DeWys WD, Walters K. Abnormalities of taste sensation in cancer patients. Cancer. 1975;36:1886-96.
43. Dibble RN et al. Acupressure for nausea: results of a pilot study. Oncology Nursing Forum. 2000;27:41-7.
44. Dillon E, Kelly J. The status of cancer fatigue on the island of Ireland: AIFC professional and interim patient surveys. The Oncologist. 2003;8(Suppl 1):22-6.
45. Dilworth JA, Mandell GL. Infections in patients with cancer. Semin Oncol. 1975;2:349-59.
46. Donoghue M. Nutritional aspects of cancer and chemotherapy in the elderly. In: Nursing considerations in geriatric oncology, Part 2. Columbus, OH: Adria Laboratories; 1984.
47. Donoghue MM. Anorexia. In: Nursing care of the cancer patient with nutritional problems. Cleveland: Ross Medical Laboratories; 1981. p. 27-34.
48. Dorr RT, Fritz WL. Cancer chemotherapy handbook. New York: Elsevier Science Publishing Company; 1980.
49. Dundee JW, Yang J. Prolongation of the antiemetic action of P6 acupuncture by acupressure in patients having cancer chemotherapy. J Ro Soc Med. 1990;83(6):60-2.
50. Dupuis LL, Boodhan S, Holdsworth M, Robinson PD, Hain R, Portwine C et al. Guideline for the prevention of acute nausea and vomiting due to antineoplastic medication in pediatric cancer patients. Pediatr Blood Cancer. 2013;60:1073-82.
51. Ellerby R et al. Quick reference handbook of oncology drugs. Philadelphia: W.B. Saunders Company; 1996.
52. Ellis R, Priff N. Chemotherapy handbook. New York: Springhouse Corporation; 1994.
53. Facon T, Mary J, Harousseau J, Huguet F, Berthou C, Grosbois B et al. Superiority of melphalan-prednisone (MP) + thalidomide (THAL) over MP and autologous stem cell transplantation in the treatment of newly diagnosed elderly patients with multiple myeloma. Journal of Clinical Oncology. 2006;24(18):1.
54. Facon T, Mary JY, Hulin C, Benboubker L, Attal M, Pegourie B et al. Melphalan and prednisone plus thalidomide versus melphalan and prednisone alone or reduced-intensity autologous stem cell transplantation in elderly patients with multiple myeloma (IFM 99–06): a randomised trial. The Lancet. 2007;370(9594):1209-18.
55. Fischer DS et al. The cancer chemotherapy handbook. 5th ed. London: Mosby; 1997.
56. Fischer DS et al. The cancer chemotherapy handbook. 6th ed. London: Mosby: 2003.
57. Fischer DS, Knobf MT. The cancer chemotherapy handbook. St. Louis: Year Book Medical Publishers; 1989.
58. Fizazi K, Carducci M, Smith M, Damião R, Brown J, Karsh L et al. Denosumab versus zoledronic acid for treatment of bone metastases in men with castration-resistant prostate cancer: a randomised, double-blind study. Lancet. 5 Mar 2011;377(9768):813-22.
59. Frank JM. The effects of music therapy and guided visual imagery on chemotherapy-induced nausea and vomiting. Oncology Nursing Forum. 1985;12(5):47-52.
60. Furlong T, Storb R, Anasetti C, Appelbaum FR, Deeg HJ, Doney K et al. Clinical outcome after conversion to FK 506 (tacrolimus) therapy for acute graft-versus-host disease resistant to cyclosporine or for cyclosporine-associated toxicities. Bone Marrow Transplantation. 2000;26(9):985-91.
61. Gauci L. Changes in hair pigmentation associated with cancer chemotherapy. Cancer Treatment Reports. 1980;64:193.
62. Gell PHG, Coombs RRA. Clinical aspects of immunology. Oxford: Blackwell Scientific; 1975.
63. Glaus A, Crow R, Hammond S. A qualitative study to explore the concept of fatigue/tiredness in cancer patients and in healthy individuals. Eur J Cancer Care. 1996;5(Suppl 2):8-23.
64. Graff-Radford SB, Shaw LR, Naliboff BN. Amitriptyline and fluphenazine in the treatment of postherpetic neuralgia. The Clinical Journal of Pain. Sep 2000;16(3):188-92.
65. Grant MM. Environmental influences on the occurrence of chemotherapy-associated nausea and vomiting. Oncology Nursing Forum. 1982;9(1):50-1.
66. Gregory RP et al. Prevention of doxorubicin-induced alopecia by scalp hypothermia: relation to degree of cooling. Br Med J. 1982;284:1674.

67. Groenwald SL et al. Cancer nursing: principles and practice. 3rd ed. Burlington, MA: Jones & Bartlett Publishers; 1993.
68. Groenwald SL et al. Comprehensive cancer nursing review. 2nd ed. Burlington, MA: Jones & Bartlett Publishers; 1995.
69. Gross J, Johnson BL. Handbook of oncology nursing. 2nd ed. Burlington, MA: Jones & Bartlett Publishers; 1994.
70. Gulati SC et al. Growth and development of children born to patients after cancer therapy. Cancer Inves. 1986;4:197-205.
71. Harder K, Hatfield A. Patient participation in monitoring myelosuppression from chemotherapy. Oncology Nursing Forum. 1982;9(2):35-7.
72. Harris JG. Nausea, vomiting and cancer treatment. CA: a Cancer Journal for Clinicians. 1978;28: 194-201.
73. Hashimoto H, Abe M, Tokuyama O, Mizutani H, Uchitomi Y, Yamaguchi T et al. Olanzapine 5 mg plus standard antiemetic therapy for the prevention of chemotherapy-induced nausea and vomiting (J-FORCE): a multicentre, randomised, double-blind, placebo-controlled, phase 3 trial. The Lancet Oncology. 2020;21(2):242-9.
74. Henry DH, Costa L, Goldwasser F, Hirsh V, Hungria V, Prausova J et al. Randomized, double-blind study of denosumab versus zoledronic acid in the treatment of bone metastases in patients with advanced cancer (excluding breast and prostate cancer) or multiple myeloma. J Clin Oncol. 20 Mar 2011;29(9):1125-32.
75. Henschel L. Fever patterns in the neutropenic patient. Cancer Nursing. 1985;8:301-5.
76. Hughes WT et al. 2002 guidelines for the use of antimicrobial agents in neutropenic patients with cancer. Clin Infect Dis. 2002;34:730-51.
77. Hunt JM, Anderson JE, Smith IE. Scalp hypothermia to prevent Adriamycin-induced hair loss. Cancer Nursing. 1982;5(1):25-31.
78. Hydzik CA. Late effects of chemotherapy: implications for patient management and rehabilitation. Nurs Clin North Am. 1990;25(2):423-46.
79. Ignoffo RJ et al. Cancer chemotherapy pocket guide. Philadelphia: Lippincott-Raven; 1998.
80. Ignoffo RJ, Friedman MA. Therapy of local toxicities caused by extravasation of cancer chemotherapeutic drugs. Cancer Treatment Reviews. 1980;7:17-27.
81. Kaempfer AH. The effects of cancer chemotherapy on reproduction: a review of the literature. Oncology Nursing Forum. 1981;8(1):11-8.
82. Kaplan RS, Wiernik PH. Neurotoxicity of antitumor agents. In: Perry MC, Yarbro JW, editors. Toxicity of chemotherapy. Orlando, FL: Grune and Stratton; 1984. p. 365-431.
83. Kaszyk LK. Cardiac toxicity associated with cancer therapy. Oncology Nursing Forum. 1986;13(4):81-8.
84. Kaufman DC, Chabner BA. Clinical strategies for cancer treatment: the role of the drugs. In: Chabner BA, Longo DL, editors. Cancer chemotherapy, principles and practice. Philadelphia: Lippincott Williams & Wilkins; 2001. p. 1-16.
85. Khawaja HT, Campbell MS, Weaver PC. Effect of transdermal glyceryl trinitrate on the survival of peripheral intravenous infusions: a double-blind prospective clinical study. Br J Surg. 1988;75:1212-5.
86. Kirkwood JM, Lotze MT, Yasko JM. Current cancer therapeutics. 2nd ed. London: Elsevier Churchill Livingstone; 1996.
87. Knobf MKT. Intravenous therapy guidelines for oncology practice. Oncology Nursing Forum. 1982;9(2):30-4.
88. Koletsky AJ et al. Second neoplasms in patients with Hodgkin's disease following combined modality therapy. J Clin Oncol. 1986;4:311-7.
89. Kreamer KM. Anaphylaxis resulting from chemotherapy. Oncology Nursing Forum. 1981;8(4):13-6.
90. Kyle RS, Gent MA. Second malignancies after chemotherapy. In: Perry MC, editor. The chemotherapy source book. Baltimore: Williams & Wilkins; 1990. p. 689-702.
91. Lamb MA, Woods NR. Sexuality and the cancer patient. Cancer Nursing. 1981;4:137-44.
92. Larsen DL. What is the appropriate management of tissue extravasation by antitumor agents? Plastic and Reconstructive Surgery. 1985;75:397-402.
93. Lockhart P, Sonis S. Relationship of oral complications to peripheral blood leukocyte and platelet counts in patients receiving cancer chemotherapy. Oral Surgery. 1979;48:21-8.
94. Lohr L. Chemotherapy-induced nausea and vomiting. The Cancer Journal. Mar-Apr 2008;14(2):85-93.
95. Luce JK et al. Prevention of alopecia by scalp cooling of patients receiving Adriamycin. Cancer Chemother Rep. 1973;57:108 (Abstract).

96. Mahood D et al. Inhibition of fluoruracila-induced stomatitis by oral cryotherapy. Journal of Clinical Oncology. 1991;9:449-52.
97. Markman M et al. Clinical features of hypersensitivity reactions to carboplatin. J Clin Oncol. 1999;17:1141-5.
98. Markman M et al. Paclitaxel-associated hypersensitivity reactions: experience of the gynecologic oncology program of the Cleveland Clinic Cancer Center. J Clin Oncol. 2000;18:102-5.
99. Martin PJ, Rizzo JD, Wingard JR, Ballen K, Curtin PT, Cutler C et al. First- and second-line systemic treatment of acute graft-versus-host disease: recommendations of the American Society of Blood and Marrow Transplantation. Biol Blood Marrow Transplant. Aug 2012;18(8):1150-63.
100. Mateos MV, Dimopoulos MA, Cavo M, Suzuki K, Jakubowiak A, Knop S et al. Daratumumab plus bortezomib, melphalan, and prednisone for untreated myeloma. New England Journal of Medicine. 2018;378(6):518-28.
101. Maxwell MB, Mather KE. Chemotherapy-induced myelosuppression. Semin Oncol Nurs. 1992;8:113-23.
102. Maxwell MB. Scalp tourniquets for chemotherapy-induced alopecia. American Journal of Nursing. 1980;80:900-3.
103. Maxwell MB. When the cancer patient become anemic. Cancer Nursing. 1984;7:321-6.
104. Mayo DJ, Pearson DC. Chemotherapy extravasation: a consequence of fibrin sheath formation around venous access. Oncol Nurs Forum. 1996;22:675-80.
105. McMillan C, Dundee JW, Abram WP. Enhancement of the antiemetic action of ondansetron by transcutaneous electrical stimulation of the P6 antiemetic point, in patients having highly emetic cytotoxic drugs. Br J Cancer. 1991;64:971-2.
106. Mehta RR et al. Endocrine profile in breast cancer patients receiving chemotherapy. Breast Cancer Res Treat. 1991;20:125-32.
107. Miller LJ. Ifosfamide induced neurotoxicity. Cancer Bul. 1991;43:456-7.
108. Mock V, Atkinson A, Barsevick A et al. Cancer-related fatigue clinical practice guidelines in oncology. J Natl Comp Cancer Network. 2003;1:308-31. Também disponível em: http://www.nccn.org.
109. Mullish BH, Kabir MS, Thrusz MR, Dhar A. Review article: depression and the use of antidepressants in patients with chronic liver disease or liver transplantation. Alimentary Pharmacology and Therapeutics. Oct 2014;40(8):880-92.
110. Mulvihill JJ et al. Pregnancy outcome in cancer patients. Cancer. 1987;60:1143-50.
111. Nauseef WM, Maki DG. A study of the value of simple protective isolation in patients with granu-locytopenia. N Engl J Med. 1981;304:448-53.
112. Navari RM, Nagy CK, Gray SE. The use of olanzapine versus metoclopramide for the treatment of breakthrough chemotherapy-induced nausea and vomiting in patients receiving highly emetogenic chemotherapy. Support Care Cancer. 2013;21:1655-63.
113. O'Brien R et al. Scalp tourniquet to lessen alopecia after vincristine (abstract). N Engl J Med. 1970;283:1469.
114. Olson JK et al. Taxol hypersensitivity: rapid re-treatment is safe and cost effective. Gynecol Oncol. 1998;68:25-8.
115. Ortega ETT et al. Compêndio de enfermagem em transplante de células-tronco hematopoiéticas. Curitiba: Maio; 2004.
116. Otto SE. Oncology nursing clinical reference. Philadelphia: Mosby Elsevier; 2004.
117. Otto SE. Pocket guide oncology nursing. St. Louis: Mosby-Year Book; 1995.
118. Pearson ML. Hospital Infection Control Practices Advisory Committee. Guideline for prevention of intravascular device-related infections. Infect Control Hosp Epidemiol. 1996;17:438-73.
119. Pérez Fidalgo JA, García Fabregat L, Cervantes A, Vidall C, Roila F. Management of chemotherapy extravasation: ESMO-EONS clinical practice guidelines. Published: 24 Oct 2012. Eur J Oncol Nurse. Dec 2012;16(5):528-34.
120. Portenoy RK, Itri LM. Cancer-related fatigue: guidelines for evaluation and management. Oncologist. 1999;4:1-10.
121. Portenoy RK, Miaskowski C. Assessment and management of cancer-related fatigue. In: Berger A, Portenoy RK, Weissman DE, editors. Principles and practice of supportive oncology. Philadelphia: Lippincott-Raven; 1998. p. 109-18.
122. Preskorn SH, Jerkovich GS. Central nervous system toxicity of tricyclic antidepressants: phenomenology, course, risk factors, and role of therapeutic drug monitoring. Journal of Clinical Psychopharmacology. 1990;10(2):88-95.

123. Przepiorka D, Devine SM, Fay JW, Uberti JP, Wingard JR. Practical considerations in the use of tacrolimus for allogeneic marrow transplantation. Bone Marrow Transplantation. 1999;24(10):1053-56.

124. Raje N, Terpos E, Willenbacher W, Shimizu K, García-Sanz R, Durie B et al. Denosumab versus zoledronic acid in bone disease treatment of newly diagnosed multiple myeloma: an international, double-blind, double-dummy, randomised, controlled, phase 3 study. Lancet Oncol. Mar 2018;19(3):370-81.

125. Redd WH. Behavioral intervention for cancer treatment side effects. Acta Oncol. 1994;33:113-6.

126. Rittenberg CN, Rehmeyer TA. Assessing and managing venous irritation associated with vinorelbine tartrate (Navelbine). Oncol Nurs Forum. 1996;22:707-10.

127. Rivkees SA, Crawford JD. The relationship of gonadal activity and chemotherapy-induced gonadal damage. JAMA. 1988;259:2123-5.

128. Roila F, Ruggeri B, Ballatori E, Fatigoni S, Caserta C, Licitra L et al. Aprepitant versus metoclopramide, both combined with dexamethasone, for the prevention of cisplatin-induced delayed emesis: a randomized, double-blind study. Ann Oncol. Jun 2015;26(6):1248-53.

129. Rowinsky EK et al. Cardiac disturbances during the administration of taxol. J Clin Oncol. 1991;9:1704-12.

130. Rudolph R, Larson D. Etiology and treatment of chemotherapeutic agent extravasation injuries: a review. J Clin Oncol. 1987;5:1116-26.

131. Rustin GJS et al. Fertility after chemotherapy for male and female germ cell tumors. Inter J Androl. 1987;10:389-92.

132. Ruutu T, Gratwohl A, de Witte T, Afanasyev B, Apperley J, Bacigalupo A et al. Prophylaxis and treatment of GVHD: EBMT-ELN working group recommendations for a standardized practice. Bone Marrow Transplant. Feb 2014;49(2):168-73.

133. Ryan CJ, Smith MT, Fizazi K, Saad F, Mulders PFA, Sternberg CN et al. Abiraterone acetate plus prednisone versus placebo plus prednisone in chemotherapy-naive men with metastatic castration-resistant prostate cancer (COU-AA-302): final overall survival analysis of a randomised, double-blind, placebo-controlled phase 3 study. The Lancet Oncology. 2015;16(2):152-60.

134. San Miguel JF, Schlag R, Khuageva NK, Dimopoulos MA, Shpilberg O, Kropff M et al. Bortezomib plus melphalan and prednisone for initial treatment of multiple myeloma. New England Journal of Medicine. 2008;359(9):906-17.

135. Sarhill N et al. Methylphenidate for fatigue in advanced cancer: a prospective open-label pilot study. Am J Hosp Palliat Care. 2001;18:187-92.

136. Schwaartz AL, Thompson JA, Masood N. Interferon-induced fatigue in patients with melanoma: a pilot study of exercise and methylphenidate. Oncology Nurs Forum. Aug Online Exclusive 2002:291-317.

137. Skeel RT, Lachant NA. Handbook of cancer chemotherapy. 4th ed. Boston, MA: Little, Brown and Company; 1995.

138. Skeel RT. Handbook of cancer chemotherapy. 6th ed. Philadelphia: Lippincott Williams & Wilkins; 2003.

139. Sketch MH et al. Use of percutaneously inserted venous catheters in coronary care units. Chest. 1972;62:684-9.

140. Smith DS, Charmarro TP. Nursing care of patients undergoing chemotherapy and radiotherapy. Cancer Nurs. 1978;1:129-34.

141. Snyder E. Blood transfusion therapy for the cancer patient. In: Fischer DS, Knobf MT, Durivage, editors. The cancer chemotherapy handbook. St. Louis: Mosby-Year Book; 1997.

142. Sociedade Brasileira de Terapia Celular e Transplante de Medula Óssea (SBTMO). Diretrizes para profilaxia da doença do enxerto contra hospedeiro. Rio de Janeiro: SBTMO; 2017.

143. Sonis ST. Oral complications of cancer therapy. In: De Vita VT. Cancer: principles and practice of oncology. 2nd ed. Philadelphia: J.B. Lippincott Company; 1985. p. 2014-21.

144. Steger M, Schneemann M, Fox M. Systemic review: the pathogenesis and pharmacological treatment of hiccups. First published: 25 Aug 2015. Alimentary Pharmacology and Therapeutics. Nov 2015;42(9):1037-50.

145. Stopeck AT, Lipton A, Body JJ, Steger GG, Tonkin K, de Boer RH et al. Denosumab compared with zoledronic acid for the treatment of bone metastases in patients with advanced breast cancer: a randomized, double-blind study. J Clin Oncol. 10 Dec 2010;28(35):5132-9.

146. Sutherland A, Naessens K, Plugge E, Ware L, Head K, Burton MJ et al. Olanzapine for the prevention and treatment of cancer⊠related nausea and vomiting in adults. Cochrane Database of Systematic Reviews. 2018;9:CD012555.

147. Tannock IF, de Wit R, Berry WR et al. Docetaxel plus prednisone or mitoxantrone plus prednisone for advanced prostate cancer. N Engl J Med. 2004;351:1502-12.
148. Tchekmedyian NS et al. Megestrol acetate in cancer anorexia and weight loss. Cancer. 1992;69:1268-74.
149. Tenenbaum L. Cancer chemotherapy. Philadelphia: W.B. Saunders Company; 1989.
150. Thomas D, Henshaw R, Skubitz K, Chawla S, Staddon A, Blay JY et al. Denosumab in patients with giant-cell tumour of bone: an open-label, phase 2 study. Lancet Oncol. Mar 2010;11(3):275-80.
151. Tucker MA, Fraumeni JF. Treatment-related cancers after gynecologic malignancy. Cancer. 1987;60:2117-22.
152. Uhlenhopp MB. An overview of the relationship between alkylating agents and therapy-related acute lymphocytic leukemia. Cancer Nurs. 1992;15:9-17.
153. Valagussa P, Tancini G, Bonadonna G. Second malignancies after CMF for resectable breast cancer. J Clin Oncol. 1987;5:1138-42.
154. Vogelzang N et al. Patient, caregiver, and oncologist perceptions of cancer-related fatigue: Results of a tripart assessment survey. Semin Hematol. 1997;34(Suppl 2):4-12.
155. Weiss RB, Bruno S. Hypersensitivity reactions to cancer chemo-therapeutic agents. Annals of Internal Medicine. 1981;94:66-72.
156. Weiss RB, Trush DM. A review of pulmonary toxicity of cancer chemotherapeutic agents. Oncology Nursing Forum. 1982;9(1):16-21.
157. Welch D, Lewis K. Alopecia and chemotherapy. American Journal of Nursing. 1980;80:903-5.
158. Wood HA, Ellerhorst-Ryan JM. Delayed adverse skin reactions associated with mitomycin-C administration. Oncology Nursing Forum. 1984;11(4):14-8.
159. Woodhouse CR. Movelat in the prevention of infusion thrombophlebitis. Br Med J. 1979;1:454-5.
160. Wright A, Hecker JF, Lewis GB. Use of transdermal glyceryl trinitrate to reduce failure of intravenous infusion due to phlebitis and extravasation. Lancet. 1985;2:1148-50.
161. Yanik G, Levine JE, Ratanatharathorn V, Dunn R, Ferrara J, Hutchinson RJ. Tacrolimus (FK506) and methotrexate as prophylaxis for acute graft-versus-host disease in pediatric allogeneic stem cell transplantation. Bone Marrow Transplantation. 2000;26(2):161-7.
162. Yasko JM, Greene P. Coping with problems related to cancer and cancer treatment. CA: a Cancer Journal for Clinicians. 1987;37:106-25.
163. Yasko JM. Nursing management of symptoms associated with chemotherapy. Columbus, OH: Adria Laboratories; 1986.
164. Zanotti et al Carboplatin skin-testing protocol for predicting hypersensitivity to carboplatin chemotherapy. J Clin Oncol. 2001;19:3126-9.
165. Mauri MC, Fiorentini A, Paletta S, Altamura AC. Pharmacokinetics of antidepressants in patients with hepatic impairment. Clin Pharmacokinet. Dec 2014;53(12):1069-81.

Sites

- Instituto Nacional de Câncer (INCA): www.inca.gov.br.
- Willner Chemists: www.willner.com/References/magnesium.htm.
- Sociedade Brasileira de Nutrição Parenteral e Enteral (SBNPE): http://www.sbnpe.com.br/boletins/40/bt-tn-cancer.htm.
- National Comprehensive Cancer Network (NCCN): www.nccn.org.
- National Cancer Institute (NCI): www.nci.nih.gov/.
- American Society of Clinical Oncology (ASCO): http://www.asco.org/.
- Agência Nacional de Vigilância Sanitária (ANVISA): www.anvisa.gov.br.
- Sociedade Brasileira de Farmacêuticos em Oncologia (SOBRAFO): www.sobrafo.com.br.

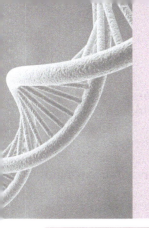

6

Segurança do Paciente em Oncologia

Erros de Medicação em Oncologia

- Edva Moreno Aguilar Bonassa • Maria Inês Rodrigues Gato
- Letícia Aragon Rodrigues • Patricia Molina • Maria Lurdemiler Sabóia Mota

Introdução

Estudos realizados na universidade de Harvard, nos Estados Unidos, e publicados pela Organização Mundial da Saúde (OMS), em 2004, evidenciaram que 4% dos pacientes internados em hospital sofrem algum tipo de dano provocado por erros. Dados do Instituto de Medicina dos Estados Unidos, em 1999, indicavam que os erros associados à assistência à saúde causavam entre 44 mil e 98 mil disfunções a cada ano nos hospitais daquele país[1]. Diante do problema, em 2002, a 55ª Assembleia Mundial de Saúde atribuiu à OMS a responsabilidade de estabelecer normas e dar suporte aos países para o desenvolvimento de políticas e práticas voltadas à segurança do paciente.

Em 2004, foi proposto pela OMS, em âmbito mundial, o projeto Aliança Mundial para a Segurança do Paciente. A abordagem fundamental da aliança é a prevenção de danos aos pacientes e seu elemento central é a ação chamada *Desafio Global*. No ano de 2007, o Brasil foi incluído nessa aliança, por meio da assinatura da *Declaração de Compromisso na Luta contra as Infecções Relacionadas à Assistência à Saúde*, de iniciativa do Programa Desafio Global de Segurança do Paciente. O último Desafio Global, denominado *Medicação sem Danos* (em inglês, *Medication without Harm*), foi lançado em 2017, com o objetivo de reduzir em 50%, em todos os países, nos cinco anos seguintes, os danos graves e evitáveis associados a medicamentos relacionados ao processo de medicação, que compreende as etapas de: prescrição, distribuição, administração, monitoramento e utilização. A meta era abordar as fragilidades nos sistemas de saúde que causam erros de medicação e os graves danos que isso pode causar.

O Programa Nacional de Segurança do Paciente, publicado pelo Ministério da Saúde em 2013, apresenta objetivos como a criação e a implantação do Núcleo de Segurança do Paciente (NSP), com a Resolução da Diretoria Colegiada (RDC) ANVISA n. 36/2013, que institui ações para a segurança do paciente em serviços de saúde. Compete ao NSP implantar os Protocolos de Segurança do Paciente e realizar o monitoramento dos seus indicadores.

Em face da importância do tema *segurança do paciente* e por encontrarmos inúmeras organizações de saúde sem o NSP e, consequentemente, não gerenciando riscos, é que elegemos incluir a temática neste livro, visando instigar os atores da saúde em oncologia sobre a importância da abordagem sistêmica do erro humano. O objetivo principal é incrementar a segurança dos pacientes e dos próprios profissionais da área, bem como contribuir com as práticas de enfermagem e farmácia e com o possível desenvolvimento de políticas de atenção à prevenção de riscos, para melhor atendimento aos pacientes oncológicos.

Aspectos relacionados a particularidades farmacológicas
Erros de medicação

Para o correto entendimento dos termos utilizados no NSP, as definições a seguir devem ser consideradas, com base na RDC ANVISA n. 36/2013 e no Relatório Técnico OMS 2009 (Classificação Internacional sobre Segurança do Paciente):

- *Near-miss*: um incidente que foi interceptado antes de atingir o paciente e poderia, ou não, causar danos. É também conhecido como "quase evento" ou "quase erro".
- *Incidente*: evento ou circunstância que poderia ter resultado, ou resultou, em dano desnecessário ao paciente.
- *Evento adverso*: é qualquer ocorrência médica indesejável em paciente no qual tenha sido administrado medicamento, sem que necessariamente exista relação causal com o tratamento, podendo ser qualquer sinal desfavorável e não intencional, sintoma ou doença temporalmente associados ao uso.
- *Never events*: eventos que nunca deveriam ocorrer, definidos como "eventos graves" ou que resultaram em óbito do paciente e que são considerados prioritários para notificação e investigação.
- *Evento sentinela*: ocorrência inesperada ou variação do processo envolvendo óbito, qualquer lesão física grave ou psicológica, ou respectivos riscos. Necessidade de investigação imediata, bem como sua resposta.
- *Segurança do paciente*: redução, a um mínimo aceitável, do risco de dano desnecessário associado ao cuidado de saúde.
- *Gestão de risco*: aplicação sistêmica e contínua de iniciativas, procedimentos, condutas e recursos na avaliação e no controle de riscos e eventos adversos.
- *Dano*: comprometimento da estrutura ou da função do corpo e/ou qualquer efeito dele oriundo, podendo ser físico, social ou psicológico.
- *Cultura de segurança*: conjunto de valores, atitudes, competências e comportamentos que determinam o comprometimento com a gestão da saúde e da segurança.
- *Farmacovigilância*: acompanhamento do desempenho dos medicamentos que já estão no mercado. As suas ações são realizadas de modo compartilhado pelas vigilâncias sanitárias dos estados e municípios e pela Agência Nacional de Vigilância Sanitária (ANVISA).
- *Tecnovigilância*: é o sistema de vigilância de eventos adversos e queixas técnicas de produtos para a saúde (equipamentos, materiais, artigos médico-hospitalares, implantes e produtos para diagnóstico de uso *in vitro*), com vistas a recomendar a adoção de medidas que garantam a proteção e a promoção da saúde da população.
- *Hemovigilância*: é um conjunto de procedimentos para o monitoramento das reações transfusionais resultantes do uso terapêutico de sangue e seus componentes.

Define-se *erro de medicação* como qualquer evento previsível e evitável que possa surgir ou ser causado pelo uso inadequado ou pela falta do medicamento, causando dano ou injúria ao paciente, enquanto o medicamento está sob o controle dos profissionais da saúde, pacientes ou consumidores. Esses eventos podem estar relacionados à prática profissional, aos produtos para o cuidado com a saúde, aos procedimentos e sistemas, incluindo: a prescrição; a comunicação da prescrição; o rótulo do produto, sua embalagem e sua nomenclatura; a composição; a distribuição; a administração; a educação dos profissionais de saúde e dos pacientes; a supervisão; e a utilização[1]. Os erros de medicação representam um grave problema de saúde pública e precisam ser relatados e monitorados. Além de não atender adequadamente ao paciente, esses erros podem piorar seu quadro de saúde, levar a hospitalizações e causar mortes, além de aumentar os custos em saúde.

É importante ressaltar a diferença entre os conceitos de reação adversa e erro de medicação. O ponto crucial na diferença dos conceitos está no fato de que, para o erro de medicação, existe a possibilidade de prevenção. Já a reação adversa a medicamentos é considerada, na grande maioria das vezes, um evento inevitável, ainda que se conheça a possibilidade de ocorrer, e os erros de medicação são por definição preveníveis[2].

Os erros, quando não atingem o paciente, acabam sendo subestimados, mas a análise e o gerenciamento deles podem gerar medidas preventivas que evitarão aqueles mais graves e até fatais. É igualmente importante ter consciência de que a ocorrência de erros de medicação pode ser um indicador de uma baixa qualidade na assistência da terapia medicamentosa, demonstrando a necessidade de revisão dos processos de trabalho.

Os erros devem ser analisados por meio de uma abordagem sistêmica, com base na premissa de que um acidente é frequentemente o resultado final de uma cadeia de eventos acionados por um sistema mal elaborado. Tradicionalmente, o cuidado na área da saúde tem se concentrado em indivíduos e no desempenho individual. No entanto, especialistas em fatores humanos observam que é mais eficaz a mudança do sistema como um todo do que concentrar-se na culpa individual. O objetivo dos sistemas elaborados, no que diz respeito à segurança, é o de tornar mais difícil que indivíduos cometam erros, além de detectar aqueles que realmente ocorrem, a fim de minimizar seu impacto[3].

Erro, diferentemente de *falta* ou *negligência*, pode não ser cometido de maneira deliberada. Pode resultar da ausência ou deficiência de conhecimento ou má interpretação de um fato. Entretanto, com frequência, os erros são considerados como falta passível de críticas e sanções ao seu autor[4].

A discussão sobre o assunto no Brasil ainda é incipiente. Escassos trabalhos foram publicados sobre alguns aspectos pontuais do problema. A ANVISA criou, em 2001, o projeto de hospitais sentinela, que trata do problema com o intuito de construir uma rede de hospitais de referência, a fim de fornecer dados sobre a ocorrência de eventos adversos[4].

Considerando-se as deficiências do sistema de saúde brasileiro, como a insuficiência de verbas, a baixa remuneração dos profissionais da área, as múltiplas jornadas de trabalho, o preparo técnico inadequado dos profissionais, o atraso tecnológico e outras mazelas, pode-se supor que, no Brasil, os eventos adversos tenham uma dimensão importante, com relevantes prejuízos humanos e materiais[4].

Atualmente, e nesse contexto, a Gerência de Farmacovigilância da ANVISA vem buscando incentivar as notificações relativas a erros de medicação, com o objetivo de estabelecer ações que visem minimizar sua ocorrência. Muitos desses erros, como administração de medicamento errado, omissão de dose na prescrição, administração de medicamentos não prescritos, via de administração incorreta, erros de técnica de administração, forma farmacêutica incorreta, horário errado de administração, doses impróprias, preparação/manipulação errada, administração de medicamentos deteriorados (ver descrição no Quadro 6.1), podem gerar problemas de saúde pública e, principalmente, causar eventos adversos ao paciente. Os profissionais de saúde deverão notificar o erro, pela via estabelecida na sua instituição de saúde, à Gerência de Risco ou ao Núcleo de Segurança do Paciente, ao Serviço de Farmacovigilância ou equivalente, que, por sua vez, procederá à investigação, a fim de qualificar a informação, devendo ser registrado e encaminhado à ANVISA. Caso a instituição de saúde não tenha serviço de farmacovigilância ou equivalente, o profissional pode notificar diretamente à ANVISA, pelo *link* do VigiMed, novo sistema nacional de notificações de eventos adversos provocados por medicamentos, bem como de relatos de casos de erros de medicação em serviços de saúde.

O Boletim de Farmacovigilância foi criado em 2012, com o objetivo de disseminar informações relevantes sobre o tema, com destaque para a atuação da ANVISA. Até 2013, ano em que a produção do material foi interrompida, foram publicadas quatro edições do periódico. Em 2018, a produção foi retomada, com o lançamento do 5º Boletim de Farmacovigilância, dedicado ao VigiMed; a 6ª edição, publicada em setembro de 2019, abordou a atualização das normas sanitárias de farmacovigilância para os detentores de registro de medicamentos;

Segurança do Paciente em Oncologia 641

e o 7º Boletim, de outubro de 2019, teve como foco a subnotificação de suspeitas de reações adversas. O tema central da 8ª versão, publicada em janeiro de 2020, foi erros de medicação.

Desse modo, as notificações de erros de medicação podem favorecer a geração de alertas, informes ou até mesmo mudanças nas medidas regulatórias. As notificações serão mantidas no anonimato e se tornarão fundamentais na prevenção e na minimização de erros semelhantes no futuro[2]. A não punição à notificação de relatórios de erros é uma condição necessária para se detectar, analisar e, consequentemente, minimizar a incidência e a gravidade de erros de medicação em oncologia[5]. Melhorias evidentes de tratamento e desempenho foram alcançadas pelos sistemas de abordagens multiprofissionais, integrando médicos, farmacêuticos e enfermeiros[5].

Embora haja esse incentivo por parte da ANVISA, é mister que os dirigentes dos serviços de saúde no Brasil abordem o erro de medicação e outros erros como um passo para o crescimento. Só assim os membros da equipe de saúde se sentirão seguros em notificar os erros e entender que eles ocorrem, com frequência muito maior, em razão da existência de sistemas operacionais com falhas, e não por causa de profissionais ineficientes. Ao notificarem erros e "quase erros", os membros da equipe de saúde devem ser recompensados, e não repreendidos ou punidos. Além disso, os gerentes devem buscar mudanças que permitam a correção do erro, para que os profissionais sintam que o foco está na melhoria do processo.

A área de medicamentos teve a implementação de ações propostas pelo Desafio, pois são produtos complexos e, muitas vezes, apresentam nomes ou embalagens com informações insuficientes e pouco claras. A confusão entre medicamentos com nomes ou embalagens semelhantes é uma fonte frequente de erros de medicação, dando origem a danos que poderiam ser evitados.

Alguns medicamentos apresentam maior potencial de causar danos aos pacientes quando ocorrem falhas durante sua utilização, podendo resultar em danos significativos. Em razão desse alto potencial de causar danos, os agentes antineoplásicos foram definidos como medicamentos prioritários no Desafio Global[6]. A maioria dos medicamentos prioritários é conhecida como medicamentos potencialmente perigosos (ou medicamentos de alta vigilância), uma vez que as consequências dos erros envolvendo esses agentes tendem a ser mais graves, podendo ocasionar lesões permanentes ou morte[15]. As recomendações para prevenção de erros de medicação envolvendo medicamentos potencialmente perigosos baseiam-se em três princípios:

1. Reduzir a possibilidade de ocorrência de erros.
2. Tornar os erros visíveis.
3. Minimizar as consequências dos erros.

Essas recomendações visam orientar o desenvolvimento de estratégias para redução de erros associados a esses medicamentos, fundamentando-se na simplificação e na padronização de procedimentos. São amplamente abordadas no boletim intitulado *Medicamentos Potencialmente Perigosos de Uso Hospitalar e Ambulatorial – Listas atualizadas 2015*, do Instituto para Práticas Seguras no Uso de Medicamentos (ISMP Brasil), e concentram-se em:

1. Implantar barreiras que reduzam, dificultem ou eliminem a possibilidade da ocorrência de erros.
2. Adotar protocolos, elaborando documentos claros e detalhados para utilização de medicamentos potencialmente perigosos, que apresentem múltiplas barreiras para erros ao longo do sistema de utilização de medicamentos.
3. Revisar continuamente a padronização de medicamentos potencialmente perigosos e reduzir o número de alternativas terapêuticas.
4. Usar procedimentos de dupla checagem dos medicamentos.
5. Incorporar alertas automáticos nos sistemas informatizados.
6. Fornecer e melhorar o acesso à informação por profissionais de saúde e pacientes.
7. Estabelecer protocolos com o objetivo de minimizar as consequências dos erros.
8. Monitorar o desempenho das estratégias de prevenção de erros.

Tipos de erros de medicação

Quadro 6.1 Tipos de erro de medicação.

- *Erro de dose*: administração de uma dose maior ou menor que a prescrita ou administração de doses duplicadas ao paciente.
- *Erro de administração de medicamento não prescrito*: administração de medicamento não autorizado pelo médico responsável do paciente.
- *Erro de apresentação*: administração de um medicamento em apresentação diferente da prescrita.
- *Erro de preparo*: medicamento incorretamente formulado ou manipulado antes da administração. Inclui: diluição incorreta, mistura de medicamentos fisicamente ou quimicamente incompatíveis e envase inadequado.
- *Erro de técnica de administração*: uso de procedimentos inapropriados ou técnicas inadequadas na administração de um medicamento. Inclui: medicamentos administrados por via errada (quando diferente da via prescrita); via correta, porém, em local errado (olho direito em vez do olho esquerdo, p. ex.); e velocidade de infusão incorreta.
- *Erro com medicamentos deteriorados*: administração de medicamento com data de validade expirada ou quando a integridade física ou química está comprometida.
- *Erro de monitoramento*: falha em rever um esquema prescrito para a devida adequação ou detecção de problemas, ou falha em usar apropriadamente dados clínicos ou laboratoriais para avaliar a resposta do paciente à terapia prescrita.
- *Erro de horário*: administração de medicamento fora do intervalo de tempo predefinido no prontuário do paciente.
- *Erro de prescrição*: seleção incorreta do medicamento (com base na indicação, contraindicação, alergias conhecidas, existência de certas terapias medicamentosas e outros fatores); dose; apresentação; quantidade; via de administração; concentração; velocidade de infusão; instruções de uso inadequadas feitas pelo médico; prescrição ilegível que possa induzir a erro.
- *Erros de transcrição*: na transcrição da prescrição médica para outros documentos.
- *Erro de omissão*: não administração de uma dose prescrita para o paciente. Não se caracteriza como erro no caso de o paciente recusar o medicamento ou se houver uma contraindicação reconhecida.
- *Outros tipos de erros*: na dispensação, na anotação/registro etc.

Fonte: Adaptado de Bohomol, 2002.

Compreendendo os erros de medicação em oncologia

Acidentes raramente ocorrem por um único erro, mas sim por uma quebra na barreira de defesas contra acidentes. Os fatores que influenciam a ocorrência de erros humanos (Figura 6.1), ou seja, os fatores ambientais, psicológicos e fisiológicos, são os principais responsáveis pela quebra dessas barreiras de defesa, por gerarem diretamente o mau direcionamento da atenção[7].

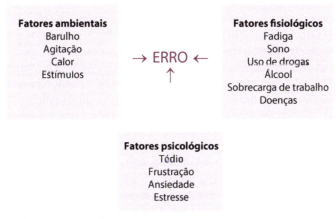

Figura 6.1 Principais fatores que interferem na ocorrência de erros.
Fonte: Carvalho e Vieira, 2002.

Para o estudo e a compreensão dos erros de medicação em oncologia, costuma-se, a exemplo do que acontece em outras áreas da medicina, utilizar o explicativo *Modelo do queijo suíço*[8], descrito em 1999 por James T. Reason (Figura 6.2). Esse modelo consiste em múltiplas fatias de queijo suíço colocadas lado a lado como barreiras à ocorrência de erros. Em algumas situações (como no desenho a seguir), os buracos do queijo se alinham, permitindo que um erro passe pelas múltiplas barreiras causando o dano.

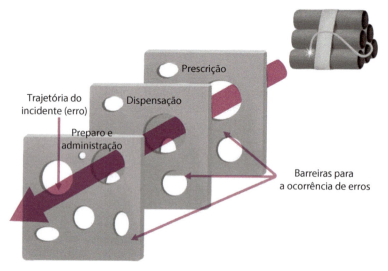

Figura 6.2 Exemplo do *Modelo do queijo suíço*.
Fonte: Adaptado de Reason, 1999.

Uma abordagem sistêmica reconhece que todos os indivíduos podem cometer erros; entretanto, para prevenir a sua ocorrência, deve haver mecanismos que possibilitem uma intervenção no processo. Ao analisarmos o *Modelo do queijo suíço*, verificamos que, na verdade, os erros são sintomas de falhas no processo, e não dos profissionais[9,10].

É essencial que as etapas críticas sejam identificadas; que os processos sejam planejados e implementados após o treinamento de todos os profissionais envolvidos; que o processo seja acompanhado para identificação de problemas que venham a ocorrer; e que mudanças sejam introduzidas quando necessário.

No Brasil, várias organizações hospitalares implementaram ferramentas de qualidade para o gerenciamento de seus serviços assistenciais, a fim de identificar problemas e riscos, compreender suas causas, elaborar e aplicar medidas para a prevenção e a redução dos eventos adversos e acompanhar a eficiência das medidas adotadas. Entidades como a Organização Nacional de Acreditação (ONA) e a Joint Commission International (JCI) proporcionam um importante selo de qualidade para que padrões de excelência sejam atingidos para a melhoria contínua.

Existem várias metodologias e ferramentas da qualidade para acompanhamento dos processos assistenciais: Ciclo PDCA, Brainstorming Fluxograma, Diagrama de Causa e Efeito e Diagrama de Pareto. O Ciclo PDCA é a mais utilizada e é considerada uma força motriz para a melhoria contínua das organizações e de seus processos. A Ferramenta PDCA consiste em desenvolver um ciclo de quatro fases básicas: 1) *Planejar*: planejar o trabalho a ser realizado; 2) *Fazer*: executar o trabalho planejado; 3) *Verificar*: verificar o que foi feito e seus resultados; e 4) *Agir*: atuar corretivamente em relação ao que foi feito ou sobre o planejamento[11]. Enquanto muitas pessoas já estão acostumadas com o PDCA, não se conhecem as aplicações do PDSA, Plan-Do-Study-Act. Ao substituir o *Check* por *Study*, deve-se estudar os resultados antes de agir e, em seguida, fazer ajustes com base nos resultados das contramedidas adotadas para testar a hipótese. A diferença entre PDCA e PDSA é que o PDCA consiste na etapa de Verificação e o PDSA consiste na etapa de Estudo.

Na terapêutica oncológica moderna, sabe-se que são utilizados protocolos devidamente avaliados por ensaios clínicos. Contudo, a administração de medicamentos nessa área não é tarefa fácil. Muitas das dificuldades nascem da utilização de medicamentos de suporte, que na maioria das vezes são prescritos por outros especialistas ou utilizados pelo paciente à revelia do seu oncologista. Além disso, os pacientes tendem a utilizar alternativas profissionais e de tratamento, além de serem expostos a uma enorme variedade de medicamentos que estão disponíveis sem receita. Todos esses fatos têm tornado os erros de medicação comuns nessa área.

Estudo de revisão ampla sobre erros de medicação em oncologia foi publicado por Jaehde et al., em 2008; nele, encontramos o relato de que as possibilidades de erro em oncologia podem ser maiores do que em outras áreas da medicina, pela complexidade da abordagem farmacológica exigida pela doença de base, o câncer[12]. Problemas relacionados a medicamentos na quimioterapia podem ter consequências graves, originários da alta toxicidade e do estreito intervalo terapêutico dos antineoplásicos citotóxicos. O trágico caso de Betsy Lehman, que morreu de uma overdose de ciclofosfamida no Dana Faber Cancer Center, em Boston, dolorosamente demonstrou esse risco[13]. Deve ser, portanto, o objetivo de todos os profissionais de saúde atuantes em oncologia minimizar os riscos associados tanto quanto possível.

Estudo publicado em 2006, realizado com 58 pacientes de um hospital da Suécia especializado em câncer, detectou 114 problemas relacionados a medicamentos. Dentre os problemas mais frequentes, destacam-se efeitos adversos, interações medicamentosas, erros de medicação e não adesão ao tratamento[14]. As possíveis causas são apontadas no esquema a seguir (Figura 6.3).

Prescrição de múltiplos fármacos
Armazenamento e preparo
Administração

Interações
Erros de medicação

Figura 6.3 Origens de problemas relacionados a medicamentos em oncologia.
Fonte: Adaptada de Bremberg et al., 2006.

A primeira fonte de erros de medicação em oncologia é a prescrição: o protocolo errado pode ser escolhido, a dose cumulativa pode ser confundida com a dose única, a via de administração pode não ser claramente indicada ou pode ocorrer má interpretação da prescrição por uma caligrafia ruim do médico prescritor (fato hoje mais raro em razão do advento da prescrição eletrônica).

Um estudo realizado em uma central de preparo de antineoplásicos em um hospital francês revelou, em apenas seis meses, um número expressivo de erros. Foram detectados mais de 300 erros de medicação em 1.262 prescrições para 285 pacientes. A maioria dos erros (70%) foram associados a incompatibilidades físico-químicas. Prescrições de doses excessivas também foram identificadas, bem como de medicamentos errados[15]. Os autores concluíram que a maioria desses erros poderiam ter sido evitados por meio de uma rede informatizada de prescrição.

Mekhjian et al.[16] avaliou os benefícios da prescrição eletrônica e descobriu que erros de transcrição poderiam ser reduzidos, além de melhorar a rapidez do processo. Mesmo a duração da internação hospitalar pode ser reduzida pelo sistema de prescrição informatizada.

Particularmente em oncologia, um estudo demonstrou que um sistema informatizado traz enormes benefícios, como a dupla checagem pelo programa de computador e pelo farmacêutico responsável. Além disso, a medicação de suporte, como a hidratação, o antiemético, os medicamentos antialérgicos ou os antineoplásicos, pode ser automaticamente selecionada, dependendo do esquema. Além disso, o risco de uma má interpretação da caligrafia é eliminado[17].

O preparo de antineoplásicos também carrega o risco de se cometer erros. A implementação de unidades centrais de preparo para citotóxicos, no final dos anos 1980, foi uma das primeiras medidas para normalizar o processo, a fim de aumentar a segurança. No entanto, de 30.819 preparações inquiridas num estudo sobre a incidência e fatores de risco para erros, detectou-se 140 preparações com erros (0,45%)[18]. Menos de metade dos casos foram classificados como grandes erros, incluindo dosagem errada, ou o uso de rotulagem e diluentes incompatíveis. Embora a incidência pareça bastante baixa, deve ser objetivo de todos que erros desse tipo inexistam ou sejam muito mais próximos de zero. A centralização do preparo oferece mais opções para o reforço da segurança.

Prevenindo erros de medicação em oncologia

O aspecto mais importante da quimioterapia está relacionado à estreita margem terapêutica; portanto, pequenas variações de dose podem causar uma toxicidade inaceitável.

As elevadas taxas de cura para alguns tipos de câncer, os regimes com altas doses e os longos períodos de tratamento exigem um efetivo acompanhamento, realizado por toda a equipe profissional, no sentido de minimizar os danos ao paciente, tanto em curto quanto em longo prazo.

Foi identificado, nos Estados Unidos, que os agentes antineoplásicos são a segunda classe de medicamentos com maior número de eventos relacionados a erros que resultaram na morte do paciente[19]. Erros de medicação podem ocorrer desde o momento da prescrição até a administração, podendo ou não resultar em eventos adversos, como já abordado[20,21].

Desde 1996, foram elaboradas e publicadas recomendações[9,22-24] para minimizar os erros e, consequentemente, os danos relacionados ao tratamento oncológico. No Brasil, dispomos de uma legislação, a RDC ANVISA n. 220/2004 (Regulamento Técnico de Funcionamento dos Serviços de Terapia Antineoplásica), a qual estabelece que a preparação e a administração da terapia antineoplásica (TA) sejam de responsabilidade de profissionais com formação superior na área da saúde, em conformidade com as competências legais estabelecidas pelos respectivos conselhos de classe profissional. Essas recomendações abrangem todas as etapas do tratamento, mas identificam como pontos críticos do processo a prescrição (elaboração e avaliação), a manipulação e a administração de antineoplásicos[20]. A seguir destacamos os pontos que devem ser observados em cada uma das etapas.

Prescrição de agentes antineoplásicos

1. Cabe ao oncologista clínico a prescrição de antineoplásicos. A prescrição deve apresentar campos bem definidos para o registro legível dos seguintes dados: nome completo, data de nascimento, idade, diagnóstico, protocolo adotado, via de acesso, peso, altura, superfície corporal, parâmetros laboratoriais para liberação do medicamento, dose (em mg/m² ou mg/kg, dose por aplicação e dose total por ciclo), nome farmacológico do antineoplásico e esquema de infusão. Os dados de identificação devem ser apresentados de modo absolutamente claro e completo. O preparo e a administração dos antineoplásicos devem ser executados exclusivamente mediante prescrições. Ordens verbais não são admissíveis. Recomenda-se a criação de campos distintos para a prescrição de antineoplásicos e de medicamentos de suporte associados ao esquema quimioterápico (antieméticos, soros de hidratação, anti-histamínicos, corticosteroides etc.) e que todos os medicamentos sejam manipulados em uma central de preparo de quimioterapia.

2. A atenção às doses e aos esquemas terapêuticos empregados é fundamental: pequenas variações ou erros podem provocar danos letais ao paciente! O cálculo da dosagem é realizado com base em informações sobre o peso ou a superfície corporal do paciente. Quando se baseia no peso, a dose é expressa em miligramas ou gramas por quilogramas de peso corporal (p. ex., dosagem de ciclofosfamida para indução de remissão = 50 mg/kg). A superfície corporal (SC) é calculada a partir do peso e da altura e constitui-se na maneira mais acurada de definir as dosagens. É expressa em metros quadrados (m²) (p. ex., dosagem de etoposídeo = 100 mg/m²). Seu cálculo baseia-se na fórmula de Mosteller:

$$SC\ (m^2) = \frac{\sqrt{\text{altura (cm)} \times \text{peso (kg)}}}{3.600}$$

O farmacêutico deve conferir o peso e a altura atuais do paciente para determinar corretamente sua SC, o que possibilita a dupla conferência das doses prescritas pelo médico. Alguns estudos avaliam o uso de "peso ajustado" *versus* "peso real" do paciente para o cálculo da SC, dado especialmente importante para obesos, pois o número de pacientes nessa condição cresce em todo o mundo. Para determinar o peso ajustado, conforme fórmula a seguir, utiliza-se o peso em quilogramas (kg):

peso ajustado = peso ideal + 0,25 (peso real – peso ideal)

3. Outros fatores são também considerados na determinação da dose a ser administrada. Um deles é a sobreposição de toxicidades, ou seja, quando dois ou mais quimioterápicos com toxicidades idênticas são empregados simultaneamente, pode haver necessidade de redução da dose de pelo menos um deles. Tratamentos quimioterápicos e/ou radioterápicos anteriores também influem na definição da dosagem, pois se pressupõe que esses pacientes tenham redução da reserva medular, estando mais sensíveis à mielodepressão ocasionada pelos antineoplásicos. O estado geral do paciente constitui mais um fator a ser considerado no cálculo da dosagem: indivíduos caquéticos e desnutridos toleram menos os efeitos colaterais e as toxicidades dos fármacos. Para avaliação do estado geral do indivíduo são empregados métodos de avaliação, como a Escala de Performance de Karnofsky e a Escala de Performance Status – Eastern Cooperative Oncology Group (ECOG) (Tabelas 6.1 e 6.2, respectivamente). Essas escalas são inversamente proporcionais: quanto maior o *score* do indivíduo na Escala de Karnofsky, maior sua capacidade funcional; já na Escala de Performance Status ECOG, quanto maior o *score* do indivíduo, menor a sua capacidade funcional.

Tabela 6.1 Escala de Performance de Karnofsky.

Condição	Porcentagem	Comentários
Apto para realizar suas atividades normais e trabalhar.	100	Normal; sem queixas; sem evidência da doença.
Não necessita de nenhum cuidado especial.	90	Apto para realizar suas atividades normais, poucos sinais ou sintomas da doença.
	80	Realiza suas atividades normais com esforço; alguns sinais ou sintomas da doença.
Inapto para trabalhar. Apto para viver em casa e cuidar da maior parte de suas necessidades pessoais. Necessita de assistência em graus variáveis.	70	Cuida de si mesmo; inapto para realizar suas atividades normais ou executar trabalho ativo.
	60	Requer assistência ocasional, mas está apto para cuidar da maior parte das suas necessidades.
	50	Requer assistência considerável e cuidados médicos frequentes.
Inapto para cuidar de si mesmo. Requer o equivalente ao cuidado hospitalar ou institucional. A doença pode estar progredindo rapidamente.	40	Incapacitado; requer cuidado especial e assistência
	30	Severamente incapaz; está indicada a hospitalização, porém a morte não é iminente.
	20	A hospitalização é necessária; muito doente, necessita de tratamento de suporte ativo.
	10	Moribundo; processo fatal progredindo rapidamente.
	0	Morte.

Fonte: Karnofsky e Burchenal, 1949.

Tabela 6.2 Escala de Performance Status – Eastern Cooperative Oncology Group (ECOG).

Grau	Nível de atividade
0	Completamente ativo, capaz de realizar todas as atividades tal como antes da doença, sem restrições (Karnofsky 90% a 100%).
1	Restrição de atividades fisicamente extenuantes, mas deambulando e capaz de executar tarefas leves ou sedentárias, por exemplo trabalhos domésticos leves e serviços de escritório (Karnofsky 70% a 80%).
2	Deambulando e capaz de cuidar de si próprio, mas incapaz de realizar qualquer trabalho; de pé e ativo mais de 50% das horas em que passa acordado (Karnofsky 50% a 60%).
3	Limitação da capacidade de se autocuidar, confinado ao leito ou a uma poltrona mais de 50% do período em que permanece acordado (Karnofsky 30% a 40%).
4	Completamente incapacitado; não consegue executar qualquer autocuidado; totalmente confinado ao leito ou à poltrona (Karnofsky 10% a 20%).

Fonte: Oken et al., 1982.

4. Levam-se também em consideração as condições hematológicas e as de certos órgãos, principalmente aqueles relacionados à excreção e ao metabolismo dos fármacos (rins e fígado, p. ex.) e os que são particularmente sensíveis a determinados fármacos, como o coração (doxorrubicina), o pulmão (bleomicina), os rins (cisplatina) e o fígado (asparaginase). Qualquer disfunção nesses órgãos obriga a uma redução de dosagem ou mesmo suspensão da terapia. É de fundamental importância checar a dose total já recebida, a dose cumulativa, especialmente quando o paciente recebe doxorrubicina, bleomicina, daunorrubicina, ou outros fármacos com toxicidade cumulativa definida, ou seja, que se tornam extremamente tóxicos a determinados órgãos vitais quando atingem uma dose total predefinida.

5. A idade do paciente também é um fator relevante no ajuste de dose. Pressupõe-se que pacientes em idades limítrofes apresentem menor tolerância aos antineoplásicos e, por isso, devem receber doses reduzidas, especialmente daqueles medicamentos com maior potencial tóxico.

6. Outro fator importante que deve ser considerado para redução de dose é se o tratamento tem um caráter curativo, ou seja, se a terapêutica trouxer boas chances de cura, as reduções de dose devem ser, sempre que possível, evitadas. No entanto, pacientes que recebem antineoplásicos com fins paliativos não devem ser expostos a grandes toxicidades, portanto a redução de dosagem pode ser considerada.

7. Lembrar sempre que o emprego sistemático de doses reduzidas para evitar riscos e complicações compromete a plenitude do efeito terapêutico do tratamento e induz precocemente a resistência aos múltiplos medicamentos, fator que prejudica as perspectivas de cura do paciente.

8. Vale ressaltar que a avaliação da prescrição médica deve estar sujeita à dupla checagem (farmacêutico e enfermeiro) antes do preparo e da administração. Cada profissional deve verificar, de modo independente, os aspectos relacionados: comparação com guias de tratamento que contenham informações sobre protocolos e dosagens, superfície corpórea atualizada, dose final de cada antineoplásico, via de administração, tempo e diluente de infusão, regime antiemético e prescrição de outros medicamentos de suporte, comparação com prescrições prévias, modificações de dose justificadas, parâmetros normais para os resultados laboratoriais e adequação de dose requerida.

9. O enfermeiro, ao receber a prescrição de quimioterapia, deve ainda: clarificar a sequência de aplicação e prescrever os cuidados específicos, como controle de diurese, verificação de pH urinário, sinais vitais etc.

Manipulação

O responsável pela preparação do agente antineoplásico, antes da manipulação, deve avaliar a prescrição médica, observando:

1. Adequação da prescrição médica aos protocolos estabelecidos pela Equipe Multiprofissional em Terapia Antineoplásica (EMTA), conforme a RDC ANVISA n. 220/2004.

2. Legibilidade da prescrição médica e respectiva identificação de registro no Conselho Regional de Medicina (CRM).

3. Viabilidade, estabilidade e compatibilidade físico-química dos componentes entre si.

Toda terapia antineoplásica (TA) deve apresentar identificação com as seguintes informações: nome do paciente, número do leito e registro hospitalar (se for o caso), composição qualitativa e quantitativa de todos os componentes, volume total, data e hora da manipulação, cuidados na administração, prazo de validade, condições de temperatura para conservação e transporte, identificação do responsável pela manipulação com o registro do conselho profissional.

Ainda com relação ao preparo, é importante lembrar que cada antineoplásico apresenta características diferentes no que tange à diluição, incompatibilidades, conservação e fotossensibilidade. Essas informações estão detalhadas no capítulo 2 – Terapia antineoplásica. É indispensável o conhecimento desses aspectos ao se manipular um agente antineoplásico.

Administração

Antes da administração, o enfermeiro deve também, em uma última checagem:

1. confrontar os critérios de liberação;
2. conferir a superfície corporal;
3. avaliar a prescrição médica, observando sua adequação aos protocolos estabelecidos pela EMTA quanto à viabilidade, interações medicamentosas, medicamentos adjuvantes e de suporte.

Além disso, deve ser conferida a identificação do paciente e sua correspondência com a formulação prescrita.

A aplicação deve seguir rotina definida pela Instituição.

O conhecimento detalhado da administração de cada fármaco é também muito importante, a fim de educar o paciente e a agir de maneira adequada quando ocorrerem incidentes como extravasamentos, por exemplo[24].

Transição do cuidado

Ações são propostas na transição do cuidado para a prevenção de erros de medicação. A expressão *transição do cuidado* refere-se a um conjunto de ações destinadas a assegurar a coordenação e a continuidade do cuidado em saúde quando pacientes são transferidos entre diferentes cenários, diferentes setores ou níveis de cuidado em uma mesma instituição de saúde, ou entre diferentes profissionais.

Para prevenir erros de medicação e garantir uma transição segura, sobretudo entre diferentes locais, recomenda-se o uso de estratégias de conciliação medicamentosa que podem ser facilmente implementadas.

De acordo com a OMS, uma conciliação medicamentosa deve seguir sete princípios orientadores:

1. A obtenção de uma lista atualizada e precisa de medicamentos em uso pelo paciente é essencial para garantir uma prescrição segura.
2. Deve-se estabelecer um processo estruturado formal para a conciliação medicamentosa em todas as interfaces de cuidado.
3. A realização da conciliação na admissão é a base para a conciliação em todo o processo de cuidado à saúde.
4. A conciliação de medicamentos deve ser integrada aos processos de gerenciamento de medicamentos e fluxo dos pacientes.
5. O processo de conciliação medicamentosa é de responsabilidade compartilhada com todos os profissionais da equipe multiprofissional.
6. Pacientes e familiares devem estar envolvidos na conciliação de medicamentos.
7. A equipe multiprofissional deve passar por treinamentos constantes para ser capaz de executar o processo de conciliação de maneira satisfatória.

Prescrição eletrônica como fator contribuinte para a segurança de pacientes

Os erros relacionados aos medicamentos em oncologia estão divididos nas etapas de prescrição, preparo e administração, sendo que todas essas fases são suscetíveis a erros, como já abordamos. Para medicamentos da prática clínica habitual, o trabalho de Winterstein et al. (2004)[25] mostrou que 72% dos erros de medicação tiveram início durante a prescrição, seguida pela administração (15%), dispensação (7%) e transcrição (6%).

Segurança do Paciente em Oncologia **649**

As prescrições eletrônicas são aquelas nas quais se utiliza um sistema computadorizado, de digitação, seguindo um modelo de disposição de dados. Pode-se, também, utilizar um transcritor para digitar os dados copiados da prescrição redigida manualmente. Esse tipo de prescrição oferece mais segurança, já que elimina dificuldades tanto na leitura como no entendimento, ocasionadas pela letra ilegível, possibilitando que o erro seja corrigido no momento da digitação, sem que, para isso, haja rasuras ou rabiscos que dificultem ainda mais o entendimento das informações. Assim, as prescrições eletrônicas devem reduzir significativamente a frequência dos sérios erros na medicação[26].

Portanto, os erros de prescrição estão quase sempre associados às letras ilegíveis e ao uso de abreviaturas. De acordo com estudo de Bates (2000), as prescrições médicas eletrônicas poderiam funcionar como solução para esses problemas, bem como ampliar a segurança na utilização de medicamentos, por serem estruturadas, mais legíveis, proporcionando muitas informações ao prescritor durante o processo de prescrição[27]. Com o intuito de prevenir que esses erros ocorram, a implantação de sistemas de prescrição eletrônica aumenta a segurança no processo de utilização de medicamentos ao auxiliar o prescritor durante a escolha da terapia medicamentosa. Em uma revisão sistemática que incluiu 19 estudos, foi observada uma redução de 71% dos erros de prescrição após a implantação de sistemas de prescrição eletrônica com suporte de decisão clínica no âmbito hospitalar[28].

Os sistemas computadorizados de prescrições podem constituir-se em importante ferramenta para a prevenção de erros relacionados a falhas de leitura e interpretação de prescrições mal formuladas e ilegíveis. Os riscos à integridade do paciente poderão ser reduzidos de acordo com o sucesso desses tipos de programa, melhorando, assim, a qualidade do cuidado. Entretanto, ainda que o sistema eletrônico esteja funcionando conforme o projeto, podem surgir novas oportunidades de ocorrência de erros, em caso do uso incorreto pelo prescritor das configurações e recursos padronizados no sistema, sobretudo em decorrência do excesso de confiança, supondo que o sistema será capaz de prevenir todos os erros. Assim, a implantação de um sistema de prescrição eletrônica pode ser uma excelente ferramenta para aumentar a segurança do paciente e reduzir significativamente os erros de prescrição, desde que seja adequadamente planejada e que sua utilização seja monitorada.

Utilização de código de barras

Obediência à regra dos "nove certos" relacionados ao processo de preparo da medicação (paciente certo, medicamento certo, dose certa, via certa, horário certo, anotação correta, orientação ao paciente sobre o motivo da administração do medicamento, forma certa do medicamento e resposta certa, que consiste em verificar se o paciente apresenta o efeito esperado após a administração do medicamento) previne contra a maioria dos enganos com medicamentos. Mas, muitas vezes, a regra dos "nove certos" falha. Atualmente, podem ser utilizados braceletes com informações sobre a identificação do paciente e código de barras para a identificação de medicamentos, doses, vias e ordem de administração.

Códigos de barras oferecem a base necessária para evitar enganos, garantindo informações corretas sobre o paciente. Os erros na administração de medicamentos são mais comuns do que se imagina. Segundo a Academia Nacional de Ciências dos Estados Unidos, em estudo realizado em 1999, cerca de 98 mil norte-americanos morrem anualmente por causa de erros com medicamentos que poderiam ser prevenidos. O Hospital da Universidade de Wisconsin, em Madison (Estados Unidos), afirmou que o sistema de código de barras reduziu os erros de medicação em 87%[29].

Administração automática de medicamentos, prontuários eletrônicos, sistema automatizado para solicitação de medicamentos (*computerized prescriber order entry* – CPOE), ponto de atendimento com códigos de barras (*bar code point-of-care* – BPOC), bem como outros procedimentos automáticos para aprimorar os cuidados ao paciente, dependem todos de um registro de dados exato, como o oferecido por sistemas de códigos de barras[29].

Validação dos processos de assistência de enfermagem e farmacêutica proporciona um aumento da interceptação de erros de medicação no tratamento antineoplásico. Isso pode ser explicado pelo melhor conhecimento dos profissionais envolvidos no processo, em consequência de um processo de validação normatizado[30].

Uma das maneiras mais eficazes de aproveitar as vantagens de identificação com códigos de barras é acoplando-os a sistemas automatizados de administração de medicamentos. Primeiro, o enfermeiro ou técnico de enfermagem acessa o prontuário eletrônico do paciente e a prescrição médica. Ao iniciar o processo de administração de algum medicamento, o profissional deve escanear o código de barras presente na embalagem do medicamento, uma vez que o sistema verificará se o medicamento está correto, assim como a dose e a forma (solução, comprimido, entre outros). Após o correto preparo do medicamento, no momento da administração, o sistema solicitará que o profissional revise as informações e escaneie o código de barras presente na etiqueta emitida para a identificação correta do medicamento, assim como a pulseira de identificação do paciente e o seu crachá institucional, ofertando um processo de medicação seguro ao paciente.

O sistema essencialmente automatiza a verificação de alguns dos "nove certos" com o escaneamento da pulseira de identificação do paciente e o do código de barras do medicamento, confirmando se se trata do paciente certo, do medicamento, da dose, da forma e do horário corretos para a administração.

Promover a qualidade e a segurança do atendimento, além de reduzir os erros com medicamentos e os custos da instituição, são os principais objetivos do uso do código de barras. Para a enfermagem, esse novo processo permite que o profissional tenha mais disponibilidade para realizar as suas tarefas, resultando em melhor qualidade no atendimento ao paciente. E, para este último, há a melhora da qualidade dos cuidados recebidos, bem como a garantia de receber o medicamento certo, na hora certa.

Para o farmacêutico, o código de barras é um importante instrumento para conseguir um sistema de dispensação com mais confiabilidade e segurança das saídas de medicamentos e materiais hospitalares. Todas as saídas e transferências podem ser verificadas por meio de relatórios no final de cada operação.

Referências bibliográficas

1. Cohen MR. Causes of medication errors. In: Cohen MR, editor. Medication errors: causes, prevention, and risk management. Burlington, MA: Jones & Bartlett; 2000.
2. Brasil. Ministério da Saúde. Agência Nacional de Vigilância Sanitária (ANVISA). Boletim de farmacovigilância aborda erros de medicação. 2020. [acesso em 13 dez 2021]. Disponível em: https://www.gov.br/anvisa/pt-br/assuntos/noticias-anvisa/2020/boletim-de-farmacovigilancia-aborda-erros-de-medicacao.
3. Rosa MB, Perini E. Erros de medicação: quem foi? Rev Assoc Med Bras. 2003;49(3):335-41.
4. Bohomol E. Erros de medicação: causas e fatores sob a ótica da equipe de enfermagem [dissertação]. São Paulo: Universidade Federal de São Paulo; 2002.
5. Liekweg A, Westfeld M, Jaehde U. From oncology pharmacy to pharmaceutical care: new contributions to multidisciplinary cancer care. Support Care Cancer. 2004;12(2):73-9.
6. Instituto para Práticas Seguras no Uso de Medicamentos (ISMP Brasil). Desafio global de segurança do paciente: medicação sem danos. Boletim ISMP Brasil. Fev 2018;7(1). [acesso em 13 dez 2021]. Disponível em: https://www.ismp-brasil.org/site/wp-content/uploads/2018/02/ISMP_Brasil_Desafio_Global.pdf.
7. Carvalho M, Vieira AA. Erro médico em pacientes hospitalizados. J Pediatr. 2002;78(4):261-8.
8. Reason JT. Human error. Cambridge: Cambridge University Press; 1999.

9. Leape LL, Kabcenell AI, Gandhi TK et al. Reducing adverse drug events: lessons from a breakthrough series collaborative. Jt Comm J Qual Improv. 2000;26:321-31.

10. Womer RB, Tracy E, Soo-Hoo W et al. Multidisciplinary systems approach to chemotherapy safety: rebuilding processes and holding the gains. J Clin Oncol. 2002;20:4705-12.

11. Mariani CA et al. Método PDCA e ferramentas da qualidade no gerenciamento de processos industriais: um estudo de caso. Bauru: XII SIMPEP; 2005.

12. Jaehde U, Liekweg A, Simons S, Westfeld M. Minimising treatment-associated risks in systemic cancer therapy. Pharm World Sci. Apr 2008;30(2):161-8.

13. Knox RA. Doctor's orders killed cancer patient. Boston Globe. 23 Mar 1995.

14. Bremberg ER, Hising C, Nylen U, Ehrsson H, Eksborg S. An evaluation of pharmacist contribution to an oncology ward in a Swedish hospital. J Oncol Pharm Pract. 2006;12:75-81.

15. Slama C, Jerome J, Jacquot C, Bonan B. Prescription errors with cytotoxic drugs and the inadequacy of existing classifications. Pharm World Sci. 2005;27:339-43.

16. Mekhjian HS, Kumar RR, Kuehn L, Bentley TD, Teater P, Thomas A et al. Immediate benefits realized following implementation of physician order entry at an academic medical center. J Am Med Inform Assoc. 2002;9:529-39.

17. Harshberger CA, Brockstein B, Carro G, Jiang W, Spath W, Lawton J. Evaluation of outcomes before and after electronic medical record (EMR) and computerized physician order entry (CPOE) system implementation in an outpatient oncology setting [ASCO Annual Meeting Proceedings]. J Clin Oncol. 2007;25(18S):17058.

18. Koppel R, Metlay JP, Cohen A, Abaluck B, Localio AR, Kimmel SE et al. Role of computerized physician order entry systems in facilitating medication errors. JAMA. 2005;293:1197-203.

19. Phillips J, Beam S, Brinker A et al. Retrospective analysis of mortalities associated with medication errors. Am J Health Syst Pharm. 2001;58:1835-41.

20. Aguirrezábal AA, Alvarez LM, Yurrebaso IMJ et al. Detección de errores en la prescripción de quimioterapia. Farm Hosp. 2003;27:219-23.

21. Anderson R et al. Risk of handling injectable antineoplastics. Am J Hosp Pharm. 1982;39:1881-7.

22. Cohen MR, Anderson RW, Attilio RM et al. Preventing medication errors in cancer chemotherapy. Am J Health Syst Pharm. 1996;53:737-46.

23. Fischer DS, Alfano S, Knobf T et al. Improving the cancer chemotherapy use process. J Clin Oncol. 1996;14:3148-55.

24. Mueller T. Typical medication errors in oncology: analysis and prevention strategies. Onkologie. 2003;26:539-44.

25. Winterstein AG, Thomas E, Rosenberg EI, Hatton RC, Gonzalez RR, Kanjanarat P. Nature and causes of clinically significant medication errors in a tertiary care hospital. Am J Health Syst Pharm. 2004;61(18):1908-16.

26. Kaushal R. Medication errors and adverse drug events in pediatric inpatients. JAMA. 2001;285:2114-20.

27. Bates DW. Improving medication safety across institutions. Journal on Quality Improvement. 2000;26(6):319-20.

28. Instituto para Práticas Seguras no Uso de Medicamentos (ISMP Brasil). Prevenção de erros de prescrição. Boletim ISMP Brasil. Mar 2021;10(2). [acesso em 13 dez 2021]. Disponível em: https://www.ismp-brasil.org/site/wp-content/uploads/2021/03/Boletim_ismp_prevencao_erros_prescricao_.pdf.

29. Kuperman G, Gibson RF. Computer physician order entry: benefits, costs, and issues. Ann Intern Med. 2003;139:31-9.

30. Fabiá AS, Rodrigo EC, Marí AA, Cubells DA, Torres NVJ. Pharmaceutical validation as a process of improving the quality of antineoplastic treatment. J Oncol Pharm Pract. 2005;11:45-50.

31. Abeloff MD et al. Clinical oncology. 3rd ed. London: Elsevier Churchill Livingstone; 2004.

32. Brasil. Ministério da Saúde. Agência Nacional de Vigilância Sanitária (ANVISA). Resolução da Diretoria Colegiada (RDC) n. 220, de 21 de setembro de 2004. Regulamento técnico de funcionamento dos

serviços de terapia antineoplásica. [acesso em 25 jun 2022]. Disponível em: https://bvsms.saude.gov.br/bvs/saudelegis/anvisa/2004/rdc0220_21_09_2004.html.

33. Gandhi TK, Kaushal R, Bates DW. Introdução à segurança do paciente. In: Cassiani SHB. A segurança dos pacientes na utilização da medicação. São Paulo: Artes Médicas; 2004.

34. Pedreira MLG, Marin HF. Patient safety initiatives in Brazil: a nursing perspective. Int J Med Inform. Jul 2004;73:563-7.

35. Karnofsky D, Burchenal J. The clinical evaluation of chemotherapeutic agents in cancer. In: MacLeod C, editor. Evaluation of chemotherapeutic agents. New York, NY: Columbia University Press; 1949. p. 191-205.

36. Oken M, Creech R, Tormey D et al. Toxicity and response criteria of the Eastern Cooperative Oncology Group. Am J Clin Oncol. 1982;5:649-55.

Farmacovigilância Aplicada à Prática Oncológica

• Maria Inês Rodrigues Gato • Maria Lurdemiler Sabóia Mota

Introdução

A definição de *farmacovigilância* adotada no Brasil e no Mercosul é aquela em que a Organização Mundial de Saúde (OMS) estabelece tratar-se da ciência relativa a detecção, avaliação, compreensão e prevenção dos efeitos adversos ou quaisquer problemas relacionados a medicamentos[1].

Os antineoplásicos possuem estreito índice terapêutico, ou seja, são medicamentos cujas diferenças entre as doses estabelecidas como terapêuticas ou tóxicas são tênues. Desse modo, em oncologia clínica, torna-se esperado um convívio rotineiro com toxicidades medicamentosas.

Esse fato pode ser atribuído a particularidades ligadas aos mecanismos de ação farmacológicos dos diversos antineoplásicos. Essas particularidades repercutem muito nas atividades profissionais, bem como influenciam diretamente a qualidade de vida do paciente. Nesse contexto é que se insere a necessidade da assistência para além da manipulação dos agentes medicamentosos e surge a importância de se avaliar, juntamente à eficácia do protocolo escolhido para o tratamento, as reações adversas, para ampla análise do resultado terapêutico esperado.

No Brasil, a prática de notificações de reações adversas em oncologia ainda é incipiente quando considerado o arsenal farmacológico disponível e a diversidade de fornecedores existentes para eles. Relevância deve ser atribuída ao fato de os estudos clínicos nem sempre serem suficientes para a detecção de todas as manifestações terapêuticas e tóxicas de um produto e de a observação clínica diária acabar sendo a principal arma de proteção ao paciente e insumo para melhor desempenho técnico dos profissionais que o acompanham.

Bases e conceitos da farmacovigilância

A farmacovigilância é, em aspecto amplo, componente fundamental para o planejamento e o monitoramento da efetividade do tratamento e o controle do câncer. Na oncologia clínica do Brasil, essa ciência ganha especial importância por dispormos de grande diversidade de produtos farmacêuticos comercializados, incluindo-se nessa diversidade produtos medicamentosos com diferentes classificações: similares, genéricos, de referência e biossimilares. Vários são os conceitos importantes para se compreender e executar a farmacovigilância. Um dos principais e mais básicos é o conceito de *reação adversa a medicamento* (RAM). A OMS estabelece como conceito para RAM qualquer efeito nocivo, não intencional e indesejado, de um fármaco, observado com doses terapêuticas habituais em seres humanos para fins de tratamento, profilaxia ou diagnóstico[2].

Além das reações adversas a medicamentos, são questões relevantes para a farmacovigilância:

- desvios de qualidade de produtos farmacêuticos;
- erros de medicação (relacionados a prescrição, preparação, dispensação, distribuição, administração e monitoramento dos medicamentos) interceptados ou ocorridos;
- notificações de perda da eficácia: ausência ou redução do efeito esperado (inefetividade terapêutica);
- uso de medicamentos para indicações não aprovadas, que não apresentam base científica adequada;
- notificação de casos de intoxicação aguda ou crônica por produtos farmacêuticos (*off-label*);
- avaliação de mortalidade;
- abuso e uso errôneo de produtos;
- interações, com efeitos adversos, de fármacos com substâncias químicas, outros fármacos e alimentos.

Notificação voluntária

Um dos principais métodos utilizados pela farmacovigilância para identificação de reações adversas, raras ou não, é a notificação espontânea (ou voluntária) de suspeitas de reações adversas a medicamentos, feita por profissionais de saúde[1]. A notificação é encaminhada às agências que regulam o setor farmacêutico em cada país. O método da notificação espontânea tem como limitação a subnotificação e a descrição seletiva de reações produzidas por produtos amplamente conhecidos, fatores que impedem a avaliação da segurança e da eficácia dos produtos no mercado. Outro transtorno gerado por esse método é o cálculo da incidência das reações adversas, uma vez que, geralmente, faltam informações sobre o número de pessoas expostas ao produto. Em hospitais, ocorre a subnotificação de reações adversas, porque, mesmo reconhecidas, não são comunicadas[3]. Essas situações retardam, por tempo considerável, a identificação do perfil de segurança dos produtos farmacêuticos.

Em oncologia, a não notificação ou subnotificação dificulta estudos e projeções farmacoeconômicas.

O que deve ser notificado em oncologia

Em 2007, a Sociedade Brasileira de Farmacêuticos em Oncologia (SOBRAFO), em parceria com a ANVISA, lançou um guia para notificação de reações adversas em oncologia. Essa obra, cuja 2ª edição (2011) está disponível na internet[4], é uma espécie de divisor de águas na prática oncológica brasileira quando partimos do pressuposto de que necessitávamos de um norte, na oncologia, sobre o que e quando notificar, bem como um guia rápido e de fácil consulta sobre graduação de toxicidades.

Como mencionado anteriormente, pelas próprias características farmacológicas dos antineoplásicos, é esperado que se tenha na vigência do tratamento quimioterápico grande número de reações adversas. Assim, o Guia para Notificação SOBRAFO/ANVISA recomenda que, em um primeiro momento, para iniciar o processo de notificação dentro dos serviços de oncologia, sejam notificados:

- Qualquer reação não descrita na bula ou na literatura.
- Para medicamentos comercializados há mais de cinco anos, qualquer suspeita de reação graus três e quatro, mesmo descrita em literatura.
- Para medicamentos novos (com menos de cinco anos de comercialização), qualquer reação de todos os graus, mesmo as descritas em bula ou na literatura.
- Recomenda-se também a notificação da perda de eficácia e/ou suspeita de desvios da qualidade dos medicamentos.

Quem pode notificar

O VigiMed é o sistema disponibilizado pela ANVISA para cidadãos, profissionais de saúde, detentores de registro de medicamentos e patrocinadores de estudos relatarem as suspeitas de eventos adversos aos medicamentos e às vacinas:

- *Cidadãos*: podem notificar problemas relacionados ao uso de medicamentos e vacinas por meio do formulário eletrônico aberto do VigiMed, que pode ser acessado sem cadastro. Quando o próprio paciente realiza a notificação, é importante considerar a possibilidade de comunicação com seu médico para mais informações e verificação de dados.
- *Profissionais de saúde*: podem notificar suspeitas de eventos adversos de medicamentos caso não tenham vínculo institucional, ou seja, de um estabelecimento sem cadastro no VigiMed.
- *Serviços de saúde*: podem notificar profissionais que estiverem vinculados a um serviço de saúde. Para cadastro e atualizações, o gestor deve enviar um e-mail para vigimed@anvisa.gov.br com as seguintes informações: nome da Instituição e número de inscrição no Cadastro Nacional de Estabelecimentos de Saúde (CNES), lista de usuários, e-mail dos usuários e seus respectivos cargos.
- *Vigilâncias sanitárias*: para monitoramento das notificações provenientes dos estabelecimentos do seu Estado. Para cadastro e atualizações, o gestor deve enviar um e-mail para vigimed@anvisa.gov.br com as seguintes informações: identificação da vigilância, lista de usuários, e-mail dos usuários e seus respectivos cargos.
- *Empresas*: podem notificar as suspeitas de eventos adversos de medicamentos seguindo a regulamentação da Farmacovigilância. Para cadastro e atualizações, a empresa deve responder ao formulário do Edital de Chamamento n. 13/2020. A concessão de acesso será informada em até 15 dias por e-mail. Após esse prazo, caso não receba nenhum comunicado, deve entrar em contato pelo e-mail vigimed@anvisa.gov.br.
- *Patrocinadores de ensaios clínicos*: podem notificar eventos adversos graves em ensaios clínicos com medicamentos ou produtos biológicos.

O envolvimento dos profissionais é de suma importância, pois a subnotificação pode retardar a identificação de sinais, impedindo a adoção de medidas preventivas. O sucesso de qualquer sistema de notificação espontânea depende da participação ativa dos notificadores[4].

Papel da enfermagem nas ações de farmacovigilância

O principal objetivo da farmacovigilância, uma atividade de saúde pública, está em comunicar, recolher e avaliar notificações de reações adversas a medicamentos (RAM) recebidas de profissionais da saúde. Nesse coletivo de profissionais, os enfermeiros(as) estão em uma ótima posição, em razão de seus conhecimentos de farmacologia e de seu papel na linha de frente da assistência ao paciente[5].

Estudo realizado em hospitais suecos evidencia e ressalta o fato de os enfermeiros estarem cada vez mais envolvidos em farmacovigilância. Na Suécia, o sistema de farmacovigilância existe há mais de 50 anos, e o estudo é retrospectivo ao período de 1995-2004, tendo sido avaliados 92 mil relatórios de RAM. Os autores destacam que, a partir de incentivo e treinamento dado aos enfermeiros, houve um aumento de 2% a 3% nos relatos naquele período, o que representa um salto de 3 mil (1995) para mais de 4 mil relatos realizados por enfermeiros em 2004. Naquele país, alguns enfermeiros são licenciados para prescrever um número limitado de medicamentos, por isso o treinamento e o incentivo fornecidos pelas autoridades de vigilância[6].

No Brasil, de acordo com a Lei n. 7.498/86, que dispõe sobre a regulamentação do exercício da enfermagem no país, os enfermeiros podem "prescrever medicamentos estabelecidos em programas de saúde pública e em rotina aprovada pela instituição de saúde". Portanto, hoje, são responsáveis pela liberação e pelo acompanhamento de vários medicamentos pertencentes a diversas classes farmacológicas. Entretanto, ainda não contam com uma política de incentivo ao reconhecimento e ao relato de reações adversas que contemple as necessidades desse grande número de profissionais.

No ambiente intra-hospitalar, o enfermeiro brasileiro não tem o direito legal de prescrição ou liberação de qualquer medicamento; porém, é o responsável pela administração de todos os medicamentos e soluções constantes na prescrição médica, além de, quantitativamente, representar o maior contingente de profissionais da saúde. Esses fatos já justificariam um maior incentivo à conscientização e ao treinamento desses profissionais para os relatos de RAM.

Estudo retrospectivo do sistema de farmacovigilância espanhol evidencia que os poucos relatos de RAM realizados por enfermeiros podem estar relacionados à baixa motivação para notificar esses eventos e à falta de conhecimento de como devem ser notificados. Esse fato causa enorme prejuízo à saúde pública de maneira geral, pois a ausência de dados sobre os medicamentos gera dificuldades no controle da comercialização deles, bem como no encaminhamento e na geração de políticas públicas de prevenção e controle dos eventos adversos, o que acaba por onerar o custo *per capita* na saúde[5].

O sistema de farmacovigilância do Reino Unido ainda não disponibilizava para o enfermeiro, até outubro de 2002, o Yellow Card Scheme, sistema para coleta de dados sobre reações adversas a medicamentos utilizado no Reino Unido. Todavia, estudo realizado em 2003 demonstrou a importância da inserção desses profissionais no conjunto daqueles que detêm o direito à notificação. Nesse estudo, foi utilizado para os enfermeiros de um hospital um sistema paralelo de notificação de RAMs, semelhante ao Yellow Card Scheme. Os resultados evidenciaram que a proporção e a qualidade dos relatórios recebidos de enfermeiros foram semelhantes às daqueles recebidos de médicos, o que sugere que os enfermeiros, que constituem a maior proporção de pessoal de saúde no Reino Unido, podem desempenhar um valioso papel na melhoria da farmacovigilância[7]. Atualmente, os profissionais de enfermagem do Reino Unido são habilitados para realizar a notificação de RAM na plataforma do Yellow Card Scheme, proporcionando que quantidade maior de eventos sejam registrados.

É possível concluir, a partir da revisão desses estudos internacionais, que a participação da enfermagem nas atividades de farmacovigilância no Brasil, e no mundo, ainda é incipiente. Contudo, pode-se inferir que o incentivo a uma maior participação desses profissionais na vigilância a reações adversas poderia melhorar significativamente a segurança global dos pacientes no uso de antineoplásicos.

Intervenção farmacêutica e eventos adversos em oncologia

Os medicamentos são considerados importantes ferramentas terapêuticas para recuperação ou manutenção das condições de saúde do paciente com câncer. No entanto, o estreito índice terapêutico, o simbolismo de que são revestidos e, consequentemente, o uso de polifarmácia pelos pacientes têm contribuído para o surgimento de muitos eventos adversos, com elevado impacto sobre a saúde e custos para os sistemas mantenedores do tratamento.

Estima-se que nos Estados Unidos as reações adversas a medicamentos sejam a quarta ou a sexta causa de morte em hospitais, excedendo as mortes causadas por pneumonia e diabetes[8]. A morbimortalidade por essa causa é considerada comum; e o custo estimado é da ordem de 136 bilhões de dólares ao ano[9].

Uma revisão sistemática sobre os atendimentos de emergência relacionados ao uso de medicamentos[10] considerou dados de oito ensaios retrospectivos e quatro prospectivos. Os resultados indicaram que 28% de todos os atendimentos de emergência estão relacionados aos medicamentos. Desses atendimentos, 70% diziam respeito a situações evitáveis e 24% resultaram em internação hospitalar. Essa mesma pesquisa revela que os problemas mais comuns relacionados aos medicamentos são: as reações adversas, a não aderência ao tratamento e a prescrição inadequada.

Outro estudo[11] mostra que os eventos adversos relacionados a medicamentos aumentam o risco de mortalidade e que 27% dos eventos relatados são atribuídos a negligência. Segundo o autor, uma solução viável para o problema é aumentar a colaboração entre médico e farmacêutico.

Nos sistemas de saúde, o profissional farmacêutico representa uma das grandes oportunidades de identificar, corrigir ou reduzir possíveis riscos associados à terapêutica[12]. Com efeito, diversos estudos demonstraram diminuição significativa do número de erros de medicação e eventos adversos em instituições nas quais farmacêuticos realizaram intervenções junto ao corpo clínico[13]. Esses estudos reforçam a ideia de que a intervenção farmacêutica, ao reduzir o número de eventos adversos, aumenta a qualidade assistencial e diminui os custos hospitalares. Apesar da relevância das intervenções farmacêuticas para o uso racional de medicamentos ser aceita atualmente, há ainda carência de relatos sobre a atividade, sobretudo em grupos especiais de pacientes[13].

Dessa maneira, considerando-se a importância do tema e a escassez de informações sobre o uso de medicamentos antineoplásicos no país, são incontestáveis as possibilidades de contribuição do farmacêutico para a melhoria da utilização de medicamentos pelos pacientes e demais profissionais atuantes na área de oncologia clínica.

Contribuição do farmacêutico para a promoção da saúde em oncologia

No novo contexto da prática farmacêutica, no qual a preocupação com o bem-estar do paciente passa a ser a viga mestra das ações, o farmacêutico assume papel fundamental em oncologia clínica, somando seus esforços aos dos outros profissionais da área e aos pacientes para a promoção da saúde com manutenção da qualidade de vida.

James e Rovers[14] identificaram quatro categorias de iniciativas que podem ser implantadas pelos farmacêuticos para a melhoria do estado de saúde dos pacientes e que podem perfeitamente ser implantadas na oncologia:

1. acompanhamento e educação do paciente e para o paciente;
2. avaliação dos fatores de risco para ocorrência de reações adversas;
3. prevenção de complicações da saúde;
4. promoção da saúde e vigilância da evolução da doença.

Ainda segundo James e Rovers, a promoção da saúde pode ser feita por meio de três domínios que dão suporte aos serviços oferecidos à população:

1. disposição de serviços de prevenção clínica;
2. vigilância e publicações em saúde;
3. promoção do uso racional de medicamentos.

Graduação dos eventos adversos em oncologia

Um amplo número de órgãos e tecidos pode ser afetado pela ação dos agentes antineoplásicos (Figura 6.4). Assim, a toxicidade desses medicamentos pode ser considerada fator limitante primário para uma prática terapêutica ideal. São, particularmente, alvos da toxicidade advinda desse tipo de abordagem terapêutica: a medula óssea; o epitélio gastrointestinal, incluindo as mucosas; o rim e a bexiga; os nervos periféricos; o sistema nervoso central (SNC); o pulmão; o coração; e as gônadas[15].

Muito ainda há que se aprender sobre o arsenal farmacológico disponível em oncologia, seja ele composto por antineoplásicos convencionais (ação com base na cinese de divisão celular), seja composto por antineoplásicos biologicamente guiados (capazes de ação em moléculas com superexpressão na célula tumoral). Vivemos o paradoxo entre um futuro cheio de novos fármacos e formulações, ou mesmo de terapias geneticamente guiadas, e o fato de ainda não entendermos a fisiopatogênese da maioria das reações adversas ao arsenal terapêutico de nossa atual convivência. Assim, o estabelecimento de tratamento de suporte eficiente ou mesmo de intervenções profiláticas torna-se prática extremamente difícil.

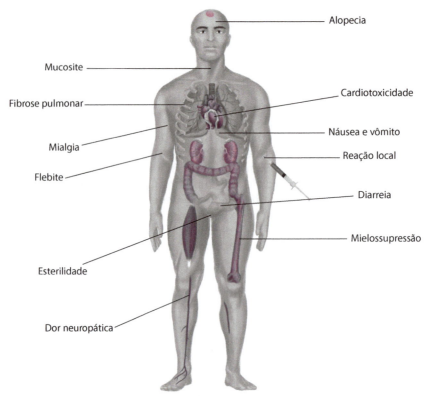

Figura 6.4 Principais reações adversas a antineoplásicos.
Fonte: Desenvolvida pela autoria do capítulo.

Estudo realizado em um hospital francês especializado em tratamento do câncer aponta a importância e o custo das reações adversas em oncologia (Figura 6.5). Investigaram-se as reações adversas a medicamentos (RAM) durante o ano de 1995. Foram considerados pacientes com pelo menos um evento adverso ou internados por causa deles. Encontraram-se 435 internações relativas a 285 pacientes (6,2% de toda a população de pacientes internados em 1995 e 3,1% de estadias em 1995). O custo total para tratar RAMs foi de 1,7% do orçamento total do hospital, com um custo médio de 8.517 francos franceses, moeda da época (custo médio: 13.271 ± 15.330 francos). O maior custo foi decorrente do pessoal médico, de transfusões sanguíneas e agentes anti-infecciosos, além do uso de agentes profiláticos. Esses resultados ressaltam a alta incidência de RAMs e o excessivo custo relacionado à quimioterapia antineoplásica[16].

Embora trabalhos como esse mostrem a importância das notificações de eventos adversos em oncologia, percebe-se ainda um número reduzido dessas notificações. Talvez pela falta de uma boa base de formação farmacológica, o que impede a distinção entre o esperado e o não esperado de cada medicamento, ou pela gravidade da patologia de base que, por vezes, impede correlações clínicas farmacológicas adequadas.

- Antibióticos
- Antifúngicos
- Fatores de crescimento
- Antieméticos
- Suporte (soros, analgésicos etc.)
- Antivirais

Figura 6.5 – Reações adversas em oncologia.
Fonte: Desenvolvida pela autoria do capítulo.

Estratificação de risco de reações adversas a medicamentos em oncologia

Em razão da incidência e da intensidade das reações adversas em oncologia, estudos sugerem que sejam adotados registros de toxicidades e, para esse feito, a estratificação de risco como ponto norteador.

Estratificar risco significa correlacionar a origem diagnóstica da reação adversa com as ações farmacológicas dos antineoplásicos, perpassando por análises estratégicas de ligação da dita reação com a patologia de base e os vários medicamentos utilizados por esses pacientes (Figura 6.6).

Estratificação de risco

• Grau da toxicidade
• Tempo estimado da toxicidade
• Relação toxicidade/doença de base
• Uso prévio e/ou concomitante de outras práticas terapêuticas

Figura 6.6 Abordagem inicial do paciente com reação adversa a medicamento em oncologia.
Fonte: Desenvolvida pela autoria do capítulo.

Para a estratificação, recomenda-se a utilização dos Critérios de Terminologia Comum para Eventos Adversos (*Common Terminology Criteria for Adverse Events*), desenvolvidos pelo National Cancer Institute (NCI) norte-americano[17]. A adoção do critério comum permite o estudo quantitativo e qualitativo da toxicidade do tratamento antineoplásico de maneira padronizada. É importante também por auxiliar na comparação entre os diversos tratamentos disponíveis, permitindo uniformização da linguagem utilizada[17].

Para tanto, são utilizadas tabelas em que a severidade das alterações adversas nos sinais ou sintomas físicos é quantificada em graus, conforme o exemplo apresentado na Tabela 6.3.

Tabela 6.3 Graduação da fotossensibilidade como evento adverso.

Toxicidade	Grau 1	Grau 2	Grau 3	Grau 4
Fotossensibilidade	Eritema indolor e acometendo < 10% da superfície corporal	Eritema doloroso e acometendo entre 10% e 30% da superfície corporal	Eritema com descamação e acometendo mais de 30% da superfície corporal	Reação com necessidade de intervenção imediata

Fonte: National Cancer Institute (NCI), 2017.

A estratificação de risco deve ser realizada por protocolo e paciente e, para fins de manejo e notificação, aconselha-se a distinção estabelecida pela OMS, com criação de categorias de eventos por causalidade e severidade, de modo que seja viável a separação em grupos de reações denominadas *Possíveis – Graves/Não Graves* (reações adversas conhecidas) ou *Não Possíveis – Graves/Não Graves* (reações adversas desconhecidas).

De acordo com o serviço, as reações adversas podem ainda ser classificadas em:

• *Nenhuma alteração*.
• *Leve*: desconforto transitório leve; sem limitação em atividade; sem terapia/intervenção médica exigida.
• *Moderada*: limitação leve a moderada na atividade; pode-se necessitar de alguma assistência; nenhuma ou mínima terapia/intervenção médica exigida.
• *Severa*: limitação acentuada na atividade; exige-se geralmente alguma assistência; terapia/intervenção médica exigida; hospitalizações possíveis.
• *De risco à vida*: limitação extrema na atividade; exige-se assistência significativa; terapia/intervenção médica significativa exigida; hospitalização ou cuidados intensivos prováveis.

Vale ainda ressaltar que evento adverso pode ser qualquer sinal, sintoma ou doença desfavorável e não pretendida (incluindo um achado laboratorial anormal, p. ex.), temporalmente associado ao uso de um produto medicinal, seja ele relacionado ou não a esse produto.

O evento adverso pode ser:
- uma nova enfermidade;
- uma piora de um sinal ou sintoma da condição sob tratamento ou de uma enfermidade intercorrente.

Um evento adverso sério é qualquer ocorrência médica indesejável que, em qualquer dose:
- resulta em morte;
- é de risco à vida;
- requer hospitalização ou prolongamento da hospitalização existente;
- resulta em deficiência/incapacidade persistente ou significativa; ou
- constitui uma anomalia congênita/alteração de nascença.

A grande preocupação da farmacovigilância são as reações graves, ou seja, reações que representam risco de morte ou que resultam em morte, hospitalização ou prolongamento da hospitalização, incapacidade permanente ou significante, anormalidade congênita e efeito clinicamente significante[2]. Especial atenção é dada a reações não descritas ou pouco conhecidas, considerando a impossibilidade de se prever e descrever, por completo, o rol de reações adversas de um produto farmacêutico durante a realização de ensaios clínicos, ou seja, previamente ao seu uso pela população.

O tratamento aos pacientes em quimioterapia antineoplásica é feito, praticamente por completo, em regime ambulatorial. No entanto, ainda faltam estudos sobre a incidência de reações adversas observadas, imediatas ou tardias. O fato é ainda mais preocupante no que se refere ao Brasil, onde esse tipo de dado é praticamente inexistente.

A preocupação com os custos, bem como com a modulação farmacológica e a prevenção de eventos adversos, tem induzido o mundo a realizar estudos retrospectivos. No encontro anual da American Society Oncology Cancer (ASCO) de 2005, foram apresentados dados do renomado M.D. Anderson Cancer Center, em relação apenas a reações adversas imediatas ocorridas durante a infusão de alguns antineoplásicos, importantes para o tratamento de diversos tumores de alta incidência. Nesse estudo, foram avaliadas 81.580 infusões efetuadas no ano de 2004. Desse total, foram observadas 256 reações infusionais, o que corresponde a 0,31% do total. As reações ocorreram conforme demonstrado na Tabela 6.4[18]:

Tabela 6.4 Número de reações, taxa de reação por infusão e sucesso no retratamento de acordo com o agente antineoplásico utilizado.

Medicamento (n. infusões)	N. de reações n = 256 (%)	Taxa de reação por infusão	Sucesso no retratamento
Paclitaxel (n = 7.680)	n = 56 (21,9)	0,7%	91,8%
Rituximabe (n = 3.199)	n = 46 (18)	1,4%	88,1%
Docetaxel (n = 4.980)	n = 39 (15,2)	0,8%	94,3%
Carboplatina (n = 4.779)	n = 36 (14,1)	0,8%	88%
Oxaliplatina (n = 2.176)	n = 16 (6,3)	0,7%	100%

Fonte: American Society of Clinical Oncology (ASCO), 2005.

Nesse trabalho, foram identificados e correlacionados alguns fatores de risco para essas reações, sendo a alergia a medicamentos o mais frequente entre os fatores de risco (43% dos casos). Outros fatores importantes foram histórico de reação infusional no passado (20%) e alergia a iodo (8%). Os sintomas mais frequentes nas reações foram *flushing* (52%), dispneia e desconforto no peito (27% cada), prurido (22%) e hipertensão (18%)[18]. A conclusão do estudo é que, apesar de baixa a incidência de reações infusionais, elas representam um grande sofrimento para os pacientes, e um estudo prospectivo seria mais efetivo na identificação dos fatores de risco e no auxílio à prevenção dessas reações. Por isso, é primordial manter a vigilância constante e o registro de reações, mesmo que seja esperado.

Para todos os fármacos constantes na Tabela 6.4, a literatura vigente e a própria bula fazem colocações sobre a possibilidade de ocorrência de reações infusionais; mas, mesmo assim, o registro e a notificação da ocorrência desses eventos se revestem de importância pela necessidade da prevenção das reações, que, por sua vez, interferem diretamente na qualidade de vida do paciente.

Em oncologia, como em outras áreas da medicina, o pilar da farmacovigilância é a investigação. Portanto, qualquer manifestação detectada e associada ao medicamento deve ser verificada, explorada e entendida. O esquema proposto a seguir (Figura 6.7) deve seguir a rotina de todos os profissionais de saúde.

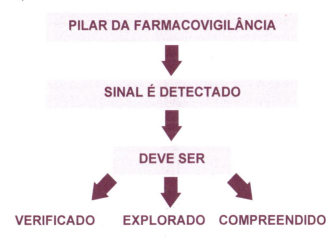

Figura 6.7 Pilar da farmacovigilância.
Fonte: Adaptada de Mann e Andrews, 2002.

Farmacovigilância no Brasil – o papel da indústria

A RDC ANVISA n. 406, de 22 de julho de 2020, que revogou a RDC ANVISA n. 4, de 10 de fevereiro de 2009, dispõe sobre as Boas Práticas de Farmacovigilância para Detentores de Registro de Medicamento de Uso Humano[19]. Para os fins do disposto na resolução, ficam estabelecidos requisitos, responsabilidades e padrões de trabalho a serem observados por todos os detentores de registro de medicamento de uso humano distribuídos ou comercializados no Brasil, para o cumprimento das boas práticas de farmacovigilância.

Para efeitos dessa Resolução, são adotadas as seguintes definições:
- *Evento adverso*: qualquer ocorrência médica indesejável em paciente no qual haja sido administrado medicamento, sem que necessariamente exista relação causal com o tratamento, podendo ser qualquer sinal desfavorável e não intencional, sintoma ou doença temporalmente associados ao uso do medicamento.
- *Evento adverso grave/reação adversa grave*: qualquer ocorrência médica indesejável, em qualquer dose, que resulte em morte, risco de morte, situações que requeiram hospitalização ou prolongamento de hospitalização já existente, incapacidade significativa ou persistente, anomalia congênita e evento clinicamente significativo.
- *Evento clinicamente significativo*: qualquer evento que possa colocar em risco o paciente ou que possa exigir intervenção, a fim de se evitar morte, risco de morte, situações que requeiram hospitalização ou prolongamento de hospitalização já existente, incapacidade significativa ou persistente, anomalia congênita.
- *Reação adversa*: qualquer resposta prejudicial ou indesejável, não intencional, a um medicamento, que ocorre nas doses usualmente empregadas no ser humano para profilaxia, diagnóstico, terapia da doença ou para a modificação de funções fisiológicas. Diferentemente do Evento Adverso, a Reação Adversa caracteriza-se pela suspeita de

relação causal entre o medicamento e a resposta prejudicial ou indesejável. Para fins de notificação, se um evento for relatado espontaneamente, mesmo que a relação seja desconhecida ou não declarada, ele atende à definição de reação adversa.

- *Reação adversa inesperada*: reação adversa cuja natureza, severidade, especificidade ou evolução clínica não é consistente com as informações disponíveis na bula nacional do medicamento em questão, mesmo que as reações adversas estejam descritas para a respectiva classe farmacológica.

Pelo entendimento, os eventos adversos contemplam um universo de situações desfavoráveis decorrentes do uso de um medicamento, podendo envolver o desvio da qualidade dele ou erro de medicação, casos de interação medicamentosa, falta de eficácia terapêutica, intoxicações, uso abusivo de medicamentos. As reações adversas seriam definidas como quaisquer efeitos nocivos ou deletérios, não intencionais e indesejáveis, ocorridos com o uso de um medicamento nas doses recomendadas.

Pelas novas regras, o detentor de registro de medicamento deve apresentar toda e qualquer informação solicitada, para fins de farmacovigilância, dentro do prazo estabelecido pela autoridade sanitária. Os detentores de registro de medicamento devem designar um responsável pela farmacovigilância (RFV), bem como seu substituto, e proporcionar meios adequados para o desenvolvimento de suas funções, incluindo a disponibilização de recursos materiais e humanos, ferramentas de comunicação e acesso a todas as fontes de informação relevantes para o pleno desenvolvimento dessas atividades. Os dados atualizados do RFV e do seu substituto (nome, formação e telefone) devem ser enviados pelos detentores de registro de medicamento ao Sistema Nacional de Vigilância Sanitária (SNVS). Os detentores de registro de medicamento devem notificar, por meio do sistema eletrônico de notificação disponibilizado pela ANVISA, todos os eventos adversos graves (esperados e inesperados), relatados de maneira espontânea ou solicitada, ocorridos em território nacional, no prazo máximo de 15 dias corridos, contados da data de recebimento da informação relacionada à ocorrência.

Devem ser comunicadas à ANVISA quaisquer informações relevantes relacionadas à segurança de medicamentos. As situações de urgência relacionadas à utilização de seus produtos que afetem a segurança do paciente devem ser informadas à ANVISA em até 72 horas. Qualquer informação relativa à farmacovigilância a ser divulgada publicamente pelo detentor de registro de medicamento deve ser comunicada previamente à ANVISA; em situações excepcionais, a comunicação à ANVISA deve ser realizada simultaneamente à divulgação pública da informação.

Apesar da preocupação com a segurança do paciente ser considerada relativamente nova no Brasil, em países da Europa e nos Estados Unidos a farmacovigilância tem forte regulamentação governamental. A nova legislação torna claro que o principal ponto a ser considerado deve ser a percepção de que atuar com farmacovigilância é ter respeito pelos consumidores e pelos profissionais de saúde que prescrevem, dispensam e administram os medicamentos.

Os detentores de registro de medicamento devem apresentar prontamente toda a documentação solicitada pelos agentes do SNVS, bem como disponibilizar seu pessoal para entrevistas e permitir o acesso a seu banco de dados de farmacovigilância, para fins de verificação do cumprimento das exigências legais. O descumprimento das disposições contidas na RDC ANVISA n. 406/2020 constitui infração sanitária, nos termos da Lei n. 6.437, de 20 de agosto de 1977, sem prejuízo das responsabilidades civil, administrativa e penal cabíveis. O arquivamento dos documentos se faz necessário para comprovar a existência de cada caso, além de atestar a inexistência de casos de subnotificações. Adicionalmente, um Relatório Periódico de Avaliação Benefício-Risco deve ser elaborado, para rever e avaliar o perfil de segurança dos produtos. Os detentores de registro de medicamento devem incluir todas as Notificações de Eventos Adversos recebidas no Relatório Periódico de Avaliação Benefício-Risco, inclusive as não graves, ainda que o evento tenha ocorrido em outro país. Devem manter uma cópia do Relatório Periódico de Avaliação Benefício-Risco arquivada e apresentá-la à autoridade sanitária competente sempre que solicitado.

Vivemos a era da segurança do paciente e, por isso, a criação pela RDC do "relatório de segurança" imposto aos fabricantes é de fundamental importância para o desenvolvimento da farmacovigilância em nosso país. O relatório é um documento que resumirá todos os casos coletados durante determinado período, no qual se faz uma análise do número de casos ocorridos em relação a determinada população exposta ao produto de que trata o relatório. Ele é muito importante e útil para análises diversas, além de possíveis ações de minimização de risco, quando necessário.

Referências bibliográficas

1. Organização Mundial da Saúde (OMS). The uppsala monitoring centre: the importance of pharmacovigilance. Safety Monitoring of Medicinal Products. 2002. [acesso em 22 jun 2022]. Disponível em: https://apps.who.int/iris/bitstream/handle/10665/42493/a75646.pdf.
2. Brasil. Ministério da Saúde. Agência Nacional de Vigilância Sanitária (ANVISA). Farmacovigilância. [data desconhecida]. [acesso em 6 jan 2022]. Disponível em: http://antigo.anvisa.gov.br/en_US/farmacovigilancia.
3. Burke JP, Tilson HH, Platt R. Expanding roles of hospital epidemiology: pharmacoepidemiology. Infect Control Hosp Epidemiol. 1989;10(Suppl 6):253-4.
4. Brasil. Ministério da Saúde. Agência Nacional de Vigilância Sanitária (ANVISA); Sociedade Brasileira de Farmacêuticos em Oncologia (SOBRAFO). Guia para notificação de reações adversas em oncologia. 2. ed. Belo Horizonte: ANVISA/SOBRAFO; 2011. [acesso em 25 jun 2022]. Disponível em: https://sobrafo.org.br/wp-content/uploads/2022/01/Guia-para-Notificacao-de-Reacoes-Adversas--em-Oncologia.pdf.
5. Giraldo-Matamoros P, Alvarez-Díaz MM, Ramos-Aceitero JM. Role of nurses from Extremadura in the Spanish drug surveillance system (2000-2005). Enferm Clin. Nov-Dec 2007;17:318-21.
6. Ulfvarson J, Mejyr S, Bergman U. Nurses are increasingly involved in pharmacovigilance in Sweden. Pharmacoepidemiol Drug Saf. May 2007;16:532-7.
7. Morrison-Griffiths S, Walley TJ, Park BK, Breckenridge AM, Pirmohamed M. Reporting of adverse drug reactions by nurses. Lancet. 19 Apr 2003;361:1347-8.
8. White TJ, Arakelian A, Rho JP. Counting the costs of the drug-related adverse events. PharmacoEconomics. 1999;15(5):445-58.
9. Holland FG, Degruy FV. Drug-induced disorders. Am Fam Physician. 1997;56(7):1781-8.
10. Patel P, Zed PJ. Drug-related visits to the emergency department: how big is the problem? Pharmacotherapy. 2002;22(7):915-23.
11. Sweeney MA. Physician-pharmacist collaboration: a millennial paradigm to reduce medication errors. Journal of American Osteopathology Association. 2002;102(12):678-81.
12. Hepler CD, Strand LM. Oportunidades y responsabilidades en la atención farmacéutica. Pharmaceutical Care España. 1999;1:35-47.
13. Otero MJ, Dominguez-Gil A. Acontecimentos adversos por medicamentos: uma patologia emergente. Farm Hosp. 2000;24(4):258-66.
14. James JA, Rovers JP. Wellness and health promotion. In: Rovers JP et al. A practical guide to pharmaceutical care. Washington: American Pharmaceutical Association, 2003; p. 183-200.
15. Blijham GH. Prevention and treatment of organ toxicity during high-dose chemoterapy: an overview. Anti-Cancer Drugs. 1993;4:527-33.
16. Couffignal AL, Lapeyre-Mestre M, Bonhomme C, Bugat R, Montastruc JL. Adverse effects of anticancer drugs: apropos of a pharmacovigilance study at a specialized oncology institution. Therapie. Sep-Oct 2000;55(5):635-41.
17. National Cancer Institute (NCI). U.S. Department of Health and Human Services. Common terminology criteria for adverse events (CTCAE) version 5.0. Nov 2017. [acesso em 24 maio 2022]. Disponível em: https://ctep.cancer.gov/protocoldevelopment/electronic_applications/docs/ctcae_v5_quick_reference_5x7.pdf.

18. American Society of Clinical Oncology (ASCO). 2005 ASCO Annual Meeting.
19. Brasil. Ministério da Saúde. Agência Nacional de Vigilância Sanitária (ANVISA). Resolução da Diretoria Colegiada (RDC) n. 406, de 22 de julho de 2020. Dispõe sobre as boas práticas de farmacovigilância para detentores de registro de medicamento de uso humano, e dá outras providências. [acesso em 6 jan 2022]. Disponível em: http://antigo.anvisa.gov.br/documents/10181/4858873/RDC_406_2020_.pdf/c62cdded-e779-4021-858d-852edbd90178.
20. Romano-Lieber NS, Teixeira JJV, Farhat FCLG, Ribeiro E, Crozatti MTL, Oliveira GSA. Revisão dos estudos de intervenção do farmacêutico no uso de medicamentos por pacientes idosos. Cad Saúde Pública. 2002;18(6):1499-1507.
21. Mann RD, Andrews E. Pharmacovigilance. New York: John Wiley & Sons; 2002.
22. Pepe VLE, Osório-de-Castro CGS. A interação entre prescritores, dispensadores e pacientes: informação compartilhada como possível benefício terapêutico. Cad. Saúde Pública. 2000;16(3):815-22.

7

Transplante de Medula Óssea e de Células-Tronco Hematopoiéticas

- Edva Moreno Aguilar Bonassa • Fabiana Cristina Mari Mancusi
- Priscila Matiussi Monteiro Gonçalves • Rochelle Tocchini
- Carolina Ferreira dos Santos

Introdução

A medula óssea é um tecido esponjoso encontrado no interior dos ossos, rico em células progenitoras ou *stem cell*, com capacidade de proliferação e diferenciação em eritrócitos, leucócitos e plaquetas. Transplante de medula óssea (TMO) é o processo de substituição da medula óssea doente ou suprimida por medula óssea normal. Vale lembrar que o objetivo do procedimento é transplantar, ou seja, infundir através da via venosa do paciente, para posterior *pega*, células progenitoras (tronco) ou *stem cell*. Essas células podem ser obtidas por meio de múltiplas punções ósseas para aspiração da medula óssea (transplante de medula óssea), de um processo de aférese do sangue periférico (transplante de células-tronco periféricas) ou de sangue de cordão umbilical e placentário (transplante de células-tronco hematopoiéticas de cordão).

O transplante de medula óssea evoluiu muito nas últimas décadas, deixando de ser um tratamento experimental para tornar-se uma efetiva esperança de cura para algumas doenças onco-hematológicas, hematológicas e congênitas.

Programas de transplante de medula óssea requerem uma equipe multidisciplinar treinada e especializada. Grande parte dos bons resultados em transplante dependem da qualidade dos cuidados da equipe multidisciplinar nas diversas fases do procedimento. Quanto ao papel do enfermeiro transplantador, além de prestar assistência intensiva durante o período mais crítico de aplasia medular e toxicidades agudas, avalia e prevê potenciais complicações, orienta, ensina e atua em pesquisas clínicas.

O propósito deste capítulo é oferecer ao enfermeiro e à equipe informações básicas sobre transplante de medula óssea. Profissionais que pretendem atuar na área devem buscar referências adicionais e manter-se constantemente atualizados. Uma excelente publicação de enfermagem disponível é o *Compêndio de enfermagem em transplante de células-tronco hematopoiéticas*[54], editado pela equipe do Hospital de Clínicas de Curitiba, centro de excelência em transplante de medula óssea no Brasil.

Histórico

O primeiro transplante de medula óssea foi realizado em 1891, por Brown-Sequard: administrava-se um extrato de medula óssea por via oral aos pacientes portadores de anemia perniciosa e linfadenoma. Em 1937, Schretzenmayr administrou medula óssea por via intramuscular.

O primeiro registro de infusão endovenosa de medula óssea é de 1939: a receptora foi uma mulher com anemia aplástica e o material foi obtido de seu irmão.

Após a Segunda Guerra Mundial, estudos sobre os efeitos da radiação em medula óssea resultaram em tratamentos que utilizavam infusões venosas de medula óssea em pacientes portadores de anemia aplástica e falência medular e após exposição à radiação. Experiências semelhantes com modelos animais, realizadas entre 1949 e 1951, mostraram resultados encorajadores. Em 1957, médicos franceses e iugoslavos tratavam trabalhadores incidentalmente expostos à radiação com transplante de medula óssea: havia, de fato, uma *pega* temporária, porém frequentemente seguida de complicações importantes que comprometiam os benefícios em longo prazo.

A partir de 1960, as pesquisas evoluíram na área da histocompatibilidade humana, chamando a atenção para a importância de fatores genéticos no sucesso dos transplantes. No final dos anos 1960, os transplantes de medula óssea passaram a ser realizados exclusivamente entre irmãos HLA-compatíveis (antígeno leucocitário humano), o que elevou significativamente a qualidade e a perspectiva de vida dos transplantados. Simultaneamente, houve um aperfeiçoamento na tecnologia de obtenção de plaquetas e na área do controle das infecções. Entre 1969 e 1975, o transplante de medula óssea foi realizado em pacientes com anemia aplástica severa e leucemia aguda, quando outros tratamentos se mostraram ineficientes. Regimes de condicionamento e cuidados de suporte mais eficientes elevaram a taxa de sobrevida de 6 meses de 20% para 70%.

Em 1979, foi realizado o primeiro transplante de células-tronco periféricas, mas sem resultado satisfatório, pois as células eram infundidas em 8 a 14 dias. Somente entre os anos de 1984 e 1986 esse procedimento foi executado com sucesso: as células eram infundidas em 1 a 2 dias. Na mesma década, avanços nas áreas da infectologia e da hemoterapia, bem como o emprego de novos regimes de condicionamento, diminuíram ainda mais os índices de morbidade e mortalidade associados ao transplante. Segundo Bortin et al.[11], em 1986 já havia mais de 200 centros de transplante de medula óssea, realizando 5 mil procedimentos a cada ano.

O primeiro transplante autogênico de medula óssea foi reportado na década de 1960, como uma alternativa de suporte para pacientes em fase final. No decorrer da década de 1990, esse tipo de transplante ganhou importância crescente no tratamento de pacientes onco-hematológicos. Permitiu o emprego de doses supraletais de quimioterapia e radioterapia, potencialmente curativas graças ao *resgate medular*, garantido pela reinfusão da medula ou das células-tronco hematopoiéticas previamente colhidas do próprio paciente ou obtidas do sangue de cordão umbilical e placentário.

Essas novas fontes de obtenção de células-tronco hematopoiéticas, o cordão umbilical e a placenta, elevaram o número de transplantes em todo o mundo. Hoje, a busca por material compatível estende-se a bancos de medula óssea e bancos de cordão, com organização, interligação e número de doadores cada vez mais elevados.

Avanços recentes melhoraram ainda mais as perspectivas dos transplantados. Podemos enumerar os seguintes: o emprego da radioterapia fracionada; o uso de fármacos menos carcinogênicos em regimes de condicionamento, como o etoposídeo e a citarabina; regimes de condicionamento sem a *radioterapia corporal total* (TBI); novas técnicas de depleção das células T e uso da ciclosporina associada a corticosteroides, objetivando diminuir os riscos da *doença do enxerto* versus *hospedeiro* (DECH); uso de novos fármacos, como o FK506 (tacrolimo) e o basiliximabe no controle da DECH; avanços na profilaxia e no tratamento das doenças virais, em especial o citomegalovírus (CMV); aperfeiçoamento na seleção de doadores histocompatíveis e transplantes entre indivíduos não relacionados. O Quadro 7.1 sumariza, em ordem cronológica, os principais eventos em transplante de medula óssea desde 1891.

666 Terapêutica Oncológica para Enfermeiros e Farmacêuticos

Quadro 7.1 Linha de eventos em transplante de medula óssea.

Ano	Evento
1891	Transplante autogênico de medula óssea via oral; Brown-Sequard e D'Arsonval sugerem seu uso no tratamento de leucemia e outras doenças atribuídas a defeitos na hematogênese. Um ano depois, a medula foi administrada como um extrato para o tratamento da anemia de debilitados e tuberculosos.
1900	Primeira transfusão de glóbulos satisfatória.
1930	Descoberta da penicilina e dos grupos sanguíneos humanos.
1939	Primeira administração endovenosa de medula óssea.
1945 a 1965	Progressos na tecnologia e imunologia, incluindo radioterapia fracionada, redução de toxicidades, grupo sanguíneo ABO, compreensão dos mecanismos de cooperação entre linfócitos B e T, reações de hipersensibilidade, antígenos/abs.
1948	Desenvolvimento dos bancos de medula óssea; descoberta da estrutura ABO humana.
1950	Criopreservação satisfatória da medula óssea.
1959	Primeiros relatos satisfatórios de transplante autogênico de medula óssea para tumores sólidos como uma medida de resgate após uso de doses moderadas de quimioterapia. No entanto, o procedimento não foi acolhido com entusiasmo e as pesquisas na área não avançaram.
1960s	Nutrição parenteral total e tipificação HLA.
1965	Avanços na técnica de transfusão de plaquetas; descobertas novas maneiras de manuseio das células com maior produtividade; significância do HLA.
1968	Primeiros relatos de êxito em transplante de medula óssea em crianças com imunodeficiências.
1970s	Ambientes protegidos; cateter venoso central permanente; fenotipagem.
1980	Avanços em: técnicas de *purging* de medula óssea; regimes preparativos; manejo da DECH; coleta de células-tronco periféricas; estudos em tumores sólidos e neoplasias hematológicas.
1990s	Pesquisas entre grupos cooperativos; similaridades entre tratamentos *standard* de transplante alogênico; crescimento dos bancos de medula óssea; avanços na área da histocompatibilidade humana; fatores de estimulação de medula óssea e transplantes de células periféricas.
Início 2000s	Aumento dos transplantes de células-tronco hematopoiéticas entre doadores não relacionados e com sangue proveniente de cordão umbilical e placenta. Estruturação dos bancos de cordão. Aumento da interligação entre os bancos. Pesquisas para o emprego das células totipotentes como fonte para recomposição de tecidos humanos. Advento dos minitransplantes. Uso crescente dos agentes biológicos e da terapia genética associados aos transplantes.

Fonte: Adaptado de Buchsel e Whedon, 1995.

Tipos de transplante de medula óssea e principais indicações

Existem basicamente três tipos de transplante de medula óssea/células-tronco hematopoiéticas: autólogo, singênico e alogênico. Em qualquer um deles, as células podem ser obtidas da medula óssea, do sangue periférico ou do sangue de cordão umbilical e placentário.

Autólogo

As células são obtidas do próprio paciente e reinfundidas após aplicação de quimioterapia em altas doses, mieloablativas ou parcialmente mieloablativas, potencialmente curativas, associada ou não à irradiação corporal total (TBI). O procedimento é significativamente limitado pela necessidade de medula óssea ou células-tronco hematopoiéticas "limpas", ou seja, saudáveis e livres da doença. Normalmente a coleta é realizada quando a doença está em remissão e o material conservado em *freezer* para posterior descongelamento e reinfusão.

O TMO autólogo é uma alternativa para os pacientes portadores de alguns tipos de leucemias e linfomas refratários ao tratamento convencional e sem doador compatível para realização do transplante alogênico.

O transplante autólogo tem sido utilizado, em protocolos de pesquisa, no tratamento de tumores sólidos com resposta dose-dependente, ou seja, doses maiores podem trazer resultados terapêuticos melhores. O caráter mielossupressor comum à maioria dos citostáticos, que torna proibitivo o uso de altas dosagens, é contornado por meio da técnica do transplante autólogo.

Transplante de Medula Óssea e de Células-Tronco Hematopoiéticas   667

As células reinfundidas repovoam a medula óssea e restabelecem a função hematológica e imunológica irreversivelmente lesadas por ação dos fármacos antineoplásicos e/ou da radiação. As complicações e toxicidades, assim como os custos, são menores do que aqueles associados ao transplante alogênico, porém superiores aos do tratamento convencional dessas doenças.

Atualmente, as principais indicações para o transplante autólogo são: linfoma não Hodgkin recidivado e agressivo; mieloma múltiplo; linfoma de Hodgkin recidivado ou refratário ao tratamento convencional; e os tumores de células germinativas avançados e recidivados. São elegíveis os pacientes de até 75 anos de idade, se estiverem em boas condições de saúde e com as funções cardíaca, renal, hepática e pulmonar normais. Mais detalhes no item "Seleção e preparo do paciente". Ainda é significativo o risco de recaída da doença neoplásica após transplante de medula óssea autólogo.

É provável que o insucesso esteja relacionado à falha dos regimes de condicionamento na erradicação de células neoplásicas residuais, possivelmente por um mecanismo de resistência tumoral aos múltiplos fármacos, ou pela presença de células tumorais no material infundido. Por essa razão, técnicas de *purging* são frequentemente utilizadas para "limpar" a medula óssea ou as células-tronco periféricas antes da reinfusão. Estudos sobre resistência tumoral e pesquisas de novos fármacos certamente também contribuirão para melhorar os resultados do transplante de medula óssea autólogo.

Singênico

As células para o transplante são obtidas a partir de um irmão gêmeo idêntico; portanto, são perfeitamente compatíveis com o paciente. São transplantes incomuns, com toxicidades e complicações mínimas, porém estão associados a índices de recidiva da doença superiores ao alogênico, possivelmente pela inexistência do *efeito enxerto* versus *leucemia* ocasionado pela DECH, presente, em graus variáveis, em quase todos os transplantados, mesmo que histocompatíveis.

Alogênico

As células são obtidas de um doador histocompatível e administradas ao paciente. Esse doador pode ser aparentado ou não aparentado. Doações entre não aparentados são possíveis por intermédio dos bancos de medula óssea e bancos de cordão umbilical. O sucesso do procedimento depende, em grande parte, da compatibilidade entre doador e receptor. Para identificar doadores compatíveis, o primeiro passo é a tipificação dos tecidos do paciente e de seus doadores potenciais (irmãos) por meio de exames específicos realizados em amostras de sangue periférico. São analisados os antígenos de superfície dos leucócitos, o chamado *sistema antígeno leucocitário humano* (HLA), responsável pela nossa sobrevivência imunológica por meio da constante identificação de elementos estranhos ao nosso organismo. O melhor doador é aquele que apresenta antígenos que se assemelham aos do paciente, em seus *locus* A, B e D ou DRB1, ou seja, aquele que tem 6 antígenos HLA idênticos: 2 no *locus* A, 2 no *locus* B e 2 no *locus* D ou no DRB1. Essa é uma combinação perfeita: 6/6 (3 antígenos de cada um dos pais). Quando apenas 3 antígenos são compatíveis, a combinação é chamada *haploidêntica* (será abordada adiante). Em transplantes com doadores não relacionados, o ideal é que a combinação seja 6/6 ou, no mínimo, 5/6. Já no caso de doadores relacionados, a combinação mínima aceitável é 3/6.

Em transplante de cordão umbilical, verificam-se bons resultados com combinações de até 3/6 antígenos HLA idênticos. Essa flexibilidade do transplante de cordão tornou viável o procedimento aos pacientes sem doadores compatíveis na família e totalmente compatíveis em bancos de medula óssea. No entanto, vale lembrar que à medida que aumentam as diferenças, crescem igualmente as complicações, representadas pela rejeição do paciente ao enxerto (falha de *pega*) e do enxerto ao paciente (DECH).

A possibilidade de ter um irmão histocompatível é em torno de 25%, conforme demonstrado no diagrama da Figura 7.1. As chances de encontrar um doador na população geral é de aproximadamente 1 em cada 20 mil.

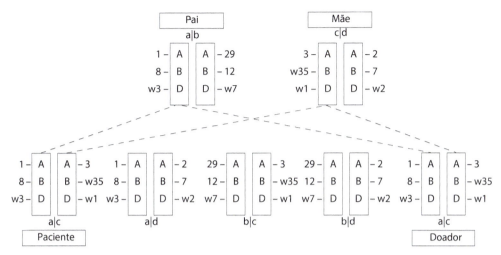

Figura 7.1 Diagrama das possíveis combinações do antígeno leucocitário humano (HLA) transmitidos de pais para filhos. Doador e receptor devem ter os mesmos haplótipos e ser genotipicamente idênticos.
Fonte: Groenwald et al., 1993.

Quando possíveis doadores são identificados por meio dos exames de HLA, parte-se para uma cultura mista de linfócitos, ou seja, linfócitos do doador e do receptor são incubados *in vitro* para avaliação mais efetiva da compatibilidade. Atualmente, tipagens sorológicas vêm sendo substituídas por tipagens moleculares que permitem resultados mais precisos, com identificação do DNA do receptor e do potencial doador. Tipagens moleculares refinam a busca por uma medula compatível. Transplantes entre indivíduos parcialmente compatíveis estão associados a índices elevados de rejeição do enxerto, infecção e DECH em sua forma mais grave. Na DECH, o enxerto, ou seja, a medula óssea ou as células-tronco hematopoiéticas do doador, repletas de linfócitos T imunocompetentes, rejeita as células do hospedeiro imunoincompetente, principalmente, porém não exclusivamente, no nível de pele, fígado e intestino.

O transplante alogênico de medula óssea está indicado como alternativa de cura para os portadores de neoplasias malignas, doenças não malignas e enfermidades congênitas ou genéticas. Entre as neoplasias malignas, figuram: as leucemias agudas e crônicas; os linfomas de Hodgkin e não Hodgkin; o mieloma múltiplo; e as síndromes mielodisplásicas. Doenças não malignas indicadas para transplante alogênico são: a anemia aplástica severa; a aplasia pura de série vermelha; a hemoglobinúria paroxística noturna; a histiocitose de células de Langerhans; e as doenças autoimunes. As indicações em enfermidades congênitas/genéticas são inúmeras e incluem: as imunodeficiências; doenças hematológicas como a anemia de Fanconi e a talassemia; a anemia falciforme; a osteopetrose; as mucopolissacaridoses e mucolipidoses; e a doença de Gaucher. São elegíveis os pacientes de até 55 anos de idade; porém, quando são utilizados regimes não mieloablativos em transplante de células-tronco hematopoiéticas (TCTH), essa faixa etária se expande, chegando a incluir pacientes com mais de 75 anos.

Haploidêntico

O doador clássico indicado para o TCTH alogênico consiste em um doador aparentado HLA-idêntico, que pode ser encontrado entre irmãos de um paciente em uma frequência em torno de 13% a 51%. Como citado anteriormente, na ausência de um doador aparentado, a segunda opção em geral passa a ser a procura de um doador HLA-compatível não aparentado em registros nacionais e internacionais de doadores de medula óssea. Em decorrência da miscigenação da população brasileira, em muitos casos não se encontram doadores HLA-compatíveis no Registro Nacional de Doadores Voluntários de Medula Óssea (REDOME), o que pode ser um problema no caso de ausência de irmãos HLA-idênticos. Para esse grupo, uma alternativa importante são os transplantes com doadores alternativos (doadores não aparentados com *mismatch*, sangue de cordão umbilical ou doadores haploidênticos), que vêm sendo cada vez mais utilizados, e suas técnicas têm sido aprimoradas.

O TCTH haploidêntico apresenta algumas particularidades. Utilizam-se células-tronco de doadores aparentados que compartilham um haplótipo comum com o paciente (receptor), com uma compatibilidade HLA de 50% a 80%. Potenciais doadores haploidênticos são irmãos, pais, filhos e eventualmente primos e tios do paciente. Dessa maneira, na grande maioria dos casos, quase sempre há um potencial doador haploidêntico na família que possa ser utilizado.

Nos últimos anos, a aplicação do TMO haploidêntico tem sido cada vez mais adotado no TCTH alogênico, na ausência de um doador histocompatível aparentado ou não aparentado. A facilidade e a rapidez em definir o doador haploidêntico é um fator crucial para o tratamento do paciente.

Em razão da maior disparidade HLA encontrada em transplantes haploidênticos e, consequentemente, um maior potencial de complicações como rejeição do enxerto e DECH, estratégias particulares foram implementadas nessa modalidade de transplante. Alterações no esquema de condicionamento, bem como estratégias pós-transplante para depleção de linfócitos alorreativos, foram desenvolvidas, trazendo mais segurança no TCTH haploidêntico.

A seguir, estão listadas algumas recomendações para o TCTH haploidêntico:

- Ciclofosfamida (50 mg/kg nos dias +3 e +4) pós-transplante é a principal estratégia para depleção dos linfócitos T, associada a micofenolato mofetila e tacrolimo ou ciclosporina, com o objetivo de reduzir o risco de DECH e de rejeição do enxerto.
- O principal fator na escolha do doador é a presença ou não de um anticorpo específico, que é mais frequente em mulheres com filhos, mas também pode ser decorrente de histórico de transfusões. O doador escolhido deve ser de preferência o que não apresenta o anticorpo. A presença de *anticorpos anti-HLA* específicos contra o *doador* (DSA) tem sido associada a risco aumentado de falha de enxertia (FE) após transplantes haploidênticos de medula óssea (*TCTH-Haplo*) para doenças malignas.
- Medula óssea ou sangue periférico são possíveis fontes de medula.
- A síndrome de liberação de citoquinas no transplante haploidêntico deve ser tratada com medidas de suporte, incluindo coleta de culturas sanguíneas, uso de antipirético e ampla cobertura de antibióticos. A síndrome de liberação de citoquinas Grau III e IV pode ser tratada com corticosteroides.
- A infusão de linfócitos do doador pode ser realizada depois do TCTH se a incompatibilidade do haplótipo HLA for mantida. Em alguns casos em que há a perda da expressão de incompatibilidade do haplótipo HLA, os pacientes são candidatos a um segundo TCTH haploidêntico.

Bancos de medula óssea e de cordão umbilical

Bancos de medula óssea ou registros de medula óssea são locais onde se armazenam informações sobre potenciais doadores de medula óssea, ou seja, indivíduos que se dispõem à doação. São informações cadastrais completas e sobre o perfil de histocompatibilidade para comparação com receptores candidatos ao procedimento. Existem grandes bancos de medula óssea nos Estados Unidos e na Europa, interligados pelo National Marrow Donor Program (NMDP) e pelo World Marrow Donor Program (WMDP), respectivamente.

O WMDP mantém um registro de mais de 10 milhões de doadores voluntários de medula óssea e mais de 350 mil unidades de cordão. Apesar do grande número de doadores inscritos nos registros internacionais, não são encontrados doadores não aparentados para cerca de 40% dos pacientes com indicação de TMO alogênico. No Brasil, as informações sobre os doadores concentram-se no REDOME, que é o Registro Nacional de Doadores Voluntários de Medula Óssea, sob responsabilidade do Instituto Nacional do Câncer no Rio de Janeiro (INCA). O REDOME nasceu em 1993, pela iniciativa do Dr. José Roberto de Moraes, na ocasião médico da Fundação Pró-Sangue – Hemocentro de São Paulo. Atualmente, o número de doadores cadastrados aumenta rapidamente, em parte graças ao trabalho de divulgação e às campanhas promovidas pela Associação de Medula Óssea (AMEO), sediada em São Paulo. Existe um intercâmbio de informações entre os diversos bancos de medula óssea, de modo que é possível a um paciente cadastrado solicitar uma busca ampla, envolvendo bancos de medula óssea de outros países. No entanto, segundo pesquisa realizada pelo REDOME, a chance de um brasileiro encontrar um doador compatível em território nacional é 20 vezes maior do que a chance de encontrar o mesmo doador no exterior, o que se justifica pelas semelhanças genéticas e raciais entre os indivíduos de um mesmo país.

Já os bancos de cordão umbilical não são apenas registros de candidatos à doação, e sim bancos de armazenagem de sangue coletado de cordão umbilical e placenta, criopreservado em nitrogênio líquido, após processamento adequado. Nesse sangue existe uma grande quantidade de células-tronco hematopoiéticas imediatamente disponíveis para um transplante. Essa pronta disponibilidade é a principal vantagem dos bancos de cordão em relação aos bancos de medula, onde é necessário localizar e convocar o doador e submetê-lo à retirada do material, processo que pode demorar dias, semanas ou até meses. Outra vantagem do transplante de cordão em relação aos demais é a tolerância da disparidade imunogenética, ou seja, não há necessidade de localizar um cordão 100% compatível, condição indispensável quando se seleciona doadores de banco de medula óssea. O primeiro transplante com células-tronco hematopoiéticas provenientes de cordão umbilical e placenta foi realizado em 1988 em um garoto portador de anemia de Fanconi; e em 1990 houve o primeiro transplante desse tipo em leucemia.

No exterior, existem bancos de cordão, nos quais se estima que haja mais de 350 mil unidades congeladas. Vale ressaltar que existem bancos de cordão privados ou autólogos, em que o material é armazenado para uso exclusivo do próprio doador ou parente autorizado; e bancos de cordão institucionais, cujo material fica à disposição de pacientes cadastrados. Nos Estados Unidos, os serviços privados cresceram muito, sendo que atualmente existem mais de 40 bancos de cordão autólogos. O maior e mais antigo banco de coleta de cordão umbilical privado no Brasil é a Cryopraxis. Na Europa, no entanto, há um consenso entre os especialistas de que não existem vantagens no congelamento "privado" do sangue do cordão umbilical. Atualmente, o investimento tem sido na organização de uma rede mundial pública, sendo que o Brasil já conta com um banco público de sangue de cordão. Trata-se do BrasilCord, criado em setembro de 2004, cujo objetivo é coletar amostras que representem toda a diversidade étnica brasileira. O Brasilcord é composto por 13 unidades instaladas em hemocentros distribuídos pelas cinco regiões do país. As cidades dos bancos são Belém (PA), Fortaleza (CE), Recife (PE), Belo Horizonte (MG), Rio de Janeiro (RJ), São Paulo (SP), Campinas (SP), Ribeirão Preto (SP), Curitiba (PR), Florianópolis (SC), Porto Alegre (RS) e Brasília (DF). Uma amostra pode ser utilizada para uma pessoa de até 50 kg, em decorrência da restrição do número de células-tronco do cordão umbilical. Para manter a integração dos bancos de sangue de cordão umbilical na rede, o Ministério da Saúde alimenta um sistema de informação com dados de todas as unidades. Assim, tem como fazer o monitoramento e o controle de qualidade e a distribuição segundo a lista única de receptores, que está centralizada no Sistema Nacional de Transplantes (SNT). À medida que surgem as possibilidades de realização de transplante, esses bancos são consultados sobre as características das amostras de sangue de cordão umbilical armazenadas. Se há necessidade, essas amostras são transportadas até o local onde o paciente está aguardando a doação. Após a identificação do doador compatível e a confirmação da possibilidade de doação, o sistema regulador do Ministério da Saúde providencia a realização do transplante, de acordo com os critérios médicos de prioridade. Também cabe ao Ministério da Saúde o gerenciamento dos leitos disponíveis no país para realização de transplante de medula óssea. Essa medida visa priorizar o atendimento de pacientes em estado grave que estejam em lista de espera e evitar a ociosidade de leitos.

Fases do transplante de medula óssea ou células-tronco hematopoiéticas
Seleção e preparo do paciente

Somente pacientes que preenchem os critérios de elegibilidade adotados pela equipe médica ou instituição devem ser candidatos ao transplante de medula óssea ou células-tronco hematopoiéticas. Esses critérios devem estar apoiados em literatura específica, constantemente atualizada. O tipo de doença, seu estadiamento, a idade do paciente, sua condição clínica, sua condição socioeconômica e, no caso de transplante autólogo, sua *performance* medular (a medula óssea deve estar normocelular e livre de infiltração neoplásica) estão entre os inúmeros fatores que devem ser analisados para determinar a elegibilidade do procedimento.

O transplante autólogo é especialmente indicado quando os pacientes responderam de maneira completa ao tratamento convencional e não apresentam infiltração neoplásica medular, porém há risco elevado de recidiva. A condição medular deve ser avaliada por meio de biópsia de crista ilíaca bilateral: o material colhido deve mostrar celularidade normal e ausência de células neoplásicas. Recomenda-se que o transplante seja efetuado com o doente ainda em remissão de sua doença onco-hematológica para garantir melhores resultados em longo prazo.

O transplante alogênico dependerá da existência de um doador compatível. Pacientes com indicação de transplante alogênico são submetidos a exames para tipificação do HLA, comparados com os resultados obtidos entre seus irmãos. Conforme abordado anteriormente, o melhor doador é aquele que apresenta antígenos que se assemelham aos do paciente, em seus *locus* A, B e D ou DRB1, ou seja, doador e receptor totalmente histocompatíveis. No entanto, centros de referência realizam, com bons resultados, transplantes entre indivíduos histocompatíveis não relacionados (viável graças aos bancos de medula óssea e de cordão umbilical) e entre doador e receptor em geral relacionados (com parentesco), parcialmente compatíveis (um ou até dois *locus* não compatíveis).

Pacientes elegíveis devem ser preparados para o procedimento. Deve-se oferecer instruções verbais e escritas ao paciente e seus familiares, sempre em linguagem compreensível, sobre o objetivo do tratamento, as diversas fases, as toxicidades e complicações esperadas e as alternativas para lidar com cada uma delas. Informações sobre o cuidado com o cateter venoso devem ser claras, práticas, e o treinamento de manuseio deve ser iniciado antes da sua implantação. Sua *performance* física deve ser rigorosamente avaliada por meio de minucioso exame clínico, testes laboratoriais e de imagem para verificação das condições de coração, pulmões, rins, fígado, cavidade oral, aparelho digestivo, aparelho ginecológico, medula óssea etc. Em caso de interesse, recomenda-se o congelamento de esperma ou óvulo. Avaliação psicoemocional por um profissional especializado é indicada para todos os pacientes. Deve ser avaliado o perfil de anticorpos do paciente para as hepatites, HIV, sífilis e CMV, pois invariavelmente receberão transfusões de hemocomponentes durante o período de aplasia medular. O Quadro 7.2 mostra um perfil de avaliação pré-transplante, segundo Groenwald; e o Quadro 7.3, o mesmo perfil, com base em Otto e Ortega.

Coleta de medula óssea

A coleta de medula óssea é realizada em centro cirúrgico, sob condições assépticas, com o doador anestesiado (anestesia geral, raquidiana ou peridural) e em decúbito ventral. São realizadas múltiplas punções em crista ilíaca posterior bilateral, cada uma delas aspirando de 2 a 5 mL de medula óssea, até a obtenção de 10 a 15 mL de medula por quilograma de peso do receptor,

672   Terapêutica Oncológica para Enfermeiros e Farmacêuticos

ou seja, aspiram-se de 600 a 900 mL de medula para um paciente com 60 kg. Para atingir esse volume, são necessárias de 100 a 200 aspirações; no entanto, são efetuadas apenas 4 a 8 punções cutâneas, pois através do mesmo orifício a agulha penetra diversas vezes, executando trajetórias distintas a cada nova punção. Em geral, utiliza-se agulha de Jamshidi, longa e calibrosa, adaptada em seringa de 20 mL, lavada a cada aspiração com solução salina heparinizada. Se necessário, também são feitas aspirações em crista ilíaca anterior e esterno, porém é dispensável na maioria das vezes. Para garantir a *pega,* a medula aspirada deve conter, no mínimo, 3×10^8 células por quilo de peso corporal do receptor. O material colhido tem aspecto muito próximo ao do sangue, embora um pouco mais espesso. Ainda no centro cirúrgico, a medula é filtrada por meio da passagem, preferencialmente em sistema fechado, através de diversos filtros progressivamente mais finos (200 mcg), cujo objetivo é reter espículas ósseas e fragmentos de gordura.

Quadro 7.2 Preparo e avaliação de candidatos e doadores a transplante de medula óssea.

Avaliação	Candidato	Doador
Avaliação clínica		
• Histocompatibilidade	X	X
• ECG	X	X
• Fração de ejeção cardíaca	X	
• Exame físico e história completa	X	X
• História de imunizações	X	X
• Procedimentos de diagnóstico (biópsia de medula)	X	X
• Exame de cavidade oral	X	
• Provas de função pulmonar, gasometria arterial	X	
• Raios X de tórax	X	X
• Consentimento Informado	X	X
• Avaliação nutricional	X	
• Avaliação psicológica, se necessário	X	X
• Avaliação ginecológica para mulheres	X	
• Outras consultas apropriadas	X	X
• Encaminhamento para banco de sêmen ou óvulo, se apropriado	X	
Avaliação laboratorial		
• Hemograma completo	X	X
• Perfil bioquímico	X	X
• Sorologia completa para hepatite (A, B, C, não A, não B)	X	X
• Sorologia para HIV	X	X
• Testes sorológicos para sífilis	X	X
• ABO/Rh	X	X
• Perfil para CMV	X	X
• Beta-hCG	X	X
Preparos e intervenções		
• Implantação de cateter venoso central duplo lúmen	X *	
• Administração de gluconato de ferro		X
• Orientação pré-coleta e pós-coleta de medula ou células-tronco	X**	X
• Cuidados pós-coleta (avaliação das áreas de punção, alívio da dor)	X**	X

*O cateter será implantado em doadores de células-tronco hematopoiéticas com rede venosa de difícil acesso. **Nos casos de transplante autogênico.
Fonte: Adaptado de Groenwald et al., 1993.

Transplante de Medula Óssea e de Células-Tronco Hematopoiéticas **673**

Quadro 7.3 Avaliação pré-transplante do paciente e do doador.

Avaliação pré-transplante do paciente

1. *História da doença em foco*, incluindo sinais e sintomas atuais, tratamentos anteriores, diagnóstico inicial, complicações e recidivas, panorama atual e histórico transfusional (número, tipos, resultados e reações transfusionais).
2. *Histórico médico*, incluindo doenças infecciosas, crônicas e anteriores; histórico cirúrgico; para as mulheres, idade da menarca e, eventualmente, menopausa, data da última menstruação, histórico obstétrico.
3. *Medicações em uso*.
4. *Alergias*.
5. *Histórico familiar e social*.
6. *Exame físico*.
7. *Análises laboratoriais*, incluindo bioquímica completa, testes de função renal e hepática, hemograma completo, sorologia ABO/Rh, coagulograma, parasitológico de fezes, urina Tipo I e urocultura, se necessário. *Em crianças*: avaliação endócrina
8. *Sorologia completa para doenças infecciosas*, incluindo HIV, hepatite B e C, citomegalovírus (CMV), herpes simples, HLV-1, *Epstein-Barr* e toxoplasmose.
9. *Tipificação HLA e DNA* para estudos futuros (somente para pacientes alogênicos).
10. *Radiografia de tórax*.
11. *Eletrocardiograma*.
12. *Ecocardiograma* e, se disponível, MUGA *scan*.
13. *Provas de função pulmonar*, incluindo DL$_{CO}$.
14. Clearance *de creatinina*.
15. *Tomografia de tórax e seios da face*, se sintomas ou história de infecções repetidas.
16. *Estadiamento da doença*, incluindo tomografias, exames de medicina nuclear, aspiração e biópsia de medula óssea (no caso das leucemias e linfomas), exames citogenéticos, diagnósticos moleculares e avaliação de doença residual mínima.
17. *Avaliação odontológica*, incluindo radiografias e limpeza.
18. *Encaminhamento para banco de sêmen ou clínica de fertilização*, se houver interesse e indicação.
19. *Coleta de células-tronco hematopoiéticas autólogas* se o transplante é não relacionado ou parcialmente compatível.
20. *Obter Consentimento Informado* para o tratamento, suporte transfusional e pesquisas clínicas.
21. *Avaliação nutricional*, se apropriado.
22. *Consultas com radioterapeuta, infectologista, pneumologista, cardiologista e nefrologista*, se clinicamente indicadas.
23. *Avaliação financeira*, se indicado.
24. *Avaliação psicológica*.

Avaliação pré-transplante do doador

1. *Anamnese* completa, incluindo pesquisa de doenças crônicas graves e distúrbios hematológicos, como tendência a sangramentos, história de câncer e história transfusional; uso de medicações, alergias e histórico obstétrico em mulheres.
2. *Exame físico* completo, incluindo avaliação de locais de obtenção de medula óssea (doação de medula óssea) ou rede venosa periférica (células-tronco hematopoiéticas periféricas).
3. Avaliar a presença de qualquer fator de risco para *HIV* ou *hepatite viral*.
4. *Avaliação laboratorial*, incluindo bioquímica completa, testes de função renal, hepática, hemograma completo, sorologia ABO/Rh, coagulograma, teste de gravidez para mulheres, parasitológico de fezes, urina Tipo I e urocultura, se necessário
5. *Tipificação HLA e DNA* confirmatórias.
6. *Sorologia completa para doenças infecciosas*, incluindo VDRL, HIV, hepatite B e C, citomegalovírus (CMV), herpes simples, HTLV-1, *Epstein-Barr* e toxoplasmose.
7. *Radiografia de tórax*.
8. *Eletrocardiograma*.
9. *Ecocardiograma*.

Fontes: Adaptado de Otto, 2004; e Ortega, 2004.

Após a coleta, o doador recebe um curativo compressivo sobre a área de punção, que deve ser mantido por pelo menos 24 horas. Analgésicos simples e até opioides podem ser necessários para o controle da dor. Em menos de 2 semanas, o volume e a celularidade medular voltam ao normal.

É recomendado colher uma bolsa de sangue do doador aproximadamente 10 dias antes da coleta da medula para transfundi-la durante a doação. No caso de crianças, se houver necessidade de transfusão de sangue, poderá ser proveniente de um dos pais ou de um doador voluntário selecionado. Em geral, o doador deixa o hospital no dia seguinte ao da coleta.

A medula óssea para transplante alogênico pode ser infundida logo após a coleta, exceto quando houver incompatibilidade ABO entre doador e receptor. Nesses casos, os eritrócitos contidos no material coletado devem ser removidos; caso contrário, a medula infundida causará uma reação hemolítica de graves consequências.

A medula autogênica é encaminhada ao banco de sangue, onde será preparada para o processo de criopreservação quando este é indicado. Em alguns casos, a medula pode ser refrigerada e infundida em até 48 horas (infusão a fresco). A principal substância que garante a viabilidade das células durante e após o congelamento é o dimetilsulfóxido (DMSO). Logo após a adição do DMSO, a medula deve ser imediatamente encaminhada para congelamento a até −196 °C em nitrogênio líquido, sendo que o resfriamento deve ocorrer a uma velocidade controlada, para evitar danos irreparáveis às células. O período exato de estocagem sem comprometimento da viabilidade do material é desconhecido, podendo chegar a 15 ou 20 anos, se devidamente estocado em nitrogênio líquido. É fundamental o seguimento de normas de qualidade e segurança para que a viabilidade dessas células seja plenamente garantida.

Com o objetivo de remover eventuais células malignas contidas em medula autóloga, foram propostas diversas técnicas de *purging* de medula óssea. Basicamente, existem três métodos de *purging*: físico, imunológico e farmacológico. Métodos físicos utilizam aparelhos específicos; métodos imunológicos são realizados por meio de imunotoxinas e anticorpos monoclonais isolados ou em combinação com métodos físicos; e o *purging* farmacológico utiliza agentes como a mafosfamida, mercocianina 540, 4-hidroperoxi-ciclofosfamida ou alquil-lisofosfolipídeos. Técnicas de *purging* podem contribuir para o retardo da *pega* medular e aumento nos índices de infecção.

Coleta de células-tronco hematopoiéticas ou *stem cells*

Células-tronco hematopoiéticas são obtidas por um processo de aférese do sangue periférico.

Embora maciçamente presentes na medula óssea, as células-tronco ou progenitoras também podem ser encontradas na circulação sanguínea, em especial após *técnicas de mobilização*, como a administração prévia de quimioterápicos mielossupressores e/ou fatores de crescimento hematopoiético (filgrastim, p. ex.). A mobilização adotada para doadores sadios exclui o uso de fármacos citotóxicos. Em geral, administra-se filgrastim diariamente, durante 3 a 5 dias, e as reações adversas esperadas são fadiga, cefaleia, dor musculoesquelética e febre baixa, controladas com o uso de antipiréticos, como o paracetamol.

O início da coleta deve ser norteado pela monitorização dos níveis de leucócitos e CD34 dosados no sangue periférico. Diariamente, o doador é submetido à coleta de sangue periférico para avaliação da contagem CD34. A quantidade mínima recomendada de células CD34 no sangue periférico, para garantir uma coleta satisfatória, deve ser superior a 10 células/mm³ de sangue. Portanto, o doador é encaminhado para a máquina de aférese somente quando atinge esse valor.

Através de um cateter venoso duplo lúmen de grosso calibre (13,5 French, p. ex.), ou dupla punção venosa periférica, o sangue circula por uma máquina que separa exclusivamente as células-tronco. Coleta por punção venosa periférica é incomum entre doadores pacientes, pois, em geral, têm acesso venoso precário; porém, é rotineira em doadores para transplante alogênico. Cada sessão de aférese dura, em média, 2 a 4 horas, e para a obtenção de um número adequado de células podem ser necessárias diversas sessões, em especial quando o doador é o próprio paciente, que, em geral, tem baixa reserva medular, ou seja, sua medula óssea é pobre em elementos precursores, principalmente por conta da agressão exercida pela doença e/ou pelos fármacos mielotóxicos já recebidos. Frequentemente, doadores para transplante alogênico bem *mobilizados* são submetidos a uma única sessão. Após cada aférese as células obtidas são congeladas em DMSO (dimetilsulfóxido), em uma concentração final de 10%, salvo nas situações em que o receptor já recebeu o protocolo de condicionamento e as células poderão ser infundidas a fresco.

Durante a coleta, o doador pode experimentar sensações de formigamento, frio, tremores, agitação, palidez ou rubor facial, taquicardia, alterações de comportamento e distúrbios respiratórios (hiperventilação, respiração irregular). Em geral, as reações são similares às ocorridas em doações de sangue e plaquetas e estão frequentemente relacionadas à toxicidade pelo citrato e à hipocalcemia e, eventualmente, à hipomagnesemia, no caso de pacientes mobilizados com quimioterapia. O citrato é um componente das duas principais soluções anticoagulantes utilizadas em hemoterapia: o ACD (ácido cítrico, citrato de sódio e dextrose) e o CPD (citrato de sódio, fosfato e dextrose). A dextrose contida nesses anticoagulantes atua como nutriente e meio de sobrevivência para os eritrócitos. Complicações técnicas durante a aférese podem estar relacionadas ao calibre do vaso ou cateter venoso (baixo fluxo), ou a problemas de posicionamento ou permeabilidade do cateter, ou ainda ao dispositivo de punção. Todo aparato para o atendimento de situações de emergência e a presença de uma equipe de enfermagem treinada e competente é condição indispensável na aférese.

Coleta de sangue de cordão umbilical e placentário

O sangue coletado do cordão umbilical e da placenta, logo após o nascimento da criança, é rico em células progenitoras hematopoiéticas pluripotentes. Para entender esse fato, é importante conhecer alguns fundamentos relacionados à formação das células e dos tecidos. Um indivíduo adulto possui aproximadamente 75 trilhões de células agrupadas em 216 tipos celulares distintos. Todas essas células provêm das células-tronco, que são portadoras de duas características fundamentais: a capacidade de autorreplicação e a potencialidade de diferenciação nos mais diversos tecidos. As células-tronco são divididas em três grupos básicos: as *totipotentes* ou *embrionárias* (do latim *totus*, que significa todo), as *pluripotentes* ou *multipotentes* (do latim *plures*, que significa muitos ou vários) e as *teciduais* ou *do adulto,* das quais fazem parte as *oligopotentes* e as *unipotentes*:

- *Totipotentes* ou *embrionárias* são as que conseguem se diferenciar em todos os 216 tecidos, inclusive placenta e anexos embrionários, que formam o corpo humano. Estão presentes nas primeiras fases da divisão celular, quando o embrião tem de 16 a 32 células, ou seja, 3 a 4 dias após a fecundação. As células totipotentes podem proliferar indefinidamente, *in vitro*, sem se diferenciar, mas podem iniciar um processo de diferenciação a partir de mudanças nas condições de cultivo.
- *Pluripotentes* ou *multipotentes* são as que conseguem se diferenciar em quase todos os tecidos humanos (ectodérmicos, endodérmicos e mesodérmicos), menos na placenta e em outros anexos embrionários. Surgem na fase de blastocisto, quando o embrião tem cerca de 32 a 64 células, o que ocorre em torno do 5º dia pós-fecundação. O blastocisto é como uma esfera oca, sendo que suas células internas são pluripotentes e suas células externas se ocupam da produção da placenta e anexos. Alguns trabalhos classificam as multipotentes como aquelas capazes de formar menos tecidos do que as pluripotentes, enquanto outros consideram as duas definições equivalentes. Pesquisas em andamento indicam que, até 14 dias depois da fecundação, as células embrionárias seriam capazes de diferenciar-se em quase todos os tecidos humanos. Depois disso, agrupam-se para dar origem a tecidos específicos.
- *Teciduais* ou *do adulto* originam-se da especialização das células pluripotentes. Têm funções específicas e podem ser oligopotentes ou unipotentes. *Oligopotentes* são aquelas que conseguem diferenciar-se em poucos tecidos, como as células encontradas no trato gastrointestinal. *Unipotentes* diferenciam-se em um único tecido e estão presentes, por exemplo, no tecido cerebral adulto e na próstata.

As células-tronco de origem embrionária conseguem diferenciar-se em todos os tecidos do organismo, ou seja, se cultivadas de maneira adequada, poderiam recompor qualquer tecido humano doente ou ausente. Essas células seriam obtidas a partir de embriões supranumerários acumulados em clínicas de fertilização *in vitro*. A Lei n. 11.105/2005 permite pesquisas com células-tronco embrionárias estocadas há pelo menos 3 anos em clínicas de fertilização, com o consentimento dos pais. Alguns países, incluindo o Brasil, autorizam experimentos com células--tronco embrionárias. Essa limitação se deve à existência de aspectos polêmicos, mesmo quando seu uso se restringe a fins terapêuticos. Além disso, o número de embriões disponíveis é limitado. Por isso, as atenções voltaram-se para as células-tronco adultas, presentes no sangue de cordão umbilical e placentário e na medula óssea. Estudos preliminares, em especial o trabalho publicado em junho de 2000 por um grupo do Instituto Karolinska (Suécia), liderado pelo Dr. Jonas Frisen, e as pesquisas divulgadas dois anos depois pela equipe da Dra. Catherine Verfaille, de Mineápolis (Estados Unidos), apontaram para uma pluripotencialidade dessas células, ou seja, células-tronco adultas também são capazes de diferenciar-se em qualquer tecido humano.

No entanto, já é conhecida e confirmada a presença de células precursoras hematopoiéticas no sangue de cordão umbilical e placentário, as mesmas células germinativas ou *stem cell* presentes, após mobilização, na medula óssea e no sangue periférico. Podem perfeitamente ser criopreservadas e utilizadas para transplantes. A concentração dessas células em uma amostra de sangue de cordão é aproximadamente equivalente àquela encontrada na medula óssea do adulto. Vale ressaltar que a melhor alternativa para um paciente que necessita de um transplante é receber transfusão de medula óssea doada por um irmão totalmente compatível: combinação 6/6. Como essa situação ideal não é a rotina, parte-se em busca de doadores não aparentados em registros de bancos de medula. A existência de bancos de cordão amplia de maneira significativa a possibilidade de encontrar células-tronco compatíveis e com vantagens. A primeira delas é a disponibilidade: localizar o doador, realizar os exames pré-coleta, agendar e executar a coleta são trâmites complexos e demorados que não existem no caso dos cordões. Outra vantagem é a imaturidade das células-tronco de cordão, o que as torna mais tolerantes às diferenças imunogenéticas com o hospedeiro, ou seja, a incidência de DECH é menor, e não há necessidade de encontrar um cordão 100% compatível: são obtidos bons resultados com combinações 5/6 e até combinações 3/6 foram realizadas com sucesso. Existem, no entanto, duas desvantagens importantes: a *pega* é mais lenta e há um limite de peso. A *pega* pode ser definida como o início da produção de elementos sanguíneos provenientes do enxerto. É constatada clinicamente quando a contagem plaquetária é mantida superior a 20.000/mm^3 por 3 dias consecutivos, sem necessidade de reposição, e o número de granulócitos superior a 500/mm^3 pelo mesmo período. As *pegas* mais rápidas são observadas em transplantes de células-tronco hematopoiéticas periféricas, em média 11 a 16 dias após a infusão. Em transplantes de medula óssea, a *pega* ocorre entre 15 e 28 dias. Já com o sangue de cordão, demora, em média, 26 dias, podendo prolongar-se por mais de 40 dias. Estudos, no entanto, revelam que, embora mais lenta, a *pega* parece ser mais duradoura. Com relação ao peso, sabe-se que uma unidade de cordão serve para uma pessoa de até 50 kg, no máximo 60 kg.

A coleta do sangue de cordão umbilical e placentário (SCUP) é feita em centro obstétrico, imediatamente após o nascimento. Recomenda-se que o cordão seja clampeado no máximo 30 segundos após o nascimento. O volume coletado é de 70 a 100 mL. Equipe especializada encarrega-se da coleta, do processamento e da criopreservação do material.

Na fase de processamento, é feita uma avaliação criteriosa do material coletado. Após a contagem das células CD-34, que deve ser maior que 5×10^8, e a constatação da viabilidade celular, é feita uma redução volumétrica do material por meio de centrifugações seriadas. São realizadas análises laboratoriais tanto no SCUP (cultura microbiológica para bactérias e fungos) quanto no sangue da mãe (em especial, hepatite B e C, HIV e sífilis).

Para o congelamento, utiliza-se uma solução com volumes iguais de dextrana e DMSO para proteção das células dos danos causados pela criopreservação. Em bolsas próprias para a criogenia, envolvidas por um envelope de alumínio (*cânister*), o material é encaminhado para um processo de congelamento programado, levando-o a uma temperatura de −110 °C em 70 minutos. Em seguida, a bolsa é transferida para um *container* de vapor de nitrogênio, no qual ficará estocada por um período suficiente para a obtenção dos laudos laboratoriais. Após a liberação, o *cânister* é imerso em nitrogênio líquido a –196 °C, onde ficará por tempo indeterminado. As mães devem ser acompanhadas durante 6 meses para constatação de eventuais problemas, como infecções, doenças congênitas, entre outros. Nesses casos, a unidade de sangue deve ser descartada.

Regime de condicionamento

O regime de condicionamento tem três propósitos principais: imunossuprimir o receptor para diminuir o risco de rejeição do enxerto (medula); erradicar células malignas residuais; e preparar o espaço para possibilitar a *pega* do enxerto. No entanto, quando o transplante é autólogo, a imunossupressão para evitar a rejeição não é aplicável, assim como a erradicação de células malignas residuais em regimes de condicionamento para transplante em doenças não neoplásicas (anemia aplástica severa, p. ex.). O regime de condicionamento consiste na aplicação de quimioterapia em altas doses, associada ou não à irradiação corporal total (*total body irradiation* – TBI). Os fármacos citotóxicos que integram os regimes de condicionamento devem oferecer boa relação dose-resposta, ser ciclocelular-independentes e apresentar como toxicidade principal a hematológica. Em transplante autólogo, os antineoplásicos citotóxicos mais utilizados são: ciclofosfamida, ifosfamida, melfalano, bussulfano, carmustina, cisplatina, carboplatina, etoposídeo e paclitaxel. No transplante alogênico, é comum o emprego de bussulfano, fludarabina e ciclofosfamida. A dose aplicada é bem superior à convencional, conforme demonstrado no capítulo 9 – Esquemas antineoplásicos. O limite de dose passa a ser a toxicidade não hematológica, como a fibrose pulmonar e a pneumonite associadas à carmustina e ao bussulfano, as quais limitam a dose desses fármacos para 450 mg/m^2 e 16 mg/kg, respectivamente. O Quadro 7.4 aponta para as principais toxicidades não hematológicas que limitam o aumento de doses.

Quadro 7.4 Toxicidades dose-limitantes não hematológicas de acordo com o agente antineoplásico utilizado.

Toxicidade	Agente antineoplásico
Fibrose pulmonar e pneumonite	Carmustina, bussulfano, ciclofosfamida e citarabina
Cistite	Ciclofosfamida, ifosfamida e etoposídeo
Miocardite	Ciclofosfamida, mitoxantrona e paclitaxel
Nefrotoxicidade	Cisplatina, ifosfamida, carmustina, carboplatina e ciclofosfamida
Ototoxicidade	Cisplatina e carboplatina
Hepatotoxicidade e doença veno-oclusiva	Carboplatina, mitomicina, carmustina, bussulfano, etoposídeo e citarabina
Mucosite	Tiotepa, melfalano, etoposídeo, mitoxantrona, bussulfano, paclitaxel e citarabina
Neurológica	Ifosfamida, citarabina, bussulfano e carmustina
Neuropatia periférica	Carboplatina, paclitaxel, cisplatina e etoposídeo

Fonte: Adaptado de Fischer et al., 2003.

A irradiação corporal total (TBI) é realizada por meio do acelerador linear. Garante uma erradicação mais efetiva das células neoplásicas, pois penetra no sistema nervoso central e em outras áreas dificilmente atingidas pela quimioterapia. No entanto, a radioterapia associada à quimioterapia em regimes de condicionamento eleva a incidência e a magnitude das complicações, como mucosite, diarreia, síndrome de oclusão sinusoidal, parotidite, mielossupressão, complicações pulmonares, neurológicas, cardíacas, oncológicas e gonadais. A aplicação da radioterapia em doses fracionadas (em geral, 2 vezes por dia, a cada 12 horas, durante 3 dias) reduz as toxicidades.

Os regimes de condicionamento convencionais, assim como os descrevemos, estão associados a hospitalização prolongada e custos extremamente elevados; e têm índices de mortalidade entre 10% e 30%, dependendo do diagnóstico, estadiamento, idade e tipo de transplante. Essas constatações e o reconhecimento crescente dos mecanismos e consequências das reações do enxerto contra o tumor despertaram o interesse em regimes de condicionamento menos mieloablativos. São os chamados *minitransplantes*, ou *transplantes não mieloablativos*, ou *transplantes com intensidade reduzida*, tornando o tratamento acessível a pacientes idosos e pacientes que não eram considerados candidatos ao condicionamento mieloablativo.

Regimes menos intensos deprimem a medula óssea do paciente, mas não a suprimem definitivamente. Entretanto, são capazes de reduzir drasticamente as células neoplásicas e manter o paciente suprimido para prevenir a rejeição das células-tronco do doador. Nesse tipo de transplante, ocorre uma neutropenia menos intensa e são menores as toxicidades aos diversos órgãos. Além disso, observa-se uma coexistência entre as células do doador e as do paciente, sendo que as células do doador, imunologicamente ativas, reagem contra as células neoplásicas do paciente que resistiram ao regime de condicionamento. O regime preparativo, ou de condicionamento para esse tipo de transplante, consiste em irradiação corporal total de baixa dose (200 cGy) apenas ou em combinação com a fludarabina. Outras opções são: fludarabina com ciclofosfamida, melfalano ou baixas doses de bussulfano. Para manter a presença das células do doador e o consequente efeito enxerto contra o tumor, frequentemente é necessária a transfusão de linfócitos do doador. Esse procedimento pode acentuar os riscos de DECH, porém, se for realizada uma depleção parcial dos linfócitos T, esses riscos diminuem. Os agentes imunossupressores utilizados nesse tipo de transplante são combinações de ciclosporina oral ou tacrolimo (FK506 ou Prograf®) com micofenolato mofetil oral (MMF/CellCept®), que evitam, dessa maneira, o risco de mucosite severa decorrente do uso de metotrexato (ver o item "Doença do enxerto *versus* hospedeiro aguda"). Todas essas medidas reduzem a toxicidade e tornam o *minitransplante* uma alternativa viável aos pacientes mais debilitados ou acima dos 55 anos, idade limítrofe para os transplantes convencionais. Caso não ocorram complicações graves, o minitransplante pode ser realizado em regime ambulatorial. No entanto, embora as complicações precoces sejam menores, a incidência de toxicidades tardias é semelhante à ocorrida em transplantes convencionais.

As complicações agudas e tardias associadas aos regimes de condicionamento e os cuidados necessários a cada uma delas serão abordados posteriormente.

Infusão da medula óssea ou células-tronco hematopoiéticas

Cerca de 1 a 2 dias após o término do condicionamento, a medula óssea ou as células-tronco são infundidas. O dia da infusão é considerado o *dia zero* e os dias que o precedem e sucedem são subsequentemente identificados (como dias −3, −2, −1, 0, +1, +2, +3...). Nos casos em que a medula ou as células-tronco hematopoiéticas periféricas foram criopreservadas, devem ser descongeladas no quarto do paciente por um processo de banho-maria (37 a 38 °C) em solução estéril e, imediatamente depois, infundidas por meio de bolsas acopladas a equipo sem filtro ou seringas, em 20 minutos, através da via calibrosa do cateter venoso central. Células-tronco provenientes de sangue de cordão umbilical e placentário são descongeladas no setor de criobiologia do banco de sangue e imediatamente encaminhadas à unidade do paciente. O tempo de infusão recomendado para essas células é de 15 minutos (volume menor que o das células-tronco periféricas) por meio de equipo parenteral sem filtro.

As complicações da infusão de medula e células-tronco criopreservadas incluem alterações cardíacas, dispneia, náuseas, vômitos, reações alérgicas, hipotensão ou hipertensão, tremores, febre, dor torácica, sensação de constrição em laringe, cólica abdominal, diarreia, sobrecarga hídrica, hemoglobinúria nas 24 horas seguintes e exalação, pelos pulmões, de um odor característico por 24 a 36 horas. Grande parte desses efeitos é desencadeada pelo DMSO. Alguns centros de transplante utilizam um protocolo de pré-medicações que incluem difenidramina, acetaminofeno, hidrocortisona e um destes: omeprazol, pantoprazol ou famotidina, de acordo com o protocolo clínico de cada instituição. Manitol e diurético são administrados a critério médico. Durante a infusão das células e nas primeiras horas depois dela, a equipe de enfermagem deve monitorar os sinais vitais, balanço hídrico e sinais e sintomas de reações de hipersensibilidade. Diminuir a velocidade de infusão das células, em geral, é suficiente para aliviar os sintomas. Materiais e equipamentos para atendimento de emergência devem estar ao lado do paciente, sob a responsabilidade de uma equipe de enfermagem treinada para o manejo rápido e eficaz de eventuais reações mais graves.

Quando não criopreservadas, a medula ou as células-tronco periféricas devem ser infundidas através de equipo macrogotas sem filtro, em 1 a 4 horas, de acordo com o volume e a recomendação da equipe médica. As reações são semelhantes às que ocorrem em transfusões em geral, como frio, urticária e febre, e devem ser tratadas com anti-histamínicos e antipiréticos e/ou diminuição da velocidade de infusão.

Assim que infundidas, as células dirigem-se exclusivamente aos espaços medulares, onde reiniciarão o processo de hematogênese normal. Como abordado anteriormente, esse processo pode ser definido como *pega*. As *pegas* mais rápidas são observadas em transplantes de células-tronco hematopoiéticas periféricas (11 a 16 dias após a infusão) e as *pegas* mais tardias em transplantes de células-tronco hematopoiéticas de cordão umbilical (até 40 dias).

Complicações agudas e intervenção de enfermagem

Complicações ou toxicidades agudas e crônicas são comuns em transplante de medula óssea, especialmente o alogênico. São resultado das altas doses de fármacos quimioterápicos, da associação eventual de irradiação corporal total, da DECH (em transplante alogênico) e dos problemas associados à doença de base. A sequência das principais complicações que acompanham os transplantes está apresentada na Figura 7.2. São similares entre os dois tipos de transplantes, com exceção da DECH, incomum no autólogo.

O manejo desses pacientes requer equipe de enfermagem experiente, treinada, embasada em fundamentação científica consistente e dinâmica diante das diversas complicações, sempre apta a planejar e executar o melhor cuidado possível. O preparo psicoemocional e a capacidade para interagir harmoniosamente com os diversos membros da equipe são fatores igualmente importantes. As complicações agudas são observadas durante os primeiros 100 dias após o transplante, afetam diversos órgãos ou sistemas e são mais severas durante o período de aplasia medular.

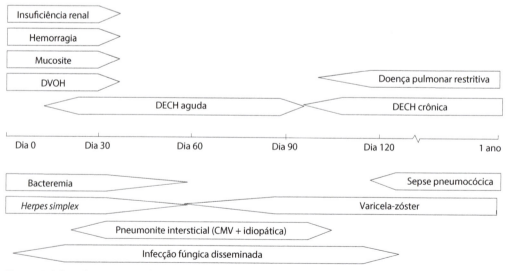

Figura 7.2 Sequência temporal das principais complicações após transplante alogênico de medula óssea.
Fonte: Adaptada de Groenwald et al., 1993.

Toxicidade gastrointestinal
Mucosite

A mucosite é esperada por volta de 4 a 7 dias após a infusão da medula, e os sinais vão desde um eritema difuso até a formação de grandes úlceras envolvendo a cavidade oral, faringe, laringe e todo o trato gastrointestinal.

A incidência de mucosite depende de diversos fatores, entre eles: regime de condicionamento (dose-dependente; irradiação corporal total e antineoplásicos como o etoposídeo, bussulfano, melfalano e ciclofosfamida, que aumentam a incidência); estado nutricional (maior severidade em pacientes com déficit nutricional); condições prévias da cavidade oral (doença periodontal, abscessos gengivais, placas bacterianas, cáries e próteses mal ajustadas aumentam a incidência e a gravidade da mucosite). Mucosites mais graves são observadas no transplante alogênico, em especial quando não relacionado, seja na presença da DECH ou pela necessidade do uso de fármacos para diminuir o grau de severidade da DECH, como o metotrexato, antimetabólito que afeta a síntese de DNA e é responsável por aumento da incidência e da severidade da mucosite.

Entretanto, deve-se considerar a predisposição individual, pois estudos demonstram diferentes graus de severidade de mucosite oral entre pacientes com similares protocolos quimioterápicos e doses, mesma faixa etária e idênticos protocolos de higiene oral.

A mucosite é o evento adverso mais comum e debilitante do TMO, cuja incidência varia de 75% a 99%. A sintomatologia é intensa: dor que requer aplicação endovenosa de opioides (dor em cavidade oral, faringe, esôfago etc.), edema de mucosas, dificuldade para deglutir e falar, sialorreia, ulcerações, sangramento etc. Recidiva de lesões por herpes simples *e* outros processos infecciosos por bactérias ou fungos podem estar associados, agravando consideravelmente a sintomatologia e os riscos, pois a trombocitopenia e a neutropenia que acompanham o quadro contribuem para agravá-lo. As lesões ulcerativas formam sítios de infecções secundárias e são portas de entrada para patógenos, principalmente da cavidade oral.

Pacientes com neutropenia e mucosite têm risco de sepse 4 vezes maior; além disso, o impacto na sua qualidade de vida e o aumento da morbidade e da mortalidade provocam um significativo aumento do custo do TMO, com um período de internação aumentado em cerca de 2,6 dias em relação aos pacientes sem mucosite severa. A intervenção de enfermagem inclui medidas de suporte para a manutenção da higiene oral, como bochechos com soluções geladas ou frias (soro fisiológico e enxaguantes bucais sem álcool); lubrificação dos lábios; aplicação de bolsa de gelo para o controle do edema, do sangramento e da dor; aplicação de analgésicos e/ou opioides via parenteral, preferencialmente sob sistema de *patient controlled analgesia* (PCA), ou seja, o paciente pode acionar o sistema para receber doses adicionais sempre que necessário e dentro de critérios estabelecidos pela equipe.

O emprego de *laser* de baixa potência em cavidade oral tem mostrado bons resultados na prevenção e no tratamento da mucosite, aumentando o conforto desses pacientes e ajudando na promoção da cicatrização.

Estudos recomendam a crioterapia em cavidade oral em protocolos com altas doses de melfalano. Esse agente antineoplásico é utilizado em alguns esquemas de condicionamento, porém apresenta efeito citotóxico intenso nas células do trato gastrointestinal, favorecendo a mucosite. A crioterapia consiste em fornecer alimentos gelados, como picolés, gelo e sucos, durante toda a sua infusão, a fim de promover a vasoconstrição da mucosa oral e reduzir a exposição do epitélio ao agente citotóxico. A crioterapia deve ser iniciada imediatamente antes do início da infusão, pois a vasoconstrição é imediata, e suspensa após o término da infusão do antineoplásico.

Um estudo duplo-cego comparando Palifermin® (hormônio de crescimento humano) e placebo, em 212 pacientes com neoplasias hematológicas, concluiu que o grupo Palifermin® apresentou menor incidência, duração e severidade da mucosite[71].

As infecções locais associadas (virais, bacterianas ou fúngicas) devem ser prontamente tratadas, pois podem rapidamente resultar em quadros sistêmicos graves e irreversíveis. Pacientes sob maior risco devem receber tratamento preventivo (nistatina, aciclovir). Suporte nutricional parenteral frequentemente é necessário. Em geral, ocorre melhora significativa da mucosite com a *pega* da medula óssea. Assim, de maneira indireta, os fatores de crescimento hematopoiético também colaboram na redução do período de mucosite.

Náuseas e vômitos

Ocorrem sempre em intensidade variável. Estão associados à quimioterapia e, eventualmente, à radioterapia, porém podem estar envolvidas outras causas, como a DECH, a esofagite por CMV ou infecções gastrointestinais. Nesses casos, há necessidade de estabelecer um diagnóstico diferencial por endoscopia com biópsia.

Os cuidados de enfermagem incluem: a administração de antieméticos (antagonistas do receptor 5-HT$_3$, p. ex.), corticosteroides e ansiolíticos; o registro rigoroso do balanço hídrico; o acompanhamento da dosagem de eletrólito; e o suporte psicológico.

Diarreia

Ocorre nas primeiras semanas após o transplante e é resultado da quimioterapia e/ou radioterapia do regime de condicionamento. Também pode estar associada à antibioticoterapia oral que integra alguns protocolos de transplante alogênico, cujo objetivo é descontaminar a flora gastrointestinal, uma das mais frequentes fontes de infecção sistêmica. Pacientes com DECH aguda grave e infecção intestinal também apresentam diarreia logo nos primeiros dias de transplante (a partir do dia +7). Administração de antiespasmódicos e outros fármacos, conforme prescritos, cuidados na prevenção e no tratamento das lesões perineais e perianais e atenção ao balanço hidroeletrolítico são cuidados de enfermagem fundamentais no manejo desses pacientes.

Complicações hemorrágicas

A trombocitopenia intensa e prolongada coloca os pacientes sob alto risco de complicações hemorrágicas. Sangramentos requerem intervenção imediata, especialmente quando localizados no sistema nervoso central e no gastrointestinal. A monitorização diária do hemograma e as transfusões de glóbulos vermelhos e plaquetas, sempre que necessárias, são extremamente importantes. Todos os componentes sanguíneos devem ser previamente irradiados e filtrados para eliminar, respectivamente, os linfócitos T e os leucócitos, que podem desencadear uma entidade grave, potencialmente fatal, intitulada *doença do enxerto versus hospedeiro transfusional*. Pacientes que se tornam refratários às plaquetas obtidas por meio de *pool* de doadores, ou seja, quando não ocorre um aumento significativo e prolongado do nível de plaquetas após a transfusão, devem receber plaquetas obtidas de um doador único por meio de aférese, preferencialmente HLA-compatível. A aloimunização (presença de *anticorpo antiplaquetário*) e a refratariedade às plaquetas aumentam os riscos associados às complicações hemorrágicas.

A cistite hemorrágica, desencadeada pelo efeito vesicotóxico da acroleína, um dos metabólitos da ciclofosfamida e da ifosfamida, vem sendo mais bem controlada com o uso rotineiro de mesna (protetor vesical) associado a forte esquema de hidratação endovenosa durante todo o período de condicionamento. Infecções por adenovírus e poliomavírus também podem causar cistite hemorrágica, caracterizada por hematúria grave, disúria e polaciúria intensas. O paciente pode apresentar alterações decorrentes da irritação química e da infecção viral, o que contribui para o agravamento do quadro. É fundamental identificar o(s) fator(es) causal(ais) para garantir o tratamento adequado e imediato.

Doença do enxerto *versus* hospedeiro aguda

A doença do enxerto *versus* hospedeiro (DECH) é a causa mais comum de mortalidade relacionada ao transplante alogênico de medula óssea e de células-tronco hematopoiéticas. Pode ser aguda ou crônica. A forma aguda ocorre nos primeiros 100 dias após o transplante e a crônica após os 100 dias. A DECH aguda é desencadeada pelo ataque dos linfócitos T imunocompetentes do doador, presentes nas células transplantadas, contra antígenos de histocompatibilidade do receptor. Os principais alvos são a pele, o fígado e o trato gastrointestinal.

A incidência de DECH aguda varia entre os diversos tipos de transplantes. Ocorre em 10% a 40% dos transplantes HLA-idênticos e em 40% a 80% dos transplantes não relacionados e parcialmente compatíveis. O risco diminui em transplantes de células-tronco provenientes de cordão umbilical, em razão de sua imaturidade, o que as torna complacentes frente às diferenças imunogenéticas com o receptor. Estudos mostram uma incidência menor de DECH aguda e crônica em pacientes que receberam células de cordão doadas por irmão HLA-idêntico, em relação aos pacientes que receberam medula óssea de irmão igualmente HLA-idêntico.

As manifestações da DECH aguda ocorrem em intensidade variável (de leve a severa) e os estágios clínicos estão definidos na Tabela 7.1. As complicações relacionadas à DECH são responsáveis por aproximadamente 10% das mortes que ocorrem entre os transplantados. Os principais riscos para o desenvolvimento da DECH aguda entre indivíduos HLA-compatíveis são: paciente e doador com idade superior a 18 anos; doador previamente aloimunizado por meio de transfusão ou gravidez anterior; diagnóstico de leucemia mieloide crônica; e doador e receptor CMV negativos.

Manifestações clínicas

Começam com um eritema maculopapular, acompanhado de prurido ou não, que pode cobrir até 25% do corpo. A doença pode progredir para eritroderma generalizado, com franca descamação e formação de bolhas, semelhante a um quadro de queimadura de segundo grau. O envolvimento do fígado também pode ocorrer, manifestado por dor no quadrante superior direito, hepatomegalia, aumento das enzimas hepáticas e icterícia. O acometimento gastrointestinal ocasiona náuseas, vômitos, anorexia, cólica abdominal, dor e, principalmente, diarreia profusa, esverdeada e aquosa, que pode exceder a 2 L por dia.

Diagnóstico

O diagnóstico da DECH aguda pode ser mascarado por manifestações semelhantes relacionadas à infecção ou ao regime de condicionamento. Elucida-se o diagnóstico por biópsia de pele e fígado; exames clínicos e laboratoriais são imperativos no tratamento dessa doença.

Igualmente importante é a graduação clínica da DECH para definir a terapêutica imunossupressora a ser empregada. A Tabela 7.1 apresenta os diversos graus (de 0 a 4) e as alterações clínicas correspondentes.

Profilaxia, tratamento e intervenção de enfermagem

A prevenção da DECH aguda é fundamental. Medicamentos imunossupressores são utilizados com o objetivo de remover ou inativar os linfócitos T do doador. Uma das combinações mais utilizadas para o controle da DECH aguda é a ciclosporina associada ao metotrexato. Uma alternativa é a depleção de células T da medula do doador antes da infusão, mas o procedimento ocasiona aumento proibitivo na incidência de falha de *pega* e recidiva da doença de base. Para aumentar as chances de pega do enxerto, recomendam-se regimes de condicionamento mais intensos, com irradiação corporal total ou fármacos com maior intensidade de mielossupressão. Globulina antitimocitária (ATG); anticorpos monoclonais, como o muromonab-CD3 (Orthoclone OKT3®); FK506 tacrolimo (Prograf®); micofenolato mofetil oral (CellCept®); azatioprina e talidomida também são úteis na prevenção e controle dessa doença, assim como os corticosteroides.

Tabela 7.1 Estágios clínicos da doença do enxerto *versus* hospedeiro (DECH).

Estágio	Pele (eritema)	Fígado (bilirrubina)	Trato gastrointestinal superior	Trato gastrointestinal inferior (eliminação intestinal/dia)
0	Nenhuma erupção ativa	< 2 mg/dL	Ausência ou episódios intermitentes de náuseas, êmeses ou anorexia	*Adulto*: < 500 mL/dia ou < 3 episódios/dia *Criança*: < 10 mL/kg/dia ou < 4 episódios/dia
1	Erupção maculopapular < 25% da superfície corporal	2 a 3 mg/dL	Episódios persistentes de náuseas, vômitos ou anorexia	*Adulto*: 500 a 999 mL/dia ou 3 a 4 episódios/dia *Criança*: 10 a 19,9 mL/kg/dia ou 4 a 6 episódios/dia
2	Erupção maculopapular 25% a 50% da superfície corporal	3,1 a 6 mg/dL		*Adulto*: 1.000 a 1.500 mL/dia ou 5 a 7 episódios/dia *Criança*: 20 a 30 mL/kg/dia ou 7 a 10 episódios/dia
3	Erupção maculopapular > 50% da superfície corporal	6,1 a 15 mg/dL		*Adulto*: > 1.500 mL/dia ou > 7 episódios/dia *Criança*: > 30 mL/kg/dia ou > 10 episódios/dia
4	Eritrodermia generalizada (> 50% da superfície corporal) mais formação de bolhas e descamação > 5% da superfície corporal	> 15 mg/dL		Dor abdominal intensa, sangramento nas fezes, independentemente do volume das fezes

- O diagnóstico de DECH aguda é suspeito quando a anorexia é associada a perda de peso, náuseas persistentes por no mínimo 3 dias ou acompanhada por 2 ou mais episódios de êmese por no mínimo 2 dias.
- 1 episódio de diarreia corresponde a aproximadamente 200 mL de fezes em adultos ou 3 mL/kg em crianças (< 50 kg).

Fonte: Adaptada de Funke et al., 2021.

A enfermagem treinada e experiente em transplante de medula óssea detecta precocemente as primeiras manifestações da DECH aguda, acelerando a introdução do tratamento adequado. Pontos importantes na intervenção de enfermagem são: o controle dos efeitos colaterais dos medicamentos imunossupressores; os cuidados com a pele (aplicação de cremes à base de corticosteroides, hidratação, curativos em lesões bolhosas, atenção às áreas de pressão, proteção da região perianal dos pacientes com diarreia); o alívio da dor; e o controle hidroeletrolítico. A diarreia profusa requer pausa alimentar e aporte proteico calórico por meio de nutrição parenteral.

Complicações renais

Ocorrem em aproximadamente 50% dos transplantados e podem resultar de uma combinação de medicamentos nefrotóxicos, como ciclosporina, anfotericina B, metotrexato e aminoglicosídeos, comumente associados ao tratamento. Regimes de condicionamento que incluem irradiação corporal total aumentam o risco. Frequentemente existem outros fatores agravantes, como quadros infecciosos, depleção hídrica e a síndrome de oclusão sinusoidal (SOS) ou doença veno-oclusiva hepática (VOD). A síndrome de lise tumoral desencadeada pelo regime de condicionamento também pode ocasionar graves complicações renais.

Manifestações clínicas

A principal manifestação é a oligúria ou mesmo a anúria, que podem ser uma indicação precoce de necrose tubular aguda, insuficiência renal ou obstrução. Também podem ocorrer alterações hidroeletrolíticas e desequilíbrio ácido-básico, causando quadros de edema, tontura, hipertensão arterial e hipotensão postural.

No transplante autólogo, comumente os quadros de disfunção renal são leves e reversíveis apenas com o ajuste de dose dos medicamentos e com os cuidados clínicos. No entanto, em transplantes alogênicos, 5% a 10% dos pacientes podem necessitar de hemodiálise, e a mortalidade nesse grupo está em torno de 85%.

Tratamento e intervenção de enfermagem

Sinais e sintomas associados à necrose tubular aguda devem ser prontamente identificados pela enfermagem por meio da monitorização frequente dos sinais vitais, incluindo: pressão arterial postural; acompanhamento diário do peso e da medida da circunferência abdominal; determinação da densidade e eletrólitos urinários; acompanhamento dos exames de função renal e avaliação rigorosa do balanço hídrico. Queixas de sede ou tonturas, distensão da jugular, edema de extremidades e alterações sugestivas de confusão mental também são indicadores de distúrbios renais. No processo de avaliação do paciente e detecção precoce de toxicidades, é imperativo conhecer as interações e os efeitos adversos, incluindo a nefrotoxicidade, dos inúmeros fármacos utilizados em transplante de medula óssea, como a ciclosporina e os aminoglicosídeos. Acompanhar os níveis séricos de ciclosporina é de fundamental importância para garantir o equilíbrio adequado entre efeito terapêutico e toxicidade. O tratamento inclui ajuste de dosagens ou mesmo suspensão, se possível, de medicamentos nefrotóxicos, manutenção do balanço hidroeletrolítico adequado e tratamento dialítico, nos casos mais graves.

Síndrome de oclusão sinusoidal

Antes denominada *doença veno-oclusiva hepática* (DVOH), a síndrome de oclusão sinusoidal (SOS) é uma das complicações graves mais frequentes em transplante de medula óssea, com incidência entre 10% e 60% dos transplantados. Os principais fatores de risco para sua ocorrência são: hepatite ou anormalidades hepáticas prévias; regimes de condicionamento que associam radioterapia e quimioterapia; idade superior a 15 anos; diagnóstico de leucemia; uso de medicamentos como aciclovir, anfotericina ou vancomicina; e transplantes parcialmente compatíveis ou não relacionados.

Manifestações clínicas

O dano hepatocelular ocasionado pela quimioterapia e/ou radioterapia envolve dois processos histopatológicos:

1. oclusão venosa e/ou processo veno-oclusivo, que acomete a rede venosa hepática terminal e sublobular; e
2. necrose dos hepatócitos.

As manifestações clínicas ocorrem nas primeiras semanas após o transplante e incluem: retenção hídrica, súbito ganho de peso, distensão abdominal, dor no quadrante superior direito do abdome, icterícia (especialmente em esclerótica), hepatomegalia, encefalopatia, sangramentos e níveis aumentados de bilirrubinas e enzimas hepáticas. Esses sinais e sintomas são o resultado da hipertensão e da obstrução dos sinusoides intra-hepáticos. A morbidade e a mortalidade associadas à SOS são elevadas: aproximadamente 45% a 50% dos acometidos morrem pela doença.

Tratamento e intervenção de enfermagem

O tratamento da SOS é sintomático. Em geral, a síndrome se resolve espontaneamente, mas pode progredir para um quadro grave, com disfunção de múltiplos órgãos. Dispõe-se de um recurso terapêutico chamado *defibrotida*, produzido pela despolimerização do DNA intestinal suíno e composto principalmente de oligonucleotídeos fosfodiéster de fita simples e quantidades menores de oligonucleotídeos fosfodiéster de fita dupla. O mecanismo de ação preciso do defibrotida é desconhecido, mas acredita-se que seja citoprotetor do endotélio vascular hepático, desempenhando efeitos anti-inflamatórios, antitrombóticos e trombolíticos. Vários estudos clínicos apoiam seu uso em SOS, sendo recentemente aprovado pela Food and Drug Administration (FDA) para adultos e crianças com SOS com complicações renais ou pulmonares. No Brasil, o defibrotida é aprovado pela ANVISA e seu uso é autorizado para pacientes adultos e pediátricos.

Outros tratamentos, como a *pentoxifilina* (Trental®) e o *alprostadil* (Prostin®), também podem ser utilizados em pacientes com SOS. Esses medicamentos estimulam a produção de prostaglandinas não inflamatórias (séries E e I) pelo endotélio vascular, as quais auxiliam na circulação sanguínea intra-hepática e na trombólise. Estudos sugerem que esses fármacos podem preservar a função hepática e prevenir a doença em pacientes submetidos a transplante de medula óssea.

O tratamento sintomático convencional consiste basicamente em suporte ao balanço hidroeletrolítico (uso de diuréticos, restrição hídrica, restrição de sódio) e a manutenção do nível de hematócrito acima de 35% para sustentar o volume intravascular e a perfusão renal adequados (transfusão de glóbulos e/ou administração de albumina pobre em sódio). O risco de complicações renais decorrentes da má perfusão é elevado, por isso "doses renais" de dopamina (1 a 3 mcg/kg/min) são frequentemente utilizadas, pois promovem a dilatação das artérias renais e, em consequência, aumento da taxa de filtração glomerular. Pacientes mais graves podem requerer assistência ventilatória, monitorização da pressão de artéria pulmonar (cateter de Swan-Ganz), hemodiálise ou ultrafiltração e paracentese.

Contínuo e cuidadoso controle do balanço hidroeletrolítico é primordial na assistência de enfermagem a esses pacientes e inclui: pesar o paciente duas vezes por dia, mensuração diária da circunferência abdominal, pesquisa de ascite e edema (periférico, facial), controle de sangramentos e monitorização das medidas de pressão arterial postural.

Complicações pulmonares

As complicações pulmonares agudas ou tardias, que acometem 40% a 60% dos pacientes, são a maior causa de morbidade e mortalidade relacionadas ao transplante de medula óssea. Ocorrem como resultado da toxicidade dos regimes de condicionamento e/ou infecções bacterianas, virais, por fungos ou protozoários, comuns nesse grupo de pacientes. Incluem a pneumonia intersticial, o edema de pulmão e as infecções pulmonares. Fatores que aumentam o risco e a severidade das complicações pulmonares são: oxigenoterapia (prévia ou simultânea ao transplante), radioterapia (prévia ou integrada ao regime de condicionamento), uso de quimioterapia com toxicidade pulmonar (prévia ou integrada ao regime de condicionamento), doenças pulmonares prévias (bronquite e pneumonias de repetição) e exposição prévia a agentes tóxicos (fumante).

Manifestações clínicas e etiologia

As manifestações clínicas de pneumonia são: tosse não produtiva, dispneia, febre, fadiga, alterações em radiografia pulmonar (infiltrado intersticial) e anormalidades em gasometria sanguínea (hipoxemia). Essa sintomatologia, em geral, tem início súbito em pacientes imunocomprometidos e pode resultar rapidamente em uma piora clínica de graves proporções. Pode ser de causa idiopática ou infecciosa, ou associadas. O diagnóstico diferencial preciso é feito por broncoscopia ou mediastinoscopia, com retirada de material para análise histológica e cultura. Essa análise mostra aproximadamente 30% de incidência de pneumonia idiopática, ou seja, não associada a agentes infecciosos.

A pneumonia intersticial ocorre em aproximadamente 35% dos pacientes que recebem medula alogênica e se configura como a mais frequente causa de morte durante os primeiros 100 dias de transplante. Trata-se de um processo inflamatório que envolve o espaço intersticial dos pulmões. Pode ocorrer precocemente (antes do dia 100) ou tardiamente (após o dia 100). O agente etiológico mais comum é o citomegalovírus (CMV) e sua incidência em transplantados alogênicos é de aproximadamente 20%, com mortalidade nesse grupo em torno de 85%. São os principais fatores de risco para essa infecção: idade superior a 30 anos, DECH severa, condicionamento com radioterapia corporal total (TBI), soropositividade para CMV e doenças hematológicas avançadas. A principal opção profilática consiste na administração exclusiva de componentes sanguíneos CMV-negativos aos pacientes soronegativos, cujo doador de medula também é soronegativo para CMV. Quando doador e receptor são soropositivos, pode ser benéfico o uso de antivirais (aciclovir, p. ex.) e imunoglobulinas.

As complicações pulmonares também podem ser desencadeadas por infecções bacterianas, fúngicas ou por outros vírus, como *adenovírus*, *herpes simples* e *varicela-zóster*. Representam aproximadamente 15% das pneumonias entre transplantados e contam com tratamento efetivo.

DECH, em sua forma aguda ou crônica, também pode acometer o parênquima pulmonar, desencadeando sintomatologia semelhante à da pneumonia.

Tratamento e intervenção de enfermagem

As complicações pulmonares requerem uma definição precoce e precisa dos fatores etiológicos envolvidos, para que o tratamento adequado seja instituído o mais breve possível. Ganciclovir é a principal opção terapêutica no tratamento da pneumonia por CMV e seu uso precoce diminuiu significativamente a mortalidade nesse grupo. Complicações associadas a outras infecções requerem intervenção específica (antibióticos, antivirais, antifúngicos). A pneumonia por *Pneumocystis carinii*, que já foi importante causa de morte entre os transplantados, vem sendo mais bem controlada com o uso profilático de sulfametoxazol + trimetropina. Pacientes com pneumonia idiopática podem beneficiar-se com o uso de corticosteroides. DECH pulmonar requer tratamento específico, frequentemente com corticosteroides, ciclosporina e/ou outros agentes imunossupressores.

A enfermagem é fundamental na detecção precoce dos sinais e sintomas de complicações pulmonares. Apoio às medidas de diagnóstico e ao tratamento é tarefa do enfermeiro que atua em transplante de medula óssea. Sua observação acurada, com intervenção rápida e precisa, interfere significativamente no prognóstico das complicações pulmonares.

Complicações neurológicas

Complicações neurológicas e neuromusculares ocorrem em 59% a 70% dos transplantados e resultam em 6% de óbitos. As principais causas são: uso prévio de quimioterapia e/ou radioterapia; infecção no sistema nervoso central por bactérias (meningites), vírus (CMV), fungos (*Aspergillus*) e protozoários (*Toxoplasma gondii*); alterações eletrolíticas; deficiência de tiamina; encefalopatia hepática (doença veno-oclusiva); sangramento intracraniano (plaquetopenia); e agentes imunossupressores neurotóxicos, em especial a ciclosporina. As manifestações são agravadas pela hipomagnesemia. As complicações neurológicas também podem estar relacionadas à recidiva da doença neoplásica no sistema nervoso central, mais comum em pacientes que não receberam tratamento profilático pré-transplante com metotrexato intratecal. Leucoencefalopatia tem sido reportada em 7% dos pacientes, em especial entre aqueles previamente submetidos à irradiação em sistema nervoso e que receberam aplicações intratecais de metotrexato.

Manifestações clínicas

As manifestações clínicas mais comuns são: parestesias, convulsões, confusão, coma, torpor, alterações pupilares, déficit motor, letargia, sonolência e alterações de personalidade.

Intervenção de enfermagem

Manifestações neurológicas agudas relacionadas à trombocitopenia requerem imediata transfusão de plaquetas. O nível de magnésio sérico deve ser frequentemente dosado e corrigido. Dessa maneira, é fundamental que os pacientes sejam atendidos por enfermeiros treinados, aptos a executar avaliação neurológica em intervalos constantes e acionar intervenções adequadas sempre que necessário.

Complicações cardíacas

As complicações cardíacas ocorrem com mais frequência em transplantados autólogos e podem ser atribuídas à radioterapia (prévia ou integrada ao regime de condicionamento), ao uso de quimioterapia cardiotóxica (prévio ou integrado ao regime de condicionamento) e às infecções cardíacas[75]. Complicações cardíacas, como pericardite, arritmia, edema pulmonar, insuficiência cardíaca, morte súbita, podem ocorrer nos primeiros 100 dias pós-TCTH e são consideradas toxicidades agudas. Estudos demonstram que complicações cardíacas agudas apresentam mortalidade de 1,2% e morbidade entre 5% e 43%. A insuficiência cardíaca é a mais grave das complicações cardíacas. Os achados clínicos são: ortopneia, dispneia paroxística noturna, intolerância ao exercício, tosse noturna, sibilos, palpitações e síncope[57].

A cardiotoxicidade ocorre em 40% dos transplantes autólogos e responde por 10% dos óbitos nessa população[76]. Em transplante alogênico, as complicações cardíacas também podem estar relacionadas à DECH, que pode, embora raramente, acometer o coração. Os principais fatores de risco são: uso prévio de antracíclicos, exposição à radioterapia torácica, uso de ciclofosfamida em dose total acima de 100 mg/kg, condicionamento com ciclofosfamida em paciente previamente tratado com citarabina ou tioguanina, condicionamento com ciclofosfamida associado à irradiação corporal total, sepse, história de doença valvular e fração de ejeção cardíaca < 50%[75-6].

Manifestações clínicas e intervenção de enfermagem

As complicações cardíacas mais comuns são: insuficiência cardíaca congestiva, cardiomegalia, necrose de miocárdio, tamponamento cardíaco e edema pulmonar. As manifestações clínicas incluem: arritmias, edema, estase de jugular, dispneia, alterações de pulso e pressão arterial. Pacientes que apresentam um ou mais fatores de risco, conforme mencionados anteriormente, devem ser monitorizados quanto às complicações cardíacas com mais intensidade e frequência.

Complicações infecciosas

As infecções são comuns e praticamente inevitáveis. Resultam de profundas mielossupressão e imunossupressão, desencadeadas pelo regime de condicionamento associado à terapêutica imunossupressora para o controle da DECH. Os sítios de infecção mais comuns são: trato gastrointestinal, orofaringe, pulmões, pele e cateter.

Uma das áreas de maior avanço e que repercutiu diretamente na morbidade e na mortalidade em transplante de medula óssea foi a profilaxia e o controle das infecções. Esquemas profiláticos em transplantes alogênicos e autólogos de maior risco incluem: sulfametoxazol + trimetropina oral (*Pneumocystis carinii* e toxoplasmose); fluconazol oral ou endovenoso (infecções fúngicas); e aciclovir (*Herpes simples*). Novos medicamentos antivirais, antibacterianos e antifúngicos, imunomoduladores e novas técnicas de diagnóstico garantiram o controle de quadros infecciosos graves que no passado invariavelmente resultavam em óbito.

De qualquer modo, o risco infeccioso persiste; e difere entre as diversas etapas do transplante. No primeiro mês, as infecções bacterianas são as mais comuns, tanto por Gram-positivos quanto por Gram-negativos, concomitantes com as fúngicas, e pelo vírus herpes simples. Durante o segundo e o terceiro meses, os pacientes estão sob maior risco de infecções por citomegalovírus (CMV), fungos, bactérias Gram-positivas e *Pneumocystis carinii*. Após o terceiro mês, as infecções por bactérias encapsuladas, varicela-zóster e *Pneumocystis carinii* figuram como mais comuns.

Fase precoce (entre os dias 0 e +30)

A neutropenia e a quebra de barreira mucocutânea, características do período, favorecem o aparecimento das *infecções por bactérias Gram-negativas* e por *estafilococos coagulase-positivos e negativos*. É imperativa a administração empírica de antibióticos a partir do primeiro episódio febril. A combinação de penicilina semissintética com aminoglicosídeos vem sendo substituída por combinações menos nefrotóxicas, como as fluoroquinolonas e as cefalosporinas de terceira geração, em geral associadas à vancomicina. Também são comuns as infecções sistêmicas por *Candida*, e seu tratamento continua sendo com anfotericina B comum ou lipossomal quando houver indicação médica e condições financeiras que permitam seu uso (AmBisome®). Recomenda-se profilaxia com fármacos como o fluconazol ou o itraconazol aos pacientes sob maior risco. A aspergilose, infecção fúngica causada pelo *Aspergillus*, é uma das mais graves, e sua porta de entrada, em geral, é o trato respiratório; sua incidência é diretamente proporcional à gravidade e à duração da neutropenia. A aspergilose pulmonar invasiva é uma infecção grave, que ocorre em indivíduos imunocomprometidos. Os principais fatores de risco para essa infecção são neutropenia prolongada e quimioterapia mieloablativa ou transplante de medula óssea (TMO). A frequência de aspergilose pulmonar invasiva em pacientes submetidos ao TMO encontra-se entre 5% e 15% e aproxima-se de 70% após 34 dias de neutropenia em indivíduos com qualquer malignidade hematológica, com a taxa de mortalidade atingindo 94% em alguns estudos. O diagnóstico por meio de culturas sanguíneas é difícil; portanto, pacientes sob suspeita clínica e radiológica devem ser submetidos a exames invasivos, como broncoscopia ou mediastinoscopia, para garantir diagnóstico precoce e tratamento adequado imediato (altas doses de anfotericina B em combinação com fluorocitosina). Estudos sugerem que o voriconazol é a melhor opção de profilaxia para aspergilose em pacientes submetidos a TCTH, e o posaconazol apresenta melhor eficácia na profilaxia dos pacientes que apresentam leucemia mieloide aguda ou síndrome mielo-displásica. As infecções virais mais comuns são por *herpes simples* (HSV) tipos I e II, *citomegalovírus* (CMV) e *varicela-zóster*. Infecção ativa por HSV ocorre em 70% a 80% dos pacientes soropositivos, como reativação de ulcerações orais (tipo I) ou genitais (tipo II), e sua profilaxia é feita com aciclovir.

Para diminuir o risco infeccioso, os transplantes eram exclusivamente realizados em ambientes filtrados (filtro absoluto HEPA), as chamadas *bolhas*, onde o paciente era atendido por pessoal portando paramentação estéril completa. Nesse ambiente, recebia alimentação estéril, deitava--se em roupa de cama estéril, não tocava em nenhum objeto que não tivesse sido previamente desinfetado, e seu sistema gastrointestinal era previamente descontaminado por meio de antibioticoterapia oral não absorvível. Atualmente, graças ao apoio de novos medicamentos na profilaxia e no tratamento das infecções e da utilização de hemocomponentes CMV-negativos em pacientes CMV-negativos, os transplantes também são realizados em quarto comum, individual, com visitas limitadas, sem necessidade do uso de paramentação especial pela equipe que trata do paciente. Recomenda-se o uso de filtro absoluto HEPA em unidades de transplante próximas a áreas endêmicas para aspergilose. A rigorosa higiene das mãos, respeitando-se os cinco momentos de higienização, é fundamental na prevenção de infecção desses pacientes.

Fase intermediária (entre os dias +30 e +99)

É a fase caracterizada pelas infecções por *citomegalovírus* (CMV), que respondem por 15% a 20% da mortalidade nesse período. Os principais fatores de risco são: soropositividade, DECH, grau de histocompatibilidade HLA entre doador e receptor e presença de infecções virais que alteram a função dos linfócitos T e B. São infecções que podem se manifestar em trato gastrointestinal, retina e pulmão, sendo este último a localização de maior gravidade, representada pela pneumonite intersticial. As infecções bacterianas são menos comuns; porém, entre pacientes portadores de cateter há risco maior de infecções sistêmicas por bactérias Gram-negativas e principalmente Gram-positivas. Permanece o risco de infecções *fúngicas* e por *Pneumocystis carinii*.

Fase tardia (a partir do dia +100)

As complicações infecciosas a partir da fase tardia ocorrem em transplantados alogênicos. Nesses pacientes, a imunodeficiência persiste por até 12 meses, podendo prolongar-se em pacientes com DECH crônica (mais frequente em transplantes parcialmente compatíveis e não relacionados), com falha de *pega* ou recidivados da doença de base. Ocorrem infecções virais (HSV, CMV e varicela-zóster), por bactérias encapsuladas e por *Pneumocystis carinii*. Esses organismos são responsáveis por septicemias, otites, pneumonias, sinusites e febre de origem desconhecida. A profilaxia e o tratamento dessas infecções incluem sulfametoxazol + trimetropina, inalação com pentamidina, gamaglobulina endovenosa, aciclovir, imunizações após, no mínimo, 6 meses em pacientes sem DECH e imunoglobulina específica.

A reconstituição imune completa pode demorar de 6 meses a anos após o transplante. A partir de 6 meses após o transplante, a reimunização do paciente deve ser realizada com as vacinas recomendadas pelos especialistas.

Manifestações clínicas e intervenção de enfermagem

Febre é o principal sinal de infecção, mas pode ser mascarada pelo uso de corticosteroides. Outros sinais clássicos, em geral, não ocorrem nesses pacientes em função do limitado número de células fagocitárias. A equipe de enfermagem deve estar atenta aos sinais vitais, perfusão periférica, padrão respiratório, condições de pele e mucosa (incluindo região pericateter central) e eliminações. Pesquisar presença de fadiga, tosse, secreção, alterações em ausculta pulmonar, queixas urinárias, dor, náuseas e vômitos. Pacientes assistidos por enfermagem qualificada e competente são diagnosticados e tratados mais precocemente. Conhecer os medicamentos utilizados na profilaxia e no tratamento das infecções e da DECH, incluindo os fatores de crescimento hematopoiético, é fundamental, assim como a orientação a ser fornecida ao paciente e seus familiares no que concerne aos riscos, sinais e sintomas de alerta e cuidados profiláticos, incluindo o manuseio do cateter.

Alta hospitalar

O tempo de permanência no hospital vem progressivamente diminuindo, em decorrência do uso de células periféricas e de fatores de crescimento hematopoiético e, além disso, do fato de o apoio ambulatorial e domiciliar estar se tornando cada vez mais efetivo. Não podemos deixar de mencionar a pressão econômica exercida pelos convênios e seguradoras, que veem na alta hospitalar um fator importante na contenção de despesas. Dessa maneira, permanências de 30 a 35 dias foram diminuídas para 15 a 20 dias. Vale lembrar que o período de hospitalização depende de diversos fatores, como: tipo de transplante (autólogo, alogênico aparentado ou não aparentado, totalmente compatível ou parcialmente compatível); intensidade do regime de condicionamento; fonte das células hematopoiéticas; presença e gravidade da DECH; além de condição socioeconômica e um ambiente doméstico limpo e adequado.

Os critérios de alta variam entre os diversos centros, mas, em geral, são os seguintes:

- serviço médico de referência para atendimento de intercorrências 24 horas;
- ingestão oral entre 25% e 50% da linha básica requerida;
- necessidade de, no máximo, 2.500 mL de fluido parenteral por dia;
- náuseas e vômitos controlados;
- diarreia controlada (< 500 mL/dia);
- plaquetopenia, porém sem evidência de sangramentos;
- contagem de granulócitos superior a 500 mm^3 por mais de 24 horas;
- hematócrito > 25%;
- tolerância aos medicamentos por via oral por mais de 24 horas (narcóticos, anti-hipertensivos, ciclosporina, prednisona etc.);
- suporte familiar.

Antes da alta, o paciente e sua família recebem orientações (Quadro 7.5) que garantirão a segurança, a continuidade dos cuidados e a rapidez na identificação e na intervenção diante de eventuais complicações.

Idealmente, durante os primeiros 100 dias ou mais, se houver persistência de algumas complicações, o paciente e os membros de sua família que oferecem suporte precisam estar próximos ao centro de transplante. Após a alta, o paciente continua recebendo atendimentos diários ambulatoriais, que consistem em: coletas de sangue para exames laboratoriais, transfusões de glóbulos e plaquetas, hidratação parenteral, nutrição parenteral (se necessário), aplicações parenterais de medicamentos, como antibióticos, antivirais e antifúngicos (se necessário), e contínua orientação e acompanhamento. Progressivamente, os atendimentos vão se tornando mais espaçados, o cateter é retirado, e, quando as condições clínicas se estabilizam, o paciente retorna à equipe médica de origem. Transplantados autólogos requerem cuidados bem menos intensivos após a alta e, em geral, retornam mais brevemente às atividades normais.

Quadro 7.5 Principais orientações para a alta hospitalar.

Reportar os seguintes sintomas
• Febre > 38 °C.
• Qualquer sangramento.
• Alterações urinárias (aumento da frequência, dor ou queimação às micções).
• Vermelhidão, coceira ou edema na pele.
• Qualquer dor.
• Tosse, drenagem nasal, espirros, falta de ar ou desconforto torácico.
• Alterações visuais ou oculares (sensibilidade à luz; visão turva; queimação, coceira ou sensação de poeira nos olhos).
• Inabilidade de transpirar.
• Vermelhidão, edema ou drenagem na área de inserção do cateter.
• Lesões bolhosas em boca ou região genital.
Diretrizes adicionais
• Reportar qualquer problema ou dúvida.
• Reportar todos os exames, testes e procedimentos realizados.
• Tomar e anotar a ingestão de todos os medicamentos, sem omitir nenhum deles.
• Não tomar vacinas antes do recomendado pelo médico.
• Higienizar adequadamente os alimentos antes de ingeri-los.
• Evitar contato com crianças ou adultos que tenham recebido vacinação com vírus vivo atenuado (Sabin, sarampo, rubéola).
Cuidados com a saúde
• Evitar lugares com aglomerações por 6 meses após o transplante.
• Não entrar em piscina enquanto estiver com o cateter.
• Tomar banho de chuveiro diariamente utilizando um sabonete neutro e, após o banho, aplicar creme hidratante sem álcool.
• Não compartilhar o uso de toalhas, roupas, pentes e escova dental.
• Higiene oral, após as refeições e antes de deitar-se, com fio dental, escova macia e creme dental.
• Praticar sexo seguro; fazer uso de preservativo e limitar parceiros. Evitar concepção.
• Manter-se em ambiente limpo.
• Evitar contato direto com animais domésticos.
• Evitar plantas ou flores em vasos com água.

Fonte: Adaptado de Groenwald et al., 1993.

Complicações tardias e intervenção de enfermagem

O número de transplantes de medula óssea e células-tronco hematopoiéticas vem progressivamente aumentando em todo o mundo. As estatísticas de sobrevida prolongada (mais de 5 anos) e livre da doença em transplantados alogênicos para leucemia mieloide aguda (LMA) em primeira remissão estão em torno de 45% a 65%. Estudo prospectivo amplo, realizado pelo European Organization of Research and Treatment of Cancer (EORTC), reportou sobrevida de 4 anos livre de doença em 55% dos transplantados alogênicos e 48% dos transplantados autólogos para LMA. Em leucemia mieloide crônica (LMC), a sobrevida livre de doença em 5 anos é de 15% a 20% para os transplantados alogênicos em crise blástica, 20% a 50% em fase acelerada e 50% a 75% em fase crônica.

Esse grupo de sobreviventes, embora livre da doença que motivou o transplante, frequentemente apresenta complicações tardias que, certamente, comprometem a qualidade de suas vidas. A seguir, apresentamos uma descrição sumária das principais complicações tardias em transplante de medula óssea e células-tronco hematopoiéticas.

Doença do enxerto *versus* hospedeiro crônica

Ocorre a partir dos 3 meses após o transplante alogênico, é a maior causa de morbidade entre esses pacientes e difere da DECH aguda pela apresentação clínica e pelos órgãos afetados. Sua incidência é de 33% nos transplantados HLA-idênticos, 49% nos relacionados parcialmente compatíveis e 64% em transplantados não relacionados. Dessa maneira, é fácil concluir que o principal fator de risco para a DECH crônica é o grau de histocompatibilidade HLA: quanto mais compatível, menor a DECH. Outros fatores de risco são: idade (os pacientes mais velhos são mais suscetíveis que os mais jovens); receptor e doador de sexos diferentes; doador do sexo feminino que já tenha engravidado ou recebido transfusão sanguínea; e ocorrência da DECH aguda.

Trata-se de uma desordem celular que pode ocorrer em pele, boca, olhos, fígado, intestino, mucosa vaginal, superfícies serosas e nos sistemas respiratório, nervoso, urológico, hematopoiético, linfoide e endócrino.

O início da DECH crônica pode ser: *progressivo* (vem como uma extensão da DECH aguda não controlada); *quiescente* (após resolução clínica da DECH aguda); ou *"de novo"* (sem manifestações prévias de DECH aguda). Os pacientes com DECH crônica "de novo" têm melhor prognóstico; e os com DECH progressiva, pior prognóstico. A doença também pode ser classificada em limitada ou extensiva: *limitada*, em geral, concentra-se em pele e fígado e pode ter um curso favorável, mesmo que não tratada; e a *extensiva* afeta diversos órgãos ou sistemas e pode ser fatal se o paciente não receber tratamento adequado.

Manifestações clínicas na pele

A pele é afetada em mais de 95% dos portadores de DECH crônica. As alterações incluem escurecimento ou despigmentação da pele; rigidez e espessamento dos tecidos cutâneo e subcutâneo, podendo causar fibrose, formação de placas, esclerodermia e descamamento; alopecia; e rachaduras em unhas. Essas manifestações (Figura 7.3), em geral, são precedidas de queixas de queimação e coceira e por um eritema súbito agravado ou desencadeado por exposição solar. Quadros de fibrose mais intensa podem desencadear alterações articulares, contraturas, ulcerações cutâneas e deficiência no processo de cicatrização. O diagnóstico é feito por biópsia de pele.

É recomendada a utilização de protetor solar (FPS 30 ou 50) e que o paciente transplantado se exponha ao sol somente nos horários em que a radiação solar é menor, pelo risco aumentado de desenvolver câncer de pele.

Manifestações clínicas no fígado

São observadas em 80% a 90% dos pacientes com DECH crônica. Caracterizam-se por colestase severa, similar à observada em cirrose biliar primária; elevação dos níveis de fosfatase alcalina, TGO e bilirrubinas. O diagnóstico é clínico (icterícia, hepatomegalia), laboratorial e confirmado por biópsia hepática.

Manifestações na cavidade oral e nos seios da face

O envolvimento da cavidade oral ocorre em aproximadamente 80% dos pacientes com DECH crônica extensiva, em especial quando previamente condicionados com radioterapia. Caracteriza-se por xerostomia, estomatite, lesões com placas que podem confundir-se com candidíase, eritema, ulcerações. Manifestações precoces incluem mudanças no paladar e queimação após escovação dos dentes. A deficiência salivar e, consequentemente, da imunoglobulina IgA predispõe o paciente a quadros infecciosos em cavidade oral. A xerostomia também pode ser atribuída à radioterapia recebida durante o regime de condicionamento. Casos mais graves apresentam fibrose da submucosa que progressivamente dificulta a abertura da boca. O diagnóstico preciso é feito por biópsia da mucosa labial.

Pacientes com DECH manifestada em seios da face são portadores de sinusite crônica, pois a secura da mucosa predispõe e agrava as infecções, em especial as bacterianas por Gram-positivos.

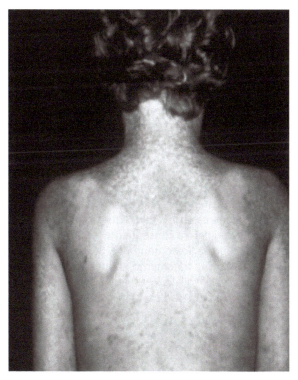

Figura 7.3 Manifestação da doença do enxerto *versus* hospedeiro (DECH) crônica em pele.
Fonte: Acervo da autoria do capítulo.

Manifestações oculares

Envolvimento ocular ocorre em aproximadamente 80% dos pacientes com DECH crônica extensiva. Os principais sintomas são: queimação, coceira, sensação de presença de ciscos nos olhos, desconforto e fotofobia. São ocasionados pela infiltração linfocitária em glândulas lacrimais, comprometendo a produção lacrimal. Sem tratamento específico, pode ocorrer erosão ou perfuração de córnea. Testes específicos para avaliação da produção lacrimal (teste de Schirmer) devem ser realizados 4 vezes por ano para auxiliar no diagnóstico e na intervenção precoce. Recomenda-se uso de lágrima artificial para aliviar o desconforto e diminuir complicações. Catarata capsular ocorre, em geral, 3 a 4 anos após o transplante e está relacionada à irradiação corporal total e ao uso prolongado de esteroides para o controle da DECH. O tratamento cirúrgico traz bons resultados.

Manifestações pulmonares

A DECH crônica de pulmão aumenta a incidência de infecções pulmonares bacterianas (*Pneumococcus* e *Pseudomonas aeruginosa*), por *citomegalovírus*, pelo vírus da *varicela-zóster* (VZV) e pelo *Pneumocystis carinii*. Envolvimento pulmonar extenso é raro e, em geral, responde bem à terapêutica imunossupressora. Com mais frequência, a doença acomete segmentos localizados, que passam a manifestar alterações semelhantes às da bronquiolite obliterante. As manifestações clínicas incluem: tosse, dispneia, broncoespasmos, respiração ruidosa e déficits nas provas de função pulmonar. A resposta aos broncodilatadores e medicamentos imunossupressores é pobre e o quadro pode resultar em insuficiência respiratória e morte. Fibrose pulmonar e pneumonite intersticial tardia também podem ocorrer em pacientes com DECH crônica pulmonar. Doença pulmonar obstrutiva ocorre em aproximadamente 15% dos portadores de DECH crônica e a pneumonia intersticial tardia, em 10% a 20%, com mortalidade de 50%. O diagnóstico preciso dessas lesões é feito por biópsia pulmonar.

Manifestações em trato gastrointestinal

A DECH em esôfago ocasiona adelgaçamento epitelial, responsável pelas queixas de disfagia, dor à deglutição e dor retroesternal. Casos mais graves requerem internação para controle da dor e apoio nutricional. O acometimento gastrointestinal manifesta-se com diarreia e dor abdominal e, em quadros mais avançados, ocorre má absorção alimentar e fibrose de submucosa. O diagnóstico é clínico, com base nos sinais e sintomas e no acompanhamento da curva ponderal, e confirmado por biópsia.

Manifestações na vagina

Ocorrem alterações importantes na mucosa vaginal de mulheres com DECH crônica, caracterizadas por reação inflamatória, estenose e aderências. Atualmente, com a evolução das medidas de controle, raramente ocorre estenose, que requer intervenção cirúrgica para drenagem menstrual. A atrofia do epitélio vaginal e a consequente redução de lubrificação podem tornar a relação sexual incômoda e dolorosa. Recomenda-se, nesses casos, o uso de um lubrificante solúvel em água, sem perfume; e, como tratamento, cremes à base de estrógenos para aplicação tópica, terapêutica imunossupressora e dilatadores vaginais. Exames ginecológicos de rotina não devem ser esquecidos no acompanhamento das transplantadas de medula óssea.

Manifestações infecciosas

Portadores de DECH crônica são mais suscetíveis a infecções bacterianas (em especial bactérias encapsuladas, como *Streptococcus pneumoniae*, *Neisseria meningitidis* e *Haemophilus influenzae*, causando quadros de pneumonia, septicemia e sinusite); virais (vírus da varicela-zóster, p. ex.); e fúngicas. Recomenda-se profilaxia com sulfametoxazol + trimetoprima e, se indicado, imunoglobulina endovenosa. O uso de máscara pós-transplante é recomendado por pelo menos 6 meses.

Manifestações em outros órgãos

O sistema musculoesquelético pode apresentar alterações caracterizadas por artrite reumatoide, artralgia, derrame articular, contraturas em articulações e polimiosite. Embora raramente, a DECH crônica pode provocar quadros de neuropatia periférica e *miastenia gravis*, além de alterações em rins e bexiga, manifestadas por síndrome nefrótica e cistite severa. Os efeitos geniturinários são mais frequentes em pacientes previamente condicionados com radioterapia. Também pode ocorrer o envolvimento do sistema hematopoiético, ocasionando hipocelularidade e fibrose de medula óssea e consequente trombocitopenia de difícil correção, em razão da refratariedade plaquetária comumente presente nesses pacientes. Alguns transplantados com DECH crônica apresentam anormalidades no sistema linfático, o que acentua ainda mais a suscetibilidade às infecções.

Tratamento e intervenção de enfermagem na doença do enxerto *versus* hospedeiro crônica

Equipes de atendimento não familiarizadas com a DECH crônica podem negligenciar sinais e sintomas da doença que, sem intervenção adequada, causam comprometimento progressivo da qualidade de vida. A detecção precoce e a intervenção imediata são, portanto, fundamentais no prognóstico desses pacientes. O acompanhamento do transplantado alogênico deve incluir exames e avaliações clínicas específicas para o diagnóstico da DECH, como: provas de função pulmonar e gasometria arterial; biópsia de medula óssea; exames laboratoriais para avaliação hepática (hemograma completo, fosfatase alcalina, TGO e bilirrubinas); avaliação hormonal; exames laboratoriais para avaliação imunológica (imunoglobulinas, C3, C4, IgA, IgM, IgE); avaliações tomográfica e radiológica; avaliação odontológica; avaliação oftalmológica, incluindo o teste de Schirmer; exame ginecológico em mulheres; exame físico para avaliação da pele, incluindo biópsia e avaliação da cavidade oral. O tratamento e a profilaxia da DECH crônica requerem imunossupressão do sistema imunológico do paciente. Podem ser utilizados vários medicamentos, usualmente em combinação, que incluem ciclosporina, metotrexato, globulina antitimocitária (ATG), FK506 tacrolimo (Prograf®), corticosteroides, anticorpos monoclonais, como o muromonab-CD3 (Orthoclone OKT3®), micofenolato mofetil (MMF/CellCept®), talidomida e imunoglobulinas em altas doses. PUVA terapia, ou seja, administração de *psoraleno* associado aos raios ultravioleta, pode auxiliar nos casos de DECH de pele e boca mais resistentes. A depleção das células T do enxerto diminui drasticamente a incidência de DECH severa aguda e crônica (apenas 5% a 20%), porém contribui para o aumento na falha de *pega* e na recidiva da doença. Portanto, fica claro que o objetivo é controlar e não eliminar completamente a DECH, para preservar o efeito *enxerto* contra a leucemia. Esse efeito inibe a recidiva da doença de base que motivou o transplante, pois os linfócitos T da medula enxertada exercem efeito inibitório sobre clones remanescentes de células leucêmicas do receptor.

Complicações pulmonares

Pacientes transplantados autólogos ou alogênicos podem apresentar anormalidades pulmonares restritivas associadas à quimioterapia, à radioterapia e às pneumonias recorrentes. No entanto, entre portadores de DECH crônica, essas complicações são frequentes, conforme abordado anteriormente. As mais comuns são a pneumonia intersticial, a doença restritiva pulmonar e a bronquiolite obliterante. A enfermagem deve avaliar periodicamente esses pacientes (exame físico, sinais vitais, ausculta pulmonar, pesquisa de manifestações e queixas de cansaço e dispneia, acompanhamento dos resultados de função pulmonar e radiografias) para detecção precoce de possíveis anormalidades e instituição imediata do tratamento adequado.

Disfunção gonadal

Os efeitos da quimioterapia em altas doses estão diretamente relacionados à idade do paciente: meninos e meninas pré-púberes, em geral, não apresentam anormalidades posteriores. Mulheres com idade inferior a 26 anos frequentemente voltam a menstruar, porém apenas algumas podem gerar filhos. Mulheres com idade superior a 26 anos comumente entram em menopausa precoce e tornam-se estéreis. Os homens têm redução nos níveis de gonadotrofinas e na produção de espermatozoides, mas em geral voltam à normalidade.

No entanto, a disfunção gonadal é mais frequente e intensa entre os pacientes que receberam irradiação corporal total associada à quimioterapia em altas doses, em regime de condicionamento. Praticamente todas as mulheres apresentam disfunção gonadal após o tratamento, incluindo esterilidade e menopausa precoce. Recomenda-se reposição hormonal nessas pacientes para reduzir os sintomas incômodos e prevenir complicações como a osteoporose e a atrofia vaginal. Vale ressaltar que os abortos espontâneos são frequentes entre as mulheres que conseguem engravidar; porém, quando a gestação é levada a termo, a incidência de anormalidades fetais não é maior do que aquela observada na população geral. Os homens mantêm a produção hormonal em níveis normais, mas apresentam azoospermia definitiva. Em meninas pré-púberes, pode ocorrer falência ovariana, comprometendo a menarca e o desenvolvimento das características sexuais secundárias. Meninos pré-púberes manifestam retardo da puberdade e adolescentes podem evoluir com azoospermia definitiva. Ocorre também anormalidades no crescimento e no desenvolvimento dessas crianças, em especial quando também são portadoras de DECH crônica. Retardo do crescimento e do desenvolvimento está também relacionado à presença da irradiação corporal total no regime de condicionamento, responsável pela redução do hormônio do crescimento (GH). O efeito deletério é mais acentuado em crianças previamente submetidas à irradiação craniana para tratamento da doença de base. A abordagem a respeito da disfunção gonadal e tireoidiana deve ser iniciada antes do transplante. Os riscos de infertilidade, menopausa precoce, alterações no crescimento e no desenvolvimento devem ser claramente expostos aos pacientes e seus familiares. Acompanhar sistematicamente os transplantados e monitorar eventuais alterações são também atribuições do enfermeiro.

Complicações musculoesqueléticas

A necrose asséptica óssea, em especial de úmero ou cabeça de fêmur, tem sido observada entre os transplantados e está diretamente associada à terapêutica com esteroides. Dor e movimentação limitada são as principais manifestações.

A necrose asséptica óssea ocorre em aproximadamente 10% dos transplantados alogênicos.

A presença da DECH crônica é responsável por alterações que incluem miosites, monoartrites, poliartrites, distrofia ou atrofia muscular e osteoporose. O uso de corticosteroides e a presença da menopausa precoce são fatores somatórios agravantes.

Complicações neurológicas

São decorrentes da quimioterapia e da radioterapia em altas doses e incluem: déficits de memória, de atenção, de aprendizado e de comunicação verbal. Segundo Deeg, crianças transplantadas apresentam desempenho inferior ao dos grupos-controle testados[29]. Os sinais e sintomas da leucoencefalopatia crônica podem manifestar-se anos após o transplante. Alterações clínicas podem ser mínimas e a avaliação deve basear-se em observação cuidadosa do comportamento e do desempenho dessas crianças.

Quadros graves de leucoencefalopatia necrotizante ocorrem com mais frequência em crianças previamente submetidas a irradiação craniana e quimioterapia intratecal. Pacientes com DECH crônica podem desenvolver neuropatias periféricas e infecções do sistema nervoso central por toxoplasmose ou vírus. Alterações neurológicas como cefaleia, alterações visuais, tremores, confusão mental e tonturas podem estar associadas ao uso prolongado de ciclosporina.

Falha de "pega"

A falha de *pega* do enxerto é rara em transplantes alogênicos totalmente compatíveis, mas pode ocorrer com frequência em transplantes parcialmente compatíveis ou com medula submetida à depleção das células T. A falha de *pega* pode ser primária ou precoce (ausência completa de recuperação medular em pacientes com mais de 40 dias de transplante) ou tardia (recuperação parcial ou completa da hematopoiese após o transplante, sem DECH moderada ou severa, seguida de pancitopenia). Fatores que podem influenciar a *pega* são: *status* da doença por ocasião do transplante (remissão ou recidivada), grau de histocompatibilidade, tratamentos pré-transplante, regime de condicionamento e terapêutica imunossupressora da DECH.

Quando a falha é primária ou precoce e o paciente apresenta condições adequadas, pode ser indicado um segundo transplante. A falha de *pega* tardia, no entanto, deve ser manejada de maneira mais conservadora, de acordo com a doença de base; e o tratamento pode ser a reintrodução de fármacos imunossupressores ou um segundo transplante.

Neoplasia secundária

A neoplasia secundária tem sido observada com frequência superior à apresentada pela população normal e é considerada uma sequela tardia do tratamento. Segundo Skeel[67], o risco de uma segunda neoplasia entre os transplantados alogênicos com sobrevida de 10 anos ou mais é 8,3 vezes maior que o observado na população geral. A incidência cumulativa é de 2,2% aos 10 anos e de 6,7% aos 15 anos. Em crianças transplantadas para leucemia, em especial naquelas abaixo de 5 anos, ocorre, em longo prazo, uma incidência aumentada de tumores sólidos e desordens linfoproliferativas. As neoplasias secundárias estão relacionadas aos seguintes fatores: irradiação corporal total, quimioterapia, baixa idade ao transplante, DECH crônica, transplantes parcialmente compatíveis, transplantes não relacionados, depleção das células T do enxerto e tratamento com globulina antitimocitária (ATG). O transplantado pode apresentar uma doença onco-hematológica nova ou recidivar a anteriormente existente. Pacientes que recidivam após transplante requerem suporte psicológico intensivo, pois se sentem cansados, desacreditam novas alternativas terapêuticas e, frequentemente, estão com recursos financeiros limitados. A decisão por um novo transplante ou cuidados paliativos é complexa, multiprofissional e individualizada. O suporte, a atenção e os cuidados dispensados pela enfermagem ao paciente e sua família nessas circunstâncias são extremamente importantes.

Problemas psicoemocionais

Os problemas psicoemocionais estão diretamente relacionados às complicações inerentes ao procedimento em suas diversas fases: pacientes que vivenciam infecções frequentes, sinais e sintomas importantes da DECH crônica e restrições físicas e sociais em função do tratamento certamente estarão sob forte impacto emocional, manifestando sinais e sintomas de estresse e ansiedade, principalmente. Os problemas psicoemocionais que ocorrem com o paciente envolvem também os familiares. Além dos problemas físicos, como náuseas, vômitos, diarreia, fadiga, mucosite e febre, existem outros fatores que geram distúrbios emocionais, como as questões financeiras, profissionais, relacionadas à autoimagem, ao convênio ou seguro-saúde, ao medo do insucesso do procedimento e retorno da doença e muitas outras. A enfermagem, muito próxima ao paciente e sua família em todas as fases do procedimento, inegavelmente precisa receber orientação e amparo por parte de psicólogos especializados, subsídio indispensável para que se torne verdadeiramente elemento de apoio e ajuda nesse contexto. Além da enfermagem, o paciente e sua família precisam do suporte de psicólogos, assistentes sociais e, se solicitado, religiosos. Em situações mais graves, pode haver necessidade de uso de medicamentos sob orientação de psiquiatra.

Atuação do farmacêutico no transplante de células-tronco hematopoiéticas

Os pacientes que são submetidos ao TCTH possuem uma complexa farmacoterapia. Para garantir a segurança, a efetividade terapêutica, prevenir problemas relacionados a medicamentos e otimizar a farmacoterapia, assim como na transição do cuidado, o farmacêutico oncológico é o profissional fundamental no cuidado medicamentoso.

No ano de 2017, foi criada a Comissão de Transplante de Células-Tronco Hematopoiéticas pela Sociedade Brasileira de Farmacêuticos em Oncologia (SOBRAFO), com o objetivo de estabelecer, estruturar e desenvolver atividades científicas educacionais aos farmacêuticos atuantes em TCTH. Em 2018, a SOBRAFO publicou o manual *Transplante de células-tronco hematopoiéticas: introdução para farmacêuticos*[39]; e, para os próximos anos, estão sendo estruturados dois novos materiais didáticos que contribuirão com o aprimoramento e a consolidação do farmacêutico na equipe multiprofissional de TCTH.

A descrição das atividades do farmacêutico clínico em TCTH fornece uma estrutura fundamental para orientar os programas de TCTH, buscando expandir os serviços de farmácia clínica existentes, o que foi endossado por várias organizações internacionais, incluindo a American Society for Blood Marrow Transplantation (ASBMT) e a European Society of Blood Marrow Transplantation – Pharmacist Committee (EBMT), quanto às atribuições do farmacêutico descritas a seguir.

Atividades clínicas e hospitalares

- Avaliação farmacêutica pré-TCTH e verificação dos regimes de condicionamento (checagem de dose com os protocolos institucionais e estabilidade medicamentosa).
- Conciliação medicamentosa nas transições do cuidado (admissão e alta).
- Revisão da terapia medicamentosa (incluindo histórico de alergia, dose e horário corretos de acordo com a condição individual do paciente, comorbidades, disfunções orgânicas, idade, peso) e gerenciamento do tratamento medicamentoso, como indicação, efetividade, interações medicamentosas, necessidade de ajuste de dose por obesidade ou baixo peso, entre outros.
- A monitorização terapêutica de medicamentos utilizados em TCTH, como antineoplásicos, imunossupressores, antiepilépticos, antibióticos, antifúngicos, entre outros, requer uma abordagem combinada, abrangendo técnicas e análises farmacêuticas, farmacocinéticas e farmacodinâmicas. A execução dessa atividade possibilita a individualização das doses dos medicamentos, mas não se restringe a uma simples mensuração da concentração plasmática do fármaco. Adicionalmente, a monitorização terapêutica de medicamentos pode ser útil na identificação de problemas relacionados à farmacoterapia e da própria adesão do paciente. Ao interpretar os resultados dos níveis plasmáticos, devem ser considerados alguns fatores, como o tempo de amostragem em relação à dose, o histórico de dosagem, a resposta do paciente e os alvos clínicos desejados. Essas informações podem ser usadas para identificar o regime terapêutico mais apropriado para o alcance da resposta ótima, com a menor toxicidade possível. Sua principal indicação se destina a monitorar níveis séricos de fármacos com janela terapêutica estreita, medicamentos com variabilidade farmacocinética ou cujas concentrações-alvo sejam difíceis de monitorizar, bem como para aqueles conhecidos por causar reações adversas. No cenário do TCTH, que necessita de equilíbrio entre a eficácia e a toxicidade para o sucesso terapêutico, a monitorização dos fármacos envolvidos é considerada o principal meio de individualizar a dose do medicamento antineoplásico. A importância da farmacocinética na assistência ao paciente relaciona-se ao aumento da eficácia terapêutica e à redução dos efeitos indesejáveis, que podem ser obtidos pela aplicação dos seus princípios durante a seleção e modificação dos esquemas posológicos.
- Personalização de formulações farmacêuticas especiais para pacientes pediátricos ou adultos que necessitem de tratamento individualizado.
- Identificação, notificação, registro e prevenção de eventos adversos a medicamentos e erros de medicação.
- Participação em reuniões multidisciplinares e visitas à beira-leito.
- Educação do paciente (na visita pré-transplante; no momento da transição: admissão, alta hospitalar; e no seguimento em hospital dia e ambulatorial).
- Orientação para o acesso dos pacientes à terapia medicamentosa pós-alta.
- Manipulação de medicamentos antineoplásicos e perigosos conforme a classificação do National Institute for Occupational Safety and Health (NIOSH)[53]. O farmacêutico oncológico tem a importante função no preparo desses medicamentos, na validação das prescrições e na avaliação da compatibilidade medicamentosa.
- Fornecimento de informações sobre os medicamentos à equipe multiprofissional.
- Realização de análises farmacoeconômicas (a economia pode ser alcançada por meio de várias intervenções, como descontinuação de medicamentos desnecessários, modificação da via de administração ou mudança para alternativas mais econômicas, desde que não comprometam a eficácia do tratamento).

Considerações finais

Centros de transplante de medula óssea devem estar inseridos em hospitais com infraestrutura completa para diagnóstico, banco de sangue e terapia intensiva. Devem contar com profissionais de diversas especialidades, formados e com experiência em transplante. Devem documentar e avaliar constantemente seus resultados, estar apoiados em protocolos bem definidos de elegibilidade e tratamento, bem como ligados a instituições de referência internacional. Além disso, devem estar abertos aos avanços tecnológicos e terapêuticos que surgem a cada dia (novas técnicas de manipulação das células-tronco ou medula óssea, como uso de anticorpos monoclonais, técnicas de sedimentação, colunas de imunoabsorção, manipulação genética). Deve-se levar em conta que a criação de múltiplos centros implica divisão de recursos, aumento de custos e dificuldades no controle de qualidade. De qualquer modo, vem crescendo o número de centros e, consequentemente, a necessidade de formação de profissionais qualificados. No entanto, esse crescimento parece estar sendo acompanhado e direcionado pelas entidades que coordenam o transplante de medula óssea e células-tronco hematopoiéticas no Brasil. Percebe-se uma organização e um empenho público mais efetivos em prol da "socialização" do tratamento e investimentos maciços em bancos de cordão e de medula óssea.

A Acreditação FACT, da Foundation for the Accreditation of Cellular Therapy, tem como objetivo acompanhar as normas internacionais FACT-JACIE para coleta, processamento e administração de produtos de terapia celular hematopoiética. A acreditação FACT baseia-se nos *standards* FACT-JACIE, do The Joint Accreditation Committee ISCT-Europe & EBMT, que é o único órgão de acreditação oficial da Europa no campo do TCTH e da terapia celular.

O transplante de medula óssea ou de células-tronco hematopoiéticas é um tratamento promissor, com perspectivas crescentes de melhores resultados, impulsionado pelos novos conhecimentos da biologia molecular e pelos avanços da engenharia genética. No entanto, vale ressaltar, mais uma vez, que os bons resultados continuam e continuarão sempre dependendo de um suporte competente da equipe multiprofissional responsável pela execução de cuidados específicos, pela atenção às necessidades psicoemocionais. A equipe deve estar sempre alerta aos sinais e sintomas e ser hábil no manejo das diversas complicações associadas ao tratamento, e a participação do enfermeiro especializado nesse processo é o alicerce fundamental para o sucesso dos transplantes.

Referências bibliográficas

1. Abeloff MD et al. Clinical oncology. 3rd ed. London: Elsevier Churchill Livingstone; 2004.
2. Appelbaum FR. Bone marrow transplantation for leukaemia: current status and strategies for improvement. Ann Acad Med Singap. Sep 2004;33(5 Suppl):S4-6.
3. Armitage JO, Antman KH. High-dose cancer therapy. 2nd ed. Baltimore: Williams & Williams; 1995.
4. Artimage J. Bone marrow transplantation. N Engl J Med. 1994;330:827-38.
5. Ballard B. Renal and hepatic complications. In: Whedon MB, editor. Bone marrow transplantation: principles, practice, and nursing insights. Burlington, MA: Jones & Bartlett Publishers; 1991. p. 240-61.
6. Barnes DWH et al. Treatment of murine leukaemia with x-rays and homologous bone marrow. Br Med J. 1956;ii:96-9.
7. Barboza-Zanetti MU, Barboza-Zanetti AC, Rodrigues-Abjaude SA, Pinto-Simões B, Leira-Pereira LR. Clinical pharmacists' contributions to hematopoietic stem cell transplantation: a systematic review. J Oncol Pharm Pract. Mar 2019;25(2):423-33.
8. Besse K, Maiers M, Confer D, Albrecht M. On modeling human leukocyte antigen-identical sibling match probability for allogeneic hematopoietic cell transplantation: estimating the need for an unrelated donor source. Biol Blood Marrow Transplant. Mar 2016;22(3):410-7.
9. Bliilevens NMA, Donelly JP, De Pauw BE. Mucosal Barrier injury: biology, pathology, clinical counterparts and consequences of intensive treatment for hematopoietical malignancy: an overview. Bone Marrow Transplant. 2000;25(12):1269-78.
10. Boglarka G, Brenda MS. Conditioning regimens for hematopoietic cell transplantation: one size does not fit all. Washington, DC: The American Society of Hematology; 2014.
11. Bortin M, Horowitz M, Rimm A. Progress report from the International Bone Marrow Transplantation: results of 1988-1990 survey. Annals of Internal Medicine. 1992;116:505-12.

12. Brodoefel H, Vogel M, Hebart H, Einsele H, Vonthein R, Claussen C et al. Long-term CT follow-up in 40 non-HIV immunocompromised patients with invasive pulmonary aspergillosis: kinetics of CT morphology and correlation with clinical findings and outcome. AJR Am J Roentgenol. 2006;187(2):404-13.
13. Bruno C, Minniti S, Vassanelli A, Pozzi-Mucelli R. Comparison of CT features of Aspergillus and bacterial pneumonia in severely neutropenic patients. J Thorac Imaging. 2007;22(2):160-5.
14. Brunton LL, Hilal-Dandan R, Knollmann BC. As bases farmacológicas da terapêutica de Goodman e Gilman. 13. ed. New York/Porto Alegre: McGraw Hill Education/Artmed; 2019.
15. Buchsel PC, Whedon MB. Bone marrow transplantation: administrative and clinical strategies. Burlington, MA: Jones & Bartlett Publishers; 1995.
16. Burke MB, Wilkes GM, Ingeersen K. Cancer chemotherapy: a nursing process approach. 2nd ed. Burlington, MA: Jones & Bartlett Publishers; 1996.
17. Buzaid AC et al. Manual de oncologia clínica. 2. ed. São Paulo: Reichmann & Affonso; 2004.
18. Casciato DA, Lowitz BB. Manual of clinical oncology. 3rd ed. Boston, MA: Little, Brown and Company; 1995.
19. Casciato DA. Manual of clinical oncology. 5th ed. Philadelphia: Lippincott Williams & Wilkins; 2004.
20. Lee CJ, Savani BN et al. Haploidentical hematopoietic cell transplantation for adult acute myeloid leukemia: a position statement from the Acute Leukemia Working Party of the European Society for Blood and Marrow Transplantation. Haematologica. Nov 2017;102(11):1810-22.
21. Conselho Federal de Farmácia (CFF). Serviços farmacêuticos diretamente destinados ao paciente, à família e à comunidade: contextualização e arcabouço conceitual. Brasília: Conselho Federal de Farmácia; 2016. [acesso em 2 out 2021]. Disponível em: https://www.cff.org.br/userfiles/Profar_Arcabouco_TELA_FINAL.pdf.
22. Chu E, DeVita VT. Physicians' cancer chemotherapy drug manual. Burlington, MA: Jones & Bartlett Publishers; 2004.
23. Ciceri F, Bacigalupo A, Lankester A, Bertaina A. Haploidentical HSCT. EBMT Handb Hematop Stem Cell Transplant Cell Ther. 12 Dec 2019:479-86. [acesso em 27 set 2021]. Disponível em: https://www.ncbi.nlm.nih.gov/books/NBK553970/.
24. Clark JC, McGee RF. Core curriculum for oncology nursing. Philadelphia: W.B. Saunders Company; 1992.
25. Clemmons AB, Alexander M, DeGregory K, Kennedy LA. The hematopoietic cell transplant pharmacist: roles, responsibilities, and recommendations from the ASBMT Pharmacy Special Interest Group. Biol Blood Marrow Transplant. 1 May 2018;24(5):914-22.
26. Corbacioglu S, Carreras E et al. Diagnosis and severity criteria for sinusoidal obstruction syndrome/veno-occlusive disease in pediatric patients: a new classification from the European Society for Blood and Marrow Transplantation. Bone Marrow Transplant. Feb 2018;53(2):138-45.
27. Corcoran-Buchsel P. Long-term complications of allogeneic bone marrow transplantation: nursing implications. Oncol Nurs Forum. 1986;13:61-70.
28. Davis D, Patchell RA. Neurologic complications of bone marrow transplantation. Neurol Clin. 1988;6:377-8.
29. Deeg JH. Delayed complications of marrow transplantation. Marrow Transplant Reviews: issues in hematology, oncology and immunology. 1992;2:10-6.
30. Denning DW, Stevens DA. Antifungal and surgical treatment of invasive aspergillosis: review of 2,121 published cases. Rev Infect Dis. 1990;12(6):1147-201. Erratum in: Rev Infect Dis. 1991;13(2):345.
31. Denning DW. Therapeutic outcome in invasive aspergillosis. Clin Infect Dis. 1996;23(3):608-15.
32. Dodd MJ. Managing the side effects of chemotherapy & radiation therapy: a guide for patients and their families. 3rd ed. San Francisco, CA: UCSF Nursing Press School of Nursing; 1996.
33. Dulley FL et al. Venocclusive disease of the liver after chemoradiotherapy and autologous bone marrow transplantation. Transplantation. Jun 1987;43(6):870-3.
34. Ellis R, Priff N. Chemotherapy handbook. New York: Springhouse Corporation; 1994.
35. Fatobene G, Kerbauy MN, Hamerschlak N, Rocha V. Haploidentical stem cell transplantation. J Bone Marrow Transplant Cell Ther. 11 Mar 2021;2(1):28-33. [acesso em 27 set 2021]. Disponível em: https://www.jbmtct.com.br/seer/index.php/jbmtct/article/view/60.
36. Fischer DS et al. The cancer chemotherapy handbook. 6th ed. London: Mosby; 2003.
37. Fischer DS et al. The cancer chemotherapy handbook. 5th ed. London: Mosby; 1997.
38. Funke VAM, Moreira MCR et al. Diagnosis and treatment of GVHD. Journal of Bone Marrow Transplantation and Cellular Therapy. 2021;4(1):164-73.

39. Gato MIR, dos Reis AN, Tofani A, Santos CF et al.; Sociedade Brasileira de Farmacêuticos em Oncologia (SOBRAFO). Transplante de células-tronco hematopoiéticas: introdução para farmacêuticos. 2018. [acesso em 27 set 2021]. Disponível em: www.sobrafo.org.br.

40. Groenwald SL et al. Cancer nursing: principles and practice. 3rd ed. Burlington, MA: Jones & Bartlett Publishers; 1993.

41. Groenwald SL et al. Comprehensive cancer nursing review. 2nd ed. Burlington, MA: Jones & Bartlett Publishers; 1995.

42. Gross J, Johnson BL. Handbook of oncology nursing. 2nd ed. Burlington, MA: Jones & Bartlett Publishers; 1994.

43. Ignoffo RJ et al. Cancer chemotherapy pocket guide. Philadelphia: Lippincott-Raven; 1998.

44. Kirkwood JM, Lotze MT, Yasko JM. Current cancer therapeutics. 2nd ed. London: Elsevier Churchill Livingstone; 1996.

45. Köstler WJ, Hejna M, Wenzel C, Zielinski CC. Oral mucositis complicating chemotherapy and/or radiotherapy: options for prevention and treatment. CA Cancer J Clin. 2001;51:290-315.

46. Krigel RL. Peripheral blood stem cell support. Sem Oncol. 1995;22:201-300.

47. Langebrake C, Admiraal R, Van Maarseveen E, Bonnin A, Bauters T; on behalf of the EBMT Working Group. Consensus recommendations for the role and competencies of the EBMT clinical pharmacist and clinical pharmacologist involved in hematopoietic stem cell transplantation. Bone Marrow Transplant. 2020;55:62-9.

48. Luznik L, O'Donnell PV, Symons HJ, Chen AR, Leffell MS, Zahurak M et al. HLA-haploidentical bone marrow transplantation for hematologic malignancies using nonmyeloablative conditioning and high-dose, posttransplantation cyclophosphamide. Biol Blood Marrow Transplant. Jun 2008;14(6):641-50.

49. Lonergan JN et al. Homecare management of the bone marrow transplant patient. 2nd ed. Burlington, MA: Jones & Bartlett Publishers; 1996.

50. McCurdy SR, Luznik L. How we perform haploidentical stem cell transplantation with posttransplant cyclophosphamide. 2019. [acesso em 20 jul 2021]. Disponível em: http://ashpublications.org/blood/article-pdf/134/21/1802/1541365/bloodbld2019001323c.pdf.

51. Mcguire DB, Altomonte V, Peterson DE, Wingard JR, Jones RJ, Grochow LB. Patterns of mucositis and pain in patients receiving preparative chemotherapy and bone marrow transplantation. Oncol Nurs Forum. 1993;20(10):1493-502.

52. Meriney DK. Neurologic and neuromuscular complications of bone marrow transplantation. In: Whedon MB, editor. Bone marrow transplantation: principles, practice, and nursing insights. Burlington, MA: Jones & Bartlett Publishers; 1991. p. 262-79.

53. National Institute for Occupational Safety and Health (NIOSH). NIOSH list of hazardous drugs in healthcare settings 2020. By Connor TH, MacKenzie BA, DeBord DG, Trout DB, O'Callaghan JP, Ovesen JL et al. Cincinnati, OH: U.S. Department of Health and Human Services, Centers for Disease Control and Prevention, National Institute for Occupational Safety and Health, DHHS (NIOSH); 2020

54. Ortega FTT et al. Compêndio de enfermagem em transplante de células-tronco hematopoiéticas. Curitiba: Maio; 2004.

55. Otto SE. Oncology nursing clinical reference. Philadelphia: Mosby Elsevier; 2004.

56. Otto SE. Pocket guide oncology nursing. St. Louis: Mosby-Year Book; 1995.

57. Özdöver AC, Gündeş I, Kırık MP, Şahin HH, Sucu M, Pehlivan M. Evaluation of cardiac parameters in bone marrow transplant patients: effect of pulmonary artery pressure on survival. Turk J Hematol 2019;36:19-24.

58. Pearson ML; Hospital Infection Control Practices Advisory Committee. Guideline for prevention of intravascular device-related infections. Infect Control Hosp Epidemiol. 1996;17:438-73.

59. Rappaport Ap, Watelet LF, Linder T, Eberly S, Raubertas RF, Lipp J et al. Analysis of factors that correlate with mucositis in recipients on autologous and allogeneic stem-cell transplants. J Clin Oncol. 1999;17:2446-53.

60. Rodrigues CA, Pereira NF, Oliveira DCM, Torres M et al. Transplante de sangue de cordão umbilical: SCU. Rev Bras Hematol Hemoter. 2010;32(1):8-12.

61. Rowe JM et al. Recommended guidelines for the management of autologous and allogenic bone marrow transplantation. Ann Inter Med. 1994;120:143.

62. Rubenstein EB, Peterson DE, Shubert M, Keefe D, McGuire D, Epstein J et al.; Multinational Association of Supportive Care in Cancer (MASCC). Clinical practice guidelines for the prevention and treatment of cancer therapy-induced oral and gastrointestinal mucositis. Cancer. 1 May 2004;100(9 Suppl):2026-46.

63. Sanders JE. Effect of bone marrow transplantation on reproductive function. In: Late effects of childhood cancer. New York: Wiley-Liss; 1992. p. 95-101.

64. Sharma OP, Chwogule R. Many faces of pulmonary aspergillosis. Eur Respir J. 1998;12(3):705-15.

65. Shulman HM, Hinterberger W. Hepatic veno-occlusive-disease liver toxicity syndrome after bone marrow transplantation. Bone Marrow Transplant. 1992;10:197-214.

66. Skeel RT, Lachant NA. Handbook of cancer chemotherapy. 4th ed. Boston, MA: Little, Brown and Company; 1995.

67. Skeel RT. Handbook of cancer chemotherapy. 6th ed. Philadelphia: Lippincott Williams & Wilkins; 2003.

68. Sonis ST. Mucositis as a biological process: a new hypothesis for the development of chemotherapy--induced stomatotoxicity. Oral Oncol. 1998;34(1):39-43.

69. Sonis ST, Oster G, Fuchs H, Bellm L, Bradford WZ, Edeslberg J et al. Oral mucositis and the clinical and economic outcomes of hematopoietic stem-cell transplantation. J Clin Oncol. 2001;19(8):2001-5.

70. Sora F, Di Grazia C, Chiusolo P et al. Allogeneic hemopoietic stem cell transplants in patients with acute myeloid leukemia (AML) prepared with busulfan and fludarabine (BUFLU) or thiotepa, busulfan, and fludarabine (TBF): a retrospective study. American Society for Transplantation and Cellular Therapy. London: Elsevier; 2020.

71. Spielberger R, Stiff P, Besinger W, Gentile T, Weisdorf D, Kewalramani T et al. Palifermin for oral mucositis after intensive therapy for hematologic cancers. New Engl Med. 2004;351(25):2590-8.

72. Storb R. HSCT: historical perspective. EBMT Handb Hematop Stem Cell Transplant Cell Ther. 12 Dec 2018;3-9.

73. Sullivan KM, Mori M, Sander J. Late complications of allogeneic and autologous marrow transplantation. Bone Marrow Transplant. 1992;10:127-34.

74. Sullivan KM. Graft-versus-host disease. In: Forman SJ, Blume KG, Thomas ED, editors. Bone marrow transplantation. Cambridge, MA: Blackwell Scientific Publications; 1994. p. 339-375.

75. Tabak DG. Transplante de medula óssea nas síndromes mielodisplásicas. Rev Bras Hematol Hemoter. 2002;24(3):166-81.

76. Tuzovic M, Mead M, Young PA, Schiller G, Yang EH. Cardiac complications in the adult bone marrow transplant patient. Current Oncology Reports. 2 Mar 2019;21(28).

77. Von Herbay, A, Dörken, B., Mall, G. Et al. Cardiac damage in autologous bone marrow transplant patients: An autopsy study. Kin Wochenschr 66, 1175-1181 (1988). https://doi.org/10.1007/BF01727665

78. Wang J, Zhou M et al. Comparison of antifungal prophylaxis drugs in patients with hematological disease or undergoing hematopoietic stem cell transplantation: a systematic review and network meta-analysis. JAMA Network Open. 1 Oct 2020;3(10):e2017652.

79. Wilkes GM, Barton-Burke M. Oncology nursing drug handbook. Burlington, MA: Jones & Bartlett Publishers; 2004.

80. Willcox A, Wong E, Nath C, Janson B, Harrison SJ, Hoyt R et al. The pharmacokinetics and pharmacodynamics of busulfan when combined with melphalan as conditioning in adult autologous stem cell transplant recipients. Ann Hematol. 1 Dec 2018;97(12):2509-18.

8

Radioterapia

• Adriana Marques da Silva • Ana Maria Teixeira Pires • Sylvia Regina Suelotto Diegues

Introdução

A radioterapia (RT) é uma das modalidades de tratamento do câncer que pode ser empregada isoladamente ou em conjunto com medicações sistêmicas antineoplásicas (quimioterapia, terapia-alvo, imunoterapia, entre outras), cirurgia ou transplante de medula óssea, variando de acordo com protocolos estabelecidos. Aproximadamente 50% dos pacientes oncológicos recebem irradiação em algum momento no decorrer do tratamento oncológico[1].

A descoberta dos raios X por Roentgen, em 1895, iniciou os estudos relacionados à radiação para o tratamento de doenças, mas só em 1934 surgiram as bases para a radioterapia moderna[2].

O principal objetivo da radioterapia é destruir o tecido patológico e, ao mesmo tempo, preservar o tecido normal adjacente.

A incorporação de imagens tridimensionais ao planejamento do tratamento foi, provavelmente, o avanço mais importante da radioterapia durante sua história. Com isso, os tratamentos ficaram mais precisos e seguros. Exames de imagem, como a tomografia computadorizada (TC), a ressonância magnética (RM) (principalmente para tumores do sistema nervoso central e da pelve) e os exames metabólicos, como a tomografia computadorizada por emissão de prótons (*positron emission tomography – computed tomography* – PET-CT), possibilitam melhor visualização do tumor[3]. Dentre esses avanços, destacam-se as técnicas de planejamento 4D, radiocirurgia estereotáxica corpórea (*stereotactic body radiation therapy* – SBRT), radiocirurgia, RT por intensidade modulada (IMRT), RT guiada por imagem (IGRT) e RT em arco modulada volumetricamente (VMAT)[4,5].

Efeito físico das radiações

> "Radiação é energia que se move através do espaço
> ou de um meio material, na forma de onda ou de partículas"[6].

Os átomos são compostos por elétrons, prótons e nêutrons. Em condições normais, o número de prótons é igual ao número de elétrons, o que deixa o átomo neutro e estável[7]. Quando a radiação (corpuscular ou eletromagnética) interage em um meio e provoca a saída de elétrons, são gerados íons negativos (elétrons) e íons positivos (prótons) dispersos. Esses elétrons podem se ligar aos prótons, e vice-versa, causando alteração na estrutura dos átomos e tornando-os instáveis. Essa reação é a chamada *radiação ionizante*, pois produz elétrons ejetados (–) e o átomo remanescente (+)[7].

A radiação não ionizante ocorre quando a energia cedida ao elétron não é suficiente para arrancá-lo do átomo, só tornando o átomo excitado. Exemplos: raios ultravioleta, micro-ondas, ultrassom e *laser*.

Tipos de radiação

- *Radiação* alfa: tem pouco poder de penetração, atravessa alguns centímetros no ar e poucos milímetros nos tecidos, portanto não constitui perigo sério como fonte externa de radiação[6].
- *Radiação* beta: apresenta tempo de vida curto. É utilizada para realização de tomografia por emissão de pósitrons (PET)[6].
- *Radiação* gama *e raios X*: ambos são fótons; os raios X têm origem na eletrosfera, e os raios *gama* são emitidos pelo núcleo. Ambos são muito penetrantes, sendo necessárias pesadas blindagens para detê-los (chumbo, concreto, aço ou ferro)[6].

Ressalta-se que a unidade de medida da radiação usada em radioterapia é o Gy ou cGy (gray ou centigray).

Efeito químico das radiações

Ao serem ionizados, os elementos químicos reagem entre si modificando as moléculas das quais fazem parte. A ionização é muito mais nociva aos seres vivos do que a excitação[6]. O efeito físico que causa alterações químicas pode afetar as células de várias maneiras, provocando morte prematura, impedimento ou retardo na divisão celular ou modificação permanente, que é passada para as células-filhas. Essas alterações são as responsáveis pelos efeitos biológicos[6].

Efeito biológico das radiações

A ação da radiação nas células se dá por *efeito direto* nos componentes celulares, como DNA, proteínas e lipídeos. Esse efeito direto corresponde a 30% do efeito biológico das radiações. A lesão direta ao DNA, como a quebra dupla, é a mais importante. Já o *efeito indireto* corresponde a cerca de 70% do efeito biológico produzido pelas radiações e consiste na interação entre a radiação e um dos principais constituintes do meio intracelular, isto é, a água, produzindo radicais livres[2].

Existem dois tipos de morte celular radioinduzida:

- *Morte clonogênica*: caracteriza-se pela perda da capacidade de divisão celular. Nesse caso, as células atingem a mitose sem reparar as quebras em DNA, promovendo aberrações cromossômicas nas células-filhas, que não conseguirão se reproduzir. Considerando o ciclo celular, a fase de mitose (M) é extremamente sensível à radiação, em virtude da grande possibilidade de "fixação" da injúria radioinduzida. A grande compactação da cromatina torna as lesões inacessíveis à ação das enzimas reparadoras. Para o controle local da doença, é relevante que ocorra a morte clonogênica, pois não basta que as células do tecido patológico morram, é importante que elas percam a capacidade reprodutiva e não voltem a crescer[2].
- *Morte por apoptose*: é a morte programada, sem processo inflamatório. A apoptose ocorre, também, em situações fisiológicas, em oposição à mitose. Atualmente, considera-se que a capacidade das células e dos tecidos (normais e patológicos) de responderem rapidamente à radiação deve-se à indução da apoptose.

Os diferentes tipos de tecido, normal e patológico, respondem de acordo com a capacidade ou incapacidade da célula de conseguir reparar-se frente a uma lesão radioinduzida. São chamados *tecidos de resposta rápida* aqueles que, depois de irradiados, apresentam reações clínicas em curto período, como pele, mucosas, tecidos hematopoiéticos, tecido linfoide e aparelho digestivo. Associam-se à resposta rápida desses tecidos a alta atividade mitótica (fase bastante radiossensível do ciclo celular) e a grande suscetibilidade à apoptose. Os *tecidos de resposta lenta*, ao contrário, são aqueles que sofrem alterações em tempo mais prolongado. São eles: os tecidos ósseo, conjuntivo, muscular e nervoso, que apresentam baixa atividade proliferativa. Associam-se à resposta lenta a morte clonogênica das células e a menor suscetibilidade à apoptose[2].

É importante, porém, respeitar a tolerância do tecido normal, ou seja, a dose máxima de radiação que suportará. Deve-se permitir a recuperação do tecido normal (reparo e/ou divisão celular). Se a dose de tolerância for ultrapassada, poderão ocorrer alterações importantes e irreversíveis, pois, uma vez estabelecidas, dificilmente poderão ser revertidas. A dose de tolerância varia dependendo das características biológicas do tecido, do volume de tecido irradiado, do tipo de radiação e do fracionamento da dose[2].

As lesões nos tecidos normais, que ocorrem até três meses depois da conclusão da radioterapia, são denominadas *efeitos agudos*. O intervalo entre cada fração (aplicação de radiação) não pode ser muito grande, para evitar a ocorrência de repopulação significativa de células tumorais. Crê-se que esse processo ocorra durante tratamento prolongado e possa alterar de modo desfavorável o equilíbrio entre morte celular e repopulação tumoral. Esses estudos se baseiam em cinco princípios[8]:

- *Redistribuição*: após a irradiação, as células mais sensíveis (fase G2/M) são destruídas e as células em fases mais resistentes sobrevivem. Quando estas atingem a fase de maior sensibilidade, recebem a próxima fração da radiação e são destruídas. Como resultado, com o tempo, maior porcentagem de células é atingida pela radiação. Essa redistribuição proporciona um lucro terapêutico, pois as células tumorais estão em constante divisão[2].
- *Reparo*: entre as frações, as células normais conseguem reparar-se (células normais respeitam os períodos de repouso, os chamados *check-points* para checagem e reparo), enquanto as células tumorais (por apresentarem mais mitoses) não conseguem se reparar a tempo[2].
- *Reoxigenação*: sabe-se que algumas das células que compõem um tumor apresentam hipóxia, porém as células mais oxigenadas são mais sensíveis à radiação. Assim, à medida que as células tumorais mais oxigenadas são atingidas pela radiação, outras células tumorais, antes hipóxicas, recebem oxigênio e, com isso, tornam-se mais sensíveis à próxima fração de irradiação (somente verificada em células tumorais)[2].
- *Repopulação*: as células tumorais respondem rapidamente à radiação, porém os tecidos de resposta rápida têm a capacidade de repopular-se de modo acelerado. Por isso, é fundamental a escolha do melhor fracionamento para cada tipo de tumor.
- *Radiossensibilidade*: cada célula tem características intrínsecas, que envolvem genes e proteínas que podem interferir na capacidade de resposta à radiação[8].

O fracionamento mais comumente utilizado, ou convencional, é realizado em uma única aplicação diária por cinco dias consecutivos (segundas às sextas-feiras), com doses que variam de 180 a 200 cGy por dia. Na prática clínica, observa-se que o hipofracionamento, que consiste em maior dose com menor número de frações, tem sido amplamente utilizado. São exemplos de tratamentos hipofracionados: em tumor de mama, 15 frações; em tumor de reto, protocolo *short course* (5 frações pré-operatórias); e para tumor de próstata, protocolo com 20 a 28 frações[4,9,10].

Indicações da radioterapia

- *Paliativa*: tem o objetivo de aliviar sintomas, como sangramento, dor, obstruções respiratórias (síndrome de compressão de veia cava) e compressão medular (metástase em coluna vertebral). Seu principal objetivo é melhorar a qualidade de vida do paciente. Dependendo do grau dessas situações, caracterizam-se as emergências em radioterapia.
- *Controle*: quando a cura não é mais possível, busca-se o controle local.
- *Curativa ou definitiva*: empregada em tumores radiossensíveis ou em estádios precoces. Pode ser utilizada isoladamente, de modo adjuvante ou neoadjuvante. Quando utilizada com a indicação neoadjuvante, alguns protocolos associam a radioterapia à administração de quimioterapia concomitante[6].

Finalidades da radioterapia

- *Anti-inflamatória*: age na indução da morte das células inflamatórias. São administradas doses baixas (se comparadas às de doenças malignas). Exemplo: exoftalmia secundária ao hipertireoidismo[2].
- *Modificadora do trofismo dos tecidos*: pode produzir efeito frenador, ou ativador funcional, dependendo do tecido, do fracionamento e da dose da radiação. É administrada em doses baixas. Exemplos: adenoma de hipófise, prevenção de queloides (uso de estrôncio-90 – radiação *beta*)[2].
- *Antineoplásica*: constitui sua maior indicação. É imprescindível a classificação do tumor em cada uma de suas localizações anatômicas, bem como o seu estadiamento. São condutas fundamentais para decidir a melhor abordagem terapêutica, estratégia multidisciplinar e prognóstico[2].

Protocolos de tratamento

Os protocolos de tratamento que incluem radioterapia podem ser: com o uso exclusivo dessa modalidade terapêutica, quando o tumor é radiossensível, por exemplo; ou adjuvante, que consiste na aplicação de radiação após o tratamento cirúrgico ou quimioterápico, proporcionando melhor controle de células tumorais remanescentes no local; ou neoadjuvante, para diminuir o tamanho do tumor, a fim de melhorar a chance de ressecção cirúrgica completa.

A radioterapia pode ainda ser associada a medicamentos sensibilizadores. Entre os radiossensibilizadores, pode-se citar os fármacos antineoplásicos. Esses fármacos são usados em protocolos específicos de radioterapia, pois é necessário adequação das doses e da toxicidade. No momento, o mais usado na clínica é a associação da radiação com os antineoplásicos quimioterápicos, visando o melhor controle do volume irradiado e das lesões metastáticas a distância. Os quimioterápicos agem como sensibilizadores pelos seus efeitos citotóxicos e por promoverem um aumento no índice de morte celular[2].

A decisão do tratamento cabe à equipe médica (cirurgião, oncologista clínico e radio-oncologista), que, junto ao paciente e seus familiares, definirá a melhor opção terapêutica, com base em protocolos preestabelecidos. Quanto mais o paciente for empoderado com informações relacionadas, mais se sentirá participante do seu cuidado. Uma das formas desse empoderamento se dá pelo processo de consentimento, no qual o médico aplica o Termo de Consentimento Livre e Esclarecido, explicando ao paciente a proposta terapêutica da radioterapia e a técnica de irradiação indicada naquele momento (teleterapia ou braquiterapia). Assim, ciente e esclarecido, o paciente tem subsídios para participar da tomada de decisões sobre o seu tratamento[12].

Técnicas de irradiação

Há dois métodos principais de aplicar-se clinicamente a radioterapia: teleterapia e braquiterapia.

- *Teleterapia*: conhecida como terapia com feixe externo ou terapia a distância, pois a fonte emissora de radiação fica distante do paciente. Nessa categoria, enquadram-se os feixes de raios X, raios *gama*, elétrons de alta energia. Os aparelhos comumente utilizados são os chamados *aceleradores lineares*, que podem operar com variedade de modalidades de energia, utilizando fótons ou elétrons[6].
- *Braquiterapia*: consiste na terapia de curta distância, em que uma fonte de radiação é colocada no interior ou muito próximo de órgãos ou tecidos. Desde a década de 1980, aumentaram-se consideravelmente as variações de tipos de braquiterapia, podendo ser aplicadas tanto em cavidades minúsculas ou órgãos ocos como em interstícios com lesão presente ou mesmo com risco de recidiva, por meio de agulhamentos e cateteres plásticos. A tecnologia também avançou nessa área com sistemas de planejamento

computadorizado que utilizam exames de imagem para definir como a radiação será aplicada, delinear (conformar) os campos de tratamento, orientar o melhor posicionamento e selecionar os acessórios específicos que serão utilizados segundo a região que será submetida à braquiterapia, melhorando a segurança da modalidade, os seus resultados e diminuindo a taxa de complicações[13]. Há duas modalidades de aplicação em braquiterapia: a denominada *baixa taxa de dose* (em inglês, *low-dose rate* – LDR) e a *alta taxa de dose* (em inglês, *high-dose rate* – HDR), que serão mais bem discutidas posteriormente.

Etapas do tratamento de teleterapia
Consulta médica do radio-oncologista

A maioria dos pacientes encaminhados para radioterapia está ciente de sua indicação, mas é o radio-oncologista que examina o paciente, avalia seus exames e decide se o tratamento com radiação ionizante será realizado. Todos esses itens precisam estar claros para o paciente e familiares para o início das próximas etapas do tratamento. A partir desse momento, o radio-oncologista é responsável pelo paciente durante todas as fases da radioterapia. Após a definição do tratamento, o médico da radioterapia solicitará a realização dos preparativos para as aplicações, que podem ter início com a moldagem e o planejamento.

Moldagem e planejamento

O planejamento é a etapa que garante que a radiação seja entregue de maneira precisa ao volume determinado, de modo a obter o controle do tumor com um efeito mínimo sobre os tecidos normais que o cercam. Essa etapa é realizada por meio de *softwares* específicos, que tomam por base os exames de imagem de tomografia computadorizada (TC), ressonância magnética (RM) e tomografia computadorizada por emissão de prótons (PET-CT) do paciente.

O primeiro passo no planejamento da radioterapia é a definição do volume de tecido a ser tratado, bem como da energia ideal (elétrons ou fótons), da dose total, da dose diária, da distribuição de campos, passando pela etapa dos cálculos dosimétricos. A interface entre os programas de aquisição de imagens e os aceleradores lineares permite o desenvolvimento de várias estratégias de tratamento. O escopo tridimensional (3D) resultante da distribuição de dose permite que os tecidos normais sejam preservados.

As aplicações de radioterapia devem ser realizadas com o paciente sempre na mesma posição, para garantir a reprodutibilidade do campo de tratamento tanto no planejamento quanto no momento da aplicação. Quanto mais confortável estiver o paciente, mais fácil será reproduzir esse posicionamento em todas as aplicações de radioterapia. Com o avanço da tecnologia, está cada vez mais usual a posição em decúbito dorsal horizontal, por ser mais confortável e facilitar as referências anatômicas. Além disso, acessórios de posicionamento também são utilizados, como colchões de isopor moldáveis ao corpo do paciente e pranchas específicas, entre outros. No caso de irradiação de tumores que envolvem a cabeça ou o pescoço especificamente, pode ser necessária a confecção de máscaras ou até moldes de boca, para melhor fixação e reprodução do posicionamento determinado. A decisão do uso de acessórios cabe ao médico, mas deve ser tomada em conjunto com o físico médico e o enfermeiro[14].

Após a decisão, o paciente realiza o exame de tomografia utilizando os acessórios de posicionamento escolhidos (que serão utilizados em todas as aplicações de radioterapia). Algumas marcações serão feitas na pele do paciente com a finalidade de auxiliar no posicionamento nos dias de tratamento. Esse exame de imagem será utilizado pela equipe médica para o desenvolvimento do plano terapêutico do paciente.

Simulação

Antes de realizar a primeira aplicação de radioterapia, é importante que seja feita uma verificação dos dados do planejamento e a certificação de que os dados aprovados do plano de tratamento sejam replicados com precisão no paciente. Atualmente, isso é feito posicionando o paciente no aparelho e realizando imagens para validar os dados do planejamento no paciente. Após a verificação, o tratamento está liberado para ser realizado.

Aplicação

As aplicações são realizadas de acordo com a prescrição médica e o planejamento aprovado. Durante o tratamento, são realizadas imagens de verificação do volume-alvo, por meio de imagens geradas pelo próprio aparelho. Durante as aplicações, o paciente permanecerá imóvel, com a região demarcada exposta com o auxílio dos posicionadores utilizados no planejamento/simulação, para melhor visualização da área de tratamento.

O paciente permanece sozinho na sala de tratamento, porém observado, por meio de câmeras e microfone instalados na sala de tratamento, os quais permitem a comunicação constante durante as aplicações. O técnico em radioterapia é o profissional responsável pelo posicionamento do paciente no acelerador linear e pelo manuseio do equipamento.

A radioterapia produz efeitos adversos sistêmicos e locais, que podem ser agudos, quando aparecem durante ou até três meses depois do término das aplicações, ou tardios, quando surgem após 90 dias ou vários meses/anos.

Cuidados de enfermagem nos efeitos adversos sistêmicos

Os efeitos adversos *sistêmicos* normalmente são agudos. Iniciam-se durante o tratamento e diminuem gradativamente após o término das aplicações. Os mais comuns são: inapetência, fadiga e imunossupressão.

- *Inapetência*: o enfermeiro deve reconhecer o tipo e o grau de inapetência para direcionar as ações de enfermagem, orientando sobre o fracionamento da dieta e a ingestão de refeições leves em intervalos curtos e em pequenas quantidades. Em determinados casos, o acompanhamento com o profissional nutricionista é fundamental nesse processo; assim, é importante verificar a necessidade de encaminhamento.
- *Fadiga*: descrita como "sensação opressiva e prolongada de exaustão e capacidade diminuída de realizar trabalho físico e mental no nível habitual"[15]. Os pacientes devem ser informados que estarão sujeitos a fadiga progressiva no decorrer do tratamento, e isto pode implicar na diminuição da sua capacidade de trabalho. Alguns fatores podem influenciar no grau de fadiga: cirurgia recente, anemia, duração do tratamento, tratamento concomitante com quimioterapia, tempo despendido na locomoção até o serviço de radioterapia, dose total de radiação, entre outros. As intervenções de enfermagem incluem: monitorar o hemograma, pois a fadiga pode ser secundária à anemia; estimular a prática de exercícios físicos, como caminhadas leves; e orientar que o paciente reserve momentos para descansos curtos durante o dia, a fim de não interferir no seu padrão de sono noturno. Além disso, destaca-se o papel do enfermeiro em orientar a importância da continuidade do tratamento, explicando que a fadiga é temporária.
- *Imunossupressão*: acontece quando os ossos longos, produtores de medula óssea, são incluídos nos campos de tratamento e, sabendo-se que o tecido hematopoiético é sensível à radiação ionizante, a mielotoxicidade pode acontecer.

Cuidados de enfermagem nos efeitos adversos locais

O uso de escalas permite melhor monitoramento das toxicidades e melhor padronização dos registros, o que possibilita a comparação de condutas e dos resultados obtidos. Nesse sentido, há diretrizes científicas que norteiam a avaliação clínica dos profissionais acerca dos efeitos adversos da radiação. Entre elas, estão as escalas do Radiation Therapy Oncology Group (RTOG), da European Organization for Research and Treatment of Cancer (EORTC) e do

National Cancer Institute (NCI)[16]. Vale ressaltar que o NCI elaborou uma escala autoexplicativa, denominada *Patient reported outcomes version of the common terminology criteria for adverse events* (PRO-CTCAE™), na qual o paciente gradua seus sintomas e, com isso, auxilia a equipe assistencial no planejamento do seu cuidado[17].

Os efeitos adversos locais dependem de vários fatores relacionados ao tratamento e às condições individuais. Os *fatores relacionados ao tratamento da radiação ionizante* são: dose total, dose diária, energia utilizada, volume irradiado e tempo de tratamento. Quanto aos *fatores inerentes ao paciente*, pode-se citar: idade, tabagismo (contribui para a oxigenação inadequada dos tecidos, com diminuição da radiossensibilidade), índice de massa corpórea (IMC), variações genéticas e condição clínica[18]. Há também fatores relacionados a outros tratamentos oncológicos (quimioterapia concomitante à radioterapia e cirurgia, p. ex.).

Fatores relacionados ao tratamento com radiação ionizante

- *Fracionamento*: uma dose única de radiação produz efeito maior no tecido do que a mesma dose dividida em várias frações. A escolha do fracionamento é feita pelo radio-oncologista e o físico médico, com base nos conceitos de radiobiologia e nas características do tumor.
- *Volume-alvo*: para calcular a prescrição médica em função do volume-alvo, deve-se considerar a dose de radiação nos órgãos circunvizinhos para não ultrapassar as doses máximas toleradas por eles. Há tabelas que guiam esses cálculos e que devem ser respeitadas.
- *Energia*: diferentes energias de radiação provocam diferentes efeitos, pois o pico de ação da radiação é variável, dependendo da profundidade em relação à pele. O tratamento com elétrons proporciona maior dose de radiação na pele, portanto uma reação local maior, se comparada com o uso de fótons.

Por todos esses fatores em conjunto, destaca-se que as reações são dose-dependente.

Fatores inerentes ao paciente

- *Idade*: o envelhecimento da pele causa redução da espessura da epiderme e diminuição do número de fibroblastos, tornando-a mais adelgaçada e com perda da elasticidade. Provoca também diminuição da resposta inflamatória e retardo da cicatrização[19]. Em contrapartida, as células têm menor capacidade mitótica, portanto menor radiossensibilidade.
- *Doenças crônicas*: o diabetes reduz significativamente a capacidade de cicatrização, o que permite a propagação de um processo infeccioso quando presente[19]. Pacientes com lúpus eritematoso e doenças do colágeno podem ter seus efeitos agravados.

Fatores relacionados a outros tratamentos oncológicos

Tratamentos concomitantes

Os protocolos de associação de radioterapia e quimioterapia (RT/QT) podem influenciar não somente no resultado do tratamento, mas também na taxa de controle local, de complicações, e nos resultados estéticos na pele[20]. Quando a quimioterapia é utilizada como radiossensibilizante, podem-se esperar efeitos adversos mais frequentes e/ou mais intensos.

O enfermeiro que trabalha em radioterapia usa seu raciocínio clínico para avaliar todas essas condições e, assim, planejar suas condutas. A orientação ao paciente que inicia o tratamento deve considerar essas variáveis, mas é na rotina diária que o enfermeiro avalia os resultados e as condutas mais apropriadas, sempre levando em consideração que o principal objetivo é a realização do tratamento no tempo predeterminado, para obter a melhor resposta clínica. Para isso, deve sempre relacionar os sintomas ao local e à dose recebida.

Além disso, o enfermeiro avalia o paciente com foco nos efeitos adversos do tratamento, visto que, durante a terapia, a resposta clínica não é visível, por exemplo, em tratamento de adjuvância em tumores de mama, gástricos ou pulmonares, em que os pacientes não apresentam sintomas relacionados diretamente ao tumor. Entretanto, em um paciente que faz radioterapia por dor em metástase óssea ou apresenta sangramento tumoral, após algumas aplicações pode-se verificar a efetividade do tratamento (diminuição da dor ou do sangramento), além dos efeitos adversos.

Efeitos adversos específicos de acordo com a região tratada

Dentre os principais efeitos adversos específicos de acordo com a região tratada, vale a pena destacar:

Reação de pele

A pele é considerada suscetível a danos pela irradiação, em razão de sua alta proliferação celular. A lesão se inicia desde a primeira sessão (não percebida na maioria das vezes) e, com a continuidade da exposição, a destruição celular vai acontecendo. Embora as células normais tenham poder de reparação, ainda assim é frequente surgir reação local, que pode ser desde um leve eritema até áreas com descamação seca (inibição da atividade mitótica das glândulas sebáceas) e úlceras. Essas reações se limitam ao campo de tratamento ou a seu ponto de saída; causam ardor, dor, prurido e sensação de calor e podem levar à interrupção do tratamento[21]. Uma reação frequente é a hipercromia, que não se inclui nas fases do processo inflamatório da pele, mas ocorre em razão da destruição dos melanócitos.

A partir da segunda ou da terceira semana de tratamento, o processo inflamatório pode evoluir da intensidade leve à moderada, tendo o pico máximo do efeito na pele no fim do tratamento (exceto em protocolos de hipofracionamento, nos quais o pico da reação ocorre a partir da primeira ou da segunda semana do término do tratamento). A cicatrização começa a ocorrer somente duas a três semanas após o pico da reação.

Frente às reações de pele, o enfermeiro deve reconhecer os danos ao tecido cutâneo e orientar os pacientes durante a consulta de enfermagem, dando ênfase às seguintes recomendações[22]:

- Manter a pele do campo de tratamento livre de irritações.
- Lavar a pele do campo de tratamento apenas com água morna e secar sem esfregar; recomenda-se o uso de sabonete neutro e sem perfume.
- Não usar esparadrapo ou outros adesivos sobre a pele.
- Evitar extremos de calor e frio (bolsa de água quente, chuveiro com água em alta temperatura ou compressa gelada) sobre a pele irradiada.
- Evitar o contato da área tratada com tecidos sintéticos; tecido de algodão é menos irritante e mais confortável.
- Não esfregar (nem ao se secar após o banho), coçar, arranhar ou escovar a pele irradiada.
- Nas áreas pilosas, evitar qualquer tipo de depilação que provoque reação inflamatória. O uso de tricotomizador elétrico pode ser uma opção.
- Proteger a área de tratamento da exposição à radiação solar utilizando roupas leves. As precauções devem ser seguidas durante seis meses a um ano após o tratamento.
- Não aplicar protetor solar na pele da região que está sendo tratada durante a radioterapia.
- Estimular a ingestão hídrica de dois a três litros de líquido por dia (água, sucos, chás, água de coco, entre outros).
- Manter a pele do campo de tratamento hidratada, seguindo as orientações do médico radio-oncologista ou do enfermeiro da radioterapia. Considerando-se que a maioria dos pacientes em radioterapia são atendidos ambulatorialmente e que a sua adesão às medidas de minimização dos efeitos adversos permeia o seu grau de compreensão sobre a utilização dos produtos tópicos, ressalta-se que a escolha do produto tópico deve se basear nas queixas do paciente e na promoção de seu conforto e bem-estar. Nesse sentido, há diferentes trabalhos sobre o uso de produtos e *guidelines* que podem ser acessados e avaliados para cada caso[18,23,24].

O enfermeiro deve orientar que todas essas recomendações são destinadas apenas ao cuidado com a área exposta à radiação, uma vez que os efeitos adversos são locais. As áreas do corpo que não foram incluídas no campo de tratamento não sofrerão esses efeitos.

Mucosite

As lesões dos tipos queimadura e descamação nas mucosas costumam ser muito dolorosas e, especialmente na boca e no esôfago, favorecem o aparecimento de infecções oportunistas, como a monilíase, causando indiretamente perda de peso e disgeusia (diminuição ou alteração do paladar). Importante correlacionar o campo de tratamento, a frequência e a intensidade com os tratamentos concomitantes, se houver. O uso de escala de graduação pode ajudar na tomada de decisão sobre a melhor conduta para cada caso. O manejo desse sintoma passa pela orientação alimentar (evitar alimentos ácidos, açucarados e apimentados) e pela realização de higiene oral adequada (usar creme dental com flúor, evitar antissépticos alcoólicos e utilizar enxaguatório bucal composto por clorexidina a 0,12%).

Náusea e vômito

Ocorrerão principalmente quando a mucosa gástrica for exposta à radiação, ou seja, se o sistema digestório for incluído no campo da radioterapia. Podem aparecer mais precocemente quando há tratamento concomitante ou em pacientes pós-operatórios de cirurgias abdominais. Nesses casos, perguntar ao paciente sobre os sintomas que podem estar relacionados, como dor abdominal e constipação, para a melhor abordagem[24]. Recomenda-se fracionar as refeições, realizar intervalos curtos entre as refeições e não ingerir líquidos durante a ingesta alimentar para não sobrecarregar o estômago.

Diarreia

Verifica-se quando o intestino é incluído no campo de radiação. Irradiações que incluem área perianal podem ter reação local piorada na vigência de diarreia. Caso tenha uma ostomia no campo de irradiação, espera-se também reação de pele local (estoma e periestoma). Indica-se evitar alimentos gordurosos e laxativos, além de evitar a desidratação por meio do aumento da ingestão de líquidos, incluindo o soro caseiro.

Alopecia

A perda de cabelo ocorre somente nos locais irradiados. Geralmente, é temporária quando doses de 1.500 a 3.000 cGy são aplicadas. O cabelo volta a crescer alguns meses após o término da terapia. A perda de cabelo pode ser permanente em doses acima de 4.500 cGy. Frente à alopecia, o principal cuidado é a proteção do couro cabeludo da radiação solar por meio do uso de chapéus, perucas, lenços, entre outros, por até um ano após o término do tratamento.

Tratamentos especiais com radiação ionizante

Os tratamentos a seguir merecem destaque, por sua complexidade tecnológica. Alguns utilizam a técnica de teleterapia; outros, a de braquiterapia.

Modalidades que utilizam a teleterapia
Irradiação de corpo total (*total body irradiation* – TBI)

A irradiação de corpo total faz parte de protocolos de condicionamento para o transplante de medula óssea (TMO). Em TBI, são necessários acessórios que permitam que todo o corpo do paciente fique exposto à luz do campo do aparelho de radioterapia. Isso é conseguido por meio de uma cadeira especial ou da utilização de uma prancha. É usada uma baixa taxa de dose e o fracionamento amplamente utilizado é o de 3 dias, 2 vezes por dia (totalizando 6 aplicações de 200 cGy, p. ex.), em um intervalo de, no mínimo, 6 horas entre uma aplicação e outra. O objetivo do condicionamento para TMO é criar um espaço na medula óssea do paciente para o enxerto se desenvolver, imunossuprimir o receptor e destruir a célula leucêmica residual[2]. A integração e o trabalho em equipe entre o enfermeiro da radioterapia e o enfermeiro do setor de TMO são importantes, para o melhor planejamento de cuidados para esse tipo de paciente.

Radiocirurgia (RC)

Consiste na aplicação de dose única de radiação em uma pequena área intracraniana (até 5 cm), com o mínimo de radiação nos tecidos normais circunvizinhos, com baixo risco e sequelas neurológicas. É utilizada no tratamento das malformações arteriovenosas e tumores intracranianos benignos ou malignos. Emprega um sistema de coordenadas espaciais para localizar as lesões, possibilitando atingi-las com precisão milimétrica, denominada *estereotaxia*.

Nos casos em que a radiocirurgia é aplicada em múltiplas sessões, recebe o nome de *radioterapia estereotáxica fracionada*, o que seria uma variante da radiocirurgia, mas com indicações específicas[25].

Na radiocirurgia, há duas técnicas de imobilização do paciente: a técnica denominada, em inglês, *frame-based radiosurgery* (padrão-ouro); e a *frameless*. A modalidade *frame-based radiosurgery* consiste na instalação de um arco craniano com fixação óssea, após anestesia local, por um neurocirurgião. Já a modalidade *frameless* é um método não invasivo e compreende um conjunto de máscaras termoplásticas que têm a função de moldar e proporcionar o correto posicionamento do local a ser tratado[26].

Todo o processo pode levar de 4 a 10 horas, dependendo da complexidade do caso, da habilidade da equipe e da disponibilidade dos equipamentos e *softwares*. Já existe no Brasil equipamentos que realizam a técnica de radiocirurgia em região extracrânio, conhecida como radiocirurgia estereotáxica corpórea (*stereotactic body radiation therapy* – SBRT), como em pulmão e coluna, por exemplo.

Radioterapia de intensidade modulada (*intensity modulated radiation therapy* – IMRT)

Permite variações de intensidade de dose em cada campo de tratamento. São necessários exames de imagem detalhados e *softwares* específicos para criar uma distribuição de dose que atinja o tumor com a dose necessária e proteja as áreas normais com dose menor. Essa técnica se tornou uma importante opção para tumores de cabeça e pescoço e tumores de próstata[25]. Com ela, a área irradiada é mais delimitada e a dose em cada ponto, mais específica; portanto, a imobilização do paciente se torna mais importante, pois qualquer mudança no seu posicionamento torna menos fidedigno o tratamento. Cada vez que surgem imobilizadores para esse fim, cabe ao enfermeiro orientar o paciente da importância e da finalidade do seu uso. O preparo da equipe assistencial quanto ao manuseio desses materiais também deve ser realizado.

Radioterapia guiada por imagem (*guided radiation therapy* – IGRT)

Incorpora sistemas de imagem sofisticados ao acelerador linear; evidencia o movimento de órgãos no momento da aplicação para considerar essa variabilidade de localização e atingir o alvo sem margem de erro ocasionado pelo movimento, na tentativa de aumentar a efetividade do tratamento. A imagem adquirida no planejamento é comparada à imagem no momento da aplicação, verifica-se a localização exata antes do tratamento, corrigindo-se o posicionamento quando necessário, e então a aplicação é realizada[25]. Nessa técnica, é imprescindível o uso de *softwares* ou equipamentos que sejam compatíveis entre si para a formatação da imagem. A presença do radio-oncologista na avaliação dessas imagens deve ser constante; e o uso de imobilizadores mantém sua importância, assim como nos tratamentos de IMRT.

Radioterapia intraoperatória (*intraoperative radiation therapy* – IORT)

É realizada durante o ato cirúrgico, no leito operatório, após ressecção do tumor. Pode ser um aparelho específico para essa modalidade de tratamento. É empregada em dose única, em sala cirúrgica, com a presença de toda a equipe de enfermagem, tecnólogos de imagem, biomédicos, anestesista, radio-oncologista e físico para a segurança do procedimento[25]. Após esse tratamento, pode ser necessária a complementação da dose por meio da teleterapia, sempre a critério médico. Além de a radioterapia intraoperatória oferecer melhor qualidade de vida aos pacientes elegíveis a esse tipo de tratamento[27], recentemente um estudo multicêntrico controlado randomizado comparou os resultados em longo prazo entre as pacientes com câncer de mama inicial submetidas a radioterapia intraoperatória e aquelas submetidas a radioterapia convencional pós-operatória. Os resultados desse estudo demonstram que o controle local em longo prazo foi similar em ambos os grupos, porém a mortalidade por outras causas não oncológicas foi menor no grupo que recebeu a radioterapia intraoperatória como forma de tratamento[28].

Radioterapia em arco modulada volumetricamente (*volumetric modulated arc therapy* – VMAT)

Pode ser considerada uma forma alternativa de IMRT, pois consiste no tratamento de todo o volume-alvo por meio da entrega da radiação em arco de intensidade modulada de maneira dinâmica e contínua. Assim, durante a rotação constante da fonte de radiação, há variações do ângulo do feixe, o que promove uma distribuição melhor e altamente complexa da dose. Essa melhora na eficiência na entrega do tratamento resulta em mais conforto ao paciente, por conta da redução do tempo de tratamento, sendo até cinco vezes mais rápido que o IMRT. Atualmente, existem diferentes sistemas VMAT disponíveis, com variações de nomes (RapidArc®, da Varian; SmartArc®, da Phillips; e Elekta VMAT®, da Elekta). As indicações clínicas mais frequentes dessa modalidade são para tumores de cabeça e pescoço, sistema nervoso central, tórax, mama, abdome, próstata, incluindo pelve, entre outros[29].

Respiratory gating radiotherapy

Esse sistema consiste na entrega das doses de radiação considerando os movimentos respiratórios, permitindo o tratamento de tumores que mudam seu posicionamento segundo a inspiração e a expiração (como os localizados nas regiões torácicas e abdome superior) com altas doses, sem prejudicar os tecidos saudáveis adjacentes. Utiliza-se a tecnologia avançada capaz de incluir o movimento respiratório em seus parâmetros de avaliação, técnica de respiração superficial forçada com compressão abdominal ou técnicas de respiração com período de apneia para recebimento da dose[30].

Modalidades que utilizam a braquiterapia

A braquiterapia utiliza fontes radioativas como agentes terapêuticos. As fontes mais comumente utilizadas são cobalto-60, radônio-222, césio-137, ouro-198, iodo-125, rádio-226, paládio-103 e irídio-192, que se apresentam sob a forma de agulhas, tubos, placas, fios e sementes.

Os tumores mais frequentemente tratados por meio de braquiterapia são aqueles localizados em próstata, útero, esôfago, pulmão, região ocular, tecidos moles, entre outros. A seguir estão descritos os tratamentos mais comuns em braquiterapia.

Braquiterapia com sementes de iodo-125 (LDR)

Usada para tumores de próstata, sendo realizada uma ultrassonografia (USG) transretal para iniciar o planejamento do tratamento e a definição da quantidade de sementes para implante. Após a chegada das sementes (3 a 4 semanas), é realizada sua colocação, via perineal, por meio de agulhas. Esse procedimento é feito sob anestesia peridural, em uma sala cirúrgica. Após o procedimento, o paciente retorna ao leito para observação e alta. Essas sementes são permanentes e, após avaliação médica e levantamento radiométrico, o paciente é liberado e pode voltar à sua vida normal, sem risco ocupacional para familiares e a comunidade. O câncer de próstata também pode ser tratado por meio de braquiterapia HDR com irídio-192, realizada por meio de implantes temporários, conforme indicação clínica.

Radioterapia   713

O principal cuidado que o paciente deve ter é o uso de preservativo durante as relações sexuais, para evitar que, se houver o deslocamento de uma semente, ela se aloje na(o) parceira(o).

Braquiterapia com irídio-192 (HDR)

Usada comumente para tumores de útero e colo de útero. Pode ser realizada 1 vez por semana, por 4 semanas. A paciente é encaminhada a uma sala específica para submeter-se à colocação do aplicador; radiografias podem ou não ser necessárias, dependendo do tipo de aplicador utilizado, com o objetivo de confirmar o seu correto posicionamento na cavidade uterina e vaginal. Após o planejamento da dose, o radio-oncologista coloca a carga radioativa, iniciando-se, assim, o tratamento. Esse tipo de braquiterapia utiliza sistemas robotizados, em que as fontes são inseridas por meio de um sistema que carrega previamente o material radioativo e o aplica posteriormente por controle remoto. Após o tempo planejado de exposição, as fontes são recolhidas, os aplicadores são retirados e, depois de orientações específicas, a paciente é liberada e pode voltar ao convívio com seus familiares.

O controle e o descarte das fontes radioativas são de responsabilidade da equipe de física, que segue normas e legislações vigentes.

O enfermeiro deve estar atento à presença de sangramento vaginal e manejar a dor decorrente do procedimento com a administração de analgésicos, conforme prescrição médica.

A estenose vaginal é um efeito frequente nessas pacientes e gera um impacto físico e emocional que merece atenção. Alguns cuidados, como orientação sexual às mulheres e seus parceiros para lidar com o medo e a ansiedade, assim como o uso de dilatadores, devem ser realizados pelo enfermeiro e pelo médico[31].

Braquiterapia 3D

A braquiterapia tridimensional utiliza imagem de ressonância magnética e baseia-se nas distribuições volumétricas da dose na região-alvo e nos órgãos de risco[32]; é mais frequentemente empregada no tratamento de tumores ginecológicos.

Braquiterapia ocular (LDR)

Indicada para o tratamento de tumores oculares, mais frequentes em crianças, utiliza mais comumente os radioisótopos cobalto-60, o iodo-125 e o rutênio-106; este último tem emissão de radiação *beta*, o que permite maior concentração de dose no tumor e menor dose em áreas vizinhas. A colocação das placas com a fonte radioativa é realizada por meio de cirurgia, sob anestesia geral. O paciente fica internado de 3 a 5 dias em quarto privativo e isolado. Quando é criança, são oferecidos à sua mãe ou ao familiar que o estiver acompanhando um avental de chumbo e um protetor de tireoide como medidas de radioproteção. Ao término do tratamento, o paciente volta ao centro cirúrgico para a retirada da placa com a fonte. A principal indicação dessa modalidade é a preservação do globo ocular e a promoção do controle local da doença[33].

Emergências em radioterapia

Nos protocolos de radioterapia em emergências oncológicas, o objetivo central é afastar o risco de morte iminente do paciente com a utilização de tecnologias mais simples, com campos maiores, resultando em menor tempo de planejamento das doses, a fim de as aplicações serem iniciadas o mais breve possível. As principais emergências oncológicas que se beneficiam do tratamento radioterápico estão descritas a seguir:

- *Compressão da medula espinhal*: a extensão do tumor (primário ou metastático) para o interior do canal vertebral pode causar dores intensas, parestesias e outras alterações neurológicas. Um paciente com essas características deve iniciar a radioterapia descompressiva o mais rapidamente possível, para evitar-se plegia; portanto, o enfermeiro deve planejar as fases do processo para que as etapas de consulta/planejamento/simulação sejam eficazes e rápidas. Deve ser ministrado treinamento para a equipe assistencial, relativo a transporte, posicionamento, mobilização em bloco e imobilização do paciente no aparelho.
- *Síndrome da veia cava superior (SVCS)*: esses pacientes chegam à radioterapia com dispneia, edema facial (que pode estender-se para o pescoço e o tronco) e tosse, todos em graus

diferentes. Normalmente estão em uso de corticosteroides em altas doses, segundo a prescrição médica. O planejamento da radioterapia desobstrutiva pode ser feito de modo convencional, dependendo do grau de urgência. A dispneia pode piorar na posição dorsal horizontal, o que dificulta o posicionamento do paciente na mesa do tratamento e pode requerer anestesia/sedação e intubação orotraqueal. Mais uma vez, a agilidade e a competência da equipe envolvida são cruciais para melhor eficácia terapêutica.

- *Sangramento*: em casos de grandes sangramentos, a radioterapia também tem função hemostática, porém é um tratamento com finalidade paliativa. A dose total depende do resultado clínico e da melhora do hemograma (contagem de hemácias). Como os efeitos da radioterapia não são imediatos, há a necessidade de associação com terapêutica medicamentosa de suporte para controle do sangramento até que a radiação ionizante comece a agir localmente.

Algumas situações específicas, de acordo com o perfil e a situação clínica do paciente, podem exigir um atendimento personalizado pela equipe assistencial. Os principais casos estão exemplificados a seguir:

- *Pacientes vulneráveis*: o tratamento de pacientes vulneráveis não é inserido nas emergências em radioterapia; porém, uma vez que tenham a indicação de realizar o tratamento com radiação ionizante, a equipe interdisciplinar deve se preparar para recebê-los e realizar a aplicação o mais rapidamente possível (esses pacientes normalmente estão em unidades intensivas, monitorizados e/ou intubados).
- *Pacientes comatosos*: todos devem estar à disposição (radio-oncologista, físico, tecnólogo, técnico de radioterapia, enfermeiro, inclusive a equipe do setor de origem do paciente) para garantir a agilidade do atendimento. A sala do aparelho deve estar liberada para receber esse paciente, e os elevadores e o caminho, livres para sua passagem junto à equipe de transporte. Aqui vale ressaltar a importância dos processos bem definidos, para que toda a equipe assistencial trabalhe em conjunto, bem como a orientação dos familiares sobre a relação risco-benefício do tratamento.
- *Pacientes confusos e agitados*: pacientes com essas características têm um risco elevado de queda da mesa de tratamento. Medidas de contenção, agilidade no atendimento e equipe multiprofissional à disposição, inclusive com a presença do radio-oncologista, devem ser consideradas. Cada serviço deve ter uma rotina específica para esses casos e realizar treinamentos internos constantes para garantir a segurança do paciente. Muitas vezes, o grau de agitação/confusão mental contraindica a aplicação, ou se faz necessária uma contenção química para a sua realização.

Existe outro tipo de paciente que não é considerado como emergência, nem vulnerável, mas requer cuidados especiais: os *portadores de marca passo* (MP). O MP pode sofrer alterações funcionais quando submetido a radiação ionizante, por interferência eletromagnética com o equipamento de radioterapia[34]. É importante que o enfermeiro elabore o plano de atendimento para esses pacientes, o que inclui a coleta das informações sobre o MP, a avaliação do cardiologista antes e depois de cada sessão e os registros completos no prontuário das condutas tomadas e das orientações fornecidas aos pacientes e familiares. Outro ponto de atenção é o preparo da equipe assistencial para o atendimento em caso de parada cardíaca, se for necessário.

Sistematização da assistência de enfermagem na radioterapia

O processo de enfermagem contribui para a prática de enfermagem mais autônoma, com base em evidências científicas. Trata-se de uma ação privativa do enfermeiro, a qual requer tempo, conhecimento específico na área e habilidade em comunicação[15].

É necessário à equipe de enfermagem identificar e monitorar os efeitos adversos da radioterapia e complicações decorrentes da própria doença e do tratamento propriamente dito, desenvolvendo ações educativas de promoção à saúde, prevenção e tratamento das complicações.

Os registros devem conter: anamnese, exame físico, prescrição de enfermagem, diagnósticos de enfermagem e intervenções, resultados ocorridos e evolução. Por meio da evolução, pode-se avaliar a assistência prestada, bem como alterar o plano de assistência, visando ao alcance dos resultados esperados.

Cada instituição deve elaborar impressos que melhor se adaptem às suas rotinas, mas o uso de diagnósticos de enfermagem da North American Nursing Diagnosis Association (NANDA) incentiva o enfermeiro a usar raciocínio clínico diante dos diagnósticos de enfermagem relacionados aos efeitos adversos[35] e, uma vez que toda a equipe de enfermagem esteja treinada, torna-se o instrumento mais valioso para o planejamento da assistência a ser prestada na radioterapia. A legislação elaborada pelo Conselho Regional de Enfermagem (COREN), trabalhos publicados nessa área, assim como os programas de acreditação hospitalar, dão fundamento para a elaboração desses impressos e implementação das rotinas assistenciais.

Recomenda-se a elaboração de materiais informativos, para serem entregues aos pacientes e familiares, com informações sobre o tratamento que está sendo realizado, ações de prevenção dos efeitos adversos, dissolução de mitos e correção de distorções a respeito do tratamento. Cada informe escrito deve ser acompanhado por orientações verbais; assim, fortalece-se o vínculo enfermeiro, paciente e familiar.

O serviço de radioterapia também pode disponibilizar um atendimento telefônico de enfermagem (Alô-Enfermeiro) para o esclarecimento de dúvidas dos pacientes e familiares que possam surgir no domicílio, especialmente para o manejo dos efeitos adversos, e evitar idas desnecessárias ao pronto-socorro[36].

Legislações relacionadas à radioterapia

O enfermeiro deve conhecer os diferentes órgãos e legislações e utilizá-los como instrumento de gestão, no auxílio da implantação de rotinas e protocolos assistenciais e de gerenciamento. O trabalho conjunto com a equipe de física promove a difusão de conhecimentos para uma melhor coordenação de serviços de radioterapia, em que legislações vindas da Comissão Nacional de Energia Nuclear (CNEN) e da Agência Nacional de Vigilância Sanitária (ANVISA) garantam qualidade e segurança aos pacientes e profissionais de saúde. Especificamente na enfermagem, as resoluções a seguir são consideradas em sua prática diária[37]:

- *Resolução do Conselho Federal de Enfermagem (COFEN) n. 211/1998*: dispõe sobre a atuação dos profissionais de enfermagem que trabalham com radiação ionizante.
- *Resolução COFEN n. 358/2009*: dispõe que a sistematização da assistência de enfermagem deve ocorrer em toda instituição de saúde, pública ou privada, em que há o cuidado profissional de enfermagem.
- *Resolução COFEN n. 159/1993*: considera a consulta de enfermagem atividade privativa do enfermeiro.
- *Resolução COFEN n. 146/1992*: normatiza, em âmbito nacional, a obrigatoriedade da presença do enfermeiro em todas as unidades de serviço em que são desenvolvidas ações de enfermagem, durante todo o período de funcionamento da instituição de saúde.

Em radioproteção[38]

A CNEN apresenta várias normas para certificação dos serviços de radioterapia, bem como normas de radioproteção (NN 3.01, NN 3.02, NN 3.03 e NE 3.06).

A NN 3.01 apresenta diretrizes básicas de radioproteção e estabelece os requisitos básicos de proteção radiológica das pessoas em relação à exposição à radiação ionizante. Todo serviço de radioterapia tem um Plano de Proteção Radiológica elaborado pela equipe de física, com vários itens registrados, como a planta física do setor, com completa descrição das áreas, equipe, instalações e equipamentos, procedimentos de monitoração individual, de área e meio ambiente, descrição das fontes a serem utilizadas, plano para emergências, entre outros. É importante que o enfermeiro leia esse plano e incorpore seu conteúdo. Um programa de saúde ocupacional é importante para avaliação periódica dos funcionários envolvidos no setor. Treinamentos periódicos também devem ser programados para fortalecer a qualidade e a segurança do atendimento.

Princípios da radioproteção[38]

A finalidade da radioproteção é a prevenção ou a diminuição dos efeitos somáticos das radiações na população. Norteiam a radioproteção os princípios da:

- *Justificação*: qualquer atividade envolvendo radiação ou exposição deve ser justificada em relação às alternativas disponíveis, além de produzir um benefício significativo para a sociedade.
- *Otimização*: para qualquer fonte de radiação usada em uma atividade, a magnitude das doses individuais, o número de pessoas expostas e mesmo a eventualidade da ocorrência de exposição devem ser mantidos no mais baixo nível razoavelmente aceitável, levando-se em conta os fatores sociais e econômicos.
- *Limitação de dose*: as doses individuais a que trabalhadores e indivíduos da comunidade são expostos não devem ultrapassar os limites de doses anuais que constam nas normas da CNEN.

As áreas de trabalho com radiação ou material radioativo devem ser classificadas em:

- *Áreas controladas*: quando requerem medidas específicas de proteção e segurança para garantir que as exposições ocupacionais normais estejam em conformidade com os requisitos de otimização e limitação de dose. Devem estar sinalizadas com o símbolo internacional da radiação ionizante.
- *Áreas supervisionadas*: áreas que, embora não requeiram a adoção de medidas específicas de proteção e segurança, devem ter reavaliações regulares das condições ocupacionais.
- *Áreas livres*: não requerem medidas específicas.

Para se proteger contra as radiações ionizantes, é necessário considerar (Figura 8.1):

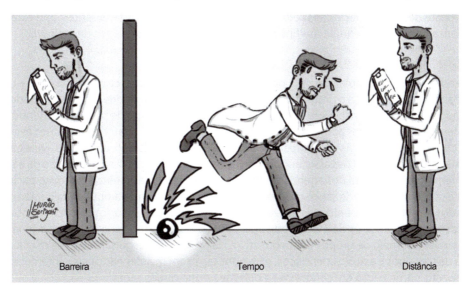

Figura 8.1 Ilustração sobre os conceitos de distância, blindagem e tempo para proteção contra as radiações ionizantes.
Fonte: Gentilmente cedida pelo autor, Murilo Sérgio Serigatti.

- *Distância*: manter-se afastado das fontes.
- *Blindagem*: interpor um absorvedor de radiação entre a fonte e as pessoas.
- *Tempo*: minimizar o tempo de exposição tanto quanto possível.

Para uma avaliação segura da dose ocupacional do trabalhador, é necessária a ajuda de um físico especialista, em razão da complexidade dos diversos fatores que influenciam a dose efetivamente recebida. A exposição das doses deve ser monitorada mensalmente, por empresa externa especializada.

Em vigilância sanitária (ANVISA)[39]

- *Resolução da Diretoria Colegiada (RDC) ANVISA n. 20, de 2 de fevereiro de 2006*: estabelece o Regulamento Técnico para o funcionamento de serviços de radioterapia, visando a defesa da saúde dos pacientes, dos profissionais envolvidos e do público em geral.
- *RDC ANVISA n. 50, de 21 de fevereiro de 2002*: dispõe sobre o Regulamento Técnico para planejamento, programação, elaboração e avaliação de projetos físicos de estabelecimentos assistenciais de saúde.
- *Norma Regulamentadora (NR) ANVISA n. 32 – Segurança e Saúde no Trabalho em Serviços de Saúde*: em seu item 32.4, das radiações ionizantes, contém uma vasta orientação com relação aos serviços de radioterapia e proteção ocupacional e deve ser conhecida.

Gestão de indicadores, financeira e de pessoal

O enfermeiro, por estar presente em maior tempo na instituição e por ter em sua grade curricular estudos de administração, torna-se uma opção profissional para fazer a gestão de serviços assistenciais. É ele que faz interface com todas as áreas de suporte, por meio das normas institucionais internas, rotinas, entre outras[40].

A gestão de indicadores leva a avaliar os dados do serviço de radioterapia, criar metas e planos de melhoria. Como exemplo de indicadores, pode-se citar: incidência de reação de pele e sua gradação; taxa de interrupção do tratamento; taxa de abandono; tempo entre a consulta e o início do tratamento; índice de queda, entre outros. A transparência dos indicadores, a avaliação do impacto desses resultados nos setores e a comparação com referenciais internos e externos auxiliam a liderança e a equipe multiprofissional na elaboração dos planos de melhoria[40].

Perspectivas para a enfermagem na radioterapia

Tendo em vista a complexidade do paciente oncológico, pelos aspectos físicos e psicossociais abordados, o enfermeiro é o profissional qualificado para lidar com todos esses aspectos dentro da equipe multiprofissional. A sua atuação deve ser adaptada ao tipo de população atendida na radioterapia. Suas funções administrativas podem incluir elaborar relatórios e análises estatísticas, colaborar na solicitação de equipamentos e materiais de consumo, auxiliar na avaliação de orçamentos. Quanto às ações assistenciais e à gestão do cuidado, realiza a supervisão da equipe de enfermagem, participa dos agendamentos dos pacientes, faz assistência direta ao paciente, nas diferentes demandas de saúde que apresentam (recebe pacientes ambulatoriais, internados advindos de enfermarias, unidades de terapia intensiva e prontos-socorros), realiza orientações aos pacientes e familiares de modo individual e/ou compondo a equipe multiprofissional nas orientações por meio de grupos psicoeducativos. Já na área de pesquisa, ocupa-se com a realização de trabalhos e estudos científicos, para publicação em revistas nacionais e internacionais de impacto, participação em congressos e palestras, entre outras ações[41,42].

Por fim, estar atualizado quanto às novas tecnologias utilizadas na radioterapia favorece ao enfermeiro a elaboração de planos individuais de cuidados específicos aos pacientes, segundo o tratamento proposto, incluindo as interfaces com a equipe multidisciplinar da radioterapia.

Referências bibliográficas

1. Araujo LP, Sá NM et al. Necessidades atuais de radioterapia no SUS e estimativas para o ano de 2030. Revista Brasileira de Cancerologia. 2016;62(1):35-42.
2. Segreto HRC, Segreto RA. Princípios de radioterapia. In: Giglio A, Kaliks R. Oncologia: análises de casos clínicos. Barueri, SP: Minha Editora; 2007. p. 61-74.
3. Salvajoli JV. O papel da radioterapia no tratamento do câncer: avanços e desafios. Onco&. Set-out 2012:32-36.
4. Oliveira HF et al. Radioterapia de intensidade modulada (IMRT) para pacientes do SUS: análise de 508 tratamentos em dois anos de instalação da técnica. Radiol Bras. 2014;47(6):355-60.
5. Minniti G, Brada M. Radiotherapy and radiosurgery for Cushing's disease. Arq Bras Endocrinol Metab. 2007:51-8.
6. Soares JACR. Princípios de física em radiodiagnóstico. São Paulo: Colégio Brasileiro de Radiologia e Diagnóstico por Imagem; 2002. Capítulo I: Física das radiações; Capítulo II: Proteção radiológica.
7. Scaff LAM. Física da radioterapia. São Paulo: Sarvier; 1997. p. 3-9.
8. Marta GN. Radiobiologia: princípios básicos aplicados à prática clínica. Diagn Tratamento. 2014;19(1):45-7. [acesso em 1 mar 2021]. Disponível em: http://files.bvs.br/upload/S/1413-9979/2014/v19n1/a3970.pdf.
9. Cury FLB, Souhami L. Hipofracionamento no câncer de próstata. Revista Brasileira de Cancerologia. 2004;50(3):239-49.
10. Faria LDBB, Nakashima JP, Quadros CA. Câncer de reto. In: Diretrizes oncológicas. 3. ed. Rio de Janeiro: Elsevier; 2018. Cap. 18. p. 281-8. [acesso em 1 mar 2021]. Disponível em: https://diretrizesoncologicas.com.br/download/.
11. Salgado N. A radioterapia no tratamento oncológico: prática clínica e sensibilidade cultural. Interações. 2012;(22):39-57.
12. Gonçalves OD, Machado AC et al. Informação para pacientes submetidos a exposição de radiação ionizante sobre os riscos e benefícios da mesma: consentimento informado. São Paulo: Associação Brasileira de Física Médica; 2019.
13. Esteves SCB, Oliveira ACZ et al. Braquiterapia de alta taxa de dose no Brasil. Radiol Bras. 2004;37(5):337-41.
14. Brasil. Ministério da Saúde. Instituto Nacional de Câncer (INCA). Atualização para técnicos em radioterapia. Rio de Janeiro: INCA; 2010. [acesso em 1 mar 2021]. Disponível em: https://www.inca.gov.br/sites/ufu.sti.inca.local/files/media/document/atualizacao_para_tecnicos_em_radioterapia.pdf.
15. Barros ALL et al. Diagnósticos de enfermagem da NANDA-I: definições e classificação 2018-2020. 11. ed. Porto Alegre: Artmed; 2018.
16. Ozyigit G, Selek U. Prevention and management of acute and late toxicities in radiation oncology: Management of toxicities in radiation oncology. Gewerbestrasse: Springer Nature Switzerland; 2020. [acesso em 1 mar 2021]. Disponível em: https://doi.org/10.1007/978-3-030-37798-4.
17. National Cancer Institute (NCI). Patient-reported outcomes version of the common terminology criteria for adverse events (PRO-CTCAE™). [data desconhecida]. [acesso em 1 mar 2021]. Disponível em: https://healthcaredelivery.cancer.gov/pro-ctcae/.
18. Gosselin T, Ginex PK et al. ONS guidelines for cancer treatment-related radiodermatitis. Oncology Nursing Forum. 2020;47(6):654-70.
19. Borges EL. Fatores intervenientes no processo de cicatrização. In: Borges EL, Saar SRC, Lima VLAN, Gomes FSL, Magalhães MBB. Feridas: como tratar. Belo Horizonte: Coopmed; 2001. p. 51-9.
20. Redda MGR, Verna R, Guarnieri A, Sannazzari GL. Timing of radiotherapy in breast cancer conserving treatment. Cancer Treatment Reviews. 2002;28(1):5-10.
21. Meneses AG, Reis PED et al. Uso de trolamina para prevenção e tratamento da radiodermatite aguda: revisão sistemática e meta-análise. Rev. Latino-Am. Enfermagem. 2018;26:e2929.
22. Schneider F, Pedrolo E et al. Prevenção e tratamento de radiodermatite: uma revisão integrativa. Cogitare Enferm. Jul-set 2013;18(3):579-86.
23. Chan RJ, Webster J et al. Prevention and treatment of acute radiation-induced skin reactions: a systematic review and meta-analysis of randomized controlled trials. BMC Cancer. 2014;14:53.
24. BCCancer. Symptom management guidelines: nausea and vomiting. NCI Grade and Management. 2018. [acesso em 27 fev 2021]. Disponível em: http://www.bccancer.bc.ca/nursing-site/Documents/Nausea_and_Vomiting_Final_and_algorthim.pdf.

25. Hogle WP. The state of the art in radiation therapy. Seminars in Oncology Nursing. 2006;22(4): 212-20.
26. Almeida TVR, Junior ALC, Piedade PA, Silva CM, Marins P, Almeida CM et al. Análise dos erros de posicionamento translacionais em radiocirurgia craniana frame e frameless com uso de objeto simulador antropomórfico. Radiol Bras. 2016;49(2):98-103.
27. Corica T, Nowak AK, Saunders CM et al. Cosmesis and breast-related quality of life outcomes after intraoperative radiation therapy for early breast cancer: a substudy of the TARGIT-A trial. Int J Radiat Oncol Biol Phys. 2016;96:55-64. [acesso em 26 jul 2022]. Disponível em: https://www.redjournal.org/article/S0360-3016(16)30135-3/fulltext.
28. Vaidya JS, Bulsara M, Baum M, Wenz F, Massarut S, Pigorsch S et al. Long-term survival and local control outcomes from single dose targeted intraoperative radiotherapy during lumpectomy (TARGIT-IORT) for early breast cancer: TARGIT-A randomised clinical trial. BMJ. 2020;370:m2836.
29. Quan et al. A comprehensive comparison of IMRT and VMAT plan quality for prostate cancer treatment. Int J Radiat Oncol Biol Phys. 2012;83(4):1169-78.
30. Giraud P, Houle A. Respiratory gating for radiotherapy: main technical aspects and clinical benefits. Pulmonology. 2013:Article ID 519602.
31. Matos SRDL, Cunha MLR, Podgaec S, Weltman E, Centrone AFY, Mafra ACCN. Consensus for vaginal stenosis prevention in patients submitted to pelvic radiotherapy. PLoS ONE. 2019;14(8):e0221054. [acesso em 26 jul 2022]. Disponível em: https://journals.plos.org/plosone/article?id=10.1371/journal.pone.0221054.
32. Lima et al. Comparação de braquiterapias HDR de colo de útero 2D e 3D. XXII Congresso Brasileiro de Física Médica. Ribeirão Preto, 6 a 9 de setembro de 2017. [acesso em 27 fev 2021.] Disponível em: https://inis.iaea.org/collection/NCLCollectionStore/_Public/49/044/49044479.pdf.
33. Mourão AP, Campos TPR. Dosimetria em braquiterapia ocular com placa ROPES contendo sementes de iodo-125 e paládio-103. Revista Brasileira de Física Médica. 2010;4(1):23-6.
34. Cruz JC, Hanriot RM, Salvajoli JV, Borges SRO, Weltman E, Menegussi G et al. Procedimentos para pacientes portadores de marca-passo e submetidos à radioterapia. Rev Imagem. 1999;21(4):173-6.
35. Leite FMC, Ferreira FM, Cruz MAS, Lima EFA, Primo CC. Diagnósticos de enfermagem relacionados aos efeitos adversos da radioterapia. REME. Rev Min Enferm. 2013;17(4):940-5.
36. Silva DT, Pimenta ASP, Souza PR. Consulta de enfermagem por telefone Alô-Enfermeiro. In: Almeida S, Silva AM, Silva MR, Santos DV, Baía WRM. Manual multiprofissional em oncologia: enfermagem. Rio de Janeiro: Atheneu; 2019. p. 13-6.
37. Conselho Federal de Enfermagem (COFEN) de São Paulo. Legislações. Resoluções. [acesso em 18 fev 2021]. Disponível em: http://www.portalcofen.gov.br.
38. Conselho Nacional de Energia Nuclear (CNEN). Princípios de radioproteção e normas para certificação de serviços. [acesso em 18 fev 2021]. Disponível em: http://www.cnen.gov.br.
39. Agência Nacional de Vigilância Sanitária (ANVISA). Resoluções da Diretoria Colegiada. [acesso em 18 fev 2021]. Disponível em: http://www. anvisa.gov.br.
40. Alcântara LFF, Pires AMT, Almeida AM, Sguassabia JCM, Braga CS. Indicadores de qualidade na enfermagem oncológica. In: Silva RCV, Sant'Ana SER, Cardoso MBR, Alcântara LFF. Tratado de enfermagem em oncologia. São Paulo: Chiado Books; 2018. v. II, p. 193-216.
41. Araújo CRG, Rosa AMMTF. Papel da equipe de enfermagem no setor de radioterapia: uma contribuição para a equipe multidisciplinar. Revista Brasileira de Cancerologia. 2008;54(3):231-7.
42. Oliveira CG, Nakamura DK, Lima JC, Jorge LN, Yong PGA, Silva AM. Assistência de enfermagem em radioterapia. In: Almeida S, Silva AM, Silva MR, Santos DV, Baía WRM. Manual multiprofissional em oncologia: enfermagem. Rio de Janeiro: Atheneu; 2019. p. 193-8.

9

Esquemas Antineoplásicos

- Edva Moreno Aguilar Bonassa • Maria Inês Rodrigues Gato
- Amanda Nascimento dos Reis • Camila Rodrigues Lopes
- Carolina Ferreira dos Santos • Cintia Vecchies Morassi

Introdução

São inúmeras as possibilidades de combinação entre os diversos antineoplásicos disponíveis. Compilamos os esquemas mais comuns, com o objetivo de fornecer uma visão geral à equipe multiprofissional em oncologia. Cabe lembrar que informações precisas sobre dosagem, sequenciamento e prevenção de toxicidades devem ser obtidas em literatura médica específica, garantindo, dessa maneira, a segurança e a qualidade do cuidado ao paciente oncológico.

Além disso, ressaltamos que existem diversos outros protocolos de tratamento e que a cada dia são publicados novos esquemas, certamente ainda não incluídos nesta seção. Conhecê-los antes de empregá-los é fundamental.

Aqui serão abordados os esquemas mais comuns para o tratamento dos seguintes tipos de câncer:

- câncer de pulmão (não pequenas células);
- câncer de pulmão (pequenas células);
- carcinoma de córtex suprarrenal;
- carcinoma de ânus;
- carcinoma de bexiga;
- carcinoma de células escamosas de cabeça e pescoço;
- carcinoma de células de Merkel;
- carcinoma *in situ* do colo do útero;
- carcinoma colorretal;
- carcinoma uterino;
- carcinoma de esôfago;
- carcinoma gástrico;
- carcinoma de mama;
- carcinoma de pâncreas exócrino;
- carcinoma de próstata;
- carcinoma de testículo;
- carcinoma de tireoide;
- câncer de ovário (células germinativas);
- carcinoma de ovário (epitelial);

- carcinoma de ovário (cordão sexual);
- neoplasia trofoblástica gestacional (NTG);
- leucemia linfoide aguda (adultos);
- leucemia mieloide aguda (adultos);
- leucemia promielocítica aguda (LPA);
- leucemia linfocítica crônica;
- leucemia mieloide crônica;
- leucemia de células pilosas (tricoleucemia);
- linfoma de Hodgkin;
- linfoma não Hodgkin (graus baixo e intermediário);
- linfoma não Hodgkin (alto grau);
- linfoma não Hodgkin (associado ao HIV);
- linfoma de Burkitt ;
- melanoma;
- mesotelioma;
- mieloma múltiplo;
- osteossarcoma;
- sarcomas de partes moles (adultos) (exceto GIST);
- sarcoma – tumor estromal do trato gastrointestinal (GIST);
- sarcoma de Ewing/tumor neuroectodérmico primitivo (PNET);
- sarcoma de Kaposi;
- timoma maligno;
- tumores neuroendócrinos;
- tumores do sistema nervoso central (cerebrais);
- regimes de condicionamento em transplante autólogo e alogênico;
- regimes de mobilização em transplante autólogo.

Câncer de pulmão (não pequenas células)
Regimes de combinações de agentes antineoplásicos

Afatinibe-cetuximabe			
Afatinibe	40 mg/dia	VO	dias 1 a 14
Cetuximabe	500 mg/m²	EV	dia 1
Repetir a cada 2 semanas.			

Fonte: Cancer Discov. 2014;4:1036-45.

Atezolizumabe-bevacizumabe-paclitaxel-carboplatina			
Atezolizumabe	1.200 mg	EV	dia 1
Bevacizumabe	15 mg/kg	EV	dia 1
Paclitaxel	200 mg/m²	EV	dia 1
Carboplatina	AUC 6	EV	dia 1
Repetir a cada 3 semanas, por 4 a 6 ciclos. Seguidos de manutenção com:			
Atezolizumabe	1.200 mg	EV	dia 1
Bevacizumabe	15 mg/kg	EV	dia 1
Repetir a cada 3 semanas.			

Fonte: N Engl J Med. 2018;378:2288-2301 (IMpower150 Study Group).

Atezolizumabe-bevacizumabe			
Atezolizumabe	1.200 mg	EV	dia 1
Bevacizumabe	15 mg/kg	EV	dia 1
Repetir a cada 3 semanas.			

Fonte: N Engl J Med. 2018;378:2288-2301.

Atezolizumabe-paclitaxel ligado a albumina-carboplatina			
Atezolizumabe	1.200 mg	EV	dia 1
Paclitaxel ligado a albumina	100 mg/m^2	EV	dias 1, 8 e 15
Carboplatina	AUC 6	EV	dia 1
Repetir a cada 3 semanas, por 4 a 6 ciclos. Seguidos de manutenção com:			
Atezolizumabe	1.200 mg	EV	dia 1
Repetir a cada 3 semanas.			

Fonte: Lancet Oncol. 2019;20:924-37 (IMpower130).

Bevacizumabe-paclitaxel-carboplatina (histologia não escamosa)			
Bevacizumabe	15 mg/kg	EV	dia 1
Paclitaxel	200 mg/m^2 (infusão de 3 horas)	EV	dia 1
Carboplatina	AUC 6	EV	dia 1
Repetir a cada 21 dias, por 4 a 6 ciclos.			

Fonte: N Engl J Med. 2006;355:2542-50.

Bevacizumabe-pemetrexede-carboplatina (histologia não escamosa)			
Bevacizumabe	15 mg/kg	EV	dia 1
Pemetrexede	500 mg/m^2	EV	dia 1
Carboplatina	AUC 6	EV	dia 1
Repetir a cada 21 dias, por 4 a 6 ciclos.			

Fonte: J Clin Oncol. 2013;31:4349-57.

Bevacizumabe-pemetrexede-cisplatina (histologia não escamosa)			
Bevacizumabe	15 mg/kg	EV	dia 1
Pemetrexede	500 mg/m^2	EV	dia 1
Cisplatina	75 mg/m^2	EV	dia 1
Repetir cada ciclo a cada 21 dias, por 4 a 6 ciclos.			

Fonte: J Clin Oncol. 2013;31:3004-11.

Carboplatina-paclitaxel (para paciente com comorbidades ou que não toleram cisplatina)			
Carboplatina	AUC 6	EV	dia 1
Paclitaxel	200 mg/m^2 (infusão de 3 horas)	EV	dia 1
Repetir cada ciclo a cada 21 dias, por 4 ciclos.			
Nota: Administrar carboplatina após paclitaxel.			

Fonte: J Clin Oncol. 2008;26:5043-51.

Esquemas Antineoplásicos

Carboplatina-paclitaxel (regime concomitante à radioterapia)			
Paclitaxel	45 a 50 mg/m²	EV	dia 1
Carboplatina	AUC 2	EV	dia 1
Semanalmente, por 7 semanas, concomitantemente à radioterapia.			
Paclitaxel	200 mg/m²	EV	dia 1
Carboplatina	AUC 6	EV	dia 1
Terapia de consolidação, a cada 3 semanas, por 2 ciclos. Iniciar de 2 a 4 semanas após o término da quimioterapia concomitante à radioterapia.			
Nota: Administrar carboplatina após paclitaxel.			

Fonte: J Clin Oncol. 2005;23:5883-91; e Lancet Oncol. 2015;15:187-99.

Carboplatina-pemetrexede			
Carboplatina	AUC 5	EV	dia 1
Pemetrexede	500 mg/m²	EV	dia 1
Repetir a cada 21 dias, por 4 ciclos com radioterapia.			

Fonte: J Clin Oncol. 2011;29:3120-5.

Cisplatina-etoposídeo			
Cisplatina	100 mg/m²	EV	dia 1
Etoposídeo	100 mg/m²	EV	dias 1, 2 e 3
Repetir a cada 3 semanas, por 4 ciclos.			

Fonte: N Engl J Med. 2004;350:351-60.

Cisplatina-etoposídeo			
Cisplatina	50 mg/m²	EV	dias 1, 8, 29, 36
Etoposídeo	50 mg/m²	EV	dias 1 a 5 e 29 a 33

Fonte: Buzaid et al., 2021a.

Cisplatina-gencitabina (pacientes com mesotelioma pleural maligno)			
Cisplatina	75 mg/m²	EV	dia 1
Gencitabina	1.250 mg/m²	EV	dias 1 e 8
Repetir a cada 21 dias, por 6 ciclos.			
Nota: Hidratação e manitol são fundamentais.			

Fonte: Br J Cancer. 2002;86(3):342-5.

Dabrafenibe-trametinibe			
Dabrafenibe	150 mg (2 vezes ao dia)	VO	diariamente
Trametinibe	2 mg (1 vez ao dia)	VO	diariamente

Fonte: Lancet Oncol. 2016;17:984-93; e Lancet Oncol. 2017;18:1307-16.

Docetaxel-carboplatina			
Docetaxel	75 mg/m^2	EV	dia 1
Carboplatina	AUC 6	EV	dia 1
Repetir a cada 21 dias, por 4 a 6 ciclos.			

Fonte: J Clin Oncol. 2003;21:3016-24.

Docetaxel-cisplatina			
Docetaxel	75 mg/m^2	EV	dia 1
Cisplatina	75 mg/m^2	EV	dia 1
Repetir a cada 21 dias, por 4 ciclos.			
Descontinuar se não houver benefício clínico após 2 ciclos.			
Nota: Hidratação e manitol são fundamentais.			

Fonte: Eur Journal Cancer. 2001;37(suppl. 6).

Docetaxel-gencitabina			
Docetaxel	85 mg/m^2	EV	dia 8
Gencitabina	1.000 a 1.250 mg/m^2	EV	dias 1 e 8
Repetir a cada 21 dias, por 4 a 6 ciclos.			

Fonte: Ann Oncol. 2005;16:602-10.

Etoposídeo-carboplatina			
Etoposídeo	100 mg/m^2	EV	dias 1 a 3
Carboplatina	AUC 5	EV	dia 1
Repetir a cada 3 semanas, por 4 a 6 ciclos.			

Fonte: J Clin Oncol. 1990;8:1556-62.

Erlotinibe-bevacizumabe			
Erlotinibe	150 mg/dia	VO	dias 1 a 28
Repetir a cada 4 semanas.			
Bevacizumabe	15 mg/kg	EV	dia 1
Repetir a cada 3 semanas.			

Fonte: Lancet Oncol. 2019;20:625-35.

Erlotinibe-ramucirumabe			
Erlotinibe	150 mg/dia	VO	dias 1 a 28
Repetir a cada 4 semanas.			
Ramucirumabe	10 mg/kg	EV	dia 1
Repetir a cada 2 semanas.			

Fonte: Lancet Oncol. 2019;20:1655-69.

Gencitabina-carboplatina			
Gencitabina	1.000 mg/m^2	EV	dias 1 e 8
Carboplatina	AUC 5	EV	dia 1
Repetir a cada 21 dias, por 4 ciclos (regime quimioterápico para pacientes com comorbidades ou que não toleram cisplatina).			

Fonte: Int J Clin Oncol. 2010;15:583-7.

Gencitabina-cisplatina			
Gencitabina	1.250 mg/m^2	EV	dias 1 e 8
Cisplatina	75 mg/m^2	EV	dia 1
Repetir a cada 21 dias, por 4 ciclos.			

Fonte: J Clin Oncol. 2008;26:3543-51.

Gencitabina-cisplatina			
Gencitabina	1.000 mg/m^2	EV	dias 1 e 8
Cisplatina	75 mg/m^2	EV	dia 1
Repetir a cada 21 dias, por 4 ciclos.			

Fonte: Buzaid et al., 2021a.

Nivolumabe-ipilimumabe-pemetrexede-carboplatina (histologia não escamosa)			
Nivolumabe 360 mg em D1 a cada 3 semanas + ipilimumabe 1 mg/kg em D1 a cada 6 semanas, combinados com 2 ciclos de quimioterapia a cada 3 semanas, conforme a seguir:			
Pemetrexede	500 mg/m^2	EV	dia 1
Carboplatina	AUC 6	EV	dia 1
Após, seguir manutenção com nivolumabe 360 mg em D1 a cada 3 semanas + ipilimumabe 1 mg/kg em D1 a cada 6 semanas, por até 2 anos.			

Fonte: Lancet Oncol. 2021;22(2):198-211 (CheckMate 9LA).

Nivolumabe-ipilimumabe-pemetrexede-cisplatina (histologia não escamosa)			
Nivolumabe 360 mg em D1 a cada 3 semanas + ipilimumabe 1 mg/kg em D1 a cada 6 semanas, combinados com 2 ciclos de quimioterapia a cada 3 semanas, conforme a seguir:			
Pemetrexede	500 mg/m^2	EV	dia 1
Cisplatina	75 mg/m^2	EV	dia 1
Após, seguir manutenção com nivolumabe 360 mg em D1 a cada 3 semanas + ipilimumabe 1 mg/kg em D1 a cada 6 semanas, por até 2 anos.			

Fonte: Lancet Oncol. 2021;22(2):198-211 (CheckMate 9LA).

Nivolumabe-ipilimumabe-paclitaxel-carboplatina (histologia escamosa)			
Nivolumabe 360 mg em D1 a cada 3 semanas + ipilimumabe 1 mg/kg em D1 a cada 6 semanas, combinados com 2 ciclos de quimioterapia a cada 3 semanas, conforme a seguir:			
Paclitaxel	200 mg/m^2	EV	dia 1
Carboplatina	AUC 6	EV	dia 1
Após, seguir manutenção com nivolumabe 360 mg em D1 a cada 3 semanas + ipilimumabe 1 mg/kg em D1 a cada 6 semanas, por até 2 anos.			

Fonte: Lancet Oncol. 2021;22(2):198-211 (CheckMate 9LA).

Nivolumabe-ipilimumabe			
Nivolumabe	3 mg/kg	EV	dia 1 (a cada 2 semanas)
Ipilimumabe	1 mg/kg	EV	dia 1 (a cada 6 semanas)
Administrar por no máximo 2 anos.			

Fonte: N Engl J Med. 2019;381:2020-31; e J Clin Oncol. 2020;38(suppl):abstr 9500 (CheckMate 227).

Paclitaxel-cisplatina			
Paclitaxel	135 mg/m^2 (3 horas)	EV	dia 1
Cisplatina	75 mg/m^2	EV	dia 1
Repetir a cada 3 semanas, por 4 a 6 ciclos.			
Nota: Hidratação e manitol são fundamentais. Importante administrar paclitaxel antes da cisplatina.			

Fonte: N Engl J Med. 2002;346;92-8.

Pembrolizumabe-pemetrexede-carboplatina			
Pembrolizumabe	200 mg	EV	dia 1
Pemetrexede	500 mg/m^2	EV	dia 1
Carboplatina	AUC 5	EV	dia 1
Administrados a cada 3 semanas, por 4 ciclos. Seguidos de manutenção com:			
Pembrolizumabe	200 mg	EV	dia 1
Pemetrexede	500 mg/m^2	EV	dia 1
A cada 3 semanas, por até 31 ciclos.			

Fonte: N Engl J Med. 2018;378:2078-92.

Pembrolizumabe-paclitaxel ligado a albumina-carboplatina			
Pembrolizumabe	200 mg	EV	dia 1
Administrado a cada 3 semanas, por até 35 ciclos, associado a quimioterapia com:			
Paclitaxel ligado a albumina	100 mg/m^2	EV	dias 1, 8 e 15
Carboplatina	AUC 6	EV	dia 1
Repetidos a cada 3 semanas, por 4 ciclos.			

Fonte: N Engl J Med. 2018;379:2040-51 (Keynote-407).

Pembrolizumabe-paclitaxel-carboplatina			
Pembrolizumabe	200 mg	EV	dia 1
Administrado a cada 3 semanas, por até 35 ciclos, associado a quimioterapia com:			
Paclitaxel	200 mg/m^2 (infusão de 3 horas)	EV	dia 1
Carboplatina	AUC 6	EV	dia 1
Repetidos a cada 3 semanas, por 4 ciclos.			

Fonte: N Engl J Med. 2018;379:2040-51 (Keynote-407).

Pembrolizumabe-pemetrexede-cisplatina			
Pembrolizumabe	200 mg	EV	dia 1
Pemetrexede	500 mg/m^2	EV	dia 1
Cisplatina	75 mg/m^2	EV	dia 1
Administrados a cada 3 semanas, por 4 ciclos. Seguidos de manutenção com:			
Pembrolizumabe	200 mg	EV	dia 1
Pemetrexede	500 mg/m^2	EV	dia 1
A cada 3 semanas, por até 31 ciclos.			

Fonte: N Engl J Med. 2018;378:2078-92.

Pemetrexede-cisplatina (somente para histologia não escamosa)			
Pemetrexede	500 mg/m^2	EV	dia 1
Cisplatina	75 mg/m^2	EV	dia 1
Repetir a cada 3 semanas, por 4 ciclos.			

Fonte: Buzaid et al., 2021a.

Ramucirumabe-docetaxel			
Ramucirumabe	10 mg/kg	EV	dia 1
Docetaxel	75 mg/m^2	EV	dia 1
Repetir a cada 3 semanas.			

Fonte: Buzaid et al., 2021a.

Vinorelbina-cisplatina			
Vinorelbina	25 mg/m^2	EV	semanalmente
Cisplatina	50 mg/m^2	EV	dias 1 e 8
Nota: Quimioterapia adjuvante para pacientes operados com estádio patológico II a IIIA, por um total de 4 ciclos.			

Fonte: Buzaid et al., 2021a.

Vinorelbina-gencitabina			
Vinorelbina	25 mg/m^2	EV	dias 1 e 8
Gencitabina	1.000 mg/m^2	EV	dias 1 e 8
Repetir a cada 3 semanas, por 4 a 6 ciclos.			

Fonte: Lung Cancer. 2005;49:233-40.

Regimes de agentes únicos

Afatinibe			
Afatinibe	40 mg (1 vez ao dia)	VO	diariamente

Fonte: J Clin Oncol. 2013;31:3327-34; e Lancet Oncol. 2015;16:141-51.

Alectinibe			
Alectinibe	600 mg (2 vezes ao dia)	VO	diariamente

Fonte: N Engl J Med. 2017;377:829-38.

Atezolizumabe			
Atezolizumabe	1.200 mg	EV	dia 1
Repetir a cada 21 dias.			

Fonte: N Engl J Med. 2018;378:2288-301; e Ann Oncol. 2019;30:v871-934.

Bevacizumabe			
Bevacizumabe	15 mg/kg	EV	dia 1
Repetir a cada 21 dias.			

Fonte: N Engl J Med. 2006;355:2542-50.

Brigatinibe			
Brigatinibe	90 mg (1 vez ao dia)	VO	dias 1 a 7
Brigatinibe	180 mg (1 vez ao dia)	VO	dias 8 a 28
A seguir:			
Brigatinibe	180 mg (1 vez ao dia)	VO	diariamente

Fonte: N Engl J Med. 2018;379:2027-39.

Cabozantinibe			
Cabozantinibe	60 mg (1 vez ao dia)	VO	diariamente

Fonte: Lancet Oncol. 2016;17:1653-60.

Cemiplimabe			
Cemiplimabe	350 mg	EV	dia 1
Repetir a cada 21 dias.			

Fonte: Lancet. 2021;397:592-604.

Ceritinibe			
Ceritinibe	450 mg (1 vez ao dia)	VO	diariamente

Fonte: Lancet. 2017;389:917-29; e J Clin Oncol. 2017;35:2613-8.

Crizotinibe			
Crizotinibe	250 mg (2 vezes ao dia)	VO	diariamente

Fonte: N Engl J Med. 2014;371:2167-77; e Nat Med. 2020;26:47-51.

Docetaxel			
Docetaxel	75 mg/m^2	EV	dia 1
Repetir a cada 3 semanas, por 4 a 6 ciclos.			

Fonte: J Clin Oncol. 2000;18:2354-62.

Durvalumabe			
Durvalumabe	10 mg/kg	EV	dia 1
Repetir a cada 2 semanas, por 12 meses.			
Nota: Terapia de consolidação em estágio III, doença irressecável, sem progressão após 2 ou mais ciclos de radioquimioterapia.			

Fonte: N Engl J Med. 2017;377:1919-29; e N Engl J Med. 2018;379:2342-50.

Esquemas Antineoplásicos **729**

Erlotinibe			
Erlotinibe	150 mg/dia	VO	diariamente

Fonte: Buzaid et al., 2021a.

Gefitinibe			
Gefitinibe	250 mg/dia	VO	diariamente

Fonte: N Engl J Med. 2009;361:947-57; N Engl J Med. 2010;362:2380-8; e Br J Cancer. 2014;110:55-62.

Gencitabina			
Gencitabina	1.000 a 1.250 mg/m^2	EV	dias 1, 8 e 15
Repetir a cada 4 semanas, por 4 a 6 ciclos.			

Fonte: J Clin Oncol. 2005;23:8380-8; e J Clin Oncol. 2012;30:3516-24.

Larotrectinibe			
Larotrectinibe	100 mg (2 vezes ao dia)	VO	diariamente

Fonte: N Engl J Med. 2018;378:731-9.

Lorlatinibe			
Lorlatinibe	100 mg (1 vez ao dia)	VO	diariamente

Fonte: Lancet Oncol. 2018;19:1654-67.

Nivolumabe			
Nivolumabe	240 mg	EV	dia 1
Repetir a cada 2 semanas.			
ou			
Nivolumabe	480 mg	EV	dia 1
Repetir a cada 4 semanas.			

Fonte: J Clin Oncol. 2017;35:3924-33; e Ann Oncol. 2018;29:2208-13.

Paclitaxel			
Paclitaxel	200 a 225 mg/m^2 (infusão de 3 horas)	EV	dia 1
Repetir a cada 3 semanas, por 4 a 6 ciclos.			
ou			
Paclitaxel	80 mg/m^2	EV	dias 1, 8 e 15
Repetir a cada 4 semanas, por 4 a 6 ciclos			

Fonte: Lung Cancer. 2004;44:231-9; e J Clin Oncol. 2005;23:190-6.

Pembrolizumabe			
Pembrolizumabe	200 mg	EV	dia 1
Repetir a cada 21 dias, por até 2 anos.			

Fonte: N Engl J Med. 2015;372:2018-28; N Engl J Med. 2016;375:1823-33; e Lancet. 2019;393:1819-30.

Pemetrexede			
Pemetrexede	500 mg/m²	EV	dia 1
Repetir a cada 3 semanas.			

Fonte: Buzaid et al., 2021a.

Osimertinibe			
Osimertinibe	80 mg/m²	VO	diariamente
Terapia adjuvante, por 3 anos (pacientes com mutação EGFR)			

Fonte: Buzaid et al., 2021a.

Câncer de pulmão (pequenas células)
Regimes de combinações de agentes antineoplásicos

Atezolizumabe-carboplatina-etoposídeo			
Atezolizumabe	1.200 mg	EV	dia 1
Etoposídeo	100 mg/m²	EV	dias 1, 2 e 3
Carboplatina	AUC 5	EV	dia 1
Repetidos a cada 3 semanas, por 4 ciclos. Seguidos de manutenção com:			
Atezolizumabe	1.200 mg	EV	dia 1
Repetido a cada 3 semanas.			

Fonte: N Engl J Med. 2018;379:2220-9.

Carboplatina-etoposídeo			
Etoposídeo	100 mg/m²	EV	dias 1, 2 e 3
Carboplatina	AUC 5 a 6	EV	dias 1
Repetir o ciclo a cada 3 a 4 semanas, por 4 a 6 ciclos.			

Fonte: J Clin Oncol. 1999;17:3540-5; e Eur J Cancer Clin Oncol. 1987;23:1697-9.

Carboplatina irinotecano			
Carboplatina	AUC 5	EV	dia 1
Irinotecano	175 mg/m²	EV	dia 1
Repetir a cada 21 dias, por 4 a 6 ciclos.			

Fonte: Buzaid et al., 2021a.

CAV			
Ciclofosfamida	1.000 mg/m²	EV	dia 1
Doxorrubicina	40 mg/m²	EV	dia 1
Vincristina	1 mg/m² (máximo 2 mg)	EV	dia 1
Repetir o ciclo a cada 3 semanas, por até 6 ciclos.			

Fonte: Buzaid et al., 2021a.

Esquemas Antineoplásicos 731

Cisplatina-etoposídeo			
Etoposídeo	80 mg/m^2	EV	dias 1, 2 e 3
Cisplatina	80 mg/m^2	EV	dia 1
Repetir o ciclo a cada 3 a 4 semanas, por 4 a 6 ciclos.			

Fonte: J Clin Oncol. 1985;3:1471-7; e J Clin Oncol. 2005;23:3752-9.

Cisplatina-etoposídeo (concomitante à radioterapia)			
Etoposídeo	120 mg/m^2	EV	dias 1, 2 e 3
Cisplatina	60 mg/m^2	EV	dia 1
Manitol	25 g, com a cisplatina	EV	dia 1
Repetir o ciclo a cada 3 semanas, por 4 ciclos.			

Fonte: Buzaid et al., 2021a.

Cisplatina-etoposídeo (concomitante à radioterapia)			
Etoposídeo	100 mg/m^2	EV	dias 1, 2 e 3
Cisplatina	25 mg/m^2	EV	dias 1, 2 e 3
ou			
Etoposídeo	100 mg/m^2	EV	dias 1, 2 e 3
Cisplatina	75 mg/m^2	EV	dia 1
Repetir o ciclo a cada 3 semanas, por 4 ciclos.			

Fonte: Buzaid et al., 2021a.

Cisplatina-irinotecano			
Cisplatina	60 mg/m^2	EV	dia 1
Irinotecano	60 mg/m^2	EV	dias 1, 8 e 15
Repetir a cada 4 semanas, por 4 a 6 ciclos.			

Fonte: Ann Oncol. 2006;17:663-7.

Cisplatina-irinotecano			
Cisplatina	30 mg/m^2	EV	dias 1 e 8
Irinotecano	65 mg/m^2	EV	dias 1 e 8
Repetir a cada 3 semanas, por 4 a 6 ciclos.			

Fonte: Buzaid et al., 2021a.

Durvalumabe-etoposídeo-carboplatina			
Durvalumabe	1.500 mg	EV	dia 1
Etoposídeo	100 mg/m^2	EV	dias 1, 2 e 3
Carboplatina	AUC 5	EV	dia 1
Repetir a cada 3 semanas, por 4 ciclos. Seguidos de manutenção com:			
Durvalumabe	1.500 mg	EV	dia 1
Repetido a cada 4 semanas.			

Fonte: Lancet. 2019;394:1929-39.

732 Terapêutica Oncológica para Enfermeiros e Farmacêuticos

Durvalumabe-etoposídeo-cisplatina			
Durvalumabe	1.500 mg	EV	dia 1
Etoposídeo	80 a 100 mg/m²	EV	dias 1, 2 e 3
Cisplatina	75 a 80 mg/m²	EV	dia 1
Repetir a cada 3 semanas, por 4 ciclos. Seguidos de manutenção com:			
Durvalumabe	1.500 mg	EV	dia 1
Repetido a cada 4 semanas.			

Fonte: Lancet. 2019;394:1929-39.

Gencitabina-paclitaxel			
Gencitabina	1.000 mg/m²	EV	dias 1 e 8
Paclitaxel	80 mg/m²	EV	dias 1, 8 e 15
Repetir a cada 3 semanas.			

Fonte: Buzaid et al., 2021a.

Irinotecano-gencitabina			
Irinotecano	100 mg/m²	EV	dias 1 e 8
Gencitabina	1.000 mg/m²	EV	dias 1 e 8
Repetir a cada 3 semanas.			

Fonte: Buzaid et al., 2021a.

Nivolumabe-ipilimumabe			
Nivolumabe	1 mg/kg	EV	dia 1
Ipilimumabe	3 mg/kg	EV	dia 1
Repetir a cada 3 semanas, por 4 ciclos. Seguidos de:			
Nivolumabe	3 mg/kg	EV	dia 1
Repetir a cada 2 semanas.			

Fonte: Buzaid et al., 2021a.

Paclitaxel-carboplatina			
Paclitaxel	175 mg/m²	EV	dia 1
Carboplatina	AUC 7	EV	dia 1
Repetir a cada 3 semanas, por 5 ciclos.			

Fonte: J Clin Oncol. 1999;17:927-32.

Paclitaxel-carboplatina			
Paclitaxel	200 mg/m²	EV	dia 1
Carboplatina	AUC 6	EV	dia 2
Repetir a cada 4 semanas.			

Fonte: Ann Oncol. 2001;12:193.

Esquemas Antineoplásicos 733

Regimes de agentes únicos

Docetaxel			
Docetaxel	60 a 70 mg/m^2	EV	dia 1
Repetir a cada 3 semanas.			

Fonte: Proc ASCO. 2001;20:2872.

Gencitabina			
Gencitabina	1.000 mg/m^2	EV	dias 1, 8 e 15
Repetir a cada 4 semanas.			

Fonte: Ann Oncol. 2001;12(4):557.

Irinotecano			
Irinotecano	100 mg/m^2	EV	dias 1 e 8
Repetir a cada 3 semanas.			

Fonte: Oncology. 2018;94:223-32.

Nivolumabe			
Nivolumabe	240 mg	EV	dia 1
Repetir a cada 2 semanas.			
ou			
Nivolumabe	480 mg	EV	dia 1
Repetir a cada 4 semanas.			

Fonte: Lancet Oncol. 2016;17:883-95; e Cancer Res. 2017;77(13 Supp).

Paclitaxel			
Paclitaxel	175 mg/m^2	EV	dia 1
Repetir a cada 3 semanas.			
Fonte: Br J Cancer. 1998;77(2):347.			
ou			
Paclitaxel	80 a 100 mg/m^2	EV	dias 1, 8 e 15
Repetir o ciclo a cada 28 dias.			

Fonte: Semin Oncol. 1999;26(Suppl 2):60-6.

Pembrolizumabe			
Pembrolizumabe	200 mg	EV	dia 1
Repetir a cada 3 semanas.			

Fonte: J Clin Oncol. 2017;36(15-suppl):Abstract 8506.

Temozolamida			
Temozolamida	150 a 200 mg/m^2	VO	dias 1 a 5
Repetir a cada 4 semanas.			

Fonte: Buzaid et al., 2021a.

Topotecana			
Topotecana	1,5 mg/m²	EV	dias 1 a 5
Repetir a cada 3 semanas.			

Fonte: J Clin Oncol. 2001;19:2114-22.

Vinorelbina			
Vinorelbina	25 a 30 mg/m²	EV	dias 1, 8 e 15
Repetir a cada 3 semanas.			

Fonte: Eur J Cancer. 1993;29A:1720-2.

Carcinoma do córtex suprarrenal

Mitotano			
Mitotano	1 a 3 g/dia, 2 a 4 doses diárias	VO	diariamente

Fonte: Buzaid et al., 2021a.

Protocolo para doença metastática inoperável			
Doxorrubicina	40 mg/m²	EV	dia 1
Cisplatina	40 mg/m²	EV	dias 3 e 4
Etoposídeo	100 mg//m²	EV	dias 2, 3 e 4
Mitotano	1 a 6 g/dia, 2 a 4 doses diárias	VO	diariamente
Repetir o ciclo a cada 28 dias.			
Nota: Associar doses fisiológicas de glicocorticosteroides e mineralocorticosteroides.			

Fonte: Buzaid et al., 2021a.

Carcinoma de ânus
Regimes de combinações de agentes antineoplásicos

Capecitabina-mitomicina (concomitante à radioterapia)			
Capecitabina	825 mg/m² (2 vezes ao dia)	VO	dias de radioterapia
Mitomicina	12 mg/m²	EV	dia 1
Nota: Administrar a capecitabina somente nos dias de radioterapia.			

Fonte: Radiation Oncology. 2014;9:124.

Carboplatina-paclitaxel			
Carboplatina	AUC 5	EV	dia 1
Paclitaxel	175 mg/m²	EV	dia 1
Nota: Administrar a carboplatina após o paclitaxel.			
Repetir a cada 3 semanas.			

Fonte: Oncology. 2014;87:125-32.

Fluoruracila-cisplatina			
Fluoruracila	1.000 mg/m²/dia (infusão contínua)	EV	dias 1 a 4
Cisplatina	100 mg/m²	EV	dia 1
Nota: Radioterapia concomitante à quimioterapia, no tratamento de resgate.			
O uso de manitol e hidratação no dia de administração da cisplatina é fundamental.			

Fonte: Buzaid et al., 2021a.

Fluoruracila-cisplatina			
Fluoruracila	1.000 mg/m²/dia (infusão contínua)	EV	dias 1 a 4 e 29 a 32
Cisplatina	75 mg/m²	EV	dias 1 e 29
Nota: Radioterapia concomitante à quimioterapia.			

Fonte: J Clin Oncol. 2012;30:4344-51.

Fluoruracila-cisplatina			
Fluoruracila	1.000 mg/m²/dia (infusão contínua)	EV	dias 1 a 4
Cisplatina	60 mg/m²	EV	dia 1
Nota: Administrar nas semanas 1 e 5, concomitantemente à radioterapia.			

Fonte: Buzaid et al., 2021a.

Fluoruracila-mitomicina (regime modificado de Nigro)			
Fluoruracila	1.000 mg/m²/dia (infusão contínua)	EV	dias 1 a 4
Mitomicina	10 mg/m²	EV	dia 1
Nota: Administrar nas semanas 1 e 5, concomitantemente à radioterapia.			

Fonte: Buzaid et al., 2021a.

FOLCIS			
Cisplatina	40 mg/m²	EV	dia 1
Folinato de cálcio	400 mg/m²	EV	dia 1
Fluoruracila	400 mg/m² (*bolus*)	EV	dia 1
Fluoruracila	1.000 mg/m²/dia (infusão contínua)	EV	dias 1 e 2
Nota: Dose total de fluoruracila: 2.000 mg/m², em infusão contínua, por 46 a 48 horas.			

Fonte: Clin Colorectal Cancer. 2019;18:e39-52.

mDCF			
Docetaxel	40 mg/m²	EV	dia 1
Cisplatina	40 mg/m²	EV	dia 1
Fluoruracila	1.200 mg/m²/dia (infusão contínua)	EV	dias 1 e 2
Nota: Dose total de fluoruracila: 2.400 mg/m², em infusão contínua, por 48 horas.			
Repetir a cada 2 semanas.			

Fonte: Lancet Oncol. 2018;19:1094-106.

TIP			
Paclitaxel	175 mg/m²	EV	dia 1
Cisplatina	75 mg/m²	EV	dia 1
Ifosfamida	1.000 mg/m²	EV	dias 1 a 4
Mesna	200 mg/m² (3 vezes ao dia)	EV	dias 1 a 4
Nota: Mesna nas horas 0, 4 e 8 da ifosfamida.			
Repetir a cada 3 semanas.			

Fonte: Chemother Res Pract. 2011:163736.

Regimes de agentes únicos

Nivolumabe			
Nivolumabe	240 mg	EV	dia 1
ou			
Nivolumabe	3 mg/kg	EV	dia 1
Repetir a cada 2 semanas.			

Fonte: Lancet Oncol. 2017;18:446-53.

Pembrolizumabe			
Pembrolizumabe	200 mg	EV	dia 1
Repetir a cada 3 semanas.			

Fonte: Ann Oncol. 2017;28:1036-41.

Carcinoma de bexiga
Regimes de combinações de agentes antineoplásicos

Atezolizumabe-gencitabina-carboplatina			
Atezolizumabe	1.200 mg	EV	dia 1
Gencitabina	1.000 mg/m²	EV	dias 1 e 8
Carboplatina	AUC 4,5 a 5	EV	dia 1
Repetir a cada 3 semanas, por 4 a 6 ciclos. Seguidos de manutenção com:			
Atezolizumabe	1.200 mg	EV	dia 1
Repetir a cada 3 semanas, até progressão ou intolerância.			

Fonte: Buzaid et al., 2021a.

Atezolizumabe-gencitabina-cisplatina			
Atezolizumabe	1.200 mg	EV	dia 1
Gencitabina	1.000 mg/m²	EV	dias 1 e 8
Cisplatina	70 mg/m²	EV	dia 1
Repetir a cada 3 semanas, por 4 a 6 ciclos. Seguidos de manutenção com:			
Atezolizumabe	1.200 mg	EV	dia 1
Repetir a cada 3 semanas, até progressão ou intolerância.			

Fonte: Buzaid et al., 2021a.

Avelumabe-gencitabina-carboplatina			
Gencitabina	1.000 mg/m²	EV	dias 1 e 8
Carboplatina	AUC 4,5 a 5	EV	dia 1
Repetir a cada 3 semanas, por 4 a 6 ciclos. Seguidas de manutenção com:			
Avelumabe	800 mg	EV	dia 1
Repetir a cada 2 semanas, até progressão ou intolerância.			

Fonte: J Clin Oncol. 2020;38(18_suppl; abstr LBA1).

Avelumabe-gencitabina-cisplatina			
Gencitabina	1.000 mg/m²	EV	dias 1 e 8
Cisplatina	70 mg/m²	EV	dia 1
Repetir a cada 3 semanas, por 4 ciclos. Seguidas de manutenção com:			
Avelumabe	800 mg	EV	dia 1
Repetir a cada 2 semanas, até progressão ou intolerância.			

Fonte: J Clin Oncol. 2020;38(18_suppl; abstr LBA1).

Avelumabe + M-VAC			
Metotrexato	30 mg/m²	EV	dia 1
Vimblastina	3 mg/m²	EV	dia 2
Doxorrubicina	30 mg/m²	EV	dia 2
Cisplatina	70 mg/m² (infusão de 4 horas)	EV	dia 2
Repetir a cada 2 semanas, por 4 a 6 ciclos. Seguidos de manutenção com:			
Avelumabe	800 mg	EV	dia 1
Repetir a cada 2 semanas, até progressão ou intolerância.			

Fonte: J Clin Oncol. 2001;19:2638–46; e J Clin Oncol. 2020;38(18_suppl; abstr LBA1).

Carboplatina-vimblastina-metotrexato (M-CAVI)			
Carboplatina	AUC 4,5	EV	dia 1
Vimblastina	3 mg/m²	EV	dias 1, 15 e 22
Metotrexato	30 mg/m²	EV	dias 1, 15 e 22
Repetir a cada 4 semanas, até progressão ou toxicidade inaceitável.			

Fonte: J Clin Oncol. 2009;27:5634-59.

CMV			
Metotrexato	30 mg/m²	EV	dias 1 e 8
Vimblastina	4 mg/m²	EV	dias 1 e 8
Cisplatina	100 mg/m²	EV	dia 2
Repetir o ciclo a cada 3 semanas, por 3 ciclos.			

Fonte: J Clin Oncol. 2011;29:2171-7.

Fluoruracila-gencitabina-cisplatina			
Fluoruracila	200 mg/m² (infusão contínua)	EV	dias 1 a 5
Folinato de cálcio	10 mg/m²	EV	dias 1 a 5
Gencitabina	200 mg/m²	EV	dias 1 e 5
Cisplatina	20 mg/m²	EV	dias 1 a 5
Repetir a cada 3 semanas.			

Fonte: Expert Rev Anticancer Ther. 2006;6:1715-21.

Gencitabina-cisplatina (CG)			
Gencitabina	1.000 mg/m^2	EV	dias 1 e 8
Cisplatina	70 mg/m^2	EV	dia 1
Repetir a cada 3 semanas, por 4 ciclos.			

Fonte: Lancet. 2020;395:1268-77.

Gencitabina-carboplatina			
Gencitabina	1.000 mg/m^2	EV	dias 1 e 8
Carboplatina	AUC 4,5	EV	dia 1
Repetir a cada 3 semanas, por 4 ciclos.			
Nota: Pacientes com função renal comprometida (CrCl entre 30 e 49 mL/min.) ou contraindicação à cisplatina.			

Fonte: Lancet. 2020;395:1268-77.

Ifosfamida-doxorrubicina, alternadas com etoposídeo-cisplatina			
Ifosfamida	2.000 mg/m^2	EV	dias 1 a 4
Mesna	300 mg/m^2 (4 vezes ao dia)	EV	dias 1 a 4
Doxorrubicina	25 mg/m^2	EV	dias 1 a 3
Repetir a cada 3 semanas, por 2 ciclos, alternando com:			
Etoposídeo	80 mg/m^2	EV	dias 1 a 5
Cisplatina	20 mg/m^2	EV	dias 1 a 5
Repetir a cada 3 semanas, por 2 ciclos.			
Nota: Administrar a mesna nas horas 0, 4, 8 e 12 da ifosfamida.			

Fonte: J Clin Oncol. 2009;27(16):2592-7.

Ifosfamida-doxorrubicina-gencitabina			
Ifosfamida	1.500 mg/m^2	EV	dias 1 a 3
Mesna	300 mg/m^2 (3 vezes ao dia)	EV	dias 1 a 4
Doxorrubicina	45 mg/m^2	EV	dia 3
Gencitabina	150 mg/m^2	EV	dias 2 e 4
Repetir a cada 3 semanas, por 3 ciclos.			
Nota: Administrar a mesna nas horas 0, 4 e 8 da ifosfamida.			

Fonte: Cancer. 2013;119:540-7.

ITP (ifosfamida-paclitaxel-cisplatina)			
Ifosfamida	1.500 mg/m^2/dia	EV	dias 1, 2 e 3
Mesna	300 mg/m^2 (3 vezes ao dia)	EV	dias 1, 2 e 3
Paclitaxel	200 mg/m^2	EV	dia 1
Cisplatina	70 mg/m^2	EV	dia 1
Repetir o ciclo a cada 21 dias, por até 3 ciclos.			
Nota: Administrar paclitaxel *antes* da cisplatina. Administrar mesna antes da ifosfamida e 4 e 8 horas depois (horas 0, 4 e 8).			

Fonte: Urology. 2006;69(2):255-9.

Esquemas Antineoplásicos **739**

M-VAC			
Metotrexato	30 mg/m^2	EV	dia 1
Vimblastina	3 mg/m^2	EV	dia 2
Doxorrubicina	30 mg/m^2	EV	dia 2
Cisplatina	70 mg/m^2 (4 horas)	EV	dia 2
Repetir a cada 2 semanas, por 3 a 4 ciclos.			

Fonte: N Engl J Med. 1988;318:1414-22.

Paclitaxel-carboplatina			
Paclitaxel	200 mg/m^2 (infusão de 3 horas)	EV	dia 1
Carboplatina	AUC 6	EV	dia 1
Nota: Administrar a carboplatina após a administração do paclitaxel.			
Repetir a cada 3 semanas.			

Fonte: J Clin Oncol. 2008;26:5043-51.

Paclitaxel-cisplatina			
Paclitaxel	135 mg/m^2	EV	dia 1
Cisplatina	75 mg/m^2	EV	dia 1
Repetir a cada 3 semanas.			

Fonte: J Clin Oncol. 2000;18:623-31.

Paclitaxel-cisplatina-gencitabina (PCG)			
Paclitaxel	80 mg/m^2	EV	dias 1 e 8
Cisplatina	70 mg/m^2	EV	dia 1
Gencitabina	1.000 mg/m^2	EV	dias 1 e 8
Nota: Hidratação e manitol são fundamentais no dia de administração da cisplatina.			
Repetir o ciclo a cada 21 dias por 4 ciclos.			

Fonte: J Clin Oncol. 2000;18:3247-55.

Paclitaxel-gencitabina			
Paclitaxel	175 mg/m^2	EV	dia 1
Gencitabina	1.000 mg/m^2	EV	dias 1 e 8
Repetir a cada 3 semanas.			

Fonte: Ann Oncol. 2011;22:288-94.

Regimes de agentes únicos

Atezolizumabe			
Atezolizumabe	1.200 mg	EV	dia 1
Repetir a cada 3 semanas, até progressão.			
Nota: Em pacientes com expressão de PD-L1 e não elegíveis a QT.			

Fonte: Lancet. 2020;395:1547-57.

Bacillus Calmette-guérin (BCG)			
BCG	80 mg	Intravesical	semanal
Repetir por 6 semanas consecutivas, seguido de manutenção com:			
BCG	80 mg	Intravesical	dias 1, 8 e 15
Repetir nos meses 3, 6, 12, 18, 24, 30 e 36.			

Fonte: J Urol. 2000;163:1124.

Cisplatina			
Cisplatina	70 mg/m²	EV	dias 1 e 22
Nota: Radioterapia durante 4 semanas concomitante à quimioterapia. Se resposta completa após 2 semanas, consolidar com a terceira dose de cisplatina e complementar a radioterapia na dose adicional de 20 Gy.			

Fonte: Buzaid et al., 2021a.

Docetaxel			
Docetaxel	100 mg/m²	EV	dia 1
Repetir a cada 21 dias.			

Fonte: Br J Cancer. 1998;78:1342-5.

Durvalumabe			
Durvalumabe	10 mg/kg	EV	dia 1
Repetir a cada 2 semanas.			

Fonte: JAMA Oncol. 2017;3:e172411.

Gencitabina			
Gencitabina	1.200 mg/m²	EV	dias 1, 8 e 15
Repetir a 4 semanas.			
Nota: Terapia de resgate, após tratamento anterior com esquema M-VAC.			

Fonte: J Clin Oncol. 1997;15:3441-5.

Gencitabina			
Gencitabina	2.000 mg	Intravesical	semanal
Repetir por 6 semanas. Seguida de manutenção com:			
Gencitabina	2.000 mg	Intravesical	mensal
Repetir por 12 meses.			

Fonte: Buzaid et al., 2021a.

Nivolumabe			
Nivolumabe	240 mg	EV	dia 1
Repetir a cada 2 semanas.			

Fonte: Lancet Oncol. 2017;18:312-22.

Paclitaxel			
Paclitaxel	80 mg/m²	EV	semanalmente
Fonte: Mol Clin Oncol. 2016;4:1063-7.			
ou			
Paclitaxel	200 mg/m² (3 horas)	EV	dia 1
Repetir a cada 3 semanas.			

Fonte: Br J Cancer. 1997;75:606-7.

Pembrolizumabe			
Pembrolizumabe	200 mg	EV	dia 1
Repetir a cada 3 semanas, por até 24 semanas.			
Nota: Em pacientes com expressão de PD-L1 e não elegíveis a QT.			

Fonte: J Clin Oncol. 2020;38:2658-66.

Pemetrexede			
Pemetrexede	500 mg/m²	EV	dia 1
Repetir a cada 3 semanas.			
Nota: Terapia de resgate em indivíduos expostos a tratamento prévio.			

Fonte: J Clin Oncol. 2006;24:3451-7.

Vinflunina			
Vinflunina	320 mg/m²	EV	dia 1
Repetir a cada 3 semanas.			
Nota: Tratamento de resgate em indivíduos expostos a tratamento prévio. Dose ajustada para 280 mg/m² para pacientes que receberam anteriormente radioterapia pélvica.			

Fonte: J Clin Oncol. 2009;27:4454-61.

Carcinoma de células escamosas de cabeça e pescoço
Regimes de combinações de agentes antineoplásicos

Carboplatina-fluoruracila-pembrolizumabe			
Pembrolizumabe	200 mg	EV	dia 1
Carboplatina	AUC 5	EV	dia 1
Fluoruracila	1.000 mg/m²/dia (infusão contínua)	EV	dias 1 a 4
Repetir o ciclo a cada 3 semanas.			

Fonte: Lancet. 2019;394:1915-28.

Cetuximabe-carboplatina-fluoruracila			
Carboplatina	AUC 5	EV	dia 1
Fluoruracila	1.000 mg/m²/dia (infusão contínua)	EV	dias 1 a 4

(continua)

742   Terapêutica Oncológica para Enfermeiros e Farmacêuticos

Cetuximabe-carboplatina-fluoruracila (*continuação*)			
Repetir a cada 3 semanas. Associadas a:			
Cetuximabe	400 mg/m^2	EV	dia 1 (dose de ataque)
Seguido de:			
Cetuximabe	250 mg/m^2	EV	semanalmente

Fonte: Lancet. 2019;394:1915-28.

Cetuximabe-docetaxel-cisplatina			
Docetaxel	75 mg/m^2	EV	dia 1
Cisplatina	75 mg/m^2	EV	dia 1
Cetuximabe	400 mg/m^2	EV	dia 1 (dose de ataque)
Seguidos de:			
Cetuximabe	250 mg/m^2	EV	semanalmente

Fonte: J Clin Oncol. 2019;37(15_suppl):6002.

Cetuximabe-radioterapia			
Cetuximabe	400 mg/m^2	EV	dia 1 (dose de ataque)
Cetuximabe	250 mg/m^2	EV	semanalmente, até o final da radioterapia

Fonte: N Engl J Med. 2006;354:567-78.

CF (cisplatina-fluoruracila)			
Cisplatina	100 mg/m^2	EV	dia 1
Fluoruracila	1.000 mg/m^2 (infusão contínua)	EV	dias 1 a 5
Repetir a cada 3 semanas, por 3 ciclos.			

Fonte: J Clin Oncol. 2005;23:8636-45.

Cisplatina radioterapia			
Cisplatina	100 mg/m^2	EV	dias 1, 22 e 43
Radioterapia	7.000 cGy em 35 frações		
Nota: Hidratação e manitol são fundamentais.			

Fonte: J Clin Oncol. 2003;21:92-8.

Cisplatina + radioterapia			
Cisplatina	40 mg/m^2	EV	semanal
Radiação	6.600 cGy em 33 frações		
Nota: Hidratação e manitol são fundamentais.			

Fonte: J Clin Oncol. 2020;38(15_suppl):6502.

Docetaxel-cisplatina			
Docetaxel	75 mg/m²	EV	dia 1
Cisplatina	75 mg/m²	EV	dia 1

Fonte: J Clin Oncol. 2019;37(15_suppl):6002.

TPF (docetaxel-cisplatina-fluoruracila)			
Docetaxel	75 mg/m²	EV	dia 1
Cisplatina	75 mg/m²	EV	dia 1
Fluoruracila	750 mg/m²/dia (infusão contínua)	EV	dias 1 a 5
Repetir a cada 3 semanas, por 3 ciclos.			

Fonte: N Engl J Med. 2007;357(17):1695-704.

Regimes de agentes únicos

Gencitabina			
Gencitabina	800 a 1.250 mg/m²	EV	dias 1, 8 e 15
Repetir o ciclo a cada 4 semanas.			

Fonte: Ann Oncol. 1994;5:543-7.

Metotrexato			
Metotrexato	40 mg/m²	EV	semanalmente
Repetir o ciclo a cada semana.			

Fonte: J Clin Oncol. 1982;10:1245-51.

Nivolumabe			
Nivolumabe	3 mg/kg	EV	dia 1
Repetir a cada 2 semanas.			

Fonte: N Engl J Med. 2016;375:1856-67.

Paclitaxel			
Paclitaxel	175 mg/m² (infusão de 3 horas)	EV	dia 1
Repetir o ciclo a cada 21 dias.			
ou			
Paclitaxel	80 mg/m²	EV	semanal

Fonte: Eur J Cancer. 1996;32A(5):901-2.

Pembrolizumabe			
Pembrolizumabe	200 mg	EV	dia 1
Repetir a cada 3 semanas.			

Fonte: Lancet. 2019;394:1915-28.

Vinorelbina			
Vinorelbina	30 mg/m^2	EV	semanalmente
Repetir o ciclo a cada semana.			

Fonte: Ann Oncol. 1998;9:1103-7.

Carcinoma de células de Merkel

Avelumabe			
Avelumabe	10 mg/kg	EV	dia 1
Repetir a cada 2 semanas, até progressão da doença ou intolerância.			

Fonte: J Immunother Cancer. 2020;8:e000674.

Carboplatina-etoposídeo			
Carboplatina	AUC 5	EV	dia 1
Etoposídeo	100 mg/m^2	EV	dias 1, 2 e 3
Repetir a cada 3 semanas, por no máximo 4 ciclos, seguidos de cirurgia.			

Fonte: Cancer. 1997;80:881.

Cisplatina-etoposídeo			
Cisplatina	60 mg/m^2	EV	dia 1
Etoposídeo	100 mg/m^2	EV	dias 1, 2 e 3
Repetir a cada 3 semanas, por no máximo 4 ciclos, seguidos de cirurgia.			

Fonte: Cancer. 1997;80:881.

Pembrolizumabe			
Pembrolizumabe	200 mg	EV	dia 1
Repetir a cada 3 semanas, até progressão da doença ou intolerância.			

Fonte: J Clin Oncol. 2019;37:693.

Carcinoma *in situ* do colo do útero
Regimes de combinações de agentes antineoplásicos

Bevacizumabe-paclitaxel-cisplatina			
Bevacizumabe	15 mg/kg	EV	dia 1
Paclitaxel	175 mg/m^2 (3 horas)	EV	dia 1
Cisplatina	50 mg/m^2	EV	dia 1
Repetir o ciclo a cada 3 semanas.			

Fonte: J Clin Oncol. 2016;34(15_suppl):Abstract e17015.

Bevacizumabe-paclitaxel-topotecana			
Bevacizumabe	15 mg/kg	EV	dia 1
Paclitaxel	175 mg/m² (3 horas)	EV	dia 1
Topotecana	0,75 mg/m²	EV	dias 1 a 3
Repetir o ciclo a cada 3 semanas.			

Fonte: N Engl J Med. 2014;370:734-43.

Cisplatina-fluoruracila			
Cisplatina	70 mg/m²	EV	dia 1
Fluoruracila	1.000 mg/m²/dia (infusão contínua)	EV	dias 1 a 4
Repetir o ciclo a cada 21 dias, por 4 ciclos (2 ciclos durante a RT e 2 ciclos após a RT).			

Fonte: J Clin Oncol. 2000;18:1606-13.

Cisplatina-gencitabina			
Cisplatina	50 mg/m²	EV	dia 1
Gencitabina	1.000 mg/m²	EV	dias 1 e 8
Repetir o ciclo a cada 3 semanas.			

Fonte: Buzaid et al., 2021a.

Cisplatina-pemetrexede			
Cisplatina	50 mg/m²	EV	dia 1
Pemetrexede	500 mg/m²	EV	dia 1
Repetir o ciclo a cada 3 semanas.			

Fonte: Buzaid et al., 2021a.

Cisplatina-topotecana			
Cisplatina	50 mg/m²	EV	dia 1
Topotecana	0,75 mg/m²/dia	EV	dias 1 a 3
Nota: Hidratação e manitol antes da administração de cisplatina são fundamentais.			

Fonte: Gynecol Oncol. 2002;85:89-94.

Cisplatina-vinorelbina			
Cisplatina	50 mg/m²	EV	dia 1
Vinorelbina	30 mg/m²	EV	dias 1 e 8
Repetir o ciclo a cada 3 semanas.			

Fonte: Buzaid et al., 2021a.

TIP			
Paclitaxel	175 mg/m²	EV	dia 1
Ifosfamida	1.500 mg/m²	EV	dias 1 a 3
Mesna	300 mg/m² (3 vezes ao dia)	EV	dias 1 a 3
Cisplatina	70 mg/m²	EV	dia 2
Repetir o ciclo a cada 4 semanas.			
Nota: A mesna deve ser administrada nas horas 0, 4 e 8 da ifosfamida			

Fonte: Buzaid et al., 2021a.

746   Terapêutica Oncológica para Enfermeiros e Farmacêuticos

Paclitaxel-carboplatina			
Paclitaxel	175 mg/m²	EV	dia 1
Carboplatina	AUC 5	EV	dia 1
Repetir o ciclo a cada 3 semanas, por 4 ciclos.			

Fonte: J Clin Oncol. 2015;33:2129-35.

Paclitaxel-cisplatina			
Paclitaxel	135 a 175 mg/m²	EV	dia 1
Cisplatina	60 a 75 mg/m²	EV	dia 1
Repetir o ciclo a cada 3 semanas, por 4 ciclos (2 ciclos durante a RT e 2 ciclos após a RT).			

Fonte: J Clin Oncol. 2020;38(15_suppl):6007.

Paclitaxel-cisplatina			
Paclitaxel	175 mg/m²	EV	dia 1
Cisplatina	50 mg/m²	EV	dia 1
Repetir o ciclo a cada 3 semanas.			
Nota: Esquema para doença metastática ou recorrente.			

Fonte: Buzaid et al., 2021a.

Regimes de agentes únicos

Carboplatina			
Carboplatina	AUC 2	EV	semanal
Nota: Esquema concomitante à radioterapia, repetido semanalmente, por 6 semanas consecutivas.			

Fonte: Gynecol Oncol. 2011;123:571-6.

Cisplatina			
Cisplatina	40 mg/m²	EV	semanal
Nota: Esquema concomitante à radioterapia (RT), repetido semanalmente, por 6 semanas consecutivas. Iniciar no primeiro dia de RT.			

Fonte: J Clin Oncol. 2004;22:3113-9.

Docetaxel			
Docetaxel	100 mg/m²	EV	dia 1
Repetir o ciclo a cada 21 dias.			

Fonte: Am J Clin Oncol. 2007;30:428-31.

Gencitabina			
Gencitabina	800 mg/m²	EV	dias 1, 8 e 15
Repetir o ciclo a cada 21 dias.			

Fonte: Gynecol Oncol. 2005;96:103-7.

Ifosfamida			
Ifosfamida	1.200 mg/m²	EV	dias 1 a 5
Repetir o ciclo a cada 21 dias.			
Nota: Hidratação e mesna, no pré-ifosfamida e no pós-ifosfamida, são fundamentais.			

Fonte: Buzaid et al., 2021a.

Irinotecano			
Irinotecano	125 mg/m²	EV	dia 1 por 4 semanas
Repetir o ciclo a cada 6 semanas.			

Fonte: J Clin Oncol. 1997;15:625-31.

Paclitaxel			
Paclitaxel	175 mg/m²	EV	dia 1
Repetir o ciclo a cada 21 dias.			
ou			
Paclitaxel	80 mg/m²	EV	semanal
Repetir semanalmente.			

Fonte: Semin Oncol. 1997;24(Suppl 2):41-6; e Int J Clin Oncol. 2008;13:62-5.

Pembrolizumabe			
Pembrolizumabe	200 mg	EV	dia 1
Repetir o ciclo a cada 21 dias.			

Fonte: J Clin Oncol. 2019;37:1470-8.

Topotecana			
Topotecana	1,5 mg/m²/dia	EV	dias 1 a 5
Repetir o ciclo a cada 4 semanas.			

Fonte: Gynecol Oncol. 2001;81:213-5.

Vinorelbina			
Vinorelbina	25 a 30 mg/m²	EV	semanal
Repetir semanalmente.			

Fonte: Gynecol Oncol. 2001;81:213-5.

Carcinoma colorretal
Regimes de combinações de agentes antineoplásicos

Aflibercepte + FOLFIRI (tratamento de 2ª linha após progressão da 1ª linha)			
Aflibercepte	4 mg/kg	EV	dia 1
Dose repetida a cada 2 semanas em associação ao esquema FOLFIRI.			

Fonte: J Clin Oncol. 2012;30:3499-506.

Bevacizumabe + CAPOX (*NRAS, KRAS* e *BRAF* selvagem)			
Bevacizumabe	7,5 mg/kg	EV	dia 1
Repetir a cada 3 semanas, em associação ao esquema CAPOX.			

Fonte: Buzaid et al., 2021a.

748   Terapêutica Oncológica para Enfermeiros e Farmacêuticos

Bevacizumabe + FOLFIRI ou mFOLFOX6 (*NRAS, KRAS* e *BRA*F selvagem)			
Bevacizumabe	5 mg/kg	EV	dia 1
Dose repetida a cada 2 semanas em associação ao esquema FOLFIRI ou ao esquema mFOLFOX6.			

Fonte: Lancet Oncol. 2014;15:1065-75; e J Clin Oncol. 2014;32(suppl;abstr LBA3).

Bevacizumabe + FOLFOXIRI (colorretal metastático com *RAS* e *BRA*F mutado)			
Bevacizumabe	5 mg/kg	EV	dia 1
Dose repetida a cada 2 semanas em associação ao esquema FOLFOXIRI.			

Fonte: Lancet Oncol. 2015;16:1306-15.

Bevacizumabe-irinotecano (colorretal metastático – após falha de tratamento com oxaliplatina)			
Bevacizumabe	5 mg/kg	EV	dia 1
Irinotecano	180 mg/m^2	EV	dia 1
Repetido a cada 2 semanas.			
ou			
Bevacizumabe	7,5 mg/kg	EV	dia 1
Irinotecano	300 a 350 mg/m^2	EV	dia 1
Repetido a cada 3 semanas.			

Fonte: J Clin Oncol. 2003;21:807-14; e Cancer Invest. 2010;28:33-7.

Bevacizumabe + IROX			
Bevacizumabe	7,5 mg/kg	EV	dia 1
Repetir a cada 3 semanas, em associação ao esquema IROX.			

Fonte: J Clin Oncol. 2008;26:4544-50.

CAPOX ou XELOX (colorretal metastático)			
Capecitabina	2.000 mg/m^2/dia (2 tomadas)	VO	dias 1 a 14
Oxaliplatina	130 mg/m^2	EV	dia 1
Repetir a cada 3 semanas, por 4 ciclos.			
Nota: Na literatura, podemos encontrar as denominações CAPOX ou XELOX; ambas se referem à combinação entre capecitabina e oxaliplatina.			

Fonte: J Clin Oncol. 2007;25:102-9.

Cetuximabe + FOLFIRI ou mFOLFOX6 (*KRAS, NRAS* e *BRA*F selvagem, tumores do lado esquerdo em cólon)			
Cetuximabe	400 mg/m^2	EV	dia 1 (dose de ataque)
Seguido de:			
Cetuximabe	250 mg/m^2	EV	semanal
Em associação ao esquema FOLFIRI ou mFOLFOX6, repetidos a cada 2 semanas.			
Alternativamente:			
Cetuximabe	500 mg/m^2	EV	dia 1
Repetido a cada 2 semanas, em associação ao esquema FOLFIRI.			

Fonte: Buzaid et al., 2021a.

Cetuximabe-irinotecano (colorretal metastático – tratamento de 2ª linha)			
Cetuximabe	500 mg/m²	EV	dia 1
Irinotecano	180 mg/m²	EV	dia 1
Repetido a cada 2 semanas.			

Fonte: Br J Cancer. 2008;99:455-8.

Cetuximabe-irinotecano-vemurafenibe (cólon – tratamento de resgate, pacientes com mutação *BRA*F)			
Cetuximabe	500 mg/m²	EV	dia 1
Irinotecano	180 mg/m²	EV	dia 1
Repetido a cada 2 semanas. Associado a:			
Vemurafenibe	960 mg (2 vezes ao dia)	VO	contínuo

Fonte: Buzaid et al., 2021a.

FLOX (cólon)			
Oxaliplatina	85 mg/m² (infusão de 2 horas)	EV	semanas 1, 3 e 5
Folinato de cálcio	500 mg/m² (em *push*)	EV	semanal, por 6 semanas
Fluoruracila	500 mg/m² (em *push*)	EV	semanal, por 6 semanas
Repetir o ciclo a cada 8 semanas, por 3 ciclos.			

Fonte: Buzaid et al., 2021a.

NORDIC-FLOX (cólon)			
Oxaliplatina	85 mg/m² (infusão de 2 horas)	EV	dia 1
Folinato de cálcio	60 mg/m² (em *push*)	EV	dias 1 e 2
Fluoruracila	500 mg/m² (em *push*)	EV	dias 1 e 2
Repetir o ciclo a cada 2 semanas.			

Fonte: Buzaid AC, Maluf FC, Willian Jr NW, Barrios AC. Manual de Oncologia Clínica do Brasil. Dendrix, 2021.

FOLFIRI			
Irinotecano	180 mg/m²	EV	dia 1
Folinato de cálcio	400 mg/m²	EV	dia 1
Fluoruracila	400 mg/m² (em *push*)	EV	dia 1
Fluoruracila	1.200 mg/m²	EV	dias 1 e 2
Repetir o ciclo a cada 2 semanas.			
Nota: Fluoruracila, dose total de 2.400 mg/m², em infusão contínua de 46 horas.			

Fonte: Buzaid et al., 2021a.

FOLFOX 4 (cólon)			
Oxaliplatina	85 mg/m² (infusão de 2 horas)	EV	dia 1
Folinato de cálcio	400 mg/m² (infusão de 2 horas)	EV	dias 1 e 2
Fluoruracila	400 mg/m² (em *push*), após folinato de cálcio	EV	dias 1 e 2
Fluoruracila	600 mg/m²/dia (infusão contínua de 22 horas)	EV	dias 1 e 2
Repetir a cada 2 semanas, por 12 ciclos.			

Fonte: J Clin Oncol. 2004;22:23.

750   Terapêutica Oncológica para Enfermeiros e Farmacêuticos

mFOLFOX 6			
Oxaliplatina	85 mg/m²	EV	dia 1
Folinato de cálcio	400 mg/m²	EV	dia 1
Fluoruracila	400 mg/m² (em *push*)	EV	dia 1
Fluoruracila	1.200 mg/m²	EV	dias 1 e 2
Repetir a cada 2 semanas, por 12 ciclos (total de 6 meses).			
Nota: Fluoruracila, dose total de 2.400 mg/m², em infusão contínua de 46 horas.			

Fonte: Buzaid et al., 2021a.

mFOLFOX 7			
Oxaliplatina	85 mg/m²	EV	dia 1
Folinato de cálcio	400 mg/m²	EV	dia 1
Fluoruracila	1.200 mg/m²	EV	dias 1 e 2
Repetir a cada 2 semanas.			
Nota: Fluoruracila, dose total de 2.400 mg/m², em infusão contínua de 46 horas.			

Fonte: Ann Oncol. 2014;25:1172-8.

FOLFOXIRI			
Irinotecano	165 mg/m²	EV	dia 1
Oxaliplatina	85 mg/m²	EV	dia 1
Folinato de cálcio	400 mg/m²	EV	dia 1
Fluoruracila	1.600 mg/m²	EV	dias 1 e 2
Repetir o ciclo a cada 2 semanas.			
Nota: Fluoruracila, dose total de 3.200 mg/m², em infusão contínua de 48 horas.			

Fonte: J Clin Oncol. 2007;25:1670-6.

IROX			
Irinotecano	200 mg/m²	EV	dia 1
Oxaliplatina	85 mg/m²	EV	dia 1
Repetir o ciclo a cada 21 dias.			

Fonte: Clin Colorectal Cancer. 2001;1:149-53.

Folinato de cálcio-fluoruracila adjuvante (cólon)			
Existem protocolos diferentes de folinato de cálcio associado ao fluoruracila para tratamento adjuvante (após cirurgia) de carcinoma de cólon.			
1.			
Fluoruracila	500 mg/m² (em *push*)	EV	dia 1
Folinato de cálcio	500 mg/m² (infusão de 2 horas)	EV	dia 1
1 hora após a infusão do folinato de cálcio, aplicar o fluoruracila.			
Aplicação semanal, durante 6 semanas. Após um período de descanso de 2 semanas, repetir o ciclo até completar 3 ciclos. Esquema de Roswell Park.			

Fonte: J Clin Oncol. 2007;25:2198-204.

(continua)

Folinato de cálcio-fluoruracila adjuvante (cólon) (*continuação*)			
2.			
Folinato de cálcio	200 mg/m^2	EV	dia 1
Fluoruracila	400 mg/m^2	EV	dia 1
Fluoruracila	600 mg/m^2 (infusão de 22 horas)	EV	dias 1 e 2
Repetir o ciclo a cada 2 semanas, por 12 ciclos.			

Fonte: Buzaid et al., 2021a.

Folinato de cálcio-fluoruracila (cólon metastático – terapia de manutenção)			
Folinato de cálcio	400 mg/m^2	EV	dia 1
Fluoruracila	400 mg/m^2 (em *push*)	EV	dia 1
Fluoruracila	1.200 mg/m^2	EV	dias 1 e 2
Repetir a cada 2 semanas.			
Nota: Fluoruracila, dose total de 2.400 mg/m^2, em infusão contínua de 46 horas.			

Fonte: Buzaid et al., 2021a.

Nivolumabe + ipilimumabe (colorretal metastático, com *dMMR/MSI-H*)			
Nivolumabe	3 mg/kg	EV	a cada 2 semanas
Ipilimumabe	1 mg/kg	EV	a cada 6 semanas
Nota: dMMR (*DNA mismatch repair-deficient*) e MSI-H (*microsatellite instability-high*).			

Fonte: Ann Oncol. 2018;29:abstr LBA18_PR.

Panitumumabe-irinotecano (colorretal metastático – tratamento 3ª linha)			
Panitumumabe	6 mg/kg	EV	dia 1
Irinotecano	180 mg/m^2	EV	dia 1
Repetido a cada 2 semanas.			

Fonte: Ann Oncol. 2013;24(2):412-9.

Panitumumabe + FOLFIRI ou mFOLFOX6 (*KRAS*, *NRAS* e *BRAF* selvagem, tumores do lado esquerdo em cólon)			
Panitumumabe	6 mg/kg	EV	dia 1
Repetido a cada 2 semanas, em associação ao esquema FOLFIRI ou ao esquema mFOLFOX6.			

Fonte: J Clin Oncol. 2010;28:4706-13.

Ramucirumabe + FOLFIRI (tratamento de 2ª linha após progressão da 1ª linha)			
Ramucirumabe	8 mg/kg	EV	dia 1
Dose repetida a cada 2 semanas, em associação ao esquema FOLFIRI.			

Fonte: Lancet Oncol. 2015;16:499-508.

Regimes de agentes únicos

Capecitabina			
Capecitabina	2.000 mg/m^2	VO	dias 1 a 14
Nota: Dividir a dose em 2 tomadas (a cada 12 horas).			
Repetir a cada 21 dias, por 8 ciclos.			

Fonte: N Engl J Med. 2005;352:2696-704.

Irinotecano (colorretal metastático, 2ª linha)			
Irinotecano	125 mg/m^2	EV	dias 1 e 8
Repetir a cada 3 semanas.			
Fonte: J Clin Oncol. 2003;21(5):807-14.			
ou			
Irinotecano	350 mg/m^2	EV	dia 1
Repetir o ciclo a cada 3 semanas.			
Nota: Para pacientes > 70 anos, ECOG > 2 ou que fizeram previamente irradiação pélvica, a dose recomendada é de 300 mg/m^2 a cada 3 semanas.			

Fonte: J Clin Oncol. 2003;21(5):807-14.

Larotrectinibe (colorretal metastático com fusão do gene *NTRK*)			
Larotrectinibe	100 mg (2 vezes ao dia)	VO	continuamente

Fonte: N Engl J Med. 2018;378:731-9.

Pembrolizumabe (colorretal metastático, com *dMMR/MSI*-H)			
Pembrolizumabe	200 mg	EV	dia 1
Repetir a cada 3 semanas.			

Fonte: N Engl J Med. 2015;372:2509-20.

Regorafenibe			
Ciclo 1			
Regorafenibe	80 mg (1 vez ao dia)	VO	dias 1 a 7
Regorafenibe	120 mg (1 vez ao dia)	VO	dias 8 a 14
Regorafenibe	160 mg (1 vez ao dia)	VO	dias 15 a 21
Ciclos posteriores			
Regorafenibe	160 mg (1 vez ao dia)	VO	dias 1 a 21
Repetir a cada 4 semanas.			

Fonte: Lancet. 2013;381:303-12; e J Clin Oncol. 2018;36(suppl 4S; abstr 611).

Trifluridina/tipiracila (colorretal metastático)			
Trifluridina/tipiracila	35 mg/m^2/dose (2 vezes ao dia)	VO	dias 1 a 5 e 8 a 12
Repetir a cada 4 semanas.			
Nota: Não exceder 80 mg por dose.			

Fonte: N Engl J Med. 2015;372:1909-19.

Carcinoma uterino

Regimes de combinações de agentes antineoplásicos

Acetato de megestrol alternado com tamoxifeno			
Acetato de megestrol	160 mg/dia	VO	diário
Uso diário, por 3 semanas, seguido de:			
Tamoxifeno	40 mg/dia	VO	diário
Uso diário, por 3 semanas.			

Fonte: Buzaid et al., 2021a.

Carboplatina-docetaxel			
Carboplatina	AUC 6	EV	dia 1
Docetaxel	75 mg/m²	EV	dia 1
Repetir a cada 21 dias, por 3 ciclos antes e 3 ciclos depois da radioterapia.			

Fonte: Gynecol Oncol Res Pract. 2016;3:6.

Cisplatina-doxorrubicina			
Doxorrubicina	60 mg/m²	EV	dia 1
Cisplatina	50 mg/m²	EV	dia 1
Repetir o ciclo a cada 3 semanas, por 6 ciclos.			
Nota: Para pacientes que receberam radioterapia previamente, considerar a dose de doxorrubicina de 45 mg/m².			

Fonte: Gynecol Oncol. 2004;22:2159-66; e Gynecol Oncol. 2009;112:543-52.

Cisplatina-ifosfamida (carcinossarcoma)			
Ifosfamida	1.500 mg/m²	EV	dias 1 a 4
Mesna	120 mg/m² (infusão contínua)	EV	dias 1 a 4
Cisplatina	20 mg/m²	EV	dias 1 a 4
Repetir a cada 3 semanas, por 3 ciclos.			

Fonte: Gynecol Oncol. 2007;107:177-85.

Everolimo-letrozol			
Everolimo	10 mg/dia	VO	dias 1 a 28
Letrozol	2,5 mg/dia	VO	dias 1 a 28
Repetir a cada 4 semanas.			

Fonte: Buzaid et al., 2021a.

Lenvatinibe-pembrolizumabe			
Lenvatinibe	20 mg	VO	diariamente
Pembrolizumabe	200 mg	EV	dia 1
Repetir a cada 3 semanas.			

Fonte: Lancet Oncol. 2019;20:711-8.

Paclitaxel-carboplatina			
Paclitaxel	175 mg/m²	EV	dia 1
Carboplatina	AUC 5 a 6	EV	dia 1
Repetir a cada 3 semanas, por 4 a 6 ciclos.			

Fonte: N Engl J Med. 2019;380:2317-26; e Lancet Oncol. 2019;20:1273-85.

Paclitaxel-cisplatina-doxorrubicina			
Doxorrubicina	45 mg/m^2	EV	dia 1
Paclitaxel	160 mg/m^2	EV	dia 2
Cisplatina	50 mg/m^2	EV	dia 1
Repetir a cada 3 semanas.			

Fonte: J Clin Oncol. 2004;22:2159.

Paclitaxel-ifosfamida (carcinossarcoma)			
Paclitaxel	135 mg/m^2	EV	dia 1
Ifosfamida	1.600 mg/m^2	EV	dias 1 a 3
Mesna	320 mg/m^2 (3 vezes ao dia)	EV	dias 1 a 3
Repetir a cada 3 semanas, por 6 ciclos.			

Fonte: J Clin Oncol. 2007;25:526-31.

Trastuzumabe-paclitaxel-carboplatina			
Trastuzumabe	8 mg/kg	EV	dia 1 (dose de ataque)
Trastuzumabe	6 mg/kg	EV	dia 1 (nos demais ciclos)
Paclitaxel	175 mg/m^2	EV	dia 1
Carboplatina	AUC 5	EV	dia 1
Repetir a cada 3 semanas, por 6 ciclos, e depois seguir manutenção com trastuzumabe 6 mg/kg a cada 3 semanas.			

Fonte: J Clin Oncol. 2018;36:2044-51.

Regimes de agentes únicos

Acetato de megestrol			
Acetato de megestrol	160 mg/dia	VO	continuamente
Nota: Tratamento conservador, para pacientes de baixo risco sem invasão miometrial, que desejam engravidar, seguido de cirurgia após a gravidez.			

Fonte: Buzaid et al., 2021a.

Anastrozol			
Anastrozol	1 mg/dia	VO	continuamente
Uso contínuo até progressão ou toxicidade inaceitável.			

Fonte: J Clin Oncol. 2016;34:abstr 5520.

Doxorrubicina lipossomal peguilada			
Doxorrubicina	40 mg/m^2	EV	dia 1
Repetir a cada 3 semanas, até progressão ou toxicidade inaceitável, incluindo atingir dose cumulativa de antraciclina.			

Fonte: Gynecol Oncol. 2005;98:294-8.

Fulvestranto			
Fulvestranto	250 mg	IM	dia 1
Repetir a cada 4 semanas, até progressão ou toxicidade inaceitável.			

Fonte: Gynecol Oncol. 2013;129:495-9.

Ifosfamida (após falha de tratamento 1ª linha)			
Ifosfamida	1.200 mg/m^2	EV	dias 1 a 5
Mesna	240 mg/m^2 (3 vezes ao dia)	EV	dias 1 a 5
Repetir a cada 3 semanas.			
Nota: Administrar mesna nas horas 0, 4 e 8 da ifosfamida.			

Fonte: J Clin Oncol. 2007;25:526-31.

Letrozol			
Letrozol	2,5 mg/dia	VO	continuamente
Uso contínuo, até progressão ou toxicidade inaceitável, para doença avançada e recorrente.			

Fonte: Int J Gynecol Cancer. 2008;14:650-8.

Medroxiprogesterona			
Medroxiprogesterona	500 mg/dia	VO	continuamente
Nota: Tratamento conservador, para pacientes de baixo risco sem invasão miometrial, que desejam engravidar, seguido de cirurgia após a gravidez.			

Fonte: Buzaid et al., 2021a.

Paclitaxel			
Paclitaxel	175 mg/m^2 (infusão de 3 horas)	EV	dia 1
Repetir o ciclo a cada 21 dias.			

Fonte: Gynecol Oncol. 1996;62:278-81.

Pembrolizumabe			
Pembrolizumabe	200 mg	EV	dia 1
Repetir a cada 3 semanas.			

Fonte: J Clin Oncol. 2017;35(15_suppl):5514.

Topotecana			
Topotecana	1 mg/m^2/dia	EV	dias 1 a 5
Repetir o ciclo a cada 21 dias.			
Nota: Reduzir dose para 0,8 mg/m^2/dia, nos dias 1 a 5, em pacientes que receberam radioterapia prévia.			

Fonte: J Clin Oncol. 2003;21:2110-4.

Carcinoma de esôfago
Regimes de combinações de agentes antineoplásicos

Capecitabina-cisplatina (neoadjuvante)			
Capecitabina	800 mg/m² (2 vezes ao dia)	VO	dias 1 a 5
Cisplatina	30 mg/m²	EV	dia 1
Nota: Dose total de capecitabina: 1.600 mg/m² por dia.			
Repetir o ciclo semanalmente, por 5 semanas, concomitantemente à radioterapia.			

Fonte: JPN J Clin Oncol. 2007;37(11):829-35.

Capecitabina-oxaliplatina (adenocarcinoma de esôfago)			
Capecitabina	1.000 mg/m² (2 vezes ao dia)	VO	dias 1 a 14
Oxaliplatina	130 mg/m²	EV	dia 1
Nota: Dose total de capecitabina: 2.000 mg/m² por dia.			
Repetir o ciclo a cada 3 semanas, por 6 ciclos (3 ciclos pré-operatórios e 3 ciclos após a cirurgia).			

Fonte: Eur J Cancer. 2012;48(4):518-26.

Cisplatina-docetaxel (doença localmente avançada)			
Docetaxel	60 mg/m²	EV	dias 1 e 22
Cisplatina	80 mg/m²	EV	dias 1 e 22
Administrar por 1 ciclo, concomitantemente à radioterapia.			

Fonte: Annals of Oncology. 2001;12:47-51.

Cisplatina-fluoruracila-radioterapia			
Fluoruracila	1.000 mg/m²/dia	EV	dias 1 a 4 (semanas 1 e 5)
Cisplatina	75 mg/m²	EV	dia 1 (semanas 1 e 5)
Esquema concomitante à radioterapia e repetido após radioterapia.			
Nota: Fluoruracila em infusão contínua			
Fonte: Lancet Oncol. 2014;15:305-14.			
Alternativamente:			
Fluoruracila	800 mg/m²/dia	EV	dias 1 a 5 e 22 a 26
Cisplatina	15 mg/m²/dia	EV	dias 1 a 5 e 22 a 26
Esquema concomitante à radioterapia.			
Nota: Fluoruracila em infusão contínua.			

Fonte: J Clin Oncol. 2007;25:(10)1160-8.

Cisplatina-irinotecano			
Cisplatina	30 mg/m²	EV	dias 1, 8, 22 e 29
Irinotecano	65 mg/m²	EV	dias 1, 8, 22 e 29
Repetir por 1 ciclo de 5 semanas concomitante à radioterapia.			

Fonte: J Clin Oncol. 2009;27(15_suppl):Abstract e15619.

Docetaxel-cisplatina (doença localmente avançada, recorrente ou metastática)			
Docetaxel	70 a 85 mg/m²	EV	dia 1
Cisplatina	70 a 75 mg/m²	EV	dia 1
Repetir a cada 3 semanas.			

Fonte: Cancer Chemother Pharmacol. 2010;66(1):31-6.

FLOT			
Docetaxel	50 mg/m²	EV	dia 1
Oxaliplatina	85 mg/m²	EV	dia 1
Folinato de cálcio	400 mg/m²	EV	dia 1
Fluoruracila	400 mg/m² (em *push*)	EV	dia 1
Fluoruracila	2.600 mg/m²	EV	dia 1
Nota: Fluoruracila em infusão contínua de 24 horas.			
Repetir o ciclo a cada 2 semanas, por 8 ciclos (4 ciclos pré-operatórios e 4 ciclos após a cirurgia).			

Fonte: Lancet. 2019;393(10184):1948-57.

FOLFOX			
Oxaliplatina	85 mg/m²	EV	dia 1
Folinato de cálcio	200 mg/m²	EV	dia 1
Fluoruracila	400 mg/m² (em *push*)	EV	dia 1
Fluoruracila	1.600 mg/m²	EV	dia 1
Nota: Fluoruracila em infusão contínua de 46 horas.			
Repetir a cada 2 semanas, por 6 ciclos, sendo 3 ciclos concomitantes à radioterapia e 3 ciclos depois dela.			

Fonte: Buzaid et al., 2021a.

Paclitaxel-carboplatina-radioterapia			
Paclitaxel	50 mg/m² (1 hora)	EV	semanalmente
Carboplatina	AUC 2	EV	semanalmente
Nota: Quimioterapia semanal, concomitante à radioterapia, por 5 semanas, seguida de cirurgia.			

Fonte: N Engl J Med. 2012;366:2074-84.

Paclitaxel-cisplatina			
Paclitaxel	60 mg/m²	EV	dias 1, 8, 15 e 22
Cisplatina	75 mg/m²	EV	dia 1
Administrar por 1 ciclo concomitante à radioterapia.			

Fonte: Cancer 2003;98(10):2177-83.

Paclitaxel-cisplatina-fluoruracila			
Paclitaxel	100 mg/m²	EV	dia 1
Cisplatina	60 mg/m²	EV	dia 1
Fluoruracila	700 mg/m²	EV	dias 1 a 5
Nota: Fluoruracila em infusão contínua de 24 horas; total de 120 horas.			
Repetir a cada 3 semanas, por 4 ciclos (2 ciclos antes da cirurgia e 2 ciclos depois dela).			

Fonte: J Thorac Oncol. 2015;10:1349.

Pembrolizumabe-cisplatina-fluoruracila			
Pembrolizumabe	200 mg	EV	dia 1
Cisplatina	80 mg/m²	EV	dia 1
Fluoruracila	800 mg/m²	EV	dias 1 a 5
Nota: Fluoruracila, dose total de 4.000 mg/m², em infusão total de 120 horas (24 horas/dia, por 5 dias).			
Repetir a cada 3 semanas, por até 6 ciclos. Seguidos de manutenção com pembrolizumabe 200 mg a cada 3 semanas, por até 2 anos.			

Fonte: Ann Oncol. 2020;31(suppl_4):Abstract LBA8_PR (KEYNOTE-590).

Ramucirumabe-paclitaxel (2ª linha na doença localmente avançada, recorrente ou metastática)			
Ramucirumabe	8 mg/kg	EV	dias 1 e 15
Paclitaxel	80 mg/m²	EV	dias 1, 8 e 15
Repetir a cada 4 semanas.			

Fonte: Lancet Oncol. 2014;15(11):1224-35.

Trastuzumabe-capecitabina-cisplatina (adenocarcinoma esofágico *HER-2* positivo, localmente avançado, recorrente ou metastático)			
Trastuzumabe	8 mg/kg	EV	dia 1 (dose de ataque)
Trastuzumabe	6 mg/kg	EV	dia 1 (doses subsequentes)
Capecitabina	1.000 mg/m² (2 vezes ao dia)	VO	dias 1 a 14
Cisplatina	80 mg/m²	EV	dia 1
Repetir a cada 3 semanas.			
Nota: Capecitabina, dose total de 2.000 mg/m²/dia. Trastuzumabe administrado em D1 junto ao esquema capecitabina + cisplatina.			

Fonte: Ann Oncol. 2009;20(4):666-73; e Lancet. 2010;376(9742):687-97.

Trastuzumabe-capecitabina-oxaliplatina (adenocarcinoma esofágico *HER-2* positivo, localmente avançado, recorrente ou metastático)			
Trastuzumabe	8 mg/kg	EV	dia 1 (dose de ataque)
Trastuzumabe	6 mg/kg	EV	dia 1 (doses subsequentes)
Capecitabina	1.000 mg/m² (2 vezes ao dia)	VO	dias 1 a 14
Oxaliplatina	130 mg/m²	EV	dia 1
Repetir a cada 3 semanas.			
Nota: Trastuzumabe administrado em D1 junto ao esquema capecitabina + oxaliplatina.			

Fonte: Lancet. 2010;376(9742):687-97; e Lancet Oncol. 2014;15(12):1389-96.

Trastuzumabe + FLOT			
(tratamento perioperatório em adenocarcinoma esofágico _HER-2_ positivo)			
Trastuzumabe	6 mg/kg	EV	dia 1 (dose de ataque)
Trastuzumabe	4 mg/kg	EV	dia 1 (doses subsequentes)
Repetir a cada 2 semanas, por 8 ciclos (4 ciclos pré-operatórios e 4 ciclos após a cirurgia). Depois, seguir manutenção com trastuzumabe 6 mg/kg a cada 3 semanas, por 9 ciclos.			
Nota: Trastuzumabe administrado em D1 junto ao esquema FLOT.			

Fonte: J Clin Oncol. 2014;32:abstr 4073.

Regimes de agentes únicos

Docetaxel			
(doença localmente avançada, recorrente ou metastática)			
Docetaxel	70 a 100 mg/m^2	EV	dia 1
Repetir a cada 3 semanas.			

Fonte: Lancet Oncol. 2014;15(1):78-86.

Larotrectinibe			
(2ª linha na doença localmente avançada, recorrente ou metastática)			
Larotrectinibe	100 mg (2 vezes ao dia)	VO	diariamente

Fonte: N Engl J Med. 2018;378:731-9.

Nivolumabe (após cirurgia)			
Nivolumabe	240 mg	EV	dia 1
Repetir a cada 2 semanas, por 8 ciclos. Seguido de manutenção com nivolumabe 480 mg, a cada 4 semanas, por até 1 ano.			
Nota: Apenas para pacientes que receberam quimioterapia + radioterapia neoadjuvante.			

Fonte: Ann Oncol. 2020;31:abstr LBA9_PR (estudo CheckMate 577).

Pembrolizumabe			
(tratamento em 2ª/3ª linha)			
Pembrolizumabe	200 mg	EV	dia 1
Repetir a cada 3 semanas.			
ou			
Pembrolizumabe	400 mg	EV	dia 1
Repetir a cada 6 semanas.			

Fonte: J Clin Oncol. 2020;38(35):4138-48; e Eur J Cancer. 2020;131:68-75.

Paclitaxel			
(doença avançada)			
Paclitaxel	80 mg/m^2	EV	dia 1
Repetir semanalmente.			

Fonte: Ann Oncol. 2007;18(5):898-902.

Carcinoma gástrico
Regimes de combinações de agentes antineoplásicos

Fluoruracila-cisplatina			
Cisplatina	50 mg/m²	EV	dia 1
Fluoruracila	1.000 mg/m² (infusão de 24 horas)	EV	dias 1 e 2
Repetir a cada 3 semanas.			
Nota: Hidratação e manitol são fundamentais. Repetir ciclo a cada 2 semanas, por 4 ciclos pré-operatórios e mais 4 ciclos após a cirurgia (total de 8 ciclos).			

Fonte: J Clin Oncol. 2011;29:1715-21.

Fluoruracila-cisplatina			
Fluoruracila	750 a 1.000 mg/m²/dia (24 horas)	EV	dias 1 a 5
Cisplatina	75 a 100 mg/m² (1 hora)	EV	dia 1
Repetir o ciclo a cada 4 semanas.			

Fonte: Oncol. 2008;26(9):1435-42; J Clin Oncol. 2004;22(21):4319-28; e Ann Oncol. 2009;20(10)1667-73.

DC			
Docetaxel	70 a 85 mg/m²	EV	dia 1
Cisplatina	70 a 75 mg/m²	EV	dia 1
Repetir a cada 3 semanas.			
Nota: Hidratação e manitol são fundamentais. Aplicar primeiro o docetaxel.			

Fonte: Cancer Chemother Pharmacol. 2010;66(1):31-6.

DCF			
Docetaxel	75 mg/m²	EV	dia 1
Cisplatina	75 mg/m²	EV	dia 1
Fluoruracila	750 mg/m²/dia (infusão contínua)	EV	dias 1 a 5
Repetir a cada 3 semanas.			
Nota: Hidratação e manitol são fundamentais no dia de administração da cisplatina. Aplicar na sequência apresentada.			

Fonte: Buzaid, 2004.

mDCF			
Docetaxel	40 mg/m²	EV	dia 1
Cisplatina	40 mg/m²	EV	dia 3
Folinato de cálcio	400 mg/m²	EV	dia 1
Fluoruracila	400 mg/m² (*bolus*)	EV	dia 1
Fluoruracila	2.000 mg/m² (48 horas)	EV	dias 1 e 2
Repetir o ciclo a cada 2 semanas.			

Fonte: J Clin Oncol. 2015;33:3874.

Esquemas Antineoplásicos 761

ECF			
Fluoruracila	200 mg/m²/dia (infusão contínua)	EV	3 semanas
Cisplatina	60 mg/m²	EV	dia 1
Epirrubicina	50 mg/m²	EV	dia 1
Repetir o ciclo a cada 3 semanas.			

Fonte: N Engl J Med. 2008;358:36.

EOX			
Epirrubicina	50 mg/m²	EV	dia 1
Oxaliplatina	130 mg/m²	EV	dia 1
Capecitabina	1.250 mg/m²/dia (2 vezes ao dia)	VO	continuamente
Repetir o ciclo a cada 3 semanas.			

Fonte: Buzaid et al., 2021b.

FLOT			
Docetaxel	50 mg/m²	EV	dia 1
Oxaliplatina	85 mg/m²	EV	dia 1
Folinato de cálcio	200 mg/m²	EV	dia 1
Fluoruracila	2.600 mg/m²/24 horas	EV	dia 1
Repetir o ciclo a cada 2 semanas (4 ciclos pré-operatórios seguidos de mais 4 ciclos após a cirurgia).			

Fonte: Lancet. 2019;393(10184):1948-57.

FOLFIRI			
Irinotecano	180 mg/m²	EV	dia 1
Folinato de cálcio	400 mg/m²	EV	dia 1
Fluoruracila	400 mg/m² (em *push*)	EV	dia 1
Fluoruracila	2.400 mg/m²/46 horas	EV	dia 1
Repetir o ciclo a cada 2 semanas.			

Fonte: J Clin Oncol. 2014;32:3520-6; e Clin Res Hepatol Gastroenterol. 2011;35(1):48-54.

FOLFOX			
Oxaliplatina	85 mg/m² (em 2 horas)	EV	dia 1
Folinato de cálcio	400 mg/m² (em 2 horas)	EV	dia 1
Fluoruracila	400 mg/m² (em *push*)	EV	dia 1
Fluoruracila	2.400 mg/m²/46 horas	EV	dia 1
Repetir a cada 2 semanas, por 3 ciclos pré-operatórios, seguidos de mais 3 ciclos.			

Fonte: J Clin Oncol. 2010;28(12_suppl):abstr 4006.

mFOLFOX 6			
Oxaliplatina	85 mg/m² (em 2 horas)	EV	dia 1
Folinato de cálcio	400 mg/m² (em 2 horas)	EV	dia 1
Fluoruracila	400 mg/m² (em *push*)	EV	dia 1
Fluoruracila	2.400 mg/m²/46 horas	EV	dia 1
Repetir a cada 2 semanas, por 12 ciclos (total de 6 meses).			

Fonte: Buzaid et al., 2021a.

Nivolumabe-mFOLFOX			
Nivolumabe	240 mg	EV	dia 1
Oxaliplatina	85 mg/m² (em 2 horas)	EV	dia 1
Folinato de cálcio	400 mg/m² (em 2 horas)	EV	dia 1
Fluoruracila	400 mg/m² (em *push*)	EV	dia 1
Fluoruracila	2.400 mg/m²/46 horas	EV	dia 1
Repetir o ciclo a cada 2 semanas.			

Fonte: Ann Oncol. 2020;31(suppl_4):S1142-215; e J Clin Oncol. 2016;34(23):2736-42.

Nivolumabe-CAPOX			
Nivolumabe	360 mg/m²	EV	dia 1
Oxaliplatina	130 mg/m²	EV	dia 1
Capecitabina	1.000 mg/m² (a cada 12 horas)	EV	dias 1 a 14
Repetir o ciclo a cada 3 semanas.			

Fonte: Ann Oncol. 2020;31(suppl_4):S1142-215; e J Clin Oncol. 2016;34(23):2736-42.

Trastuzumabe-CF (pacientes *HER*-2 positivo)			
Cisplatina	80 mg/m²	EV	dia 1
Fluoruracila	800 mg/m² (infusão de 24 horas)	EV	dias 1 a 5
Trastuzumabe	8 mg/kg (dose de ataque)	EV	dia 1
Trastuzumabe	6 mg/kg (doses subsequentes)	EV	dia 1
Repetir a cada 21 dias.			

Fonte: Lancet. 2010;376(9742):687-97.

Trastuzumabe-cisplatina-capecitabina (pacientes *HER*-2 positivo)			
Cisplatina	80 mg/m²	EV	dia 1
Capecitabina	1.000 mg/m² (a cada 12 horas)	VO	dias 1 a 14
Trastuzumabe	8 mg/kg (dose de ataque)	EV	dia 1
Trastuzumabe	6 mg/kg (doses subsequentes)	EV	dia 1
Repetir a cada 21 dias.			

Fonte: Lancet. 2010;376(9742):687-97.

XELOX			
Capecitabina	1.000 mg/m² (a cada 12 horas)	VO	dias 1 a 14
Oxaliplatina	130 mg/m²	EV	dia 1
Repetir o ciclo a cada 3 semanas, por 3 ciclos pré-operatórios e pós-operatórios, para 6 ciclos no total.			

Fonte: Eur J Cancer. 2012;48:518-26.

Ramucirumabe-paclitaxel			
Ramucirumabe	8 mg/kg	EV	dias 1 e 15
Paclitaxel	80 mg/m²	EV	dias 1, 8 e 15
Repetir o ciclo a cada 4 semanas.			

Fonte: Lancet Oncol. 2014;15(11):1224-35.

Regimes de agentes únicos

Docetaxel			
Docetaxel	60 a 75 mg/m²	EV	dia 1
Repetir o ciclo a cada 2 semanas.			

Fonte: Lancet Oncol. 2014;15(1):78-86.

Irinotecano			
Irinotecano	150 a 180 mg/m²	EV	dia 1
Repetir o ciclo a cada 2 semanas.			

Fonte: Cancer Chemother Pharmacol. 2013;71:481-8.

Paclitaxel			
Paclitaxel	80 mg/m²	EV	dias 1, 8 e 15
Repetir o ciclo a cada 4 semanas.			

Fonte: JPN J Clin Oncol. 2011;41:287-90.

Ramucirumabe			
Ramucirumabe	8 mg/kg	EV	dia 1
Repetir o ciclo a cada 2 semanas.			

Fonte: Lancet. 2014;383(9911):31-9.

Pembrolizumabe			
Pembrolizumabe	200 mg	EV	dia 1
Repetir o ciclo a cada 3 semanas.			

Fonte: J Clin Oncol. 2017;35:abstr 4003.

Carcinoma de mama
Regimes de combinações de agentes antineoplásicos

AC			
Doxorrubicina	60 mg/m^2	EV	dia 1
Ciclofosfamida	600 mg/m^2	EV	dia 1
Repetir o ciclo a cada 3 semanas (4 ciclos).			

Fonte: J Clin Oncol. 1990;8:1483-96.

AC-T			
Doxorrubicina	60 mg/m^2	EV	dia 1
Ciclofosfamida	600 mg/m^2	EV	dia 1
Repetir o ciclo a cada 21 dias (no total de 4 ciclos).			
Depois:			
Paclitaxel	80 mg/m^2 (infusão de 1 hora)	EV	dias 1, 8 e 15
Repetir por 12 semanas consecutivas.			

Fonte: J Clin Oncol. 2003;21(11):2226.

AC-T dose densa			
Doxorrubicina	60 mg/m^2	EV	dia 1
Ciclofosfamida	600 mg/m^2	EV	dia 1
Repetir o ciclo a cada 14 dias (no total de 4 ciclos).			
Depois:			
Paclitaxel	175 mg/m^2 (infusão de 3 horas)	EV	dia 1
Repetir o ciclo a cada 14 dias (no total de 4 ciclos).			
Filgrastim	300 mcg	SC	dias 2 a 12
Administrar filgrastim em cada 1 dos 8 ciclos.			

Fonte: J Clin Oncol. 2003;21(11):2226.

ACT-H			
Doxorrubicina	60 mg/m^2	EV	dia 1
Ciclofosfamida	600 mg/m^2	EV	dia 1
Repetir o ciclo a cada 21 dias (no total de 4 ciclos).			
Depois:			
Paclitaxel	80 mg/m^2 (infusão de 1 hora)	EV	semanal
ou			
Docetaxel	100 mg/m^2	EV	dia 1
Trastuzumabe	8 mg/kg (dose de ataque)	EV	dia 1 (1º ciclo)
Trastuzumabe	6 mg/kg (ciclos posteriores)	EV	dia 1
Repetir o ciclo a cada 21 dias, por 4 ciclos. O trastuzumabe deve ser administrado com um dos taxanos (docetaxel ou paclitaxel).			
Depois:			
Trastuzumabe	6 mg/kg	EV	dia 1
Repetir a cada 21 dias, por 40 semanas.			

Fonte: Buzaid e Hoff, 2008.

Esquemas Antineoplásicos **765**

AC-paclitaxel-trastuzumabe-pertuzumabe			
Doxorrubicina	60 mg/m²	EV	dia 1
Ciclofosfamida	600 mg/m²	EV	dia 1
Repetir o ciclo a cada 21 dias (no total de 4 ciclos).			
Depois:			
Pertuzumabe	840 mg (dose de ataque)	EV	dia 1
Trastuzumabe	8 mg/kg (dose de ataque)	EV	dia 1
Paclitaxel	80 mg/m² (infusão de 1 hora)	EV	dias 1, 8 e 15
Pertuzumabe	420 mg (ciclos posteriores)	EV	dia 1
Trastuzumabe	6 mg/kg (ciclos posteriores)	EV	dia 1
Repetir o ciclo a cada 21 dias, por 4 ciclos.			
Depois:			
Pertuzumabe	420 mg (ciclos posteriores)	EV	dia 1
Trastuzumabe	6 mg/kg	EV	dia 1
Repetir a cada 21 dias, por 1 ano.			

Fonte: N Engl J Med. 2005;353:1673-84.

AT			
Doxorrubicina	50 mg/m²	EV	dia 1
Paclitaxel	220 mg/m² (infusão de 3 horas)	EV	dia 2
Repetir o ciclo a cada 3 semanas, por até 8 ciclos.			

Fonte: J Clin Oncol. 2001;19:1707-15.

Capecitabina-paclitaxel			
Capecitabina	1.250 mg/m² (2 vezes ao dia)	VO	dias 1 a 14
Paclitaxel	175 mg/m²	EV	dia 1
Repetir a cada 3 semanas.			

Fonte: Ann Oncol. 2001;12:605-14.

CMF			
Ciclofosfamida	100 mg/dia	VO	dias 1 a 14
Metotrexato	40 mg/m²	EV	dias 1 e 8
Fluoruracila	600 mg/m²	EV	dia 1
Repetir o ciclo a cada 4 semanas (no total de 6 ciclos).			

Fonte: Buzaid et al., 2021a.

CMF endovenoso 21 dias			
Ciclofosfamida	600 mg/m²	EV	dia 1
Metotrexato	40 mg/m²	EV	dia 1
Fluoruracila	600 mg/m²	EV	dia 1
Repetir o ciclo a cada 21 dias.			

Fonte: Buzaid et al., 2021a.

Docetaxel-AC			
Docetaxel	100 mg/m^2	EV	dia 1
Repetir a cada 3 semanas, por 4 ciclos.			
Seguido de 4 ciclos de AC:			
Doxorrubicina	60 mg/m^2	EV	dia 1
Ciclofosfamida	600 mg/m^2	EV	dia 1
Repetir a cada 3 semanas, por 4 ciclos.			
Nota: O ciclo de AC deve ser seguido por mais 4 ciclos de docetaxel na dose original.			

Fonte: J Clin Oncol. 2001;19:3367-75.

Docetaxel-gencitabina			
Docetaxel	75 mg/m^2	EV	dia 1
Gencitabina	1.000 mg/m^2	EV	dias 1 e 8
Repetir o ciclo a cada 3 semanas.			

Fonte: J Clin Oncol. 2009;27:1753.

Docetaxel-vinorelbina			
Docetaxel	30 mg/m^2	EV	dias 1, 8 e 15
Vinorelbina	30 mg/m^2	EV	dias 1 e 15
Repetir o ciclo a cada 28 dias, por 6 ciclos.			

Fonte: J Clin Oncol. 2001;19:621-7.

Doxorrubicina-CMF			
Doxorrubicina	75 mg/m^2	EV	dias 1 e 22 (4 ciclos)
Seguida de:			
Ciclofosfamida	600 mg/m^2	EV	dias 1 e 22 (8 ciclos)
Metotrexato	40 mg/m^2	EV	dias 1 e 22 (8 ciclos)
Fluoruracila	600 mg/m^2	EV	dias 1 e 22 (8 ciclos)
Ciclos repetidos a cada 3 semanas (12 ciclos: 4 de doxorrubicina e 8 de CMF).			

Fonte: JAMA. 1995;273:542-7.

Epirrubicina-paclitaxel			
Epirrubicina	80 mg/m^2	EV	dia 1
Paclitaxel	175 mg/m^2	EV	dia 1
Repetir o ciclo a cada 21 dias, por 6 ciclos.			

Fonte: J Clin Oncol. 2001;19:2232-9.

FEC			
Fluoruracila	500 mg/m^2	EV	dia 1
Epirrubicina	60 mg/m^2	EV	dia 1
Ciclofosfamida	500 mg/m^2	EV	dia 1
Repetir o ciclo a cada 4 semanas.			

Fonte: J Clin Oncol. 1993;11:467-73.

Esquemas Antineoplásicos **767**

FEC adjuvante			
Fluoruracila	500 mg/m²	EV	dia 1
Epirrubicina	100 mg/m²	EV	dia 1
Ciclofosfamida	500 mg/m²	EV	dia 1
Repetir o ciclo a cada 21 dias, por 6 ciclos.			

Fonte: J Clin Oncol. 2001;19:602-11.

FEC 100-docetaxel			
Fluoruracila	600 mg/m²	EV	dia 1
Epirrubicina	100 mg/m²	EV	dia 1
Ciclofosfamida	600 mg/m²	EV	dia 1
Repetir o ciclo a cada 21 dias, por 3 ciclos.			
Depois:			
Docetaxel	100 mg/m²	EV	dia 1
Repetir o ciclo a cada 21 dias, por 4 ciclos.			

Fonte: Buzaid e Hoff, 2008.

Paclitaxel-gencitabina			
Paclitaxel	175 mg/m² (3 horas)	EV	dia 1
Gencitabina	1.250 mg/m²	EV	dias 1 e 8
Repetir o ciclo a cada 3 semanas.			

Fonte: J Clin Oncol. 2008;26:3950.

Paclitaxel-bevacizumabe			
Paclitaxel	90 mg/m² (3 horas)	EV	dias 1, 8 e 15
Bevacizumabe	10 mg/kg	EV	dias 1 e 15
Repetir o ciclo a cada 4 semanas.			

Fonte: N Engl J Med. 2007;357:2666.

Paclitaxel-bevacizumabe-capecitabina			
Paclitaxel	90 mg/m² (infusão de 3 horas)	EV	dias 1 e 8
Bevacizumabe	15 mg/kg	EV	dia 1
Capecitabina	825 mg/m² (a cada 12 horas)	VO	dias 1 a 14
Repetir o ciclo a cada 3 semanas.			

Fonte: N Engl J Med. 2007;357:2666.

Pembrolizumabe + paclitaxel ligado a albumina			
Pembrolizumabe	200 mg/m²	EV	dia 1
Repetir o ciclo a cada 3 semanas.			
Paclitaxel ligado a albumina	100 mg/m²	EV	dias 1, 8 e 15
Repetir o ciclo a cada 4 semanas.			

Fonte: J Clin Oncol. 1999;17:74-81.

Atezolizumabe-paclitaxel-albumina			
Atezolizumabe	840 mg	EV	dias 1 e 15
Paclitaxel-albumina	100 mg/m²	EV	dias 1, 8 e 15
Repetir a cada 4 semanas.			

Fonte: N Engl J Med. 2018;379:2108-21.

TAC			
Docetaxel	75 mg/m²	EV	dia 1
Doxorrubicina	50 mg/m²	EV	dia 1
Ciclofosfamida	500 mg/m²	EV	dia 1
Repetir a cada 21 dias.			

Fonte: N Engl J Med. 2005;352:2302-13.

TCH			
Docetaxel	75 mg/m²	EV	dia 1
Carboplatina	AUC 6	EV	dia 1
Trastuzumabe	8 mg/kg (dose de ataque)	EV	dia 1
Trastuzumabe	6 mg/kg (ciclos subsequentes)	EV	dia 1
Repetir o ciclo a cada 21 dias, por 6 ciclos.			
Depois:			
Trastuzumabe	6 mg/kg	EV	dia 1
Repetir a cada 21 dias, por 40 semanas.			

Fonte: Buzaid e Hoff, 2008.

TCH-pertuzumabe			
Docetaxel	75 mg/m²	EV	dia 1
Carboplatina	AUC 6	FV	dia 1
Trastuzumabe	8 mg/kg (dose de ataque)	EV	dia 1
Pertuzumabe	840 mg (dose de ataque)	EV	dia 1
Trastuzumabe	6 mg/kg (ciclos subsequentes)	EV	dia 1
Pertuzumabe	420 mg (ciclos subsequentes)	EV	dia 1
Nota: Considerar profilaxia com G-CSF.			
Repetir o ciclo a cada 21 dias, por 6 ciclos pré-operatórios.			
Depois:			
Trastuzumabe	6 mg/kg	EV	dia 1
Pertuzumabe	420 mg (ciclos subsequentes)	EV	dia 1
Repetir a cada 21 dias, por 1 ano.			

Fonte: Ann Oncol. 2013;24:2278-84.

TCH-pertuzumabe			
Paclitaxel	80 mg/m^2	EV	dias 1 e 8
Carboplatina	AUC 6	EV	dia 1
Trastuzumabe	8 mg/kg (dose de ataque)	EV	dia 1
Pertuzumabe	840 mg (dose de ataque)	EV	dia 1
Trastuzumabe	6 mg/kg (ciclos subsequentes)	EV	dia 1
Pertuzumabe	420 mg (ciclos subsequentes)	EV	dia 1
Repetir o ciclo a cada 21 dias, por 9 ciclos pré-operatórios.			
Depois:			
Trastuzumabe	6 mg/kg	EV	dia 1
Pertuzumabe	420 mg (ciclos subsequentes)	EV	dia 1
Repetir a cada 21 dias, por 1 ano.			

Fonte: Ann Oncol. 2013;24:2278-84.

Trastuzumabe-docetaxel (pacientes *HER-2* positivo)			
Trastuzumabe	4 mg/kg (dose de ataque)	EV	dia 1
Trastuzumabe	2 mg/kg (ciclos subsequentes)	EV	dia 1
Docetaxel	35 mg/m^2	EV	dias 1, 8 e 15
Repetir a cada 4 semanas. O trastuzumabe é aplicado semanalmente (2 mg/kg).			

Fonte: J Clin Oncol. 2002;20:1800.

Trastuzumabe-docetaxel-carboplatina (pacientes *HER-2* positivo)			
Trastuzumabe	4 mg/kg (dose de ataque)	EV	dia 1
Trastuzumabe	2 mg/kg (ciclos subsequentes)	EV	dia 1
Docetaxel	75 mg/m^2	EV	dias 1, 8 e 15
Carboplatina	AUC 5	EV	dia 1
Repetir a cada 4 semanas. O trastuzumabe é aplicado semanalmente (2 mg/kg).			

Fonte: Proc ASCO. 2003;22:18(abstr. 71).

Trastuzumabe-eribulina (pacientes *HER-2* positivo)			
Eribulina	1,4 mg/m^2	EV	a cada 21 dias
Trastuzumabe	2 mg/kg	EV	semanalmente
Nota: O trastuzumabe 4 mg/kg como dose de ataque deve ser dado 1 dia antes do primeiro ciclo, como primeira dose.			
ou			
Eribulina	1,4 mg/m^2	EV	a cada 21 dias
Trastuzumabe	6 mg/kg	EV	a cada 21 dias
Nota: O trastuzumabe 8 mg/kg como dose de ataque deve ser dado 1 dia antes do primeiro ciclo, como primeira dose.			

Fonte: Lancet. 2011;377:914-23.

Trastuzumabe-cisplatina-gencitabina (pacientes *HER-2* positivo)			
Trastuzumabe	4 mg/kg	EV	dia 1 (primeira dose)
Trastuzumabe	2 mg/kg	EV	dia 1 (doses subsequentes)
Cisplatina	30 mg/m^2	EV	dias 1 e 8
Gencitabina	750 mg/m^2	EV	dias 1 e 8
Repetir a cada 3 semanas.			

Fonte: Proc ASCO. 2003;22:73.

Trastuzumabe-paclitaxel (pacientes *HER-2* positivo)			
Paclitaxel	80 a 90 mg/m^2	EV	a cada 21 dias
Trastuzumabe	2 mg/kg	EV	semanalmente
Nota: O trastuzumabe 4 mg/kg como dose de ataque deve ser dado 1 dia antes do primeiro ciclo, como primeira dose.			
ou			
Paclitaxel	80 a 90 mg/m^2	EV	a cada 21 dias
Trastuzumabe	6 mg/kg	EV	a cada 21 dias
Nota: O trastuzumabe 8 mg/kg como dose de ataque deve ser dado 1 dia antes do primeiro ciclo, como primeira dose.			
ou			
Paclitaxel	175 mg/m^2	EV	a cada 21 dias
Trastuzumabe	2 mg/kg	EV	semanalmente
Nota: O trastuzumabe 4 mg/kg como dose de ataque deve ser dado 1 dia antes do primeiro ciclo, como primeira dose.			
ou			
Paclitaxel	175 mg/m^2	EV	a cada 21 dias
Trastuzumabe	6 mg/kg	EV	a cada 21 dias
Nota: O trastuzumabe 8 mg/kg como dose de ataque deve ser dado 1 dia antes do primeiro ciclo, como primeira dose.			

Fonte: J Clin Oncol. 2003;21:3965-71.

Trastuzumabe-paclitaxel-carboplatina (pacientes *HER-2* positivo)			
Paclitaxel	175 mg/m^2	EV	dia 1
Carboplatina	AUC 6	EV	dia 1
Trastuzumabe	2 mg/kg	EV	semanalmente
Nota: O trastuzumabe 4 mg/kg como dose de ataque deve ser dado 1 dia antes do primeiro ciclo, como primeira dose.			
Repetir a cada 3 semanas.			
ou			
Paclitaxel	175 mg/m^2	EV	dia 1
Carboplatina	AUC 6	EV	dia 1
Trastuzumabe	6 mg/kg	EV	a cada 21 dias
Nota: O trastuzumabe 8 mg/kg como dose de ataque deve ser dado 1 dia antes do primeiro ciclo, como primeira dose.			

(continua)

Trastuzumabe-paclitaxel-carboplatina (pacientes *HER*-2 positivo) (*continuação*)

Repetir a cada 3 semanas.

ou

Paclitaxel	80 mg/m^2	EV	dias 1, 8 e 15
Carboplatina	AUC 2	EV	dias 1, 8 e 15
Trastuzumabe	6 mg/kg	EV	a cada 21 dias

Nota: O trastuzumabe 4 mg/kg como dose de ataque deve ser dado 1 dia antes do primeiro ciclo, como primeira dose.

Repetir o ciclo a cada 4 semanas.

ou

Paclitaxel	80 mg/m^2	EV	dias 1, 8 e 15
Carboplatina	AUC 2	EV	dias 1, 8 e 15
Trastuzumabe	6 mg/kg	EV	a cada 21 dias

Nota: O trastuzumabe 8 mg/kg como dose de ataque deve ser dado 1 dia antes do primeiro ciclo, como primeira dose.

Repetir o ciclo a cada 4 semanas.

Fonte: J Clin Oncol. 2006;24:2786-92.

Trastuzumabe-vinorelbina (pacientes *HER-2* positivo)

Vinorelbina	25 mg/m^2	EV	semanal
Trastuzumabe	2 mg/kg	EV	semanal

Nota: O trastuzumabe 4 mg/kg como dose de ataque deve ser dado 1 dia antes do primeiro ciclo, como primeira dose.

ou

Vinorelbina	25 mg/m^2	EV	semanal
Trastuzumabe	6 mg/kg	EV	a cada 21 dias

Nota: O trastuzumabe 8 mg/kg como dose de ataque deve ser dado 1 dia antes do primeiro ciclo, como primeira dose.

Fonte: Cancer. 2007;110:965-72.

Lapatinibe-trastuzumabe-anastrozol

Lapatinibe	1.000 mg/dia	VO	dias 1 a 28
Anastrozol	1 mg/dia	VO	dias 1 a 28
Repetir a cada 4 semanas, até progressão ou toxicidade.			
Trastuzumabe	2 mg/kg	EV	semanalmente

Nota: O trastuzumabe 4 mg/kg como dose de ataque deve ser dado 1 dia antes do primeiro ciclo, como primeira dose.

Repetir a cada 2 semanas.

ou

Lapatinibe	1.000 mg/dia	VO	dias 1 a 28
Anastrozol	1 mg/dia	VO	dias 1 a 28
Repetir a cada 4 semanas, até progressão ou toxicidade.			
Trastuzumabe	6 mg/kg	EV	a cada 21 dias

Nota: O trastuzumabe 8 mg/kg como dose de ataque deve ser dado 1 dia antes do primeiro ciclo, como primeira dose.

Repetir a cada 3 semanas.

Fonte: J Clin Oncol. 2018;36:741-8.

Lapatinibe-exemestano			
Lapatinibe	1.500 mg/dia	VO	dias 1 a 28
Exemestano	25 mg/dia	VO	dias 1 a 28
Repetir a cada 4 semanas, até progressão ou toxicidade.			

Fonte: J Clin Oncol. 2018;36:741-8.

Lapatinibe-letrozol			
Lapatinibe	1.500 mg/dia	VO	dias 1 a 28
Letrozol	2,5 mg/dia	VO	dias 1 a 28
Repetir a cada 4 semanas, até progressão ou toxicidade.			

Fonte: J Clin Oncol. 2009;27:5538-46.

Abemaciclibe-anastrozol			
Abemaciclibe	150 mg (a cada 12 horas)	VO	dias 1 a 28
Anastrozol	1 mg/dia	VO	dias 1 a 28
Repetir a cada 4 semanas, até progressão ou toxicidade.			

Fonte: J Clin Oncol. 2017;35:3638-46.

Abemaciclibe-exemestano			
Abemaciclibe	150 mg (a cada 12 horas)	VO	dias 1 a 28
Exemestano	25 mg/dia	VO	dias 1 a 28
Repetir a cada 4 semanas, até progressão ou toxicidade.			

Fonte: J Clin Oncol. 2017;35:3638-46.

Abemaciclibe-fulvestranto			
Abemaciclibe	150 mg (a cada 12 horas)	VO	dias 1 a 28
Fulvestranto	500 mg	IM	dias 1 e 15
Seguidos de:			
Abemaciclibe	150 mg (a cada 12 horas)	VO	dias 1 a 28
Fulvestranto	500 mg	IM	dia 1
Repetir a cada 4 semanas, até progressão ou toxicidade.			

Fonte: J Clin Oncol. 2017;35:3638-46.

Abemaciclibe-letrozol			
Abemaciclibe	150 mg (a cada 12 horas)	VO	dias 1 a 28
Letrozol	2,5 mg/dia	VO	dias 1 a 28
Repetir a cada 4 semanas, até progressão ou toxicidade.			

Fonte: J Clin Oncol. 2017;35:3638-46.

Palbociclibe-anastrozol			
Palbociclibe	125 mg/dia	VO	dias 1 a 28
Anastrozol	1 mg/dia	VO	dias 1 a 28
Repetir a cada 4 semanas, até progressão ou toxicidade.			

Fonte: Lancet Oncol. 2015;16:25-35.

Esquemas Antineoplásicos 773

Palbociclibe-exemestano			
Palbociclibe	125 mg/dia	VO	dias 1 a 28
Exemestano	25 mg/dia	VO	dias 1 a 28
Repetir a cada 4 semanas, até progressão ou toxicidade.			

Fonte: Lancet Oncol. 2015;16:25-35.

Palbociclibe-fulvestranto			
Palbociclibe	125 mg/dia	VO	dias 1 a 28
Fulvestranto	500 mg/dia	IM	dias 1 e 15
Seguidos de:			
Palbociclibe	125 mg/dia	VO	dias 1 a 28
Fulvestranto	500 mg	IM	dia 1
Repetir a cada 4 semanas, até progressão ou toxicidade.			

Fonte: Lancet Oncol. 2015;16:25-35.

Palbociclibe-letrozol			
Palbociclibe	125 mg/dia	VO	dias 1 a 28
Letrozol	2,5 mg/dia	VO	dias 1 a 28
Repetir a cada 4 semanas, até progressão ou toxicidade.			

Fonte: Lancet Oncol. 2015;16:25-35.

Ribociclibe-anastrozol			
Ribociclibe	600 mg/dia	VO	dias 1 a 28
Anastrozol	1 mg/dia	VO	dias 1 a 28
Repetir a cada 4 semanas, até progressão ou toxicidade.			

Fonte: N Engl J Med. 2016;375:1738-48.

Ribociclibe-exemestano			
Ribociclibe	600 mg/dia	VO	dias 1 a 28
Exemestano	25 mg/dia	VO	dias 1 a 28
Repetir a cada 4 semanas, até progressão ou toxicidade.			

Fonte: N Engl J Med. 2016;375:1738-48.

Ribociclibe-fulvestranto			
Ribociclibe	600 mg/dia	VO	dias 1 a 28
Fulvestranto	500 mg/dia	IM	dias 1 e 15
Seguidos de:			
Ribociclibe	600 mg/dia	VO	dias 1 a 28
Fulvestranto	500 mg	IM	dia 1
Repetir a cada 4 semanas, até progressão ou toxicidade.			

Fonte: N Engl J Med. 2016;375:1738-48.

Ribociclibe-letrozol			
Ribociclibe	600 mg/dia	VO	dias 1 a 28
Letrozol	2,5 mg/dia	VO	dias 1 a 28
Repetir a cada 4 semanas, até progressão ou toxicidade.			

Fonte: N Engl J Med. 2016;375:1738-48.

Alpelisibe-fulvestranto			
Alpelisibe	300 mg/dia	VO	dias 1 a 28
Fulvestranto	500 mg/dia	IM	dias 1 e 15
Seguidos de:			
Alpelisibe	300 mg/dia	VO	dia 1 a 28
Fulvestranto	500 mg	IM	dia 1
Repetir a cada 4 semanas, até progressão ou toxicidade.			

Fonte: N Engl J Med. 2019;380:1929-40.

Capecitabina-docetaxel			
Capecitabina	1.000 mg/m^2 (a cada 12 horas)	VO	dias 1 a 14
Docetaxel	75 mg/m^2	EV	dia 1
Repetir a cada 3 semanas.			

Fonte: J Clin Oncol. 2002;20:2812.

Vinorelbina-gencitabina			
Vinorelbina	25 mg/m^2	EV	dia 1
Gencitabina	1.000 mg/m^2	EV	dia 1
Repetir a cada 2 semanas.			

Fonte: J Clin Oncol. 2001;20:37.

Carboplatina-gencitabina			
Carboplatina	AUC 2	EV	dias 1, 8 e 15
Gencitabina	1.000 mg/m^2	EV	dias 1, 8 e 15
Repetir a cada 3 semanas.			

Fonte: J Clin Oncol. 2011;29:4748.

Regimes de agentes únicos

Docetaxel			
Docetaxel	75 a 100 mg/m^2	EV	dia 1
Repetir o ciclo a cada 3 semanas (2 ciclos).			

Fonte: J Clin Oncol. 2002;20:2812.

Doxorrubicina lipossomal			
Doxorrubicina lipossomal	35 a 40 mg/m^2	EV	dia 1
Repetir o ciclo a cada 4 semanas.			

Fonte: Ann Oncol. 2004;15:440.

Eribulina			
Eribulina	1,4 mg/m²	EV	dias 1 e 8
Repetir o ciclo a cada 3 semanas.			

Fonte: Lancet. 2011;377:914.

Gencitabina			
Gencitabina	800 a 1.200 mg/m²	EV	dias 1, 8 e 15
Nota: Seguido por 1 semana de descanso.			
Repetir o ciclo a cada 28 dias.			

Fonte: Oncology (Williston Park). 2001;15(2 Suppl 3):11-4.

Paclitaxel			
Paclitaxel	90 mg/m² (infusão de 3 horas)	EV	dias 1, 8 e 15
Repetir o ciclo a cada 4 semanas.			

Fonte: J Clin Oncol. 1995;13:2575-81; e J Clin Oncol. 2001;19:4216-23.

Paclitaxel			
Paclitaxel	175 mg/m² (3 ou 24 horas)	EV	dia 1
Repetir o ciclo a cada 3 semanas.			

Fonte: J Clin Oncol. 1995;13:2575-81; J Clin Oncol. 2001;19:4216-23.

Trastuzumabe (pacientes *HER-2* positivo)			
Trastuzumabe	4 mg/kg (dose de ataque)	EV	dia 1
Trastuzumabe	2 mg/kg (ciclos subsequentes)	EV	dia 1
Repetir o ciclo 1 vez por semana, com a dose de manutenção (2 mg/kg).			

Fonte: Semin Oncol. 2000;27:20-6.

Pembrolizumabe			
Pembrolizumabe	200 mg	EV	dia 1
Repetir a cada 3 semanas.			

Fonte: N Engl J Med. 2015;372:2509-20.

Anastrozol			
Anastrozol	1 mg/dia	VO	dias 1 a 28
Repetir a cada 4 semanas, até progressão ou toxicidade.			

Fonte: J Clin Oncol. 2011;29:2342-9.

Exemestano			
Exemestano	25 mg/dia	VO	dias 1 a 28
Repetir a cada 4 semanas, até progressão ou toxicidade.			

Fonte: J Clin Oncol. 2011;29:2342-9.

Letrozol			
Letrozol	2,5 mg/dia	VO	dias 1 a 28
Repetir a cada 4 semanas, até progressão ou toxicidade.			

Fonte: Lancet Oncol. 2015;16:25-35.

Fulvestranto			
Fulvestranto	500 mg	IM	dias 1 e 15
Seguido de:			
Fulvestranto	500 mg	IM	dia 1
Repetir a cada 4 semanas, até progressão ou toxicidade.			

Fonte: J Natl Cancer Inst. 2014;106(1):djt337.

Tamoxifeno			
Tamoxifeno	20 mg/dia	VO	dias 1 a 28
Repetir a cada 4 semanas, até progressão ou toxicidade.			

Fonte: Lancet. 2013;381:805-16.

Trastuzumabe entansina			
Trastuzumabe entansina	3,6 mg/kg	EV	dia 1
Repetir a cada 3 semanas.			

Fonte: Lancet Oncol. 2018;19:115.

Vinorelbina			
Vinorelbina	25 mg/dia	VO	dias 1, 8 e 15
Repetir a cada 3 semanas.			

Fonte: J Clin Oncol. 2018;36:abstr 1004.

Carcinoma de pâncreas exócrino
Regimes de combinações de agentes antineoplásicos

Fluoruracila-folinato de cálcio			
Fluoruracila	425 mg/m^2	EV	dias 1 a 5
Folinato de cálcio	20 mg/m^2	EV	dias 1 a 5
Repetir o ciclo a cada 4 semanas, por 6 ciclos.			

Fonte: Lancet. 2001;358:1576-85; e JAMA. 2010;304:1073-81.

FOLFIRINOX			
Oxaliplatina	85 mg/m^2	EV	dia 1
Irinotecano	180 mg/m^2	EV	dia 1
Folinato de cálcio	400 mg/m^2	EV	dia 1
Fluoruracila	425 mg/m^2	EV	dias 1 a 5
Fluoruracila	1.200 mg/m^2 (infusão de 24 horas)	EV	dias 1 e 2
Repetir o ciclo a cada 2 semanas (de 4 a 12 ciclos).			

Fonte: N Engl J Med. 2011;364:1817-25.

FOLFIRINOX modificado			
Oxaliplatina	85 mg/m^2	EV	dia 1
Folinato de cálcio	400 mg/m^2	EV	dia 1
Irinotecano	135 mg/m^2	EV	dia 1
Fluoruracila	300 mg/m^2	EV	dias 1 a 5
Fluoruracila	1.200 mg/m^2 (infusão de 24 horas)	EV	dias 1 e 2
Repetir o ciclo a cada 2 semanas (de 4 a 12 ciclos).			

Fonte: Brit J Cancer. 2016;114:737-43.

FOLFOX			
Oxaliplatina	100 mg/m^2	EV	dia 1
Folinato de cálcio	400 mg/m^2	EV	dia 1
Fluoruracila	400 mg/m^2	EV	dias 1 a 5
Fluoruracila	1.500 mg/m^2 (infusão de 24 horas)	EV	dias 1 e 2
Repetir o ciclo a cada 2 semanas.			

Fonte: Am J Clin Oncol. 2007;30:15-20.

FOLFIRI			
Irinotecano	180 mg/m^2	EV	dia 1
Folinato de cálcio	400 mg/m^2	EV	dia 1
Fluoruracila	400 mg/m^2	EV	dias 1 a 5
Fluoruracila	1.200 mg/m^2 (infusão de 23 horas)	EV	dias 1 e 2
Repetir o ciclo a cada 2 semanas.			

Fonte: World J Gastroenterol. 2012;18:4533-41; Oncol. 2019;5832309.

Gencitabina-paclitaxel ligado a albumina			
Gencitabina	1.000 mg/m^2	EV	dias 1, 8 e 15
Paclitaxel ligado a albumina	125 mg/m^2	EV	dias 1, 8 e 15
Repetir o ciclo a cada 4 semanas (2 a 6 ciclos).			

Fonte: N Engl J Med. 2013;369:1691-703.

Gencitabina-capecitabina			
Gencitabina	1.000 mg/m^2	EV	dias 1, 8 e 15
Capecitabina	830 mg/m^2 (de 12/12 horas)	VO	dias 1 a 14
Repetir o ciclo a cada 28 dias (2 a 6 ciclos).			

Fonte: J Clin Oncol. 2009;27:5513-8.

Gencitabina-capecitabina			
Gencitabina	1.000 mg/m^2	EV	dias 1, 8 e 15
Capecitabina	1.660 mg/m^2/dia (de 12/12 horas)	VO	dias 1 a 21
Repetir o ciclo a cada 4 semanas.			

Fonte: Buzaid et al., 2021b.

Gencitabina-erlotinibe			
Gencitabina	1.000 mg/m^2	EV	dias 1, 8 e 15
Erlotinibe	100 mg/dia	VO	continuamente
Repetir o ciclo a cada 4 semanas.			

Fonte: Buzaid et al., 2021b; e J Clin Oncol. 2007;25:1960-16.

Gencitabina-cisplatina			
Gencitabina	1.000 mg/m^2	EV	dias 1 e 15
Cisplatina	50 mg/m^2	EV	dias 1 e 15
Repetir a cada 4 semanas.			

Fonte: Proc ASCO. 2003;22:250 (abstr. 1003); e Clin Oncol. 2010;28:1645-51.

Capecitabina-radioterapia			
Capecitabina	850 mg/m^2/dia (de 12/12 horas)	VO	dias 1 a 5
Administrar semanalmente (5 a 6 ciclos, concomitantes à radioterapia).			

Fonte: Anticancer Drugs. 2010;21:107-12.

Gencitabina-docetaxel-capecitabina			
Gencitabina	750 mg/m^2	EV	dias 4 e 11
Docetaxel	30 mg/m^2	EV	dias 4 e 11
Capecitabina	750 mg/m^2 (de 12/12 horas)	VO	dias 1 a 14
Repetir o ciclo a cada 2 semanas.			

Fonte: Proc Am Soc Clin Oncol. 2003;22:281(abstract1129); e Cancer Chemother Pharmacol. 2008;61:167-75.

Gencitabina-oxaliplatina (GEMOX)			
Gencitabina	1.000 mg/m^2 (infusão de 100 minutos)	EV	dia 1
Oxaliplatina	100 mg/m^2 (infusão de 120 minutos)	EV	dia 2
Repetir a cada 2 semanas.			

Fonte: Proc ASCO. 2003;22:250 (abstr. 1004); e J Clin Oncol. 2006;24:3946-52.

Regimes de agentes únicos

Terapia de segunda linha para doenças locais avançadas/metastáticas e terapia para doenças recorrentes

Capecitabina			
Capecitabina	1.000 mg/m^2/dia (de 12/12 horas)	VO	dias 1 a 14
Ciclo de 21 dias, ou seja, descanso de 7 dias após os 14 dias de uso. Continuar o ciclo até progressão da doença ou toxicidade grave.			

Fonte: J Clin Oncol. 2002;20:160-4.

Fluoruracila			
Fluoruracila	250 mg/m^2	EV	dia 1 (24 horas)
Administrar a cada 42 dias.			

Fonte: JAMA. 2008;299:1019-26.

Olaparibe			
Olaparibe	300 mg/m² (a cada 12 horas)	EV	dias 1 a 28
Administrar a cada 4 semanas.			

Fonte: N Engl J Med. 2019;281:317-27.

Gencitabina			
Gencitabina	1.000 mg/m²	EV	dias 1, 8, 15, 22, 29, 36, 43 e 57
A seguir, intercalar 3 semanas de aplicação com 1 semana de descanso.			

Fonte: Proc Am Soc Clin Oncol. 1995;14:473.

Carcinoma de próstata
Regimes de combinações de agentes antineoplásicos

Abiraterona-prednisona			
Abiraterona	1.000 mg	VO	diariamente
Prednisona	5 mg	VO	12/12 horas

Fonte: Lancet Oncol. 2015;16:152.

Cabazitaxel-prednisona			
Cabazitaxel	20 a 25 mg/m²	EV	a cada 2 semanas
Prednisona	10 mg	VO	1 vez ao dia
Nota: Usar como profilaxia G-CSF (dias 2 a 8), ou pegfilgrastim (dia 2) e ciprofloxacino 1.000 mg/dia (dias 5 a 12), para pacientes com risco alto para neutropenia, a cada 3 semanas.			

Fonte: J Nucl Med. 2020;61:857; e J Clin Oncol. 2019;49:766.

Docetaxel-prednisona			
Docetaxel	75 mg/m²	EV	dia 1
Prednisona	5 mg (2 vezes ao dia)	VO	continuamente
Repetir o ciclo a cada 4 semanas.			

Fonte: N Engl J Med. 2015;373:737-46; e Lancet. 2016;387:1163-77.

Mitoxantrona-prednisona			
Mitoxantrona	12 mg/m²	EV	dia 1
Prednisona	5 mg (2 vezes ao dia)	VO	continuamente
Repetir o mitoxantrona a cada 3 semanas.			

Fonte: Lancet. 2010;376:1147.

Regimes de agentes únicos

Apalutamida			
Apalutamida	240 mg	VO	diariamente

Fonte: N Engl J Med. 2019;381:13.

Bicalutamida			
Bicalutamida	150 mg	VO	diariamente
Nota: A cada 4 semanas, por 2 anos (doença localizada).			

Fonte: BJU Int. 2006;97:247-54.

Darolutamida			
Darolutamida	600 mg	VO	12/12 horas
Nota: A cada 4 semanas, por 2 anos (doença localizada).			

Fonte: N Engl J Med. 2019;380:1235-46.

Degarelix			
Degarelix	240 mg	SC	dia 1 (única)
Degarelix	80 mg	SC	dia 1
Nota: Dose de ataque de 240 mg, seguida de aplicação mensal de 80 mg. Em pacientes que tenham fatores de risco para eventos cardiovasculares, recomenda-se o uso como primeira opção.			

Fonte: Cancer Res. 2001;61:5611.

Docetaxel			
Docetaxel	75 mg/m^2	EV	dia 1
Repetir a cada 21 dias, por 6 ciclos.			
Descontinuar se não houver resposta após 2 ciclos.			

Fonte: J Clin Oncol. 2018;36:1080.

Docetaxel			
Docetaxel	50 mg/m^2	EV	dias 1 e 15
Repetir o ciclo a cada 2 semanas.			

Fonte: Lancet Oncol. 2013;14:117.

Enzalutamida			
Enzalutamida	160 mg	VO	diariamente
Nota: A cada 4 semanas.			

Fonte: Eur Urol. 2017;71:151.

Flutamida			
Flutamida	250 mg (3 vezes ao dia)	VO	diariamente

Fonte: J Clin Oncol. 2014;32:3436-48.

Gosserrelina			
Gosserrelina	3,6 mg	SC	dia 1
Repetir o ciclo a cada 28 dias.			
Fonte: Eur Urol. 1995;27:43-6; e J Clin Oncol. 2014;32:3436-48.			

(*continua*)

Gosserrelina (*continuação*)			
ou			
Gosserrelina	10,8 mg	SC	dia 1
Repetir o ciclo a cada 12 semanas.			

Fonte: Eur Urol. 1995;27:43-6; e J Clin Oncol. 2014;32:3436-48.

Leuprorrelina			
Leuprorrelina	7,5 mg	SC	a cada 28 dias
ou			
Leuprorrelina	22,5 mg	SC	a cada 90 dias
ou			
Leuprorrelina	45 mg	SC	a cada 180 dias

Fonte: J Clin Oncol. 2014;32:3436-48.

Olaparibe			
Olaparibe	300 mg	VO	12/12 horas

Fonte: N Engl J Med. 2020;382:2091.

Triptorrelina			
Triptorrelina	3,75 mg	SC	a cada 28 dias
ou			
Triptorrelina	11,25 mg	SC	a cada 90 dias
ou			
Triptorrelina	22,5 mg	SC	a cada 180 dias

Fonte: J Clin Oncol. 2014;32:3436-48.

Carcinoma de testículo
Regimes de combinações de agentes antineoplásicos

BEP			
Cisplatina	20 mg/m^2	EV	dias 1 a 5
Bleomicina	30 U	EV	dias 2, 9 e 16
Etoposídeo	100 mg/m^2	EV	dias 1 a 5
Repetir o ciclo a cada 3 semanas (4 ciclos).			

Fonte: J Clin Oncol. 2013;31:3490; e Eur Urol. Aug 2004;46(2):209-14.

Carboplatina-radioterapia			
Carboplatina	AUC 7	EV	dia 1
Repetir o ciclo a cada 3 semanas (entre 1 e 2 ciclos).			

Fonte: Lancet. 2005;366:293-300.

Etoposídeo-cisplatina			
Cisplatina	20 mg/m²	EV	dias 1 a 5
Etoposídeo	100 mg/m²	EV	dias 1 a 5
Repetir o ciclo a cada 3 semanas (4 ciclos).			

Fonte: Int Urol Nephrol. 2006;38:621.

Paclitaxel-gencitabina			
Paclitaxel	110 mg/m²	EV	dias 1, 8 e 15
Gencitabina	1.000 mg/m²	EV	dias 1, 8 e 15
Repetir o ciclo a cada 4 semanas, por 6 ciclos.			

Fonte: J Clin Oncol. 2002;20:1859-63; e J Clin Oncol. 2007;25:513-6.

TIP			
Paclitaxel	250 mg/m² (24 horas)	EV	dia 1
Ifosfamida	1.200 mg/m² (4 horas)	EV	dias 2 a 6
Cisplatina	20 mg/m² (2 horas)	EV	dias 2 a 6
Mesna	400 mg/m² (antes, 4 e 8 horas após ifosfamida)	EV	dias 2 a 6
Repetir a cada 3 semanas (4 ciclos).			
Nota: G-CSF a partir do dia 7 e mantido por 12 dias, se necessário.			

Fonte: J Clin Oncol. 2000;18:2413; e J Clin Oncol. 2016;34:2478.

VEIP			
Cisplatina	20 mg/m²/dia	EV	dias 1 a 5
Mesna	240 mg (antes, 4 e 8 horas após o início da ifosfamida)	EV	dias 1 a 5
Ifosfamida	1.200 mg/m²/dia	EV	dias 1 a 5
Vimblastina	0,11 mg/kg/dia	EV	dias 1 e 2
Repetir o ciclo a cada 3 semanas (4 ciclos)			

Fonte: J Clin Oncol. 1998;16:2500-4.

VIP			
Etoposídeo	75 mg/m²/dia	EV	dias 1 a 5
Ifosfamida	1.200 mg/m²/dia	EV	dias 1 a 5
Mesna	400 mg (antes do início da ifosfamida)	EV	dias 1 a 5
Mesna	1.200 mg/dia (infusão de 24 horas)	EV	dias 1 a 5
Cisplatina	20 mg/m²/dia	EV	dias 1 a 5
Repetir o ciclo a cada 3 semanas (4 ciclos); e, para quimioterapia adjuvante após ressecção de tumores falciformes residuais, repetir o ciclo a cada 3 semanas (2 ciclos).			

Fonte: J Clin Oncol. 1998;16:1287-93.

Esquemas Antineoplásicos **783**

Gencitabina-oxaliplatina			
Gencitabina	1.000 mg/m²	EV	dias 1 e 8
Oxaliplatina	130 mg/m²	EV	dia 1
Repetir a cada 21 dias.			

Fonte: Ann Oncol. 2004;15:493-7; J Clin Oncol. 2004;22:108-14; e Eur Urol. 2006;50:1032-8.

Paclitaxel-gencitabina			
Paclitaxel	110 mg/m²	EV	dias 1, 8 e 15
Gencitabina	1.000 mg/m²	EV	dias 1, 8 e 15
Repetir a cada 21 dias.			

Fonte: J Clin Oncol. 2007;25:513-6; e Am J Clin Oncol. 2015;38:373-6.

Paclitaxel-gencitabina-oxaliplatina			
Paclitaxel	80 mg/m²	EV	dias 1 e 8
Gencitabina	800 mg/m²	EV	dias 1 e 8
Oxaliplatina	130 mg/m²	EV	dia 1
Repetir a cada 3 semanas, por 8 ciclos.			

Fonte: Ann Oncol. 2008;19:448.

Carcinoma de tireoide
Regimes de combinações de agentes antineoplásicos

Doxorrubicina-cisplatina			
Doxorrubicina	60 mg/m²	EV	dia 1
Cisplatina	40 mg/m²	EV	dia 1
Repetir o ciclo a cada 3 semanas, até atingir a dose total de 550 mg/m² de doxorrubicina ou o aparecimento de resistência ao tratamento.			

Fonte: Radiother Oncol. 2011;101:425.

Doxorrubicina-docetaxel			
Doxorrubicina	60 mg/m²	EV	dia 1
Docetaxel	60 mg/m²	EV	dia 1
Repetir o ciclo a cada 3 a 4 semanas, até atingir a dose total de 550 mg/m² de doxorrubicina ou o aparecimento de resistência ao tratamento; recomendada a administração de pegfilgrastim no dia 2.			

Fonte: Thyroid. 2012;22:1104-39.

Doxorrubicina-docetaxel-radioterapia			
Doxorrubicina	20 mg/m²	EV	semanal
Docetaxel	20 mg/m²	EV	semanal
Repetir o ciclo por 6 semanas, concomitantemente à radioterapia.			

Fonte: Thyroid. 2012;22:1104-39.

784 Terapêutica Oncológica para Enfermeiros e Farmacêuticos

Paclitaxel-radioterapia			
Paclitaxel	40 mg/m²	EV	semanalmente
Quimioterapia concomitante à radioterapia.			

Fonte: Thyroid. 2010;20:7.

Paclitaxel (na doença recidivada metastática)			
Paclitaxel	120 a 140 mg/m² (96 horas)	EV	dia 1
Repetir o ciclo a cada 3 semanas.			

Fonte: Thyroid. 2000;10:587.

Paclitaxel-carboplatina-radioterapia			
Paclitaxel	50 mg/m²	EV	semanalmente
Carboplatina	AUC 2	EV	semanalmente
Quimioterapia concomitante à radioterapia, por 6 semanas.			

Fonte: Thyroid. 2012;22:1104-39.

Regimes de agentes únicos

Axitinibe			
Axitinibe	5 mg (de 12/12 horas)	VO	contínuo
Nota: Indicado para tratamento de pacientes refratários a iodo. Contínuo até progressão de doença ou toxicidade.			

Fonte: J Clin Oncol. 2014;32:abstr 6027.

Cabozantinibe			
Cabozantinibe	140 mg/dia	VO	contínuo
Nota: Indicado para tratamento de pacientes refratários a iodo. Contínuo, até progressão de doença ou toxicidade.			

Fonte: J Clin Oncol. 2013;31(29):3639-46.

Doxorrubicina			
Doxorrubicina	60 mg/m²	EV	dia 1
Repetir o ciclo a cada 21 dias.			

Fonte: Horm Metab Res. 2008;40(3):210-3.

Everolimo			
Everolimo	10 mg/dia	VO	contínuo
Nota: Indicado para tratamento de pacientes refratários a iodo. Contínuo, até progressão de doença ou toxicidade.			

Fonte: J Clin Endocrinol Metab. 2017;102:698.

Lenvatinibe			
Lenvatinibe	24 mg/dia	VO	contínuo
Nota: Indicado para tratamento de pacientes refratários à terapia com iodo radioativo. Contínuo, até progressão de doença ou toxicidade.			

Fonte: N Engl J Med. 2015;372:621.

Pazopanibe			
Pazopanibe	800 mg/dia	VO	contínuo
Nota: Indicado para tratamento de pacientes refratários a iodo. Contínuo, até progressão de doença ou toxicidade.			

Fonte: Lancet Oncol. 2010;11:962.

Sorafenibe			
Sorafenibe	400 mg (de 12/12 horas)	VO	contínuo
Nota: Indicado para pacientes com tumores papilíferos resistentes ao iodo. Contínuo, até progressão de doença ou toxicidade.			

Fonte: Lancet. 2014;384:319.

Sunitinibe			
Sunitinibe	37,5 mg/dia	VO	contínuo
Nota: Indicado para tratamento de pacientes refratários a iodo. Contínuo, até progressão de doença ou toxicidade.			

Fonte: Clin Cancer Res. 2010;16:5260.

Vandetanibe			
Vandetanibe	300 mg/dia	VO	contínuo
Nota: Indicado para tratamento de pacientes refratários a iodo. Contínuo, até progressão de doença ou toxicidade.			

Fonte: Lancet Oncol. 2012;13:897.

Pacientes com mutação BRAF

Dabrafenibe			
Dabrafenibe	150 mg/dia	VO	contínuo
Nota: Indicado para tratamento de pacientes refratários a iodo, portadores de carcinoma papilífero de tireoide. Contínuo, até progressão de doença ou toxicidade.			

Fonte: JAMA. 2013;309:1493.

Vemurafenibe			
Vemurafenibe	960 mg/dia	VO	contínuo
Nota: Indicado para tratamento de pacientes refratários a iodo. Contínuo, até progressão de doença ou toxicidade.			

Fonte: Lancet Oncol. 2016;17:1272.

Câncer de ovário (células germinativas)
Regimes de combinações de agentes antineoplásicos

Bevacizumabe-oxaliplatina			
Bevacizumabe	10 mg/kg	EV	dia 1
Oxaliplatina	85 mg/m^2	EV	dia 1
Repetir o ciclo a cada 2 semanas.			

Fonte: Am J Clin Oncol. 2014;37:450.

786   Terapêutica Oncológica para Enfermeiros e Farmacêuticos

BEP			
Bleomicina	20 U/m²	EV	dias 1, 8 e 15
Etoposídeo	100 mg/m²/dia	EV	dias 1 a 5
Cisplatina	20 mg/m²/dia	EV	dias 1 a 5
Nota: Indicado em tumores falciformes malignos. Repetir o ciclo a cada 3 semanas (3 ciclos).			

Fonte: J Clin Oncol. 1994;12:701-6.

Carboplatina-etoposídeo			
Carboplatina	400 mg/m²	EV	dia 1
Etoposídeo	120 mg/m²	EV	dias 1 a 3
Repetir o ciclo a cada 3 semanas (3 ciclos).			

Fonte: Gynecol Oncol. 2004;95:496-9.

Gencitabina-paclitaxel			
Gencitabina	1.000 mg/m²	EV	dias 1, 8 e 15
Paclitaxel	100 mg/m² (infusão de 60 minutos)	EV	dias 1, 8 e 15
Nota: Doença resistente a platina. Repetir o ciclo a cada 4 semanas.			

Fonte: J Clin Oncol. 2007;25:513.

Gencitabina-oxaliplatina			
Gencitabina	1.000 mg/m²	EV	dias 1 e 8
Oxaliplatina	130 mg/m²	EV	dia 1
Nota: Doença resistente a platina. Repetir o ciclo a cada 3 semanas.			

Fonte: J Clin Oncol. 2004;22:108.

VelP			
Vimblastina	0,1 mg/kg	EV	dias 1 e 2
Ifosfamida	1.200 mg/m² (infusão de 4 horas)	EV	dias 1 a 5
Mesna	400 mg/m² (antes, 4 e 8 horas após ifosfamida)	EV	dias 1 a 5
Cisplatina	20 mg/m²	EV	dias 1 a 5
Repetir o ciclo a cada 3 semanas (4 ciclos).			

Fonte: J Clin Oncol. 1997;15:2559.

VIP			
Etoposídeo	75 mg/m²	EV	dias 1 a 5
Ifosfamida	1.200 mg/m² (infusão de 4 horas)	EV	dias 1 a 5
Mesna	400 mg/m² (antes, 4 e 8 horas após ifosfamida)	EV	dias 1 a 5
Cisplatina	20 mg/m²	EV	dias 1 a 5
Repetir o ciclo a cada 3 semanas (4 ciclos). G-CSF nos dias 6 a 15.			

Fonte: Buzaid et al., 2020.

TIP			
Paclitaxel	250 mg/m² (infusão de 24 horas)	EV	dia 1
Ifosfamida	1.500 mg/m² (infusão de 24 horas)	EV	dias 2 a 5
Cisplatina	25 mg/m² (infusão de 60 minutos)	EV	dias 2 a 5
Mesna	300 mg/m² (antes, 4 e 8 horas após ifosfamida)	EV	dias 2 a 5
Repetir a cada 3 semanas.			
Nota: G–CSF a partir do dia 7 e mantido por 12 dias, se necessário.			

Fonte: J Clin Oncol. 2005;23:6549-55.

Regimes de agentes únicos

Docetaxel			
Docetaxel	75 mg/m²	EV	dia 1
Repetir a cada 21 dias.			

Fonte: J Clin Oncol. 2003;21(90100):365-445; e Gynecol Oncol. 2004;92:949-56.

Paclitaxel			
Paclitaxel	135 mg/m² (infusão de 3 a 24 horas)	EV	dia 1
Repetir o ciclo a cada 3 semanas.			

Fonte: Ann Oncol. 1996;7:31-4.

Sunitinibe			
Sunitinibe	50 mg/dia	VO	dias 1 a 28
Repetir a cada 4 semanas, com pausa de 2 semanas.			

Fonte: Ann Oncol. 2011;22:2654.

Carcinoma de ovário (epitelial)
Regimes de combinações de agentes antineoplásicos

Carboplatina-doxorrubicina lipossomal			
Carboplatina	AUC 5	EV	dia 1
Doxorrubicina lipossomal	30 mg/m²	EV	dia 1
Repetir a cada 4 semanas (3 a 6 ciclos).			

Fonte: J Clin Oncol. 2010;28:3322-9; e J Clin Oncol. 2011;29:3628-35.

Carboplatina-docetaxel			
Docetaxel	60 a 75 mg/m²	EV	dia 1
Carboplatina	AUC 5 a 6	EV	dia 1
Repetir o ciclo a cada 3 semanas (3 a 6 ciclos).			

Fonte: J Natl Cancer Inst. 2004;96:1682-91; e Gynecol Oncol. 2007;104:612-6.

Carboplatina-paclitaxel			
Paclitaxel	80 mg/m² (infusão de 1 hora)	EV	dias 1, 8 e 15
Carboplatina	AUC 5 a 6	EV	dia 1
ou			
Paclitaxel	175 mg/m² (infusão de 3 horas)	EV	dia 1
Carboplatina	AUC 5 a 6	EV	dia 1
Repetir o ciclo a cada 3 semanas (3 a 6 ciclos).			

Fonte: J Clin Oncol. 2011;29:3628-35; e J Clin Oncol. 2003;21:3194-200.

Cisplatina-paclitaxel IP/EV			
Paclitaxel	135 mg/m² (infusão de 3 horas)	EV	dia 1
Cisplatina	75 a 100 mg/m²	IP	dia 2
Paclitaxel	60 mg/m²	IP	Dia 8
Repetir o ciclo a cada 4 semanas, por 6 ciclos.			

Fonte: N Engl J Med. 2006;354:34-43.

Carboplatina-paclitaxel-bevacizumabe			
Paclitaxel	175 mg/m² (infusão de 3 horas)	EV	dia 1
Carboplatina	AUC 5 a 6	EV	dia 1
Bevacizumabe	7,5 mg/kg	EV	dia 1
Repetir o ciclo a cada 3 semanas (por 5 a 6 ciclos, continuar com bevacizumabe de manutenção até 12 ciclos).			
ou			
Paclitaxel	175 mg/m² (infusão de 3 horas)	EV	dia 1
Carboplatina	AUC 6	EV	dia 1
Repetir o ciclo a cada 3 semanas (por 5 a 6 ciclos, continuar com bevacizumabe de manutenção até 12 ciclos).			
Bevacizumabe	15 mg/kg	EV	dia 1
Nota: Iniciar o bevacizumabe a partir do dia 1 no segundo ciclo. Repetir o ciclo a cada 3 semanas (por 5 a 6 ciclos, continuar bevacizumabe manutenção até a cada 3 semanas, por 22 ciclos).			

Fonte: N Engl J Med. 2011;365:2484-96; Lancet Oncol. 2015;16:928-36; e N Engl J Med. 2011;365:2473-83.

Regimes de agentes únicos

Bevacizumabe			
Bevacizumabe	15 mg/kg	EV	dia 1
Nota: Manutenção para pacientes que receberam previamente a terapia.			
Repetir o ciclo a cada 3 semanas.			

Fonte: N Engl J Med. 2011;365:2484-96; e Lancet Oncol. 2015;16:928-36.

Cisplatina			
Cisplatina	100 mg/m²	EV	dia 1
Nota: Hidratação e manitol são fundamentais.			

Fonte: J Clin Oncol. 2000;18:106-15.

Cisplatina intraperitoneal (IP)			
Cisplatina	100 mg/m^2	IP	dia 1
Repetir o ciclo a cada 3 a 4 semanas (3 ciclos).			

Fonte: N Engl J Med. 2018;378:230-40.

Docetaxel			
Docetaxel	100 mg/m^2	EV	dia 1
Repetir a cada 3 semanas até a toxicidade ou progressão do tumor.			

Fonte: Gynecol Oncol. 2003;88:130-5.

Doxorrubicina lipossomal			
Doxorrubicina lipossomal	40 a 50 mg/m^2	EV	dia 1
Repetir o ciclo a cada 4 semanas.			

Fonte: J Clin Oncol. 2008;26:890-6.

Etoposídeo			
Etoposídeo	50 mg/m^2/dia	VO	dias 1 a 21
Repetir o ciclo a cada 28 dias.			

Fonte: Drugs. 1999;58(Suppl3):43-9.

Gencitabina			
Gencitabina	1.000 mg/m^2	EV	dias 1, 8 e 15
Nota: Após as 3 semanas, seguir com 1 semana de descanso para encerrar o ciclo.			
Repetir o ciclo até a progressão do tumor ou toxicidade.			

Fonte: J Clin Oncol. 2008;26:890-6.

Niraparibe			
Niraparibe	300 mg/dia	VO	dias 1 a 28
Repetir o ciclo a cada 4 semanas, até a progressão do tumor ou toxicidade.			

Fonte: Lancet Oncol. 2019;20:636-48.

Olaparibe			
Olaparibe	300 mg (de 12/12 horas)	EV	dias 1 a 28
Nota: Pacientes com mutação cromossômica ou de protrombina e BRCA1/2. Repetir o ciclo a cada 4 semanas, até progressão de doença ou toxicidade.			

Fonte: Lancet Oncol. 2017;18:1274-84.

Oxaliplatina			
Oxaliplatina	130 mg/m^2	EV	dia 1
Repetir a cada 3 semanas.			

Fonte: Ann Oncol. 2002;13:258-66.

790 Terapêutica Oncológica para Enfermeiros e Farmacêuticos

Paclitaxel			
Paclitaxel	175 a 225 mg/m² (3 a 24 horas)	EV	dia 1
Repetir o ciclo a cada 3 semanas (2 ciclos).			

Fonte: Ann Oncol. 1996;7:31-4.

Topotecana			
Topotecana	1,5 mg/m²/dia	EV	dias 1 a 5
Repetir o ciclo a cada 3 semanas (2 ciclos).			

Fonte: J Clin Oncol. 2011;29:242-8.

Carcinoma de ovário (cordão sexual)

BEP			
Bleomicina	30 U	EV	dias 1, 8 e 15
Etoposídeo	100 mg/m²/dia	EV	dias 1 a 5
Cisplatina	20 mg/m²/dia	EV	dias 1 a 5
Nota: Repetir o ciclo a cada 3 semanas (3 ciclos).			

Fonte: Int J Gynecol Cancer. 2008;18:446-52.

Carboplatina-paclitaxel			
Paclitaxel	175 mg/m²	EV	dia 1
Carboplatina	AUC 6	EV	dia 1
Nota: Repetir o ciclo a cada 3 semanas (6 ciclos).			

Fonte: Gynecol Oncol. 2005;97:489-96; e J Clin Oncol. 2004;22:3517-23.

Neoplasia trofoblástica gestacional (NTG)
Regimes de agentes antineoplásicos únicos
NTG de risco baixo – Estádios I e II a III com escore < 7

Dactinomicina			
Dactinomicina	1,25 mg/m²	EV	dia 1
ou			
Dactinomicina (esquema mais tóxico)			
Dactinomicina	10 mcg/kg/dia (máximo de 0,5 mg/dia)	EV	dias 1 a 5
ou			
Metotrexato-folinato de cálcio			
Metotrexato	1 mg/kg (4 doses)	IM	dias 1, 3, 5, 7
Folinato de cálcio	0,1 mg/kg (4 doses) (24 horas após MTX)	IM	dias 2, 4, 6, 8
	ou 15 mg	VO	dias 2, 4, 6, 8
Repetir o ciclo a cada 2 semanas. Continuar por 3 ciclos após normalização de beta-hCG-QT de consolidação.			
Nota: Em caso de falha em primeira linha em pacientes com NTG de risco baixo e com nível de beta-hCG < 1.000 UI/L, recomenda-se que o tratamento substituto se baseie no esquema não utilizado no primeiro momento: metotrexato ou dactinomicina.			

Fonte: Cochrane Database Syst Rev. 2016:CD007102; e Gynecol Oncol. 2018;148:247.

Regimes de combinações de agentes antineoplásicos
NTG de risco alto

EMA-CO			
Etoposídeo	100 mg/m²	EV	dias 1 e 2
Metotrexato	100 mg/m² (*bolus*)	EV	dia 1
Metotrexato	200 mg/m² (12 horas)	EV	dia 1
Dactinomicina	0,5 mg	EV	dias 1 e 2
Folinato de cálcio	15 mg (de 12/12 horas) (4 doses)	EV ou VO	dias 2 e 3
Ciclofosfamida	600 mg/m²	EV	dia 8
Vincristina	1 mg/m² (máximo de 2 mg)	EV	dia 8
Repetir o ciclo a cada 2 semanas, até remissão ou recidiva (12 ciclos).			
Continuar a terapia por 3 ciclos após normalização de beta-hCG.			
Nota: A administração do folinato de cálcio deve começar 24 horas após a administração de metotrexato.			

Fonte: Am J Obstet Gynecol. 2011;204:11.

EMA-CO com doses altas de metotrexato			
Etoposídeo	100 mg/m²	EV	dias 1 e 2
Metotrexato	1.000 mg/m² (24 horas)	EV	dia 1
Dactinomicina	0,5 mg	EV	dias 1 e 2
Folinato de cálcio	30 mg (de 12/12 horas) (6 doses)	EV ou VO	dias 2, 3 e 4
Ciclofosfamida	600 mg/m²	EV	dia 8
Vincristina	1 mg/m² (máximo de 2 mg)	EV	dia 8
Metotrexato	12 mg	IT	dia 8
Repetir o ciclo a cada 2 semanas, até remissão ou recidiva (12 ciclos). Continuar a terapia por 3 a 4 ciclos após a normalização de beta-hCG.			
Nota: A administração do folinato de cálcio deve começar 32 horas após a administração de metotrexato. Em pacientes com metástases cerebrais com risco de sangramento ou com resposta radiológica incompleta a quimioterapia, ou naqueles com recorrência no sistema nervoso central, sugerir radioterapia para crânio com dose de pelo menos 22Gy.			

Fonte: J Clin Oncol. 1989;7:900; Gynecol Oncol. 1999;72:265; e Obstet Gynecol. 1987;69:627.

Terapias de resgate
Pacientes resistentes a EMA-CO

EMA-EP			
Etoposídeo	100 mg/m²	EV	dias 1, 2 e 8
Metotrexato	100 mg/m² (em *bolus*)	EV	dia 1
Metotrexato	200 mg/m² (12 horas)	EV	dia 1
Dactinomicina	0,5 mg (em *bolus*)	EV	dias 1 e 2
Folinato de cálcio	15 mg (a cada 12 horas, por 4 doses)	EV/VO	dia 2
Cisplatina	60 mg/m² (12 horas)	EV	dia 8
Nota: A administração do folinato de cálcio deve começar 24 horas depois do metotrexato. Repetir o ciclo a cada 2 semanas e manter mais 2 ou 3 ciclos após normalização beta-hCG.			
Nota: Hidratação e manitol são fundamentais no dia 8.			

Fonte: J Clin Oncol. 2000;18:854.

Terapêutica Oncológica para Enfermeiros e Farmacêuticos

FA			
Fluoruracila	1.500 mg (infusão de 8 horas)	EV	dias 1 a 5
Dactinomicina	0,5 mg	EV	dias 1 a 5
Repetir o ciclo a cada 2 a 3 semanas.			

Fonte: Cancer. 2002;95:1051.

Nota: Considerar pembrolizumabe 2 mg/kg, a cada 21 dias, até remissão completa, seguida de 5 ciclos de consolidação, em pacientes com doença multirresistente à quimioterapia.

Fonte: Lancet. 2017;390:2343.

Leucemia linfoide aguda (adultos)
Pacientes elegíveis para terapia intensiva

Esquema LARSON ou CALGB			
1. Indução			
Ciclofosfamida	1.200 mg/m^2	EV	dia 1
Daunorrubicina	45 mg/m^2	EV	dias 1, 2 e 3
Vincristina	2 mg	EV	dias 1, 8, 15 e 22
Prednisona	60 mg/m^2	VO	dias 1 a 21
Asparaginase	6.000 UI/m^2	IM	dias 5, 8, 11, 15, 18 e 22
2. Consolidação ou intensificação precoce			
Ciclofosfamida	1.000 mg/m^2	EV	dia 1
Mercaptopurina	60 mg/m^2	VO	dias 1 a 14
Citarabina	75 mg/m^2	SC	dias 1 a 4 e 8 a 11
Vincristina	2 mg	EV	dias 15 e 22
Prednisona	60 mg/m^2	VO	dias 1 a 21
Asparaginase	6.000 UI	IM	dias 15, 18, 22 e 25
Nota: Complementa o tratamento: irradiação do SNC (2.400 cGY) e quimioterapia intratecal nos dias 1 e 29 com MADIT: metotrexato 12 mg, citarabina 50 a 75 mg, dexametasona 2 mg.			
3. Intensificação tardia			
Doxorrubicina	30 mg/m^2	FV	dias 1, 8 e 15
Vincristina	2 mg	EV	dias 1, 8 e 15
Dexametasona	10 mg/m^2	VO	dias 1 a 14
Ciclofosfamida	1.000 mg/m^2	EV	dia 29
Citarabina	75 mg/m^2	SC	dias 29 a 32 e 36 a 39
Tioguanina	60 mg/m^2	VO	dias 29 a 42
4. Manutenção			
Vincristina	2 mg	EV	dia 1 (a cada 4 semanas)
Prednisona	60 mg/m^2	VO	dias 1 a 5 (a cada 4 semanas)
Mercaptopurina	60 mg/m^2	VO	dias 1 a 28
Metotrexato	20 mg/m^2	IM	dias 1, 8, 15 e 22
Duração do tratamento: 24 meses.			

Fonte: Blood. 1995;85:2025-37.

Esquema HYPER-CVAD			
1. Indução			
Ciclos 1, 3, 5 e 7			
Ciclofosfamida	300 mg/m²/dose de 12/12 horas (em 3 horas)	EV	dias 1 a 3
Mesna	600 mg/m² (infusão contínua) (de 12/12 horas) (6 doses)	EV	dias 1 a 3 (término 6 horas após a última dose de ciclofosfamida)
Vincristina	2 mg	EV	dias 4 e 11
Doxorrubicina	50 mg/m²/dose (bolus ou infusão contínua)	EV	dia 4 (início 12 horas após a última dose de ciclofosfamida)
Dexametasona	40 mg/m²	VO	dias 1 a 4 e 11 a 14
Ciclos 2, 4, 6 e 8			
Metotrexato	200 mg/m² (infusão de 2 horas)	EV	dia 1
a seguir:			
Metotrexato	800 mg/m² (22 horas)	EV	dia 1
Folinato de cálcio	15 mg/dose (de 6/6 horas) (8 doses)	EV	dia 2 (iniciar 24 horas após a infusão do metotrexato)
Citarabina	3 g/m²/dose (2 horas – 12/12 horas) (4 doses)	EV	dias 2 e 3
Metilprednisolona	50 mg/dose (de 12/12 horas) (6 doses)	EV	dias 1 a 3
Profilaxia do SNC intratecal com metotrexato 12 mg no dia 2 e citarabina 100 mg no dia 8.			
2. Manutenção			
Mercaptopurina	50 mg/m² (3 vezes ao dia)	VO	uso diário
Metotrexato	20 mg/m²	VO	semanalmente
Vincristina	2 mg	EV	mensalmente
Prednisona	80 mg/m²/dia (iniciar no dia da vincristina)	VO	5 dias/mês
Duração do tratamento: 24 meses.			

Fonte: J Clin Oncol. 2000;18:547.

Rituximabe adicionada ao esquema HYPER-CVAD			
Rituximabe	375 mg/m² (6 a 8 horas)	EV	dias 1 e 11 (dos ciclos 1 e 3)
		EV	dias 1 e 8 (dos ciclos 2 e 4)

Fonte: Blood. 2003;22:574.

Dasatinibe adicionada ao esquema HYPER-CVAD			
Dasatinibe	100 mg/dia	VO	dias 1 a 14 (do ciclo 1)
	70 mg/dia	VO	contínuo (a partir do dia 1 do ciclo 2)
Manutenção			
Vincristina	2 mg	EV	dia 1
Prednisona	200 mg/dia	VO	dias 1 a 5
Repetir a cada 28 dias, por 2 anos.			

Fonte: Leukemia. 2013;27:1411; Blood. 2015;126:746; e Am J Hematol. 2017;92:367.

Imatinibe adicionada ao esquema HYPER-CVAD			
Imatinibe	600 mg/dia	VO	continuamente, associado ao HYPER-CVAD, por 8 ciclos
Manutenção			
Imatinibe	800 mg/dia	VO	contínuo
Vincristina	2 mg	EV	dia 1
Prednisona	200 mg/dia	VO	dias 1 a 5
Repetir a cada 28 dias, por 2 anos.			

Fonte: J Clin Oncol. 2010;28:abstr 6506; Haematologica. 2015;100:653; Blood. 2004;103:4396; e Blood. 2014;123:843.

GRAALL-2003			
Pré-fase de esteroides			
Prednisona	60 mg/m^2/dia	VO	dias −7 a −1
Metotrexato	15 mg	IT	dias −7 a −4
Indução			
Prednisona	60 mg/m^2/dia	VO	dias 1 a 14
Daunorrubicina	50 mg/m^2/dia	EV	dias 1 a 3
	30 mg/m^2/dia	EV	dias 15 e 16
Vincristina	2 mg	EV	dias 1, 8, 15 e 22
Asparaginase	6.000 UI/m^2	SC	dias 8, 10, 12, 20, 22, 24, 26 e 28
Ciclofosfamida	750 mg/m^2	EV	dias 1 e 15
Filgrastim	5 mcg/kg	SC	a partir do dia 17, até recuperação medular
Terapia de resgate			
Idarrubicina	12 mg/m^2/dia	EV	dias 1 a 3
Citarabina	2 g/m^2 (a cada 12 horas)	EV	dias 1 a 4
Filgrastim	5 mcg/kg	SC	a partir do dia 9, até recuperação medular
Consolidação: Consiste de 9 blocos de 2 semanas, com intensificação tardia entre os blocos 6 e 7.			
Blocos 1, 4 e 7			
Citarabina	2 g/m^2 (a cada 12 horas)	EV	dias 1 e 2
Dexametasona	10 mg (a cada 12 horas)	VO	dias 1 e 2
Asparaginase	10.000 UI/m^2	SC	dia 3
Filgrastim	5 mcg/kg	SC	dias 7 a 13
Blocos 2, 5 e 8			
Metotrexato	3 g/m^2 (24 horas)	EV	dia 15
Folinato de cálcio	15 mg (a cada 6 horas) (8 doses)	EV	iniciar 12 horas após o término da infusão de metotrexato
Vincristina	2 mg	EV	dia 15
Asparaginase	10.000 UI/m^2	SC	dia 16
Mercaptopurina	60 mg/m^2	VO	dias 15 a 21
Filgrastim	5 mcg/kg	SC	dias 22 a 27

(continua)

GRAALL-2003 (*continuação*)			
Blocos 3, 6 e 9			
Ciclofosfamida	500 mg/m^2	EV	dias 29 e 30
Etoposídeo	75 mg/m^2	EV	dias 29 e 30
Metotrexato	25 mg/m^2	EV	dia 29
Filgrastim	5 mcg/kg	SC	do dia 31 até recuperação medular
Intensificação tardia: entre os blocos 6 e 7.			
Pacientes em RC após o primeiro ciclo de indução			
Prednisona	60 mg/m^2/dia	VO	dias 1 a 14
Vincristina	2 mg	EV	dias 1, 8 e 15
Daunorrubicina	30 mg/m^2/dia	EV	dias 1 a 3
Asparaginase	6.000 UI/m^2	SC	dias 8, 10, 12, 18, 20 e 22
Ciclofosfamida	500 mg/m^2 (a cada 12 horas)	EV	dia 15
Filgrastim	5 mcg/kg	SC	se CAN < 500/μL, até recuperação medular
Pacientes em RC após terapia de resgate			
Idarrubicina	9 mg/m^2	EV	dias 1 a 3
Citarabina	2 g/m^2 (a cada 12 horas)	EV	dias 1 a 4
Filgrastim	5 mcg/kg	SC	a partir do dia 9, até recuperação medular
Manutenção			
Prednisona	40 mg/m^2/dia	VO	dias 1 a 7
Vincristina	2 mg	EV	dia 1
Metotrexato	25 mg/m^2	VO	semanalmente
Mercaptopurina	60 mg/m^2/dia	VO	por 24 meses
Repetir prednisona e vincristina a cada 28 dias, por 12 ciclos.			
Metotrexato por 24 meses e mercaptopurina (ciclos de 28 dias) por 2 anos a partir do fim da terapia de consolidação.			
Terapia direcionada ao sistema nervoso central			
Paciente sem envolvimento do SNC na apresentação			
Metotrexato	15 mg	IT	
Citarabina	40 mg	IT	
Dexametasona	2 mg	IT	
Nota: Administração nos dias 1 e 8 do ciclo de indução, dia 29 de cada série de blocos de consolidação e dia 1 do ciclo de intensificação tardia.			
Irradiação craniana, 18 Gy, concomitante a mercaptopurina 60 mg/m^2/dia, VO, antes do início da terapia de manutenção.			
Paciente com envolvimento do SNC na apresentação			
Metotrexato	15 mg	IT	
Citarabina	40 mg	IT	
Dexametasona	2 mg	IT	
Nota: 8 aplicações, entre os dias — 7 e 21 do ciclo de indução, 4 aplicações durante os primeiros 2 blocos de consolidação e no dia 29 dos blocos 3 e 6.			
Irradiação craniana, 15 Gy, concomitante a mercaptopurina 60 mg/m^2/dia, VO, antes da consolidação com TCTH ou 24 Gy, concomitante a mercaptopurina 60 mg/m^2/dia, VO, antes do início da terapia de manutenção.			
Repetir a cada 28 dias.			

Fonte: Adaptado de J Clin Oncol. 2009;27:911.

Pacientes inelegíveis para terapia intensiva

Protocolo do consenso do EWALL			
Pré-fase			
Dexametasona	10 mg/m²/dia	VO	dias −5 a 1
Metotrexato	15 mg	IT	dia −5
Indução			
Curso I			
Dexametasona	10 mg/m²/dia	VO	dias −2 a 11
Vincristina	1 mg (dose plena)	EV	dias 1 e 8
Idarrubicina	10 mg (dose plena)	EV	dias 1, 2, 8 e 9
Metotrexato	15 mg	IT	dias 2 e 9
Citarabina	40 mg	IT	dias 2 e 9
Dexametasona	2 mg	IT	dias 2 e 9
Curso II			
Ciclofosfamida	300 mg/m²/dia	EV	dias 1 a 3
Citarabina	60 mg/m²/dia	EV	dias 2 a 5 e 9 a 12
Metotrexato	15 mg	IT	dias 2 e 9
Citarabina	40 mg	IT	dias 2 e 9
Dexametasona	2 mg	IT	dias 2 e 9
Consolidação			
Cursos 1, 3 e 5			
Metotrexato	1.000 mq/m² (500 mg/m²; mais de 70 anos)	EV	dia 1
Asparaginase	10.000 UI/m² (5.000 UI/m²: mais de 70 anos)	EV	dia 2
Metotrexato	15 mg	IT	dia 1
Citarabina	40 mg	IT	dia 1
Dexametasona	2 mg	IT	dia 1
Cursos 2, 4 e 6			
Citarabina	1.000 mg/m² (a cada 12 horas) (500 mg/m²: mais de 70 anos)	EV	dias 1, 3 e 5
Manutenção			
Dexametasona	40 mg/dia	VO	dias 1 e 2
Vincristina	1 mg (dose plena)	EV	dia 1
Mercaptopurina	60 mg/m²	VO	continuamente
Metotrexato	25 mg/m²	VO	semanalmente

Fonte: Adaptado de Haematologica. 2013;98:abstr S1124.

Protocolo do consenso do EWALL-PH-01 para LLA Ph(+)			
Pré-fase			
Dexametasona	10 mg/dia	VO	dias −7 a −3
Metotrexato	15 mg	IT	dia −3
Indução			
Dasatinibe	140 mg/dia (100 mg/dia: mais de 70 anos)	VO	indefinido, a partir do dia 1
Vincristina	2 mg (dose plena) (1 mg: mais de 70 anos)	EV	dias 1, 8, 15 e 21
Dexametasona	40 mg/dia (20 mg/dia: mais de 70 anos)	VO	dias 1, 2, 8, 9, 15, 16, 21 e 22
Metotrexato	15 mg	IT	semanalmente, por 4 semanas
Citarabina	40 mg	IT	semanalmente, por 4 semanas
Dexametasona	2 mg	IT	semanalmente, por 4 semanas
Dasatinibe isolado nas 2 últimas semanas do ciclo (semanas 5 e 6).			
Consolidação			
Cursos 1, 3 e 5: interromper dasatinibe nas 2 primeiras semanas.			
Metotrexato	1.000 mg/m² (500 mg/m²: mais de 70 anos)	EV	dia 1
Metotrexato	15 mg	IT	dia 1 (nos ciclos 1 e 3)
Citarabina	40 mg	IT	dia 1 (nos ciclos 1 e 3)
Dexametasona	2 mg	IT	dia 1 (nos ciclos 1 e 3)
Dasatinibe	100 mg/dia	VO	nas semanas 3 e 4 (isolado)
Cursos 2, 4 e 6 (4 semanas): interromper dasatinibe nas 2 primeiras semanas.			
Citarabina	1.000 mg/m² (a cada 12 horas) (500 mg/m²: mais de 70 anos)	EV	dias 1, 3 e 5
Dasatinibe	100 mg/dia	VO	nas semanas 3 e 4 (isolado)
Manutenção			
Mercaptopurina	60 mg/m²/dia	VO	dias 1 a 28
Metotrexato	25 mg/m²	VO	semanal (4 doses/ciclo)
Dasatinibe	100 mg/dia	VO	dias 1 a 28
Vincristina	2 mg (dose plena) (1 mg: mais de 70 anos)	EV	dia 1 (ciclos 1, 3, 5, 8, 11, 14 e 17)
Dexametasona	40 mg/dia (20 mg/dia: mais de 70 anos)	VO	dia 1 (ciclos 1, 3, 5, 8, 11, 14 e 17)
Pós-manutenção			
Dasatinibe	100 mg/dia	VO	contínuo
O protocolo original inclui asparaginase 10.000 UI/m² (5.000 UI/m² em pacientes com mais de 70 anos), EV, no dia 2 dos ciclos ímpares de consolidação. Entretanto, apresenta toxicidade alta no idoso, particularmente quando combinada com TKI.			

Fonte: Adaptado de Blood. 2016;128:774.

798   Terapêutica Oncológica para Enfermeiros e Farmacêuticos

Pacientes com doença recorrente

Blinatumomabe			
Blinatumomabe	9 mcg/dia (infusão contínua)	EV	dias 1 a 7 (ciclo 1)
Blinatumomabe	28 mcg/dia (infusão contínua)	EV	dias 8 a 28 (ciclo 1)
Blinatumomabe	28 mcg/dia (infusão contínua)	EV	dias 1 a 28 (ciclos 2 a 9)
Duração: a cada 42 dias.			

Fonte: J Clin Oncol. 2011;29:2493; Blood. 2012;120:5185; J Clin Oncol. 2014;32:4134.

Inotuzumabe ozogamicina			
Inotuzumabe ozogamicina	0,8 mg/m^2	EV	dia 1
Inotuzumabe ozogamicina	0,5 mg/m^2	EV	dias 8 e 15
Duração: 21 dias, por até 6 ciclos.			

Fonte: Cancer. 2019;125:2474-87; Lancet Oncol. 2012;13:403; Cancer. 2013;119:2728.

Leucemia mieloide aguda (adultos)
Pacientes < 60 anos elegíveis a quimioterapia intensiva
Indução

7 + 3			
Citarabina	100 a 200 mg/m^2 (infusão contínua)	EV	dias 1 a 7
Daunorrubicina	60 a 90 mg/m^2	EV	dias 1 a 3
ou			
Idarrubicina	12 mg/m^2	EV	dias 1 a 3
Duração: máximo de 2 ciclos.			

Fonte: Leukemia. 2014;28:289.

Antraciclina + citarabina + cladribina			
Citarabina	200 mg/m^2	EV	dias 1 a 7
Cladribina	5 mg/m^2	EV	dias 1 a 5
Daunorrubicina	60 a 90 mg/m^2	EV	dias 1 a 3
ou			
Idarrubicina	12 mg/m^2	EV	dias 1 a 3
Duração: máximo de 2 ciclos.			

Fonte: J Clin Oncol. 2012;30:2441.

FLAG-IDA			
Fludarabina	30 mg/m^2	EV	dias 1 a 5
Citarabina	2.000 mg/m^2 (4 horas após fludarabina)	EV	dias 1 a 5
Idarrubicina	10 mg/m^2	EV	dias 1 a 3
Filgrastim	5 mcg/kg/dia	SC	dias 6 a 7
Duração: máximo de 2 ciclos.			

Fonte: J Clin Oncol. 2013;31:3360.

FLAG-IDA + GO			
Fludarabina	30 mg/m^2	EV	dias 1 a 5
Citarabina	2.000 mg/m^2 (4 horas após fludarabina)	EV	dias 1 a 5
Idarrubicina	10 mg/m^2	EV	dias 1 a 3
Filgrastim	5 mcg/kg/dia	SC	dias 6 a 7
Gentuzumabe ozogamicina	3 mg/m^2	EV	dia 1 (somente no ciclo 1)
Duração: máximo de 2 ciclos.			

Fonte: J Clin Oncol. 2011;29:369.

7 + 3 em combinação com inibidor de FLT3			
Midostaurina	50 mg (2 vezes ao dia)	VO	dias 8 a 21
Citarabina	100 a 200 mg/m^2 (infusão contínua)	EV	dias 1 a 7
Daunorrubicina	60 a 90 mg/m^2	EV	dias 1 a 3
ou			
Idarrubicina	12 mg/m^2	EV	dias 1 a 3
Duração: até remissão hematológica.			

Fonte: Blood. 2015;126:abstr 6; e N Engl J Med. 2017;377:454.

Consolidação

HiDAC			
Citarabina	1.500 a 3.000 mg/m^2 (de 12/12 horas)	EV	dias 1, 3 e 5
Duração: 3 a 4 ciclos.			

Fonte: N Engl J Med. 1994;331:896-903; e Blood. 2013;121:26-8.

Pacientes ≥ 60 anos não elegíveis a quimioterapia intensiva

Azacitidina			
Azacitidina	75 mg/m^2	SC	dias 1 a 7
Duração: repetir a cada 28 dias.			

Fonte: J Clin Oncol. 2010;28:562; e Haematologica. 2013;98:1067.

Decitabina			
Decitabina	20 mg/m^2	EV	dias 1 a 5
Duração: repetir a cada 28 dias.			

Fonte: J Clin Oncol. 2010;28:556; J Clin Oncol. 2012;30:2670; e Leuk Lymphoma. 2014;55:1533.

Citarabina + venetoclax			
Citarabina	20 mg/m^2	SC	dias 1 a 10
Venetoclax	600 mg/dia	VO	contínuo
Escalonar a administração de venetoclax até a dose de 600 mg/dia (100 mg no dia 1, 200 mg no dia 2, 400 mg no dia 3, 600 mg no dia 4).			
Duração: repetir a cada 28 dias.			

Fonte: J Clin Oncol. 2019;37:1277.

Leucemia promielocítica aguda (LPA)

ATRA + ATO			
Ácido transretinoico	45 mg/m²/dia (divididos em 2 doses)	VO	contínuo
Trióxido de arsênio	0,15 mg/kg/dia (em 2 horas)	EV	por no máximo 60 dias

Fonte: N Engl J Med. 2013;369:111; e Lancet Oncol. 2015;16:1295.

ATRA + QT			
Indução de remissão			
Ácido transretinoico	45 mg/m²/dia (dividido em 2 doses)	VO	contínuo
Idarrubicina	12 mg/m² (em *bolus*)	EV	dias 2, 4, 6 e 8
ou			
Daunorrubicina	60 mg/m²	EV	dias 2, 4, 6 e 8
1ª consolidação			
Idarrubicina	5 mg/m²	EV	dias 1 a 4
ou			
Daunorrubicina	25 mg/m²	EV	dias 1 a 4
2ª consolidação			
Mitoxantrona	10 mg/m²	EV	dias 1 a 3
Ácido transretinoico	45 mg/m²/dia (divididos em 2 doses)	VO	dias 1 a 15
3ª consolidação			
Ácido transretinoico	45 mg/m²/dia (divididos em 2 doses)	VO	dias 1 a 15
Citarabina	500 mg/m²/dia	EV	dias 1 e 2
Idarrubicina	12 mg/m² (em *bolus*)	EV	dia 1
ou			
Daunorrubicina	60 mg/m²	EV	dia 1
Manutenção			
Metotrexato	15 mg/m²	IM ou VO	1 vez por semana
Mercaptopurina	50 mg/m²/dia	VO	dias 1 a 15 (a cada 3 meses)
Ácido transretinoico	45 mg/m²/dia (25 mg/m² se idade < 15 anos)	VO	dias 1 a 15 (a cada 3 meses)
Durante os 15 dias de ATRA, deve-se suspender o uso de metotrexato e 6-mercaptopurina.			

Fonte: PETHEMA LPA. 2012.

ATRA + QT para pacientes de risco alto			
Indução de remissão			
Ácido transretinoico	45 mg/m²/dia (divididos em 2 doses)	VO	contínuo
Idarrubicina	12 mg/m² (em *bolus*)	EV	dias 1, 3, 5 e 7 (se > 60 anos, omitir dose do dia 7)
ou			

(continua)

ATRA + QT para pacientes de risco alto (*continuação*)			
Indução de remissão			
Daunorrubicina	60 mg/m²	EV	dias 1, 3, 5 e 7 (se > 60 anos, omitir dose do dia 7)
Pacientes com idade < 60 anos			
1ª consolidação			
Idarrubicina	5 mg/m² (em *bolus*)	EV	dias 1 a 4
ou			
Daunorrubicina	25 mg/m²	EV	dias 1 a 4
Citarabina	1 g/m²/dia	EV	dias 1 a 4
Ácido transretinoico	45 mg/m²/dia (divididos em 2 doses)	VO	dias 1 a 15
2ª consolidação			
Mitoxantrona	10 mg/m²/dia	EV	dias 1 a 5
Ácido transretinoico	45 mg/m²/dia (divididos em 2 doses)	VO	dias 1 a 15
3ª consolidação			
Idarrubicina	12 mg/m² (em *bolus*)	EV	dia 1
ou			
Daunorrubicina	60 mg/m²	EV	dia 1
Citarabina	500 mg/m²/dia	EV	dias 1 a 4
Ácido transretinoico	45 mg/m²/dia (divididos em 2 doses)	VO	dias 1 a 15
Em pacientes com idade superior a 60 anos, as consolidações 1 e 3 são realizadas sem a administração de citarabina; já na consolidação 2, mitoxantrona é realizada do dia 1 ao 3 apenas.			
Manutenção			
Metotrexato	15 mg/m²	IM ou VO	1 vez por semana
Mercaptopurina	50 mg/m²/dia	VO	dias 1 a 15 (a cada 3 meses)
Ácido transretinoico	45 mg/m²/dia (25 mg/m² se idade < 15 anos)	VO	dias 1 a 15 (a cada 3 meses)
Durante os 15 dias de ATRA, deve-se suspender o uso de metotrexato e 6-mercaptopurina.			
ou			
Ácido transretinoico	45 mg/m²/dia	VO	dias 1 a 15 (a cada 2 semanas)
Trióxido de arsênio	0,15 mg/m²/dia	EV	5 dias por semana, por 4 semanas
Duração: total de 2 ciclos, com duração de 12 semanas.			

Fonte: PETHEMA LPA. 2017.

ATRA + QT + ATO			
Ácido transretinoico	45 mg/m²/dia	VO	dias 1 a 36
Trióxido de arsênio	0,15 mg/m²/dia	EV	dias 9 a 36
Idarrubicina	6 a 12 mg/m²/dia	EV	dias 2, 4, 6 e 8
ou			
Gentuzumabe-ozogamicina	6 mg/m²/dia	EV	dias 1 e 4, somente no ciclo 1

Fonte: Lancet Haematol. 2015;2:e357; e Lancet Oncol. 2015;16:1295.

Leucemia linfocítica crônica

FCR			
Fludarabina	25 mg/m²	EV	dias 1 a 3
Ciclofosfamida	250 mg/m²	EV	dias 1 a 3
Rituximabe	375 mg/m²	EV	dia 1 (do ciclo 1)
Rituximabe	500 mg/m²	EV	dia 1 (dos ciclos 2 a 6)
Repetir a cada 28 dias, por 6 ciclos.			

Fonte: J Clin Oncol. 2005;23:4079-88; Blood. 2008;112:975-80; Lancet. 2010;376:1164-74; Blood. 2016;127:303; e Lancet Oncol. 2016;17:928.

Acalabrutinibe			
Acalabrutinibe	100 mg (de 12/12 horas)	VO	contínuo
Repetir a cada 28 dias.			
Fonte: Lancet. 2020;395:1278.			
ou			
Acalabrutinibe	100 mg (de 12/12 horas)	VO	contínuo
Obinutuzumabe	100 mg	EV	dia 1 (no ciclo 1)
Obinutuzumabe	900 mg	EV	dia 2 (no ciclo 1)
Obinutuzumabe	1.000 mg	EV	dias 8 e 15 (no ciclo 1)
Obinutuzumabe	1.000 mg	EV	dia 1 (nos ciclos 2 a 6)
Repetir a cada 28 dias, por 6 ciclos.			

Fonte: Lancet. 2020;395:1278-91.

Ibrutinibe			
Ibrutinibe	420 mg	VO	contínuo

Fonte: N Engl J Med. 2013;269:32-42; e Leukemia. 2020;34:787.

VenG			
Obinutuzumabe	100 mg	EV	dia 1 (no ciclo 1)
Obinutuzumabe	900 mg	EV	dia 2 (no ciclo 1)
Obinutuzumabe	1.000 mg	EV	dias 8 e 15 (no ciclo 1)
Obinutuzumabe	1.000 mg	EV	dia 1 (ciclos 2 a 6)
Venetoclax inicia-se no dia 22 do ciclo 1, na dose de 20 mg/dia, com escalonamento por 5 semanas (aumento semanal de 20 mg para 50 mg, 100 mg, 200 mg e 400 mg). Manter a dose de 400 mg até completar 12 ciclos.			
Repetir a cada 28 dias, por 6 ciclos.			

Fonte: N Engl J Med. 2019;380:2225; e EHA. 2020:abstr S158.

BR			
Bendamustina	90 mg/m²	EV	dias 1 e 2
Rituximabe	375 mg/m²	EV	dia 1 (do ciclo 1)
Rituximabe	500 mg/m²	EV	dia 1 (do ciclo 2 ao 6)
Repetir a cada 28 dias, por 6 ciclos.			

Fonte: J Clin Oncol. 2012;30:3209-16; e Blood. 2009;114:Abstract 2367.

G + clorambucila			
Clorambucila	0,5 mg/kg/dia	VO	dias 1 e 15
Obinutuzumabe	100 mg	EV	dia 1 (no ciclo 1)
Obinutuzumabe	900 mg	EV	dia 2 (no ciclo 1)
Obinutuzumabe	1.000 mg	EV	dias 8 e 15 (no ciclo 1)
Obinutuzumabe	1.000 mg	EV	dia 1 (a partir do ciclo 2)
Repetir a cada 28 dias, por 6 ciclos.			

Fonte: J Clin Oncol. 2013;31:Abstract 7004.

Alentuzumabe			
Alentuzumabe	3 mg	EV	dia 1 (na semana 1)
Alentuzumabe	10 mg	EV	dia 2 (na semana 1)
Alentuzumabe	30 mg	EV	dia 3 (na semana 1)
Alentuzumabe	30 mg	EV	3 vezes por semana (por 12 semanas)

Fonte: Blood. 2004;103:3278; e Blood. 2003;101:3412-5.

HDMP+/−R			
Metilprednisolona	1.000 mg/m^2	EV	por 3 a 5 dias
Repetir a cada 28 dias.			
Fonte: Leukemia. 2009;23:1779-89.			
ou			
Metilprednisolona	1.000 mg/m^2	EV	por 3 a 5 dias
Rituximabe	375 mg/m^2	EV	dias 1, 8, 15 e 22
Repetir a cada 28 dias, por 3 ciclos.			

Fonte: Leukemia. 2009;23:1779-89; e Ann Hematol. 2003;82:759-65.

Leucemia mieloide crônica
Regimes de agentes únicos

Dasatinibe			
Dasatinibe	100 mg (1 vez ao dia)	VO	diariamente

Fonte: Blood. 2008;112:(abstr 3226).

Imatinibe			
Imatinibe	400 a 800 mg/dia	VO	diariamente

Fonte: N Engl J Med. 2003;348:994; Leukemia. 2015;29:1123; Leukemia. 2015;29:1823; Am J Hematol. 2015;90:156; Leukemia. 2017;31:593; Leukemia. 2017;31:2398; e N Engl J Med. 2017;376:917.

Nilotinibe			
Nilotinibe	300 mg (2 vezes ao dia)	VO	diariamente

Fonte: Blood. 2008;112:(abstr 3229).

Leucemia de células pilosas (tricoleucemia)

Regimes de agentes únicos

Cladribina			
Cladribina	0,1 mg/kg/dia	EV	dias 1 a 7
Nota: Na maioria das vezes, 1 ciclo produz resposta completa.			
Fonte: Blood. 1998;92:1918-25; Blood. 2017;129(5):553-60; J Clin Oncol. 1997;15:1138.			
ou			
Cladribina	0,14 mg/kg/dia	EV	dias 1 a 5

Fonte: Blood. 2010;115:21-8.

Linfoma de Hodgkin

ABVD			
Doxorrubicina	25 mg/m²	EV	dias 1 e 15
Bleomicina	10 U/m²	EV	dias 1 e 15
Vimblastina	6 mg/m²	EV	dias 1 e 15
Dacarbazina	375 mg/m²	EV	dias 1 e 15
Repetir o ciclo a cada 4 semanas (6 a 8 ciclos).			

Fonte: Blood. 2015;125:178.

BEACOPP			
Bleomicina	10 U/m²	EV	dia 8
Etoposídeo	200 mg/m²/dia	EV	dias 1 a 3
Doxorrubicina	35 mg/m²	EV	dia 1
Ciclofosfamida	1.250 mg/m²	EV	dia 1
Vincristina	1,4 mg/m² (máximo de 2 mg/dose)	EV	dia 8
Procarbazina	100 mg/m²/dia	VO	dias 1 a 7
Prednisona	40 mg/m²/dia	VO	dias 1 a 14
Repetir o ciclo a cada 21 dias, por 6 ciclos.			

Fonte: N Engl J Med. 2003;348:2386; e J Clin Oncol. 2009;27:4548.

BV-AVD			
Brentuximabe vedotina	1,2 mg/kg	EV	dias 1 e 15
Doxorrubicina	25 mg/m²	EV	dias 1 e 15
Vimblastina	6 mg/m²	EV	dias 1 e 15
Dacarbazina	375 mg/m²	EV	dias 1 e 15
Repetir o ciclo a cada 4 semanas, por 6 ciclos.			

Fonte: N Engl J Med. 2018;378:331.

DHAP			
Dexametasona	40 mg/m²/dia	VO	dias 1 a 4
Cisplatina	100 mg/m² (em infusão de 24 horas)	EV	dia 1
Citarabina	2 g/m² (de 12/12 horas, por 2 horas)	EV	dia 2 (2 doses)
Repetir a cada 21 dias, de 2 a 3 ciclos.			

Fonte: Ann Oncol. 2002;13:1628.

ICE			
Ifosfamida	5 g/m² (infusão contínua)	EV	dia 2
Mesna	5 g/m² (infusão contínua)	EV	dia 2
Etoposídeo	100 mg/m²	EV	dias 1 a 3
Carboplatina	AUC 5	EV	dia 2
Repetir a cada 14 dias (de 2 a 3 ciclos).			

Fonte: J Clin Oncol. 1999;17:3776; Cancer Chemother Pharmacol. 2002;49:S9; e Blood. 2001;97:616.

GVD			
Gencitabina	1.000 mg/m²	EV	dias 1 e 8
Vinorelbina	25 mg/m²	EV	dias 1 e 8
Doxorrubicina lipossomal	10 mg/m²	EV	dias 1 e 8
Repetir a cada 21 dias.			

Fonte: Ann Oncol. 2007;18:1071.

GPD			
Gencitabina	1.000 mg/m²	EV	dias 1 e 8
Cisplatina	75 mg/m²	EV	dia 1
Dexametasona	40 mg	VO	dias 1 a 4
Repetir a cada 21 dias.			

Fonte: Ann Oncol. 2003;14:1762.

BV			
Brentuximabe vedotina	1,8 mg/kg (por 30 minutos)	EV	dia 1
Repetir a cada 3 semanas, por 16 ciclos.			
Fonte: Br J Haematol. 2013;163:681; e Br J Haematol. 2017;179:841.			
Em combinação com:			
Nivolumabe	3 mg/kg	EV	dia 1
Repetir a cada 2 semanas, até progressão.			
Fonte: Blood. 2017;126:2125.			
ou			
Pembrolizumabe	200 mg	EV	dia 1
Repetir a cada 2 semanas, até progressão.			

Fonte: J Clin Oncol. 2017;35:2125; Blood. 2019;134:1144; e Blood. 2019;134:abstr 240.

Linfoma não Hodgkin (graus baixo e intermediário)

BR			
Bendamustina	90 mg/m²	EV	dias 1 e 2
Rituximabe	375 mg/m²	EV	dia 1
Repetir a cada 28 dias, por 6 ciclos.			
Seguidos de manutenção com:			
Rituximabe	375 mg/m²	EV	a cada 3 meses, por 2 anos

Fonte: Blood. 2009;114:abstr 405; J Clin Oncol. 2012;30:abstr 3; e Lancet. 2013;381:1203.

CVP			
Ciclofosfamida	750 mg/m²/dia	VO	dias 1 a 5
Vincristina	1,4 mg/m² (máximo de 2 mg)	EV	dia 1
Prednisona	100 mg/m²/dia	VO	dias 1 a 5
Repetir o ciclo a cada 21 dias, por 6 ciclos.			

Fonte: Blood. 1976;47:747-56; Ann Oncol. 2011;22:abstr 22; e Leuk Lymphoma. 2015;56:1295.

R-CHOP			
Rituximabe	375 mg/m²	EV	dia 1
Ciclofosfamida	750 mg/m²	EV	dia 1
Doxorrubicina	50 mg/m²	EV	dia 1
Vincristina	1,4 mg/m² (máximo de 2 mg)	EV	dia 1
Prednisona	100 mg/dia	VO	dias 1 a 5
Repetir o ciclo a cada 3 semanas, por 6 ciclos.			
Seguidos de manutenção com:			
Rituximabe	375 mg/m²	EV	a cada 3 meses, por 2 anos

Fonte: Blood. 2005;106:3725; Blood. 2010;116:2040-5; J Clin Oncol. 2005;23:4117-26; e Lancet Oncol. 2006;7:379-91.

R-CVP			
Rituximabe	375 mg/m²	EV	dia 1
Ciclofosfamida	750 mg/m²/dia	EV	dia 1
Vincristina	1,4 mg/m² (máximo de 2 mg)	EV	dia 1
Prednisona	100 mg/dia	VO	dias 1 a 5
Repetir o ciclo a cada 21 dias, por 6 ciclos.			
Fonte: Ann Oncol. 2011;22:abstr 22.			
Seguidos de manutenção com:			
Rituximabe	375 mg/m²	EV	4 semanas
Seguida de 4 doses, com intervalo de 2 meses, por 2 anos.			

Fonte: Blood. 2005;105:1417.

Esquemas Antineoplásicos **807**

Hyper-CVAD			
Indução			
Ciclos 1, 3, 5 e 7			
Ciclofosfamida	300 mg/m²/dose (em 3 horas; de 12/12 horas; 6 doses)	EV	dias 1 a 3
Mesna	600 mg/m² (infusão contínua; término 6 horas após a última dose de ciclofosfamida)	EV	dias 1 a 3
Vincristina	2 mg	EV	dias 4 e 11
Doxorrubicina	50 mg/m²/dose (em infusão de 24 horas; início 12 horas após a última dose de ciclofosfamida)	EV	dia 4
Dexametasona	40 mg	EV	dias 1 a 4 e 11 a 14
Ciclos 2, 4, 6 e 8			
Metotrexato	200 mg/m² (infusão de 2 horas)	EV	dia 1
A seguir:			
Metotrexato	800 mg/m² (infusão de 24 horas)	EV	dia 1
Folinato de cálcio	15 mg/dose (de 6/6 horas; 8 doses; iniciar 24 horas após a infusão do metotrexato)	EV	dia 2
Citarabina	3 g/m²/dose (infusão de 2 horas; de 12/12 horas; 4 doses)	EV	dias 2 a 3
Metilprednisolona	50 mg/dose (de 12/12 horas; 6 doses)	EV	dias 1 a 3

Fonte: Br J Haematol. 2016;172:80; e Blood. 2004;104:1624.

R-FCM			
Rituximabe	375 mg/m²	EV	dia 1
Fludarabina	25 mg/m²	EV	dias 2 a 4
Ciclofosfamida	200 mg/m²	EV	dias 2 a 4
Mitoxantrona	8 mg/m²	EV	dia 2

Fonte: Blood. 2004;104:3064.

Rituximabe			
Rituximabe isolado	375 mg/m²	EV	semanalmente, em 4 doses
Seguido de manutenção com rituximabe 375 mg/m², a cada 3 meses, por 2 anos.			

Fonte: Blood. 2005;105:1417.

Lenalidomida + rituximabe			
Lenalidomida	20 mg/dia	VO	dias 1 a 21
Rituximabe	375 mg/m²	EV	4 semanas (no ciclo 1)
Seguidos de:			
Rituximabe	375 mg/m²	EV	dia 1 (ciclo 2 ao 12)
Repetir a cada 28 dias.			
Seguido de manutenção com:			
Lenalidomida	10 mg/dia	VO	dias 1 a 21
Rituximabe	375 mg/m²	EV	a cada 2 ciclos
Repetir a cada 28 dias, por 18 ciclos.			

Fonte: J Clin Oncol. 2019;37:1188-99.

Obinutuzumabe			
Obinutuzumabe	1.000 mg	EV	dias 1, 8 e 15 (no ciclo 1)
Repetir a cada 28 dias, por 6 ciclos.			
Seguido de manutenção com:			
Obinutuzumabe	1.000 mg	EV	a cada 2 meses, por 2 anos

Fonte: N Engl J Med. 2014;370:1101; Leukemia. 2015;29:1602; e J Clin Oncol. 2018;36:2395.

VR-CAP			
Rituximabe	375 mg/m²	EV	dia 1
Ciclofosfamida	750 mg/m²	EV	dia 1
Doxorrubicina	50 mg/m²	EV	dia 1
Bortezomibe	1,3 mg/m²	EV	dias 1, 4, 8 e 11
Prednisona	100 mg	VO	dias 1 a 5

Fonte: N Engl J Med. 2015;372:944; e Blood. 2014;124:abstr 148.

Linfoma não Hodgkin (alto grau)

CHOP			
Ciclofosfamida	750 mg/m²	EV	dia 1
Doxorrubicina	50 mg/m²	EV	dia 1
Vincristina	1,4 mg/m² (máximo de 2 mg)	EV	dia 1
Prednisona	100 mg/dia	VO	dias 1 a 5
Repetir o ciclo a cada 3 semanas (6 a 8 ciclos).			
Nota: A doxorrubicina pode ser substituída pela mitoxantrona (12 mg/m²).			

Fonte: Ann Oncol. 1992;3:205-9; e Blood. 2010;116:2040-5.

CHOP-rituximabe			
Ciclofosfamida	750 mg/m²	EV	dia 1
Doxorrubicina	50 mg/m²	EV	dia 1
Vincristina	1,4 mg/m² (máximo de 2 mg)	EV	dia 1
Prednisona	40 mg/dia	VO	dias 1 a 5
Rituximabe	375 mg/m²	EV	dia 1
Repetir o ciclo a cada 3 semanas, por 8 ciclos.			

Fonte: J Clin Oncol. 2001;19:389-97; e N Engl J Med. 2002;346:235-42.

DHAP			
Dexametasona	40 mg/dia	EV	dias 1 a 4
Cisplatina	100 mg/m² (infusão de 24 horas)	EV	dia 1
Citarabina	2 g/m² (a cada 12 horas, por 2 horas)	EV	dia 2 (2 doses)
Repetir de 2 a 4 ciclos, a cada 21 ou 28 dias.			
Fonte: Blood. 1988;71:117; e Cancer Invest. 2006;4:593-600.			

(continua)

DHAP (*continuação*)			
Em combinação com:			
Rituximabe	375 mg/m²	EV	dia 1
Repetir a cada 21 ou 28 dias.			

Fonte: J Clin Oncol. 2010;28:4184; e Blood. 2015;126:abstr 1506.

EPOCH			
Etoposídeo	50 mg/m²/dia (infusão contínua)	EV	dias 1 a 4
Vincristina	0,4 mg/m²/dia (infusão contínua)	EV	dias 1 a 4
Doxorrubicina	10 mg/m²/dia (infusão contínua)	EV	dias 1 a 4
Ciclofosfamida	750 mg/m²	EV	dia 5
Prednisona	60 mg/m²/dia	VO	dias 1 a 5
Rituximabe	375 mg/m²	EV	dia 1
Repetir o ciclo a cada 21 dias.			
Nota: Etoposideo, doxorrubicina e vincristina devem ser misturados na mesma solucao e infundidos em 24 horas, em acesso central, por 4 dias (total de 96 horas), com bolsa substituida a cada 24 horas. Nao limitar a dose de vincristina. Repetir a cada 21 dias.			

Fonte: J Clin Oncol. 2000;18:3633-42.

ESHAP (esquema de resgate)			
Etoposídeo	40 mg/m²	EV	dias 1 a 4
Metilprednisolona	500 mg/dia	EV	dias 1 a 4
Citarabina	2.000 mg/m²	EV	dia 5
Cisplatina	25 mg/m²/dia (infusão contínua)	EV	dias 1 a 4
Repetir o ciclo a cada 4 semanas (6 ciclos).			

Fonte: J Clin Oncol. 1994;12:1169-76.

R-ICE			
Rituximabe	375 mg/m²	EV	dia 1
Ifosfamida	5.000 mg/m²/24 horas	EV	dia 2
Mesna	5.000 mg/m²/24 horas	EV	dia 2
Etoposídeo	100 mg/m²	EV	dias 1 a 3
Carboplatina	AUC 5	EV	dia 2

Fonte: Ann Oncol. 2003;14:5; e J Clin Oncol. 2010;28:4184.

R-GEMOX			
Rituximabe	375 mg/m²	EV	dia 1
Gencitabina	1.000 mg/m²	EV	dia 2
Oxaliplatina	100 mg/m²	EV	dia 2
Repetir a cada 2 semanas, por 8 ciclos.			

Fonte: J Clin Oncol. 2010;28:abstr 8011.

Terapêutica Oncológica para Enfermeiros e Farmacêuticos

R-GDP			
Rituximabe	375 mg/m^2	EV	dia 1
Gencitabina	1.000 mg/m^2	EV	dias 1 e 8
Cisplatina	75 mg/m^2	EV	dia 1
Dexametasona	40 mg	VO	dias 1 a 4
Repetir a cada 3 semanas, por 2 a 3 ciclos.			

Fonte: J Clin Oncol; 2014;32:3490.

DA-EPOCH-R			
Rituximabe	375 mg/m^2	EV	dia 1
Etoposídeo	50 mg/m^2/dia (infusão contínua)	EV	dias 1 a 4
Doxorrubicina	10 mg/m^2/dia (infusão contínua)	EV	dias 1 a 4
Vincristina	0,4 mg/m^2/dia (infusão contínua)	EV	dias 1 a 4
Ciclofosfamida	750 mg/m^2	EV	dia 5
Prednisona	60 mg/m^2 (1 ou 2 vezes ao dia)	VO	dias 1 a 5
Nota: Etoposídeo, doxorrubicina e vincristina devem ser misturados na mesma solução e infundidos em 24 horas, em acesso central, por 4 dias (total de 96 horas), com bolsa substituída a cada 24 horas. Não limitar a dose de vincristina. Repetir a cada 21 dias.			

Fonte: Br J Haematol. 2006;126:276-85.

Linfoma não Hodgkin (associado ao HIV)

EPOCH-R (linfomas agressivos de risco alto ou altamente agressivos)			
Rituximabe	375 mg/m^2	EV	dia 1
Etoposídeo	50 mg/m^2/dia (infusão contínua)	EV	dias 1 a 4
Doxorrubicina	10 mg/m^2/dia (infusão contínua)	EV	dias 1 a 4
Vincristina	0,4 mg/m^2/dia (infusão contínua)	EV	dias 1 a 4
Prednisona	60 mg/m^2/dia	VO	dias 1 a 5
Ciclofosfamida	187 mg/m^2 (se CD4 < 100/μL)	EV	dia 5
ou			
Ciclofosfamida	375 mg/m^2 (se CD4 > 100/μL)	EV	dia 5
Iniciar o próximo ciclo no dia 22 se contagem de neutrófilos for > 1.000/μL e plaquetas > 50.000/μL. A dose da ciclofosfamida é ajustada em 187 mg/m^2 para cima ou para baixo a cada ciclo, dependendo do nadir de neutrófilos (< 500/μL) e plaquetas (< 25.000/μl) A dose máxima de ciclofosfamida é de 750 mg/m^2.			
Nota: Etoposídeo, doxorrubicina e vincristina devem ser misturados na mesma solução e infundidos em 24 horas, em acesso central, por 4 dias (total de 96 horas), com bolsa substituída a cada 24 horas. Não limitar a dose de vincristina. Repetir a cada 21 dias.			

Fonte: Blood. 2013;122:3251.

R-CHOP (estádios menos avançados e de baixo risco)			
Rituximabe	375 mg/m^2	EV	dia 1
Doxorrubicina	50 mg/m^2	EV	dia 1
Ciclofosfamida	750 mg/m^2	EV	dia 1
Vincristina	1,4 mg/m^2 (máximo de 2 mg)	EV	dia 1
Prednisona	100 mg	VO	dias 1 a 5
Repetir o ciclo a cada 3 semanas, associado à radioterapia.			

Fonte: Blood. 2012;120:abstr 3682.

Linfoma de Burkitt

CODOX-M			
Ciclofosfamida	800 mg/m²	EV	dias 1 e 2
Doxorrubicina	50 mg/m²	EV	dia 1
Vincristina	1,4 mg/m² (máximo de 2 mg)	EV	dias 1 e 10
Metotrexato	3.000 mg/m²/4 horas	EV	dia 10
Folinato de cálcio	200 mg/m²	EV	36 horas após o início da infusão de MTX
Seguidos de:			
Folinato de cálcio	15 mg/m² (de 6/6 horas)	EV	até nível sérico de MTX < 50 nmol/L
Citarabina	50 mg	IT	dias 1 e 3
Metotrexato	12 mg	IT	dia 1
Repetir por mais 2 ciclos.			

Fonte: J Clin Oncol. 1996;14:925.

EPOCH-R (linfomas agressivos de risco alto ou altamente agressivos)			
Rituximabe	375 mg/m²	EV	dia 1
Etoposídeo	50 mg/m²/dia (infusão contínua)	EV	dias 1 a 4
Doxorrubicina	10 mg/m²/dia (infusão contínua)	EV	dias 1 a 4
Vincristina	0,4 mg/m²/dia (infusão contínua)	EV	dias 1 a 4
Prednisona	60 mg/m²	VO	dias 1 a 5
Ciclofosfamida	750 mg/m²	EV	dia 5
Filgrastim	5 mcg/kg	SC	a partir do dia 6 até CAN > 5.000 células/µL
Repetir a cada 21 dias.			
Nota: Etoposídeo, doxorrubicina e vincristina devem ser misturados na mesma solucao e infundidos em 24 horas, em acesso central, por 4 dias (total de 96 horas), com bolsa substituída a cada 24 horas. Nao limitar a dose de vincristina. Repetir a cada 21 dias.			

Fonte: Buzaid et al., 2021a.

R-Hyper-CVAD			
Ciclos 1, 3, 5 e 7			
Ciclofosfamida	300 mg/m²/dose (em 3 horas, de 12/12 horas)	EV	dias 1 a 3 (total de 6 doses)
Mesna	600 mg/m² (infusão contínua)	EV	dias 1 a 3
Vincristina	2 mg	EV	dias 4 e 11
Doxorrubicina	50 mg/m²	EV	dia 4
Dexametasona	40 mg/dia	EV	dias 1 a 4 e 11 a 14
Rituximabe	375 mg/m²	EV	dias 1 e 11 (ciclos 1 e 3)
Ciclos 2, 4, 6, 8			
Metotrexato	1.000 mg/m²/24 horas	EV	dia 1
Citarabina	3.000 mg/m²/dia (de 12/12 horas)	EV	dias 2 e 3
Rituximabe	375 mg/m²	EV	dias 2 e 8 (ciclos 2 e 4)
Repetir a cada 3 semanas, por 8 ciclos.			

Fonte: Blood. 2008;112:Abstract 1929.

812 Terapêutica Oncológica para Enfermeiros e Farmacêuticos

IVAC			
Ifosfamida	1.500 mg/m^2 + mesna 300 mg/m^2	EV	dias 1 a 5
Mesna	300 mg/m^2 (4 e 8 horas após a infusão de ifosfamida)	EV	dias 1 a 5
Etoposídeo	60 mg/m^2	EV	dias 1 a 5
Citarabina	2 g/m^2 (de 12/12 horas)	EV	dias 1 e 2
Metotrexato	12 mg	IT	dia 5

Fonte: Buzaid et al., 2021a.

RICE (rituximabe + ifosfamida + carboplatina + etoposídeo)			
Rituximabe	375 mg/m^2	EV	dia 1
Ifosfamida	5.000 mg/m^2 e mesna 5.000 mg/m^2	EV	dia 2
Carboplatina	AUC 5 (máximo de 800 mg)	EV	dia 2
Etoposídeo	100 mg/m^2	EV	dias 1 a 3
Repetir o ciclo a cada 3 semanas.			

Fonte: Pediatr Blood Cancer. 2009;52:177-81.

Melanoma
Regimes de combinações de agentes antineoplásicos

CVD			
Cisplatina	20 mg/m^2	EV	dias 1 a 4
Vimblastina	2 mg/m^2	EV	dias 1 a 4
Dacarbazina	800 mg/m^2	EV	dia 1
Repetir o ciclo a cada 21 dias.			

Fonte: Buzaid et al., 2021a.

Dacarbazina-carmustina-cisplatina			
Dacarbazina	220 mg/m^2	EV	dias 1, 2 e 3
Carmustina	150 mg/m^2	EV	dia 1
Cisplatina	25 mg/m^2	EV	dias 1, 2 e 3
Repetir o tratamento com dacarbazina e cisplatina a cada 3 semanas. Repetir o tratamento com carmustina a cada 6 a 8 semanas.			

Fonte: J Clin Oncol. 1996;14:2083-90.

Carboplatina + paclitaxel			
Carboplatina	AUC 2	EV	dias 1, 8, 15
Paclitaxel	100 mg/m^2	EV	dias 1, 8, 15
Repetir a cada 4 semanas, até progressão da doença.			

Fonte: Cancer. 2006;106:375-82.

Esquemas Antineoplásicos 813

Regimes de agentes únicos

Dacarbazina			
Dacarbazina	1.000 mg/m^2	EV	dia 1
Repetir a cada 3 ou 4 semanas.			

Fonte: J Clin Oncol. 2000;18:158-66.

Dacarbazina			
Dacarbazina	250 mg/m^2	EV	dias 1 a 5
Repetir o ciclo a cada 3 semanas.			

Fonte: J Exp Clin Cancer Res. 2000;19:21-34.

Fotemustina			
Fotemustina	100 mg/m^2	EV	dias 1, 8 e 15, seguidos de 4 semanas de repouso (indução), em associação à RT de cérebro total
Fotemustina	100 mg/m^2	EV	a cada 3 a 4 semanas de manutenção

Fonte: Melanoma Res. 2003;13:97.

Temozolomida			
Temozolomida	200 mg/m^2/dia	VO	dias 1 a 5
Repetir o ciclo a cada 28 dias.			

Fonte: J Clin Oncol. 2000;18:158-66.

Imunoterapia

Ipilimumabe			
Ipilimumabe	3 mg/kg	EV	dia 1
Repetir cada 3 semanas, por 4 ciclos.			

Fonte: N Eng J Med. 2010;363:711-23.

Nivolumabe (sem mutação BRAF)			
Nivolumabe	480 mg	EV	dia 1
Repetir a cada 4 semanas, por 1 ano			

Fonte: Buzaid et al., 2021a.

Nivolumabe (sem mutação BRAF)			
Nivolumabe	3 mg/kg	EV	dia 1
Repetir a cada 2 semanas.			

Fonte: N Engl J Med. 2015;372:320-30.

Nivolumabe + ipilimumabe			
Nivolumabe	1 mg/kg	EV	dia 1
Ipilimumabe	3 mg/kg	EV	dia 1
Nivolumabe	3 mg/kg	EV	dia 1
Nivolumabe + ipilimumabe por 4 ciclos, a cada 3 semanas. Depois, nivolumabe a cada 2 semanas.			

Fonte: N Engl J Med. 2015;372:2006-17.

Pembrolizumabe (sem mutação BRAF)			
Pembrolizumabe	400 mg	EV	dia 1
Repetir a cada 6 semanas, por 1 ano.			

Fonte: Buzaid et al., 2021a.

Pembrolizumabe			
Pembrolizumabe	2 mg/kg	EV	dia 1
Repetir a cada 3 semanas.			

Fonte: Lancet Oncol. 1 Aug 2015;16(8):908-18.

Terapia-alvo

Vemurafenibe			
Com mutação de BRAF			
Vemurafenibe	960 mg (2 vezes ao dia)	VO	contínuo

Fonte: Lancet Oncol. 2014;15:323-32.

Dabrafenibe			
Com mutação de BRAF			
Dabrafenibe	150 mg (2 vezes ao dia)	VO	contínuo

Fonte: Lancet. 2012;380:358-65.

Dabrafenibe + trametinibe			
Com mutação de BRAF			
Dabrafenibe	50 mg (2 vezes ao dia)	VO	contínuo
Trametinibe	2 mg (1 vez ao dia)	VO	contínuo
Uso contínuo por 1 ano.			

Fonte: J Clin Oncol. 2020;38:3925.

Vemurafenibe + cobimetinibe			
Com mutação de BRAF			
Vemurafenibe	960 mg (2 vezes ao dia)	VO	dias 1 a 28
Cobimetinibe	60 mg (1 vez ao dia)	VO	dias 1 a 21
Repetir a cada 28 dias.			

Fonte: J Clin Oncol. 2015;33(suppl; abstr 9020).

Esquemas Antineoplásicos **815**

Imatinibe			
Com mutação do c-Kit			
Imatinibe	400 mg	VO	2 vezes ao dia

Fonte: J Clin Oncol. 2013;31:3182-90.

Mesotelioma
Regimes de combinações de agentes antineoplásicos

Cisplatina-gencitabina			
Cisplatina	80 a 100 mg/m²	EV	dia 1
Gencitabina	1.000 a 1.250 mg/m²	EV	dias 1, 8 e 15
Repetir a cada 21 a 28 dias, por 6 ciclos.			

Fonte: Br J Cancer. 2002;87:491-6.

Gencitabina-carboplatina			
Gencitabina	1.000 mg/m²	EV	dias 1, 8 e 15
Carboplatina	AUC 5	EV	dia 1
Repetir o ciclo a cada 28 dias.			

Fonte: Cancer. 2003;97:2791-7.

Pemetrexede-cisplatina			
Pemetrexede	500 mg/m²	EV	dia 1
Cisplatina	75 mg/m² (após 30 minutos de pemetrexede)	EV	dia 1
Repetir o ciclo a cada 3 semanas, por 12 ciclos.			

Fonte: J Clin Oncol. 2003;21:2636-44.

Pemetrexede-cisplatina-bevacizumabe			
Pemetrexede	500 mg/m²	EV	dia 1
Cisplatina	75 mg/m²	EV	dia 1
Bevacizumabe	15 mg/kg	EV	dia 1
Repetir o ciclo a cada 3 semanas, por 6 ciclos, seguidos pela manutenção com bevacizumabe 15 mg/kg, a cada 21 dias, até progressão da doença.			

Fonte: Lancet. 2016;387:1405-14.

Pemetrexede-carboplatina			
Pemetrexede	500 mg/m²	EV	dia 1
Carboplatina	AUC 5	EV	dia 1
Repetir o ciclo a cada 3 semanas, por no máximo 9 ciclos.			

Fonte: Ann Oncol. 2008;19:370-3.

Pemetrexede-carboplatina-bevacizumabe			
Pemetrexede	500 mg/m²	EV	dia 1
Carboplatina	AUC 5	EV	dia 1
Bevacizumabe	15 mg/kg	EV	dia 1
Repetir o ciclo a cada 3 semanas, por 6 ciclos, seguidos pela manutenção com bevacizumabe 15 mg/kg, a cada 21 dias, até progressão da doença.			

Fonte: Br J Cancer. 2013;109:552-8.

Regimes de agentes únicos

Pemetrexede			
Pemetrexede	500 mg/m²	EV	dia 1
Repetir a cada 21 dias, por 4 ciclos.			

Fonte: J Thorac Oncol. 2008;3:764-71.

Vinorelbina			
Vinorelbina	25 a 30 mg/m² (máximo de 60 mg)	EV	dia 1
Repetir o ciclo durante 12 semanas.			

Fonte: Lancet. 2008;371:1685-94.

Pemetrexede			
Pemetrexede	500 mg/m²	EV	dia 1
Repetir a cada 21 dias, por 8 ciclos (se não administrado como primeira linha).			

Fonte: Lung Cancer. 2012;75:360-7.

Imunoterapia

Pembrolizumabe			
Pembrolizumabe	10 mg/kg	EV	dia 1
Repetir a cada 2 semanas, por 2 anos ou até progressão da doença ou toxicidade inaceitável.			

Fonte: Lancet Oncol. 2017;18:623-30.

Ipilimumabe + nivolumabe			
Nivolumabe	3 mg/kg	EV	dia 1
Ipilimumabe	1 mg/kg	EV	dia 1
Repetir nivolumabe a cada 2 semanas e ipilimumabe a cada 6 semanas, até progressão da doença ou toxicidade inaceitável.			

Fonte: Ann Oncol. 2017;28:Abstract LBA58_PR.

Mieloma múltiplo
Regimes de combinações de agentes antineoplásicos

Bendamustina			
Bendamustina	80 a 150 mg/m²	EV	dias 1 a 2
Repetir a cada 4 semanas.			

Fonte: Eur J Med Res. 2010;15:13-9.

Bortezomibe-doxorrubicina lipossomal peguilada			
Bortezomibe	1,3 mg/m²	SC	dias 1, 4, 8 e 11
Doxorrubicina lipossomal peguilada	30 mg/m²	EV	dia 4
Repetir a doxorrubicina lipossomal a cada 21 dias.			

Fonte: Buzaid et al., 2021a.

Bortezomibe-dexametasona			
Bortezomibe	1,3 mg/m²	EV	dias 1, 4, 8 e 11
Dexametasona	40 mg/dia	VO	dias 1 a 4 e 9 a 12 (dos ciclos 1 e 2); e nos dias 1 a 4 (dos ciclos 3 e 4)
Repetir a cada 3 semanas.			

Fonte: Buzaid et al., 2021a.

Bortezomibe-dexametasona-bendamustina			
Bortezomibe	1,3 mg/m²	SC	dias 1, 4, 8 e 11
Dexametasona	20 mg/dia	VO	dias 1, 4, 8 e 11
Bendamustina	70 mg/m²	EV	dias 1 e 4
Repetir a cada 28 dias, por até 8 ciclos.			

Fonte: Buzaid et al., 2021a.

Bortezomibe-dexametasona-ciclofosfamida (CyBorD)			
Bortezomibe	1,5 mg/m²	SC	dias 1, 8, 15 e 22
Dexametasona	40 mg/dia	VO	dias 1, 8, 15 e 22
Ciclofosfamida	300 mg/m²	VO	dias 1, 8, 15 e 22
Repetir a cada 4 semanas, por 3 a 4 ciclos.			

Fonte: Blood. 2010;115:3416-7.

Bortezomibe-dexametasona-ciclofosfamida (VCD)			
Bortezomibe	1,3 mg/m²	SC ou EV	dias 1, 4 , 8 e 11
Dexametasona	40 mg/dia	VO	dias 1 a 4, 9 a 12 e 17 a 20
Ciclofosfamida	300 mg/m²	VO	dias 1, 8, 15 e 22
Repetir a cada 28 dias, nos ciclos 1 e 2.			

Fonte: Buzaid et al., 2021ª.

Bortezomibe-dexametasona-lenalidomida (RVD)			
Bortezomibe	1,3 mg/m²	SC	dias 1, 4, 8 e 11
Dexametasona	20 mg/dia	VO	dias 1, 2, 4, 5, 8, 9, 11 e 12
Lenalidomida	25 mg	VO	dias 1 a 14
Repetir a cada 3 semanas, por 4 ciclos.			

Fonte: Blood. 2012;119:4375-82.

Bortezomibe-dexametasona-lenalidomida (RVD com doses ajustadas)			
Bortezomibe	1,3 mg/m²	SC	dias 1, 8, 15 e 22
Dexametasona	20 mg/dia	VO	dias 1, 2, 8, 9, 15, 16, 22 e 23 (em pacientes com menos de 75 anos) ou dias 1, 8, 15 e 22 (para pacientes com mais de 75 anos) a cada 35 dias
Lenalidomida	15 mg	VO	dias 1 a 21
Continuar até obtenção da resposta máxima.			

Fonte: Buzaid et al., 2021a.

Bortezomibe-dexametasona-talidomida (VTD)			
Bortezomibe	1,3 mg/m²	SC	dias 1, 4, 8 e 11
Dexametasona	40 mg	VO	dias 1, 2, 4, 5, 8, 9, 11 e 12
Talidomida	200 mg/dia	VO	dias 1 a 21
Repetir por 4 ciclos de 21 dias.			

Fonte: Buzaid et al., 2021a.

Bortezomibe-dexametasona-talidomida-daratumumabe (Dara-VTD)			
Bortezomibe	1,3 mg/m²	SC	dias 1, 4, 8 e 11
Dexametasona	40 mg 20 mg	VO/EV	dias 1, 2, 8, 9, 15, 16, 22 e 23 (ciclos de indução 1 e 2) dias 1 e 2 (ciclos 3 e 4) dias 8, 9, 15 e 16 (ciclos 3 e 4) dias 1, 2, 8, 9, 15 e 16 (2 ciclos de consolidação)
Talidomida	100 mg/dia	VO	dias 1 a 28 (em todos os ciclos)
Daratumumabe	16 mg/kg	EV	1 vez por semana (ciclos de indução 1 e 2) 1 vez a cada 2 semanas (ciclos de indução 3 e 4 e consolidação)
Repetir por 4 ciclos de 21 dias.			

Fonte: Buzaid et al., 2021a.

Carfilzomibe-dexametasona			
Carfilzomibe	20 mg/m²	EV	dia 1 (do ciclo 1)
Carfilzomibe	70 mg/m²	EV	dias 8 e 15 (do ciclo 1)
Carfilzomibe	70 mg/m²	EV	dias 1, 8 e 15 (a partir do ciclo 2)
Dexametasona	40 mg	VO ou EV	dias 1, 8, 15 e 22
Repetir o carfilzomibe a cada 28 dias, a partir do ciclo 2, até progressão da doença ou toxicidade inaceitável.			

Fonte: The Lancet Oncology. 2018;19:953-64.

Ciclofosfamida-prednisona			
Ciclofosfamida	150 a 250 mg/m² (máximo de 500 mg)	VO/EV	1 vez por semana
Prednisona	100 mg	VO	em dias alternados

Fonte: Cancer Treat Rep. 1987;71:981-2.

Esquemas Antineoplásicos **819**

Daratumumabe-lenalidomida-dexametasona (DRd)			
Lenalidomida	25 mg	VO	dias 1 a 21
Dexametasona	40 mg	VO	dias 1, 8, 15 e 22
Daratumumabe	16 mg/kg	EV	dias 1, 8, 15 e 22 (ciclos 1 e 2) dias 1 e 15 (ciclos 3 a 6)
A partir do ciclo 7, repetir daratumumabe no dia 1 de cada ciclo, a cada 28 dias.			

Fonte: Buzaid et al., 2021a.

Dexametasona-talidomida-cisplatina-doxorrubicina-ciclofosfamida-etoposídeo (DT-PACE)			
Talidomida	50 a 200 mg/dia	VO	dias 1 a 28
Cisplatina	10 mg/m² (infusão contínua)	EV	dias 1 a 4
Doxorrubicina	10 mg/m² (infusão contínua)	EV	dias 1 a 4
Ciclofosfamida	400 mg/m² (infusão contínua)	EV	dias 1 a 4
Etoposídeo	40 mg/m² (infusão contínua)	EV	dias 1 a 4
Dexametasona	40 mg/dia	VO	dias 1 a 4
Repetir o ciclo a cada 4 semanas.			

Fonte: Br J Haematol. 2013;161:802-10.

Carfilzomibe-dexametasona (KD)			
Carfilzomibe	20 mg/m²	EV	dias 1 e 2 (ciclo 1)
E, se bem tolerado, seguir com:			
Carfilzomibe	56 mg/m²	EV	dias 8, 9, 15 e 16 (ciclo 1) dias 1, 2, 8, 9, 15 e 16 (demais ciclos)
Dexametasona	20 mg	VO ou EV	dias 1, 2, 8, 9, 15, 16, 22 e 23
Repetir os ciclos a cada 28 dias.			

Fonte: Buzaid et al., 2021a.

Carfilzomibe-lenalidomida-dexametasona (krd)			
Carfilzomibe	20 mg/m²	EV	dias 1 e 2
Seguido de:			
Carfilzomibe	27 mg/m²	EV	dias 8, 9, 15 e 16 (ciclo 1)
E nos outros ciclos:			
Lenalidomida	25 mg/dia	VO	dias 1 a 21
Dexametasona	40 mg/dia	VO	dias 1, 8, 15 e 22 (a cada 28 dias)

Fonte: Buzaid et al., 2021a.

Ixazomibe-dexametasona			
Ixazomibe	4 mg (1 vez ao dia)	VO	dias 1, 8 e 15
Dexametasona	20 mg (1 vez ao dia)	VO	dias 1 e 2, 8 e 9, 15 e 16
Repetir o ciclo a cada 4 semanas.			

Fonte: Blood. 2015;126:3050.

Ixazomibe-lenalidomida-dexametasona			
Ixazomibe	4 mg/dia	VO	dias 1, 8 e 15
Lenalidomida	25 mg/dia	VO	dias 1 a 21
Dexametasona	40 mg/dia	VO	dias 1, 8, 15 e 22
Repetir a cada 4 semanas, por 3 a 4 ciclos.			

Fonte: N Engl J Med. 2016;374:1621-34.

MPT			
Melfalana	0,25 mg/kg/dia	VO	dias 1 a 4
Prednisona	2 mg/kg/dia	VO	dias 1 a 4
Talidomida	100 a 200 mg/dia	VO	contínuo
Repetir melfalana e prednisona a cada 6 semanas.			

Fonte: Buzaid et al., 2021a.

RD			
Lenalidomida	25 mg/dia	VO	dias 1 a 21
Dexametasona	40 mg/dia	VO	dias 1, 8, 15 e 22 (em ciclos de 28 dias, continuamente)
Repetir a cada 4 semanas.			

Fonte: Lancet Oncol. 2010;11:29-37.

VMP			
Bortezomibe	1,3 mg/m^2	SC	dias 1, 8, 15 e 22 (ciclo de 5 semanas, por 9 ciclos)
Bortezomibe	1,3 mg/m^2	SC	dias 1, 4, 8, 11, 22, 25, 29 e 32 (ciclo de 6 semanas, nos ciclos 1 a 4)
Melfalana	9 mg/m^2	VO	dias 1 a 4
Prednisona	60 mg/m^2	VO	dias 1 a 4

Fonte: Buzaid et al., 2021a

VMP-Dara			
Bortezomibe	1,3 mg/m^2	SC	2 vezes por semana, nas semanas 1, 2, 4 e 5 do ciclo 1 1 vez semana, nas semanas 1, 2, 4 e 5 dos ciclos 2 a 9
Melfalana	9 mg/m^2	VO	dias 1 a 4
Prednisona	60 mg/m^2	VO	dias 2 a 4
Daratumumabe	16 mg/kg	EV	1 vez por semana no ciclo 1, a cada 3 semanas nos ciclos 2 a 9 e, posteriormente, a cada 4 semanas até a progressão da doença

Fonte: N Engl J Med. 2018;378:518-28.

VMPT			
Bortezomibe	1,3 mg/m²	SC	2 vezes por semana, nas semanas 1, 2, 4 e 5 do ciclo 1 1 vez por semana, nas semanas 1, 2, 4 e 5 dos ciclos 2 a 9
Melfalana	9 mg/m²	VO	dias 1 a 4
Prednisona	60 mg/m²	VO	dias 1 a 4
Talidomida	50 mg/dia	VO	dias 1 a 35
Repetir a cada 35 dias.			

Fonte: Blood. 2007;109:2767.

Osteossarcoma
Regimes de combinações de antineoplásicos

Carboplatina-ifosfamida			
Carboplatina	560 mg/m²	EV	dia 1
Ifosfamida	2.650 mg/m²/dia	EV	dias 1 a 3
Nota: Fazer uso de mesna como uroprotetor.			
Repetir o ciclo a cada 21 dias.			

Fonte: J Clin Oncol. 2001;19:171-82.

Ciclofosfamida-etoposídeo			
Ciclofosfamida	4.000 mg/m²	EV	dia 1
Mesna	1.400 mg/m² (antes, 4 e 8 horas após o início da ciclofosfamida)	EV	dia 1
Etoposídeo	100 mg/m² (2 vezes ao dia)	EV	dias 2 a 4
Repetir a cada 21 a 28 dias, por 2 ciclos.			

Fonte: Cancer. 2009;115(13):2980-7.

Doxorrubicina-cisplatina-metotrexato (indução pré-operatória) – Pacientes com idade até 30 anos			
Doxorrubicina	25 mg/m²/dia (infusão contínua)	EV	dias 1, 2 e 3 (semanas 0 e 5)
Cisplatina	60 mg/m²/dia (por 4 horas)	EV	dias 1 e 2 (semanas 0 e 5)
Metotrexato	12 g/m² (infusão de 4 horas)	EV	semanas 3, 4, 8 e 9
Folinato de cálcio	15 mg (a cada 6 horas)	EV ou VO	após 24 horas do término do MTX
Nota: Hidratação, manitol e alcalinização da urina são fundamentais. Administrar o folinato de cálcio até que o nível de metotrexato sérico fique menor que 0,1 mM.			

Fonte: Buzaid et al., 2021a.

Doxorrubicina-cisplatina-metotrexato (manutenção pós-operatória) – Pacientes com idade até 30 anos			
Doxorrubicina	25 mg/m²/dia (infusão contínua)	EV	dias 1, 2 e 3 (semanas 12 e 17)
Cisplatina	60 mg/m²/dia (por 4 horas)	EV	dias 1 e 2 (semanas 12 e 17)
Doxorrubicina	25 mg/m²/dia (infusão contínua)	EV	dias 1, 2 e 3 (semanas 22 e 27)

(continua)

822   Terapêutica Oncológica para Enfermeiros e Farmacêuticos

Doxorrubicina-cisplatina-metotrexato (manutenção pós-operatória) – Pacientes com idade até 30 anos (*continuação*)			
Metotrexato	12 g/m^2 (infusão de 4 horas)	EV	semanas 15, 16, 20, 21, 25, 26, 30 e 31
Folinato de cálcio	15 mg (a cada 6 horas)	EV ou VO	após 24 horas do término do MTX
Nota: Hidratação, manitol e alcalinização da urina são fundamentais. Administrar o folinato de cálcio até que o nível de metotrexato sérico fique menor que 0,1 mM.			

Fonte: Buzaid et al., 2021a.

Doxorrubicina-cisplatina – Pacientes com idade acima de 30 anos			
Doxorrubicina	25 mg/m^2/dia (infusão contínua)	EV	dias 1, 2 e 3
Cisplatina	50 mg/m^2/dia	EV	dias 1 e 2
Repetir a cada 21 dias, por 6 ciclos.			

Fonte: Buzaid et al., 2021a.

Ifosfamida-etoposídeo			
Ifosfamida	1.800 mg/m^2/dia + mesna	EV	dias 1 a 5
Etoposídeo	100 mg/m^2/dia	EV	dias 1 a 5
Repetir a cada 21 dias, por 12 ciclos.			

Fonte: J Clin Oncol. 2002;20(2):426-33.

Sorafenibe-everolimo			
Sorafenibe	800 mg (1 vez ao dia)	VO	contínuo
Everolimo	5 mg (1 vez ao dia)	VO	contínuo
Administrar até progressão da doença ou toxicidade inaceitável.			

Fonte: Lancet Oncol. 2015;16(1):98-107;23(2):508-16.

Sorafenibe			
Sorafenibe	400 mg (2 vezes ao dia)	VO	dias 1 a 28
Repetir o ciclo a cada 4 semanas, até progressão da doença ou toxicidade inaceitável.			

Fonte: Ann Oncol. 2012.

Sarcomas de partes moles (adultos) (exceto GIST)

Doxorrubicina			
Doxorrubicina	60 a 75 mg/m^2	EV	dia 1
Repetir a cada 3 semanas.			

Fonte: Cancer. 2008;113:573-81.

Doxorrubicina lipossomal peguilada			
Doxorrubicina lipossomal peguilada	30 a 50 mg/m^2	EV	dia 1
Repetir a cada 4 semanas.			

Fonte: Eur J Cancer. 2001;37:870-7.

Doxorrubicina-dacarbazina			
Doxorrubicina	75 mg/m²	EV	dia 1
Dacarbazina	400 mg/m²	EV	dias 1 a 3
Repetir o ciclo a cada 3 semanas.			

Fonte: Buzaid et al., 2021a.

Doxorrubicina-ifosfamida			
Doxorrubicina	30 mg/m²	EV	dias 1 e 2
Ifosfamida	3.750 mg/m²	EV	dias 1 e 2
Mesna	750 mg/m² (imediatamente antes, 4 e 8 horas depois do início da ifosfamida)	EV	dias 1 e 2
Repetir o ciclo a cada 3 semanas.			

Fonte: J Clin Oncol. 1993;11:1269-75.

Doxorrubicina-ifosfamida			
Doxorrubicina	25 mg/m² (infusão contínua)	EV	dias 1 a 3
Ifosfamida	2.500 mg/m²	EV	dias 1 a 4
Mesna	500 mg/m²	EV	adicionado à primeira dose de ifosfamida
Mesna	1.500 mg/m²/dia (infusão contínua)	EV	dias 1 a 4
Mesna 1.500 mg/m²/dia com acetato de sódio 150 mEq.			
Repetir o ciclo a cada 3 semanas.			

Fonte: Buzaid et al., 2021a.

Gencitabina-dacarbazina			
Gencitabina	1.800 mg/m²	EV	dia 1
Dacarbazina	500 mg/m²	EV	dia 1
Repetir o ciclo a cada 2 semanas, por 12 ciclos.			

Fonte: J Clin Oncol. 2011;29:2528-33.

Gencitabina-docetaxel			
Gencitabina	900 mg/m²	EV	dias 1 e 8
Docetaxel	100 mg/m²	EV	dia 8
Repetir o ciclo a cada 3 semanas.			

Fonte: J Clin Oncol. 2007;25:2755-63.

Ifosfamida			
Ifosfamida	1.800 mg/m²	EV	dias 1 a 5
Mesna	20% da dose da ifosfamida (imediatamente antes, 4 e 8 horas depois do início da ifosfamida)	EV	dias 1 a 5
Repetir o ciclo a cada 3 semanas.			

Fonte: Buzaid et al., 2021a.

Epirrubicina			
Epirrubicina	120 mg/m^2	EV	dia 1
Repetir o ciclo a cada 3 semanas.			

Fonte: Buzaid et al., 2021a.

Epirrubicina-ifosfamida			
Epirrubicina	60 mg/m^2	EV	dias 1 e 2
Ifosfamida	1.800 mg/m^2	EV	dias 1 a 5
Mesna	20% da dose da ifosfamida (imediatamente antes, 4 e 8 horas depois do início da ifosfamida)	EV	dias 1 a 5
Repetir o ciclo a cada 3 semanas, por 5 ciclos.			

Fonte: J Clin Oncol. 2001;19:1238-47.

Pazopanibe			
Pazopanibe	800 mg/dia	VO	contínuo
Repetir o ciclo a cada 3 semanas.			

Fonte: Buzaid et al., 2021a.

Sarcoma – tumor estromal do trato gastrointestinal (GIST)

Dasatinibe			
Dasatinibe	70 mg (2 vezes ao dia)	VO	contínuo
Para pacientes com mutação D842V.			

Fonte: J Clin Oncol. 2011;29:Abstract 10006.

Imatinibe – neoadjuvante e adjuvante			
Imatinibe	400 mg/dia	VO	contínuo
Na neoadjuvância, administrar até atingir máxima resposta (6 a 12 meses). Após a cirurgia, administrar até completar 3 anos de tratamento.			

Fonte: Buzaid et al., 2021a.

Imatinibe – doença recorrente			
Imatinibe	800 mg/dia	VO	contínuo
Manter imatinibe até nova progressão da doença.			

Fonte: Buzaid et al., 2021a.

Nilotinibe			
Nilotinibe	400 mg (de 12/12 horas)	VO	contínuo
Reduzir a 1 vez ao dia em caso de intolerância.			

Fonte: Cancer. 2011;117:4633-41.

Pazopanibe			
Pazopanibe	800 mg/dia	VO	contínuo
Administrar até progressão da doença ou toxicidade inaceitável.			

Fonte: Ann Oncol. 2014;25(1):236-40.

Regorafenibe			
Regorafenibe	160 mg (1 vez ao dia)	VO	dias 1 a 21 e 1 semana de descanso
Repetir a cada 28 dias, até progressão da doença ou toxicidade inaceitável.			

Fonte: Lancet. 2013;381(9863):295-302.

Sorafenibe			
Sorafenibe	400 mg (2 vezes ao dia)	VO	contínuo
Administrar até progressão da doença ou desenvolvimento de intolerância.			

Fonte: Eur J Cancer. 2013;49(5):1027-31.

Sunitinibe			
Sunitinibe	50 mg/dia	VO	dias 1 a 28 e 2 semanas de descanso
Repetir a cada 6 semanas, até progressão ou toxicidade.			
ou			
Sunitinibe	37,5 mg/dia	VO	contínuo

Fonte: Buzaid et al., 2021a.

Sarcoma de Ewing/tumor neuroectodérmico primitivo (PNET)

VCR-DOXO-CTX-IFO (VAC alternado com IE)			
Ciclos 1, 3, 5, 7, 9, 11, 13, 15 e 17			
Vincristina	2 mg	EV	dia 1
Doxorrubicina	75 mg/m²	EV	dia 1
Ciclofosfamida	1.200 mg/m²	EV	dia 1
Dactinomicina	1,25 mg/m²	EV	dia 1
Dactinomicina substitui doxorubicina quando esta atinge a dose acumulada de 375 mg/m², isto é, a partir do ciclo 11.			
Ciclos 2, 4, 6, 8, 10, 12, 14 e 16			
Ifosfamida	1.800 mg/m²/dia	EV	dias 1 a 5
Mesna	20% da dose de ifosfamida antes, 4 e 8 horas depois da ifosfamida	EV	dias 1 a 5
Etoposídeo	100 mg/m²	EV	dias 1 a 5
Os ciclos são repetidos a cada 3 semanas, com suporte com G-CSF, 300 mcg/dia, até recuperação medular.			
O tratamento local cirúrgico ou radioterápico é realizado a partir da 13ª semana e, em seguida, retoma-se a QT nos mesmos moldes até se completarem 14 ciclos.			

Fonte: Oncologist. 2020;2:150.

Ifosfamida-etoposídeo-carboplatina			
Ifosfamida	1.800 mg/m²/dia	EV	dias 1 a 5
Mesna	20% da dose de ifosfamida antes, 4 e 8 horas depois da ifosfamida	EV	dias 1 a 5
Etoposídeo	100 mg/m²	EV	dias 1 a 5
Carboplatina	400 mg/m²	EV	dias 1

Fonte: Pediatr Blood Cancer. 2005;44:338.

Topotecana-ciclofosfamida			
Topotecana	0,75 mg/m²/dia	EV	dias 1 a 5
Ciclofosfamida	250 mg/m²/dia	EV	dias 1 a 5
Repetir a cada 21 dias, por 12 a 14 ciclos.			

Fonte: J Clin Oncol. 2006;24(1):152-9.

Irino-temo			
Irinotecano	10 a 20 mg/m²/dia	EV	dias 1 a 5 e 8 a 12
Temozolomida	100 mg/m²/dia	VO	dias 1 a 5

Fonte: Pediatr Blood Cancer. 2009;53(6):1029-34.

Sarcoma de Kaposi
Regimes de combinações de agentes antineoplásicos

Vincristina-vimblastina			
Vimblastina	10 mg	EV	dia 1
Vincristina	1 mg	EV	dia 8
Repetir o ciclo a cada 14 dias, até progressão da doença. Descontinuar se não tiver resposta em até 2 ciclos.			

Fonte: Cancer Treat Rep. 1986;70:1121-2.

Regimes de agentes únicos

Doxorrubicina lipossomal			
Doxorrubicina lipossomal	20 mg/m²	EV	dia 1
Repetir o ciclo a cada 21 dias, por 6 ciclos.			

Fonte: J Clin Oncol. 1998;16;683-91.

Paclitaxel			
Paclitaxel	80 mg/m²	EV	dias 1, 8 e 15
Repetir o ciclo a cada 28 dias.			
Fonte: J Clin Oncol. 1999;17:1876-80.			
ou			
Paclitaxel	100 mg/m²	EV	dia 1
Repetir o ciclo a cada 2 semanas.			

Fonte: Cancer. 2002,95.147-54.

Timoma maligno

ADOC			
Cisplatina	50 mg/m²	EV	dia 1
Doxorrubicina	40 mg/m²	EV	dia 1
Vincristina	0,6 mg/m²	EV	dia 3
Ciclofosfamida	700 mg/m²	EV	dia 4
Nota: Repetir o ciclo a cada 3 semanas, por 5 ciclos.			

Fonte: J Clin Oncol. 1996;14:814-20.

Carboplatina + paclitaxel			
Paclitaxel	200 mg/m² (infundir por 3 horas)	EV	dia 1
Seguido de:			
Carboplatina	AUC 6	EV	dia 1
Nota: Repetir o ciclo a cada 3 semanas, por no máximo 6 ciclos.			

Fonte: J Clin Oncol. 2011;29:2060-5.

CAP			
Cisplatina	50 mg/m²	EV	dia 1
Doxorrubicina	50 mg/m²	EV	dia 1
Ciclofosfamida	500 mg/m²	EV	dia 1
Nota: Repetir o ciclo a cada 21 dias, por no máximo 8 ciclos.			

Fonte: J Clin Oncol. 1994;12:1164-8.

CAP com prednisona			
Ciclofosfamida	500 mg/m²	EV	dia 1
Cisplatina	30 mg/m²	EV	dias 1 a 3
Doxorrubicina	20 mg/m² (infusão contínua)	EV	dias 1 a 3
Prednisona	100 mg	VO	dias 1 a 5
Nota: Repetir a cada 3 semanas, por 3 ciclos.			

Fonte: Lung Cancer. 2004;44:369-79.

PE			
Cisplatina	60 mg/m²	EV	dia 1
Etoposídeo	120 mg/m²	EV	dias 1 a 3
Nota: Repetir o ciclo a cada 3 semanas, por no máximo 8 ciclos.			

Fonte: Cancer. 2001;91:2010-5.

VIP			
Etoposídeo	75 mg/m²	EV	dias 1 a 4
Ifosfamida	1,2 g/m²	EV	dias 1 a 4
Cisplatina	20 mg/m²	EV	dias 1 a 4
Nota: Repetir o ciclo a cada 3 semanas, por 4 ciclos.			

Fonte: Cancer. 2001;91:2010-5.

Tumores neuroendócrinos
Regimes de combinações de agentes antineoplásicos

Capecitabina-oxaliplatina (XELOX)			
Capecitabina	2.000 mg/m² (de 12/12 horas)	VO	dias 1 a 14
Oxaliplatina	130 mg/m²	EV	dia 1
Nota: Pacientes com tumores neuroendócrinos pancreáticos.			
Repetir o ciclo a cada 3 semanas.			

Fonte: Medical Oncology. 2013;30(3):664; e Rare Tumors. 2013;5(3):e35.

Capecitabina-temozolamida			
Capecitabina	750 mg/m² (a cada 12 horas)	VO	dias 1 a 14
Temozolamida	200 mg/m²/dia	EV	dias 1 a 14
Nota: Pacientes com tumores neuroendócrinos pancreáticos.			
Repetir o ciclo a cada 4 semanas.			

Fonte: J Oncol. 2018;2018:3519247.

mFOLFOX 6			
Oxaliplatina	85 mg/m² (em 2 horas)	EV	dia 1
Folinato de cálcio	400 mg/m² (em 2 horas)	EV	dia 1
Fluoruracila	400 mg/m² (em *push*)	EV	dia 1
Fluoruracila	2.400 mg/m²/46 horas	EV	dia 1
Nota: Pacientes com tumores neuroendócrinos pancreáticos.			
Repetir a cada 2 semanas, por 12 ciclos.			

Fonte: J Clin Oncol. 2008;26:abstr 15545.

Carboplatina etoposídeo-paclitaxel			
Carboplatina	AUC 6	EV	dia 1
Etoposídeo	50 mg/dia	VO	dias 1, 3, 5, 7 e 9
Etoposídeo	100 mg/dia	VO	dias 2, 4, 6, 8 e 10
Paclitaxel	200 mg/m² (infusão de 3 horas)	EV	dia 1
Repetir o ciclo a cada 3 semanas.			
Nota: Pacientes com tumores neuroendócrinos diferenciados. Hidratação e manitol são fundamentais.			

Fonte: Buzaid et al., 2020.

Cisplatina-etoposídeo			
Cisplatina	25 mg/m²	EV	dias 1 a 3
Etoposídeo	100 mg/m²	EV	dias 1 a 3
Repetir o ciclo a cada 3 semanas.			
Nota: Pacientes com tumores neuroendócrinos diferenciados. Hidratação e manitol são fundamentais.			

Fonte: Annals of Oncology: official journal of the European Society for Medical Oncology. 2013;24(1):152-60.

Cisplatina-irinotecano			
Irinotecano	60 mg/m²	EV	dias 1 a 3
Cisplatina	30 mg/m²	EV	dias 1 e 8
Repetir o ciclo a cada 3 semanas.			
Nota: Hidratação e manitol são fundamentais.			

Fonte: Buzaid et al., 2020.

Everolimo-lanreotida autogel			
Lanreotida autogel	90 mg	SC	dia 1
Everolimo	10 mg/dia	VO	contínuo
Repetir o ciclo a cada 4 semanas.			

Fonte: J Clin Oncol. 2011;29:abstr 4010.

Everolimo-octreotida LAR			
Octreotida LAR	20 a 30 mg	IM	mensal
Everolimo	10 mg/dia	VO	contínuo
Repetir o ciclo a cada 4 semanas.			

Fonte: J Clin Oncol. 2011;29:abstr 4010.

Nivolumabe-ipilimumabe			
Nivolumabe	240 mg	EV	dia 1
Repetir a cada 2 semanas			
Ipilimumabe	1 mg/kg	EV	dia 1
Repetir o ciclo a cada 6 semanas.			

Fonte: Cancer Res. 2019;79:abstr CT039; e Clin Cancer Res. 2020;26:2290.

Nivolumabe-ipilimumabe			
Nivolumabe	3 mg/kg	EV	dia 1
Ipilimumabe	1 mg/kg	EV	dia 1
Repetir o ciclo a cada 3 semanas, por 4 ciclos, seguidos de:			
Nivolumabe	3 mg/kg	EV	dia 1
Repetir a cada 2 semanas.			

Fonte: Cancer Res. 2019;79:abstr CT039; e Clin Cancer Res. 2020;26:2290.

Sunitinibe-lanreotida autogel			
Lanreotida autogel	90 mg	SC	dia 1
Sunitinibe	35 mg/dia	VO	dias 1 a 28
Repetir o ciclo a cada 4 semanas.			

Fonte: J Clin Oncol. 2012;30:abstr 4118.

Sunitinibe-octreotida LAR			
Octreotida LAR	20 a 30 mg	IM	mensal
Sunitinibe	35 mg/dia	VO	dias 1 a 28

Fonte: J Clin Oncol. 2012;30:abstr 4118.

Atenção: Pacientes em tratamento com análogos de somatostatina devem suspender o tratamento antes de realizar *octreoscan* ou PET-TC com gálio-68. No caso da octreotida SC, o tratamento deve ser suspenso por 24 horas; nos indivíduos em tratamento com octreotida LAR ou lanreotida, o exame deve ser realizado 30 dias após a última dose.

Regimes de agentes únicos

Everolimo			
Everolimo	10 mg/dia	VO	contínuo

Fonte: Neuroendocrinology. 2012;95:157; e N Engl J Med. 2011;364:514.

Lanreotida autogel			
Lanreotida autogel	120 mg	SC	mensal
Repetir o ciclo a cada 28 dias.			

Fonte: Am J Clin Oncol. 2000;23:412; BMC Cancer. 2013;13:427.

Octreotida LAR			
Octreotida LAR	30 mg	IM	mensal
Repetir o ciclo a cada 28 dias.			

Fonte: Pancreas. 2013;42(4):557-77; e Int J Mol Sci. 2019;20(12):3049.

Sunitinibe			
Sunitinibe	35 mg/dia	VO	dias 1 a 28
Repetir o ciclo a cada 6 semanas.			

Fonte: The New England Journal of Medicine. 2011;364(6):501-13.

Tumores do sistema nervoso central (cerebrais)

Cisplatina-ciclofosfamida-vincristina			
Cisplatina	75 mg/m^2	EV	dia 1
Ciclofosfamida	1.000 mg/m^2	EV	dias 22 e 23
Vincristina	1,5 mg/m^2 (máximo de 2 mg)	EV	dias 2, 8 e 15

Fonte: J Clin Oncol. 1996;14:1922-7.

Rituximabe + altas doses de MTX (linfoma do SNC)			
Rituximabe	500 mg/m^2	EV	dia 1
Metotrexato	3.500 mg/m^2	EV	dia 2
Vincristina	1,4 mg/m^2	EV	dia 2
Procarbazina	100 mg/m^2/dia	VO	administrado por 7 dias (ciclos ímpares apenas)

Fonte: J Clin Oncol. 2013;31(31).

PCV + radioterapia			
Radioterapia de crânio	60 Gy/30 frações		
14 dias após o término da radioterapia, administrar o seguinte esquema:			
Lomustina	110 mg/m^2	VO	dia 1
Procarbazina	60 mg/m^2	VO	dias 8 a 21
Vincristina	1,4 mg/m^2 (máximo de 2 mg)	EV	dias 8 e 29
Repetir o PCV a cada 6 a 8 semanas, durante 1 ano ou até que haja progressão da doença.			

Fonte: J Clin Oncol. 2009;27:5874-80; e J Clin Oncol. 2013;31;337-43.

Bevacizumabe			
Bevacizumabe	10 mg/kg	EV	dia 1
Repetir o ciclo a cada 14 dias.			
Fonte: Cancer. 2009;115:1734-43.			
Depois da progressão do tumor, tratar imediatamente, em associação com irinotecano, da seguinte maneira:			
Bevacizumabe	10 mg/kg	EV	dia 1
Irinotecano	340 ou 125 mg/m^2	EV	dia 1
Repetir o ciclo a cada 14 dias.			

Fonte: Cancer. 2009;115:1734-43; Clin Cancer Res. 2007;13:1253-9; e J Clin Oncol. 2009;27:740-5.

Regimes de agentes únicos

Carmustina			
Carmustina	75 a 100 mg/m^2	EV	dias 1 e 2
Nota: Concomitante aos 3 primeiros dias de radioterapia. Repetir o ciclo a cada 6 semanas.			

Fonte: N Engl J Med. 1980;303:1323-9.

Irinotecano			
Irinotecano	350 mg/m^2	EV	dia 1
Repetir o ciclo a cada 21 dias.			

Fonte: J Clin Oncol. 1999;17:1516-25; e J Neurooncol. 2002;59:157-63.

Lomustina			
Lomustina	130 mg/m^2	VO	dia 1
Nota: Repetir o ciclo a cada 6 semanas.			

Fonte: Lomustine: FDA prescribing information, side effects and uses. [acesso em 2 ago 2022]. Disponível em: https://www.drugs.com/pro/lomustine.html.

Temozolomida			
Temozolomida	200 mg/m²/dia	VO	dias 1 a 5
Repetir o ciclo a cada 4 semanas, até progressão da doença ou por 24 ciclos.			

Fonte: J Neurooncol. 2006;79:153-7; e J Clin Oncol. 2009;27:5874-80.

Regimes de condicionamento em transplante autólogo e alogênico
Leucemia

BUFLU			
Fludarabina	30 mg/m²	EV	dias −7 a −3
Bussulfano	3,2 mg/kg	EV	dias −4 e −3.
Nota: Medula óssea infundida no dia 0. Transplante alogênico intensidade reduzida.			
Doador não aparentado: utilizar timoglobulina de coelho 2,5 mg/kg, EV, durante 6 horas, 1 vez ao dia, nos dias −4 a −2.			
Profilaxia GVHD: tacrolimo e metotrexato.			

Fonte: J Clin Oncol. 2015;33(35):4167-75.

BUFLU			
Fludarabina	30 mg/m²	EV	dias −6 a −3
Bussulfano	3,2 mg/kg	EV	dias −6 e −3.
Nota: Medula óssea infundida no dia 0. Transplante alogênico mieloablativo.			
Doador não aparentado: utilizar timoglobulina de coelho 0,5 mg/kg, EV, 1 vez, no dia −3; a seguir, 2 mg/kg, IV, 1 vez, no dia −2; a seguir, 2,5 mg/kg, IV, 1 vez, no dia −1.			
Profilaxia GVHD: ciclosporina e metotrexato.			

Fonte: Lancet Oncol. 2015;16(15):1525-36.

BUCY			
Bussulfano	3,2 mg/kg	EV	dias −7, −6, −5 e −4.
Ciclofosfamida	60 mg/kg	EV	dias −3 e −2.
Nota: Medula óssea infundida no dia 0. Transplante alogênico.			
Profilaxia GVHD: ciclosporina e metotrexato.			

Fonte: N Engl J Med. 1983;309:1347-53.

FLUMEL			
Fludarabina	30 mg/m²	EV	dias −5, −4, −3, −2
Melfalana	140 mg/m²	EV	dia −1
Nota: Medula óssea infundida no dia 0. Transplante alogênico RIC.			
Profilaxia GVHD: ciclosporina e metotrexato.			

Fonte: Biol Bone Marrow Transplant. 2014;20:1390.

Linfomas

CBV			
Ciclofosfamida	1,5 g/m²/dia (2 horas)	EV	dias −6, −5, −4, −3
Carmustina	300 mg/m²/dia (2 a 6 horas)	EV	dia −6
Etoposídeo	250 mg/m²/dia (1 hora, 2 vezes ao dia)	EV	dias −6, −5 e −4
Nota: Medula óssea autóloga ou células precursoras infundidas no dia 0. Hidratação e mesna são fundamentais.			

Fonte: Haematologica. May 2003;88(5):522-8.

BeEAM			
Bendamustina	200 mg/m²	EV	dias −7 e −6
Etoposídeo	200 mg/m²	EV	dias −5, −4, −3 e −2
Citarabina	400 mg/m²	EV	dias −5, −4, −3 e −2
Melfalana	140 mg/m²	EV	dia −1
Nota: Medula óssea infundida no dia 0. Transplante autólogo.			

Fonte: Blood. 22 Sep 2011;118(12):3419-25.

BEAM			
Carmustina	300 mg/m²	EV	dia −6
Etoposídeo	200 mg/m²	EV	dias −5 a −2
Citarabina	400 mg/m²	EV	dias −5 a −2
Melfalana	140 mg/m²	EV	dia −1
Nota: Medula óssea infundida no dia 0. Transplante autólogo.			

Fonte: J Clin Oncol. 1995;13:588-95.

BEAC			
Carmustina	300 mg/m²	EV	dia −6
Etoposídeo	100 mg/m² (2 vezes ao dia)	EV	dias −5 a −2
Citarabina	100 mg/m² (2 vezes ao dia)	EV	dias −5 a −2
Ciclofosfamida	35 mg/kg	EV	dias −5 a −2
Nota: Medula óssea infundida no dia 0. Hidratação e mesna são fundamentais. Transplante autólogo.			

Fonte: N Engl J Med. 1995;333:1540-5.

Mieloma múltiplo

MEL 200			
Melfalana	200 mg/m²	EV	dia −1
Nota: Medula óssea infundida no dia 0. Transplante autólogo.			

Fonte: Blood. 2002;99:731; e Ann Intern Med. 2004;140(2):85-93.

Mielofibrose

BUCy			
Bussulfano	3,2 mg/kg	EV	dias −7, −6, −5 e −4
Ciclofosfamida	60 mg/kg	EV	dias −3 e −2
Nota: Medula óssea ou células precursoras infundidas no dia 0. Transplante alogênico.			
Profilaxia GVHD: metotrexato e ciclosporina.			

Fonte: J Clin Oncol. 1 Jul 2017;35(19):2157-64.

BUFLU			
Fludarabina	30 mg/m²	EV	dias −7 a −3
Bussulfano	3,2 mg/kg	EV	dias −6 e −3.
Nota: Medula óssea infundida no dia 0. Transplante alogênico mieloablativo.			

Fonte: J Clin Oncol. 2013;31:730.

FLUMEL			
Fludarabina	25 mg/m²	EV	dias −6, −5, −4, −3 e −2
Melfalana	140 mg/m²	EV	dia −1
Nota: Medula óssea infundida no dia 0. Transplante alogênico RIC.			

Fonte: Biol Blood Marrow Transplant. 2016;22:1431.

Tumores de células germinativas

CBVP			
Carboplatina	700 mg/m²	EV	dias −5, −4 e −3
Etoposídeo	750 mg/m²	EV	dias −5, −4 e −3
Nota: Medula óssea ou células precursoras infundidas no dia 0. Transplante autólogo.			
Repetir o segundo ciclo de quimioterapia após a recuperação de contagem de granulócitos e plaquetas; seguido de segundo transplante autólogo.			

Fonte: N Engl J Med. 26 Jul 2007;357(4):340-8.

Anemia aplástica severa

Ciclofosfamida-timoglobulina			
Ciclofosfamida	50 mg/kg	EV	dias −4, −3, −2, −1
Timoglobulina de coelho	2,5 mg/kg	EV	por 3 dias
Nota: Medula óssea ou células precursoras infundidas no dia 0. Transplante alogênico de doador compatível aparentado. Não se utiliza radiação no condicionamento de pacientes com anemia aplástica severa. Profilaxia GVHD com ciclosporina ou tacrolimo + metotrexato. Condicionamento mieloablativo indicado para pacientes com menos de 40 anos.			

Fonte: Blood. 2007;109:4582.

Ciclofosfamida-fludarabina-timoglobulina			
Ciclofosfamida	60 mg/kg	EV	dias −8 e −7
Fludarabina	40 mg/m²	EV	dias −6, −5, −4, −3 e −2
Timoglobulina de coelho	2,5 mg/kg	EV	por 3 dias
Nota: Medula óssea ou células precursoras infundidas no dia 0. Transplante alogênico de doador compatível aparentado. Não se utiliza radiação no condicionamento de pacientes com anemia aplástica severa. Condicionamento indicado para pacientes com mais de 40 anos e que falharam na terapia imunossupressora.			

Fonte: Biol Blood Marrow Transplant. 2010;16:1411.

Fludarabina-ciclofosfamida-alentuzumabe			
Fludarabina	30 mg/m²	EV	dias −7, −6, −5 e −4
Ciclofosfamida	300 mg/m²	EV	dias −7, −6, −5 e −4
Alentuzumabe	40 a 100 mg	EV ou SC	dias −7, −6, −5, −4 e −3
Nota: Medula óssea ou células precursoras infundidas no dia 0. Transplante alogênico de doador não aparentado. Não se utiliza radiação no condicionamento de pacientes com anemia aplástica severa. Condicionamento indicado para pacientes com menos de 40 anos e que falharam na terapia imunossupressora. Profilaxia para GVHD com ciclosporina ou tacrolimo + minimetotrexato.			

Fonte: Bone Marror Transplant. 2014;49:42.

Regimes de mobilização em transplante autólogo

Arac + GCSG			
Citarabina	3.000 mg/m²	EV	dias 1 e 2
Nota: Administrar filgrastim 10 mcg/kg, SC, 1 vez ao dia, começando no dia 4 e continuando até a coleta de células-tronco completa.			

Fonte: J Clin Oncol. 15 Nov 2003;21(22):4151-6.

Cy + GCSG			
Ciclofosfamida	3.000 mg/m²	EV	dia 1
Filgrastim	10 mcg/kg	SC	1 vez ao dia e continuado até que pelo menos 4 × 10⁶ células CD34+/kg sejam coletadas

Fonte: J Clin Oncol. 20 Jun 2016;34(18):2125-32.

IGEV + GCSG			
Ifosfamida	2.000 mg/m²	EV	dias 1, 2, 3 e 4
Gencitabina	800 mg/m²	EV	dias 1, 2, 3 e 4
Vinorelbina	20 mg/m²	EV	dia 1
Prednisolona	100 mg	VO	dias 1, 2, 3 e 4
Mesna	900 mg/m² (3 vezes ao dia)	EV	dias 1, 2, 3 e 4
Nota: Administrar mesna em 0, 2, 4 horas após a ifosfamida. Utilizar fator de crescimento.			
A aférese foi realizada quando a contagem de células CD34+ do sangue periférico excedeu 10 células/ul.			

Fonte: Bone Marrow Transplantation, Dez 2007;40(11):1019-25.

Plerixafor + GCSG			
Filgrastim	10 mcg/kg	SC	Iniciar na noite do dia 4 e continuar diariamente por até 4 dias
Plerixafor	240 mcg/kg	SC	Iniciar a partir do dia 5, 6, 7 e 8 (pode ser utilizado por até 4 dias) ou até que ≥ 5 × 10⁶ células CD34+/kg serem coletadas

Fonte: J Clin Oncol. 1 Oct 2009;27(28):4767-73.

Referências bibliográficas

1. Baquiran DC, Gallagher J. Cancer chemotherapy handbook. Philadelphia: Lippincott; 1998.
2. Buzaid AC. Manual de oncologia clínica. São Paulo: Reichmann & Affonso; 2004.
3. Buzaid AC, Hoff PM. Manual prático de oncologia clínica. São Paulo: Dendrix; 2008.
4. Buzaid AC, Maluf FC, Willian Jr NW, Barrios AC. Manual de oncologia clínica do Brasil. São Paulo: Dendrix; 2021a.
5. Buzaid AC, Maluf FC, Willian Jr NW, Barrios CH, Lima CMSR. Manual prático de oncologia clínica. São Paulo: Dendrix; 2020.
6. Buzaid AC, Maluf FC, Willian Jr NW, Barrios CH, Lima CMSR. Manual prático de oncologia clínica. São Paulo: Dendrix; 2021b.
7. Casciato DA, Lowitz BB. Manual of clinical oncology. 3rd ed. Boston, MA: Little, Brown and Company; 1995.
8. Chu EMD, De Vita Jr VT. Physicians cancer chemotherapy drug manual. Sudbury, MA: Jones & Barlett Publishers; 2004.
9. Ellerby R et al. Quick reference handbook of oncology drugs. Philadelphia: W.B. Saunders Company; 1996.
10. Ellis R, Priff N. Chemotherapy handbook. New York: Springhouse Corporation; 1994.
11. Fischer DS et al. The cancer chemotherapy handbook. 5th ed. London: Mosby; 1997.
12. Ignoffo RJ et al. Cancer chemotherapy pocket guide. Philadelphia: Lippincott-Raven; 1998.
13. Preston FA, Wilfinger C. Memory bank for chemotherapy. 2nd ed. Burlington, MA: Jones & Bartlett Publishers; 1993.
14. Skeel RT, Lachant NA. Handbook of cancer chemotherapy. 4th ed. Boston, MA: Little, Brown and Company; 1995.
15. Wilkes-G, Burke MB. Oncology nursing drug handbook; 2004.

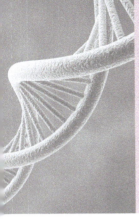

Índice Remissivo

Obs.: números em *itálico* indicam figuras; números em **negrito** indicam quadros e tabelas.

5-fluoruracila, 27

A

Abemaciclibe, 224
Abiraterona, 174
Aborto terapêutico, 495
Acalabrutinibe, 226
Aceitação alimentar, sugestões para melhorar a, **452**
Acesso vascular, avanços em, *356*, *384*
Acidentes pessoais e ambientais, recomendações, 324
Ácido
    fólico, análogo do, 27
    folínico, 27
    zoledrônico, 558
Acroleína, 501
Acupressure, 437
Adrenocorticosteroides, 37
Adrenocorticosteroides, inibidores dos, 37
Aflibercepte, 227
Agente(s)
    alquilante(s), 23, 75
        utilizados no tratamento de doenças neoplásicas, classes de, **25**
    antimetabólitos, 26, **103**
    antineoplásico(s), 23, 75
        administração dos, 335, 649
            pela via entravenosa, 339
            pela via intra-arterial, 390
            pela via intraperitoneal, 397
            pela via intrapleural, 398
            pela via intratecal, 394
            pela via intravesical, 399
            pela via subcutânea, 399
            segurança do paciente, 402
        aspectos relativos à segurança do manipulador e do ambiente, 313
        associados à dermatite, 528
        descarte de resíduos quimioterápicos, 324
        evidências de riscos, 314
        manuseio de excretas de pacientes, 326
        manuseio seguro dos, 313
        número de reações, taxa de reação por infusão e sucesso no retratamento de acordo com o, **660**
        prescrição de, 646
            cuidados, 646
        reações adversas dos, 409
        recomendações para um manuseio seguro, 317
        regimes de combinações
            no carcinoma colorretal, 748-743
            no carcinoma *in situ* do colo do útero, **745-748**
            no câncer de pulmão não pequenas células, **722-731**
            no câncer de pulmão pequenas células, **731-735**
            no carcinoma de ânus, **735-737**
            no carcinoma de bexiga, **737-742**
            no carcinoma de células escamosas de cabeça e pescoço, **742-745**
            no carcinoma de próstata, **780-782**
            no carcinoma de testículo, **782-784**
            no carcinoma de tireoide, **784-786**
            no carcinoma de mama, **765-777**
            no carcinoma de pâncreas exócrino, **777-780**
            no carcinoma gástrico, **761-764**
            no carcinoma de esôfago, **757-760**
            no carcinoma uterino, **753-756**
        riscos de exposição aos agentes citotóxicos, 316
        saúde ocupacional, 327

citotóxicos
  de diferenciação, 310
  riscos de exposição aos, 316
Agulha
  de curta permanência utilizadas para punção
    do cateter Port-a-cath®, *363*
  de longa permanência utilizadas para punção
    do Port-a-cath®, *363*
Agulhas-respiros, 384
Albumina, 33
Alcaloides da vinca, 484
Alectinibe, 228
Alentuzumabe, 229
Alfainterferona 2A, 205
Alfainterferona, 43
Alizaprida, 560
Alopecia, 29
Alopecia, 29, 531
  ocasionada pelos fármacos antiblásticos, 532
  quimioterápicos mais frequentemente
    associados à, 533
  total pós-quimioterapia, 532
Alopurinol, 562
Alteração(ões)
  metabólicas, 507
    hipercalcemia, 510
    hiperuricemia, 513
    hipomagnesemia, 507
    hiponatremia, 509
  nas unhas, quimioterápicos associados às
    alterações, **531**
  ungueais, 530
Ambiente no serviço de farmácia que atende
  oncologia, 322
Amifostina, 537
Aminoglutetimida, 37
Amitriptilina, 564
Anafilaxia, 535
Análogos
  da somatostatina, 38
  das benzamidas, 434
  das pirimidinas, 27
  das purinas, 28
  do ácido fólico, 27
Anastrozol, 37, 176
Anastrozol, 38
Anemia, 417
  aplásica severa, eltrombopague olamina na, 586
  aplásica refratária, ajuste de emeltrombopague
    olamina em, **587**
  intervenção de enfermagem, 425
  pós-quimioterapia, mucosa pálida em
    decorrência de quadro de, *417*

tratamento à base de platina e o risco de, 417
Angiogênese, 10, 59
Anorexia, 449
  paciente com câncer, causas e consequências,
    450
Ânsia de vômito, 427
Antagonista(s)
  da serotonina, 434
  de dopamina, 434
  do receptor da substância P, 436
  do receptor NK-1, 436
Antiandrogênios, 36
Antibióticos antineoplásicos, 29, 128
Anticorpo(s)
  conjugados
    a fármacos citotóxicos, 57
    a isótopos radioativos, 57
  monoclonais
    aprovados no tratamento de tumores
      hematopoiéticos e de tumores sólidos, **56**
    biespecíficos, 57
    conjugados a toxinas, 57
    mecanismos de ação dos, 55
    recombinantes, 56
  monoclonais, 49, 54
Antídotos, 524
Antígeno(s), 54
  leucocitário humano
    diagrama das possíveis combinações do, *669*
Anti-histamínicos, 435
Antineoplásico(s) (*v.tb.* Agentes antineoplásicos)
  aplicação de, *519*
  cardiotóxicos, 461
  classificação, *24*
  efeitos na função gonadal, fertilidade e
    sexualidade, 497
  potencial emético agudo de alguns, **429**
  reações adversas a, *658*
  vias de administração de, **340-349**
Antissepsia da pele, *377*
Apalutamida, 177
Apoptose, 9
  inibidores da, 10
  proteínas inibidoras da, 10
  vias de ativação da, 9
Aracnoidite, 482
Aromatose, inibidores de, 38
Arsênio, substâncias à base de, 32
Asparaginase, 166, 484, 538
Atezolizumabe, 207
Avelumabe, 209
Axitinibe, 231
Azacitidina, 29, 103

B

Bacilo de Calmette-Guérin, 44, 204
Belinostato, 33
Bendamustina, 75
Benzodiazepínicos, 435
Bevacizumabe, 232
Bicalutamida, 178
Bicarbonato de sódio, 525
Biofilme, 386
Bioterapia, 40
Bleomicina, 128, 476
  reação alérgica à, 540
Blinatumomabe, 234
Bolsa do tipo sistema fechado, 384
Bolus, técnica de administração em, 350
Bomba
  de infusão, 389
    implantável Infusaid®, esquema de
      funcionamente, *391*
    portátil eletrônica, *390*
    utilizada para infusão em cateteres
      arteriais, *393*
Bortezomibe, 236, 476, 486
Braquiterapia, 706
  3D, 714
  com irídio-192, 714
  com sementes de iodo-125, 713
  emergências em, 714
  modalidades que utilizam, 713
  ocular, 714
Brentuximabe vedotina, 238
Brigatinibe, 240
Broviac, *359*
Bussulfano, 77
Butirofenonas, 435

C

Cabazitaxel, 147
Cabine
  de fluxo laminar horizontal, 332, *333*
  de segurança biológica , 315, 332
    Classe II Tipo B2, 333
Cabozantinibe, 241
Canabinoides, 436
Câncer
  de ovário (células germinativas)
    regimes de combinações de agentes
      antineoplásicos, **786-788**
  de ovário (células germinativas)
    regimes de combinações de agentes
      antineoplásicos, **786-788**
  de próstata metastático, posologia de
    prednisona, 620

de pulmão (pequenas células), regimes de
  combinações de agentes antineoplásicos,
  731-735
de pulmão não pequenas células, regimes
  de combinações de agentes neoplásicos,
  722-731
Capecitabina, 27, 103
Carboplatina, 25, 96, 485
  neurotoxicidade induzida por, 485
Carcinoma
  colorretal, regimes de combinações de
    agentes antineoplásicos no, **748-753**
  de ânus, regimes de combinações de agentes
    antineoplásicos, **735-737**
  de bexiga, regime de combinações de agentes
    antineoplásicos para, **737-742**
  de células de Merkel
    avelumabe, 745
    carboplatina-etoposídeo, **745**
    cisplatina-etoposídeo, **745**
    esquemas antineoplásicos, **745**
    pembrolizumbe, 745
  de células escamosas de cabeça e pescoço
    regimes de combinação de agentes
      antineoplásicos, **742-745**
  de mama, regimes de combinações de agentes
    antineoplásicos, **765-777**
  de ovário (cordão sexual), regimes de
    combinações de agentes antineoplásicos, **791**
  de ovário (epitelial), regimes de combinações
    de agentes antineoplásicos, **788-791**
  de pâncreas exócrino, regimes de
    combinações de agentes antineoplásicos,
    777-780
  de próstata, regimes de combinações de
    agentes antineoplásicos, **780-782**
  de testículos, regimes de combinações de
    agentes antineoplásicos, **782-784**
  de tireoide, regimes de combinações de
    agentes antineoplásicos, **784-786**
  do córtex suprarrenal
    mitoano, **735**
    protocolo para doença metastática
      inoperável, **735**
  gástrico, regimes de combinações de agentes
    antineoplásicos, **761-764**
  in situ do colo do útero, regimes de
    combinações de agentes antineoplásicos,
    745-748
  uterino, regimes de combinações de agentes
    antineoplásicos, **753-756**
Cardiotoxicidade, 461
Carfilzomibe, 243, 476

Carmustina, 78, 477
Caspases, 9
Cateter(es), 353
  alças do, *374*
  arterial temporário ou de curta permanência
    em artéria braquial, *393*
  central, 356
    de inserção periférica, 356
      materiais necessários para o curativo de,
        375
    manutenção da permeabilidade de, 379
    manobras de desobstrução de, 380
    remoção de, 384
    sugestão de técnica de curativo de, 375
    totalmente implantado, *362*
    troca de, 383
    tunelizado, 359
      de uma via, *359*
      não tunelizado, 357
      três vias, *360*
      visão esquemática da implantação do, *360*
  classificação dos, **354**
  com substâncias antimicrobianas, 386
  curativos de, 368
  de Ommaya®, para quimioterapia
    intraventricular, *395*
  de Tenckhoff®, para administração de
    quimioterapia intraperitoneal, *397*
  do tipo central de inserção periférica
    totalmente implantado, 389
  do tipo PICC, *358*
  duplo lúmen, 359
  fixação dos, 367
  Groshong®, *388*
  Hickman, *360*
  inspecionar o local onde se encontra o, *371*
  manuseio correto de, regras gerais para, 366
  material de constituição dos, 385
  periférico(s), 355
    troca de, 383
  permanentes, 394
  PICC duplo lúmen, *358*
    fixador de um, *368*
    monolúmen, *358*
    totalmente implantado, *389*
  temporário ou de curta permanência, *392*
  totalmente implantado, 361
  vascular, organismos que colonizam os, 385
Célula(s)
  CAR T, processo de produção de, *48*
  linfocinas *killer* ativadas, 47
  neoplásicas, 54
Células-tronco, hematopoiéticas, coleta de, 675

Cemiplimabe, 211
Cetuximabe, 244
Checagem imunológica, marcadores de pontos
  de, 45
Chemoreceptor trigger zone, 430
Ciclina, 9
  inibidores de quinases dependentes de, 66
Ciclo
  celular, 3, *4*
    atividade dos agentes quimioterápicos
      dependendo da fase do, 7
    controle do, 7, *8*
    sistema de controle do, 8
  PDCA, 644
Ciclofosfamida, 81, 477, 496
  quadros de cistite hemorrágica aguda
    estéril, 502
Ciclosporina, 566
Cimetidina, 568
Cinética
  celular, 13
  de crescimento tumoral, 3
Ciproterona, 180
Cirurgia citorredutora, 7
Cisplatina, 25, 98, 485, 501
  análogos de, 539
  manifestações neurológicas relacionadas à, 485
  reação de hipersensibilidade à, 538
Cistite hemorrágica, 692
  aguda estéril, 502
  desencadeada por ifosfamida e
    ciclofosfamida, 501
  profilaxia da, 503
  uso de ifosfamida e, 503
Citarabina, 28, 107, 477
  aplicação intratecal de, 486
Citotóxicos associados a nanopartículas, 33
Cladribina, 28, 109
Clamp da via, apertar o, *374*
Clearance de creatinina, 504
Clorambucila, 83
Clorpromazina, 571
Cobimetinibe, 246
Código de barras, utilização de, 650
Coleta de sangue por meio do Port em sistema
  fechado, *382*
Complexo de coordenação de platina, 96
Complicações neurológicas relacionadas ao
  tratamento quimioterápico, 480
Compressão da medula espinhal, 714
Conector
  Clave®, *382, 383*
  valvulado, *370*

840 Terapêutica Oncológica para Enfermeiros e Farmacêuticos

Constipação, 458
escala de avaliação da, 459
Contaminação ambiental durante o processo de abertura dos quimioterápicos, *321*
Convulsões, 481
Cordão umbilical
bancos de, 670
coleta de sangue de, 676
transplante de, 668
Córtex cerebral, 431
Crescimento gompertiziano, 5
Criopreservação, 492
de embriões, 492
Crioterapia capilar, 534
Crizotinibe, 247
Cuff em cateteres centrais tunelizados, *361*
Cuidado, transição do, 649
Cultura de segurança, 640
Curativo(s)
com películas semipermeáveis e gaze, 368
de cateteres, 368
de gazes, 368
Curva de crescimento gompertziano dos tumores, *6*
Cysteine-aspartic-acid-proteases, 9

D

Dabrafenibe, 249
Dacarbazina, 84
Dactinomicina, 130
Dano, 640
Daratumumabe, 250
velocidade de infusão para a administração do, **251**
Darolutamida, 181
Dasatinibe, 252
Daunorrubicina, 132
Decitabina, 28, 29, 111
Defibrotida, 574
Deficiência nutricional, 453
Degarelix, 37, 191
Denosumabe, 575
Dermatite, agentes antineoplásicos associados à, **528**
Desconforto no peito, 660
Dexametasona, 182, 574
Dexrazoxano, 525, 578
Diarreia
dieta no controle da, **456**
graduação da diarreia como evento adverso, **457**
Dietilestilbestrol, 183
Difenidramina, 580

Disfunção(ões)
à neurotoxicidade induzida por quimioterápicos, 480
gonadal, 488, 695
oral, grau de acordo com a estrutura da cavidade oral acometida, **442**
reprodutiva, 488
intervenção de enfermagem, 498
Dispneia, 660
Dispositivo(s)
com gluconato de clorexidina a 2% e álcool isopropílico 70°, *371*
de fixação estéril, instalar, *377*
impregnado com gluconato de clorexidina a 2% e álcool isopropílico 70°, *376*
OBI com a seringa de pegfilgrastim, preenchimento do reservatório, *402*
para higiene oral de pacientes com mucosite, *444*
para manipulação de quimioterapia em sistema fechado, *321*
para punção periférica com fio-guia seguro, *356*
venoso, fixação do, *521*
Divisão ativa, 13
Docetaxel, 149, 475
associado a quadros de neuropatia periférica, 484
Doença(s)
do enxerto *versus* hospedeiro, 683
aguda, 683
crônica, tratamento e intervenção de enfermagem na, 694
estágios clínicos, **684**
posologia de prednisona, 620
manifestações de, *693*
posologia de tracolimo, 630
estável, 15
neoplásicas desençadeadas pelo tratamento, 495
pulmonar induzida por metotrexato, 478
veno-oclusiva hepática, 685
Dor
neuropática, gabapentina na, 598
óssea, pamidronato dissódico e, 618
Doxorrubicina, 134, 477
lesão grve ocasionada pela infiltração de, *523*
lipossomal, 137
peguilada, 30
Duplicação tumoral, 11
Durvalumabe, 212

Índice Remissivo   **841**

E

Efeito enxerto *versus* leucemia, 668
Eltrombopague olamina, 584
  ajuste de dose em pacientes com anemia
    aplásica severa, **586**
  modificações de dose em anormalidades da
    função hepática e trombose/embolia, **586**
  reações advesas, 588
Emergência em radioterapia, 714
  compressão da medula, espinhal, 714
  pacientes comatosos, 715
  pacientes confusos e agitados, 715
  pacientes vulneráveis, 715
  sangramento, 715
  síndrome da veia cava superior, 714
Encefalopatia, 480
Enfermagem, papel nas ações de
  farmacovigilância, 655
Enzalutamida, 184
Epirrubicina, 139
Equipamento de proteção coletiva, 332
Equipo de soro comum
  acoplado ao equipo em Y para aplicação de
    quimioterapia em sistema fechado, *351*
  ao dispositivo venoso em Y para aplicação de
    quimioterapia em sistema fechado, *351*
Eribulina, 30, 150
Eritema, 527
  acral, 528
Eritrodisestesia palmoplantar, 528
Eritropoetina, 588
Erlotinibe, 254
Erro
  fatores que interferem na ocorrência de, *643*
  humano, 643
Erro de medicação
  definição, 640
  em oncologia, 643
    prevenindo, 646
  notificação de, 642
  prevenção, 642
  tipos, **643**
Erupção acneiforme, 528
Escala(s)
  de avaliação da constipação, **459**
  de desempenho ECOG, 18
  de performance, **19**
  de Performance de Karnofsky, **647**
  de Performance Status, **647**
Esofagite, 439
Esquemas antineoplásicos, 721
Estomatite, 439

Estomatotoxicidade dos agentes
  antineoplásicos, 441
Estramustina, 31, 38
Estreptozocina, 502
Estrogênios, 36
Etoposídeo, 161,540
Evento(s)
  alérgicos, 623
  adverso, 640
    definição, 661
    em oncologia, graduação dos, 657
    grave, definição, 661
    graduação da fotossensibilidade
      como, **659**
  alérgicos, prometazina em, 623
  clinicamente significativo, definição, 661
  sentinela, 640
Everolimo, 256
Excreta de pacientes, manuseio de, 326
Exemestano, 38, 186
Extravasamento(s), 516
  de antineoplásicos, cuidados básicos para
    prevenção do, 518
  de doxorrubicina, lesão extensa em região de
    punho após, *523*
  de fármacos vesicantes, 516
  de quimioterápico vesicante, lesão ocasionada
    por, *522*
  prevenção, 518
  sinais e sintomas, 517
  tratamento do, 522

F

Fadiga, 544
  avaliação de, 546
  cuidados de enfermagem, 708
  descrição da, 545
  graduação da, 546
  incidência, 545
  intervenções de enfermagem, 550
  intervenções clínicas, 547
  padrões de, 545
  relacionada ao câncer, 544
  tratamento farmacológico, 547
  tratamento não farmacológico, 548
Falha de pega, 669, 696
Famotidina, 590
Farmacêutico
  atuação no transplante de células-tronco
    hematopoiéticas
    atuação do, 697
  contribição para promoção da saúde em
    oncologia, 657

842 Terapêutica Oncológica para Enfermeiros e Farmacêuticos

Fármaco(s)
 antineoplásicos
  toxicidade cutânea local associada à
   administração de, **517**
 associados às reações locais, 526
 fotossensibilizante, 71
 neurotóxicos, 482
Farmacovigilância, 640
 aplicada à prática oncológica, 653
 bases e conceitos, 653
 definição, 653
 no Brasil, 661
 papel da enfermagem nas ações de, 655
 pilar da, *661*
Fase de Plateau, 5
Fator(es)
 angiogênese tumoral, 5
 de crescimento, 8
 de necrose tumoral, 44
 de promoção da maturação, 9
Fenotiazínicos, 434
Fertilidade
 efeitos dos quimioterápicos na, **497**
 feminina, preservação da, 492
 preservação da, 492
Fibrose pulmonar, 474
Filgrastim, 592
Filtro absoluto HEPA, 332
Flebotomias, 357
Fludarabina, 112
Fluoruracila, 114
 pode causar disfunção cerebelar reversível,
  485
Flushing, 660
Flutamida, 187
Fluxo unidirecional laminar, 332
Foliculite, 528
Folinato de cálcio, 594
Fórmula de Mosteller, 646
Fosaprepitanto dimeglumina, 596
Fotemustina, 86
Fotobranqueamento, 71
Fotossensibilidade, 530
 como evento adverso, graduação da, **659**
Fulvestranto, 188
Função gonadal, efeitos dos quimioterápicos na,
 497

G

Gabapentina, 598
 ajuste de dose para pacientes com
  comprometimento de função renal, **598**
 titulação da dose de, **599**

Gametas femininos em metáfase II, 493
Gazes utilizadas nos curativos, integridade de,
 368
Gefitinibe, 258
Gencitabina, 28, 116, 477
Gentuzumabe ozogamicina, 259
Glicocálix, 386
Glicocorticosteroides, 435
Gosserrelina, 190
Granisetrona, 600
 pós-herpética, gabapentina na, 598
Gravidez, prevenção durante o tratamento
 quimioterápico, 495

H

Haloperidol, 601
Hematopoese, *412*
Hemovigilância, 640
HEPA (*high efficiency particulate air filter*), 332
Hepatotoxicidade, 469
 intervenção de enfermagem, 472
 sinais e sintomas, 471
 tratamento e prevenção, 471
Hialuronidase, 525
Hidroxiureia, 31, 169, 478
Higiene oral, 443
Higienização das mãos, 366
Hipercalcemia, 510
 induzida por tumor, posologia de pamidronato
  dissódico, 618
Hiper-hidratação, 503
Hiperpigmentação, 529
 cutânea, *529*
 do trajeto venoso, *530*
 quimioterápicos associados à, **530**
Hipertensão, 660
Hiperuricemia, 513
Hipometilantes, 29
Hiponatremia, 509
Hipotensão ortostática, olanzapina pode
 induzir, 614
Histonas desacetilases, inibidores, 32
Hormônio liberador de gonadotrofina, análogos
 do, 37
Human anti-mouse antibody, 55

I

Ibrutinibe, 261
Idarrubicina, 141
Ifosfamida, 87
 cistite hemorrágica e uso da, 503,
Imatinibe, 263
Imunomoduladores, 49

Índice Remissivo **843**

Imunossupressão, cuidados de enfermagem, 708

Imunoterapia, 41, 335
- ativa, 42
  - específica, 45
  - inespecífica, 42
- celular adotiva, 47
- passiva, 47

Imunomoduladores, 220

Inalação com pentamidina, 323

Inalador especial para pentamidina, *323*

Inapetência, cuidados de enfermagem, 708

Infecção por hepatite B, 469

Infusão em sistema fechado, *382*

Infusor elastomérico, *390*

Inibidor(es)
- da PARP, 63, **64**
- da proteína tirosina quinase, 57
- de aromatase, 38
- de BCL, 64, **64**
- de BCR-ABL, 61, **61**
- de BRAF, 61, **62**
- de BTK (tirosina quinase de Bruton), 62
- de BTK, **62**
- de *checkpoint* imunológico, 486
- de c-KIT/PDGFR, 59, **60**
- de EGFR (*epidermal growth factor receptor*), 58, **58**
- de EML4-ALK , 60, **61**
- de histonas desacetilases, 32
- de JAK, 64, **65**
- de MEK, 65, **66**
- de proteassoma, 49, 62, **63**
- de quinases dependentes de ciclinas, 66
- de VEGFR (*vascular epithelial growth factor receptor*), 59
- mitóticos, 30, 147
- seletivos de mTOR, 63

Inotuzumabe ozogamicina, 265

Interferona, 43

Interleucina-2, 42

Interlink®, tampa e conector, *381*

Intervenção farmacêutica, 657

Ipilimumabe, 214

Irinotecano, 163, 477

Irradiação
- corporal total, 678
- de corpo total, 711
- técnicas de, 706

Irrigação do cateter, 380

Irritação meníngea, 482

Isotretinoína, 73

Ixabepilone/a, 30, 484

J

Janus quinase (JAK), 64

K

Kit On-Body Injector, 401

L

Lanreotida, 38, 199

Lapatinibe, 266

Lavagem do cateter com soro fisiológico, *380*

Legislação
- em oncologia, 334
- relacionadas à radioterapia, 716

Lenalidomida, 49, 220

Lenvatinibe, 168

Lesão grave ocasionada pela infiltração de doxorrubicina, *523*

Letrozol, 37, 39, 192

Leucemia
- de células pilosas (tricoleucemia), regimes de agentes únicos, **805**
- linfocítica crônica
  - acalabrutinibe, **803**
  - alentuzumabe, **804**
  - BR, **803**
  - FCR, **803**
  - G + clorambucila, **804**
  - HDMP+/-R, **804**
  - ibrutinibe, **803**
  - VenG, **803**
- linfoide aguda
  - pacientes < 60 anos elegíveis para quimioterapia intensiva, **799-800**
  - pacientes < 60 anos não elegíveis para quimioterapia intensiva, **800**
- linfoide aguda (adultos)
  - com doença recorrente, **799**
  - pacientes elegíveis para terapia intensiva, **793-796**
  - pacientes elegíveis para terapia intensiva, **793**
  - pacientes inelegíveis para terapia intensiva, **797-798**
- mieloide crônica, regimes de agentes únicos, **804**
- promielocítica aguda
  - ATRA + ATO, **801**
  - ATRA + QT , **801**
  - ATRA + QT + ATO, **802**
  - ATRA + QT para pacientes de risco alto, **801-802**
- sobreviventes de, 483

Leucopenia, 27, 415
  intervenção de enfermagem, 418
Leucoprorrelina, 193
Leuprolida, 193
Linfócito *tumor-infiltrating lymphocytes*, 47
Linfoma
  de Burkitt, esquemas antineoplásicos, **812-813**
  de Hodgkin
    esquemas antineoplásicos, **805-806**
    não Hodgkin (graus baixo e intermediário),
      esquemas antineoplásicos, **807-809**
    não Hodgkin (associado a HIV), esquemas
      antineoplásicos, **811**
Linha de infusão, abertura para trocas, *381*
Lipegfilgrastim, 603
Lomustina, 89
Lorlatinibe, 270
Luva(s)
  de procedimento, calçar, *375*
  estéril, para manipulação de citotóxicos, *319*

M

Manifestação alérgica caracterizada por
  hipotensão, 540
Manobra de desobstrução de cateteres
  centrais, 380
Mão
  higienização das, 366
  lavagem rigorosa das mãos imediatamente antes
    e depois da manipulação de cateteres, *367*
Marcadores tumorais, 16
Maturação oocitária *in vitro*, 493
Mecanismo
  da náusea e do vômito, *431*
  retrátil no momento da retirada da agulha
    Huber, *364*
Medicação, erros em oncologia, 639
Medicamento(s)
  inteligentes, 3
  irritantes, 516
  laxativos e suas características, **460**
  parenteral, preparo de, *383*
  vesicante(s), 516
    dano ocasionado pelo, *523*
Medroxiprogesterona, 36
Medula óssea, 665
  bancos de, 670
  coleta de, 672
  transplante de, 665
Megestrol, 36, 195
Melanoma, regimes de combinação de agentes
  antineoplásicos, 813-816
Melfalana, 44

Melfalana, 90
Menopausa precoce droga-induzida, 491
Mercaptoetano sulfonato de sódio, 503
Mercaptopurina, 118
  tratamento prolongado com, 470
Mesna,503, 603
  na prevenção da toxicidade vesical ou
    urotelial, 605
Mesotelioma, regimes de combinação de
  agentes antineoplásicos, **816-817**
Metástases ósseas, dose recomendada de
  pamidronato dissódico, 618
Metilprednisolona, 37
Metoclopramida, 606
Metotrexato, 120, 470
  administração intratecal de, 485
  doença pulmonar induzida por, 478
  em pacientes com doença renal, 502
Micofenolato de mofetila, 608
Mielodepressão
  graus de, **414**
  pós-quimioterapia, grau e duração da, **414**
Mieloma
  múltiplo
    posologia de prednisona, 620
    regimes de combinação de agentes
      antineoplásicos, **817-822**
  tratamento de, 49
Mielossupressores, 411
Mielotóxicos, 411
Mitomicina, 143, 478
Mitose, esquema geral de várias fases da, 6
Mitotano, 37, 196
Mitoxantrona, 145
Modelo do queijo suíço, *644*
Modulador de pontos de checagem
  imunológica, 45, 207
Morte celular
  clonogênica, 704
  por apoptose, 704
Mucosa
  pálida em decorrência de quadro de anemia
    pós-quimioterapia, *417*
  vsceral, 430
Mucosite, 439, 681
  complicações mais comuns, 447
  em indivíduos imunossuprimidos, 443
  oral, resumo das intervenções para a
    prevenção e o tratamento da, **445**
  pós-quimioterapia, *440*

N

Nadir, conceito de, 411
Nanopartícula, citotóxicos associados a, 33
Nanotecnologia, 33

Índice Remissivo **845**

Náusea, 427
Náuseas e vômitos, 426
  induzidos por quimioterapia, 607
    haloperidol em, 602
  prometazina em, 622
Near-miss, 640
Nefrotoxicidade, 26
Nelarabina, 29
Neoplasia trofoblástica gestacional, regimes de combinações de agentes antineoplásicos, **791-793**
Netupitanto, 610
Neuralgia pós-herpética, gabapentina na, 598
Neuropatia
  autonômica, 481
  craniana, 481
  periférica induzida por quimioterapia, 481
Neurotoxicidade
  fármacos neurotóxicos, 482
  intervenção de enfermagem, 487
  periférica, 26
  sinais e sintomas, 480
  tratamento, 487
Neutropenia, 415
Never events, 640
Nilotinibe, 271
Niraparibe, 273
Nivolumabe, 215
Notificação voluntária, 654

O

Obinutuzumabe, 274
Octreotida, 38, 197
Olanzapina, 612
Olaparibe, 275
Oncologia
  erros de medicação em, 639
  o que deve ser notificado em, 654
  problemas relacionados a medicamentos em, origens de, *645*
  reações adversas em, *658*
  segurança do pciente em , 639
Ondansetrona, 614
Ooforopexia, 493
Osimertinibe, 277
Osteossarcoma, regimes de combinação de agentes antineoplásicos, **822-823**
Ototoxicidade, 26
Oxaliplatina, 25,101, 539
  atividade neurotóxica, 483

P

Paclitaxel, 152, 539

associado a quadros de neuropatia periférica, 483
  ligado a albumina, 171
Palbociclibe, 279
Palonosetrona, 615
Pamidronato dissódico, 617
Pânico de punção, 355
Panitumumabe, 281
Paramentação impermeável para preparo de citotóxicos em área limpa, *320*
Patchs de ionoforese, 487
Pazopanibe, 282
Pele, danos pela radiação, 710
Película
  após a instalação, escrever no curativo a data em que a troca foi realizada, *378*
  estéril transparente impregnada com clorexidina, *369*
  transparente estéril impregnada com clorexidina, instalar, *378*
Pembrolizumabe, 218
Pemetrexede, 27, 123
Perda temporária de cílios e sobrancelhas, *532*
Performance
  avaliação da, 18
  de Zubrod, 18
Pertuzumabe, 284
Petéquias em membros inferiores pós-quimioterapia, *423*
Pirimidina, análogos das, 27
Plaquetopenia + esforço associado a náuseas e vômitos , *423*
Platina, complexos de coordenação de, 25, 96
Pleuroscopia com talcagem, 398
Plonosetron, 611
Plquetas, aumento real de, 423
Pneumonite
  aguda, 474
  induzida por imunoterápicos, 478
Polatuzumabe vedotina, 285
Policitemia vera, 65
Poliquimioterapia, 10
  vantagens,11
Pomalidomida, 49
Ponatinibe, 287
Port ou Port-a-cath®, *362*
Port, 365
  venoso, 365
Prednisona, 37, 200, 620
  no mieloma múltiplo, posologia de, 620
  no câncer de próstata metastático, posologia de, 620
  no tratamento de de doença aguda do enxerto *versus* hospedeiro, 620

posologia no mieloma múltiplo, 620
Prescrição eletrônica, 649
Pré-transplante, avaliação do paciente e do doador, **674**
Procarbazina, 31, 484
  distúrbios neurológicos relacionados à, 485
Progestágenos, 36
Prometazina, 622
  em eventos alérgicos, 622
  em naúseas e vômitos, 622
  em sedação, 623
Proteassoma, inibidor de, 49, 62, **63**
Proteína
  inibidoras da apoptose, 10
  p53, 7
  quinase ativada por mitógeno, 65
  tirosina quinase, inibidores da, 57
Proteína-alvo da rapamicina, 63
Protocolo(s)
  MOPP, 491
  quimioterápicos mais agressivos podem ocasionar perda temporária dos cílios e sobrancelhas, 532
Provenge®, 46
Prurido, 660
Punção
  da pele sobre o reservatório puncionável, imagem ilustrativa, *362*
  do cateter de Ommaya® para aplicação de quimioterapia, *395*
  do Port-a-cath®, com a mão dominante, segurar as alças da agulha para a, *372*
  materiais necessários para, *370*
  venosa para aplicação de quimioterapia, *520*
Purina, análogos das, 28
Púrpura trombocitopênica idiopática, eltrombopague olamina na, 585
Push
  administração em, 339
  aplicação da quimioterapia em, *351*

Q

Quimioembolização, 391
Quimioprevenção, 72
Quimioterapia
  adjuvante, 12
  administração em sistema fechado, *323*
  antineoplásica
    angiogênese, 10
    apoptose, 9
    avaliação da resposta tumoral, 15
    ciclo celular e cinética de crescimento tumoral, 3

classificação segundo a finalidade, 1
    conceitos gerais, 1
    esquemas de quimioterapia, 11
    estadiamento, 15
    histórico, 2
    poliquimioterapia, 10
    resistência à quimioterapia, 12
  cheklist para administração de, **336**
  em *push* através do dispositivo venoso em Y, aplicação de, *521*
  esquemas de, 1, 11
  intrapleural, 398
  neoadjuvante, 12
  punção venosa para aplicação de, *520*
  radiossensibilizante, 7
  resistência à, 12
Quimioterápico(s)
  associados à hiperpigmentação, **530**
  cardiotóxicos, 462
  clássicos, 75
  envolvidos em reações de hipersensibilidade, **537**
  mais frequentemente associados à alopecia, 533
  potencial de duração da êmese com alguns, **430**

R

Radiação(ões)
  alfa, 704
  beta, 704
  efeito biológico das, 704
  efeito físico das, 703
  efeito químico das, 704
  gama, 704
  ionizante(s)
    conceitos de de distância, blindagem e tempo para proteção contra, *717*
    fatores relacionados ao tratamento com, 709
  tipos, 704
Radiocirurgia, 712
Radioproteção, princípios da, 717
Radiossensibilidade, 705
Radioterapia, 703
  de intensidade modulada, 712
  de manto, 496
  efeito biológico das radiações, 704
  efeito físico das radiações, 703
  efeito químico das radiações, 704
  efeitos adversos locais, cuidados de enfermagem, 708
  efeitos adversos sistêmcos, cuidados de enfermagem, 708

Índice Remissivo **847**

emergências em 714
enfermagem na, perspectivas para, 718
em arco modulada volumetricamente, 713
finalidade de, 706
guiada por imagem, 712
indicações, 705
intraoperatória, 712
legislações relacionadas à, 716
protocolos de tratamento, 706
sistematização da assistência de enfermagem
na, 715
técnicas de irradiação, 706
tratamentos especiais com radiação
ionizamte, 711
Raltitrexato, 27
Ramucirumabe, 288
Rasburicase, 624
Reação(ões)
adversa(s), 661
a antineoplásicos, *658*
a medicamentos, 409
a medicamentos em oncologia
abordagem do paciente com, 659
em oncologia, *658*
estratificação de risco de, 659
definição, 662
dos agentes antineoplásicos, 409
provocadas por agentes antineoplásicos,
558
adversa inesperada, definição, 662
alérgica, 535
à bleomicina, 540
asparaginase, 538
fármacos envolvidos, 536
cutânea pós-radioterapia, recidiva de, 531
de hipersensibilidade, 535
à cisplatina, 538
doxorrubicina, daunorrubicina e
mecloretamina podem desencadear, 540
sinais e sintomas clínicos imediatos, **541**
tipos, **537**
infusionais, 537
Redistribuição, princípio de, 705
Redução tumoral, 15
Regime(s)
de condicionamento em transplante autólogo
e alogênico, **833**
leucemia, **833**
linfomas, **834**
mielofibrose, **835**
mieloma múltiplo, **834**
Regorafenibe, 290
Regra dos "nove certos", 650

Reparo, princípio de, 705
Repopulação, 705
Resíduos quimioterápicos
descarte de, 324
embalagem para, sugestão de, **326**
identificação de, 326
Resistência, 13
a múltiplas drogas, 12
à quimioterapia, 12
adquirida, 12
causas bioquímicas para, 13
causas farmacológicas para, 14
natural, 12
tumoral, retardo da, 11
Respigard®, *323*
especial para pentamidina, *323*
Respiratory gating radiotherapy, 713
Resposta tumoral, avaliação da, 15
Retinil palmitate, 72
Retinoides, 68
Retinol, 72
Ribociclibe, 291
Risco de reações adversas a medicamentos em
oncologia, estratificação de, 659
Rituximabe, 293, 540
Romiplostim, 625
Ruxolitinibe, 65, 295

S

Saf-T-intima®, 356
Sala
de limpeza e higienização, 322
de manipulação, 322
de paramentação, 322
Sarcoma
de Ewing, esquemas antineoplásicos, **826-827**
de Kaposi, regimes de combinações de
agentes antineoplásicos, **827**
de partes moles (adultos), esquemas
antineoplásios, **823-825**
Saúde ocupacional, 327
Sedação, prometazina em, 623
Segunda malignidade, 488, 495
Segurança
cultura de, 640
do paciente, 640
do paciente em oncologia, 639
Seringa com solução fisiológica, *373*
Sexualidade, efeitos dos quimioterápicos na, **497**
Sinais flogísticos, *376*
Síndrome
cerebelar, 481
da veia cava superior, 714

de hipersensibilidade a drogas com eosinofilia
e sintomas sistêmicos, 613
exposição à olanzapina e, 613
de liberação de citocinas, 540
de Lokich-Moore, 528
de oclusão sinusoidal, 685
infusional, 540
mão-pé, 528
mielodisplásica, 29
Sinergismo, 11
Sirolimo, 627
Sistema
anígeno leucocitário humano, 668
de controle, 8
imunológico, 39
Slime, 386
Sobrevida, 15
Solução
de Fowler, 2
parenteral, preparo de, *383*
Somatostatina, análogos da, 38
Sorafenibe, 296
Stem cells, 675
Sunitinibe, 298
Supressão gonadal, 489

T

Tacrolimo, 629
doença do enxerto *versus* hospedeiro, 630
Talidomida, 49, 223
neuropatia sensorial dolorosa, relacionada ao
acúmulo de dose de, 486
Tamoxifeno, 36, 201
Tampas perfuráveis, 385
Taxanos, 30, 483
Tecido
cutâneo, taxa de renovação celular nos, 527
de resposta lenta, 704
de resposta rápida , 704
ovariano, criopreservação de, 493
Técnica de curativo de cateter central, sugestão
de, 375
de irradiação, 706
de mobilização, 675
de punção de Port-a-cath® para manutenção
da permeabilidade com solução salina,
sugestão de, 370
de *purging*, 668
Tecnovigilância, 640
Teleterapia, 706
etapas do tratamento, 707
Temozolomida, 92
Teniposídeo, 540

Terapêutica
do câncer, 335
oncológica, avanços científicos na, 41
Terapia
ablativa, 35
aditiva, 35
anticâncer, complicações neurológicas da, 479
antineoplásica, 23
biológica, 39, 204
competitiva, 35
fotodinâmica, 70
efeitos adversos e cuidados especiais, 71
resultados e perspectivas, 72
gênica, 40
hormonal, 35, 174
inibitória, 35
Terapias-alvo moleculares, 53, 224
Teratogênese, 494
Teste de Ames, 314
Timoma maligno, regimes de combinações de
agentes antineoplásicos, **827-828**
Tioguanina, 125
Tiossulfato de sódio, 525
Tiotepa, 94
Tireotropina-alfa, 37
Tirosina quinase de Bruton, 62
Toothette®, *444*
Topoisomerase, inibidores da, 31, 161
Topotecana, 165, 477
Touca hipotérmica, 533
Toxicidade(s)
aguda, 466
cardíaca, 461
cardiovascular, terapias antineoplásicas
associadas à, **462-463**
crônica, 466
cutânea local associada à administração de
fármacos antineoplásicos, **517**
dermatológica, 515
local, 516
dose-limitantes nao hematológicas de acordo
com o agente antineoplásico utilizado, **678**
gastrointestinal
anorexia, 449
constipação, 458
diarreia, 454
mucosite, 439
náuseas e vômitos, 426
hematológica, 411
pulmonar, 473
alterações laboratoriais, 475
diagnóstico diferencial, 475
fármacos envolvidos, 476
imunoterapia, 478

intervenção de enfermagem, 478
sinais e sintomas, 475
tratamento, 478
renal, 499
fármacos envolvidos, 499
sinais e sintomas, 503
tratamento, 503
vesical, 499, 501
intervenção de enfermgem, 505
tratamento, 504
Toxina de Coley, 2
Trabectedina, 32
Trametinibe, 300
Transição do cuidado, 649
Transplante(s)
alogênico de medula óssea, sequência
temporal das complicações após, *680*
de células-tronco hematopoiéticas, 665
atuação do farmacêutico no, 697
haploidêntico, recomendações para, 670
fases do, 672
de cordão umbilical, 668
de medula óssea, 665
alogênico, 668
autólogo, 667
complicações agudas, 680
doadores de, preparo e avaliação de
candidatos a, **673**
fases do, 672
haploidêntico, 669
histórico, 665
intervenção de enfermagem, 680
linha de eventos em, **667**
singênico, 668
tipos, 667
Trastuzumabe, 301
Trastuzumabe entansina, 303
Trastuzumabe deruxtecan, 478
Tratamento antineoplásico, complicações
decorrentes do, 410
Tretinoína, 310
Trifluridina + cloridrato de tipiracila, 127
Trióxido de arsênio, 172
Triptorrelina, 202
Troca
de bolsas tipo sistema fechado, *385*
de cateter(es)
centrais, 384
periféricos, 383
de sistema fechado, 380

Trombocitopenia, 415
intensa, 682
intervenção de enfermagem, 422
Tumor(es)
de crescimento gompertziano do, *6*
de fígado
cateter arterial definitivo ou de longa
permanência deve ser implantado na
artéria gastroduodenal, *392*
de hipófise, 37
do sistema nervoso central (cerebrais)
regimes de combinações de agentes
antineoplásicos, **831-833**
estromal do trato gastrointestinal
esquemas antineoplásicos, **825-826**
neuroendócrinos, regimes de
combinações de agentes antineoplásicos,
829-831

U

Urina, alcalinização da, 504
Urticária, 527

V

Vacina
contra o câncer, 46
de anticorpos anti-idiotípicos, 47
Gardasil®, 46
talimogene laherparepvec, 47
Valores hematológicos normais para crianças e
adultos, **413**
Válvula Groshong, 379, 388
Vandetanibe, 305
Vemurafenibe, 306
Venetoclax, 308
Vestiário com barreira, 322
VigiMed, 655
Vimblastina, 154
Vincristina, 156
Vinflunina, 158
Vinorelbina, 159
Vômitos, 427
hematológicos normais para crianças e
adultos, **413**
Vorinostate, 32

Z

Zona quimiorreceptora do gatilho, 430
Vorinostate, 32